临床麻醉病例

Clinical Cases in Anesthesia

（第 4 版）

原著主编 Allan P. Reed
Francine S. Yudkowitz
主　　译 李文志
副 主 编 邓小明　王国林　熊利泽
主　　审 曾因明

北京大学医学出版社

LINCHUANG MAZUI BINGLI（DI 4 BAN）
图书在版编目（CIP）数据

临床麻醉病例：第4版/(英）艾伦·里德，(美）弗朗辛·尤科威兹原著；李文志主译. —北京：北京大学医学出版社，2018.1
书名原文：Clinical Cases in Anesthesia
ISBN 978-7-5659-1651-9

Ⅰ. ①临… Ⅱ. ①艾… ②弗… ③李… Ⅲ. ①麻醉学—病案 Ⅳ. ①R614

中国版本图书馆CIP数据核字（2017）第192297号

北京市版权局著作权合同登记号：图字：01-2016-4400

ElSEVIER
Elsevier（Singapore）Pte Ltd.
3 Killiney Road，#08-01 Winsland House I，Singapore 239519
Tel：(65) 6349-0200；Fax：(65) 6733-1817

临床麻醉病例（第4版）

主　　译：李文志
出版发行：北京大学医学出版社
地　　址：(100191) 北京市海淀区学院路38号　北京大学医学部院内
电　　话：发行部 010-82802230；图书邮购 010-82802495
网　　址：http://www. pumpress. com. cn
E - mail：booksale@bjmu. edu. cn
印　　刷：北京佳信达欣艺术印刷有限公司
经　　销：新华书店
责任编辑：王智敏　袁帅军　**责任校对**：金彤文　**责任印制**：李　啸
开　　本：889mm×1194mm　1/16　**印张**：31.75　**字数**：1045千字
版　　次：2018年1月第1版　2018年1月第1次印刷
书　　号：ISBN 978-7-5659-1651-9
定　　价：168.00元

译者名单

主　　审　曾因明

主　　译　李文志

副 主 译　邓小明　王国林　熊利泽

主译助理　郭悦平

译校者名单　（按姓名汉语拼音排序）：

安　妮　包　睿　卞金俊　薄玉龙　仓　静　陈　齐
程　伟　崔晓光　邓小明　丁文刚　董　辉　高　伟
顾楠楠　郭素倩　郭悦平　候丽宏　胡　洁　胡　南
黄燕华　贾　真　江　伟　姜　虹　李　傲　李　虹
李爱民　李冬梅　李金宝　李士通　李文献　李文志
李伊泽　刘　晨　刘　晶　刘　苏　刘　毅　刘金锋
卢文斌　路志红　吕湘琪　缪长虹　倪雪珺　聂　煌
彭元志　齐　鑫　乔　佳　秦敏菊　石学银　舒瑞辰
宋哲明　隋海静　孙焱芫　陶　涛　王　强　王春艳
王国林　王嘉锋　王开宇　王威威　王英伟　闻大翔
吴德华　席宏杰　熊利泽　徐美英　徐咏梅　薛庆生
严　敏　杨　礼　杨万超　杨晓艳　姚俊岩　姚立农
于咏婧　俞卫锋　袁红斌　岳子勇　曾　毅　曾宪章
张　惠　张　睿　张　野　张　瑜　张莉莉　张马忠
张延卓　赵　亓　朱　莹　朱文忠　朱萧玲　宗　茜

原著者名单

Adel M. Bassily-Marcus, MD
Assistant Professor
Department of Surgery
Icahn School of Medicine at Mount Sinai
New York, New York
Case 29 Perioperative Corticosteroid Administration

Yaakov Beilin, MD
Professor
Departments of Anesthesiology and Obstetrics, Gynecology, and Reproductive Science
Icahn School of Medicine at Mount Sinai
New York, New York
Case 54 Labor and Delivery
Case 55 Preeclampsia
Case 56 Abruptio Placentae and Placenta Previa
Case 57 Anesthesia for Nonobstetric Surgery During Pregnancy
Case 58 Thrombocytopenia in Pregnancy
Case 84 Cardiopulmonary Resuscitation

Lucas Bejar, MD
Attending Anesthesiologist
Long Island Jewish Medical Center
New Hyde Park, New York
Case 52 Brachial Plexus Anesthesia

Howard H. Bernstein, MD
Associate Professor
Departments of Anesthesiology and Obstetrics, Gynecology, and Reproductive Science
Icahn School of Medicine at Mount Sinai
New York, New York
Case 56 Abruptio Placentae and Placenta Previa

Himani Bhatt, MD
Assistant Professor
Department of Anesthesiology
Icahn School of Medicine at Mount Sinai
New York, New York
Case 7 Cardiac Pacemakers and Defibrillators

Michael T. Bialos, MD
Assistant Clinical Professor
Department of Anesthesiology
Icahn School of Medicine at Mount Sinai
New York, New York
Case 20 Depolarizing Neuromuscular Blockade

Jordan Brand, MD
Assistant Professor
Department of Anesthesiology
San Francisco VA Medical Center
University of California, San Francisco
San Francisco, California
Case 89 Sepsis and Multisystem Organ Dysfunction Syndrome

Ethan O. Bryson, MD
Associate Professor
Departments of Anesthesiology and Psychiatry
Icahn School of Medicine at Mount Sinai
New York, New York
Case 17 Electroconvulsive Therapy

Levon M. Capan, MD
Professor
Department of Anesthesiology
Vice Chair Departmental Faculty Promotions
New York University School of Medicine
New York, New York;
Associate Director of Anesthesiology
Bellevue Hospital Center
New York, New York
Case 75 Thoracic Trauma

Maria D. Castillo, MD
Assistant Professor
Department of Anesthesiology
Icahn School of Medicine at Mount Sinai
New York, New York
Case 31 Carcinoid Syndrome

Michael Chietero, MD
Associate Professor
Departments of Anesthesiology and Pediatrics
Icahn School of Medicine at Mount Sinai
New York, New York
Case 61 Tracheoesophageal Fistula
Case 66 Foreign Body Aspiration

Insung Chung, MD
Assistant Professor
Department of Anesthesiology
Mount Sinai School of Medicine
New York, New York
Case 90 Renal System

Renee L. Davis, MD
Assistant Professor
Department of Anesthesiology
Icahn School of Medicine at Mount Sinai
New York, New York
Case 59 Abdominal Wall Defects

Stacie G. Deiner, MD
Associate Professor
Departments of Anesthesiology, Neurosurgery, and Geriatrics & Palliative Care
Icahn School of Medicine at Mount Sinai
New York, New York
Case 18 Spine Surgery

Isabelle deLeon, MD
Assistant Professor
Department of Anesthesiology
Icahn School of Medicine at Mount Sinai
New York, New York
Case 74 Office-Based Anesthesia

Samuel DeMaria, Jr., MD
Associate Professor
Department of Anesthesiology
Icahn School of Medicine at Mount Sinai
New York, New York
Case 33 Major Hepatic Resection
Case 39 Kidney and Pancreas Transplantation

Barbara M. Dilos, DO
Assistant Professor
Department of Anesthesiology
Icahn School of Medicine at Mount Sinai
New York, New York
Case 21 Nondepolarizing Neuromuscular Blockade
Case 22 Antagonism of Nondepolarizing Neuromuscular Blockade
Case 23 Monitoring the Neuromuscular Junction

James B. Eisenkraft, MD
Professor
Department of Anesthesiology
Icahn School of Medicine at Mount Sinai
New York, New York
Case 12 One-Lung Ventilation
Case 13 Thoracoscopy
Case 20 Depolarizing Neuromuscular Blockade
Case 21 Nondepolarizing Neuromuscular Blockade
Case 22 Antagonism of Nondepolarizing Neuromuscular Blockade
Case 23 Monitoring the Neuromuscular Junction
Case 24 Myasthenia Gravis
Case 25 Malignant Hyperthermia

Jason H. Epstein, MD
Staff Anesthesiologist and Interventional Pain Physician
James J. Peters VA Medical Center;
Assistant Professor
Department of Anesthesiology
Icahn School of Medicine at Mount Sinai
New York, New York
Case 24 Myasthenia Gravis

Adam Evans, MD
Assistant Professor
Department of Anesthesiology
Icahn School of Medicine at Mount Sinai
New York, New York
Case 90 Renal System

Gregory W. Fischer, MD
Professor
Departments of Anesthesiology and Cardiothoracic Surgery
Icahn School of Medicine at Mount Sinai;
Director, Adult Cardiothoracic Anesthesia
The Mount Sinai Hospital
New York, New York
Case 88 Cardiovascular System

Gordon M. Freedman, MD
Associate Clinical Professor
Department of Anesthesiology
Icahn School of Medicine at Mount Sinai
New York, New York
Case 69 Low Back Pain
Case 71 Complex Regional Pain Syndrome
Case 72 Cancer Pain Management

Daniel M. Gainsburg, MD, MS
Associate Professor
Departments of Anesthesiology and Urology
Icahn School of Medicine at Mount Sinai
New York, New York
Case 36 Transurethral Resection of the Prostate
Case 38 Robotic Prostatectomy

Mark Gettes, MD
Assistant Clinical Professor
Department of Anesthesiology
Icahn School of Medicine at Mount Sinai
New York, New York
Case 48 Blood Replacement

Cheryl K. Gooden, MD, FAAP
Associate Professor
Departments of Anesthesiology and Pediatrics
Icahn School of Medicine at Mount Sinai
New York, New York
Case 42 Tympanomastoidectomy
Case 49 The Jehovah's Witness Patient
Case 67 MRI and the Down Syndrome Child
Case 83 Pediatric Cardiopulmonary Resuscitation

Laurence M. Hausman, MD
Associate Professor
Department of Anesthesiology
Icahn School of Medicine at Mount Sinai
New York, New York
Case 32 Full Stomach
Case 36 Transurethral Resection of the Prostate
Case 73 Ambulatory Surgery
Case 74 Office-Based Anesthesia

Ingrid B. Hollinger, MD
Professor
Departments of Anesthesiology and Pediatrics
Icahn School of Medicine at Mount Sinai
New York, New York
Case 63 Congenital Heart Disease

Leila Hosseinian, MD
Assistant Professor
Department of Anesthesiology
Icahn School of Medicine at Mount Sinai
New York, New York
Case 85 Do Not Resuscitate
Case 86 Acute Respiratory Distress Syndrome
Case 90 Renal System
Case 91 Central Nervous System

Jaime B. Hyman, MD
Instructor
Department of Anesthesiology
Icahn School of Medicine at Mount Sinai
New York, New York
Case 26 Diabetes Mellitus

Ronald A. Kahn, MD
Professor
Departments of Anesthesiology and Surgery
Icahn School of Medicine at Mount Sinai
New York, New York
Case 34 Open Abdominal Aortic Repair
Case 35 Endovascular Thoracic Aortic Repair

Margit Kaufman, MD
Anesthesiologist & Intensivist
Englewood Hospital
Affiliate of Icahn School of Medicine at Mount Sinai
Englewood, New Jersey
Case 91 Central Nervous System

Charles H. Kellner, MD
Professor
Department of Psychiatry
Icahn School of Medicine at Mount Sinai
New York, New York
Case 17 Electroconvulsive Therapy

Yury Khelemsky, MD
Assistant Professor
Department of Anesthesiology
Icahn School of Medicine at Mount Sinai
New York, New York
Case 70 Postherpetic Neuralgia

James N. Koppel, MD
Rockville Centre, New York
Case 73 Ambulatory Surgery

Joel M. Kreitzer, MD
Associate Clinical Professor
Department of Anesthesiology
Icahn School of Medicine at Mount Sinai
New York, New York
Case 69 Low Back Pain
Case 71 Complex Regional Pain Syndrome
Case 72 Cancer Pain Management

Yan H. Lai, MD
Assistant Professor
Department of Anesthesiology
Icahn School of Medicine at Mount Sinai
New York, New York
Case 51 Total Hip Replacement

Michael Lazar, MD
Anesthesiologist and Intensivist
Department of Anesthesiology
Westchester Medical Center
Affiliate of New York Medical College
Valhalla, New York
Case 91 Central Nervous System

Andrew B. Leibowitz, MD
Professor
Departments of Anesthesiology and Surgery
Icahn School of Medicine at Mount Sinai
New York, New York
Case 29 Perioperative Corticosteroid Administration
Case 78 Asthma
Case 79 Hypothermia
Case 80 Postanesthesia Care Unit Discharge Criteria
Case 81 Delayed Emergence, Coma, and Brain Death
Case 87 Respiratory Failure

Adam I. Levine, MD
Professor
Departments of Anesthesiology, Otolaryngology, and Structural and Chemical Biology
Vice-Chair of Education
Program Director
Icahn School of Medicine at Mount Sinai
New York, New York
Case 45 Functional Endoscopic Sinus Surgery

Scott D. Lipson, MD
Assistant Professor
Department of Anesthesiology
Icahn School of Medicine at Mount Sinai
New York, New York
Case 64 Preterm Infant

Richard Y. Marn, MD
Assistant Professor
Department of Anesthesiology
Icahn School of Medicine at Mount Sinai
New York, New York
Case 50 Sickle Cell Disease

Edward R. Mathney, MD
Clinical Instructor
Department of Anesthesiology
Icahn School of Medicine at Mount Sinai
New York, New York
Case 47 Perioperative Coagulopathies

Sanford Miller, MD
Clinical Professor of Anesthesiology
Department of Anesthesiology
New York University School of Medicine
New York, New York;
Assistant Director of Anesthesiology
Bellevue Hospital Center
New York, New York
Case 75 Thoracic Trauma

Alexander J.C. Mittnacht, MD
Associate Professor
Department of Anesthesiology
Icahn School of Medicine at Mount Sinai
New York, New York
Case 1 Coronary Artery Disease
Case 2 Recent Myocardial Infarction
Case 3 Congestive Heart Failure
Case 4 Aortic Stenosis
Case 5 Mitral Stenosis
Case 6 Hypertrophic Obstructive Cardiomyopathy

Steven M. Neustein, MD
Professor
Department of Anesthesiology
Icahn School of Medicine at Mount Sinai
New York, New York
Case 12 One-Lung Ventilation
Case 13 Thoracoscopy

Irene P. Osborn, MD
Associate Professor
Departments of Anesthesiology and Neurosurgery
Icahn School of Medicine at Mount Sinai
New York, New York
Case 14 Intracranial Mass, Intracranial Pressure, Venous Air Embolism, and Autoregulation
Case 19 Transsphenoidal Hypophysectomy

Rachel E. Outterson, MD
Clinical Instructor
Stanford University School of Medicine
Stanford, California
Case 53 Lower Extremity Anesthesia

Andrew M. Perez, MD
Assistant Professor
Department of Anesthesiology
Icahn School of Medicine at Mount Sinai
New York, New York
Case 33 Major Hepatic Resection
Case 39 Kidney and Pancreas Transplantation

Allan P. Reed, MD
Professor
Department of Anesthesiology
Icahn School of Medicine at Mount Sinai
New York, New York
Case 27 Thyroid Disease
Case 28 Parathyroidectomy
Case 43 The Difficult Airway
Case 44 Laser Laryngoscopy

David L. Reich, MD
Horace W. Goldsmith Professor and Chair
Department of Anesthesiology
Icahn School of Medicine at Mount Sinai
New York, New York
Case 1 Coronary Artery Disease
Case 2 Recent Myocardial Infarction
Case 3 Congestive Heart Failure
Case 4 Aortic Stenosis
Case 5 Mitral Stenosis
Case 6 Hypertrophic Obstructive Cardiomyopathy
Case 84 Cardiopulmonary Resuscitation

Amanda J. Rhee, MD
Assistant Professor
Department of Anesthesiology
Icahn School of Medicine at Mount Sinai
New York, New York
Case 1 Coronary Artery Disease
Case 2 Recent Myocardial Infarction
Case 3 Congestive Heart Failure
Case 4 Aortic Stenosis
Case 5 Mitral Stenosis
Case 6 Hypertrophic Obstructive Cardiomyopathy
Case 84 Cardiopulmonary Resuscitation

J. David Roccaforte, MD
Associate Professor
Department of Anesthesiology
New York University School of Medicine
New York, New York
Case 77 Abdominal Trauma

Cesar Rodriguez-Diaz, MD
Assistant Professor
Department of Anesthesiology
Icahn School of Medicine at Mount Sinai
New York, New York
Case 8 Cardiac Tamponade

Meg A. Rosenblatt, MD
Professor
Departments of Anesthesiology and Orthopaedics
Icahn School of Medicine at Mount Sinai
New York, New York
Case 51 Total Hip Replacement
Case 52 Brachial Plexus Anesthesia
Case 53 Lower Extremity Anesthesia

Ram Roth, MD
Assistant Professor
Department of Anesthesiology
Icahn School of Medicine at Mount Sinai
New York, New York
Case 37 Super Morbid Obesity

Arthur E. Schwartz, MD
Associate Professor
Department of Anesthesiology
Icahn School of Medicine at Mount Sinai
New York, New York
Case 15 Intracranial Aneurysm
Case 16 Carotid Endarterectomy

Joseph Sebeo, MD, PhD
Research Scholar
Department of Anesthesiology
Icahn School of Medicine at Mount Sinai
New York, New York
Case 25 Malignant Hyperthermia

Barry J. Segal, MD
Associate Professor
Department of Anesthesiology
Icahn School of Medicine at Mount Sinai
New York, New York
Case 46 Transfusion Reaction

Stelian I. Serban, MD
Assistant Professor
Departments of Anesthesiology and Neurology
Icahn School of Medicine at Mount Sinai;
Division Chief, Pain Medicine
The Mount Sinai Hospital
New York, New York
Case 68 Acute Postoperative Pain

Alan J. Sim, MD
Assistant Professor
Department of Anesthesiology
Icahn School of Medicine at Mount Sinai
New York, New York
Case 45 Functional Endoscopic Sinus Surgery

Patrick L. Sittler, MD
Assistant Professor
Department of Anesthesiology
Icahn School of Medicine at Mount Sinai
New York, New York
Case 40 Open Eye Injury and Intraocular Pressure
Case 41 Retinal Detachment

Marc E. Stone, MD
Associate Professor
Department of Anesthesiology
Icahn School of Medicine at Mount Sinai
New York, New York
Case 7 Cardiac Pacemakers and Defibrillators
Case 9 Patient with a Left Ventricular Assist Device Presenting for Noncardiac Surgery
Case 10 Noncardiac Surgery after Heart Transplantation

Kenneth M. Sutin, MD, FCCM
Clinical Professor
Departments of Anesthesiology and Surgery
New York University School of Medicine
New York, New York
Case 75 Thoracic Trauma

Vinoo Thomas, MD
Assistant Clinical Professor
Department of Anesthesiology
Icahn School of Medicine at Mount Sinai
New York, New York
Case 69 Low Back Pain
Case 71 Complex Regional Pain Syndrome
Case 72 Cancer Pain Management

Paula Trigo, MD
Fellow, Cardiothoracic Anesthesia
Department of Anesthesiology
Icahn School of Medicine at Mount Sinai
New York, New York
Case 88 Cardiovascular System

Muoi A. Trinh, MD
Assistant Professor
Department of Anesthesiology
Icahn School of Medicine at Mount Sinai
New York, New York
Case 9 Patient with a Left Ventricular Assist Device Presenting for Noncardiac Surgery

Gene Tulman, MD
Staff Anesthesiologist/Intensivist
Florida Gulf-to-Bay Anesthesiology Associates
Tampa General Hospital
Tampa, Florida
Case 79 Hypothermia
Case 80 Postanesthesia Care Unit Discharge Criteria

Jaroslav Usenko, MD
Assistant Professor
Department of Anesthesiology
Weill Cornell Medical College
New York, New York
Case 76 Burns

Elvis Umanzor Velasquez, MD
Assistant Professor
Department of Anesthesiology
Elmhurst Hospital Center
New York, New York
Case 78 Asthma
Case 81 Delayed Emergence, Coma, and Brain Death

Terence Wallace, MD
Fellow, Cardiothoracic Anesthesia
Department of Anesthesiology
Icahn School of Medicine at Mount Sinai
New York, New York
Case 10 Noncardiac Surgery after Heart Transplantation

David B. Wax, MD
Associate Professor
Department of Anesthesiology
Icahn School of Medicine at Mount Sinai
New York, New York
Case 30 Pheochromocytoma

Menachem M. Weiner, MD
Assistant Professor
Department of Anesthesiology
Icahn School of Medicine at Mount Sinai
New York, New York
Case 11 Coronary Artery Bypass Grafting

Francine S. Yudkowitz, MD, FAAP
Professor
Departments of Anesthesiology and Pediatrics
Icahn School of Medicine at Mount Sinai;
Director, Pediatric Anesthesia
The Mount Sinai Hospital
New York, New York
Case 60 Congenital Diaphragmatic Hernia
Case 62 Pyloric Stenosis
Case 65 Adenotonsillectomy
Case 82 Neonatal Resuscitation

译者前言

《临床麻醉病例》一书自出版以来始终得到全世界范围内麻醉从业人员的关注和青睐。为了满足不同读者群的要求，已有多种语言版本出版发行。鉴于本书的良好声誉，我们与国内知名的麻醉学专家一起翻译出版了本书的第 3 版。由于本书的病例贴近临床实践，第 3 版中文版面世后受到国内麻醉医师的热烈欢迎，对提高我国麻醉医师水平，尤其是提高基层麻醉医师水平起到了重要作用。

医学科学是当今科学技术发展最迅猛的领域之一。麻醉学作为现代医学的重要分支，对围术期医学的发展起到关键作用。第 4 版《临床麻醉病例》正是在这样的背景下应运而生。正如作者所言，新版本的更新基于美国麻醉医师协会（ASA）指南和临床实践数据。在第 4 版中，对于不符合当今麻醉学发展趋势的某些病例内容进行了删减，同时增加了反映本领域重要观点改变的新病例，使第 4 版的临床实用性更强。为了将这本经典麻醉书籍中所展现的专业领域重要进展介绍给国内广大麻醉同道，我们再次邀请国内著名的麻醉学专家及其团队对第 4 版进行了翻译，在北京大学医学出版社王智敏副编审、袁帅军编辑的帮助下将第 4 版中文版呈现给读者。希望麻醉专业人员通过本书能提高围术期的麻醉管理水平。由于我们的水平有限，翻译不准或错误的地方也在所难免，恳请读者对不足之处给予批评指正。

感谢参与本书翻译、校对工作的译者和编辑，他们为本书的顺利出版发行付出了大量心血。

感谢曾因明教授作为主审对本书翻译和出版工作的热情帮助和悉心指导。

李文志

2017-10-10

原著前言

为什么会有第 4 版？

本书之前的版本已经是全世界最广泛使用的麻醉学读物之一。出版第 1 版《临床麻醉病例》最初的目的是作为一本指导医师执照面试的读物。自 1989 年成书以来，本书对相关的基础科学及相关知识在临床应用中的简洁描述受到麻醉医师执照申请者的广泛赞誉。随着《临床麻醉病例》一书声誉的提高，全美麻醉从业者，包括住院医师、专科培训医师及麻醉执业医师均在使用此书。《临床麻醉病例》一书也很快在其他英语国家或实施医学英语教育的国家流行起来。俄文版的出现进一步证明了本书的成功。第 2 版和第 3 版对内容进行了更新，同样受到了读者的欢迎。第 3 版还有了中文译本。本书拥有英语、俄语和中文版本，读者群涵盖了世界上大多数国家的麻醉医师。

近年来，读者对知识的更新和拓展要求越来越高，因此第 4 版《临床麻醉病例》应运而生。新的医学科学、技术和概念的出现要求对现代麻醉学实践进行重新审视。我们的目标是通过简短、精练、清晰的陈述来增进对基础和临床科学的理解。表和框在传递信息方面比单纯的文字概括要点更有效，可以更简单、直观、快速传递重要信息和提供及时治疗的关键因素。

第 4 版《临床麻醉病例》有别于传统麻醉教科书。它并不是要取代杂志或教材。相反，这本书选择的主题均是在目前临床实践中最可能出现的问题。本书中的病例有部分沿用之前版本中的病例，也增加了很多新病例。尽管有的麻醉管理相关问题一直受到关注，但随着知识更新其处理方式也与时俱进。新版本的更新基于美国麻醉医师协会（ASA）指南和临床实践数据。应读者要求新加入了“重症监护”部分。某些病例因为缺乏与现代麻醉学发展的相关性已经删除。因与当前的趋势不符，不再强调中心静脉置管和肺动脉导管的应用。

我们仍然致力于保持本书密切联系医师执照面试和麻醉实践的特性。麻醉实践本身是复杂的，是多学科知识的交叉和深入。我们希望新版本达成我们撰写的初衷，同时能够传递基础解剖学、药理学、生理学等学科的知识，最终达到为患者提供安全和高质量的麻醉管理的目标。

主编对所有编者表示诚挚的谢意，感谢这些具有奉献精神的专科医师和教师们！如果没有他们的贡献，不可能完成本书。

Allan P. Reed，MD

Francine S. Yudkowitz，MD，FAAP

目　录

第 1 部分

心血管系统

病例 1

冠状动脉疾病

Amanda J. Rhee，MD · Alexander J. C. Mittnacht，MD · David L. Reich，MD

（李 虹 译 李冬梅 仓 静 校）

问题

1. 心肌氧供的决定因素有哪些？
2. 阐述心肌氧耗量的决定因素。
3. 治疗本例患者的心肌缺血有哪些药物可供选择？
4. 阐述植入药物洗脱冠状动脉支架患者行手术治疗时的注意事项。
5. 本例患者围术期有应用β-肾上腺素受体阻滞药治疗的指征吗？
6. 本例患者术中应该如何监测？

患者，男性，65 岁，既往有高血压、家族性高胆固醇血症、2 型糖尿病和心绞痛病史，拟行乙状结肠肿瘤切除术。心肌应激显像提示前间隔缺血。冠状动脉造影显示左前降支严重病变，回旋支近端狭窄 50%。患者于术前 6 周行经皮腔内冠状动脉成形术并于左前降支病变内成功植入药物洗脱支架（drug-eluting stent，DES）。支架植入后，患者口服美托洛尔、阿司匹林和氯吡格雷维持治疗，术前氯吡格雷停药 7 天。

全身麻醉诱导药物为依托咪酯、咪达唑仑和芬太尼。麻醉维持联合使用了氧气、七氟烷和芬太尼。维库溴铵用于肌肉松弛。在肿瘤游离过程中，患者心率从 70 次/分上升至 120 次/分，血压稳定维持在 130/70 mmHg。心电图 V_5 导联发现 ST 段水平型压低 2 mm，Ⅱ导联未见异常。追加芬太尼后，心率下降至 95 次/分，但是 V_5 导联的 ST 段压低没有改变。

1. 心肌氧供的决定因素有哪些？

维持心肌氧供需平衡（图 1-1）是冠状动脉疾病（coronary artery disease，CAD）患者麻醉管理中关注的重点。血管内的粥样斑块、血栓和栓子的堵塞使冠状动脉病变远端心肌的血供减少，从而使心肌的氧供减少。冠状动脉的灌注取决于冠状动脉的灌注压和舒张期的时长。左冠状动脉在舒张期有灌注，而右冠状动脉在舒张期和收缩期都有灌注。因此，避免心率增快对于预防舒张期缩短非常重要。而维持正常至稍高的舒张压和正常至稍低的左心室舒张末期压（left ventricular end-diastolic pressure，LVEDP）能够保持足够的冠状动脉灌注压。

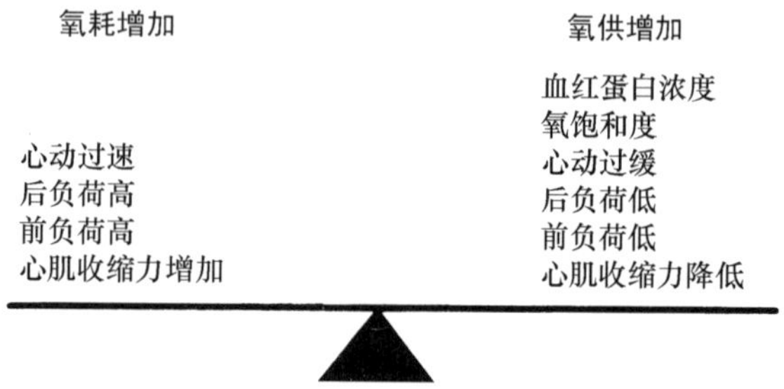

图 1-1 心肌氧供需平衡

2. 阐述心肌氧耗量的决定因素。

心率、心肌收缩力和心室壁张力是决定心肌氧耗量的三大决定因素，其中心率是调节心肌氧供需平衡最重要的参数。心率减慢使得舒张期延长、心肌氧供增加（心内膜下灌注增加），同时降低心肌氧耗量。心动过速和心肌缺血之间的关系已经得到了很好的证实。而严重的心动过缓会降低舒张压、升高 LVEDP，所以也应该避免。临床上常应用β-肾上腺素受体阻滞药使冠心病患者的心率维持在轻度心动过缓水平。

心肌收缩力是指在一定的前负荷下心脏产生收缩的能力。心肌收缩力很难测量，心排血量或左室射血分数都不能很好地反映心肌收缩力。测定心肌负荷状态以及肌肉缩短速度、强度和程度有助于判断心肌收缩力。降低心肌收缩力能减少心肌氧耗量，因此对冠心病患者是有利的。有些药物可降低心肌收缩力但不具强效的血管扩张作用，从而使冠状动脉灌注压得以维持，如咪达唑仑和依托咪酯，因此对冠心病患者更加有利。

所有吸入麻醉药都有剂量依赖性地降低血管阻力，从而导致血压降低的作用。尽管异氟烷因其冠状动脉扩张以及冠状动脉窃血方面的作用而被广泛研究，但七氟烷和地氟烷也同样具有轻微的血管扩张作用。静脉麻醉药（如丙泊酚、咪达唑仑、依托咪酯和氯胺酮）也有轻微的负性肌力作用。硫喷妥钠则有着较强的负性肌力作用，这也解释了为什么在使用硫喷妥钠时患者会出现低血压。右美托咪定有剂量依赖性的降低心率和心排血量作用，但在临床使用时能保持良好的血流动力学稳定。只要保证了冠状动脉灌注压，那么理论上能降低心肌氧耗量的“心肌抑制药物”对于冠心病患者来说都是有利的。

术中维持适当的左心室前负荷、后负荷、心率和心肌收缩力，可以使心肌的氧供和氧需保持在平衡状态。前负荷（左心室舒张末容积）明显增加时会引起心脏的容量负荷增加从而导致氧耗增加，同时由于 LVEDP 的增加降低了冠状动脉的灌注压使心脏的氧供减少。硝酸甘油能帮助维持正常至较低的前负荷（见下文）。尽管同时增加了冠状动脉的灌注压，后负荷过大时将引起心脏收缩期压力负荷（室壁张力）的增加，从而增加了心肌的氧耗。另一个需要避免的极端现象是极度的血管扩张（降低后负荷）同时降低了舒张压和心肌的氧供（表 1-1）。

血流供需比例的下降会造成心肌缺血或心肌功能受损。灌注降低引起心肌缺血，进一步造成缺氧和代谢产物的蓄积。

表 1-1 心肌缺血患者获得理想冠状动脉灌注压的血流动力学管理目标

参数	目标	适应证	禁忌证
心率	慢	β-肾上腺素受体阻滞药	异丙肾上腺素 多巴酚丁胺 氯胺酮 泮库溴铵
前负荷	正常至较低	硝酸甘油 利尿药	容量过负荷
后负荷	正常至较高	去氧肾上腺素	硝普钠 大剂量异氟烷
心肌收缩力	正常至略降低	β-肾上腺素受体阻滞药 吸入麻醉药	肾上腺素 多巴胺

3. 治疗本例患者的心肌缺血有哪些药物可供选择？

药物治疗的目标是优化冠状动脉灌注压（舒张压减去 LVEDP）和控制心率。如果患者处于浅麻醉状态，那么加深麻醉有利于治疗心动过速和高血压。根据患者的血流动力学情况，使用以下治疗方法中的一种或联合多种有助于达到上述目标。

硝酸甘油和其他硝酸盐类药物通过扩张心外膜下冠状动脉、降低左心室前负荷和室壁张力来发挥抗心绞痛的作用，这些作用通过扩张全身静脉实现。硝酸盐类药物同时还有轻度扩张动脉的作用，能够降低心肌的压力负荷。由于可引起低血压，导致心肌氧供减少并可能引起反射性心动过速，硝酸盐类药物的使用具有一定的局限性。

β-肾上腺素受体阻滞药能减慢心率，对心肌缺血有两大有利之处。首先，心率减慢使得舒张期延长，提高了冠状动脉的灌注。其次，它还能降低心肌收缩力，减少心肌的氧耗。最终，高血压得到治疗，同时降低了后负荷，减少心脏作功。美托洛尔作为术中可使用的β-肾上腺素受体阻滞药已经在临床上使用多年。艾司洛尔是一种短效的静脉β-肾上腺素受体阻滞药，由于它相对的心脏选择性（β_1 受体）和良好的药代动力学特性，越来越受到麻醉医师的欢迎。

钙通道阻滞药在冠心病患者的药物治疗中相对使用较少。其是否能用于治疗术中心肌缺血也仍不明确。有证据表明术前使用钙通道阻滞药可能会增加术中心肌缺血的发生率。然而，这些药物对于心肌的缺血再灌注损伤具有一定的保护作用并且显著改善了心脏的舒张功能障碍。短效钙通道阻滞药（如尼卡地平）可在心肌缺血时治疗高血压和降低后负荷。

去氧肾上腺素是单纯的α肾上腺素能激动药，

由于它在提高舒张压的同时不影响心率（或轻度减慢），因此在心肌缺血时可用于治疗低血压。一些具有β-肾上腺素能激动作用的药物，如肾上腺素、多巴酚丁胺和多巴胺，可加快心率、增加心肌收缩力，还可能会轻度降低舒张期动脉压。所有这些β肾上腺素能作用在心肌缺血时都是有害的。

4. 阐述植入药物洗脱冠状动脉支架患者行手术治疗时的注意事项。

美国心脏病学会/美国心脏协会（American College of Cardiology/American Heart Association，ACC/AHA）建议在植入药物洗脱支架后的12个月内延迟择期手术。有些疾病如肿瘤患者需限期手术，就必须仔细评估停用噻吩吡啶治疗的风险和获益。术前应咨询心内科医师，评估心脏风险程度，同时应考虑围术期维持抗血小板治疗的可能性。许多外科医师同意在维持阿司匹林治疗的情况下进行手术，但很少有人同意继续使用噻吩吡啶。另外，目前并无证据证明低分子肝素或短效抗血小板药物的“桥接治疗”对患者有利。对所有在植入药物洗脱支架后12个月内（也可能在更长时间内）接受手术的患者都应该警惕围术期急性心肌梗死的发生。

5. 本例患者围术期有应用β-肾上腺素受体阻滞药治疗的指征吗？

β-肾上腺素受体阻滞药治疗是不稳定型心绞痛和近期心肌梗死患者常规治疗的一部分。ST段抬高型心肌梗死患者如果没有心力衰竭征象、低心排血量证据、心源性休克风险增加或其他相对禁忌证（如P-R间期>0.24 s、二度或三度房室传导阻滞、哮喘或气道反应性疾病），应在发病后24 h内开始β-肾上腺素受体阻滞药的治疗。

2009年ACC/AHA对围术期β-肾上腺素受体阻滞药的推荐使用做了如下更新：

- 已经使用β-肾上腺素受体阻滞药的患者进行手术时应继续用药。
- 伴有冠心病、心肌缺血或心脏高风险因素的患者行血管或中危手术时，应在术前开始β-肾上腺素受体阻滞药治疗，并在术中滴定药物调整心率和血压。
- 有β-肾上腺素受体阻滞药绝对禁忌证的患者围术期不应使用该药物。
- 未开始β-肾上腺素受体阻滞药治疗的非心脏手术患者，不建议使用大剂量的该药物治疗。

围术期48 h期间继续术前的β-肾上腺素受体阻滞药治疗是目前手术管理改进方案（Surgical Care Improvement Program）的措施。

（译者注：本书引用的是2009年指南，而2014年相关指南有所更新。

Ⅰ类：长期使用β-肾上腺素受体阻滞药的患者行手术治疗时应继续原有治疗。

Ⅱa类

1. 无论β-肾上腺素受体阻滞药的治疗从何时开始，术后的药物治疗应根据临床实际情况来决定。

2. 同时具有3个或以上校正的心脏危险因素（Revised Cardiac Risk Index，RCRI）（如：糖尿病、心功能衰竭、冠心病、肾功能不全、脑血管意外）的患者，应在术前开始β-肾上腺素受体阻滞药治疗。

3. 对于有长期β-肾上腺素受体阻滞药治疗显著指征但是没有其他RCRI危险因素的患者，围术期开始β-肾上腺素受体阻滞药是否能降低相关风险并不确定。

4. 一旦决定在术前开始β-肾上腺素受体阻滞药治疗，必须最晚从术前一天开始，留出足够长的时间来调整，以便达到使患者安全耐受的剂量。

Ⅲ类：有害

β-肾上腺素受体阻滞药治疗不应该从手术当日开始。）

6. 本例患者术中应该如何监测？

本例患者术中最重要的监测是多导联心电图。在标准12导联心电图中，单独的V_5导联监测可以发现89%的心肌缺血。自20世纪70年代晚期开始就推荐同时监测Ⅱ导联和V_5导联来发现术中可能出现的心肌缺血，这个组合可以同时反映左冠状动脉和右冠状动脉供应的区域，能够发现90%以上的心肌缺血事件。

现有的手术室心电监护系统通常能够进行连续的ST段监测。一般情况下，这一监测值取决于J点（QRS波和ST段之间的连接部位）之后60～80 ms的ST段与基线（PQ间期）之间的关系。大于0.1 mV的水平型或下斜型ST段压低或者大于0.2 mV的ST段抬高就被认为是心肌缺血的表现。左心室肥大或者频繁电刀干扰时，这一监测的效果较差，有左束支传导阻滞或者心室起搏的患者这一监测无效。

经食管超声心动图（transesophageal echocardiography，TEE）是检测心肌缺血极为敏感的一项检查。TEE 的经胃底短轴切面可连续监测左心室，图像可以反映出 3 根主要冠状血管的分布区域。但该项监测也有一定的局限性，如操作人员的注意力常常被其他重要工作打断而不能持续的观察 TEE 图像。尽管敏感性很高，但局部室壁运动的改变并不是心肌缺血时特有的表现。另外，设备的费用以及操作人员所需的特殊培训也限制了 TEE 的使用。

推荐阅读

Antman EM, Hand M, Armstrong PW, et al.; 2004 Writing Committee Members, Anbe DT, Kushner FG, Ornato JP, et al.: 2007 Focused Update of the ACC/AHA 2004 Guidelines for the Management of Patients With ST-Elevation Myocardial Infarction: a report of the American College of Cardiology/American Heart Association Task Force on Practice Guidelines: developed in collaboration with the Canadian Cardiovascular Society endorsed by the American Academy of Family Physicians: 2007 Writing group to Review New Evidence and Update the ACC/AHA 2004 Guidelines for the Management of Patients with ST-Elevation Myocardial Infarction, Writing on Behalf of the 2004 Writing Committee. Circulation 117:296, 2008.

Fleisher LA, Beckman JA, Brown KA, et al.; American College of Cardiology; American Heart Association Task Force on Practice Guidelines (Writing Committee to Revise the 2002 Guidelines on Perioperative Cardiovascular Evaluation for Noncardiac Surgery); American Society of Echocardiography; American Society of Nuclear Cardiology; Heart Rhythm Society; Society of Cardiovascular Anesthesiologists; Society for Cardiovascular Angiography and Interventions; Society for Vascular Medicine and Biology; Society for Vascular Surgery: ACC/AHA 2007 guidelines on perioperative cardiovascular evaluation and care for noncardiac surgery: a report of the American College of Cardiology/American Heart Association Task Force on Practice Guidelines (Writing Committee to Revise the 2002 Guidelines on Perioperative Cardiovascular Evaluation for Noncardiac Surgery) developed in collaboration with the American Society of Echocardiography, American Society of Nuclear Cardiology, Heart Rhythm Society, Society of Cardiovascular Anesthesiologists, Society for Cardiovascular Angiography and Interventions, Society for Vascular Medicine and Biology, and Society for Vascular Surgery. J Am Coll Cardiol 50:e159, 2007.

Kaplan JA, King SB: The precordial electrocardiographic lead (V5) in patients who have coronary artery disease. Anesthesiology 45:570, 1976.

Kotrly KJ, Kotter GS, Mortara D, et al.: Intraoperative detection of myocardial ischemia with an ST segment trend monitoring system. Anesth Analg 63:343, 1984.

Landsberg G, Mosseri M, Wolf Y, et al.: Perioperative myocardial ischemia and infarction. Anesthesiology 96:264, 2002.

Park KW: Preoperative cardiology consultation. Anesthesiology 98:754, 2003.

病例 2

近期心肌梗死

Amanda J. Rhee, MD · Alexander J. C. Mittnacht, MD · David L. Reich, MD
（杨 礼 译 李冬梅 缪长虹 校）

问题

1. 如何评估拟行非心脏手术患者的心脏风险？
2. 如何评估择期非心脏手术患者的心功能状态？
3. 该患者的心脏风险在哪里？需做何进一步检查？
4. 冠状动脉血运重建先于非心脏手术对麻醉管理有何影响？
5. 你将采用哪些术中监测？
6. 你将准备哪些药物？
7. 你将使用何种麻醉方法？
8. 你将如何对该患者进行术后管理？

患者，女性，68 岁，具有多种心脏高危因素，突发胸骨后压榨性疼痛。尽管积极溶栓治疗，但心电图（ECG）仍提示该患者存在前侧壁透壁性心肌梗死（myocardial infarction，MI）。该患者 3 周后出现急性胆囊炎，拟行胆囊切除术。

1. 如何评估拟行非心脏手术患者的心脏风险？

初始评估

术前心脏评估包括病史回顾、体格检查、实验室检查。亦须重视对手术计划流程的了解。病史回顾应包含以下内容：

- 冠状动脉疾病（coronary artery disease，CAD，又称冠心病）的严重性和可逆性（如：危险因素、心绞痛类型、MI 病史）
- 左心室（left ventricular，LV）和右心室的功能（如：运动耐量、肺水肿、肺动脉高压）
- 是否存在症状性心律失常（如：心悸、晕厥或黑矇发作）
- 是否合并瓣膜疾病
- 是否携带起搏器或植入型心律转复除颤器

当冠心病患者合并外周血管疾病、脑血管疾病、糖尿病、肾功能不全和慢性肺病时易出现并发症。计算患者不同体力活动时的代谢当量（metabolic equivalent，MET）可帮助评估心脏风险（图 2-1）。

关于体格检查，应特别重视生命体征，尤其是心率、血压和脉压。这些指标可反映心肌氧耗量和氧输送之间的平衡。另外，注意评估是否存在左侧心力衰竭（左心衰竭）或右侧心力衰竭（右心衰竭）（颈静脉扩张、外周性水肿、肺水肿或第三心音），以及心脏杂音。

常规实验室检查、电解质、血尿素氮、血肌酐和全血细胞计数对心脏风险有一定的提示作用。这些检查可揭示贫血、利尿引起的低钾血症、血肌酐增高所预示的肾功能不全。另外，需关注有无特殊心脏药物的使用，如地高辛。对一些药物的作用效果进行即时监测也十分重要，如氯吡格雷、阿司匹林。胸部 X 线片可帮助评估心脏大小和形态。应该常规进行 ECG 检查，然而 50%的冠心病患者 ECG 检查是正常的。冠心病患者 ECG 最常见的改变是 ST-T 异常（65%～90%）、左心室肥大（10%～20%）、病理性 Q 波（0.5%～8%）。ECG 检查适应于具有至少一个临床危险因素患者行血管外科手术，已知充血性心力衰竭（congestive heart disease，CHF）、外周动脉病变或脑血管疾病患者行中危外科手术。ECG 检查不适应于无症状的患者行低风险手术。

基于上述初步检查结果和拟行的外科手术类型做进一步评估。

临床危险因素分级

本文提出的处理标准依据是美国心脏病学会/美国心脏协会（ACC/AHA）2007 年公布的关于围术期心血管评估和非心脏手术处理指南。通常根据患

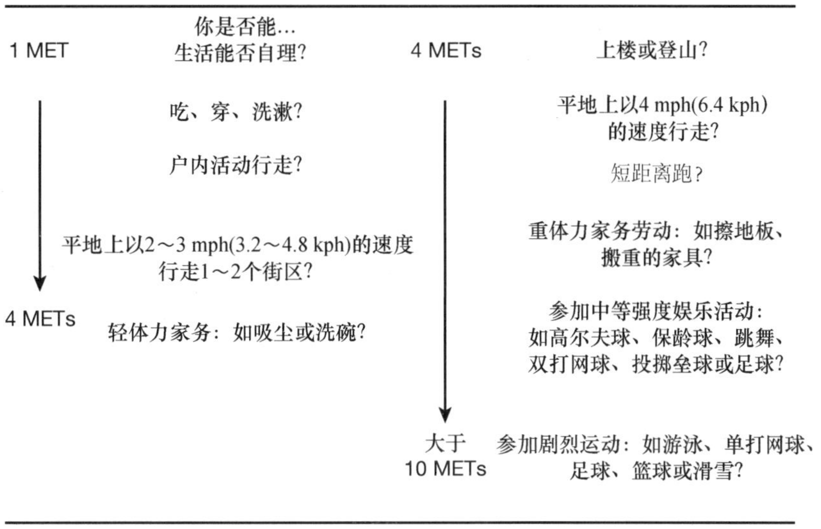

kph: kilometers per hour，千米/小时；MET: metabolic equivalent，代谢当量；
mph: miles per hour，英里/小时

图 2-1　不同活动时的代谢当量［Modified from Fleisher LA，et al. ACC/AHA 2007 guidelines on perioperative cardiovascular evaluation and care for noncardiac surgery：A report of the American College of Cardiology/American Heart Association Task Force on Practice Guidelines. J Am Coll of Cardiol 50：e159-e242，2007. Based on Hlatky MA，et al. A brief self-administered questionnaire to determine functional capacity（the Duke Activity Status Index）. Am J Cardiol 64：651-4，1989；and Fletcher GF，et al. Exercise standards：statement for healthcare professionals from the American Heart Association. Circulation 86：340-4，1992.］

者的临床危险因素（框 2-1）、外科手术类型（表 2-1）和无创检查对患者进行危险分级。对拟行择期手术患者，内科医师、外科医师和麻醉医师应该将该规范作为心血管评估的指导策略。

框 2-1　临床危险因素

高危临床危险因素
- 不稳定冠状动脉综合征
  - 不稳定或严重心绞痛
  - 近期心肌梗死
- 失代偿性心力衰竭
- 严重的心律失常
- 严重的瓣膜病

中危临床危险因素
- 缺血性心脏疾病史
- 代偿性或既往心力衰竭史
- 脑血管疾病史
- 肾功能不全

低危临床危险因素
- 高龄（>70 岁）
- ECG 异常
  - 左心室肥大
  - 左束支传导阻滞
  - ST-T 异常
- 非窦性心律
- 系统性高血压未得到控制

表 2-1　外科手术风险分层

心脏危险分级	手术举例
高危	主动脉和其他大血管手术 周围血管手术
中危	胸腔和腹腔内手术 颈动脉内膜剥脱术 头颈部手术 矫形外科手术 前列腺手术
低危	内镜手术 浅表手术 白内障手术 乳房手术 门诊手术

过去，用来预测心脏并发症风险的分类系统有很多（如：Goldman，Detsky 和 Eagle）。但这些分类系统均不包括具有高风险状态的患者，而这些高风险状态被认为是围术期心脏事件（perioperative cardiac events，PCE）的高危预测因素。ACC/AHA 2007 年指南提到了目前最常使用的 Lee 修正心脏风险指数（Lee's Revised Cardiac Risk Index）。另一个常用系统是国家外科手术质量改进方案（National Surgical Quality Improvement Program）风险模型。上述两个模型均对具有高风险特点的患者进行评估，故目前也更实用。

ACC/AHA 指南提出不稳定型心绞痛是 PCE 的一个高危预测因素，而慢性稳定型心绞痛是 PCE 的一个中危临床预测因素。Fleisher 和 Barash（1992）建议对患者进行更加有效的分类。他们提出不是所有的稳定型心绞痛患者都具有同样的疾病过程（如：冠状动脉解剖、缺血的频率和左心室功能）。在没有持续监测的情况下（如：动态 ECG），很难对缺血发作的次数进行定量评估。而这些信息可能非常重要，因为 75%以上的缺血发作是无症状的，50%以上的冠心病（不只是糖尿病）患者存在无症状性缺血。尽管无症状性缺血提示不稳定型心绞痛或 MI 后患者预后较差，但对心肌损伤的作用还不清楚。

依据心肌梗死的年龄不同，MI 的病程和 PCE 之间的关系变化显著。心脏病专家将近期心肌梗死定义为 7～30 天内的梗死，并认为其是 PCE 的一个高危临床预测因素。既往有 MI 病史或 ECG 提示有病理性 Q 波是中危临床预测因素。麻醉医师在传统意义上认为近期心肌梗死是指 6 周～6 个月内发生的梗死，因而临床麻醉中 MI 病史和 PCE 的解读尤为复杂。收集 20～40 年前的经典“心肌梗死复发”研究数据表明，3 个月内的梗死患者再发率为 5.7%～30%。3～6 个月内的再发率为 2.3%～15%，而术前大于 6 个月梗死的再发率为 1.9%～6%。大多数研究均表明反复 MI 的死亡率大约为 50%。在 Rao 等的研究中（1983 年），所有的患者均采用有创的血流动力学监测，术后送至重症监护治疗病房治疗，结果死亡率降低。将这些数据应用到当前治疗中的问题是这些研究广泛使用了 β-肾上腺素受体阻滞药、冠状动脉介入治疗和利用心肌酶谱诊断梗死。当然，越是近期的 MI，发生 PCE 的风险越大。同时我们也应该考虑到梗死的范围及严重程度。

医学文献表明 Q 波性 MI 和非 Q 波性 MI、右冠状动脉和左冠状动脉分布区域梗死、单纯性和复杂性梗死（如：反复胸痛、CHF 或心律失常）、MI 后运动负荷试验阴性和阳性患者之间的死亡率有统计学差异。我们不宜简单地将所有近期 MI 患者的死亡率仅以梗死的时间进行分类。

CHF 在普通人群中提示预后较差。尽管目前降低后负荷和抗心律失常治疗可改善预后，但 5 年生存率大约为 50%。对于 LV 射血分数低于 30%的患者，1 年生存率约为 30%。ACC/AHA 指南提出失代偿性 CHF 是一个高危临床预测因素，代偿性 CHF 是一个中危临床预测因素。

心律失常是一个普遍问题，尤其是对于高龄患者。心律失常通常影响不大，但对于有潜在心脏疾病的患者，可作为并发症和死亡率增加的一个预警标志。许多 LV 功能紊乱和心律失常的患者最终死于 LV 衰竭，而不是心律失常。已知的高危临床预测因素包括高度房室传导阻滞、有潜在心脏疾病患者出现有症状的室性心律失常、心室率未得到控制的室上性心律失常。低危预测因素包括异常 ECG（如：LV 肥厚、左束支传导阻滞和 ST-T 异常）。非窦性心律（如：心房颤动）也是低危临床预测因素。

具有瓣膜疾病的患者很难进行评估，因为瓣膜疾病引起的损伤改变通常是导致风险增加的独立因素（如：CHF、节律改变）。然而，严重的瓣膜疾病被认为是一个高危临床预测因素。如果存在主动脉瓣狭窄，手术宜延后或取消，以便在择期手术前进行可能的主动脉瓣置换术或其他干预措施。严重主动脉瓣狭窄患者行非心脏手术的死亡率约为 10%。

外科手术分级

心脏风险除了与患者的自身情况相关外，还与手术类型相关（见表 2-1）。高风险外科手术包括更容易导致血流动力学改变引起心脏产生应激的手术。这些应激因素可能是心率、血压、血管内容量、凝血、氧合等改变，以及神经介质激活，失血和疼痛。

一般认为，患者具有 PCE 的“双重”风险（如：依据患者自身情况和外科因素），约大于 10%的患者需进一步评估。非心脏外科手术中，PCE 发生率最高的为血管外科手术。外周血管和主动脉手术中 PCE 发生率高，而颈动脉手术 PCE 发生率约为 5%。尽管新的数据还在建立，但血管内膜剥脱似乎风险较低。血管外科手术 PCE 发生率高通常归因于行血管手术的患者 CAD 发生率高（估计达 90%）和血流动力学改变对心肌的应激引起。

手术导致的代谢改变也被认为是增加 PCE 的因素，如应激激素水平增高、血小板黏附力增强。非血管手术中发病率和死亡率较高的是胸腔内和腹腔内手术。其风险增加的可能原因是大量液体转移引起的血流动力学改变、大静脉受压、胸腔手术时心肺功能紊乱。急诊手术风险也会增加。PCE 风险较低的手术是四肢末端手术、经尿道前列腺切除术和白内障手术。评估患者风险时必须包括手术风险，随着更少引起生理紊乱的微创伤技术的出现，手术风险大小的评估也在不断地改进。

虽然对某个特定患者行特定的外科手术进行“心脏风险”分级很难，但是我们应该遵循一定的指南和规范（图 2-2）。是否需要做进一步评估取决于我们所获得的信息是否会改变手术计划或麻醉管理。

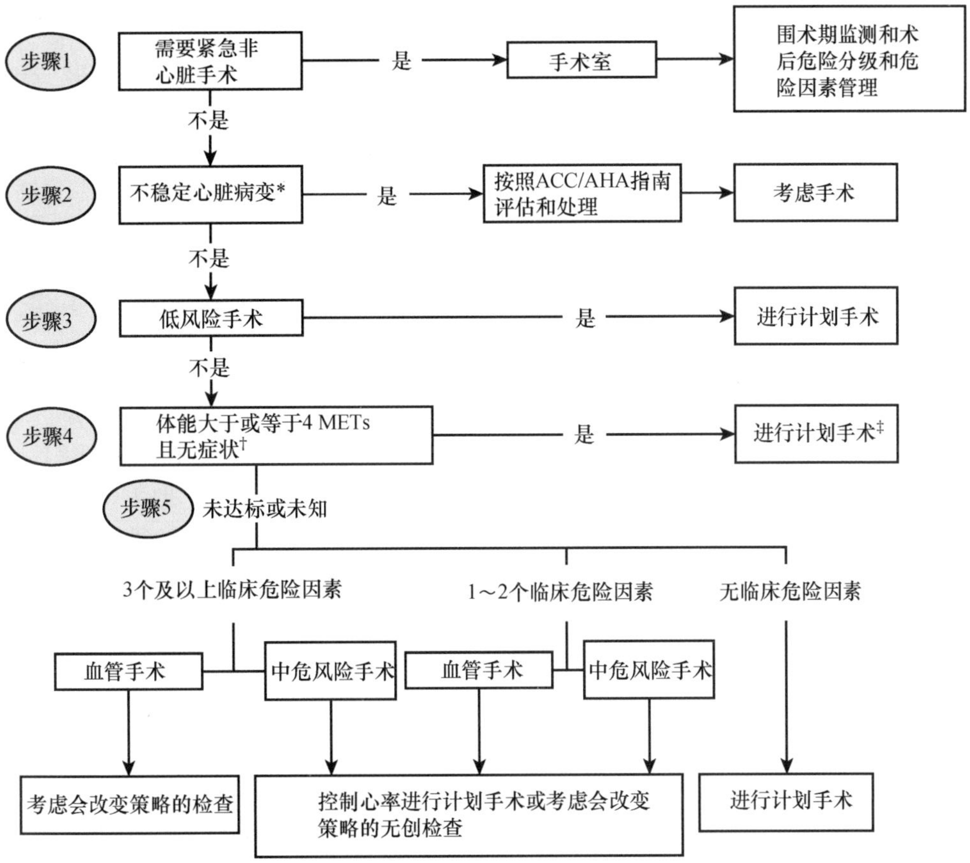

图 2-2　心脏病患者行非心脏手术的管理流程。ACC/AHA，美国心脏病学会/美国心脏协会；HR，心率；MET，代谢当量（Modified from Fleisher LA，et al. ACC/AHA 2007 guidelines on perioperative cardiovascular evaluation and care for noncardiac surgery：A Report of the American College of Cardiology/American Heart Association Task Force on Practice Guidelines. J Am Coll of Cardiology 50：e159-e242，2007.）。

* 代表框 2-2；† 代表图 2-1；‡ 对于存在危险因素的特殊患者术前可以考虑会改变策略的无创检查

这些管理上的改变可能包括将外科手术更换为更低风险的手术、对 CAD 进行药物或手术处理、围术期抗凝治疗或可能在术中和术后进行更加积极的监测。尽管这些策略中的大部分听起来合乎逻辑，但是这些干预引起结局改善的证据却非常弱。

2. 如何评估择期非心脏手术患者的心功能状态？

依据问题 1 中阐述的初步评估，也许有必要在择期非心脏手术前对患者的心功能状态做进一步评估。术前 ECG 检查的适应证已在问题 1 中讨论。不稳定心脏病变（框 2-2）患者应实施无创负荷试验，其包括运动负荷试验、多巴酚丁胺负荷超声心动图、静脉双嘧达莫/腺苷心肌灌注 ^{201} 铊和 ^{99m} 锝成像。

不建议对稳定型 CAD 患者在择期非心脏手术前进行能降低 PCE 风险的操作，如通过经皮冠状动脉成形术和支架置入或冠状动脉旁路移植术（coronary artery bypass grafting，CABG）实施的心肌血运重建。然而，非心脏手术前进行冠状动脉血运重建可使以下患者获益：

- 稳定型心绞痛合并冠状动脉左主干狭窄
- 稳定型心绞痛合并三支血管病变
- 稳定型心绞痛合并两支血管病变和严重的左前降支近端狭窄和射血分数小于 50％或无创检查时有缺血证据
- 高风险的不稳定型心绞痛或非 ST 段抬高型 MI
- 急性 ST 段抬高型 MI

不主张对金属裸支架植入 4～6 周或药物洗脱支架置入 12 个月以内停用噻吩吡啶类药物或阿司匹林/噻吩吡啶类药物治疗的患者进行择期非心脏手术。对于 4 周以内的冠状动脉球囊扩张成形术患者，同样不主张进行择期非心脏手术。

3. 该患者的心脏风险在哪里？需做何进一步检查？

这是一位高龄女性，有 CAD 和近期 MI 病史，拟行急诊手术。有几个重要问题需考虑。首先是该

框 2-2 需要无创检查的不稳定心脏病变

- 不稳定冠状动脉综合征
  - 不稳定型心绞痛
  - 近期心肌梗死
- 失代偿性心力衰竭
- 严重的心律失常
  - 高度房室传导阻滞
  - 莫氏Ⅱ型房室传导阻滞
  - 三度房室传导阻滞
  - 有症状的室性心律失常
  - 心室率未得到控制（休息时心率大于100次/分）的室上性心律失常（包括心房颤动）
  - 有症状的心动过缓
  - 新发现的室性心动过速
- 严重的瓣膜疾病
  - 严重的主动脉瓣狭窄
    - 跨瓣压差大于40 mmHg
    - 主动脉瓣口面积小于1.0 cm^2
    - 有症状
  - 有症状的二尖瓣狭窄
    - 进行性劳力性呼吸困难
    - 运动性晕厥
    - 心力衰竭

患者MI后的病程进展。如果有反复胸痛、CHF或继发性的室性心律失常（MI后48 h以上），即使无手术，她第一年内的死亡率或再次梗死的概率是15%～30%。

其次，溶栓治疗后是否有再灌注迹象。再灌注的迹象有胸痛缓解、再灌注性心律失常、肌酸磷酸激酶的高峰提前出现、ECG得到改善且无MI证据。抗凝治疗十分重要。手术前需停止用于治疗反复胸痛的肝素。许多近期的研究表明，停药时间非常重要。肝素停用时间大于9.5 h则可能发展为再发性缺血，需紧急干预。

大多数接受溶栓治疗的患者，特别是合并复杂性梗死者，在恢复灌注的血管有明显的残留狭窄，他们一般需接受早期的心导管检查。有些中心对近期的单纯性MI也处理得非常好——出院前（MI后5～7天）进行改良的症状限制性应激试验、6周后进行症状限制性应激试验。

合并脓毒症是需重点考虑的因素。脓毒症患者伴随着血流动力学改变，使其对心肌的要求增加，包括由于内毒素引发的血管扩张、心肌抑制因子导致的心脏抑制而引起心排血量代偿增加。感染性休克伴随的低血压可引起冠状动脉灌注下降，从而产生心肌缺血。

如果患者必须实施紧急手术，且没有行进一步心脏检查（如：应激试验或冠状动脉造影），我们就应认为该患者具有严重的CAD。如果时间允许，经食管超声心动图（transesophageal echocardiography，TEE）可提供有用信息，特别是评估室壁运动、LV射血分数和二尖瓣功能。

为降低手术风险，在择期非心脏手术前进行心肌血管重建的适应证见问题2。

4. 冠状动脉血运重建先于非心脏手术对麻醉管理有何影响？

越来越多的接受经皮冠状动脉介入治疗（percutaneous coronary intervention，PCI）的患者行择期非心脏手术。介入治疗的方式（气囊血管成形术、金属裸支架、药物洗脱支架）决定了患者抗血小板治疗的疗程和何时可以行择期手术。虽然ACC/AHA 2007年指南没有特别推荐CABG后多长时间可以进行非心脏手术，但是他们提供的CABG后接受血管手术的数据表明中位数为29天［荷兰超声心动图负荷评价心脏危险研究（DEREASE-V）］和48天［冠状动脉血运重建预防（CARP）研究］。2004年和2011年关于冠状动脉旁路移植术的指南中并未推荐一个CABG后的合适等待时间。如果可能，CABG后等待4～6周再行非心脏手术似乎合理；手术决定同样应该遵循ACC/AHA 2007年指南提出的规范。

ACC/AHA 2007年指南中，关于支架类型、抗血小板治疗和择期手术的时间详见表2-2。简言之，对于金属裸支架患者推荐双重抗血小板治疗1个月，对于药物洗脱支架患者推荐双重抗血小板治疗1年。此后，阿司匹林须长期服用。以下情况考虑延长药物洗脱支架患者的双重抗血小板治疗：

- 既往支架内血栓形成
- 左主干支架置入
- 多支血管支架置入
- 仅剩冠状动脉或移植血管置入支架

择期手术应该被推迟到不再需要双重抗血小板治疗以后（如，金属裸支架患者治疗1个月、药物洗脱支架患者治疗1年）。除非降低手术出血比承担支架内血栓形成风险更能受益，否则阿司匹林在整个围术期应持续服用。

对于急诊手术，如果可能，双重抗血小板治疗应贯穿整个围术期。如果双重抗血小板治疗不能继续，阿司匹林应一直服用，并尽快续接噻吩吡啶类药物以防止PCE。

当患者在急诊手术前需行PCI时，形势变得严峻。PCI的类型取决于何时需进行手术（如：2周还是1个月）和双重抗血小板治疗能否贯穿整个围术期。

表 2-2 经皮冠状动脉介入治疗和择期手术时机

介入治疗方式	抗血小板治疗	择期手术时机
球囊扩张	阿司匹林	推迟 2～4 周手术 服阿司匹林至手术室 *
金属裸支架	噻吩吡啶类药物/阿司匹林 1 个月 1 个月后继续服用阿司匹林	推迟手术 1 个月～1 年 服阿司匹林至手术室 *†
药物洗脱支架	噻吩吡啶类药物/阿司匹林 1 年 1 年后继续服用阿司匹林	推迟手术至少 1 年 服阿司匹林至手术室 *†

* 整个围术期应持续服用阿司匹林。如考虑停用阿司匹林，应权衡支架内血栓形成风险和手术出血风险。

† 如患者仍需服用噻吩吡啶类药物，那么术后宜尽快恢复使用

如果拟行外科手术前禁忌双重抗血小板治疗且手术须在 1 个月之内完成，球囊扩张将比较适合。如果手术能够推迟到 1 个月后，金属裸支架将更适合。在此种情况下，药物洗脱支架将不大适合，尤其是需要终止双重抗血小板治疗者。每种情况均涉及权衡手术出血风险、手术紧急性与灾难性心脏事件可能性之间的利弊评估。

5. 你将采用哪些术中监测?

总的目标是维持术中血流动力学波动在基础值的 20%以内。除标准的术中监测外，其他应考虑使用的监测包括有创持续动脉导管、肺动脉导管（pulmonary artery catheters，PACs）和 TEE。动脉导管可提供每一次心搏的血压监测。尽管术中 40%的缺血发作与血流动力学紊乱无关，但一些研究表明对血流动力学异常的不当管理可增加其风险。在一项研究中，低血压（血压低于基础值的 30%，持续 10 min 以上）被证明是 PCE 的一个强预测因素。暂无研究明确表明低血压与不良结局相关。

动脉导管使我们能够在整个术中进行实验室检测，这将有助于优化代谢性和呼吸紊乱。血糖过高是心血管风险的独立预测因素，并与 MI 期间的死亡率直接相关，因此血糖管理十分重要。最后，有必要进行即时检测，以便快速决定抗凝水平和合理拮抗。

尽管有研究推测心动过速与 PCE 相关，但暂无确切证据。另外，低体温可增加心肌的氧需求，已被证明是致死性心脏事件的独立预测因素。我们应监测体温，使其维持在正常范围。

对于麻醉状态的患者，多导联 ECG 是监测心肌缺血的有效工具。监测 12 导联 ECG V_4 和 V_5 胸前导联可发现 90%以上的缺血事件，尽管其相比于“金标准”（心肌乳酸提取）仅有 9%的敏感性。ST 段下降和 T 波形态异常改变是最常见的表现。然而，对有些患者，ECG 不能有效地监测心肌缺血，包括 LV 肥大、传导异常和心室依赖起搏。计算机化的 ST 段持续分析有助于监测已知 CAD 或行血管手术患者的心肌缺血。

对那些容易用 PACs 监测到的高危血流动力学紊乱风险患者使用 PACs 可能更为合适。因其并发症可能造成伤害，不推荐常规使用。尽管 PACs 可能有益于某些特定的患者，可近期暂无确定性的数据表明其能规避风险。潜在的并发症包括血管或心脏穿孔、心律失常、肺动脉栓塞和由于对数据的错误解读而导致的不当管理。肺动脉楔压波形中出现 V 波可能提示心肌缺血，但视为心肌缺血的可靠监测，其敏感性和特异性均不够（图 2-3）。但是，PAC 可提供有关患者血管内容量状态的信息；定量评估心肌顺应性；计算心排血量和其他血流动力学

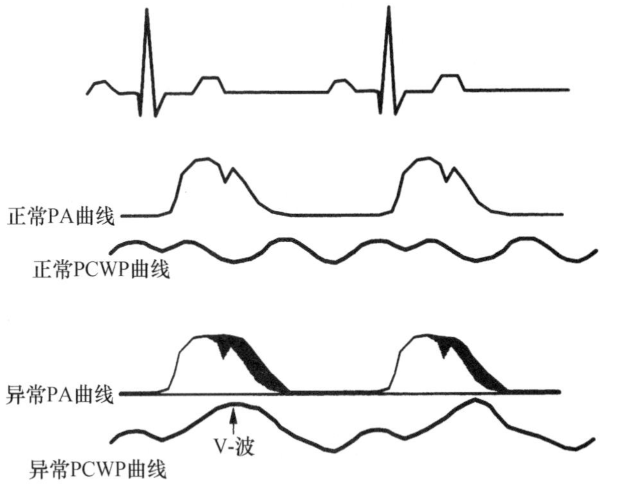

图 2-3 正常情况下和出现 V 波情况下，ECG、肺动脉（pulmonary artery，PA）波形和肺毛细血管楔压（pulmonary capillary wedge pressure，PCWP）波形之间的关系。V 波存在情况下 PA 波形增宽、重搏切迹消失。V 波的波峰同 ECG 上的 T 波出现时间相一致

参数，如全身血管阻力和每搏量。

TEE 是术中心肌缺血最灵敏的检测方法，可显示局部的室壁运动异常，比其他方式更能够发现早期缺血。使用 TEE 需要特殊的技能和训练，其由美国超声心动图协会所定义。尽管我们广泛接受 TEE 有益于发现缺血，但何种 TEE 改变对 PCE 有预测作用仍不清楚。几项早期研究发现 LV 壁运动异常对心脏并发症无预测作用。同样，即使缺血改善后，室壁节段性运动障碍也不会消失。最后，TEE 提供了很多其他的生理指标信息，如评估 LV 射血分数和血管内容量状态，其可能有助于心室功能不全患者的术中管理。

6. 你将准备哪些药物？

处理缺血和血流动力学紊乱的静脉注射制剂（如硝酸甘油、艾司洛尔和血管加压素）应床旁准备。去氧肾上腺素并不增加心率而使心肌氧耗增加，因此对于提升低血压患者的心肌血流十分有益。β-肾上腺素受体阻滞药的使用应参照 ACC/AHA 2009 年指南中围术期 β-肾上腺素受体阻滞药管理（详见病例 1）。

7. 你将使用何种麻醉方法？

目前麻醉方法还未被证明是 PCE 的预测因素。有数个包括行血管或腹腔内手术的不同亚组患者的试验表明，接受硬膜外麻醉和全身麻醉的患者之间结果无差异。1988 年 Cohen 等的一项试验表明接受监测麻醉的患者 30 天内的死亡率可能增加；但这可能是由于选择偏倚造成的。应依据患者的评估情况选择麻醉方法，维持术中血流动力学平稳和做好术后镇痛。CAD 患者应避免心动过速，不宜使用氯胺酮和泮库溴铵等药物。

8. 你将如何对该患者进行术后管理？

理论上，该患者术后应入住重症监护病房，以及时发现血流动力学改变、低体温和缺血。术后 PCE 最常出现于 48 h 以内。术后有胸痛或 ECG 改变者推荐检测肌钙蛋白。由于疼痛可引起心肌氧需求量增加，因此疼痛管理十分重要。

推荐阅读

Cohen MM, Duncan PG, Tate RB: Does anesthesia contribute to operative mortality? JAMA 260:2859, 1988.

Fleisher LA, Barash PG: Preoperative cardiac evaluation for noncardiac surgery: a functional approach. Anesth Analg 74:586, 1992.

Fleisher LA, Beckman JA, Brown KA, et al.; American College of Cardiology; American Heart Association Task Force on Practice Guidelines (Writing Committee to Revise the 2002 Guidelines on Perioperative Cardiovascular Evaluation for Noncardiac Surgery); American Society of Echocardiography; American Society of Nuclear Cardiology; Heart Rhythm Society; Society of Cardiovascular Anesthesiologists; Society for Cardiovascular Angiography and Interventions; Society for Vascular Medicine and Biology; Society for Vascular Surgery: ACC/AHA 2007 guidelines on perioperative cardiovascular evaluation and care for noncardiac surgery: a report of the American College of Cardiology/American Heart Association Task Force on Practice Guidelines (Writing Committee to Revise the 2002 Guidelines on Perioperative Cardiovascular Evaluation for Noncardiac Surgery) developed in collaboration with the American Society of Echocardiography, American Society of Nuclear Cardiology, Heart Rhythm Society, Society of Cardiovascular Anesthesiologists, Society for Cardiovascular Angiography and Interventions, Society for Vascular Medicine and Biology, and Society for Vascular Surgery. J Am Coll Cardiol 50:e159, 2007.

Fletcher GF, Balady G, Froelicher VF, et al.: Exercise standards: a statement for healthcare professionals from the American Heart Association. Circulation 91:580, 1995.

Goldman L, Caldera DL, Nussbaum SR, et al.: Multifactorial index of cardiac risk in noncardiac surgical procedures. N Engl J Med 297:845, 1978.

Hillis LD, Smith PK, Anderson JL, et al.: 2011 ACCF/AHA Guideline for Coronary Artery Bypass Graft Surgery: executive summary: a report of the American College of Cardiology Foundation/American Heart Association Task Force on Practice Guidelines. Circulation 124:2610, 2011

Hlatky MA, Boineau RE, Higginbotham MB, et al.: A brief self-administered questionnaire to determine functional capacity (the Duke Activity Status Index). Am J Cardiol 64:651, 1989.

Lee TH, Marcantonio RE, Mangione CM, et al.: Derivation and prospective validation of a simple index for prediction of cardiac risk of major noncardiac surgery. Circulation 100:1043, 1999.

Mangano DT: Perioperative cardiac morbidity. Anesthesiology 72:153, 1990.

Mangano DT, Goldman L: Preoperative assessment of patients with known or suspected coronary disease. N Engl J Med 333:1750, 1995.

Park KW, Lee J, Breen P, et al.: The risk of perioperative cardiac complications is high in major vascular surgery performed within a month of coronary artery bypass graft surgery. Anesth Analg 94:S63, 2002.

Rao TL, Jacobs KH, El-Etr AA: Reinfarction following anesthesia in patients with myocardial infarction. Anesthesiology 59: 499, 1983.

病例 3

充血性心力衰竭

Amanda J. Rhee, MD · Alexander J. C. Mittnacht, MD · David L. Reich, MD

（姚俊岩 译 李冬梅 李士通 校）

问题

1. 扩张型心肌病的可能病因。	3. 该患者围术期应采用哪些监测？
2. 扩张型心肌病的病理生理机制。	4. 该患者应采用何种麻醉？

患者，男性，55 岁，患有扩张型心肌病（dilated cardiomyopathy，DCM），拟行胫骨骨折切开复位内固定手术。曾有车祸史。既往病史有酗酒史、端坐呼吸和劳力性呼吸困难，并有数次肺水肿发作等。既往服药史包括地高辛、呋塞米和卡托普利。体格检查发现双肺底湿啰音和奔马律（S_3）。门控血池扫描显示左心室射血分数为 15%。心导管监测显示左心室舒张末期压力为 25 mmHg，心脏指数为 1.8 L/(min · m^2)，2^+ 二尖瓣反流，未发现冠状动脉疾病。

1. 扩张型心肌病的可能病因。

DCM 可为遗传性或获得性疾病，以感染或非感染性的形式存在。遗传性扩张型心肌病约占 DCM 的 20%～35%，通常为常染色体显性遗传，少部分为 X 连锁隐性遗传和线粒体遗传。DCM 是心力衰竭的常见原因，发病率为 36/100 000。DCM 的特点是心室扩大，收缩功能障碍，而左心室壁厚度正常。

病毒感染或寄生虫感染诱发各种炎症或心肌炎。心肌炎的临床表现为疲劳、呼吸困难和心悸，通常发生在感染的第一周内。心悸进一步发展为心腔扩张的充血性心力衰竭（congestive heart failure，CHF）、心动过速、交替脉（脉搏强弱交替出现）以及肺水肿。大部分感染性心肌炎患者病情可完全恢复，但也有例外，如白喉或美洲锥虫病诱发的心肌炎。白喉感染可引起右束支或左束支传导阻滞。白喉合并束支阻滞的患者中死亡率约为 50%。如果继发完全性传导阻滞，死亡率为 80%～100%。美洲锥虫病可以导致 80%患者发生右束支传导阻滞及其他类型心律失常。病毒、真菌或蠕虫性心肌炎具有不同的临床表现，包括心律失常、心力衰竭、心包炎和瓣膜或血管栓塞。各种非感染性的 DCM 往往继发于毒性、心肌退行性病变或渗出性炎症，也具有心肌衰竭的临床表现。在某些情况下，确切病因不明（特发性 DCM）。

酒精性心肌病是一种典型的心室运动功能减退的非感染性心肌病，伴有心动过速和室性期前收缩，可发展为二尖瓣和三尖瓣瓣膜功能障碍的左心室衰竭。该病可能由于乙醇及其代谢产物乙醛对心肌的直接毒性作用所致，促使心脏去甲肾上腺素释放和耗竭。慢性嗜酒者急性摄入酒精后心肌收缩力下降，心室舒张末期压力提高，全身血管阻力增加。酒精性心肌病分为三个血流动力学变化阶段（表 3-1）。

表 3-1 酒精性心肌病不同阶段

阶段	心排血量	心室压力	LVEDV	射血分数
Ⅰ	正常	正常	正常	降低
Ⅱ	正常	增加	增加	降低
Ⅲ	降低	增加	增加	严重降低

LVEDV，Left ventricular end-diastolic volume，左心室舒张期末容积

多柔比星（阿霉素）是一种具有化学治疗（化疗）作用的抗生素。它可破坏心肌线粒体钙稳态，导致 DCM，并具有剂量依赖的相关性。虽然淀粉样变和限制型、阻塞型心肌病、瓣膜病变、传导异常以及冠状动脉淀粉样蛋白渗出造成栓塞有关，但是淀粉样变也可通过导致心肌脂肪浸润引起 DCM。

2. 扩张型心肌病的病理生理机制。

DCM 的特点是灌注压升高，心肌收缩力衰竭，

动脉阻抗和每搏量之间呈显著负相关。DCM和重症冠状动脉疾病（coronary artery disease，CAD）导致的CHF临床表现相似。

在病理生理学方面，由于心室肌运动减弱，心室肌纤维伸展从而增加心肌收缩力，导致心室扩张。然而，随着心室半径增加，心室壁张力增加，心肌耗氧量和心肌作功增加。随着心肌功能进一步恶化，心排血量减少，心脏交感神经的活动代偿性增加，从而使心排血量和器官灌注增加。

心肌衰竭的特征之一是每搏量无法对抗升高的动脉阻力。随着左心室功能障碍加重，每搏量越来越取决于动脉阻力（后负荷）。对于心室的衰竭，每搏量降低和后负荷增加几乎呈线性相关。左心室衰竭导致的交感神经冲动传出加重恶性循环的发生，血流向前的阻力增加，每搏量降低，心排血量减少，进一步刺激交感神经，以维持体内循环平衡（图3-1）。

在由二尖瓣关闭不全和腱索畸形引起的严重DCM中，可出现一定程度的二尖瓣反流。降低后负荷虽未增加射血分数，但可改善每搏量，表明减轻二尖瓣反流有助于改善心力衰竭（心衰）。减少后负荷也可降低左心室充盈压力，减轻肺充血并保持冠状动脉灌注压力。

临床上，DCM引起的心力衰竭常分为两类："心前性"和"心后性"衰竭（框3-1）。"心前性"衰竭多由疲劳、低血压、少尿等导致心排血量和器官灌注减少所致。肾灌注减少导致肾素-血管紧张素-醛固酮系统激活，导致水钠潴留，从而增加有效循环血容量。"心后性"衰竭与心力衰竭造成的充盈压升高有关。随着左心室扩张，二尖瓣反流将继发于上述机制。左心室衰竭的表现包括端坐呼吸、阵发性夜间呼吸困难和肺水肿。右心室衰竭的表现包括肝大、颈静脉怒张和外周性水肿。

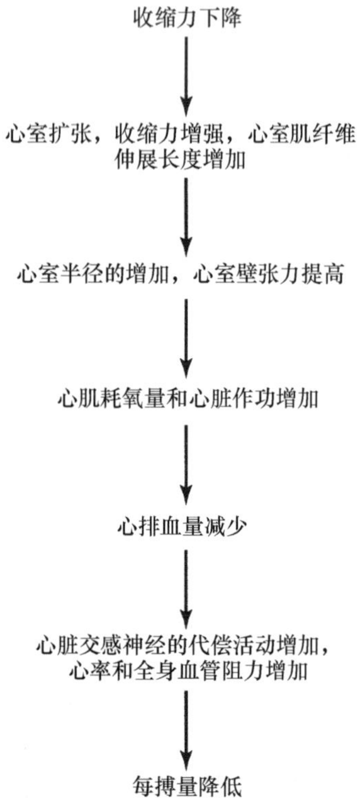

图3-1　扩张型心肌病病理生理学

框3-1　心室衰竭的临床表现

"心前性"：心排血量和器官灌注减少
- 疲劳
- 低血压
- 少尿
- 激活肾素-血管紧张素-醛固酮系统

"心后性"：心室充盈压升高和瓣膜反流
- 左心
  - 端坐呼吸
  - 阵发性夜间呼吸困难
  - 肺水肿
- 右心
  - 颈静脉扩张
  - 肝大
  - 外周性水肿

3. 该患者围术期应采用哪些监测?

心电图（electrocardiogram，ECG）监测对DCM患者至关重要，尤其是心肌炎患者。室性心律失常较为常见，对于完全性心脏传导阻滞需快速诊断，并给予起搏治疗。ECG有助于监测心肌缺血性改变，如淀粉样变。术中有创动脉血压监测能够提供持续的血压动态变化信息，并方便获得动脉血气参数。

许多CHF患者心肌受损严重，需要开通中心静脉通路用于监测中心静脉压和药物输注。是否放置肺动脉导管目前仍然存在争议，但肺动脉导管对左心室功能严重受损的患者仍具有一定的价值。虽然目前尚未得到循证医学证据支持，但监测左室充盈压可能会获益。对于肺动脉高压和肺源性心脏病（肺心病）的患者，监测右室充盈压同样重要。除了可测量充盈压，热稀释法肺动脉导管还可测得心排血量和计算全身和肺血管阻力，方便连续评估血流动力学状态。此外，带有纤维光学血氧定量仪和快反应热敏电阻的肺动脉导管可计算右心室射血分数。在管理心肌炎和相关的心脏传导阻滞患者时，放置体内起搏导管和体外起搏器具有明显优势。

二维经食管超声心动图（transesophageal echocardiography，TEE）可提供心室对麻醉和手术操作反应的相关信息。左心室经胃底（短轴）切面超声心动图提供了前负荷和心室功能的实时视图，有助于判断该患者是否需要血管收缩药或舒张药进行治疗。术中也可以监测二尖瓣反流程度。

4. 该患者应采用何种麻醉？

避免心肌抑制是 DCM 患者麻醉管理的目标（表 3-2）。所有强效吸入麻醉药都有心肌抑制的特点。因此，DCM 患者应该避免使用上述药物，尤其应避免高浓度用药。可用阿片类和麻醉性镇痛药代替。麻醉诱导药物可使用依托咪酯和氯胺酮，严禁使用硫喷妥钠和丙泊酚。

表 3-2 充血性心力衰竭患者血流动力学的目标

参数	目标	药物	禁忌
心率	正常至升高	多巴胺 多巴酚丁胺	高剂量 β-肾上腺素受体阻滞药
前负荷	正常至升高	静脉输液	硝酸甘油 丙泊酚 硫喷妥钠
后负荷	低	血管紧张素转化酶抑制剂 硝普钠 米力农	去氧肾上腺素
收缩力	增高	多巴胺 多巴酚丁胺 肾上腺素 米力农	高剂量吸入麻醉剂 氧化亚氮 高剂量 β-肾上腺素受体阻滞药

对于心肌严重受损的患者，可以使用合成哌啶类阿片药物（如芬太尼、舒芬太尼、瑞芬太尼和阿芬太尼），由于不抑制心肌收缩，因而该类药很有效。肌肉松弛药可用于治疗上述药物导致的胸壁肌僵直。肌松药泮库溴铵、抗胆碱药或起搏可预防高剂量阿片类药物引起的心动过缓。在严格控制充盈压、充分监测血流动力学的情况下，外周或下腹部手术可选择区域麻醉。然而，在很多情况下，如患者因心房颤动（房颤）或附壁血栓接受相关的预防性抗凝治疗时，将无法采取区域麻醉。

在制订 DCM 患者的麻醉管理方案时，也应考虑心血管相关疾病，如 CAD、瓣膜疾病、流出道梗阻和缩窄性心包炎。CHF 患者往往需要术中和术后循环支持。影响心肌收缩的药物，如多巴胺和多巴酚丁胺，在低剂量时对低血容量状态有效，同时对全身血管阻力影响较小。出现严重的心力衰竭时，需采用更为有效的肾上腺素治疗。然而，在慢性 CHF 中，β-肾上腺素受体激动药的作用效果因 β-肾上腺素能受体下调而受限。米力农是一种磷酸二酯酶Ⅲ抑制药，具有正性肌力和舒张血管的特点，可改善血流动力学。如前所述，功能障碍的心肌中，每搏量和心室后负荷呈现负相关性。应用血管舒张药，如硝普钠或米力农，可减少左心室后负荷，有效增加心排血量。可采用经静脉起搏或体外起搏术治疗发生心脏传导阻滞的心肌炎患者，尤其是病毒性心肌炎。心室严重受损的情况下，可采用主动脉内球囊反搏和左心室辅助装置作为备选方案。

心肌炎和 DCM 患者中，室上性和室性心律失常发生率增加。这些心律失常往往需要大量的电生理检测，且可能对治疗无反应。患者通常采用植入型心律转复除颤器，在需要采用电灼术的手术过程中，心律转复除颤器治疗功能必须关闭，同时应放置体外起搏器。在心肌炎和 DCM 患者的管理中，适当地采用 ECG 监测和体外心律转复除颤器设备至关重要。

框 3-2　麻醉管理

麻醉诱导
- 依托咪酯或氯胺酮

麻醉维持
- 阿片类药物：芬太尼、瑞芬太尼、舒芬太尼和阿芬太尼
- 镇静催眠药
- ±氧化亚氮（笑气）

监测
- ECG 监测心律失常和缺血性改变
- 动脉导管
- 肺动脉导管
- 经食管超声心动图

心律失常的管理
- 艾司洛尔
- 胺碘酮
- 心脏电复律
- 经静脉的/体外起搏

正性肌力药
- 多巴胺
- 多巴酚丁胺
- 米力农
- 肾上腺素

血管舒张药
- 米力农
- 硝普钠

胺碘酮是一种长效抗心律失常药物，具有心肌抑制作用。然而，胺碘酮对 CHF 患者具有广泛的益处，尤其是患有慢性心房颤动的患者。胺碘酮是目前治疗持续室性心动过速或心室颤动的常用药物，尤其是适用于随时有严重心肌功能受损的患者（框 3-2）。

推荐阅读

Davies MR, Cousins J: Cardiomyopathy and anesthesia. Contin Educ Anaesth Crit Care Pain 9:189, 2009.

Mittnacht AJC, Rhee AJ, Reich DL, et al.: Cardiac diseases. p. 28. In Fleisher LA (ed.): Anesthesia and Uncommon Diseases, 6th edition. Saunders, Philadelphia, 2012.

Royster RL, Groban L, Grosshans DW, et al.: Cardiovascular pharmacology. p. 235. In Kaplan JA, Reich DL, Savino JS (eds.): Cardiac Anesthesia, 6th edition. Saunders, Philadelphia, 2011.

主动脉瓣狭窄

Amanda J. Rhee，MD · Alexander J. C. Mittnacht，MD · David L. Reich，MD

（吴德华　译　徐美英　校）

问题

1. 主动脉瓣狭窄的症状和长期预后。
2. 鉴别主动脉瓣狭窄的病因。
3. 主动脉瓣口面积的意义是什么？怎样计算主动脉瓣口面积？
4. 恢复窦性节律的重要性。
5. 如何治疗室上性心动过速和心动过缓？
6. 主动脉瓣狭窄患者低血压如何选择最佳治疗？
7. 主动脉瓣狭窄患者行心脏或非心脏手术，你如何麻醉？
8. 经导管主动脉瓣植入手术的麻醉需要注意什么？

患者，女性，65 岁，拟行主动脉瓣置换术。既往有充血性心力衰竭（congestive heart failure，CHF）病史。心导管检查显示左心室与主动脉压差峰值为 90 mmHg。麻醉诱导期间采用芬太尼和维库溴铵，患者出现交界区心律和严重低血压。

1. 主动脉瓣狭窄的症状和长期预后。

严重主动脉瓣狭窄（aortic stenosis，AS）典型症状包括：心绞痛、晕厥和充血性心力衰竭。未经治疗的主动脉瓣狭窄患者预期寿命约为：出现心绞痛症状后 5 年、出现晕厥症状后 3 年和出现充血性心力衰竭症状后 2 年。大约 66%的严重 AS 患者出现心绞痛，其中只有 50%的患者具有临床意义的冠状动脉疾病（coronary artery disease，CAD）。由于肥厚的心肌氧供不足，没有 CAD 的患者也会出现心绞痛。证据表明中至重度 AS（主动脉瓣面积 0.7～1.5 cm^2）患者并发症发生率增加，症状出现后会进一步恶化。对于有症状的 AS 患者，一些临床医生推荐立即行主动脉瓣置换手术。然而，根据临床情况也可考虑经皮介入治疗，例如球囊瓣膜成形术和经皮导管主动脉瓣植入术（transcatheter aortic valve implantation，TAVI）。

AS 患者可发生向心性左室肥大，左室壁对称性增厚、不伴有心室腔的扩张。肥厚的心肌可产生更大的心室内压力，但室壁张力的增加较小。室壁张力（T）、腔内压力（P）、左室半径（R）和室壁厚度（h）的关系可通过 Laplace 定律来呈现：$T=(P\times R)/2h$。

心肌张力的产生对心脏作功最不利，因为需要大量的氧供。左室肥大的患者，左室舒张期末压（left ventricular end-diastolic pressure，LVEDP）增加，氧供降低。LVEDP 增加导致冠状动脉灌注压（coronary perfusion pressure，CPP）降低。CPP 被定义为舒张期主动脉压减去 LVEDP。

一旦 AS 加重，舒张期主动脉压的降低可导致 CPP 进一步的恶化。心肌肥厚又导致左室顺应性降低、左室充盈压增加，引起心脏舒张功能不全和心脏充盈受损。压力超负荷的心脏即使增加新的侧支循环血管（原文为新生血管形成），这种代偿仍不能满足肥大心肌的需求。最终，等容舒张期延长，舒张充盈期缩短，冠状动脉灌注时间缩短。所有这些因素导致 AS 患者麻醉期间容易出现心肌缺血。

AS 患者中，有 15%～30%以晕厥为首发症状。在劳累或运动诱发的血管扩张后心排血量不能随之增加，晕厥通常会随之发生。充血性心力衰竭预示远期预后极差。肥大的心脏在对抗压力做功过程中，一旦出现超出代偿能力范围将发生充血性心力衰竭，心脏进行性扩大并出现左心室衰竭症状。

2. 鉴别主动脉瓣狭窄的病因。

AS 可以是先天性，也可以是后天性。成年人先天性二叶瓣可出现钙化和狭窄。老年患者三叶瓣钙化通常发生在 70 岁以后。风湿性 AS 主要与风湿性二尖瓣疾病相关。在发达国家，由于广泛的抗生素治疗，风湿性因素导致的主动脉瓣狭窄越来越罕见。

3. 主动脉瓣口面积的意义是什么？怎样计算主动脉瓣口面积？

正常主动脉瓣口面积为 2.5～3.5 cm^2。按照美国心脏病学会/美国心脏协会（ACC/AHA）指南，主动脉瓣膜面积小于 1.0 cm^2、跨瓣压峰流速大于 4.0 m/s、平均跨瓣压差大于 40 mmHg 在血流动力学上考虑为严重 AS，见表 4-1。

在心导管检查时，主动脉瓣面积采用改良的 Gorlin 公式来计算。这种简化的计算公式阐述了主动脉瓣面积与跨瓣流量除以平均压差的平方根的值成正比。这种公式的另一种计算形式为 Hakki 公式：主动脉瓣面积＝心排血量/$\sqrt{跨瓣压峰值^{1/2}}$。

利用超声心动描记术计算主动脉瓣面积时，基于每搏量在左室流出道（LVOT）与主动脉瓣处相等的原则，主动脉瓣（AV）面积可采用连续方程来计算：

$$速度-时间-积分_{(LVOT)}\times面积_{(LVOT)}=速度-时间-积分_{(AV)}\times面积_{(AV)}$$

跨瓣峰压差采用改良的 Bernoulli 公式计算：

$$跨瓣峰压差=4\times(峰速度)^2$$

在低心排血量状态下，由于跨主动脉瓣流量减少，跨瓣峰压差可低估 AS 程度。尽管有跨瓣流量依赖，平均主动脉瓣跨瓣压差大于 40 mmHg 或峰压差大于 80 mmHg 应被视为重度主动脉瓣狭窄。在不久的将来，新技术可以利用三维超声数据的后处理，得到比二维超声和多普勒检测更精确的数据。

4. 恢复窦性节律的重要性。

正常的心房收缩可贡献大约 15%～20%的心排血量，对于 AS 患者，对心排血量的贡献可达 40%～50%。由于主动脉瓣狭窄患者左心室顺应性差，左心室被动充盈受限，心房主动充盈对左心室的充盈（每搏量）显得非常重要。舒张功能障碍定义为延长的等容舒张和降低的早期心室充盈，因此更加依赖心房的收缩。一旦出现非窦性心律，心房主动充盈受限，每搏量降低，常出现明显的低血压。因此，AS 患者很难补偿非窦性心律引起的每搏量降低，需要增加左心房压力来维持足够的每搏量。

表 4-1 主动脉瓣面积

主动脉瓣狭窄分类	瓣膜面积（cm^2）
正常	2.5～3.5
轻度	1.5～2.5
中度	1.0～1.5
重度	0.7～1.0
危重	＜0.7

5. 如何治疗室上性心动过速和心动过缓？

AS 患者出现心律失常时需要快速有效的治疗，防止血流动力学出现失代偿。室上性心动过速伴有血流动力学不稳定的患者考虑采用电复律为一线治疗。血流动力学稳定的患者可尝试采用治疗诊断性方法，比如迷走神经刺激，腺苷等。

一旦确定心律失常的类型，则根据不同的节律类型进行治疗。治疗药物通常包括 β-受体阻滞药（如艾司洛尔）、胺碘酮或电复律。当心功能不全（射血分数＜40%，CHF）或不能排除室性心动过速时，推荐使用胺碘酮。对于心房主动充盈缺失的患者来说，如心房颤动、交界区性心动过速，容量负荷对治疗心律失常有利。

对于心动过缓的患者，可采用抗胆碱药治疗，联合 α-肾上腺素受体和 β-肾上腺素受体激动药，或房室顺序型起搏。理想心率为 70～80 次/分。这种心率对于心每搏量受限的心脏来说能够提供充足的舒张期充盈，又能够提供有效的心排血量。

6. 主动脉瓣狭窄患者低血压如何选择最佳治疗？

严重 AS 患者不能耐受低血压，甚至短暂的低血压发作也可能导致血流动力学的代偿失调。在优化前负荷、后负荷、心率和收缩力的基础上（表 4-2），恢复心排血量方面优先的治疗应包括：

- 使用缩血管药增加后负荷，维持血压
- 恢复窦性节律
- 静脉输液维持前负荷
- 维持心率在正常范围
- 维护心肌收缩力

如果低血压的原因未能在第一时间内查明，经验的处理是尝试采用 α-肾上腺素受体激动药（如去氧肾上腺素）保持 CPP，避免不可逆的心肌缺血带来的恶性循环。通常推荐使用纯 α-肾上腺素受体激动药，因为此类药物不会导致心动过速，且保持了舒张期充盈时间。

7. 主动脉瓣狭窄患者行心脏或非心脏手术，你如何麻醉？

AS 患者术前用药须谨慎。镇静过度可能导致低

表 4-2　主动脉狭窄患者血流动力学目标

参数	目标	适应证	相对禁忌证
心率	正常或轻度缓慢的窦性节律	恢复窦性心律 β受体阻滞药	强效吸入麻醉剂（高剂量）
前负荷	正常或较高	静脉输液	硝酸甘油 硫喷妥钠 丙泊酚
后负荷	较高	去氧肾上腺素	硝普钠
心肌收缩力	正常或增加	肾上腺素（注意心率的增加） 去甲肾上腺素	高剂量β-受体阻滞药 强效吸入麻醉剂（高剂量）

血压和低 CPP；相反镇静不足可能导致焦虑、心动过速、心肌缺血。AS 患者对前负荷特别敏感，在麻醉诱导前确保充足的血管内容量。随时注意维持体循环血管阻力。为对抗椎管内麻醉导致的交感阻滞作用，常需要使用缩血管药和有创压力监测。重度 AS 患者椎管内麻醉是相对禁忌。由于这种患者很难耐受心律失常，因此维持窦性心律非常必要。除颤器随时处于备用状态，除颤电极片应提前贴好。特别对于再次心脏手术和微创主动脉瓣置换手术患者，由于心内除颤可能无法实施或效果不好，手术前贴好除颤电极片非常重要。

围术期监测应按照美国麻醉医师协会（ASA）的推荐实施。AS 患者具有心肌缺血和心律失常风险，心电图（ECG）监测应该包括Ⅱ导联和 V_5 导联。有创动脉压监测可精确监测血压，并可快速识别和处理血流动力学的紊乱，对于预期出现快速液体丢失或血流动力学改变的手术尤为重要。因为缺乏足够的证据支持肺动脉导管提供信息的价值，肺动脉导管不再常规用于单独评估左心充盈压。如果需要置入肺动脉导管，放置过程中需要严密监测，慎防发生心律失常，以及少数情况下可能发生的心脏传导阻滞。然而，肺动脉导管在提供混合静脉氧饱和度、心排血量和经静脉起搏等方面能够带来益处。

主动脉瓣狭窄患者麻醉诱导的主要目标是避免前负荷、后负荷、心率和收缩力的改变（表 4-2）。依托咪酯、阿片类药物和咪达唑仑是这类患者较合理的选择，但也应该逐渐追加给药直至达到效果。肌肉松弛药维库溴铵和顺阿曲库铵能够保留良好的血流动力学特征。氯胺酮和泮库溴铵可增加心率，应避免使用。硫喷妥钠可降低前负荷、降低心肌收缩力，尽量避免使用，或降低剂量缓慢追加给药直到有效。丙泊酚的剂量和给药速度也应该相应减少，避免低血压。

麻醉维持可采用多种不同技术，以维持前负荷、后负荷、心率和心肌收缩力，避免血流动力学不稳定。阿片类药物、苯二氮䓬类、强效吸入麻醉药和氧化亚氮都应该逐渐追加给药，特别要注意维持灌注压。应该避免心动过速、心动过缓和非窦性心律。AS 患者每搏量受限且低于正常，α-肾上腺素受体激动药（去氧肾上腺素）是处理低血压的首选药物。

8. 经导管主动脉瓣植入手术的麻醉需要注意什么？

经导管主动脉瓣植入术（TAVI）是在导管引导下植入牛生物主动脉瓣，叠加在原主动脉瓣位置，并代替主动脉瓣功能，常用于重度 AS 患者。第一个用于 TAVI 的瓣膜是 Sapien 瓣膜（Edwards Lifesciences Corporation，Irvine，CA），2011 年 11 月得到美国食品药品管理局（FDA）的授权。另一个瓣膜为 CoreValve（Medtronic Inc.，Minnearpolis，MN），目前在美国仅仅处于试验阶段。这两种瓣膜具有相同之处，也有各自的不足，但总体手术操作过程相似。

根据患者是否有并发症和外科手术操作情况，全身麻醉或监护下的麻醉管理（monitored anesthesia care，MAC；深度镇静）均可选择。虽然有椎管内麻醉用于导管主动脉瓣植入术的报道，但并没有被广泛接受。监护应该包括标准的 ASA 监测、麻醉诱导前建立连续有创动脉压监测和大口径的中心静脉导管（可监测中心静脉压）。经食管超声心动图（TEE）可用于评估患者的术前疾病情况，帮助确定植入瓣膜的位置，监测手术过程中的心脏和瓣膜情况，评估瓣膜释放后的位置是否成功。肺动脉导管、脑氧饱和度和麻醉深度监测也应该考虑采用。还要预估是否需要快速输血并及时准备。

CoreValve 瓣膜能够自动扩张，并持续扩展超过 48 h，在瓣膜完全扩展之前可能持续出现新的传导异常。因此在该阶段强烈推荐经静脉植入起搏导线。Sapien瓣膜不是自动展开，因此在瓣膜展开后也需要即刻植入经静脉起搏导线。

通过股动脉或腋动脉经皮穿刺或外科小切口导管逆行式植入是主动脉瓣植入术常用的方式。TAVI也可通过开胸术或胸骨切开术直接经主动脉植入完成。另外，也有通过颈动脉或左室心尖部行TAVI的方式，但较少见。动脉通路建立后，完成各项准备工作，快速起搏右心室降低心排血量同时进行主动脉瓣球囊扩张。随后出现明显的主动脉瓣反流，主动脉瓣前向血流减少。这时需要血管活性药物支持血压，比如去氧肾上腺素、去甲肾上腺素或血管加压素。动脉造影确定主动脉瓣位置后，再次快速起搏心室降低心排血量，生物瓣膜释放和展开。瓣膜展开过程中会出现主动脉瓣血流的受阻。瓣膜展开后，停止起搏，这时可能需要血管升压药支持。主动脉瓣膜前向血流重新建立表明瓣膜放置成功。手术后患者应在严密监测下逐渐恢复。

主动脉瓣释放和展开时的并发症包括：

- 心律失常（如：完全性心脏传导阻滞）
- 自体主动脉瓣膜阻塞冠状动脉
- 快速心室起搏降以低心排血量过程中的全身性缺血
- 植入瓣膜不充分扩张导致瓣膜功能障碍
- 主动脉瓣反流

手术过程中，心脏内的导引钢丝和导管可能导致室性心律失常。主动脉、其他动脉或心脏内的操作可能导致血管损伤、穿孔或动脉夹层，甚至大出血。

推荐阅读

Cook DJ, Housmans PR, Rehfeldt KH: Valvular heart disease—replacement and repair. p. 570. In Kaplan JA, Reich DL, Savino JS (eds): Kaplan's Cardiac Anesthesia—The Echo Era, 6th edition. Saunders, St. Louis, 2011.

Fleisher LA, Beckman JA, Brown KA, et al.; American College of Cardiology; American Heart Association Task Force on Practice Guidelines (Writing Committee to Revise the 2002 Guidelines on Perioperative Cardiovascular Evaluation for Noncardiac Surgery); American Society of Echocardiography; American Society of Nuclear Cardiology; Heart Rhythm Society; Society of Cardiovascular Anesthesiologists; Society for Cardiovascular Angiography and Interventions; Society for Vascular Medicine and Biology; Society for Vascular Surgery: ACC/AHA 2007 Guidelines on perioperative cardiovascular evaluation and care for noncardiac surgery: a report of the American College of Cardiology/American Heart Association Task Force on Practice Guidelines (Writing Committee to Revise the 2002 Guidelines on Perioperative Cardiovascular Evaluation for Noncardiac Surgery) developed in collaboration with the American Society of Echocardiography, American Society of Nuclear Cardiology, Heart Rhythm Society, Society of Cardiovascular Anesthesiologists, Society for Cardiovascular Angiography and Interventions, Society for Vascular Medicine and Biology, and Society for Vascular Surgery. J Am Coll Cardiol 50:e159, 2007.

Furukawa A, Abe Y, Tanaka C, et al.: Comparison of two-dimensional and real-time three-dimensional transesophageal echocardiography in the assessment of aortic valve area. J Cardiol 59:337, 2012.

Kertai MD, Bountioukos M, Boersma E, et al.: Aortic stenosis: an underestimated risk factor for perioperative complications in patients undergoing noncardiac surgery. Am J Med 116:8, 2004.

Leon MB, Smith CR, Mack M, et al.: Transcatheter aortic-valve implantation for aortic stenosis in patients who cannot undergo surgery. N Engl J Med 363:1598, 2010.

二尖瓣狭窄

Amanda J. Rhee，MD · Alexander J. C. Mittnacht，MD · David L. Reich，MD

（王嘉锋　译　朱文忠　校）

问题

1. 二尖瓣狭窄的病因和病理生理学特点是什么？
2. 如何管理二尖瓣狭窄患者的前负荷、后负荷、心率和心肌收缩力？
3. 阐述术前优化患者状况的方法。
4. 怎样的术中监测才是恰当的？
5. 如何麻醉这类患者？
6. 描述二尖瓣狭窄患者低血压的治疗方法。
7. 推荐什么措施治疗围术期右心室衰竭？
8. 描述二尖瓣修补术、置换术或经皮治疗技术的特殊注意事项。

患者，女性，77 岁，既往患有重度二尖瓣狭窄，拟行二尖瓣成形术或置换术和三尖瓣瓣环成形术。入院时患者有严重肺水肿、心房颤动（房颤），伴快速心室率。患者体重 55 kg。心导管检查显示二尖瓣狭窄、肺动脉高压和三尖瓣反流。

1. 二尖瓣狭窄的病因和病理生理学特点是什么？

二尖瓣狭窄通常起源于风湿病。在许多患者中，从风湿热发作至出现临床症状之间有 30～40 年的潜伏期。呼吸困难是最常见的症状。最初的表现通常由于心房扩张导致房颤或无关的疾病导致症状加重，如妊娠、甲状腺毒症（thyrotoxicosis）、贫血、发热或脓毒症。其他常见的症状包括疲劳、心悸、胸痛、血栓栓塞事件和咯血（肺血管充血所致）。

正常成人二尖瓣口面积为 4～6 cm^2。当开口狭窄至<2 cm^2 时，左心房和左心室间的压力梯度增加以维持正常血流和左心室充盈。左房压升高使肺静脉充血，最终导致肺水肿，尤其是存在心动过速的情况下（图 5-1）。心动过速缩短舒张期并减少血流跨二尖瓣所需的时间，由此损害左心房排空和左心室充盈。随之而来的是心排血量降低、肺充血加重和心功能失代偿。二尖瓣口面积<1 cm^2 被认为是极其危重的状况。然而，实施瓣膜手术的决策通常取决于症状的严重程度［即纽约心脏协会（NYHA）分级］。出现劳力性呼吸困难症状而不接受手术的患者 10 年生存率约为 80%，而 NYHA 心功能Ⅲ级（最低活动量伴呼吸困难）和Ⅳ级（静息时呼吸困难）非手术患者生存率约为 15%。

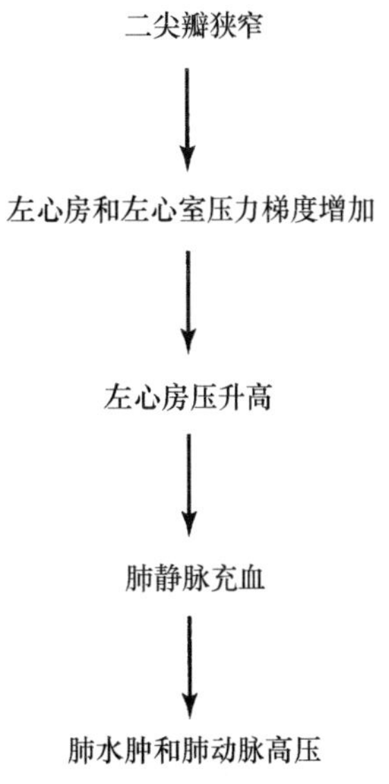

图 5-1　二尖瓣狭窄的病理生理学

既往认为左心室"受到保护"可免于压力或容量超负荷的影响。尽管一定程度的左心室"保护作用"可存在于多数轻度二尖瓣狭窄患者中，但随着病情进展，可能引起不同程度的左心室衰竭。此外，左心室收缩力可能因风湿累及乳头肌和二尖瓣环而受到损害，左心室后基底部也会发生局部室壁运动异常。然而，左心室功能可能也会因为右心室压力超负荷引起室间隔左移而受损。肺动脉高压和右心室衰竭在二尖瓣狭窄中很常见。

2. 如何管理二尖瓣狭窄患者的前负荷、后负荷、心率和心肌收缩力？

达成前负荷、后负荷、心率和心肌收缩力平衡的目标是二尖瓣狭窄患者术中管理的主要指导原则。需高的左心房压维持跨狭窄二尖瓣的左心室充盈（前负荷）。应避免低血容量和使用血管扩张药。应在心排血量相对较低且恒定的情况下，保持较高的后负荷（体循环阻力）维持灌注压。应保持缓慢的心率使左心室舒张期充盈最大化。应维持心肌收缩力以保障每搏量。二尖瓣狭窄的血流动力学管理目标详见表 5-1。

表 5-1 二尖瓣狭窄的血流动力学管理目标

参数	目标	适用	相对禁忌
心率	慢	β-肾上腺素受体阻滞药 地高辛 钙通道阻滞药	多巴胺 多巴酚丁胺 氯胺酮 泮库溴铵
前负荷	高	静脉补液	硝酸甘油 硫喷妥钠 丙泊酚
后负荷	高	去氧肾上腺素	血管紧张素转化酶抑制剂（右心室衰竭除外） 硝普钠
心肌收缩力	正常至升高	去甲肾上腺素	大剂量吸入麻醉药 大剂量 β 肾上腺素受体阻滞药

右心室衰竭在二尖瓣狭窄中较常见。应优化左右心室的各项参数。例如，在避免加重肺充血的同时优化左心室前负荷很重要。同样，尽管心动过速对二尖瓣狭窄有害，但正常至轻度增快的心率对右心室衰竭是有利的，此时右心室的心排血量更多地依赖于心率。必须基于每位患者的血流动力学生理状态与需求来平衡这些看似矛盾的管理目标。

3. 阐述术前优化患者状况的方法。

在二尖瓣狭窄患者中，术前优化血流动力学指标至关重要。尽管二尖瓣狭窄引起的固定性梗阻无内科治疗措施，但内科优化治疗主要在于控制心率，从而改善心室充盈和减轻肺血管充血。内科治疗包括 β-肾上腺素受体阻滞药、钙通道阻滞药或二者合用以调节心率，或者如果存在左右心室功能障碍时应用强心苷。如果存在支气管高反应性，糖皮质激素可能有帮助。肺血管充血可用利尿剂和限盐治疗。注意纠正利尿剂引起的低钾血症，防止洋地黄毒性和心律失常。这些药物治疗持续至手术时。

急性起病的快速性房颤治疗包括抗凝和应用地高辛、钙通道阻滞药和 β-肾上腺素受体阻滞药控制心率。择期手术患者血流动力学不稳定需立即行心脏电复律和药物转律。

二尖瓣狭窄患者对阿片类药物和中枢神经系统抑制剂的血流动力学影响异常敏感。但是适量的麻醉前用药对预防焦虑引起的心动过速非常重要。给予这些药物时应提供监测以避免或治疗全身血管阻力或前负荷降低。

4. 怎样的术中监测才是恰当的？

除了美国麻醉医师协会（ASA）的标准监测要求，建议诱导前动脉内置管仔细监测诱导期间的血压。应快速识别与治疗插管期间的心动过速或与诱导药物相关的低血压，防止出现灾难性后果。肺动脉导管对这些患者可能有益，但放置肺动脉导管并非没有风险。其风险包括心律失常、心脏传导阻滞和肺动脉穿孔。肺动脉导管的益处包括获取左心房充盈压、肺动脉压、心排血量、混合静脉血氧饱和度、肺循环和体循环血管阻力等数据。存在右心室功能障碍时，对肺动脉压的了解至关重要，因为成功的治疗包括右心室后负荷的降低。

经食管超声心动图（TEE）提供了关于双心室功能、左心房大小和瓣膜功能等信息。TEE 可以直视左右心室的充盈和功能。可以采用多普勒检测术通过压力半衰期测量或连续性方程计算二尖瓣口面积。TEE 还可用于评估瓣膜病变和指导手术决策是瓣膜修补还是置换，以及评估体外循环后瓣膜或人工瓣膜功能。

5. 如何麻醉这类患者？

阿片类药物（如芬太尼、舒芬太尼、瑞芬太尼）、苯二氮䓬类和依托咪酯等均是二尖瓣狭窄患者麻醉诱导的合理选择（表 5-2）。阿片类药物还具有增加迷走张力、减慢心率的优点，通常没有相关的低血压发生。短效巴比妥类药物，如硫喷妥钠，可导致血管扩张和心肌抑制等不良后果。氯胺酮有心动过速效应，因此属于相对禁忌。吸入麻醉药可引起心肌抑制和血管扩张，应在低浓度下谨慎使用。应谨慎使用丙泊酚。理论上，最适合二尖瓣狭窄患者的神经肌肉阻滞药为琥珀胆碱、维库溴铵、罗库溴铵和顺阿曲库铵。大剂量推注泮库溴铵是相对禁忌的，因为可引起心动过速。

6. 描述二尖瓣狭窄患者低血压的治疗方法。

最好使用 α-肾上腺素受体激动药治疗低血压，如去氧肾上腺素，可升高动脉压并经压力感受器介导反射减慢心率。也可使用血管加压素，因为其不引起肺血管收缩，所以在肺动脉高压时或许可优先选用。低血压时血管收缩是必需的，因为面对固定的低心排血量时维护重要器官的灌注是必要的。β-肾上腺素受体激动药可导致心动过速和血管扩张，对二尖瓣狭窄患者产生不利影响。麻黄碱、多巴胺、多巴酚丁胺和肾上腺素在瓣膜修复前是相对禁忌的。

7. 推荐什么措施治疗围术期右心室衰竭？

二尖瓣置换后，有时因肺动脉高压和右心室衰竭使脱离体外循环变得复杂。监测左心房压对大多数疑难病例有帮助，因为肺毛细血管楔压和左心房压之间常存在压差。应纠正易导致肺血管收缩的因素（如缺氧、高碳酸血症、酸中毒、浅麻醉和低温）。

右心室衰竭麻醉管理的主要目的在于降低右心室后负荷、优化右心室前负荷、维持右心室冠状动脉灌注和增强右心室收缩力。在并存肺动脉高压和肺血管阻力升高的情况下，右心室衰竭对肺血管扩张的反应较好。用于心肺转流术（体外循环）后，具有肺血管扩张作用的药物包括硝普钠、硝酸甘油、前列腺素 E_1（或其他前列腺素疗法，如前列环素、伊洛前列素）或内皮素拮抗剂。然而，这些药物没有一种对肺循环有选择性，其使用可能受对体循环影响的限制。米力农是一种磷酸二酯酶Ⅲ抑制剂，可增强右心室收缩力并具有肺血管扩张特性。这一药理特性使磷酸二酯酶Ⅲ抑制剂在右心室衰竭治疗中独树一帜。雾化吸入米力农可能用作选择性肺血管扩张，这是一种新兴疗法。

吸入一氧化氮是二尖瓣手术后肺动脉高压和右心室衰竭的成熟疗法。吸入一氧化氮可选择性舒张肺血管。吸入的前列环素经特异性前列腺素受体发挥作用，研究显示可降低心脏手术后的肺动脉高压，其血管扩张对肺血管床具有相对选择性。目前各种新型前列环素类似物用于治疗慢性肺动脉高压，并可能在将来术中发生的类似情况下使用（框 5-1）。

血管加压素或去甲肾上腺素对治疗伴右心室衰竭患者的体循环低血压特别有效。在肺动脉高压和右心室衰竭患者中，当怀疑右心室收缩力严重受损时，肾上腺素是优先选择的儿茶酚胺类药物。

表 5-2 二尖瓣狭窄与麻醉

分类	建议使用	不建议使用
诱导药物	依托咪酯 阿片类药物 苯二氮䓬类药物	硫喷妥钠 氯胺酮 丙泊酚
维持药物	阿片类药物	高浓度强效吸入麻醉药
肌肉松弛药	琥珀胆碱 维库溴铵 罗库溴铵 顺-阿曲库铵	泮库溴铵
低血压	去氧肾上腺素 血管加压素	β 肾上腺素受体激动药 麻黄碱 肾上腺素 多巴胺 多巴酚丁胺

8. 描述二尖瓣修补术、置换术或经皮治疗技术的特殊注意事项。

经皮二尖瓣交界分离术可通过跨二尖瓣气囊导管充气来实现。与手术相比，其在特定患者中已成为更受欢迎的术式，因为其成功率与手术二尖瓣交界切开术的相近。其在下列患者中有效：

框 5-1 右心室衰竭的治疗

- 逆转肺血管收缩
  - 纠正缺氧、高碳酸血症、酸中毒、低温
- 扩张肺血管
  - 硝酸甘油
  - 前列腺素 E_1
  - 吸入一氧化氮
  - 吸入前列环素（如伊洛前列素）

- 无症状伴肺动脉高压的中、重度二尖瓣狭窄患者
- 有症状的中、重度二尖瓣狭窄患者（NYHA心功能Ⅱ、Ⅲ或Ⅳ级）
- 无左心房血栓和中、重度二尖瓣反流的良性二尖瓣病变患者
- 妊娠患者

当经皮瓣膜切开术不可行或不利时，手术二尖瓣置换术或修复术适用于有症状的中、重度二尖瓣狭窄患者（NYHA心功能Ⅲ或Ⅳ级）。合并中、重度二尖瓣反流的有症状患者也应行二尖瓣修复术或置换术。已知的二尖瓣置换术并发症包括：瓣膜血栓形成、瓣膜裂开、瓣膜功能障碍、瓣膜感染和栓塞事件。

推荐阅读

Bonow RO, Carabello BA, Chatterjee K, et al.; 2006 Writing Committee Members; American College of Cardiology/American Heart Association Task Force: 2008 Focused update incorporated into the ACC/AHA 2006 guidelines for the management of patients with valvular heart disease: a report of the American College of Cardiology/American Heart Association Task Force on Practice Guidelines (Writing Committee to Revise the 1998 Guidelines for the Management of Patients With Valvular Heart Disease): endorsed by the Society of Cardiovascular Anesthesiologists, Society for Cardiovascular Angiography and Interventions, and Society of Thoracic Surgeons. Circulation 118:e523, 2008.

Fischer LG, Van Aken H, Burkle H, et al.: Management of pulmonary hypertension: physiological and pharmacological considerations for anesthesiologists. Anesth Analg 96:1603, 2003.

Forrest P: Anaesthesia and right ventricular failure. Anaesth Intensive Care 37:370, 2009.

Hart SA, Krasuski RA, Wang A, et al.: Pulmonary hypertension and elevated transpulmonary gradient in patients with mitral stenosis. J Heart Valve Dis 19:708, 2010.

Lamarch Y, Perrault LP, Maltais S, et al.: Preliminary experience with inhaled milrinone in cardiac surgery. Eur J Cardiothorac Surg 31:1081, 2007.

Pritts CD, Pearl RG: Anesthesia for patients with pulmonary hypertension. Curr Opin Anesthesiol 23:411, 2010.

病例 6

梗阻性肥厚型心肌病

Amanda J. Rhee, MD · Alexander J. C. Mittnacht, MD · David L. Reich, MD

（包 睿 译 邓小明 校）

问题

1. 描述梗阻性肥厚型心肌病的解剖异常。
2. 如何改变前负荷、后负荷、心率及心肌收缩力以优化梗阻性肥厚型心肌病患者的血流动力学状态？
3. 梗阻性肥厚型心肌病的治疗方法有哪些？
4. 梗阻性肥厚型心肌病患者需要哪些必要的监测？
5. 梗阻性肥厚型心肌病患者的麻醉管理有哪些注意事项？
6. 梗阻性肥厚型心肌病产妇的临产和分娩有哪些特殊麻醉管理要点？

患者，女性，28 岁，既往患有梗阻性肥厚型心肌病（hypertrophic obstructive cardiomyopathy，HOCM），即将临产和分娩。起初产科医师静脉给予布托啡诺，但患者逐渐感觉到不适。因此请麻醉医师会诊以求进一步治疗。

1. 描述梗阻性肥厚型心肌病的解剖异常。

HOCM 是最常见的心血管遗传疾病，在美国青年人群中的发病率约为 1/500。该病为常染色体显性遗传病，是任何年龄段患者发生心力衰竭的重要原因。HOCM 通常被定义为排除其他致肥厚病因（例如慢性高血压和主动脉瓣狭窄）后，不伴扩张的左心室肥厚。分为梗阻性和非梗阻性。梗阻性的特点是左心室流出道（left ventricular outflow tract，LVOT）存在动态压力差。其他能产生梗阻性心肌病的条件为继发于心室壁的显著浸润，例如庞皮病（Pompe disease），有大量心肌糖原累积于心室壁产生心室流出道梗阻。

HOCM、肥厚型心肌病、不对称性室间隔肥厚以及特发性肥厚性主动脉瓣下狭窄是适用于同一疾病过程的术语。HOCM 主要的解剖特征是在 LOVT 的室间隔基底部发生心室肌肥厚。组织学的表现为延伸自左心室隔面的杂乱肥厚心肌细胞团，且可能侵犯乳头肌。在尸检标本中，特别是在心肌纤维化的部位，已确认一种壁内（小血管）冠状动脉疾病。这种冠状动脉疾病可能在这类患者的心肌缺血的病因中有重要意义。

左心室搏出血液受阻原因是室间隔心肌肥厚以及二尖瓣前叶的收缩期前向活动（systolic anterior motion，SAM）。SAM 与二尖瓣反流以及向后喷射的血流有关。早先 SAM 被认为是由于 LVOT 中快速流动的血液产生文丘里效应（Venturi effect）所致。最近的理论认为瓣叶结合部相对于室间隔位置的变化以及收缩期血液冲击凸起的隔面导致的血流改变能机械性地推动二尖瓣前叶进入 LVOT。换言之，肥厚的室间隔导致二尖瓣在左心室的位置更靠前，使得瓣叶结合点更靠近室间隔。二尖瓣前叶组织过多以及二尖瓣的位置更靠前共同导致了二尖瓣前叶突入 LVOT。此外，肥厚的室间隔改变了 LVOT 的血流，使之流向增大的二尖瓣前叶后部及侧部，并将瓣叶推向隔面。

动态主动脉瓣下压差因此而形成。流出道梗阻导致心室内压力增加，进而导致其余健康心室肌肥厚。心室肥厚、心室顺应性下降使舒张期心室的被动充盈受限。心室更加依赖心房收缩（心房驱血）以维持心室舒张末容积和心排血量。偶尔 HOCM 也与右室流出道梗阻相关。

2. 如何改变前负荷、后负荷、心率及心肌收缩力以优化梗阻性肥厚型心肌病患者的血流动力学状态？

以下是决定 HOCM 心室梗阻严重程度的因素：

- 心室收缩期容积
- 心室收缩力

- 致使流出道扩张的跨壁压

心室收缩期容积增大会挤压流出道减轻梗阻。矛盾的是，当心室收缩力增加时，流出道会变窄，从而加重梗阻并减少心排血量。当主动脉压力（后负荷）增加时，收缩期致使 LVOT 扩张的跨壁压会增加，从而减轻梗阻的程度。反之，在体循环血管扩张时，流出道变窄。由于二尖瓣成为心室压力的释放点，这导致显著的心排血量下降和二尖瓣反流（表 6-1）。

表 6-1 梗阻性肥厚型心肌病血流动力学目标

参数	目标	适用	相对禁用
心率	慢	β-肾上腺素受体阻滞药 维拉帕米	多巴胺 多巴酚丁胺 麻黄碱 肾上腺素 异丙肾上腺素 阿托品 格隆溴铵 氯胺酮
前负荷	正常至高	静脉补液	硝酸甘油 硫喷妥钠 丙泊酚 脊髓/硬膜外麻醉
后负荷	高	去氧肾上腺素 丙吡胺	血管紧张素转换酶抑制剂 硝普钠 米力农
收缩力	降低	氟烷 七氟烷 大剂量 β-肾上腺素受体阻滞药 丙吡胺 维拉帕米	多巴胺 多巴酚丁胺 肾上腺素 米力农
心律	正常窦性	心房起搏 丙吡胺 胺碘酮	

3. 梗阻性肥厚型心肌病的治疗方法有哪些？

应用 β-肾上腺素受体阻滞药是 HOCM 内科治疗的效果良好的基础（表 6-1）。需要根据患者的病理状态确定个体化用药。β-肾上腺素受体阻滞药的良好效果可能得益于收缩功能降低、舒张期充盈改善以及（心肌）得到更好的放松。但该治疗是否能延长生存预期尚未可知。如果 β-肾上腺素受体阻滞药疗效较差，可以给予维拉帕米来降低收缩功能并改善舒张功能。如果上述两种药联合使用的效果仍不理想，可以给予丙吡胺，该药属Ⅰ A 类抗心律失常药物，可以降低收缩功能，也能在一定程度上收缩外周血管。胺碘酮通常用于控制室上性和室性心律失常。

非药物疗法包括心肌切开术或心肌切除术，经皮腔内室间隔心肌消融术、酒精室间隔消融术、间隔弹簧圈栓塞术、二尖瓣置换或成形术或二者联合应用。LVOT 梗阻的矫形手术潜在并发症包括：完全性心脏阻滞以及继发于室间隔梗死的早期或晚期形成的室间隔缺损。双腔起搏器及植入型心律转复除颤器设备有助于维持窦性心律及治疗可能造成心源性猝死的心律失常。已有报道年死亡率在 1%～3%，死亡原因主要为室性心律失常、心源性猝死、进展性心力衰竭（心衰）以及心房颤动（房颤）合并血栓性卒中。

4. 梗阻性肥厚型心肌病患者需要哪些必要的监测？

HOCM 患者对心室容量、血压、心率和心律的轻微变化反应非常敏感，会导致血流动力学灾难性改变。实施监测应当考虑持续评估这些指标，特别是对有严重梗阻的患者。行心肌切除术的 HOCM 患者，心电图（ECG）、动脉内置管以及中心静脉置管是必需的。也可以考虑植入肺动脉导管。二维经食管超声心动图（transesophageal echocardiography,

TEE）可提供关于心室功能、LVOT 梗阻的动力机制和伴随的二尖瓣反流的有价值的数据。TEE 对残余梗阻部分及二尖瓣反流的信息无价值。TEE 还对发现室间隔穿孔等手术并发症有评估价值。

HOCM 患者行择期非心脏手术时，监测应当包括能够提示心室容积、心室收缩力以及致使流出道扩张的跨壁压等指标。在不导致大量体液转移或心室功能改变的手术中，中心静脉压可以提示心室容量。对于采用较广泛区域麻醉或全身麻醉的有症状的 HOCM 患者，动脉内导管是必要的，可以即时监测血压。对于 HOCM，术中 TEE 是最准确的监测心室负荷状态和功能的方法。

5. 梗阻性肥厚型心肌病患者的麻醉管理有哪些注意事项？

HOCM 患者的麻醉管理主要围绕优化血管内容量、心室收缩力和扩张流出道几个方面来展开（见表 6-1）。失血、继发于脊髓麻醉或硬膜外麻醉的交感神经阻滞、使用硝酸甘油以及体位改变可导致前负荷下降。而气管插管或手术操作引起的交感兴奋可导致收缩力的增强和心动过速，二者皆可加剧 LVOT 的梗阻。因此需要努力在产生刺激之前削弱这种反应（例如，加深麻醉）。同理，正性肌力药物、β-肾上腺素受体激动药和钙剂是相对禁忌的。继发于使用麻醉药物、低血容量或正压通气的低血压可导致使流出道扩张的跨壁压降低。HOCM 患者很难耐受心动过速，因其会降低心室收缩期容积，使流出道更狭窄。心房收缩对于肥厚心室的充盈至关重要。结性心律需要积极处理，必要时可使用心房起搏。

可采用静脉或强效吸入麻醉剂诱导麻醉。氯胺酮和泮库溴铵具有拟交感作用，最好避免使用。过去，氟烷是最有效的吸入麻醉剂，因其具有降低心率和心肌收缩力的作用，且对体循环阻力（systemic vascular resistance，SVR）影响最小，在容量补充适度时趋向于将 LVOT 梗阻的严重程度降至最低。异氟烷和地氟烷会导致显著的外周血管扩张，相对不适用。七氟烷对 SVR 的降低程度较轻，是目前适用的吸入麻醉药。并不推荐使用会引起组胺释放的药物，例如吗啡，可能会导致静脉扩张和低血容量。大剂量阿片类麻醉剂引起的心血管副反应最轻，且伴随心动过缓，是该类患者适用的麻醉方法。β-肾上腺素受体阻滞药或钙通道阻滞药的治疗应当持续至术前。可以在术中静脉应用普萘洛尔、美托洛尔、艾司洛尔或维拉帕米以优化血流动力学状态（表 6-2）。

表 6-2 麻醉药物与梗阻性肥厚型心肌病

麻醉药物	优点	缺点
氟烷	降低心率 降低收缩力 轻度降低 SVR	
七氟烷		外周血管舒张作用强于氟烷但弱于异氟烷和地氟烷 增加心率
异氟烷		外周血管舒张作用强于氟烷 增加心率
地氟烷		外周血管舒张作用强于氟烷 增加心率
芬太尼	减慢心率	
吗啡		组胺释放，易致外周血管舒张
氯胺酮		拟交感作用
泮库溴铵		增加心率

SVR，体循环阻力

6. 梗阻性肥厚型心肌病产妇的临产和分娩有哪些特殊麻醉管理要点？

HOCM 产妇临产和分娩的麻醉管理十分复杂。由于 β 肾上腺素受体阻滞药与宫内生长受限和胎儿心动过缓有相关性，故该治疗可能在孕期中断。HOCM 患者与妊娠相关的风险与疾病本身的严重程度有关。有气促等严重症状的患者死亡率最高。避免妊娠的问题可能已经与这些患者讨论过。

全身麻醉或硬膜外麻醉下成功的剖宫产均有报道。重要的是需要谨慎调整麻醉用药和优化血管内容量。推荐的监测方法同前所述，还需增加对胎心的监测。最后，应常规采取使子宫左侧偏移的体位。血流动力学目标应与非妊娠患者相同，但这些目标需要基于对胎儿安全的考虑进行精细调控。应当关注升压药和血管收缩药对灌注压的影响和对子宫血管收缩继而对胎儿造成的影响，维持两者之间的平衡。麻醉期间发生低血压时，若使用 β-肾上腺素受体激动药（如麻黄碱），可能会导致流出道梗阻的恶化。α-肾上腺素受体激动药（如去氧肾上腺素），之前被认为会导致子宫血管收缩和胎儿窒息，目前却认为更适合用于治疗低血压。

尽管合并 HOCM 产妇的死亡率增加，但总体死亡率还是低的。HOCM 产妇临产和分娩的麻醉管理是一项挑战，应当能提供紧急分娩的服务。如 HOCM 症状严重，需考虑择期剖宫产。

推荐阅读

Autore C, Conte MR, Piccininno M, et al.: Risk associated with pregnancy in hypertrophic cardiomyopathy. J Am Coll Cardiol 40:1864, 2002.

Cook DJ, Housmans PR, Rehfeldt KH: Valvular heart disease—replacement and repair. p. 570. In Kaplan JA, Reich DL, Savino JS (eds.): Kaplan's Cardiac Anesthesia—The Echo Era, 6th edition. Saunders, St Louis, 2011.

Gajewski M, Hillel Z: Anesthesia management of patients with hypertrophic obstructive cardiomyopathy. Prog Cardiovasc Dis 54:503, 2012.

Kovacic JC, Muller D: Hypertrophic cardiomyopathy: state-of-the-art review, with focus on the management of outflow obstruction. Intern Med J 33:521, 2003.

Maron BJ: Hypertrophic cardiomyopathy: a systematic review. JAMA 287:1308, 2002.

Maron BJ, Mckenna WJ, Danielson GK, et al.; Task Force on Clinical Expert Consensus Documents, American College of Cardiology; Committee for Practice Guidelines, European Society of Cardiology: American College of Cardiology/European Society of Cardiology clinical expert consensus document on hypertrophic cardiomyopathy. A report of the American College of Cardiology Foundation Task Force on Clinical Expert Consensus Documents and the European Society of Cardiology Committee for Practice Guidelines. J Am Coll Cardiol 42:1687, 2003.

Mittnacht A, Reich DL, Rhee AJ, et al.: Cardiac diseases. p. 30. In Fleisher LA (ed.): Anesthesia and Uncommon Diseases, 6th edition. Saunders, Philadelphia, 2012.

Nishimura RA, Holmes DR: Hypertrophic obstructive cardiomyopathy. N Engl J Med 350:1320, 2004.

Sherrid MV, Chaudhry FA, Swistel DG: Obstructive hypertrophic cardiomyopathy: echocardiography, pathophysiology, and the continuing evolution of surgery for obstruction. Ann Thorac Surg 75:620, 2003.

Van der Lee C, Kofflard MJ, van Herwerden LA: Sustained improvement after combined anterior mitral leaflet extension and myectomy in hypertrophic obstructive cardiomyopathy. Circulation 108:2088, 2003.

心脏起搏器和除颤器

Marc E. Stone，MD · Himani Bhatt，MD

（彭元志　译　石学银　校）

问题

1. 起搏器有哪些不同类型？
2. 起搏器是如何工作的？
3. 起搏器各代码代表什么？
4. 解释生理性起搏。
5. 何谓模式切换？
6. 描述频率适应性起搏。
7. 何谓心脏再同步治疗？
8. 何谓植入型心律转复除颤器？
9. 装有心脏植入式电子设备的患者在围术期如何管理？
10. 如何确定装置的类型？
11. 什么是电磁干扰？它是如何影响心脏植入式电子设备？
12. 如何确定患者系起搏器依赖型？围术期如何管理？
13. 需应用磁体吗？
14. 围术期植入型心律转复除颤器是否需失活？
15. 如何处理植入型心律转复除颤器失活患者的心室颤动？
16. 患者转出重症监护环境前，如何知道心脏植入式电子设备需要评估？

患者，男性，59 岁，患有憩室炎和扩张型心肌病，拟行结肠部分切除术。患者合并有冠状动脉疾病、冠状动脉旁路移植术、充血性心力衰竭、高血压、轻度肾功能不全与食管裂孔疝。目前，患者装有起搏器和植入型心律转复除颤器（implantable cardioverter-defibrillator，ICD）。药物治疗包括阿司匹林、华法林、依那普利、氟西汀、美托洛尔、兰索拉唑与唑吡坦。无药物过敏史。

1. 起搏器有哪些不同类型？

在现代实践中，心脏起搏可通过一系列设备以多种方式提供，包括经皮起搏、经静脉或心外膜导线连接的临时体外起搏装置以及与永久性心内膜或心外膜导线连接的高度复杂的、多功能的、可编程的永久植入脉冲发生器。心脏起搏器的适应证主要由两大因素决定：症状性心律失常和传导异常（框 7-1）。

起搏脉冲可输送至单一心腔（心房或心室）、双腔（心房和心室）或多腔［如，针对心脏再同步治疗（cardiac resynchronization therapy，CRT）的双心室起搏］。自 20 世纪 90 年代末以来，双极导线（导线上有正负极）的应用占主要地位，其优势在于（与单极导线相比，脉冲发生器的功能为阳极）正、负极之间的距离更小，对电磁干扰（electromagnetic interference，EMI）的敏感度降低。一般来说，起搏器导线置于右心耳、右心室或两者均有的双腔装置（图 7-1）。

框 7-1　植入心脏起搏器的适应证

- 窦房结功能紊乱（症状性心动过缓）
- 房室传导阻滞
- 房室结或连接消融后
- 心肌梗死后Ⅲ度房室传导阻滞
- 显著颈动脉窦超敏反应
- 先天性完全心脏传导阻滞
- 长 Q-T 间期综合征
- 顽固性心力衰竭（心脏再同步治疗）

2. 起搏器是如何工作的？

在非同步模式的程序设置下，不考虑自发的电活动，起搏脉冲以设定的频率被输送至导线所在心腔。在感知模式下，可检测到导线所在腔室的电活动，并根据设备的程序设置，被感知的电活动可抑制或触发心腔起搏。比如：在感知程序设定模式下，

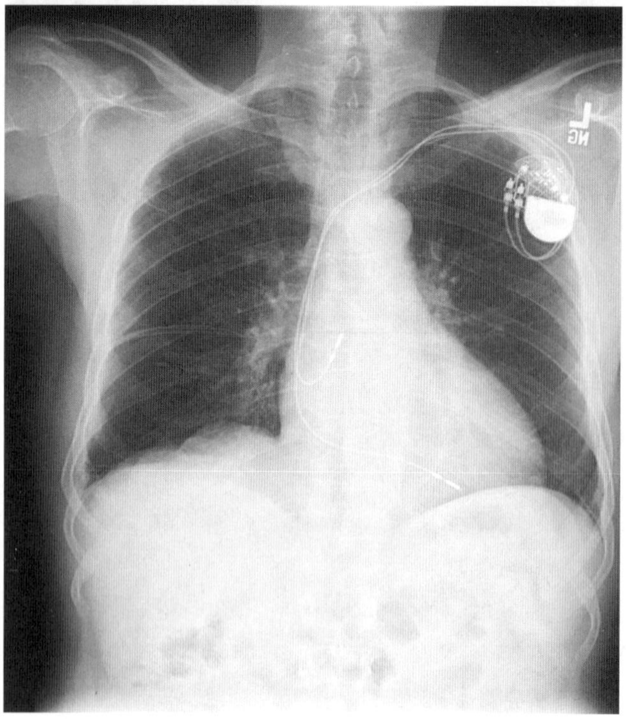

图 7-1 起搏器的胸部X线表现

当心腔自发的去极化活动被探测到时，设备会抑制自身释放起搏刺激，并在下一个预设时间间隔内寻找随后的去极化活动。如果在程序设定的界限内没有感知到自发的去极化活动，设备便释放起搏刺激，并在下一个预设时间间隔内寻找随后的去极化活动。不论使用的是何种设备，导线的结构怎样，总是根据患者的需要来设置起搏器功能。

3. 起搏器各代码代表什么？

当下北美起搏和电生理学会（NASPE）和英国起搏与电生理组（BPEG）通用的5位代码代表抗心动过缓、频率适应及多位点起搏，见表 7-1。

- 位置Ⅰ：首字母代表起搏的心腔。
- 位置Ⅱ：第二个字母代表感知到的心腔。
- 位置Ⅲ：第三个字母代表对感知的反应。
- 位置Ⅳ：第四个字母代表潜在频率调节的有无。
- 位置Ⅴ：第五个字母代表有无多位点起搏。

理解这些字母的内涵非常重要，这样才能知道期望从患者的装置获得何种起搏行为。除了基本的感知与起搏功能外，现代的设备包括一些额外的特征如模式切换与频率响应以提高起搏器的性能。

也许理解这些代码最简单的方式是由第二个字母开始，即心腔感知发生处，因为这也是活动起始位置。比如，在理论意义上的VAT模式中，感知到的心房去极化触发心室起搏。这样的模式对于房室（atrioventricular，AV）结消融后的患者可能有益，并且是生理性的。然而，这种模式的风险在于可能会触发快速的心房率，导致快速的心室率。

通常使用的模式包括以下几种：

AAI模式——可确保症状性窦性心动过缓患者能有充足的心率及正常的房室传导。在AAI模式下，在预设的时间间隔内如果心房无去极化活动，该设备则按预设的频率起搏心房，而感知到的自发心房去极化则抑制设备起搏心房。

VVI模式——确保足够的心室率［如：心房颤动（房颤）患者与心室响应缓慢或房室传导受损的患者］。在VVI模式下，在预设的时间间隔内如果心室无去极化活动，设备则按预设的频率起搏心室，而感知到的心室去极化则抑制设备起搏心室。当使用带有临时起搏导线的外部起搏盒时（如心脏手术后），VVI模式优先选用患者只有心室内导线的默认DDD模式。

DDD模式——确保每个自发心房的去极化后跟随一个心室去极化，因为该模式可感知并在随后抑制或触发心房与心室起搏。DDD模式多样并系生理模式，通常适用于多种临床场景。

非同步模式（如AOO、VOO、DOO）最常用于紧急情况当中（如急性高度房室传导阻滞，心搏停

表 7-1 起搏器5位代码命名法

位置Ⅰ	位置Ⅱ	位置Ⅲ	位置Ⅳ	位置Ⅴ
起搏心腔	感知心腔	感知反应	频率调节	多位点起搏
A＝心房	A＝心房	I＝抑制	R＝频率调节	A＝心房
V＝心室	V＝心室	T＝触发	O＝无	V＝心室
D＝双腔（A＋V）	D＝双腔（A＋V） O＝无	D＝双重（I＋T）		D＝双腔（A＋V） O＝无

Adapted from Bernstein AD，Daubert JC，Fletcher RD，et al.：The revised NASPE/BPEG generic code for antibradycardia，adaptive-rate and multisite pacing. Pacing Clin Electrophysiol 25：260，2002.

止）或基于感知内部电活动时 EMI（如电烙术）抑制起搏的环境当中（如手术室），特别适用于起搏器依赖的患者。非同步模式起搏的风险在于与自发的节律竞争，在心动周期易损期发放起搏脉冲，导致心律失常（如起源于“R on T”现象的室颤）。

4. 解释生理性起搏。

房室同步起搏可改善心室充盈，最终改善心排血量。双腔起搏模式能感知并可触发或抑制一个或两个心腔起搏。由于该类模式可确保心房率与心室率一致，并且心房率在每一个心室率之前，因而此类起搏模式（如 AAI、DDD）系“生理性”起搏。此类起搏模式对缺血性心肌病或舒张功能不全性患者尤为重要，因为心房的强力收缩与房室同步起搏可增加此类患者的心排血量。除了改善血流动力学，生理起搏模式最大限度地减少孤立性心室起搏与逆行心房去极化的房室瓣关闭不全。这些模式可降低心房快速性心律失常的发生率，减少无收缩的心房中潜在血栓事件的发生。

5. 何谓模式切换？

模式切换指的是起搏器的自动重新设置程序，可阻止突发的快速心房节律传导至心室。一旦窦性节律恢复，起搏器应迅速恢复起初的程序设置。模式切换指的是设备可自动、暂时地重新设置程序，以阻止快速起搏的心室率的发生。

6. 描述频率适应性起搏。

增加心率对于优化全身灌注至关重要，频率调节（亦称频率适应）作为基本功能并入大部分现代起搏器中，允许设备自动增加起搏心率以满足代谢需求。NASPE/BPEG 代码第四个字母代表频率调节存在与否，此功能根据某些监测生理变量的变化通过计算机算法来完成。目前最常见的传感器采用压电加速计感知继发于体动的振动和加速度。亦有传感器通过检测继发于每分通气量的增加所致的胸阻抗的变化来设置，在有些起搏器中可设置复合传感器检测加速度与胸阻抗的变化。手术前，关闭频率适应起搏功能对部分患者可能有益，这可防止围术期不必要的快速频率起搏干扰诊断结果。

7. 何谓心脏再同步治疗？

NASPE/BPEG 代码第五个字母提供了是否存在多部位起搏的信息，也即意味着一个心腔内存在多个电极抑或是双心室起搏。前者通过心房内的电极试图抑制心房颤动，但这不是当前临床相关的；后者指的是双心室起搏（即 CRT），这可恢复心力衰竭（心衰）及左心室功能障碍患者的同步化。

晚期心力衰竭常伴随窦房结、房室结功能障碍与室内传导缺陷，这使得右心室或左心室收缩的起始与完成在至少 1/3 心力衰竭患者中会延迟。这种延迟引起左心室与右心室的收缩去同步化，进而削弱心排血量，并增加这些患者死亡的风险。

CRT 确保按房室顺序起搏心室，优化右心室与左心室收缩的时程与完整性，“再同步化”并改善心功能。CRT 可改善心排血量、血流动力学、心力衰竭症状及心力衰竭患者的生活质量。当前实践表明 CRT 可减轻中至重度心衰患者［纽约心脏协会（NYHA）分级Ⅲ或Ⅳ级］的症状，包括这些虽然病情稳定且接受最佳的治疗但仍有症状以及左室射血分数（LVEF）＜35％与 QRS 时程＞130 ms 的患者。

8. 何谓植入型心律转复除颤器？

ICD 系一种能检测恶性室性心律失常并可给予治疗（如电击）以终止心律失常的设备。通过感知右心室电极的电活动，ICD 根据已设定的心率范围监测并区分心率类型如心室颤动（VF）或室性心动过速（VT），进而给予合适的治疗。在除颤所致心动过缓或心搏停止时，所有的近代 ICD 还具有起搏功能（“后休克治疗”），通常 VVI 模式为 55～60 次/分，设置程序允许抗心动过速起搏来终止 VT。

植入 ICD 的主要适应证是预防致死性心律失常（如 VF 或 VT）所致的死亡。现代 ICD 终止 VF 的概率＞98％，并可预防继发于心律失常的猝死，且可增加缺血性与非缺血性心肌病患者的生存期。几项大型临床试验已证实：对心肌病及左室射血分数下降（LVEF≤35％）的患者，预防性植入 ICD 的生存期优于药物治疗。ICD 已日益成为恶性室性心律失常高危患者（一级预防）与恶性心律失常患者（二级预防）的一项明确的治疗措施（框 7-2）。

框 7-2　植入型心律转复除颤器的适应证

一级预防
- 既往心肌梗死，且 LVEF＜30％
- 心肌病 NYHA 分类Ⅱ或Ⅲ类，且 LVEF＜35％

二级预防
- VT/VF 复苏之前无可逆转因素
- 心脏疾病中自发的持续 VT

LVEF，左室射血分数；NYHA，纽约心脏协会；VF，心室颤动；VT，室性心动过速尽管“起搏器”不具有ICD功能，但所有ICD具有潜在的起搏功能（如前所述），可设置程序作为备份、治疗以及作为基本功能为患者所需。重要的是要明确设备的类型及入手术室前设备是如何设置的，因为每一个起搏设备都不能被看作是简单的起搏器。

9. 装有心脏植入式电子设备的患者在围术期如何管理？

管理心脏植入式电子设备（cardiac implantable electronic device，CIED）患者需要明确设备的类型（起搏器或ICD）、设备的程序设置、患者对设备的依赖程度以及设备是否正常运行。在围术期这些信息通常用来决定是否重新设置CIED程序以避免EMI。

对于不具备必要的知识与专业设备的指定麻醉医师在手术日独立“管理”患者是不可行的，常常需要有经验的团队（如心脏科医师）或厂商代理的帮助。

2011年，由心脏节律协会（HRS）与美国麻醉医师协会（ASA）及美国心脏协会（AHA）、胸外科组织（STS）合作发表了一份推荐围术期CIED管理的共识声明。这份专家共识呼吁改变当前对CIED患者的围术期管理，取而代之的是手术前的多学科协作。

根据新的共识，对于择期情况而言，“最佳实践”来自于合适的围术期“CIED团队”（如内科医生与管理这类患者的内科医生助理）的高级管理，因为他们拥有这类装置的所有信息。每一例患者都需要个体化管理；“一个尺寸并不适合所有人”。必要的基本管理过程包括以下几点：

1. 由手术团队（外科医生与麻醉医生）提供给CIED团队的特定信息包括：

- 手术类型
- 相对于装置的手术解剖部位
- 术中患者的体位
- 是否使用电烙术（及其他类型EMI）
- 术后患者的处置
- 特殊情况

2. 反之，CIED团队为手术团队的围术期装置管理提供“处方”。尽管这种处方的确切形式并不明确，但必须包括用于围术期管理这类装置的基本信息，下面是有关这类处方的一个实例：

- “Medtronic型ICD装置程序应该被失活。在手术室可采用磁体完成这一目标，移除磁体可恢复ICD设置至基线值。”
- “这是St. Jude型起搏器（DDD模式，备份频率60次/分）。患者为非起搏器依赖。无必要重新设置程序。如必须，应用磁体可以85次/分非同步模式起搏。”
- “这是Medtronic型ICD。如果计划手术的部位远离装置，且放有电烙接地垫导走装置电流时，EMI不可能被探测到。并且没有必要使ICD失活，但是应用磁体可禁止检测。”
- “这是Boston Scientific型ICD，患者具有房颤而心室响应慢，系起搏器依赖者。对程序而言，起搏器需采用厂商程序重新设置为非同步模式，ICD可被磁体失活。根据既往史，患者存在心律失常高风险，而与术中重新设置装置相比，移除磁体除颤更快（如必要）。若除颤有必要，装置应该在程序后被正式评估，且所有的设置应该通过厂商程序恢复至基线。”

及时反馈给CIED团队与从CIED团队获取必要的信息很关键。需要提前计划安排厂商雇佣的医疗保健专业人员（也被称为“起搏器代理”）或其他有专业知识的同事来协助重新设置程序。

新系统最好仅用于择期手术，通常这种理想化的沟通难以实现（如紧急或急诊手术、夜晚、周末与节假日）。在许多情况下，可能有必要立即咨询心脏科医生或厂商代理，并且使用厂商特定的编程器评估心脏装置。不过，取决于手术的临床环境、时间、紧迫性，一个正式的装置评估能并不方便甚至不可能实施。所有麻醉从业人员在围术期熟悉使用CIED的方法很重要，ASA的咨询实践中也提到这一点。

10. 如何确定装置的类型？

有许多方法来确定设备的类型是什么。所有植入装置的患者都给出了包含所需信息的设备信息卡。如果没有此卡，则可联系管理患者装置的医生或设备制造商。否则，你可以查看胸部X线片，因为ICD电极的表现不同于起搏器（图7-2）。不过，单独的胸部X线不能提供有关设备的程序设置、起搏器依赖与否或该装置的功能是否正常（如识别导丝已折断，则提示不能正常工作）。

11. 什么是电磁干扰？它是如何影响心脏植入式电子设备？

频率在0～10^9 Hz的放射线可能会与设备的一些功能产生电磁干扰。EMI的经典例子常常在围术期

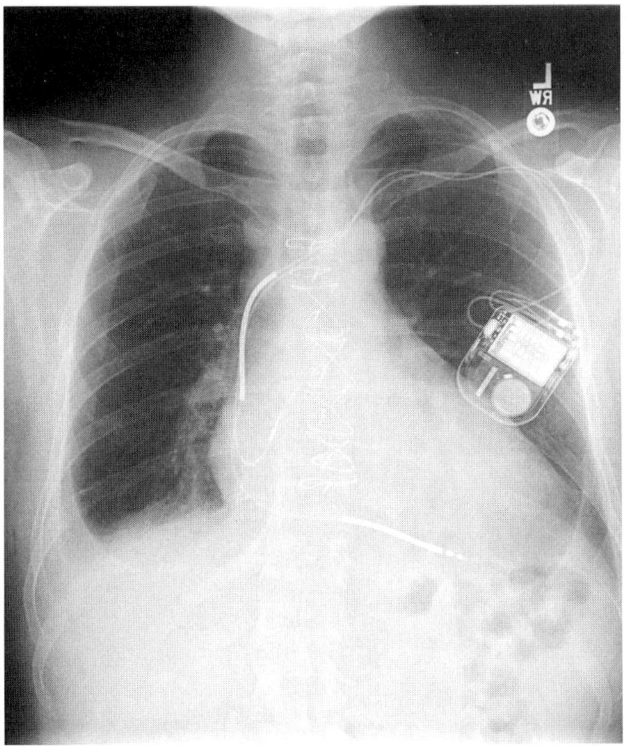

图 7-2　ICD 的胸部 X 线表现。注意：厚的不透明部分系 ICD 的右心室电极

发生，包括手术电刀（“Bovie”）、神经刺激仪与诱发电位监测仪所产生的电磁波。其他临床相关来源的电磁干扰可能包括肌束震颤、寒战、大潮气量通气。遥感也可以在特定情况下干扰某些特定的功能。高频射线（如 X 线、γ 射线、红外线、紫外线）不会引起 CIED 功能干扰。然而，大量的累积暴露于某些类型的辐射可以引起短路或其他电子问题。

一般来说，由于过度感知所致 EMI 诱导的起搏抑制是起搏器最常见的问题，短暂的暴露一般不存在问题。然而，长期暴露于 EMI 能将起搏器转为非同步起搏或逆转为程序化的“噪音反转”模式（通常为 VVI 或 VOO）。如果植入的是 ICD，EMI 可能错误释放一个除颤电击。

然而，现代设备的易损性有所降低，这得益于近期常规使用的双极导线和复杂的噪声保护程序。手术部位远离装置也具有保护性（例如，于胸大肌下植入装置的患者行下腹股沟部手术，而电刀接地垫放在手术对侧的大腿或臀部）。任何突然的起搏行为的变化或不恰当的除颤尝试或超速起搏都应该被视为无法识别的 EMI，并应采取措施防止进一步暴露。这些措施可能包括（视情况而定）立即停止电灼活动直到血流动力学恢复稳定，之后应缩短电灼的时间，磁体应用于起搏器以终止检测并创建非同步起搏方式，或磁体应用于除颤器终止检测以防止意外无端放电。磁体使用的警告在后述将详细讨论。

EMI-CIED 相互作用可以通过采取适当的预防措施来避免，包括预期术中 EMI 概率较大的手术采取重新设置程序。在目前情况下，起搏器重新设置程序为非同步起搏模式仅推荐用于心脏起搏器依赖的患者。重新设置程序可通过厂商指定的程序员或应用磁体实现（后面将讨论）。非起搏器依赖型的患者不应该被重新设置程序为非同步模式，因为起搏的节律与自发的节律存在竞争风险，潜在的“R on T”现象可能会导致心室颤动。然而，对于不需要重新设置程序的患者，推荐终止速率调制（如果可行）（在非同步起搏模式不考虑速率调制）。

12. 如何确定患者系起搏器依赖型？围术期如何管理？

入手术室前，了解患者是否为起搏器依赖型至关重要。这个信息可以从卡片图注中获取或从患者、家属、设备制造商或患者接受心脏起搏器护理的门诊获取。既往植入设备为治疗症状性心动过缓或晕厥，或房室结消融成功后的患者提示为起搏器依赖。如果不能提供这些信息，应该检查或获得心电图（ECG）。如果 ECG 的每个 P 波或 QRS 波在起搏器尖峰之后，可确定为起搏器依赖。如果是厂商雇佣的医疗保健专业人员或其他顾问检查心脏装置，他或她将能够识别起搏器依赖（当起搏器设置为低频率 VVI 模式不会有自发性的心室活动）。诱发心动过缓的冒险策略（如延长 Valsalva 动作；注射小剂量艾司洛尔、腺苷或依酚氯铵）均不推荐。

识别（或推断）患者为起搏器依赖，术中需提出保护 CIED 避免 EMI 影响的方案。当手术部位或 EMI 与设备及电极的位置较近时（如＜15 cm），目前推荐应将起搏器依赖患者的设备重新设置为非同步模式，以防止术中 EMI 干扰。程序重新设置可以由厂商特定的编程设备来完成，或如果可能，应用磁体（确定目前不存在 ICD，对磁体有反应，并在手术期间装置在可视范围）。如果手术部位或 EMI 与设备及电极的位置较远时（如＞15 cm），磁体的反应是已知的，手术过程中装置在可使用范围，则可以预先拒绝重新编程装置，如果需要则应保留应用磁体创建非同步起搏模式以作为救援策略。

磁体应用于 ICD 不会创建与起搏器编程模式相关的非同步起搏模式。具有 ICD 植入的患者，任何预期的重新设置程序起搏都要求厂商特定的编程器来改变程序（下文将对此进行解释）。

13. 需应用磁体吗?

围术期应用磁体来改变CIED的行为已成为一种常规，因为与正式的重新设置程序相比，它往往更方便且对患者更安全。然而，如果磁体的应用被认为是合理的方案来预防（或拯救）起搏抑制或预防由于EMI所致的除颤电击，程序工作的磁体响应装置应预先确定。

磁体应用于现代起搏器中通常会产生一个非同步起搏模式。设备的配置和程序决定非同步起搏的特定模式（如AOO，VOO，DOO），而剩余电池的寿命决定起搏频率。默认设置可能随厂商的不同而变化。将磁体应用于起搏器可产生适当的响应，保留磁体即可维持非同步起搏，移除磁体可使起搏器返回至基线设置。这种反应在Medtronic型起搏器中可见（Minneapolis，Minnesota），（并可见于其他厂家生产的起搏器中），但磁体响应在Boston Scientific（Natick，Massachusetts），St. Jude（St. Paul，Minnesota），和Biotronik（Berlin，Germany）型起搏器中是可编程的，且反应可能会有所不同（如，有的可能没有，或者该设备首先可能会捕捉近期发生的事件或进行电池测试）。最近推出的带有可编程磁体响应并与磁共振成像兼容设备带来了一系列新的考虑，强调需要知道呈现的是什么以及在进入手术室之前如何设定，在需要时应简要地确认应用磁体可产生非同步起搏模式。

磁体应用于ICD将使其失去检测心律失常功能，且在暴露于EMI时可阻止不适当的除颤电击的释放；然而，磁体响应在Boston Scientific、St. Jude和Biotronik设备中是可编辑的，因而需确保磁体响应在特定的患者中可启用。如果要确保磁体响应可用，关键是要理解在整个行业中名义上的磁体响应是指终止ICD；换句话说，如果患者使用了ICD并提供了起搏，那么磁体的应用仅使ICD失活，并且不能从设备获得非同步模式起搏。如果试图从放置ICD的患者获得非同步起搏，该设备必须由厂商特定的程序来设置。这种情况强调需要知道呈现的什么以及如何设置程序。

ICD亦可通过使用程序来“失活”，但是使用磁体来完成这个策略被认为更安全，因为去除磁体可快速恢复ICD主动检测和心脏除颤功能。在这一过程结束时，通过简易地移除磁体来恢复基线的设置比等待正式的重新设置程序来恢复功能更方便。

对于任何有意地停用ICD的患者，应给予持续监测，必要时可迅速提供心脏除颤或返回至起搏，或者二者均可提供。应为围术期ICD失活的每一位患者放置体外心脏除颤和起搏垫，并保持连接到床旁监护仪或除颤器，直到ICD被确认再激活。当放置起搏垫时，前-后位置被优先选用，以使导入导线的电流最小化。

14. 围术期植入型心律转复除颤器是否需失活?

标准的监护无疑是为患者寻找最高程度的安全性。风险在于手术电刀所产生的高频EMI被感知，并被认定为VF，而ICD则尝试治疗。如果EMI源接近ICD和导线（<15 cm）尤其可能发生。同样，现代的ICD也不可能检测到常规手术电刀产生的距离装置与导线大于15 cm的EMI。然而，并非每个使用中的ICD都是最新的型号，同时也必须了解手术仪器在不断发展。每一个参与者应该熟悉当前的指南并基于患者需求及专家推荐促使方案个体化（框7-3）。

15. 如何处理植入型心律转复除颤器失活患者的心室颤动?

如果患者遭受心室颤动且正应用磁体失活ICD，那么此时应移除磁体，允许装置检测心律失常并对患者除颤。通常，加强心脏生命支持（ACLS）应该得到合理的实施。任何观察到的除颤延迟（或失败）应立即体外除颤并实施ACLS方案。经静脉导线放置于胸大肌下的CIED患者的常规处理是放置除颤电极垫或电极垫处于前-后位置，而不是通常的头-尾位置，以最小化导入电极的电流。同样应避免将除颤电流直接导入装置或导线。

框7-3 围术期心脏植入电子装置（CIED）的管理要点

- 个体化、多学科的方法被推荐用于装有CIED（起搏器和除颤器）患者的围术期管理。
- 对于麻醉医生而言，当务之急是明确为何种设备，理解它是如何设置程序的，确保它的运行功能符合目的，并在入手术室前实施恰当的围术期管理。
- 设备信息可以从患者的设备信息卡、管理设备的心脏医生及厂商获得。X线片可揭示设备的制造商，是否属于ICD，以及导线是否完整。正式评估设备也可提供所有必要的信息，但这并不总是必要的。
- 如果仅仅是一个起搏器，应用磁体将最有可能使设备临时设置程序转为非同步模式。如果设备为ICD，磁体则可使ICD失活。
- 如系ICD装置，应用磁体不会产生非同步模式起搏。
- 术后所有设备的设置应恢复至基线。

16. 患者转出重症监护环境前，如何知道心脏植入式电子设备需要评估？

决定何时可以实施术后即刻的正式评估仍为具有挑战性与争议的话题。许多医生在没有正式评估设备时，对置有 CIED 的患者从术后监护环境中转出感到不安。因为这种情况下显出医生对患者安全的高度关注，且可能涉及法医学因素，所以在有些情况下，推荐正式的术后评估。然而，在许多临床情况下，不便于进行这样的即时评估，是否需要评估主要取决于设备本身和设备的程序设置暂时为手术程序所改变的方式（如磁体或程序员）。然而，各种术中的因素也可能发挥作用，必须常规对所有设备进行术后评估仍有争议。推荐的 HRS 共识声明（框 7-4）指出出现以下情况时由经验丰富的人员进行术后评估将最大限度地提升患者的安全。

框 7-4 在患者从监护环境转出或出院前需要对心脏植入式电子装置评估的推荐适应证*

- 具有血流动力学挑战性的手术，如心脏手术或重要的血管外科手术（如腹主动脉瘤修复）
- 重大的术中事件，包括心搏骤停需要临时起搏或心肺复苏及需要外部电复律的事件
- 急诊手术而 EMI 暴露的位置在脐上
- 心胸外科手术
- 产生 EMI 并极有可能影响设备功能的操作
- 存在 1 个月内不能进行可靠的设备评估的限制

* 操作之前对患者的 CIED 再编程使某些功能失活，如禁止 ICD 检测心动过速。

EMI，电磁干扰。

From Crossley GH，Poole JE，Rozner MA，et al.：The Heart Rhythm Society/American Society of Anaesthesiologists expert consensus statement on the perioperative management of patients with implantable defibrillators，pacemakers and arrhythmia monitors. Facilities and patient management：executive summary. Heart Rhythm 8：e1，2011.

推荐阅读

Abraham WT, Westby GF, Smith AL, et al.: Cardiac resynchronization in chronic heart failure. N Engl J Med 346:1845, 2002.

Allen M: Pacemakers and implantable cardioverter defibrillators. Anaesthesia 61:883, 2006.

American Society of Anesthesiologists: Practice advisory for the perioperative management of patients with cardiac implantable electronic devices: pacemakers and implantable cardioverter-defibrillators: an updated report by the American Society of Anesthesiologists Task Force on Perioperative Management of Patients with Cardiac Implantable Electronic Devices. Anesthesiology 114:247, 2011.

Bardy GH, Lee KL, Mark DB, et al.; Sudden Cardiac Death in Heart Failure Trial (SCD-HeFT) Investigators: Amiodarone or an implantable cardioverter-defibrillator for congestive heart failure. N Engl J Med 352:225, 2005.

Bernstein AD, Daubert JC, Fletcher RD, et al.: The revised NASPE/BPEG generic code for antibradycardia, adaptive-rate and multisite pacing. Pacing Clin Electrophysiol 25:260, 2002.

Cazeau S, Leclercq C, Lavergne T, et al.: Effects of multisite biventricular pacing in patients with heart failure and intraventricular conduction delay. N Engl J Med 344:873, 2001.

Crossley GH, Poole JE, Rozner MA, et al.: The Heart Rhythm Society/American Society of Anaesthesiologists expert consensus statement on the perioperative management of patients with implantable defibrillators, pacemakers and arrhythmia monitors: facilities and patient management: executive summary. Heart Rhythm 8:e1, 2011.

Gregoratos G, Abrams J, Epstein AE, et al.; American College of Cardiology/American Heart Association Task Force on Practice Guidelines American College of Cardiology/American Heart Association/North American Society for Pacing and Electrophysiology Committee: ACC/AHA/NASPE 2002 guideline update for implantation of cardiac pacemakers and antiarrhythmia devices: summary article. A report of the American College of Cardiology/American Heart Association Task Force on Practice Guidelines (ACC/AHA/NASPE Committee to Update the 1998 Pacemaker Guidelines). J Cardiovasc Electrophysiol 13:1183, 2002.

Kadish A, Dyer A, Daubert JP, et al.; Defibrillators in Non-Ischemic Cardiomyopathy Treatment Evaluation (DEFINITE) Investigators: Prophylactic defibrillator implantation in patients with nonischemic dilated cardiomyopathy. N Engl J Med 350:2151, 2004.

Moss AJ, Zareba W, Hall WJ, et al.; Multicenter Automatic Defibrillator Implantation Trial II Investigators: Prophylactic implantation of a defibrillator in patients with myocardial infarction and reduced ejection fraction. N Engl J Med 346:877, 2002.

Salukhe TV, Dob D, Sutton R: Pacemakers and defibrillators: anaesthetic implications. Br J Anaesth 93:95, 2004.

Stone ME, Salter BS, Fischer A: Perioperative management of the patient with a cardiac implanted electronic device. Br J Anaesth 107:i16, 2011.

Xiao HB, Roy C, Fujimoto S, et al.: Natural history of abnormal conduction and its relation to prognosis in patients with dilated cardiomyopathy. Int J Cardiol 53:163, 1996.

病例 8

心脏压塞

Cesar Rodriguez-Diaz，MD
（安 妮 译 俞卫锋 校）

问题

1. 什么是心脏压塞？
2. 心脏压塞的病因有哪些？
3. 心脏压塞会表现出哪些症状和体征？
4. 如何诊断心脏压塞？
5. 自发呼吸对心脏压塞时的心室充盈有哪些影响？
6. 心脏压塞可能出现哪些异常改变？
7. 如何治疗心脏压塞？
8. 对心脏压塞患者应如何麻醉？

患者，男性，54 岁，心房颤动（房颤）病史，发病当日曾于全麻下行经皮肺静脉电隔离术。在术后恢复室内，患者出现心动过速、低血压、气短、胸闷。心电图（ECG）显示低 QRS 波群和电交替。疑诊为心脏压塞。

1. 什么是心脏压塞？

心脏压塞的定义是心包腔内液体积聚影响心脏充盈并造成低血压。心包包裹心脏，由两层膜组织构成，外层为纤维心包，内层为浆膜心包。浆膜心包由形成心外膜的脏层和紧贴于纤维层的壁层构成。心包腔内通常含有 15～50 ml 淡黄色浆液。

心脏压塞可根据疾病进程进一步分为急性和亚急性。心包积液超过 150 ml 时，由于纤维心包顺应性较差，可引起急性心脏压塞。由于心包有足够时间延展，亚急性心脏压塞可出现大量的心包积液（>1000 ml）。

Reddy 将心脏压塞的生理改变分为 3 个阶段。首先，液体开始在心包腔内积聚，心包内压开始升高，但此时中心静脉压代偿性升高可维持左右心室的充盈。当积聚的液体增多至心包内压等于右室充盈压时，则开始影响右室充盈。右室充盈首当其冲受到影响是因为右心室的顺应性高于左心室，且其充盈压更低。在这一阶段，每搏输出量降低，但心排血量可因心率增快而保持正常。最后，液体进一步积聚，心包内压等于左室充盈压，心排血量明显减少。

2. 心脏压塞的病因有哪些？

造成急性心脏压塞的原因包括胸部创伤、升主动脉夹层、经皮冠状动脉介入治疗以及腔内心律失常消融术。中心静脉置管也被美国麻醉医师协会（ASA）终审赔偿项目列为造成心脏压塞的原因之一。近期在心脏手术中曾接受心包切开术也可能造成心脏压塞，尽管患者的心包腔处于开放状态；在这种情况下，局部血肿可造成区域性心脏压塞（即，某一心腔受压）。

亚急性心脏压塞的病因包括恶性肿瘤、肾衰竭、感染性疾病（如结核病），以及甲状腺功能减退症。

3. 心脏压塞会表现出哪些症状和体征？

心脏压塞的症状和体征取决于其严重程度和进展速度，非特异性症状和体征包括气短、胸闷、头晕、颈静脉怒张和休克。心脏压塞的典型体征包括：

- 奇脉——与呼吸相关的动脉收缩压显著下降（>10 mmHg）
- 贝克三联征——颈静脉怒张，心音遥远，低血压
- ECG 改变
  - 所有导联低电压
  - 电交替——心脏在心包积液内自由摆动造成的电轴改变

放置肺动脉导管时可见中心静脉压（CVP）、肺动脉舒张压（PADP）和肺动脉毛细血管楔压（PACWP）数值均等化，右房压及楔压迹 y 降支缺如。如心包积液>250 ml，胸部 X 线片（胸片）可见心影增大（框 8-1）。

框 8-1　心脏压塞的表现

非特异性症状
- 气短
- 胸闷
- 头晕
- 颈静脉怒张
- 休克

典型表现
- 奇脉
- 贝克三联征（颈静脉怒张，心音遥远，低血压）
- ECG
  - 所有导联低电压
  - 电交替
- 肺动脉导管
  - CVP＝PADP＝PACWP
  - 右房压及楔压迹 y 降支缺如
- 胸片显示心影增大

CVP，中心静脉压；ECG，心电图；PACWP，肺动脉毛细血管楔压；PADP，肺动脉舒张压

4. 如何诊断心脏压塞？

心脏压塞的诊断要求医生对患者高度疑诊。经胸超声心动图不仅可有效检出疾病，而且具有便携性，是影像学检查的首选。可观察到心包积液及其对心脏充盈的影响。框 8-2 总结了心脏压塞时可能出现的超声心动图表现。上文已提到，大量心包积液也可经胸片检出。

5. 自发呼吸对心脏压塞时的心室充盈有哪些影响？

健康状态下，主动吸气造成的胸腔内负压可增加胸腔内静脉血流量，从而促进右心室充盈。但是，吸气时肺血管扩张引起左心室充盈减少。出现心脏压塞则会加剧这一生理现象。吸气时右心室充盈使室间隔向左心室膨出，导致左心室每搏输出量显著减少，这是奇脉的生理基础。由于心脏压塞对右心室充盈的影响大于左心室，因此维持主动吸气对患者有益。

框 8-2　心脏压塞的超声心动图表现

- 右心房收缩期塌陷
  - 塌陷持续达心脏周期的三分之一
  - 敏感性及特异性强
- 右心室舒张早期塌陷
  - 舒张早期室内压最低
  - 敏感性较差但特异性强
- 左心室塌陷
  - 特异性最强
- 下腔静脉淤血

6. 心脏压塞可能出现哪些异常改变？

心脏压塞时，CVP 和 PACWP 通常在 15～30 mmHg 。低压性心脏压塞可见于血容量减少的患者，其 CVP 可在 6～12 mmHg。血容量的减少可能掩盖心脏压塞的典型表现。高压性心脏压塞可见于高血压患者，出现心脏压塞生理变化的同时可保持血压升高状态，可能与交感神经活性增强有关。当包裹性积液影响单个心腔充盈时则出现区域性心脏压塞。

7. 如何治疗心脏压塞？

治疗心脏压塞的最终目标是通过心包穿刺术缓解心包内压。药物治疗目的在于，在心包积液排出期间维持心排血量和灌注压。治疗的第一步是通过大量补液维持较高的 CVP，使其超过心包内压。由于心脏压塞患者的每搏输出量减少，因此应维持一定的心动过速状态以将心排血量最大化。优化全身血管阻力，在心排血量降低的情况下维持冠状动脉灌注压。维持或增强心肌收缩力以优化心排血量。需要时可给予 β 受体激动药和 α 受体激动药，如肾上腺素、多巴酚丁胺、多巴胺以及去甲肾上腺素。

心包穿刺术可在床旁经超声心动图引导下实施，也可在导管室由 X 线透视引导，或在手术室直视下操作。心包穿刺术的潜在并发症包括心律失常、冠状动脉损伤、血胸、气胸及肝损伤。在极少数情况下，可出现伴有肺水肿的一过性双侧心室功能障碍，具体机制尚不明确。心室充盈量的突然增加、神经内分泌因素或心脏压塞时冠状动脉血流量减少是造成这一现象的可能机制。

8. 对心脏压塞患者应如何麻醉？

麻醉的主要目标是通过以下手段维持心排血量：
- 自主呼吸
- 心动过速
- 保持血管张力
- 大量补液
- 增强心肌收缩力

实施 ASA 标准监测。动脉内置管以实时监测血流动力学状态，但是，该操作不应因难以实施而延迟。对清醒患者实施心包穿刺术应首选局部麻醉，以避免麻醉药对血流动力学的潜在影响。使用血管扩张药、对心肌有抑制作用的药物或正压通气均可能造成心血管衰竭。然而，对某些不配合的患者则无法实施清醒心包穿刺术，尤其是小儿患者。

如需实施全身麻醉，可选择氯胺酮静脉用药，因其通常可维持自主呼吸，具有间接拟交感作用、镇痛作用及催眠作用。应同时应用局部麻醉以最小化氯胺酮的用量。术后须密切监测患者，首选重症监护病房内监测，判断有无并发症或积液复发。

推荐阅读

D'Cruz I, Rehman AU, Hancock HI: Quantitative echocardiographic assessment in pericardial disease. Echocardiography 14:207, 1997.

Domino KB, Bowdle TA, Posner KL, et al.: Injuries and liability related to central vascular catheters: a closed claims analysis. Anesthesiology 100:1411, 2004.

Maisch B, Seferovic PM, Ristic AD, et al.; Task Force on the Diagnosis and Management of Pericardial Diseases of the European Society of Cardiology: Guidelines on the diagnosis and management of pericardial diseases: executive summary: the Task Force on the Diagnosis and Management of Pericardial Diseases of the European Society of Cardiology. Eur Heart J 25:587, 2004.

Reddy PS, Curtiss EI, Uretsky BF: Spectrum of hemodynamic changes in cardiac tamponade. Am J Cardiol 66:1487, 1990.

Reydel B, Spodick DH: Frequency and significance of chamber collapses during cardiac tamponade. Am Heart J 119:1160, 1990.

Spodick DH: Current concepts: acute cardiac tamponade. N Engl J Med 349:684, 2003.

病例 9

置入左心室辅助装置的患者行非心脏手术

Muoi A. Trinh，MD

（胡洁 译 张马忠 校）

问题

1. 何谓心室辅助装置？
2. 左心室辅助装置（LVAD）患者麻醉前需要重点考虑哪些问题？
3. LVAD 患者使用何种麻醉药物及技术较为合适？
4. LVAD 患者的液体管理目标是什么？
5. 外科手术前需拮抗抗凝治疗吗？
6. LVAD 患者何种抗生素治疗是必要的？
7. LVAD 患者的植入型心律转复除颤器和起搏器围术期该如何管理？
8. LVAD 患者麻醉管理进行哪些监护是必要的？
9. 哪种情况下中心静脉导管或肺动脉导管对 LVAD 患者有益？
10. HeartMate Ⅱ LVAD 面板显示哪些参数？
11. HeartMate Ⅱ LVAD 电池能维持多久？
12. 需要注意哪些报警种类？
13. LVAD 患者术后需重点关注什么？

患者，男性，60 岁，心力衰竭（心衰）终末期，拟行结肠镜检查。该患者已植入左心室辅助装置（left ventricular assist device，LVAD）作为心脏移植前的过渡治疗，最后一次服用华法林是在 5 天前。

患者，男，55 岁，已植入 LVAD，因Ⅳ级骶尾部褥疮拟行清创和肌皮瓣修复术。外科医生要求俯卧位下手术。患者正在接受肝素持续静脉输注治疗，部分凝血活酶时间为 70 秒。

患者，男性，64 岁，2 天前接受阑尾切除术，现因腹腔内出血拟行腹腔镜探查，必要时将行剖腹探查术。该患者已植入 LVAD 作为终末替代治疗，国际标准化比值（international normalized ratio，INR）为 2.0，在输入 2 个单位浓缩红细胞后，血细胞比容为 23%。

1. 何谓心室辅助装置？

心室辅助装置（ventricular assist device，VAD）是用来辅助衰竭心室并维持体循环灌注而置入体内的泵。多种 VAD 已在美国被批准用于临床，世界范围内 VAD 种类更多。VAD 可短期用于急性心脏事件后作为“心功能恢复前的过渡”；也可作为“心脏移植前的过渡”中期或长期使用。不适合心脏移植的患者，VAD 可用于心衰终末期长期管理，即“终末替代治疗”。通常，VAD 支持（在一段时间内）可改善多器官功能衰竭，改善患者的状态，使之符合心脏移植的条件；在此种情况下，VAD 的作用是“改善等待移植者状态的过渡”。VAD 也可提供循环支持作为“存活下来的过渡”（例如急性心源性休克），或用作“下一步决策的过渡”（例如心搏骤停后患者神经系统或多种器官功能处于不明状态）。

VAD 的功能是收集衰竭心室的血液并将其泵入体循环。LVAD 通过从左室心尖部引流出血液并泵入升主动脉，起支持左心室的作用。右心室辅助装置则是从右心房引流出血液然后泵入肺总动脉，起支持右心室的作用。有些 VAD 为体内植入，有些则是外置式，通过长的管道与心脏及重要血管连接。

20 世纪 90 年代中期，第一代搏动式 LVAD 被批准用于临床，该装置收集衰竭心室的全部排血量并产生生理搏出量。射出的血流具有搏动性，但因为装置只在充盈时才能射血，因此这种“脉搏”与心脏节律很少保持一致。在患者血容量充足、右心室功能尚可的情况下，排血量一般为 5～8 L/min。其充盈依赖于随残余心室收缩而增加的重力引流，射血则借助于气动或电动控制机械挤压装置内血袋。在世界范围内，第一代搏动式 VAD 已被第二代 VAD 所取代，前者现在很少使用。

第二代 VAD（目前为植入式）依靠微型叶轮产生非搏动性血流（叶片泵）。叶轮设计多样，但基本上为轴流式（类似阿基米德螺旋）或离心式。其中有些 VAD 采用机械轴承支持叶轮旋转，但也有 VAD 的叶轮靠磁力悬浮在泵内，无需支撑（称为第三代 VAD）。

新一代 VAD 体积远小于第一代，植入患者体内更为便利且儿科患者也可使用。与搏动性血流相比，持续性血流溶血更少、血栓栓塞并发症及脑卒中发生率更低，运行安静，LVAD 支持时右心衰竭发生率更低，因此更具优势。持续性血流不会导致左心室最大减压（左心室最大减压时，右心室的几何形态发生不利改变），从而真正起到支持左心室的作用。

截至发稿，美国境内 LVAD 支持接受非心脏手术患者很可能使用的 LVAD 是 HeartMate Ⅱ 左心辅助装置（Thoratec 公司，Pleasanton，CA）（图 9-1）。HeartMate Ⅱ 为内部容积 63 ml 的微型轴流泵，最大排血量为 10 L/min，可使平均动脉压

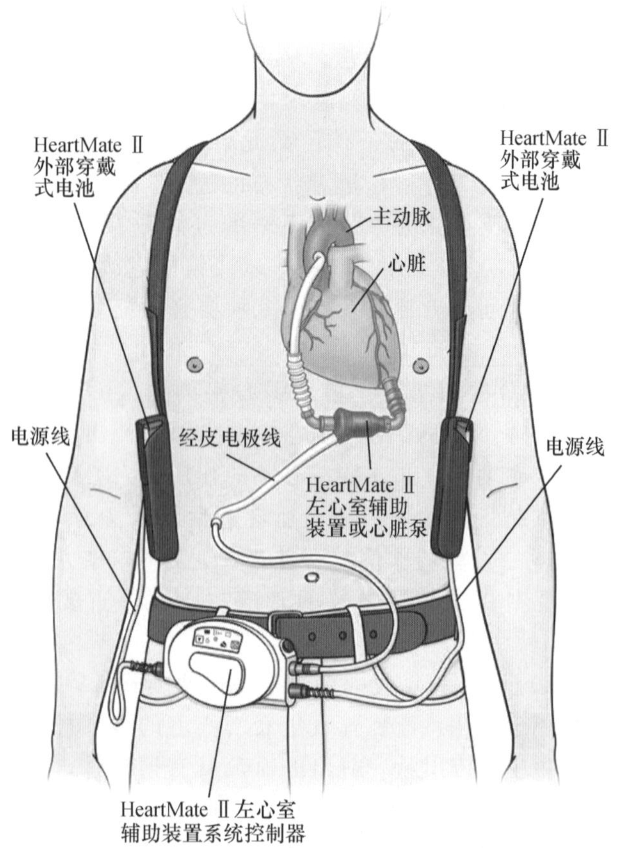

图 9-1 植入体内的 HeartMate Ⅱ 示意图（Reprinted with the permission of Thoratec Corporation，Pleasanton，CA.）

（mean arterial pressure，MAP）达到 100 mmHg。美国食品药品管理局于 2008 年批准 HeartMate Ⅱ 用于心脏移植前过渡治疗，于 2010 年批准用于终末替代治疗。

HeartMate Ⅱ 较前一代 LVAD 并发症发生率更低，近年人们对 VAD 相关并发症危险因素的新认识、VAD 管理经验的提高、VAD 患者多器官功能的明显改善，以及新型持续性血流 VAD 临床试验的有利数据，这些使得 VAD 使用更为广泛。随着 VAD 临床应用日益增长和 VAD 患者生存率不断提高，VAD 患者接受非心脏手术的情况将会越来越多。麻醉医师应该熟悉 VAD 的使用及其相关生理学知识。

2. 左心室辅助装置（LVAD）患者麻醉前需要重点考虑哪些问题？

LVAD 患者术前临床状况取决于多方面因素，包括 VAD 植入前低心排血量期间持续的终末器官损害、植入后并发症，目前的外科问题以及之前存在的并发症。有些 LVAD 患者可自由活动，功能并未失代偿；有些则有不同程度的肾、肝、肺或中枢神经系统损害。但即使是小手术治疗，术前也需完善评估所有重要器官系统功能。此外，恶化的围术期情况会影响患者心脏移植后的康复，甚至使患者丧失心脏移植的机会。术前应咨询经验知识丰富的同事、外科医生、VAD 医生，并重视以下问题：

- 围术期液体管理
- 围术期抗凝
- 围术期抗生素预防感染
- 围术期心脏起搏器和植入型心律转复除颤器（implantable cardioverter-defibrillator，ICD）的管理
- 合适的术后恢复场所［麻醉后恢复室（post-anesthesia care unit，PACU）还是重症监护病房（intensive care unit，ICU）］
- 术后镇痛

3. LVAD 患者使用何种麻醉药物及技术较为合适？

VAD 患者并无明确禁忌的麻醉药物。麻醉药物种类及剂量选择应基于手术需要，综合权衡 LVAD 患者（未受辅助的）右心室可能出现的功能障碍及已有的并发症。VAD 辅助时必须抗凝，绝大多数 VAD 患者适合采用全身麻醉，但某些病例也可在超

声引导下行浅表区域阻滞麻醉或区域静脉注射技术（例如 Bier 阻滞）。通常禁用脊髓麻醉和硬膜外麻醉。插管和拔管指征与一般患者相同。第一代 VAD 体积较大且置于腹膜外，麻醉应以“饱胃”患者处理（考虑快诱导插管等）；但当前使用的 VAD 体积小，患者无须当“饱胃”处理。长期机械通气易诱发肺部感染并且需长期镇静治疗，因此应尽可能早期（并非术后立即）拔管，VAD 支持并非需要术后插管长期机械通气的原因。

4. LVAD 患者的液体管理目标是什么？

血容量是 LVAD 心排血量的关键因素。不论搏动还是持续式 LVAD，均需保证患者血容量充足。第一代搏动式 LVAD 依靠血袋充盈触发射血，足够的“前负荷”特别重要；前负荷对非搏动式 LVAD 也同样重要。血容量不足会导致搏动式 LVAD 患者低血压，这是因为低血容量导致 LVAD 充盈速度降低，继而射血速度减慢，但搏出量固定，最终导致心排血量下降。对于非搏动式 LVAD，血容量不足会导致动脉系统充盈不足，这种情况下由于 LVAD 泵持续工作，导致左心室发生“抽空”。因此，LVAD 患者围术期液体管理的目标是维持正常或轻度升高的血容量（假设患者右心室能够承受容量负荷）。

右心室功能下降是 LVAD 前负荷不足的另一个重要原因，应该尽量避免使肺血管阻力突然增加的因素（例如高碳酸血症、缺氧、低体温、酸中毒、疼痛、使用 α 受体激动药使血管收缩），因为这会减少从右心室到左心室的血液。此外，还应考虑到外科体位以及术中牵引器对前负荷造成的影响。胸膜腔内压过高（例如过大的潮气量）也应该被避免，因为这会造成静脉回心血流的减少。

5. 外科手术前需拮抗抗凝治疗吗？

血栓栓塞是体外循环期间的严重并发症，因此使用 VAD 时需要抗凝。如 HeartMate Ⅱ 患者的 INR 需要达到正常值的两倍左右，尽管最佳抗凝水平定义有赖于进一步经验证实。麻醉医师、外科医生、VAD 管理医生应共同商讨围术期安全抗凝方案，权衡外科出血与血栓栓塞间的利弊。择期手术时，应在严密、谨慎的监测下输注肝素以替代华法林抗凝治疗。除非事先商定，否则患者到达手术室后麻醉医师不应常规或擅自停用肝素抗凝治疗。尽管外科医生通常希望围术期停止抗凝治疗，但这会导致血栓形成，因此若无 VAD 管理医生的同意，不应充分拮抗抗凝；若完全拮抗抗凝，则应向所有医护人员解释，使之完全理解并遵循诊疗计划。大多数外科手术（神经外科、眼科、脊柱手术除外）可在轻微或中等抗凝状态下进行，但术中需谨慎止血。只要患者的抗凝水平未突破 VAD 生产商建议的低限，即可输注新鲜冰冻血浆、冷沉淀。连续监测凝血指标（如部分凝血活酶时间、血栓弹性描记法、INR）对权衡出血与血栓形成十分重要。术前也应充分讨论抗血小板药物的使用。

6. LVAD 患者何种抗生素治疗是必要的？

围术期抗生素治疗方案应适合手术需要，并由外科医生、麻醉医师、VAD 管理医生共同商定。绝大多数术前抗生素属于针对革兰氏阳性菌和革兰氏阴性菌的广谱抗生素，此外，也需考虑局部菌群。腹腔内手术应考虑使用针对厌氧菌的抗生素。近期曾使用抗生素或留置多个导管的高危患者，需要考虑使用抗真菌药物。LVAD 感染为少见但非常严重的并发症，感染常见部位为动力传动系统穿过皮肤的区域，通常位于右侧腹壁上下象限之间。因此，手术时动力传动系统应该被无菌手术巾遮挡在无菌区外。

7. LVAD 患者的植入型心律转复除颤器和起搏器围术期该如何管理？

LVAD 患者的起搏器和 ICD 的围术期管理与其他患者的相同。合理的围术期管理计划须明确起搏器目前的状态、控制模式及功能状态；此外，也需了解患者对起搏器的依赖程度以及起搏器对磁性材料的预期反应。通常，手术如有电磁干扰（electromagnetic interference，EMI）（例如术中电凝），则应在放置体外除颤器后关闭 ICD（用磁铁或程控仪）；设置起搏器为非同步模式（如果同时有 ICD 可用程控仪，如无 ICD 可用磁铁）。同时使用 ICD 时，磁铁不干扰起搏器运行。EMI 距离起搏器、ICD 越远（如脐下手术区域），干扰就越小。术中持续关注起搏器和 ICD 的功能，放置负极板在合适位置以转移电流。如患者血流动力学突发巨变且伴随仪器报警，应该考虑 EMI 对这些仪器的影响。术毕起搏器和 ICD 设置都应恢复到基础状态。

完整的围术期起搏器和 ICD 管理不在本章讨论范围内（详见病例 7），读者也可参见相关最新综述（参见推荐阅读）。所有麻醉从业者均应熟悉美国麻醉医师协会（American Society of Anesthesiologists，ASA）近来推荐的心脏起搏器和 ICD 患者围术期管理建议及2011年心脏节律学会关于这个问题的专家共识。

8. LVAD患者麻醉管理进行哪些监护是必要的?

ASA倡导的标准监护（心脏节律、血压、氧饱和度、通气和体温）为患者麻醉时的常规监测项目。第一代LVAD收集衰竭心室的全部排血量，充盈时射出生理搏出量，血流以搏动形式从衰竭心室流入动脉系统；因此标准监护相当可靠，但用于新一代LVAD情况并非如此。尽管支持过程中也可监测到搏动性，但新型LVAD本质上提供的是非搏动性、持续性血流，因此，标准监护中的无创血压和脉氧饱和度受到的影响最大。

无创血压测量也能用于搏动充分的持续血流式LVAD患者，但MAP正常时脉压通常很小。某些部分恢复、血容量完全代偿的患者可能出现正常血压（如120/80 mmHg，MAP 93 mmHg）；然而86/65 mmHg（MAP 72 mmHg）血压亦较为常见且并非表明患者存在异常。如果诱导前未充分补充前负荷，LVAD患者麻醉诱导后，由于血管扩张会发生暂时性、相对性血容量不足，搏动性血流消失；失血或大量体液转移而发生血容量不足时，VAD患者的搏动性也会消失。如果预计术中有大量体液转移，应行有创动脉血压监测。持续血流式LVAD患者没有脉搏，动脉穿刺存在困难，通常需要超声引导。耐受性较好的患者，穿刺时也可适当降低泵速以增加动脉搏。此外，患者无动脉搏动时脉氧饱和度不起作用，动脉穿刺置管也有利于氧饱和度监测。在脉搏消失或仅存基线小幅搏动的情况下，脑氧监测仪是较好的氧饱和度监测措施。

9. 哪种情况下中心静脉导管或肺动脉导管对LVAD患者有益?

中心静脉压（central venous pressure，CVP）监测有助于明确右心室容量状态，预计术中可能发生大量体液转移时应选择使用。LVAD能否发挥最佳功能与血容量是否充足密切相关。然而，LVADs确实有增加右侧心力衰竭（右心衰竭）的风险，尽管第二代LVAD发生率很低。LVAD引发左心室减压导致室间隔左移，进而改变右心室几何形态，增加右心室顺应性，最终降低右心室收缩力。此外，LVAD的高心排血量增加右心室前负荷，某些情况下仅此即足以导致中重度右心室功能障碍者发生右心衰竭。虽然患者肺血管阻力（pulmonary vascular resistance，PVR）正常时，处于最佳功能状态的LVAD能降低右心室后负荷、改善右心室功能；但当PVR增高时，右心和肺动脉血流增加可导致右心室后负荷增加。最后，LVAD支持期间偶可见因三尖瓣瓣环面积扩大导致的三尖瓣中-重度反流。

除了监测CVP来检测右心衰竭进展、指导液体管理，中心静脉通路还有助于药物输注或用于经静脉置入起搏导线；另外，也可通过用VAD排血量替换心排血量来计算出体循环阻力（systemic vascular resistance，SVR），计算公式如下：

$$SVR = [(MAP - CVP)/LVAD\ output] \times 80\ dyns/s/cm^5$$

中心静脉导管是一个潜在的感染源，如无必要应避免使用。肺动脉导管是一把“双刃剑”，可经肺动脉导管行混合静脉血氧饱和度采样，并监测肺动脉压力，但除此之外并不能为LVAD患者提供更多有用信息，因为LVAD控制面板可连续显示“心排血量”。对于肺动脉高压患者，肺动脉导管可能增加肺动脉破裂危险，但有助于肺高压的药物治疗。如前所述，如果LVAD患者已留置CVP导管，即便没有肺动脉导管也能计算SVR。虽然不能准确定量，但如果LVAD患者（仅限第一代LVAD）泵内残余容积突然增加或泵功率（详见后述）突然增加（仅限第二代LVAD），借此可推测SVR会陡然上升。术中可以通过食道超声来评估患者非辅助心室是否发生心力衰竭（心衰）、容量情况以及排除是否存在机械性问题。

10. HeartMate Ⅱ LVAD面板显示哪些参数?

正确理解和解读HeartMate Ⅱ显示屏上的参数有助于监护和管理患者。麻醉过程中如果患者的容量和右心功能处于良好状态，则无需改变原先的设置。

显示屏上有4个参数：泵流量、泵速、泵功率以及搏动指数（图9-2）。

泵流量（L/min）　是根据叶轮转速和电功耗估算出来的设备排血量。临床常用泵流量范围为4～6 L/min，但实际泵流量可达10 L/min，借此MAP可达100 mmHg。

泵速（rpm）　是指叶轮每分钟转速。多数情况下泵速被设定为固定值。临床常用泵速范围9000～9600 rpm。增加转速，则流经泵的流量增加，从而促进心室排空。流量超过心室的容量时会发生“抽空”；泵速减慢则左心室容量增加。

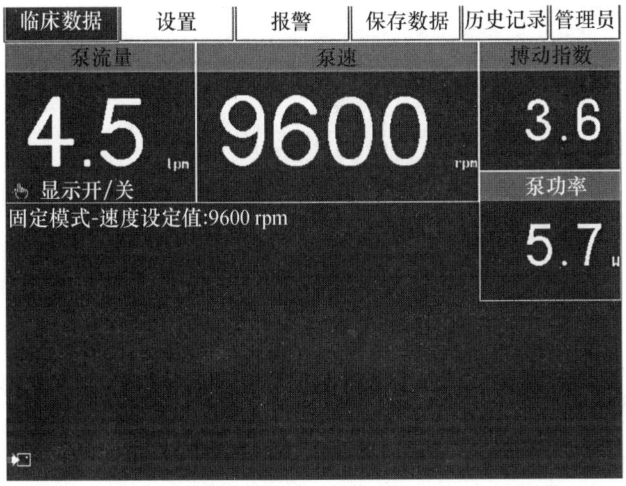

图 9-2　HeartMate Ⅱ控制面板临床数据显示屏幕（Reprinted with the permission of Thoratec Corporation，Pleasanton，CA.）

泵功率（watts）　是按照设定转速转动叶轮时所消耗的功率，部分取决于泵流量。增加泵速或泵流量需要耗费更多的泵功率。泵功率通常为 5～7 W。如泵功率随时间逐渐增加，常提示泵内血栓形成。泵功率突然增大可能提示后负荷明显增加、血栓形成，或是有妨碍叶轮旋转的梗阻存在。如泵功能突然增加但又不能用转速增快来解释时，麻醉医师应特别关注。

搏动指数　为平均 15 s 间隔内流量脉冲的无量纲测量（最大和最小流量的时间积分）。搏动指数受心肌收缩力和前负荷影响，直接反映泵提供的辅助程度。搏动指数与辅助程度间呈反比关系（搏动指数越高，辅助程度越低；搏动指数越低，辅助程度越高）。除非完全缺乏动力（或许是纤颤），心室或多或少都会有收缩形成流经装置的流量搏动，此即为测定的搏动指数。根据 Starling 机制，最佳前负荷有助于心室收缩。血容量充足的患者搏动指数通常范围为 4～6；血容量不足时搏动指数降低，心肌功能恢复时搏动指数增大。低搏动指数可能提示需增加前负荷或增加心脏收缩力。右心功能不全会导致左心充盈减少。

11. HeartMate Ⅱ LVAD 电池能维持多久？

根据制造商产品介绍，基于电池充电状态和患者的血流动力学情况，可穿戴、充电式 HeartMate Ⅱ电池可供 HeartMate Ⅱ LVAD 工作 3～5 h。因为患者转运至手术室或检查室的过程中总是要使用电池，除非有充分理由，与手术室其他生命支持和抢救设备相同，术中及恢复室（如 PACU）应确保电池与交流电源连接。

12. 需要注意哪些报警种类？

医生可从控制器听到或从显示器看到多种报警，但对各种可能的情况进行全面讨论分析不在本章内容范围之内。各种警报、可能的原因以及正确处理参见图 9-3。血容量及右心最佳功能状态时机械罕见问题出现，也基本无须对之前一直维持稳定的设备进行调节，尽管如此，出现严重的机械问题（非类似插上电源即可解决的低电量之类的问题）需立即呼请经验知识丰富的同事帮助，并即时启动高级生命支持程序。胸外按压已成功用于 VAD 患者，但按压时需要小心，因为左室心尖部导管如在按压过程中移位可能刺破心脏；然而，不行胸外按压的结果可能更糟。对 VAD 患者胸外按压目前仍有争议。

13. LVAD 患者术后需重点关注什么？

患者从手术室转运至恢复室的过程中需使用电池。切记，到达恢复室后即时将 VAD 与交流电源连接。恢复场所（例如 PACU、ICU、VAD 病房）应事先经过讨论，以确保接收人员具备照顾 LVAD 患者的能力。护士或其他接收人员的过度紧张焦虑对患者不利，但这种焦虑随着继续教育及经验累积会逐渐减少。

患者血容量应维持在最佳状态。疼痛、体温异常、高碳酸血症和酸中毒增加肺血管阻力，可进一步加剧潜在的右心室功能不全，从而降低 LVAD 前负荷。撤离监测之前，所有起搏器和 ICD 设置都应恢复到基础设置。

警示灯	报警音调	报警信息	意义	措施
红心	音调平稳	低流量风险（模块显示）；低流量、停泵和（或）泵脱开（系统监视器显示）	泵流量<2.5 lpm，泵已停止，经皮导线未连接，泵未正常运行	①确保系统控制器与泵连接 ②确保系统控制器与电源连接（电池、PBU或EPP） ③如果报警持续，立即寻求其他帮助
无：没有警示灯和绿色电源符号	音调平稳	无	系统控制器未通电	①确保系统控制器与电源连接（电池、PBU或EPP） ②如系统控制器已与电源连接，但报警仍持续，切换到备用电源 ③如果已切换到备用电源，但报警仍持续，更换系统控制器
红色电池	音调平稳	低电压	电池电量不足5 min，电压太低或系统控制器不能从PBU获得足够电量	立即将耗尽的电池换为新的、电量充足的电池。一次更换一块电池。如果没有电量充足的电池，切换电源至PBU或EPP。 警告！不要将两块电池同时移走，这样会导致停泵。 备注：泵速会逐渐减小到"省电模式"，直至问题解决，警报解除。
黄色电池	每4秒发出一声"哔噗"	低电压报告	电池电量不足15 min，电压太低，或系统控制器不能从PBU获得足够电量	立即将耗尽的电池换为新的、电量充足的电池。一次更换一块电池。如果没有电量充足的电池，切换电源至PBU或EPP。 警告！不要将两块电池同时移走，这样会导致停泵。
无：没有警示灯	中断式报警音（前两秒每秒发出一声"哔"，后 2 s 静音，循环重复）	更换系统控制器（系统监视器显示）；更换系统启动器（模块显示）	系统控制器运行备用系统	①更换系统控制器 ②通知患者的主治医生 ③获得一个新的备用系统控制器 ④按照患者的设置，给新的备用控制器编程
黄色控制器纽扣电池	每4秒发出一声"哔噗"	系统控制器电池模块低电量（系统监视器显示）；启动器电池低电量（模块显示）	系统控制器报警模块电池耗尽	更换系统控制器电池模块
快速闪烁的绿色电源符号 以及4个绿色电池燃料表灯 每秒闪烁一次	每1秒发出一声"哔噗"	电源线脱落	电源线被损坏或未连接	①重新连接或拧紧脱落的/松开的电源线 ②如果报警持续，检查系统控制器电源线和PBU电源线有无损坏 ③如果系统控制器电源线和PBU电源线有损坏，更换该电源线 ④必要时使用该患者新的备用系统控制器
无：没有警示灯	PBU w/系统监视器上没有声音 电池或PBU w/显示模块上每4 s发出一声"哔噗"	警告：泵速低速运行	泵速低于设定值低限	将系统控制器连接到系统监视器（报警声会停止）并且调高已设定的泵速或调低泵速设定值低限

图 9-3 HeartMate Ⅱ报警情况及制造商建议措施汇总（Reprinted with the permission of Thoratec Corporation，Pleasanton，CA.）

推荐阅读

American Society of Anesthesiologists Committee on Standards and Practice Parameters: Practice advisory for the perioperative management of patients with cardiac implantable electronic devices: pacemakers and implantable cardioverter-defibrillators: an updated report by the American Society of Anesthesiologists Task Force on Perioperative Management of Patients with Cardiac Implantable Electronic Devices. Anesthesiology 114:247, 2011.

Crossley GH, Poole JE, Rozner MA, et al.: The Heart Rhythm Society (HRS)/American Society of Anesthesiologists (ASA) Expert Consensus Statement on the perioperative management of patients with implantable defibrillators, pacemakers and arrhythmia monitors: facilities and patient management: executive summary this document was developed as a joint project with the American Society of Anesthesiologists (ASA), and in collaboration with the American Heart Association (AHA), and the Society of Thoracic Surgeons (STS). Heart Rhythm 8:e1, 2011.

Garatti A, Bruschi T, Colombo T, et al.: Noncardiac surgical procedures in patient supported with long-term implantable left ventricular assist device. Am J Surg 197:710, 2009.

HeartMate II LVAS Operating Manual. Thoratec Corporation, Pleasanton, CA.

Nissen NN, Korman J, Kleisli T, et al.: Laparoscopic cholecystectomy in a patient with a biventricular cardiac assist device. JSLS 9:481, 2005.

Oleyar M, Stone ME, Neustein S: Perioperative management of a patient with nonpulsatile left ventricular-assist device presenting for noncardiac surgery. J CardiothoracVasc Anesth 24:820, 2010.

Sathishkumar S, Kodagatavanti R, Plummer S, et al.: Perioperative management of a patient with an axial-flow rotary ventricular assist device for laparoscopic ileo-colectomy. J Anesthesiol Clin Pharmacol 28:101, 2012.

Stone ME, Salter BS, Fischer A: Perioperative management of patients with cardiac implantable electronic devices. Br J Anaesth 107:i16, 2011.

病例10

心脏移植术后的非心脏手术

Terence Wallace，MD · Marc E，Stone，MD

（顾楠楠　译　闻大翔　校）

问题

1. 阐述移植心脏生理学。
2. 移植心脏神经支配恢复是否值得关注？
3. 心脏移植术后常使用哪些免疫抑制剂？
4. 对于心脏移植术后的患者，麻醉前注意事项有哪些？
5. 对于心脏移植术后的患者，常应用哪些麻醉技术？
6. 对于心脏移植术后的患者，建议术中采用哪些监测手段？
7. 哪些急救药物对心脏移植术后的患者可能有效？
8. 对于心脏移植术后的患者，当拮抗神经肌肉阻滞时，需不需要使用抗胆碱药？

患者，男性，57岁，患有高血压、高胆固醇血症和轻度肾功能不全病史，拟在腹腔镜下行胆囊切除术。既往史很特殊，55岁时因特发性扩张型心肌病接受了心脏移植术。服用的药物有硝苯地平、他克莫司、硫唑嘌呤、泼尼松、阿托伐他汀、奥美拉唑。

1. 阐述移植心脏生理学。

在获取供体心脏时，其神经支配被去除，因此受者的心脏就缺少传出和传入神经的支配。移植的心脏既不受自主神经的支配，也不受躯体神经的支配。尽管由于去神经化导致了移植的心脏不能对外部的神经信号做出应答，但其内在的反射机制仍保持完整。当移植的心脏功能与神经系统没有关联时，心脏仍可通过心肌的相关受体对血液循环中的体液因素（如儿茶酚胺类）做出应答反应。这种结果大体可以用生理学知识来阐述。

心脏去神经化的结果包括：

- 移植心脏由于缺少了迷走神经支配而表现出相对性心动过速，心率为90～100次/分。
- 心率失去了对自主反射的迅速应答，颈动脉按摩、急性高血压或低血压或者行Valsalva动作时，心率保持不变。
- 一些通过自主神经系统间接改变心率的药物，对移植心脏将不会表现出正常的效应。使用迷走神经阻滞药（如阿托品、泮库溴铵、哌替啶）不能使此类患者的心率加快；同样，使用迷走神经兴奋药（如乙酰胆碱酯酶抑制药、阿片类药物）也不能使此类患者的心率减慢。对于对心脏既有直接又有间接作用的药物，将保持其对去神经化心脏的直接作用。如地高辛，可保持其对移植心脏的正性肌力作用，但不能通过副交感神经介导的房室（atrioventricular，AV）结效应而减慢心率。
- 由于移植心脏缺乏直接的交感神经支配，其对喉镜检查、气管插管、疼痛刺激和浅麻醉的反应会出现延迟或减弱。但是，长时间刺激可导致循环中儿茶酚胺水平升高，并直接通过心肌肾上腺素能受体而最终导致心率加快或加剧心动过速。

尽管移植的心脏失去了神经支配，但是心肌内在的调节机制仍然保持完整：

- 去神经化的心肌能通过直接刺激心肌肾上腺素受体对循环中的儿茶酚胺或者使用的儿茶酚胺类药物（如肾上腺素、去甲肾上腺素）和直接作用的拟交感神经药物（如异丙肾上腺素、多巴酚丁胺）做出正常的反应。就这一点而言，去神经化似乎可引起β_1受体的下调，所以去神经化心肌上的β肾上腺素受体绝大多数为β_2亚型。
- Frank-Starling机制（增加心脏前负荷引起每搏量的增加）保持完整，并且它是运动或应激状态下心排血量增加的主要机制。因此，对于心脏移植术后的患者，维持足够的心脏前负荷是很重要的。因为此类患者心率已有所增加，他们想要增加心排血量来满足其对高代谢的需求，只能通过 Frank-Starling 机制增加每搏量这一途径来实现。长时间运动和应激时，心率和心排血量的任何进一步增加都是由循环中儿茶酚胺类物质水平增高所致，因此起效（和消退）稍慢。

- 冠状动脉血流对血液 pH 和二氧化碳分压的代谢性自身调节保持完整。
- 移植心脏可从本体窦房（sinoatrial，SA）结开始产生电冲动并沿着通常径路进行传导，这一过程是正常的，但常常伴随Ⅰ度房室传导阻滞。为了促进手术吻合过程，早期的心脏移植术保留受体本身左右心房组织后部的套囊。来自本体窦房结的神经冲动不能通过心房缝线，也就不能使移植心脏去极化，结果在移植后患者的心电图上就能看到两个 P 波，一个来自受体的心脏，另一个来自供体的心脏（图 10-1）。目前的手术方法涉及双腔吻合，受体的窦房结没有保留，因此心电图上只能看到一个 P 波。左心房组织后部的套囊容纳了四条肺静脉的入口。

2. 移植心脏神经支配恢复是否值得关注？

移植的人类心脏是否具有显著的神经支配恢复目前仍难以确定。实验室证据表明，在非人类的心脏移植实验模型上存在不同程度的功能性神经支配恢复，一些报道支持患者在移植术后期（术后 5 年以上）出现了不同程度的交感神经支配恢复。但在人类移植物上，神经支配恢复似乎并不完全。目前尚无证据表明，在移植后的几年内，存在移植人类心脏神经支配恢复这一重要的临床现象。

3. 心脏移植术后常使用哪些免疫抑制剂？

典型的免疫抑制疗法包括选择性 T 细胞抑制剂（如他克莫司），非特异性嘌呤类抗代谢物（如麦考酚酸吗乙酯），以及皮质类固醇（如泼尼松）。表 10-1 概括了这类药物的特征。他克莫司因为副作用较少而逐渐取代了环孢素。麦考酚酯因为降低了死亡率和排异反应而优于硫唑嘌呤。抗增殖药（如西罗莫司和依维莫司）常被应用于有肾毒性和恶性肿瘤的患者。在心脏移植术后早期，患者常被给予白介素-2 受体抑制剂［如巴利昔单抗或多克隆抗胸腺细胞抗体（即复宁）］，但此类患者接受非心脏手术时上述药很少被应用。

虽然免疫抑制剂是心脏移植术后生存的关键，这类药物也有一些有害的副作用。环孢素和他克莫司可引起肾功能不全、肝毒性、高血压和神经毒性，其中包括因降低了抽搐阈值而引起的抽搐。硫唑嘌呤主要可引起血液学毒性，导致血小板减少和贫血，但也可引起肝毒性。类固醇能引起高血压、糖尿病、肾上腺皮质功能不全、胰腺炎和精神紊乱。

表 10-1 中所列的一些副作用可能需要药物治疗，还有一些其他的副作用必要时可能需要手术治疗，这些副作用构成了移植后患者非心脏手术的一些最常见的症状。例如，甾族化合物（类固醇）不仅损伤了白细胞的功能，还易发生消化性溃疡、无菌性骨坏死及白内障。因此，长期服用大剂量类固醇的患者可能需要脓肿引流，髋、膝、肘或肩关节手术，剖腹探查术，因内脏穿孔和憩室炎行肠切除术，以及与白内障和视网膜脱离相关的一些眼科手术。

环孢素、他克莫司和硫唑嘌呤可引起胆汁淤积，因此使用这些药物的患者常需行胆囊切除术。这些药物带来的非特异性胃肠毒性也能引起严重症状（如恶心、呕吐、腹泻、厌食和腹痛），这些症状类似于一些偶尔需要剖腹探查术的腹腔内病变。西罗莫司可引起口腔溃疡和伴随下肢严重水肿的伤口愈合不良。

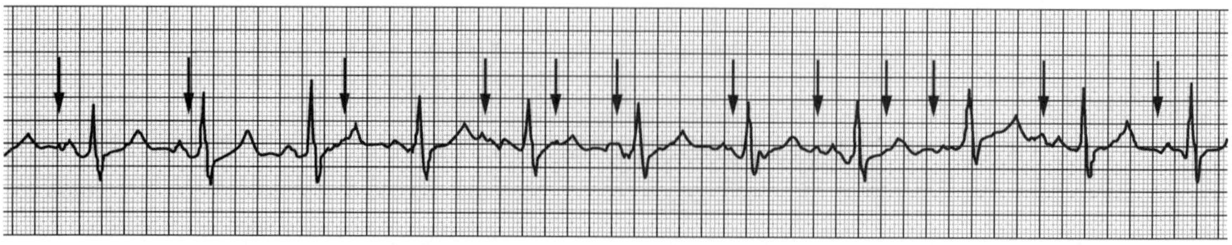

图 10-1 一例心脏移植患者窦性心律时Ⅱ导联心电图。虽然移植心脏窦房结去极化时，移植心脏的心率约为 80 次/分，然而还有另一个较小的 P 波以其独立的频率出现，反映了残留受体窦房结的去极化。箭头所指为数个受体 P 波，其他受体 P 波可能出现但隐埋在 QRS 复合波中，显示受体窦房结放电频率不规则

表 10-1　心脏移植术后常用免疫抑制剂的特点

药物	作用机制	主要副作用
环孢素 （尼奥勒尔，新山的明，环孢素口服溶液）	选择性 T 细胞抑制剂	肾毒性 高血压 肝毒性 神经毒性（抽搐）
他克莫司 （普格拉夫，FK-506）	选择性 T 细胞抑制剂，其效能是环孢素的 10 倍	比环孢素的肾毒性弱
硫唑嘌呤 （依木兰）	嘌呤抗代谢物	血小板减少症 贫血 白细胞减少症 肝毒性
麦考酚酯 （塞尔赛普）		胃肠功能紊乱 白细胞减少症 贫血
西罗莫司 （雷帕鸣）	抗增殖药	口腔溃疡 高脂血症 下肢水肿 伤口愈合不良
依维莫司 （Certican）		
皮质类固醇 （泼尼松）	降低循环中淋巴细胞数量 损害抗原表达功能 影响细胞因子的生成 损害细胞的吞噬功能 抑制 T 细胞增殖 损害淋巴细胞的黏附功能 损害淋巴细胞的边集功能	高血压 糖尿病 胰腺炎 潜在肾上腺功能不全 精神紊乱

免疫抑制通常可诱发某些类型的恶性肿瘤。免疫抑制的患者有时会需要一些如淋巴瘤分级、淋巴结活检等诊断手段及妇科或皮肤科恶性肿瘤手术切除。

4. 对于心脏移植术后的患者，麻醉前注意事项有哪些？

术前主要关心的是移植心脏的功能。如果没有排斥反应，移植后患者一般不会感到任何功能受限，纽约心脏协会（New York Heart Association，NYHA）心功能分级为 1 级或 2 级。因为缺乏传入神经的支配，此类患者不能因为心肌缺血而感知到心绞痛。但和其他患者一样，此类患者术前必须对心室功能进行评估。如果病史和体格检查不能对功能评估提供足够的信息，可以通过处理患者的心脏病专家获得关于以往排异反应发作（如果有过）和心室功能的资料。因为心脏移植术后的患者易加速发生冠状动脉粥样硬化性疾病（可能是由于低水平亚临床排异反应所致血管炎的结果），所以上述评估对于移植后数年的患者特别重要。冠状动脉显著闭塞的可能性随着移植术后的时间延长而明显增加。据报道，冠状动脉闭塞的发生率在移植后 1 年为 10%～20%，3 年为 25%～45%，5 年为 50%。

虽然移植后常见一些较轻的心律失常（如不完全性右束支传导阻滞，房性期前收缩，偶发室性期前收缩以及Ⅰ度房室传导阻滞），但较重的心律失常可能是急性排异反应的表现。鉴于患者有加速动脉粥样硬化的倾向，所以应将围术期伴有低血压的新发心律失常视为心肌缺血的前兆。

术前评估时，应特别注意肾功能和肝功能，这是因为这些器官功能受损是免疫抑制剂的主要副作用。当存在肝肾损害时，就必须认真地评估患者是否存在酸碱失衡和电解质紊乱。硫唑嘌呤的一个主要副作用是血液学毒性，因此需检查全血细胞计数，以了解有无贫血和血小板减少。

感染是移植后免疫抑制患者发病和死亡的主要原因，因此所有有创操作都必须严格在无菌条件下实施，包括留置静脉内导管。可以适当常规使用预防性抗生素。

许多免疫抑制疗法包括相当大剂量的皮质类固醇，除非患者最近已接受逐渐减量的类固醇疗法，否则应与其主管医师讨论有关术前“应激剂量”的问题。

最后，考虑到移植物对 Frank-Starling 机制（前文讨论过）的依赖性，麻醉诱导前必须确保血管内容量足够。

5. 对于心脏移植术后的患者，常应用哪些麻醉技术？

全身麻醉、脊髓麻醉、硬膜外麻醉、区域阻滞（腋窝、腕、踝及 Bier 阻滞）和局部浸润麻醉均已成功用于此类患者，而且相关要求和其他患者相似。就全身麻醉而言，药物的选择并没有药物的运用方法重要。患者通常均能很好地耐受诱导药物，如苯二氮䓬类、阿片类药物及强效吸入麻醉药。所有的常规警告均适用于肾或肝功能不全的患者。可以通过少量多次给药来使药物发挥作用。宜优先实行手术后早期（如果不能立即拔管）拔管，因为长时间的气管插管可增加肺部感染的风险。

免疫抑制剂和抗惊厥药可能增加或降低依靠细胞色素 P450 代谢的各种麻醉药的血药浓度，这些麻醉药本身也能改变免疫抑制剂的血药浓度。免疫抑制剂的血药浓度增高可导致不良的副作用（如环孢素和他克莫司的肾毒性）。例如，使用与 P450 竞争代谢的药物（如呋塞米）能降低环孢素的清除并最终导致后者血药浓度的增加。相反，使用能增加环孢素代谢的药物（如巴比妥类）则会引起环孢素 A 血药浓度的降低。

通常认为环孢素可增强神经肌肉阻滞作用，而同时使用硫唑嘌呤和抗惊厥药的患者则能拮抗神经肌肉阻滞作用。但是，若在密切监测神经肌肉阻滞情况下使用这些药物则不会出现问题，肌肉松弛药（肌松药）的剂量也不需要改变。

移植心脏主要依赖 Frank-Starling 机制来维持心排血量，因此无论使用何种麻醉方法，患者均很难耐受血容量不足和急性血管舒张反应（如可能发生在脊椎麻醉时）。突发的血管扩张反应将不会引起反射性心动过速。心脏移植术后的患者是可以实施脊髓麻醉的，但必须预先增加前负荷，防止体循环阻力的突然降低。硬膜外技术水平的逐渐增高可使血流动力学更加稳定。

6. 对于心脏移植术后的患者，建议术中采用哪些监测手段？

心脏移植术后的患者进行非心脏手术时，其监测方面的要求和其他患者是相同的。在没有排异反应的情况下，移植心脏的功能一般相当良好，通常无创血压和常规监护就已足够。有创动脉和中心静脉血压监测一般只用于血流动力学不稳定或计划手术有指征时。进行必要的心内膜活检以监测排异反应时，应优先选择经右侧颈内静脉途径进行；如有可能，应使用左侧颈内静脉或锁骨下静脉作为中心静脉通道。若条件允许，可优先使用经食管超声心动图（transesophageal echocardiography，TEE）作为有创监测手段。

7. 哪些急救药物对心脏移植术后的患者可能有效？

只有直接作用的正性变力和正性变时效应的药物会立即起效。通常选择肾上腺素作为直接作用的强心药物。直接作用的变时性药物包括肾上腺素、异丙肾上腺素和多巴酚丁胺。起搏（经外部起搏电极或经静脉起搏导线）也是一种增加心率的方法。如前所述，阿托品不可能增加去神经支配移植物的心率。血管收缩药（包括去氧肾上腺素、去甲肾上腺素和血管加压素）直接作用于血管发挥作用，不受供体心脏去神经化的影响。大多数情况下，单次注射小剂量肾上腺素和去氧肾上腺素是有效的，必要时可作为一线药物来使用。

麻黄碱是一种非儿茶酚胺类拟交感神经药，对 α 与 β 肾上腺素受体同时具有直接和间接作用。麻黄碱的间接作用是由于其增加了去甲肾上腺素的释放。虽然麻黄碱用于心脏移植术后的患者是有利的，因为其部分作用必须等待随后去甲肾上腺素的释放，通常并不将其作为一线急症用药。

多巴胺具有直接和间接作用，是去甲肾上腺素的直接前体，并可引起去甲肾上腺素的释放。在心脏移植的患者中，人们主要期望多巴胺通过多巴胺受体发挥其直接的多巴胺能效应（如冠状血管和内脏血管的舒张）。其引起血管收缩的 α-肾上腺素能效应和针对心率和心肌收缩力的理想的 β-肾上腺素能效应只能源于随后释放的去甲肾上腺素。当充分考虑多巴胺的所有作用后，当紧急需要正性肌力和正性变时效应的药物时，多巴胺可能不是最佳的一线药物。

8. 对于心脏移植术后的患者，当拮抗神经肌肉阻滞时，需不需要使用抗胆碱药？

虽然给予心脏移植术后的患者乙酰胆碱酯酶抑制药（如新斯的明）后不太可能出现心动过缓，但应同时给予常规毒蕈碱类阻滞剂（如格隆溴铵）以预防非心源性胆碱能副作用（如支气管痉挛）。给予抗胆碱药的另一个原因是乙酰胆碱水平显著增高可在去神经支配的心脏中引起冠状动脉痉挛。尽管有证据表明新斯的明对心肌具有直接作用，在这类患者中给予新斯的明后，数例患者出现了心动过缓，但不应该因此在适当的时候不去逆转神经肌肉阻滞，因为长时间气管插管可能容易引起肺部感染。

推荐阅读

Backman SB, Ralley FE, Fox GS: Neostigmine produces bradycardia in a heart transplant patient. Anesthesiology 78:777, 1993.

Borkon AM. Morbidity following heart transplantation p. 249. In Baumgartner WA (ed.): Heart and Heart-Lung Transplantation. Saunders, Philadelphia, 1990.

Cameron DE, Traill TA: Complications of immunosuppressive therapy. p. 237. In Baumgartner WA (ed.): Heart and Heart-Lung Transplantation. Saunders, Philadelphia, 1990.

Diasio RB, LoBuglio AF: Immunomodulators: immunosuppressive agents and immunostimulants. p. 1291. In Hardman JG, Limbird LE, Molinoff PB, et al. (eds.): Goodman and Gilman's the Pharmacologic Basis of Therapeutics, 9th edition. McGraw-Hill, New York, 1996.

Kostopanagiotou G, Smyrniotis V, Arkadopoulos N, et al.: Anesthetic and perioperative management of adult transplant recipients in nontransplant surgery. Anesth Analg 89:613, 1999.

Shanewise J: Cardiac transplantation. Anesthesiol Clin North Am 22:753, 2004.

Stark RP, McGinn AL, Wilson RF: Chest pain in cardiac transplant recipients: evidence of sensory reinnervation after cardiac transplantation. N Engl J Med 324:1791, 1991.

病例11

冠状动脉旁路移植术

Menachem M. Weiner, MD

（倪雪珺　译　江伟　校）

问题

1. 心肌氧供需平衡的主要决定因素有哪些？
2. 如何治疗冠状动脉疾病以及围术期哪些药物应该持续使用？
3. 冠状动脉疾病患者麻醉前注意事项有哪些？
4. 冠状动脉旁路移植术的麻醉技术要点是什么？
5. 手术中如何进行心肌缺血的监测？
6. 非体外循环下冠状动脉旁路移植术和体外循环下冠状动脉旁路移植术各自的利弊有哪些？
7. 非体外循环下冠状动脉旁路移植术的麻醉特殊注意事项是什么？

患者，男性，72岁，既往有吸烟史、高血压病史、2型糖尿病及轻度肾功能不全病史。拟行非体外循环下冠状动脉旁路移植术（off-pump coronary artery bypass grafting，OPCAB）。术前心导管造影检查提示冠状动脉三支病变，其中左主干狭窄65%，左前降支中段狭窄95%，回旋支狭窄75%，右冠状动脉狭窄80%。经胸壁超声心动图提示左心室功能正常不伴有严重瓣膜畸形。用药包括口服美托洛尔、赖诺普利、阿司匹林、二甲双胍和舌下含服硝酸甘油。

1. 心肌氧供需平衡的主要决定因素有哪些？

一般来说，心肌摄取动脉血中65%的氧，而其他组织仅摄取动脉血中25%的氧。心肌只能通过增加冠状动脉的血流量来增加氧供，而不是通过增加氧的摄取。

心肌氧供的主要决定因素有以下几点：

- **冠状血管的解剖**　心肌的血供来自于左、右冠状动脉。右冠状动脉供应右心房、大部分右心室，右冠优势者（85%的人群）的右冠状动脉还发出后降支，供应室间隔及左心室下壁，同时还供应窦房结（60%的患者）以及房室结（85%的患者）。左冠状动脉分支成左前降支和回旋支。左前降支供应左心室室间隔和心室前壁，回旋支供应心室侧壁，左冠优势者（15%的人群）的左冠状动脉还发出后降支。
- **冠状动脉灌注压**（coronary perfusion pressure，CPP）CPP主要取决于主动脉和心室之间的压力差。在收缩期，由于左心室的压力接近于主动脉压，因此在此期间不产生CPP。左心室的灌注几乎完全在舒张期，而右心室在收缩期和舒张期间均有灌注。左心室的CPP等于主动脉舒张压（aortic diastolic pressure，ADP）减去左心室舒张期末压（left ventricular end-diastolic pressue，LVEDP）。

$$CPP = ADP - LVEDP$$

- **心率**　由于几乎所有的左心室灌注都发生在心舒期，因此心舒期的长短是决定冠状动脉灌注量的重要因素。心率增加导致心舒期缩短，从而减少了冠状动脉的灌注量。
- **动脉血氧含量**　为保证足够的氧供，血红蛋白浓度和血氧饱和度需达到最佳程度。但是最佳血红蛋白浓度和输血目标仍然存在争议。

心肌需氧量的主要决定因素有以下几点：

- **基础需氧量**　基础需氧量大约占了总体需氧量的20%。
- **左心室壁张力**　左心室壁张力（left ventricular wall tension，T）直接和心室内压（pressure，P）、心室内半径（radius，r）成正比，和室壁厚度（thickness，h）成反比：$T=Pr/2h$。增加前负荷（增加心室内半径）或增加后负荷（增加心室内压）都能造成左心室壁张力增加及心肌需氧量的增加。后负荷增加导致需氧量增加可通过增加 CPP 和氧供来代偿。

- **心率**　心肌需氧量会随着心率增快而增加。氧供的减少会增加心肌缺血的概率。
- **收缩力**　降低心肌收缩力可以减少需氧量，但是如果 CPP 减少，氧供也会减少。

2. 如何治疗冠状动脉疾病以及围术期哪些药物应该持续使用？

为了避免心肌缺血，必须保证心肌氧供和需氧量的平衡。用来治疗冠状动脉疾病（冠心病）的药物可以通过增加心肌的氧供或者降低心肌的需氧量来维持两者之间的平衡。

β-肾上腺素受体阻滞药

该类药物可以通过阻滞 β-肾上腺素受体从而降低心率（延长舒张期）并减少心肌收缩力。心肌耗氧量减少，同时冠状动脉灌注增加。β 受体阻滞药对于大多数的冠心病患者是有利的，尤其是针对心率较快的患者。正确适量地给予 β-肾上腺素受体阻滞药，可以有效地减少心肌需氧量并能降低各类心律失常的发生。美国心脏病学会/美国心脏协会（ACC/AHA）在围术期心血管评估与对策的指南中，针对术前已经在服用 β-肾上腺素受体阻滞药的非心脏手术患者建议继续服用此药，而针对具有 2 个及以上临床危险因素的高危心血管疾病患者（框 11-1）以及计划接受中、高危手术的患者同样建议使用该药物。

抗血小板药物

接受冠状动脉旁路移植术（coronary artery bypass grafting，CABG）的患者多数都正在接受抗血小板药物的治疗。对于冠心病患者，早期药物干预比较推荐使用阿司匹林。联合使用阿司匹林和氯吡格雷改善急性冠脉综合征的预后。许多接受 CABG 的患者事先会行冠状动脉支架植入术，联合使用阿司匹林和氯吡格雷可以预防早期支架内栓塞。CABG 术后患者经常接受抗血小板药物的治疗来降低术后心肌缺血相关并发症。CABG 术后，阿司匹林有很强的预防早期桥血管血栓形成的作用。但是，由于抗血小板治疗在有效抗缺血的同时，会相应地存在出血的风险，因此术前抗血小板治疗也存在很大的争议，使用时需要在两者之间衡量利弊。

冠状动脉支架术后需要接受非心脏手术的患者如果过早地停用了抗血小板治疗，则会增加支架栓塞、心肌梗死甚至死亡的风险。植入金属裸支架之后

框 11-1　临床危险因素（修订的心脏风险指数）

- 缺血性心脏病病史
- 充血性心力衰竭病史
- 脑血管疾病病史
- 糖尿病病史
- 肾功能不全

4～6 周、植入药物洗脱支架后 12 个月再进行择期非心脏手术是最为理想的。如果手术无法推迟，则需要和患者的手术医师、心脏科医生商议，谨慎考虑并权衡暂时停用抗血小板治疗和围术期出血两者间的利弊关系。如果存在出血风险，可以暂时停用氯吡格雷，但是阿司匹林应尽可能继续服用，且术后需要尽早恢复氯吡格雷的治疗。

3-羟-3-甲戊二酸单酰辅酶 A 还原酶抑制药（他汀类药物）

3-羟-3-甲戊二酸单酰辅酶 A（HMG CoA）还原酶抑制药最初主要用来降低血脂。这类药物有较强的抗炎和抗血栓形成的作用。他汀类药物能降低心脏术后心肌再灌注损伤。近期的 ACC/AHA 围术期心血管评估与对策的指南中建议，术前已在服用他汀类药物的非心脏手术患者可持续服用。而针对至少含有一个临床危险因素（框 11-1）需接受中危手术的患者，建议开始服用他汀类药物。术后停用他汀类药物是 CABG 术后增加住院死亡率的独立相关因素。

主动脉内球囊反搏泵

主动脉内球囊反搏泵是一种通过增加心排血量和心肌氧输送来提高心肌灌注的机械装置。在心脏收缩期自动放气以减少后负荷从而增加向前的血流。在心脏舒张期自动充气来增加流向冠状动脉的血流。这个过程能够降低心肌的需氧量并增加心肌的供氧量。术前对于含有高危因素并即将接受 CABG 的患者使用主动脉内球囊反搏泵能够改善预后。

3. 冠状动脉疾病患者麻醉前注意事项有哪些？

麻醉医师必须警惕患者的任何一种并发症并制订相应的麻醉计划。冠心病患者通常都合并有高血压、糖尿病、脑血管疾病以及慢性肾疾病。许多患者还有吸烟史。

高血压患者可能因为血管内血容量不足导致麻醉诱导后低血压的发生。患有严重糖尿病的患者可能合并自主神经和周围神经病变而导致无症状性心

肌缺血以及胃排空延迟，因此需当作“饱胃”患者来进行适当的预防处理。如果患者有明确的脑血管疾病，则需要维持较高的血压来保证足够的脑灌注压。慢性肾疾病的患者可能会影响某些药物的消除。

对于要接受CABG的患者来说，术前用药显得尤为重要。术前使用苯二氮䓬类和阿片类药物能减少患者焦虑情绪，以及减轻麻醉诱导前的操作（如血管穿刺）引起的疼痛。术前给药能够有效预防由焦虑和疼痛刺激引起心动过速所致的心绞痛发作。术前给药后，所有的患者均需要给予吸氧以及进行血氧饱和度、心电图和无创血压的监测。

4. 冠状动脉旁路移植术的麻醉技术要点是什么？

一般来说，全身麻醉是CABG最常用的麻醉方法，但也需要考虑到患者的个体差异性。在麻醉诱导和维持期间，通过静脉麻醉药、阿片类药物和吸入麻醉药物的不同组合使用均可达到满意的麻醉效果。对于进行CABG的患者，需要充分评估患者的左心室功能和冠状动脉的病变情况来选择合适的麻醉诱导方案。此外，为了达到快通道麻醉和早期拔管的需要，宜适当减少阿片类药物的剂量或尽可能选择短效的药物。

作为主要的麻醉技术或全身麻醉的辅助麻醉，胸段硬膜外麻醉在心脏手术中的应用逐渐增多。胸交感神经切除术有利于心脏和冠状动脉的循环。但在美国，由于更多考虑到在心肺转流中强化抗凝药物的使用可能导致灾难性的神经损伤风险，从而限制了该技术的常规应用。

近来越来越多的实验室和临床证据显示，吸入麻醉药能给行CABG的患者带来较大的益处。由于快通道麻醉技术的常规应用，吸入麻醉药已被作为心脏手术的主要麻醉药物。吸入麻醉药可保护心肌因缺血而引起的损伤，减少心肌缺血后的心肌梗死面积，其机制与缺血预处理相似。

5. 手术中如何进行心肌缺血的监测？

围术期心肌缺血的监测依赖于心肌缺血时心电图的变化、血流动力学的改变和经食道超声心动图（transesophageal echocardiography，TEE）发现新发的心室壁运动异常（regional wall motion abnormalities，RWMAs）。

- **心电图** 同时监测心电图 V_5（前壁）和Ⅱ（下壁）导联能够发现90%的心肌缺血事件。此外，心电图还能监测室性、房性心律失常——可能是心肌缺血的另一种表现。早期的心肌缺血通常表现为T波倒置伴随ST段压低。
- **经食管超声心动图** RWMAs是心肌缺血的最早征象，通常在冠状动脉灌注减少的数秒钟内即可发生RWMAs。TEE在心肌缺血的监测方面比心电图更为敏感。对所有接受CABG或OPCAB的患者均建议常规进行TEE监测。通常使用经胃短轴中乳头肌平面来监测左心室，因该平面能观测到由3支主要冠状动脉所灌注的心肌。术中监测RWMAs对心肌缺血的特异性不强，因它通常会受到诸如负荷的改变、心肌电传导的变化、体外循环后的起搏等非缺血性因素的影响。

6. 非体外循环下冠状动脉旁路移植术和体外循环下冠状动脉旁路移植术各自的利弊有哪些？

多年来CABG都在体外循环下完成，因为在体外循环下能够减少手术视野的出血及心肌运动对手术操作的影响。传统的体外循环和主动脉阻断引起全身炎症反应，从而导致血流动力学的不稳定，并且影响所有脏器的功能，尤其是心、肺和肾。在主动脉阻断、插管和近端静脉移植吻合过程中，来自主动脉的脱落栓子可造成脑功能障碍。OPCAB的开展与应用是为了减少传统体外循环和主动脉阻断所带来的不良临床后果。

心脏固定器可减少吻合部位心肌的运动来满足非体外循环下（off-pump）CABG的手术操作需要，尤其对多支病变的病例，有利于暴露心脏后壁的后降支及回旋支。这需要在心尖部放置吸引装置的同时，对血流动力学不产生严重的影响。大约30%的CABG能够在非体外循环下完成。

与传统的CABG相比，OPCAB是否能减少发病率和死亡率还存在争议。究竟哪项技术能给患者带来更大的益处还需要更多的研究。

7. 非体外循环下冠状动脉旁路移植术的麻醉特殊注意事项是什么？

与传统CABG相比，OPCAB术中更需要麻醉医师进行持续地强化关注。因为在OPCAB过程中，麻醉医师经常会遇到由于手术操作引起的血流动力学大幅度的波动。外科手术操作会造成心脏解剖上的改变，包括右心室的压缩及二尖瓣瓣环的改变。麻醉医师必须能够预期到各种可能的情况并且和手术医师及时沟通来减少上述改变对心脏及其他重要脏器造成的不良影响。有经验的外科医师在手术操作中造成的各种波动相对较小，并且能够简单地通过调整体位（头低位）、扩张血管容量、使用血管活性药物和正性肌力药物来纠正这些变化。然而，如果发生急性心肌缺血、没有认识到的右心室压缩或者严重的二尖瓣反流引起的严重变化，则需要紧急进行体外循环辅助。

对进行 OPCAB 的患者，麻醉技术操作和传统 CABG 相比没有太大差异。这是依赖于 OPCAB 的手术指征。高龄、严重的升主动脉病变、左心室功能低下及伴有多种并发症的患者，应该尽量避免进行传统的 CABG 和主动脉阻断，而应采用 OPCAB。

对于 OPCAB 患者的术中抗凝也存在一定争议。有些手术医师倾向于低剂量肝素化（如肝素 100～200 U/kg），以使活化凝血时间（activated clotting time，ACT）达到 250～300 s。然而，有些手术医师倾向于全量肝素化（如 300 U/kg），在手术过程中使 ACT 达到 480 s 以上。在术中需每 30 min 监测 ACT 一次，可通过使用肝素维持目标 ACT 值。

推荐阅读

Despotis GJ, Joist JH: Anticoagulation and anticoagulation reversal with cardiac surgery involving cardiopulmonary bypass: an update. J Cardiothorac Vasc Anesth 13(4 Suppl 1):18, 1999.

Fuster V, Moreno PR, Fayad ZA, et al.: Atherothrombosis and high-risk plaque: part I: evolving concepts. J Am Coll Cardiol 46:937, 2005.

Lombard FW, Mathew JP: Neurocognitive dysfunction following cardiac surgery. Semin Cardiothorac Vasc Anesth 14:102, 2010.

POISE Study Group, Devereaux PJ, Yang H, Yusuf S, et al.: Effects of extended-release metoprolol succinate in patients undergoing non-cardiac surgery (POISE trial): a randomised controlled trial. Lancet 371:1839, 2008.

Raphael J: Physiology and pharmacology of myocardial preconditioning. Semin Cardiothorac Vasc Anesth 14:54, 2010.

Schwann NM, Hillel Z, Hoeft A, et al.: Lack of effectiveness of the pulmonary artery catheter in cardiac surgery. Anesth Analg 113:994, 2011.

Shroyer AL, Grover FL, Hattler B, et al.: Veterans Affairs Randomized On/Off Bypass (ROOBY) Study Group: On-pump versus off-pump coronary-artery bypass surgery. N Engl J Med 361:1827, 2009.

第 2 部分

呼吸系统

病例 12

单肺通气

Steven M. Neustein, MD · James B. Eisenkraft, MD
（朱莹 译 姜虹 校）

问题

1. 描述肺切除术前麻醉评估。
2. 术中如何进行通气和氧合的无创监测？其工作原理是什么？
3. 单肺通气的适应证是什么？
4. 描述单腔气管导管和支气管堵塞器在单肺通气中的应用。
5. 如果使用双腔气管导管，该如何选择？是左支气管型还是右支气管型？
6. 描述放置双腔支气管导管的正确方法。
7. 如何评估双腔支气管导管的位置是否正确？
8. 置入和使用双腔支气管导管过程中相关的临床问题。
9. 和侧卧位单肺通气相关的并发症有哪些？
10. 单肺通气时肺的通气和灌注是如何变化的？
11. 单肺通气期间的低氧血症应如何处理？
12. 描述肺切除术后胸腔引流管的作用。
13. 描述常用的胸腔闭式引流系统。
14. 开胸术后可能发生的并发症有哪些？

患者，男性，70 岁，拟行左上肺叶肿块切除术，既往有长期吸烟史。

1. 描述肺切除术前麻醉评估。

术前评估首先从最基本的病史信息入手，使用所有麻醉药前需要这些信息，其次需判断患者是否处于耐受拟行手术的最佳生理状况，是否需要进一步的术前评估和准备，最后是预测肺切除术后患者的肺功能情况。具体的肺疾病的评估包括：咳嗽、咳痰、胸痛（可能是胸膜炎）、呼吸困难、气喘、上肢痛（源于侵犯臂丛的肺上沟瘤）、疲乏（源于肌无力综合征）、其他内分泌综合征（肿瘤分泌的激素导致），以及体重下降（和低蛋白血症相关）等病史。体格检查包括：听诊有无哮鸣音、湿啰音及干啰音。术前有哮鸣音者，可能需支气管扩张药的治疗；如合并有感染性痰液的话，则需抗生素的治疗。X 线胸片、层析成像、计算机断层扫描术（CT）、磁共振成像（MRI）可提供进一步的信息，如肿瘤的位置、相关的解剖结构以及可能对气道的侵犯。

肺功能检查有助于预测呼吸衰竭、右侧心力衰竭（肺源性心脏病）和肺不张的风险，并指导支气管扩张药的应用。肺活量测定法是一种无创检测方法，能提供关于肺容量及气体流速的数据。在使用支气管扩张药（如沙丁胺醇吸入剂）的前后测定气体流速可诊断可逆性阻塞性气道疾病。用药后流速提高，提示术前支气管扩张药调整恰当。

和肺功能检查相关的结果包括 1 秒用力呼气量（forced expiratory volume in 1 second，FEV_1），用力肺活量（forced vital capacity，FVC），最大通气量，以及残气量和肺总量的比值（residual volume to total lung capacity，RV/TLC）。根据手术所需切除的肺组织的多少，可算出术后预期（predicted post-operative，PPO）肺功能。如果 PPO FEV_1 ＞40％，则提示预后良好；如果 FVC＜50％的预计值或 RV/TLC＞50％的预计值，则提示高风险。

肺活量反映了呼吸的力学指标，而气体交换则通过测量一氧化碳弥散力（diffusing capacity for carbon monoxide，DLCO）来加以评估，PPO DL-CO＜40％提示肺实质功能减退，预示风险增加。

测量最大氧消耗（VO_2max）可评估心肺的储备功能。VO_2max＜10 ml/kg/min 提示极高危，而 VO_2max＞20 ml/kg/min 则风险较小。其他测定心肺储备的方法包括运动血氧测量法，即运动过程中脉搏氧饱和度（SpO_2），下降 4％则预示风险增高。

一种简单的测试方法是爬楼梯，不能爬1层以上者，提示风险增加，能爬3层以上者则提示风险降低。

如果肺功能检查结果较差，则需对肺功能的各项指标（通气、灌注、放射性肺活量测定法）分别进行测试，以便于计算PPO肺功能。最后，手术方案是全肺切除、肺叶切除还是肺楔形切除，需综合考量患者的全身情况后，再做出最终的临床决策。

2. 术中如何进行通气和氧合的无创监测？其工作原理是什么？

通气的目的是从肺内排出二氧化碳（CO_2）。平均体重70 kg的男性大约产生CO_2 220 ml/min，并维持动脉血二氧化碳分压（$PaCO_2$）在40 mmHg。如果CO_2排出受阻，或者生成增加而通气不能相应增加，则$PaCO_2$升高。动脉血气分析提供了最根本的通气监测，即$PaCO_2$。在肺内，CO_2弥散进入肺泡，在通气血流相匹配的区域，肺泡CO_2张力（P_ACO_2）约等于$PaCO_2$，采集P_ACO_2作为潮气末二氧化碳分压（$P_{ET}CO_2$）的样本，并经过各种技术分析，为$PaCO_2$提供无创的估算。总的来说，$P_{ET}CO_2$通常比$PaCO_2$低4～6 mmHg。生理死腔量增加或者肺泡通气降低可导致$PaCO_2$升高。

二氧化碳浓度监测仪是通过科学的方法测定并以时间-浓度点图来加以显示CO_2（二氧化碳描记图）。有很多方法可测定混合气体中CO_2的浓度，最常用的是红外光谱技术。虽然在过去也使用质谱法、红外声谱法、拉曼散射法等技术，但使用这些技术的监测仪已不再生产。红外光谱技术是基于CO_2的分子间键可以吸收波长为4.3 μm（4300 nm）的红外辐射波，CO_2分子数量越多，则辐射波的吸收越多。呼吸气体通过样品室（透明的小容器）时，波长4.3 μm的红外光线穿过样品室。光电探测器接受通过气体样品的光线，接受的量和透过样本气体中CO_2的张力成反比。该技术被广泛地应用，而气道内采集取样分为旁流和主流两种设计。

通过持续记录随时间变化的CO_2张力，单位时间内的最高值被设定为潮气末并定义为呼气，最低值被指定为吸气末并定义为吸气。连续二氧化碳浓度监测被认为是麻醉标准监测的内容，尽管有一定的局限性，但能连续的监测通气并能进行无创$PaCO_2$的评估。

最佳的氧合监测是通过采集动脉血的标本并分析氧分压（PaO_2）、血红蛋白（Hb）的氧饱和度（饱和分数，也就是O_2Hb/总Hb）以及总血红蛋白。动脉血的氧含量（CaO_2）通过以下公式获得：

$$CaO_2=[(Hb\times1.34\times SaO_2)+(PaO_2\times0.003)]$$

只需将参数带入公式即可计算标准的氧含量，假设患者呼吸空气，SpO_2为97%，PaO_2为97 mmHg，则：

$$\begin{aligned}CaO_2 &= [(15\times1.34\times0.97)+(97\times0.003)]\\ &=19.5+0.29\\ &=\text{约为 20 ml 氧/100 ml 血液。}\end{aligned}$$

但是这种计算需要采集动脉血标本，是有创的操作。

最常见的无创氧合监测是使用脉搏氧饱和度仪，这也属于麻醉标准监测的内容。脉搏氧饱和度仪结合了两种技术：①使用分光光度法检测氧合及去氧的血红蛋白，②光体积描记法。后者主要探测光通过组织时搏动性成分的变化。每个脉搏氧测量探头有两个发光二极管，分别发射两种波长为660 nm和940 nm的光线，并有一个光电探测器。通过测定与搏动相关的660 nm及940 nm处红外光的吸收比值，并运用由经验获得的运算法则来计算得出的数值被定义为脉搏氧饱和度（SpO_2）。当血氧饱和度在70%～100%的范围内时，脉搏氧饱和度仪的读数误差大约为±2%。当血氧饱和度更低时，则其精确性下降。但无论如何，脉搏氧饱和度对血氧饱和度趋势变化的监测仍是有价值的。只有当组织灌注极差（如低心排量时血管收缩、四肢冰冷）、静脉搏动、严重的外周血管性疾病、血管内注入染料、血红蛋白异常、使用特定的指甲油以及特定色素沉积时，脉搏氧饱和度仪的精确度才会受到影响或无法监测。对脉搏氧饱和度仪的读数有疑问时，需抽取动脉血标本，在实验室通过联合血氧测量计进行血液气体张力以及血氧饱和度的分析。

3. 单肺通气的适应证是什么？

单肺通气是用来隔离和保护健侧肺，避免来自患侧肺的污染，或仅用于单侧肺通气。需要肺隔离的指征包括：预防血液或脓液向健侧肺的倒灌及支气管肺泡灌洗。出血或感染性物质可能会感染健侧肺的情况包括支气管扩张、肺脓肿以及咯血。控制通气在两肺间的分布有助于提高胸腔手术野的暴露。对一侧肺有巨大囊肿的病例，经单腔气管导管进行正压通气存在一定的风险，通气过程中可能通过支气管胸膜瘘丧失一部分潮气量，也可能造成气胸。在肺切除术、胸腹降主动脉瘤修补术、食管中上部病灶切除的手术中，单肺通气能改善手术野的暴露。单肺通气技术也用于可视化辅助的胸腔镜手术，因为内窥镜下手术时医师很难对膨胀的肺进行操作。

4. 描述单腔气管导管和支气管堵塞器在单肺通气中的应用。

支气管堵塞器是经由单腔气管导管放置的。在支气管镜检查中，通过单腔气管导管放置支气管堵塞器避免了术中原来必须将单腔管换成双腔管（double-lumen tube，DLT）的需要。这也避免了手术后用双腔管取代单腔管的过程。在支气管镜检查的过程中这种技术非常有用，并且对已插管的患者，该技术更受偏爱。使用支气管堵塞器要求单腔管有足够的内径，足够粗的管径才能允许堵塞器和纤维支气管镜从腔内置入，并用纤维支气管镜进行定位。气管内导管不能过于接近气管隆嵴，尤其在左侧胸腔手术时，因为过于接近的话，将没有足够的空间进行操作以引导支气管堵塞器进入左主支气管中。在操作中可能需要旋转气管导管，以使导管的斜面对准左主支气管，并将患者的头转向右侧，以便将支气管堵塞器送入左主支气管内。

常用的支气管堵塞器有 Uniblocker（Fuji Systems，Tokyo，Japan）、Cohen blocker（Cook，Bloomington，IN），以及 Arndt blocker（Cook）。最早商业用的支气管堵塞器是 Univent 管（Fuji Systems）。Univent 管包含单腔管和内置支气管堵塞器，其单腔管上带有一狭窄管腔，经该管腔，带气囊的支气管堵塞器可被引导进入右或左主支气管。当支气管堵塞器的气囊不充气并处于回缩状态时，按常规置入气管内导管。而后将单腔管向需放置堵塞器的支气管方向旋转 90°，在纤维支气管镜的引导下将支气管堵塞器送入支气管内。堵塞器气囊充气，听诊双肺呼吸音以确认肺隔离完全。而后支气管堵塞器气囊放气，并将导管和麻醉回路脱开，以便快速的让肺萎陷。肺成功萎陷后，重新连接麻醉回路并给堵塞器气囊充气，以实现一侧肺通气，另一侧肺萎陷。Univent 管的堵塞器 Uniblocker 现在作为一种患侧堵塞器被应用，其近头端处是弯曲的。由于支气管堵塞器的管腔很小，相比双腔管的大管腔，肺萎陷的速度要慢得多。支气管堵塞器比双腔管更容易移位，尤其是放置在右侧时，因为这个位置更接近气管隆嵴。左主支气管相对有较大的空间可容纳支气管堵塞器的气囊。

5. 如果使用双腔气管导管，该如何选择？是左支气管型还是右支气管型？

对于这个问题没有一个肯定的答案。双腔管的选择取决于在哪一侧开胸。通常谨慎起见，选择放置左侧的双腔管。对于成人而言，左主支气管长 5～6 cm，而右主支气管仅长 1.5 cm。相较于左上肺叶，右上肺叶的开口更容易被支气管导管的套囊意外地封堵住。左肺切除术需要右肺持续通气，而在右单肺通气过程中，右上肺叶支气管的阻塞容易造成低氧血症。也正是因为这一原因，不论手术位于哪一侧，一些麻醉医师常规选择左侧 DLT，除非有左侧 DLT 插管的绝对禁忌证、左主支气管病变或左主支气管属于手术野的一部分，如袖状切除时。如果左侧 DLT 置入过深，致左上肺叶通气不佳，也会导致低氧血症。

一些麻醉医师常规选择与切除肺同侧的支气管型双腔管。这样的选择，即使支气管导管阻塞上肺叶开口也不太会导致低氧血症的发生，因为这一侧是单肺通气时肺萎陷的一侧，而持续氧合是经由主气管腔进行的。同时，胸腔关闭前会给患侧剩余肺叶充气，则在直视下就可以观察支气管导管的位置是否正确。如果上叶肺不能充气膨胀的话，则将支气管套囊放气，通气由导管的气管腔完成。或者将双腔管后退直至支气管腔的远端邻近上叶支气管的开口，或后退至 DLT 支气管管腔的侧口正对上叶支气管开口。在全肺切除病例中，在分离主支气管前，位于同侧的支气管插管必须后退直至导管远端进入气管内。同样当插管侧支气管涉及手术时，也需要适时后退导管。

有小部分麻醉医师则会做出不同的选择，即选择将支气管导管插入非手术侧。这种策略可防止双腔管对病变侧支气管的损害。然而，正如之前所讨论的那样，在左肺切除时，插入右支气管导管，单肺通气过程中可能出现低氧血症。这种选择对于全肺切除或袖状切除术来说是明智的，因为手术不会受到导管位置影响。

6. 描述放置双腔支气管导管的正确方法。

能够轻松通过声门的最大号的双腔管是首选。放置大管径双腔管的优点如下：

- 支气管导管气囊的充气量可减少。
- 大的管腔有利于吸引。
- 支气管内导管远端不容易移位。

透明的一次性聚氯乙烯 Robertshaw 型 DLT 的大小型号有：41 F、39 F、37 F、35 F 和 28 F（French size＝导管的外径 mm×3）。成人常用的型号是 39 F、37 F 和 35 F。

双腔管比单腔管体积大，有弧度的喉镜片比直喉镜片能提供更大的空间以便双腔管的置入。然而，在有些患者中可能需要直喉镜片的暴露，可视喉镜也利于双腔管的置入。

诱导用药的选择是基于患者的身体状况。非去极化肌松药比琥珀胆碱提供更长的肌肉松弛时间，更持久的肌松条件有利于双腔管的放置。

DLT 经口置入，置入时导管远端（支气管端）斜面朝前，当支气管的套囊通过声门后，助手帮助拔去管芯，导管向所要放置的一侧支气管旋转 90°，并继续向内送入直至遇到阻力或者导管进入的深度为距离口唇 27～30 cm 处停止。如果导管进入了非计划一侧的支气管，则将导管后退至气管内，将纤维支气管镜经由 DLT 的支气管管腔进入并引导导管进入计划一侧的支气管。而后给气管套囊注气，并检查导管的位置是否正确。

7. 如何评估双腔支气管导管的位置是否正确？

插管后和侧卧位后均必须立刻检查双腔管的位置是否正确。首先，气管套囊注气，经双侧管腔给患者的肺通气。除非一侧肺有严重疾病，双腔通气时应能听到双侧呼吸音，看到双侧胸廓运动，并且两侧管腔内均可看到雾气，套囊周围应无漏气。连接二氧化碳监测可看到呼气末二氧化碳波形。插管后能看到上述现象说明气管管腔的远端位于气管内隆嵴上，如果仅有单侧呼吸音及单侧胸廓运动，提示导管插得太深，气管管腔的开口进入支气管内，并且进入了有呼吸音的那一侧支气管。在这种情况下，需将气管套囊放气，并后退导管直至双侧通气建立。

然后，给支气管套囊充气，充气量小于 2 ml，钳夹紧气管管腔，打开气管管腔的帽盖。此时通气，应能看到插入支气管导管一侧的胸廓上抬，并听到清晰的呼吸音，这些检查提示操作者支气管导管位于哪一侧（图 12-1）。如果双侧胸廓上抬并闻及双侧呼吸音，说明支气管管腔的开口接近气管隆嵴（图 12-2）。如果出现单侧呼吸音且试图插管的支气管对侧胸廓上抬，说明导管位置错误（图 12-3）。如果导管进错位置，则需先将两个套囊放气，而后将导管后退，直至支气管导管远端退回到气管内，重新旋转导管并向前推进直至遇到阻力。另一种方法是，纤维支气管镜经支气管管腔进入，看到隆嵴后，直视下将纤维支气管镜送入计划插管一侧的支气管，而后由纤维支气管镜引导送入导管直至遇到阻力。如果气管插管较容易，也可整个拔出导管重新置管，而不必在患者气管内进行调整。

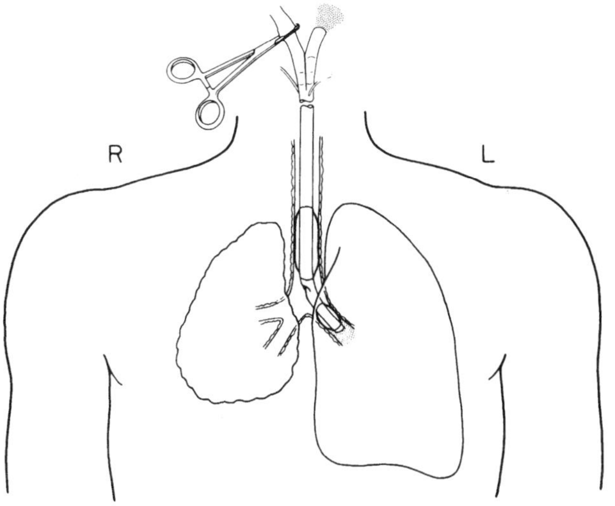

图 12-1　左支气管导管放置正确，肺隔离完成

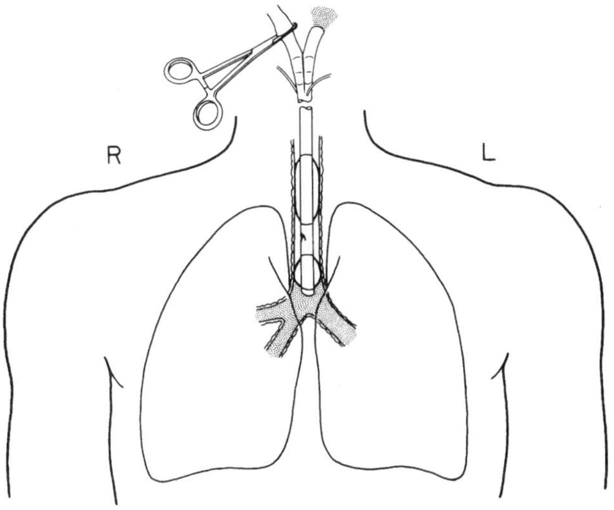

图 12-2　左支气管导管放置过浅

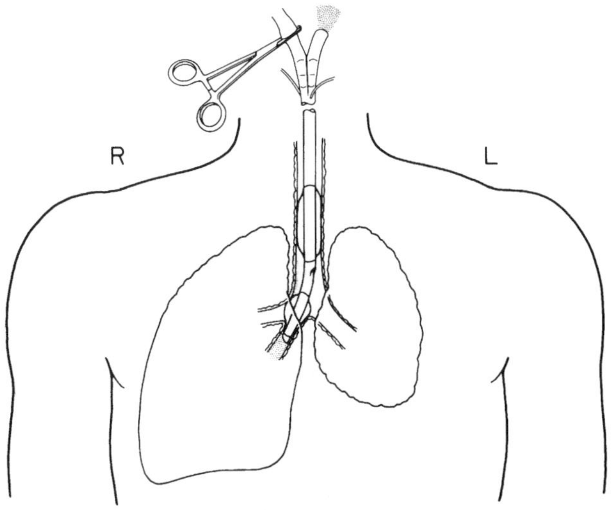

图 12-3　左支气管导管插入右侧支气管中

右支气管导管比较容易插入正确的一侧（右侧），左支气管导管极易送入错误的一侧。左支气管导管不允许用于对侧，因为左支气管导管没有相应

的右上支气管的开口。将患者的头向右侧旋转，正如左侧硬支气管镜操作的那样，有助于导管进入左主支气管。

当支气管管腔被钳夹时，对肺进行通气，仅能在计划置管的支气管的对侧闻及呼吸音并看到胸廓运动，说明导管被送入正确的支气管（图 12-4）。操作过程中无法通气则提示导管位置不佳，或者是置管太深，气管导管开口进入支气管（图 12-5），或者是置管太浅，导管远端没有进入支气管而留在气管内（图 12-6）。给支气管套囊放气，保持支气管管腔被钳夹，若导管进入支气管过深时，则显示一侧肺通气（图 12-7）。若导管置入过浅且在气管内，则显示双侧通气（图 12-8）。若支气管插管的对侧肺和同侧的上叶肺通气，则说明支气管导管的套囊已经越过上叶支气管的开口，则需将导管后退。

尽可能使用可弯曲纤维支气管镜对导管的位置进行精确评估，纤维支气管镜从气管管腔进入应能显示隆嵴，并且在主支气管开口处恰能看到一小部分蓝色的支气管套囊。若看到导管越过隆嵴进入支气管，却没有看到支气管的蓝色套囊，说明导管进入支气管过深。纤维支气管镜从支气管管腔进入应显示完

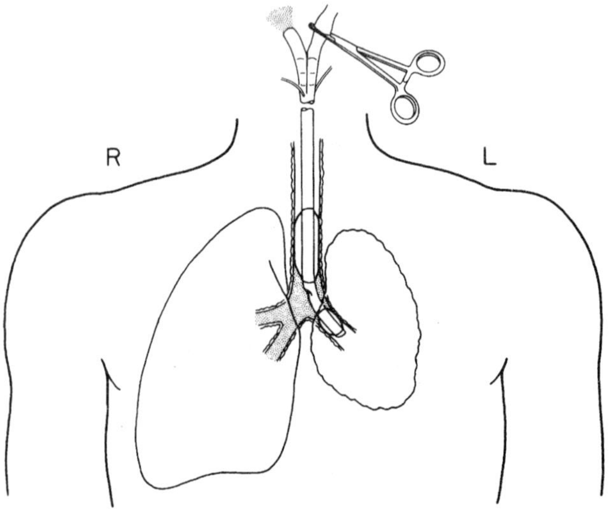

图 12-4 左支气管导管放置正确，并对右肺进行单肺通气

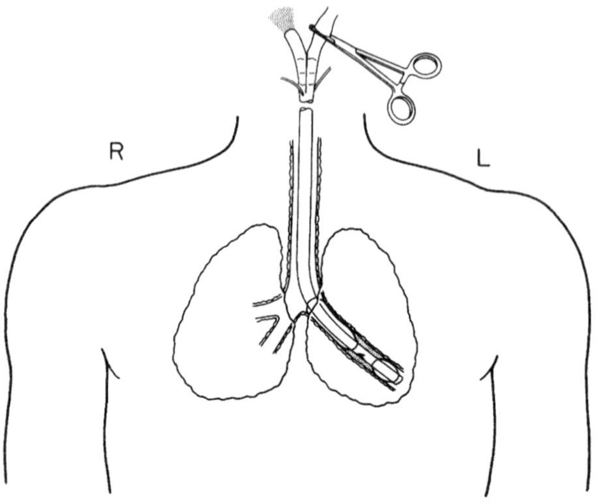

图 12-5 左支气管导管进入左主支气管过深（双套囊充气）

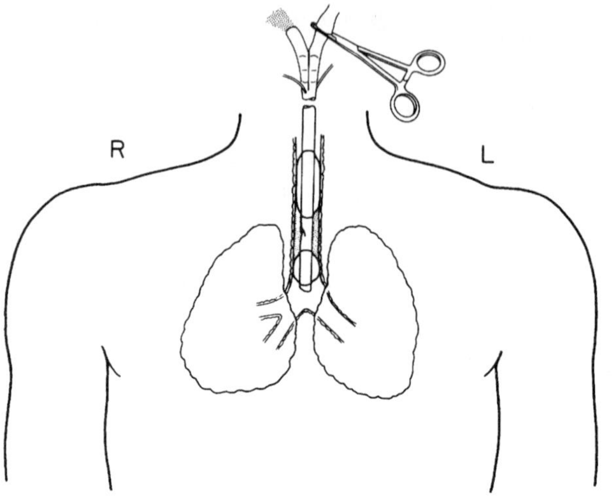

图 12-6 左支气管导管置入太浅在气管内（支气管套囊充气）

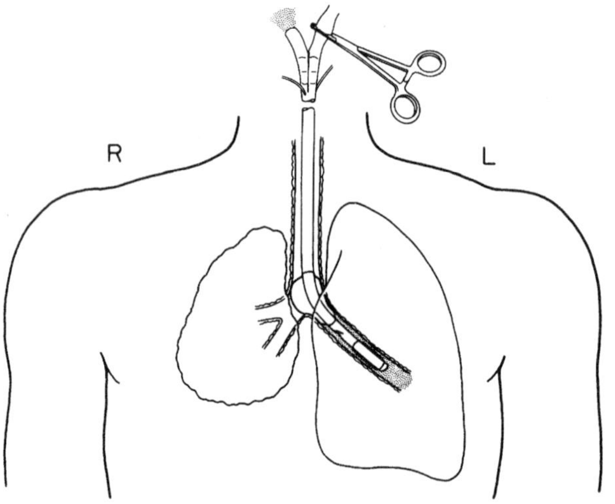

图 12-7 左支气管导管进入左主支气管过深（仅气管套囊充气）

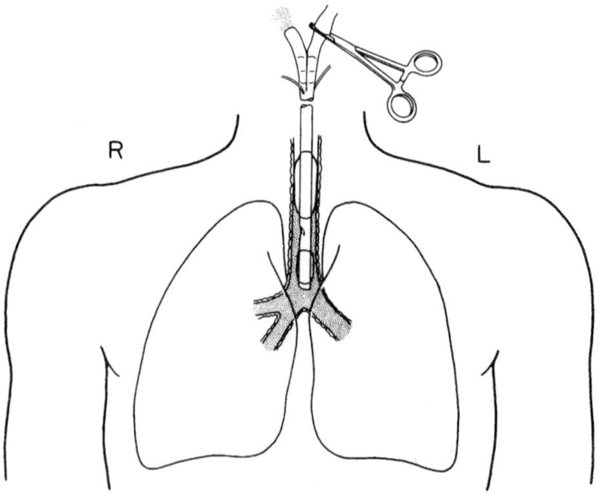

图 12-8 左支气管导管置管太浅（支气管套囊放气）

整的支气管结构并且管腔未被套囊所阻塞。如果支气管管腔远端开口紧贴支气管管壁，则给该侧肺通气比较困难，因为双腔管没有墨菲眼。如果看到支气管隆嵴则说明导管位置没有过深。如果是右侧导管，纤维支气管镜检查应看到侧开口正对右上叶支气管的开口。如果纤维支气管镜从气管管腔进入未能看到气管隆嵴，则进管可能太深、太浅，或进入了非计划侧的支气管内。如若进管过浅，将支气管套囊放气后应能看到隆嵴。如果导管进入对侧支气管，则将支气管套囊放气不会看到隆嵴，而会看到对侧支气管的解剖结构。举例说明，如为左支气管导管嵌入右侧支气管，则支气管套囊放气后看到的是支气管的中间部（右上叶、右中叶和右下叶支气管）。

8. 置入和使用双腔支气管导管过程中相关的临床问题。

取决于导管错位的类型以及手术的部位，常见的有低氧血症和术野暴露不良。在支气管胸膜瘘的手术病例中，肺隔离不佳将导致潮气量的丢失、高碳酸血症和低氧血症。在肺出血或积脓的手术病例中，肺隔离不佳将导致健侧肺被污染，术中健侧肺处于下垂位置，受重力影响，出血或积脓易于转移至健侧。

用力将支气管导管送到支气管的远端或者给支气管套囊充气过多，将导致支气管出血甚至穿孔。支气管由于病理疾病（例如纵隔肿瘤）而变得脆弱，更容易造成破裂。降主动脉瘤可侵犯左主支气管，如果支气管导管送管过于用力，超过受侵犯部位的抵抗力，则容易造成支气管破裂。套囊，特别是支气管套囊，在没有放气前移动导管将造成气道的损伤。

9. 和侧卧位单肺通气相关的并发症有哪些？

侧卧位是肺切除术的常见体位，需要手术的一侧肺置于上面。侧卧位的心肺并发症主要还是和患者的术前心肺情况相关（框 12-1）。

在摆放侧卧位前，需对患者加深麻醉并使肌松完全，防止摆放过程中呛咳、高血压以及心动过速。下面的肺灌注较好，而上面的肺受重力对肺血流分布的影响灌注较差。

对清醒自主呼吸的患者，下肺的通气比上肺的好，这主要是由位于下面半侧膈肌的有效收缩造成的。由于腹腔内容物向头端挤压，下半侧的膈肌形成巨大的曲面（拉伸张力）。

框 12-1 胸腔手术侧卧位相关并发症

摆放体位时呛咳，心动过速，高血压
血液淤积于下侧肺时出现低血压
通气血流比失调致低氧血症
位于下侧肺的间质性肺水肿（下肺综合征）
臂丛和腓神经损伤
单眼失明
外耳道缺血
腋动脉受压

而在麻醉和肌松状态下的患者，通气主要分布到上肺，而灌注仍优先分布到下肺，则造成通气血流比失调。麻醉诱导所致的肺容量降低又使得上肺的容量-压力（顺应性）曲线移动到顺应性更好（斜面更陡）的位置。随着膈肌的松弛，腹腔内容物对下肺活动度的影响远大于对上肺的影响。一旦胸腔打开，上肺的顺应性进一步提高，通气增强，而来自纵隔和侧胸壁的压力加剧损害了下肺的顺应性，减少下肺的通气。臀部及腋下的垫枕能上抬胸壁，使之离开手术床面，也因此能改善下肺的通气。

长时间保持侧卧位将使得液体向下肺渗出，导致间质性肺水肿，即下肺综合征。静脉输入大量的液体增加左房的压力，导致液体进一步渗出。

由压力和拉伸导致的外周神经损伤也屡有发生，给下肢垫上柔软的衬垫，在腋下放置垫枕有助于防止臂丛和腓神经的损伤。下侧的眼睛需防止被头垫挤压，向下一侧的外耳郭要防止翻卷受压。选择下侧的手臂行动脉置管，当下侧腋动脉受压时，通过持续监测的动脉压力变化就能立刻发现。

10. 单肺通气时肺的通气和灌注是如何变化的？

侧卧位双肺通气时，通气优先分布到上侧肺，而灌注主要是向下肺分布的。当上肺萎陷后，该侧无通气，但灌注仍存在。经过萎陷肺的血流没有在肺泡内进行气体交换，称为分流。这部分未氧合的静脉血（分流血）和通气侧肺中氧合的血液汇流后注入肺静脉以及左心房，导致全身血氧张力的降低。单肺通气时，和同等程度氧合所受的影响相比，CO_2 交换几乎不受影响。这是因为 CO_2 很容易经通气侧肺的肺泡-毛细血管膜进行扩散。

此外，高碳酸血症相较于低氧血症也更易耐受。单肺通气时，上肺的肺血流减少，这也倾向于降低分流系数（框 12-2）。重力作用、手术的挤压以及萎陷侧肺血管的结扎都使得上肺的血流减少。上肺肺

框 12-2 单肺通气时的通气血流效应

侧卧位
　下肺灌注更佳
双肺通气
　上肺通气更好
　下肺灌注更好
上肺萎陷后
　上肺通气被排除而下肺成为通气好的区域
　下肺的灌注较好，但上肺仍有残余灌注造成分流
　肺泡低氧及其他因素引发 HPV
　CO_2 交换所受影响很小

不张导致的肺泡低氧刺激产生低氧性肺血管收缩(hypoxic pulmonary vasoconstriction，HPV)，这也导致血流进一步向下肺（通气侧肺）的分布。HPV 是一种局部机制，收缩肺血管并引导肺血流流向肺内能更好氧合（通气）的部位，仍然残存在肺低氧区的血流组成了真正的分流。HPV 的刺激与混合静脉血氧分压（mixed venous blood，$P_{\bar{v}}O_2$）和 P_AO_2 相关。有效的 HPV 大约能降低 50%左右低氧区的肺血流，减少分流并提高 PaO_2。

大量的体外和在体动物实验表明，HPV 作用能被强效的吸入麻醉药和血管扩张药所抑制。而静脉麻醉药如氯胺酮、阿片类药物和苯二氮䓬类药物对 HPV 没有抑制作用。在临床上麻醉药对 HPV 的作用很难明确，因为在患者接受手术时存在很多混杂变量。如果是继发于分流的低氧，使用瑞芬太尼可减少吸入性麻醉药的使用，从而减少其对 HPV 的影响（框 12-3）。

11. 单肺通气期间的低氧血症应如何处理？

在过去，单肺通气期间对通气侧肺使用大潮气量（10～12 ml/kg）以预防肺不张，气道压力的增加也减少了肺毛细血管的液体渗出。然而，气道压力过高会增加通气侧肺的血管阻力（pulmonary vascular resistance，PVR），并且使得血流向手术侧肺分布。大潮气量还会造成与气道压过高相关的容积伤和气压伤，进而导致急性肺损伤。目前大部分的麻醉医师会按理想体重 5～8 ml/kg 来设置潮气量。小潮气量联合呼气末正压通气（positive end expiratory pressure，PEEP）可预防通气侧肺的肺不张。

框 12-3 影响低氧肺血管收缩的因素

抑制 HPV 的因素
　$P_{\bar{v}}O_2$ 增加
　强效吸入麻醉剂（在对人类的应用中有争议）
　血管扩张剂（如硝酸甘油，硝普钠）
　β_2 受体激动药（如异丙肾上腺素）

对 HPV 影响不明显的因素
　氯胺酮
　阿片类药物
　苯二氮䓬类

通气频率的调整主要用以维持 $PaCO_2$ 接近 40 mmHg；这一频率往往和双肺通气时的呼吸频率相似。单肺通气时使用 100%的纯氧，纯氧的好处通常大于其可能产生的风险。只要患者能耐受，吸入氧浓度（fraction of inspired oxygen，FiO_2）也可调节至更低一点。使用博莱霉素的患者有氧中毒的风险，需接受能维持氧合的最低 FiO_2。

临时给予 100%的氧，对手术侧肺进行膨胀并通气，能迅速纠正动脉氧饱和度的急剧下跌。低氧血症发生的原因需要思考并纠正。可能的病因如下：

- DLT 位置不正
- 导管扭曲
- 分泌物
- 下肺（通气侧肺）气胸
- 支气管痉挛
- 低心排血量
- 低血压
- 低 FiO_2
- 通气不足

找不到低氧血症的明确病因时，手术侧肺分流是最可能的原因。可给予手术侧肺 5 cmH_2O 的持续气道正压通气（continuous positive airway pressure，CPAP)。手术侧肺的 CPAP 能使肺泡张开并进行气体交换，允许经手术侧肺的血流氧合。压力为零的氧气的吹入并不能提高 PaO_2，而使用大于 10 cmH_2O 的 CPAP 则会妨碍手术野的暴露。CPAP 通常能有效地使 PaO_2 恢复到安全水平。但 CPAP 会干扰电视辅助胸腔镜的手术，在这种情况下首先考虑对通气侧肺实施 PEEP。

如果功能残气量（functional residual capacity，FRC）低的话，给予通气侧肺 PEEP 有助于增加 FRC 至正常并减少通气侧肺的 PVR，从而提高氧合。然而，过度地增加 FRC 反而会增加通气侧肺的 PVR，从而减少通气侧肺的血流。其他的治疗模式包括对手术侧肺进行间歇性的给氧通气并钳夹手术侧肺的肺动脉以减少分流（框 12-4）。

框 12-4 单肺通气时预防和治疗低氧血症

按理想体重 5～7 ml/kg 对通气侧肺设置潮气量，并设置 PEEP 为 5～10 cmH_2O
使用纯氧
周期性用 100%的氧给手术侧肺充气
寻找低氧血症的原因
- DLT 位置不正
- DLT 扭曲
- 分泌物
- 气胸
- 支气管痉挛
- 低心排血量
- 低 FiO_2
- 通气不足

给手术侧肺 5～10 cmH_2O 的 CPAP
如果可行，增加 PEEP
在肺切除过程中如能暴露上肺的肺动脉，则给予钳夹

CPAP，持续气道正压通气；DLT，双腔管；FiO_2，吸入氧浓度；PEEP，呼气末正压通气

12. 描述肺切除术后胸腔引流管的作用。

关胸前，放置胸腔引流管用以排除积气和积液并保持肺组织膨胀。一根引流管放在肺尖的前方用以排气，另一根放在后方用以排除液体。胸腔引流管连接负压为 15～20 cmH_2O 的水封瓶（吸引）。不恰当的吸引，例如气体从胸膜腔排除的速度低于胸膜腔漏气的速度，则会造成张力性气胸。全肺切除后不一定放置胸腔引流，因为该侧已经没有剩余的肺需要复张。

13. 描述常用的胸腔闭式引流系统。

有几种不同的引流装置可选，最常用的一次性使用胸腔闭式引流装置是改良的三室系统。它包含一个水封的腔室，一个带水的低负压的压力调整室，以及一个干燥的隔离气体的腔室。压力调整室的作用是在负压过大时允许大气进入瓶中。仅使用一个干燥的隔气瓶（单瓶装置）引流的话，可能造成外界气体逆向进入胸膜腔，或造成吸引管道的污染。

钳夹胸腔引流管是危险的，因为这将导致气体和液体在胸腔内积聚。将水封瓶举高至高于患者也是不建议的，因为这样有可能导致水封瓶中的水流入胸膜腔。当胸腔引流管不畅时，可通过“挤”或“捏”的动作来使之通畅（从两个方向，朝向胸腔的方向及远离胸腔的方向来回挤压导管）。

14. 开胸术后可能发生的并发症有哪些？

术后氧合下降的最常见原因是肺不张。而呼吸衰竭是最多见的严重并发症。接受胸腔手术的患者术前往往有吸烟史和肺部疾病，这些本身就是呼吸衰竭的高危因素。

呼吸衰竭多由肺水肿引起的，肺水肿可以是心源性的或非心源性的。复张性肺水肿通常仅限一侧，在慢性肺不张的患者中，突然从胸膜腔移去大量的液体和气体易发生复张性肺水肿。复张性肺水肿罕见发生在进胸手术肺隔离后的短时间内，除非患者术前就存在肺的萎陷。其病因可能和快速复张引起的毛细血管通透性增加有关，和再灌注损伤相似。

胸腔手术后心律失常的发生率很高。窦性心动过速（窦速）、心房颤动（房颤）以及室上性心动过速（室上速）是较常见的几种心律失常类型，可能的病因包括手术操作涉及心脏、肺动脉高压致左房扩张以及低氧血症，在合并心脏病的患者中尤易发生。

肺切除术后也可并发右侧心力衰竭（右心衰竭）。右心衰竭可能是由右心室后负荷增加所致，也可能是由右心室收缩功能下降所致，或与两者都相关。如果肺血管是正常的、可扩张的，则残余肺血管网能容纳所有的肺血流，而肺动脉压力仅增加很少一部分。如果肺动脉压明显增加，则有右心衰竭的可能，因为右心壁相对较薄。传统的治疗包括肺血管扩张药和正性肌力药物支持，使用儿茶酚胺类药物及磷酸二酯酶抑制药。一氧化氮的应用对肺切除术后的肺高压是有优势的，因为它对体循环的血管没有影响。

心脏疝是一种较少的并发症，可发生在开放心包的肺切除术后，此类手术用于治疗支气管来源的肿瘤或当肿瘤侵犯肺门时。心脏可经心包缺损处疝出到胸部的空腔中，心脏嵌顿可阻碍血液流动，进而导致心血管衰竭。右进胸心包内肺切除术后，心脏的嵌顿阻塞上腔静脉，导致上腔静脉综合征。而左进胸心包内肺切除术后，心尖可能从心包薄弱处疝出，心室的一部分由于嵌顿而出现肿胀。导致血流受阻及局部缺血，进而引发心肌梗死（心梗）和心搏骤停。

经心包内肺切除术后，患者不能摆放手术侧位置在下方的体位，重力可使心脏向下经心包薄弱处疝出到空的一侧胸腔中。一旦发现心脏疝出，需立刻将患者置于手术侧向上的侧卧体位，这样可改善心功能，通常需要手术处理。

可发生明显的术后出血，其诊断依据主要是引流瓶内的引流量。如血液持续丢失的速率大于 100 ml/h，则有手术探查的必要。如出血量大，引流血液的压积可能超过 20%。如果有大量出血而引流管内却无引流，多是因为引流管被血凝块所堵塞。这样的病例就可能进一步发展为张力性血胸或气胸。

肺叶扭转，在胸片上表现为该肺叶不张或肺叶

实变及肺叶位置的改变，这样的病例需要立刻手术矫正。将扭转的肺叶或肺复位后，会有大量的血清渗出液经复位后的支气管进入健侧肺，故需对健侧肺进行吸引。诊断不及时可能导致需要行肺叶的切除术甚至患者死亡。

漏气可以从胸腔闭式引流的水封瓶中溢出的气泡检测到。引起漏气的缺损在术后通常可自行愈合，并消除漏气。恢复自主呼吸和吸气时负压有助于减少漏气并促进缺损处愈合，缺损处不能愈合将会导致支气管胸膜瘘（bronchopleural fistula，BPF），这将是术后2周内非常严重的并发症。在极少的情况下，BPF可以延迟出现，此类患者需要放置胸腔闭式引流装置以提供适当的引流并促进BPF的关闭。大部分BPF患者需要手术矫正，并且需要双腔管插管和肺隔离。

神经损伤的出现是继发于手术体位压迫或手术创伤。臂丛或尺神经的压迫损伤多继发于体位压迫。而手术会导致肋间神经、胸长神经、胸背神经的损伤。由体位造成的神经损伤大部分都能消退，但完全愈合需要3～6个月（框12-5）。

框 12-5 开胸术后的并发症

- 呼吸衰竭
  - 肺不张
  - 肺水肿
    - 心源性
    - 非心源性（复张性）
- 心律失常
  - 窦性心动过速
  - 心房颤动
  - 室上性心动过速
- 右侧心力衰竭
- 心脏疝
- 出血
- 肺叶扭转
- 支气管胸膜瘘
- 神经损伤
  - 臂丛神经
  - 尺神经
  - 胸长神经
  - 胸背神经

推荐阅读

Alvarez JM, Panda RK, Newman MA, et al.: Postpneumonectomy pulmonary edema. J Cardiothorac Vasc Anesth 17:388, 2003.

Amar D, Munoz D, Shi W: A clinical prediction rule for pulmonary complications after thoracic surgery for primary lung cancer. Anesth Analg 110:1343, 2010.

Benumof JL, Augustine SD, Gibbons JA: Halothane and isoflurane only slightly impair arterial oxygenation during one-lung ventilation in patients undergoing thoracotomy. Anesthesiology 67:910, 1987.

Benumof JL, Partridge BL, Salvatierra C, et al.: Margin of safety in positioning modern double lumen endobronchial tubes. Anesthesiology 67:729, 1987.

Brodsky JB, Adkins MO, Gaba DM: Bronchial cuff pressures of double-lumen tubes. Anesth Analg 69:608, 1989.

Brodsky JB, Lemmens HJM: Left double-lumen tubes: clinical experience with 1,170 patients. J Cardiothorac Vasc Anesth 17:289, 2003.

Buniva P, Aluffi A, Rescigno G, et al.: Cardiac herniation and torsion after partial pericardiectomy during right pneumonectomy. Tex Heart Inst J 28:73, 2001.

Cable DG, Deschamps C, Allen MS, et al.: Lobar torsion after pulmonary resection: presentation and outcome. J Thorac Cardiovasc Surg 122:1091, 2001.

Campos J: Lung isolation. p. 227. In Slinger PD (ed.): Principles and Practice of Anesthesia for Thoracic Surgery. Springer, New York, 2011.

Eichenbaum KD, Neustein SM: Acute lung injury following thoracic surgery. J Cardiothorac Vasc Anesth 24:681, 2010.

Eisenkraft JB: Respiratory gas monitoring. p. 150. In Reich DL, et al. (eds.): Monitoring in Anesthesia and Perioperative Care. Cambridge University Press, New York, 2011.

Eisenkraft JB, Cohen E, Neustein SM: Anesthesia for thoracic surgical procedures. p. 1030. In Barash PG, Cullen BF, Stoelting RR, et al. (eds.): Clinical Anesthesia, 7th edition. Lippincott Williams & Wilkins, Philadelphia, 2013.

Fernandez-Perez ER, Keegan MT, Brown DR, et al.: Intraoperative tidal volume as a risk factor for respiratory failure after pneumonectomy. Anesthesiology 105:14, 2006.

Fischer GW, Cohen E: Update of anesthesia for thoracoscopic surgery. Curr Opin Anaesthesiol 23:7, 2010.

Fujiwara M, Abe K, Mashimo T: The effect of positive end-expiratory pressure and continuous positive airway pressure on the oxygenation and shunt fraction during one-lung ventilation with propofol anesthesia. J Clin Anesth 13:473, 2001.

Giordano CR, Gravenstein N: Capnography. p. 245. In Ehrenwerth J, Eisenkraft JB, Berry JM (eds.): Anesthesia Equipment: Principles and Applications, 2nd edition. Mosby, Philadelphia, 2013.

Hastori N, Takeshima S, Aoki T, et al.: Effectiveness of prostaglandin E1 on pulmonary hypertension and right cardiac function induced by single-lung ventilation and hypoventilation. Ann Thorac Cardiovasc Surg 6:236, 2000.

Karzai W, Schwarzkopf K: Hypoxemia during OLV: prediction, prevention and treatment. Anesthesiology 110:1402, 2009.

Kurki TSO, Eisenkraft JB: Pulse oximetry. p. 185. In Reich DL, et al. (eds.): Monitoring in Anesthesia and Perioperative Care. Cambridge University Press, New York, 2011.

Lohser J, Ishikawa S: Physiology of the lateral decubitus position, open chest and one-lung ventilation. p. 71. In Slinger PD (ed.): Principles and Practice of Anesthesia for Thoracic Surgery. Springer, New York, 2011.

Nagendran J, Stewart K, Hoskinson M, et al.: An anesthesiologist's guide to hypoxic pulmonary vasoconstriction implications for managing single-lung anesthesia and atelectasis. Curr Opin Anesthesiol 19:34, 2006.

Narayanaswamy M, McRae K, Slinger PD, et al.: Choosing a lung isolation device for thoracic surgery: a randomized trial of three bronchial blockers versus double-lumen tubes. Anesth Analg 108: 1097, 2009.

Neustein SM: Reexpansion pulmonary edema. J Cardiothorac Vasc Anesth 21:887, 2007.

Neustein SM: The use of bronchial blockers for providing one lung ventilation. J Cardiothorac Vasc Anesth 23:860, 2009.

Neustein SM, Kahn P, Krellenstein DJ, et al.: Incidence of arrhythmias after thoracic surgery: thoracotomy versus video-assisted thoracoscopy. J Cardiothorac Vasc Anesth 12:659, 1998.

Nurozler F, Argenziano M, Ginsburg ME: Nitric oxide usage after posttraumatic pneumonectomy. Ann Thorac Surg 71:364, 2001.

Slinger PD, Johnston M: Preoperative assessment for pulmonary resection. J Cardiothorac Vasc Anesth 14:202, 2000.

胸腔镜检查

Steven M. Neustein, MD · James B. Eisenkraft, MD
(严 敏 译 席宏杰 校)

问题

1. 视频辅助胸腔镜下可进行哪些操作?
2. 视频辅助胸腔镜检查较传统的开胸术有何优势?
3. 视频辅助胸腔镜手术应采用何种麻醉技术?
4. 应如何治疗单肺通气过程中因分流引起的低氧血症?
5. 视频辅助胸腔镜手术可能出现哪些并发症?

患者，男性，60 岁，既往有长期吸烟史，拟行视频辅助胸腔镜（video-assisted thoracoscopy，VAT）下右肺上叶肿块楔形切除术。

1. 视频辅助胸腔镜下可进行哪些操作?

微创的胸部手术可以在 VAT 下完成。通常通过开放 3～5 个小切口（孔）把手术器械置入胸腔，摄像头通过连接探测器以显示手术视野。

VAT 可以用于胸内组织的活检，如肺、胸膜以及纵隔肿块。如果活检结果提示癌症，那么下一步可能就是开胸手术以进行扩大切除，如肺叶切除术或全肺切除术。可以通过 VAT 进行的其他肺部手术操作包括肺大疱切除术、气胸术治疗或脓胸及胸部创伤的诊断和治疗。

食管手术可以在 VAT 下开展，包括用于治疗失弛缓症的食管肌层切开术。这个手术也可以通过经腹的腹腔镜联合胸腔镜来做。Ivor Lewis 食管切除术通常在剖腹术及右侧开胸术下完成。

心包手术可以在 VAT 下进行，包括治疗心包积液的心包切除术。切除心包囊肿以及手术取出用于冠状动脉旁路移植术的内乳动脉也可以在 VAT 下实现。

2. 视频辅助胸腔镜检查较传统的开胸术有何优势?

VAT 较开胸术的切口小，开胸术需要较大范围地切割胸壁肌肉，常常需要打开肋骨以方便进入胸腔，有时需要切除肋骨。开胸术后快速型心律失常的发生率较高，这可能与术后疼痛有关。硬膜外镇痛以及肋间神经阻滞可非常有效地用于术后疼痛管理，并可能会降低心律失常的发生率。VAT 较开胸术的疼痛程度减轻，呼吸功能损伤减轻，患者可以较早出院。

3. 视频辅助胸腔镜手术应采用何种麻醉技术?

VAT 常在全身麻醉下进行，充分的肺萎陷以及使用单肺通气（one-lung ventilation，OLV）氧合的有效维持非常必要。在开胸术中，外科医师可以在必要时用手促进肺萎陷，从而提供更好的手术入路和视野。然而，在 VAT 下，不充分的肺萎陷会妨碍手术入路及视野暴露。肺萎陷不充分时可能需要进行开胸术，但其并发症及死亡率均更高。

OLV 可以通过双腔支气管导管（double-lumen tube，DLT）来实现，气体可以通过气管导管管腔排出，以实现肺萎陷。当患者转为侧卧位，气管导管的位置重新确认后，使手术侧肺萎陷，OLV 启动。

DLT 的另一个选择是支气管堵塞器，最常用的堵塞器是 Arndt（Cook，Bloomington，IN）、Cohen（Cook）及 Uniblocker（Fuji Systems，Tokyo，Japan）。第一个商用的支气管堵塞器是 Univent 导管，这是一个单腔的聚硅酮导管，在前壁的凹槽内有一个小的独立管腔，这个管腔包含小的中空的支气管堵塞器，可以在 Univent 导管前端再前进 10 cm。当堵塞器进入要堵塞的支气管时，堵塞球囊充气之前的短暂窒息期可以实现肺部分萎陷。如果在堵塞球囊充气以前肺不能萎陷，那么就会延迟肺萎陷。堵塞器狭小的管腔导致了气流的高阻力，增加了肺萎陷的时间。一旦肺萎陷了，堵塞球囊即充气，非堵塞侧肺的通气继续。必要时，肺萎陷可以通过抽吸堵塞杆管腔的残留气体来实现。

历史上，Arndt 堵塞器是随后发展起来的，它有个管腔，导丝环通过管腔可以延伸超过管腔末端，纤维支气管镜穿过导丝环并引导堵塞器进入要堵塞的支气管。当堵塞器放置好时，导丝环必须移出，这样一方面允许通过堵塞器管腔实现肺萎陷，另一方面防止外科医师意外把导丝环缝合。

Cohen 堵塞器是在近端有一个轮子的支气管堵塞器，转动轮子可以使堵塞器的尖端弯曲。这种堵塞器也有一个管腔可实现肺萎陷。Univent 导管的堵塞器最近发展成为独立的堵塞器，即 Uniblocker，它含有一个位于近尖端处的永久弯头，可以成角进入任何一侧支气管。在使用堵塞器的病例中，应使用纤维支气管镜来定位，因为堵塞器较 DLT 偏离位置的可能性更大。

VAT 可用于评估或治疗胸膜疾病，如气胸或胸腔积液，也可以进行胸膜活检及胸膜固定术。在这些病例中，硬膜外麻醉或肋间神经阻滞可以是全身麻醉以外的选择。在保留自主呼吸的区域阻滞下实施开胸手术时，存在气胸的风险。

4. 应如何治疗单肺通气过程中因分流引起的低氧血症?

在开胸术中，针对 OLV 时发生的低氧血症最有效的治疗是连续气道内正压通气（continuous positive airway pressure，CPAP），从而输注氧气至患侧（萎陷侧）肺。CPAP 会导致一定程度的肺膨胀，而如果 CPAP 的量较小（如：5 cmH_2O），则在开胸手术中这并不是问题。然而，在 VAT 期间，即使是小量的 CPAP 也会增加外科医生操作的难度。

给予患侧肺 CPAP 的替代方法是给予通气侧肺呼气末正压通气（positive end expiratory pressure，PEEP）。PEEP 可以帮助预防肺不张，而肺不张加剧分流，尤其是在较小容量的肺通气时，小潮气量（5～8 ml/kg）常用于 OLV，以降低急性肺损伤的风险。

OLV 期间需要给予 100%氧气，而一些患者可能已接受化疗药物治疗，如博来霉素，易发生肺氧中毒。对于这些患者，OLV 起始时使用 100%纯氧，随后根据脉搏氧测量法（pulse oximetry，SpO_2）监测结果及患者的耐受情况，降低吸入氧浓度（fraction of inspired oxygen，FiO_2）。

由于治疗低氧血症能力有限，在 VAT 时可以允许较低的 SpO_2，应在外科医师需要达到的肺萎陷及患者的氧合状态二者之间达到平衡。

5. 视频辅助胸腔镜手术可能出现哪些并发症?

开胸术后心律失常的发生率较高，VAT 后也会发生心律失常，包括窦性心动过速、心房颤动、室上性心动过速（supraventricular tachycardia，SVT）。据报道，心律失常的发生率在 10%～25%。高龄患者及术前接受地高辛治疗的患者风险增加。术后 SVT 的危险因素包括严重的手术出血以及心脏超声可见的三尖瓣反流增加。使用硬膜外镇痛来管理术后疼痛会降低心律失常的发生率。

VAT 后患者也可能发生呼吸衰竭，尽管此并发症在开胸手术后更加常见。术前肺功能检查识别出的肺功能不全的患者属于术后呼吸衰竭的高危人群。VAT 比开胸术所致疼痛轻，呼吸损伤较少。

其他潜在的并发症包括出血、感染、漏气。尽管不如开胸术常见，但 VAT 后也可能存在慢性疼痛。术后疼痛的起源可以是肌筋膜性的或神经病理性的，可以导致中枢敏化以及慢性疼痛（框 13-1）。

框 13-1 视频辅助胸腔镜手术的并发症

- 心律失常
  - 窦性心动过速
  - 心房颤动
  - 室上性心动过速
- 呼吸衰竭
- 出血
- 感染
- 漏气
- 慢性疼痛

推荐阅读

Carmen MU, Casas J, Moral I, et al.: Pressure-controlled versus volume-controlled ventilation during one-lung ventilation for thoracic surgery. Anesth Analg 104:1029, 2007.
Eichenbaum K, Neustgien SM: Acute lung injury after thoracic surgery. J Cardiothorac Vasc Anesth 24:681, 2010.
Fernandez-Perez ER, Keegan MT, Brown DR, et al.: Intraoperative tidal volume as a risk factor for respiratory failure after pneumonectomy. Anesthesiology 105:14, 2006.
Fischer GW, Cohen E: Update of anesthesia for thoracoscopic surgery. Curr Opin Anaesthesiol 23:7, 2010.
Karzai W, Schwarzkopf K: Hypoxemia during OLV: prediction, prevention and treatment. Anesthesiology 110:1402, 2009.
Neustein SM: The use of bronchial blockers for providing one-lung ventilation. J Cardiothorac Vasc Anesth 23:860, 2009.
Yang M, Joo H, Kim K, et al.: Does a protective ventilation strategy reduce the risk of pulmonary complications after lung cancer surgery? A randomized controlled trial. Chest 139:530, 2010.

第 3 部分

中枢神经系统

病例14

颅内肿块、颅内压、静脉空气栓塞及脑血流自身调节

Irene P. Osborn，MD

（黄燕华　译　薛庆生　校）

问题	
1. 什么是脑血流自身调节？	7. 如何发现和治疗静脉空气栓塞？
2. 哪些因素会导致颅内压升高？	8. 坐位手术的禁忌证有哪些？
3. 麻醉药物和血管活性药物如何影响脑血流和颅内压？	9. 您将如何对该患者进行麻醉诱导和麻醉维持？
4. 颅内压升高的迹象和症状是什么？	10. 什么是清醒开颅术，为何要进行清醒开颅术？
5. 如何监测颅内压？	
6. 如何治疗颅内压升高？	

患者，女性，63岁，因患脑肿瘤拟在仰卧位下行双额颅骨切开术。患者神经功能完好，但最近有头痛、恶心和视力模糊的症状。磁共振成像（magnetic resonance imaging，MRI）显示其矢状窦附近有一巨大脑膜瘤。麻醉诱导后手术开始，外科医生行颅骨钻孔术。患者的潮气末二氧化碳（$ETCO_2$）在5 min内开始下降，并出现低血压。

1. 什么是脑血流自身调节？

当脑灌注压（cerebral perfusion pressure，CPP）在较大范围内变化时，机体可通过脑血流自身调节机制维持脑血流量（cerebral blood flow，CBF）的恒定（图14-1）。CPP是指平均动脉压（mean arterial pressure，MAP）和颅内压（intracranial pressure，ICP）之差。自身调节使得脑血管内径能随CPP舒缩。CBF的正常值为每100 g脑组织每分钟45～65 ml。CBF值与脑氧代谢率（cerebral metabolic rate，$CMRO_2$）直接相关，而后者又与氧耗相关联。因此，CBF与$CMRO_2$的改变成正比。其他一些因素也会影响CBF（框14-1）。

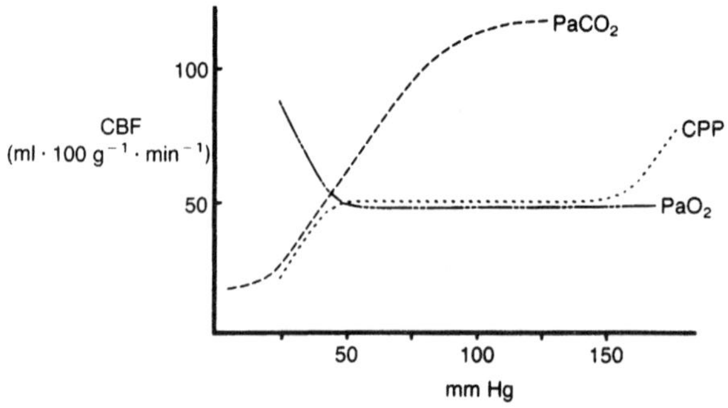

图14-1　动脉血二氧化碳分压（$PaCO_2$），动脉血氧分压（PaO_2）和脑灌注压（CPP）对脑血流（CBF）的影响（From Bode ET：Neurointensive care. In Cuchiara RF，Michenfelder JD [eds.]：Clinical Neuroanesthesia. Churchill Livingstone，New York，1990，p 438. Copyright Mayo Foundation.）

框14-1　脑血流量的主要决定因素

脑血流自身调节
CPP
脑代谢率
$PaCO_2$
PaO_2

CPP，脑灌注压；$PaCO_2$，动脉血二氧化碳分压；PaO_2，动脉血氧分压

自身调节机制在CPP处于50～150 mmHg时能维持CBF在一定水平。当CPP<50 mmHg时，脑血管达到最大舒张状态（即血流阻力最小），随后CBF将随CPP的进一步降低而线性降低。慢性高血压患者的自身调节曲线右移，因此这些患者需要更高的CPP来维持正常的CBF。在自身调节能力的上限，

脑血管达到最大收缩状态（即血管阻力最大），随后 CBF 将随 CPP 的进一步升高而呈线性升高。在如此高的压力下，血脑屏障（blood-brain barrier，BBB）的完整性被破坏，漏出液增多最终导致脑水肿。自身调节的代偿通常在 1～3 min 内发生。

影响 CBF 的第二个因素是动脉血二氧化碳分压（arterial carbon dioxide tension，$PaCO_2$）。$PaCO_2$ 水平升高造成细胞外氢离子水平增高，引起脑血管平滑肌松弛及血管舒张。其结果是，脑血管阻力下降，CBF 增加两倍。$PaCO_2$ 产生这种效应的上限值约为 80 mmHg。相反地，$PaCO_2$ 降低会增加脑血管收缩，导致 CBF 减少。当 $PaCO_2$ 等于 20 mmHg 水平时，脑血管收缩至极限，CBF 减少 50%。进一步降低 $PaCO_2$ 不再产生血管收缩效应。这些生理变化可持续数小时，此后脑脊液（cerebrospinal fluid，CSF）的碳酸氢根水平会降低以代偿 $PaCO_2$ 降低诱发的 CSF 碱中毒。当 CSF 的 pH 趋于正常后，呼吸性碱中毒不再引起脑血管收缩。脑血流自身调节的限制会钝化脑血管对 $PaCO_2$ 的反应。如果 CPP 处于低值，脑血管已经舒张到最大限度，降低 $PaCO_2$ 对脑血管阻力几乎没有有益的影响。

影响 CBF 的第三个因素是动脉血氧分压（PaO_2）。当 PaO_2＜50 mmHg 时，CBF 随 PaO_2 的降低线性增加。酸性代谢物（例如乳酸）在局部累积会导致脑血管舒张。相比之下，低氧血症对脑血管张力没有影响。

2. 哪些因素会导致颅内压升高？

颅腔内容物包括脑组织、血液和 CSF。它是一个体积固定的腔体，其有一出口即枕骨大孔。颅腔内容物体积小幅增加时，由于 CSF 和血流量降低的代偿作用，颅内压（ICP）只会轻微改变。然而，当代偿机制达到极限时，颅内顺应性大大降低，ICP 会超过其 5～13 mmHg 的正常范围。此时，颅内三种内容物体积的增加将会显著增加 ICP。

脑组织体积的增加有两种机制。一是肿瘤扩大了实质组织的体积，二是周围水肿增加了脑水含量。两者都会增加颅内总质量，而肿瘤组织内部或周围出血会使情况进一步恶化。类固醇类药物能降低脉络丛上皮细胞膜上钠钾泵的活性，应用类固醇类药物，通常是地塞米松，可以减轻周围水肿。患者的症状可能在几小时到几天内得以改善。

CSF 存在于中枢神经系统的蛛网膜下腔和脑室内。成年人的 CSF 总量约为 150 ml，每天的生成量约为 600 ml。机体生成的 CSF 足以每天自身更新 3～4 次。CSF 在脑室的脉络丛内形成。CPP 减少和 ICP 增加会降低 CSF 的生成量，但后者的影响很小。CSF 由蛛网膜上的微绒毛吸收。吸收的速度是两个相互关联的因素之间的平衡：CSF 压力和吸收阻力。当 CSF 压力升高至＞30 mmHg 时，吸收阻力显著降低；这种闭环机制能防止 ICP 的过度增加。CSF 的净量取决于其生产和再吸收之间的平衡。

脑血容量的变化通常对 ICP 影响甚微。然而，当颅内顺应性低，颅内容物体积增加至临界水平时，这些变化可能会带来严重的后果。

3. 麻醉药物和血管活性药物如何影响脑血流和颅内压？

麻醉药物和血管活性药物的影响是多因素的（表 14-1）。对它们的描述多是基于正常脑解剖和脑生理，这并不符合神经外科患者的常见情况。强效的吸入麻醉药一般是脑血管扩张剂，会减弱脑血流的自身调节。吸入麻醉药呈剂量依赖性地增加 CBF，同时逐渐抑制脑代谢。吸入麻醉药产生血管扩张作用的机制还不明确。对血管扩张机制的部分解释包括其对一氧化氮和三磷酸腺苷依赖的钾通道的影响。

异氟烷剂量依赖性地增加 CBF，但其对皮质下 CBF 的增加作用大于对新皮质 CBF 的增加作用。二氧化碳（CO_2）反应性得以保留，但较清醒状态下为弱。脑血流自身调节在 1 MAC 的情况下可以充分维持，但在更高浓度下将被逐渐抑制。七氟烷对 CBF 的影响与异氟烷相似，尽管它的血管扩张作用稍弱，且脑血流自身调节的维持阈值上升至 1.5 MAC。可以观察到地氟烷增加 CBF 的作用在＞1 MAC 时与异氟烷类似，但比七氟烷强。脑血流自身调节机制随着剂量的增加逐渐减弱。氧化亚氮（N_2O）引起脑刺激，增加 CBF、$CMRO_2$，有时也增加 ICP。由于这些原因，氧化亚氮很少用于颅内手术的麻醉。尽管它是一种脑血管舒张剂，但过度通气、催眠药物和低剂量的强效吸入麻醉药都可减弱这种作用。氧化亚氮单独使用时，同时增加 CBF 和脑代谢。但与其他麻醉药物合用时，它只增加 CBF 而不改变脑代谢。

大多数静脉麻醉药物都是脑血管收缩剂且能维持 $CMRO_2$ 和 CBF 之间的关系。巴比妥类，尤其是硫喷妥钠，首先降低 $CMRO_2$，其次减少 CBF。硫喷妥钠是脑血管收缩剂。机体保留对 CO_2 的反应性，但与清醒状态相比定量降低。脑血流的自身调节也得以完全保留。硫喷妥钠是迅速降低 ICP 的优选药物；但足够诱发等电位脑电图的剂量会产生明显的血流动力学副作用。

表 14-1　麻醉药物及辅助用药对中枢神经系统的影响

药物	效果	药物	效果
强效吸入麻醉药	降低 $CMRO_2$ 通过血管扩张增加脑血流量；提前进行过度通气可以防止这种效应	箭毒	降低 MAP 脑血管舒张剂
地氟烷	与异氟烷类似，吸收快速	泮库溴铵	增加心率 增加 MAP
恩氟烷	增加 CSF 生成 降低 CSF 再吸收	维库溴铵*	没有明显影响
氟烷	降低 CSF 生成 降低 CSF 再吸收	阿曲库铵	大剂量推注可能导致组胺释放，诱发 MAP 降低和脑血管扩张
异氟烷*	对 CSF 生成无影响 增加 CSF 再吸收 可以预防脑缺血	阿芬太尼	降低 MAP 降低 CPP
七氟烷	在 1.5 MAC 仍能维持脑血流的自身调节	芬太尼*	正常或低 $PaCO_2$ 并用 N_2O 情况下，降低 $CMRO_2$，降低 CBF 高 $PaCO_2$ 情况下，扩张脑血管
氧化亚氮	不改变 $CMRO_2$、CSF 生成或 CSF 再吸收 过度通气能抑制其脑血管扩张作用 扩大硬膜内空气体积 扩大静脉空气栓子体积	瑞芬太尼	降低 MAP 不改变 ICP 非常短效 增加 CSF 再吸收
巴比妥类*	降低 $CMRO_2$ 降低 CBF 脑血管收缩剂 降低 CSF 生成 增加 CSF 再吸收	舒芬太尼	降低 CVR 增加 CBF
氯胺酮	增加 ICP 增加 CBF 增加 MAP 不改变 $CMRO_2$ 不改变 CSF 生成 降低 CSF 再吸收	利多卡因	低剂量：降低 CBF，降低 $CMRO_2$ 高剂量：增加 CBF，增加 $CMRO_2$
依托咪酯*	与巴比妥类相似 无法辨别癫痫和肌阵挛	硝普钠	尽管有脑血管扩张作用但对 CBF 无影响 降低 MAP 增加 CBV
苯二氮䓬类*	降低 CBF 降低 $CMRO_2$	硝酸甘油	增加 CBF 增加 CBV 降低 MAP
丙泊酚	降低 MAP	肼屈嗪	增加 CBF 增加 CBV 降低 MAP 10～20 min 起效
琥珀胆碱	增加 $CMRO_2$ 增加 CBF 增加肌梭活动；可通过去极化神经肌肉阻滞剂的预处理减轻此作用	拉贝洛尔*	降低 MAP 对 CBV 无影响

CBF，脑血流；CBV，脑血容量；$CMRO_2$，脑氧代谢率；CPP，脑灌注压；CSF，脑脊液；CVR，脑血管阻力；ICP，颅内压。
* 推荐用于 ICP 升高的患者

氯胺酮可引起 CBF 的显著增加，但对脑代谢率没有明显的影响。在大多数神经外科手术时，使用氯胺酮都不是一个明智的选择。但没有证据表明小剂量或中剂量的氯胺酮配伍使用吸入麻醉药或静脉麻醉药物会有显著的危害。低血容量和存在并发症的创伤患者可能是应用氯胺酮的合适人群，因为血压和 CPP 可能更容易维持。依托咪酯的作用与硫喷妥钠类似，对于无法耐受硫喷妥钠所致血流动力学异常的患者，依托咪酯是合适的诱导药物。注射依托米酯后出现的肌阵挛可能很难同癫痫活动相区别。苯二氮䓬类通过降低 CBF 和 $CMRO_2$ 而对 ICP 升高的患者有利，且其对 CSF 的动力学无明显影响。

丙泊酚是一种用于麻醉诱导和麻醉维持的短效静脉药物，能维持 CBF 和 $CMRO_2$ 之间的关系。丙泊酚不会引起脑血管扩张，也不会干扰机体对 $PaCO_2$ 的正常反应。它常在颅骨切开术中作为吸入麻醉药的补充或作为全凭静脉麻醉（total intravenous anesthesia，TIVA）的一部分。在需要进行神经生理监测的操作中丙泊酚特别有用，但必须记住它会产生剂量依赖性的降压作用。丙泊酚已成为 TIVA 的主流药物，在大多数神经外科手术的麻醉诱导中它已基本上取代了硫喷妥钠的位置。

肌肉松弛药不能透过血脑屏障，因此没有直接的颅内影响。然而，它们在外周的作用会产生间接影响，有时这种影响是有意义的。在实验动物和人类中都有明确的证据表明，在颅内高压的情况下应用琥珀胆碱会增加 ICP。增加的幅度通常小而短暂。预先应用去震颤剂量的非去极化肌松剂可以阻止由琥珀胆碱引起的 ICP 升高。一个可能的机制是剧烈的肌束震颤从肌梭传入大脑，造成代谢率的升高和 CBF 的增加。当需要快速控制气道时，常会用到琥珀胆碱。推荐应用小剂量非去极化型肌松药进行预处理。

非去极化型肌松药，例如维库溴铵、罗库溴铵和阿曲库铵，对血流动力学和 ICP 没有明显的影响。有明确的证据表明，多种抗惊厥药物均能缩短非去极化型肌松药的作用时间。然而，其中的机制尚不清楚。大多数需要进行颅骨切开术的患者都会使用抗惊厥药物，因此需要注意调整非去极化型肌松药的用药方案。阿曲库铵和顺阿曲库铵因为是通过 Hoffman 清除代谢，用药几乎不受影响。

阿片类药物会产生呼吸抑制，导致 $PaCO_2$ 升高。因此，在保留自主呼吸的脑部疾病患者中应慎用阿片类药物。低剂量的阿片类药物对 CBF 的影响很小，前提是 $PaCO_2$ 不能升高。控制呼吸期间维持正常碳酸血症或低碳酸血症，使用阿片类药物有明显的益处。芬太尼几乎不影响 CBF 或 $CMRO_2$，但与 N_2O 联合使用时，由于麻醉药物合用引起的血流动力学变化，芬太尼会降低 $CMRO_2$ 和 CBF。它加快 CSF 再吸收速率但不影响 CSF 生成速率。对于阿片类药物，例如舒芬太尼和阿芬太尼，如何以及是否会增加 ICP 仍存在争论。因脑血流自身调节机制保留完整，血压的下降会代偿性地扩张脑血管以维持 CBF。这种血管扩张作用增加了脑血流量和 ICP。瑞芬太尼能快速起效和失效并可随刺激而滴定浓度，因此其在神经外科手术中应用逐渐普及。瑞芬太尼常用于组成 TIVA 的一部分。然而，由于它缺少残余镇痛作用，需要制定后续镇痛方案以缓解术后疼痛和控制血压。

硝普钠直接松弛平滑肌引起小动脉和静脉舒张。在神经外科手术中有时会应用硝普钠来控制动脉压。尽管它的作用表现为扩张脑血管和降低 MAP，但它对 CBF 几乎没有影响。然而，脑血流量会增加，因此 ICP 可能升高。如果存在高颅压，则最好避免使用硝普钠，而应该用硫喷妥钠、利多卡因或拉贝洛尔来替代。硝酸甘油通过松弛平滑肌主要扩张静脉和冠状动脉并作用于颅内的容量静脉。拉贝洛尔是一种 α/β 混合受体阻滞剂，通过降低体循环血管阻力降低 MAP 并减少心排血量。它对脑血管没有直接的作用。尼卡地平，一种钙通道阻滞药，是围术期控制血压的新型药物，它对 ICP 或 CBF 没有不利影响。

4. 颅内压升高的迹象和症状是什么？

渐进的、慢性的 ICP 增高几乎没有症状和体征。急性颅内高压的症状可能是由于 CPP 降低导致脑缺血或脑干机械受压造成的，高压推力会将颅内容物推过枕骨大孔。症状可表现为头痛、恶心、呕吐和精神状态改变。当颅内高压伴随占位效应时可以观察到 Cushing 三联征，即潮式呼吸、收缩压升高（造成脉压升高）和心动过缓。ICP 的急性升高可以导致意识丧失、高血压、心动过缓、脑干反射消失、颅神经功能障碍、去大脑僵直、呼吸暂停、不规则呼吸、瞳孔固定散大以及髓质灌注受损后引起的死亡（框 14-2）。

5. 如何监测颅内压？

脑室造瘘术是测量 ICP 最常用的方法。将一导管通过磨孔置入侧脑室前角。肿瘤或水肿造成的脑室闭塞可能导致导管置入的技术困难。硬膜下螺栓

框 14-2 颅内压升高的症状和体征

头痛
恶心/呕吐
精神状态改变（嗜睡发展为昏迷）
Cushing 三联征
　收缩压升高
　心动过缓
　潮式呼吸模式
脑干反射消失
颅神经功能障碍
去大脑僵直
呼吸节律改变
瞳孔固定散大

也可用于测量 ICP。这些设备可通过颅骨上的一个环钻钻孔和硬膜上的一个小孔放置到位。它们比脑室切开术的创伤小但只能提供局部压力数据而非整体信息。硬膜下螺栓可能发生感染，也不具备引流 CSF 进而降低 ICP 的作用。适当的定位需要螺栓头与其下的大脑在一个平面上。放置在硬膜外腔的导管或电子传感器也可以用于 ICP 监测。偶尔会用到腰椎蛛网膜下腔置管。患者应该处于水平卧位；否则，这些仪器的测量精确性会受到影响。通过腰椎蛛网膜下腔导管突然引流 CSF 有形成脑疝的风险。

6. 如何治疗颅内压升高？

首先可以通过改变患者的体位来治疗 ICP 升高。最近的研究表明将麻醉患者转为反向头低脚高位（Trendelenburg 体位）能快速降低 ICP。头部抬高能促进脑内静脉血流排空，有效减小大脑体积。静脉流出受阻（例如，头颈周围束带放置不当，患者体位不当）往往是一个被忽视的导致脑容量增加的原因。对于气管插管的患者，过度通气（降低 $PaCO_2$）是迅速降低 ICP 的常用方法。过度通气能快速显著地降低 ICP，且简单易行。在 20～80 mmHg 的范围内改变 $PaCO_2$ 能引起 CBF 的平行改变。过度通气致 CBF 降低和 ICP 降低的作用是急性的，在过度通气开始的 12～24 h 内最有效。30～35 mmHg 是 $PaCO_2$ 常用的目标值，因为更低的 $PaCO_2$ 值几乎没有更多益处。过度通气的主要并发症是 CBF 减少，使脑缺血的风险升高。直到最近，在所有疑似 ICP 增高的患者中都实施了过度通气，但由过度通气导致的神经元缺血在人群中也有报道。

另两个颅内容物组分，CSF 和脑实质也可在需要减小脑体积时发挥作用。脑室切开术可用于引流 CSF，而碳酸酐酶抑制药乙酰唑胺可以减少 CSF 的生成。脑水肿可用渗压性利尿药或袢利尿药，诸如甘露醇或呋塞米（速尿）处理。由此产生的利尿作用降低了血管内容量和脑血流量。甘露醇的起效时间约为 30 min，联用速尿可以加快起效速度。渗透性药物的使用要求血脑屏障完整或仅有极小范围的破坏。

应避免患者因对抗气管导管发生咳嗽或挣扎，可使用镇静剂如苯二氮䓬类、巴比妥类、丙泊酚，阿片类药物和肌松药处理。系统性高血压、心动过速和紧张都会增加 $CMRO_2$ 和 CBF（框 14-3）。

7. 如何发现和治疗静脉空气栓塞？

静脉空气栓塞（VAE）是可能威胁生命的事件，必须及早发现，及早治疗。它通常发生在坐位接受手术操作的患者中，但有时也会在某些生理情况下出现。在外科手术中，空气可能通过未塌陷的静脉，诸如硬膜窦和板障静脉，进入静脉系统。当头部的位置高于心脏时便可存在压力梯度，使空气更易进入。坐位时发生 VAE 的概率比其他体位高出约 4 倍（45% *vs.* 12%）。半坐位行立体定向活检时，空气也可从定位针部位进入。

VAE 的监测装置（框 14-4）通常包括心前区多普勒超声，二氧化碳监测仪，脉搏血氧仪和食管听诊器。若放置得当，心前区多普勒可以检测出 0.1 ml 的空气。经食管超声心动图显像也可敏感地检测和识别出心腔内的空气，但因为技术困难和费用问题，其在 VAE 检测中不常用。空气聚积在上腔静脉和右心房的交界处。

肺动脉置管可以提供有价值的信息，因为发生 VAE 时肺动脉压会升高。肺动脉导管和中心静脉压导管不是抽吸 VAE 的高效方法。VAE 发生时，持续 $ETCO_2$ 监测显示为数值的快速下降。$ETCO_2$ 降低而动脉 $PaCO_2$ 却升高，使两者之间的测量差增大。

框 14-3 颅内压升高的治疗

降低脑血流量
抬高头部
过度通气至 $ETCO_2$＝27～30 mmHg
使用镇静剂（丙泊酚，硫喷妥钠），阿片类药物或肌松
　药预防气管内插管引起的咳嗽和挣扎
降低脑脊液量
　通过脑室造瘘术或腰椎蛛网膜下腔导管引流
减轻脑水肿
　渗压性利尿药（甘露醇）
　袢利尿药（速尿）
　类固醇类药物（地塞米松）

框 14-4 用于检测静脉空气栓塞的监测设备

心前区多普勒超声仪
经食管超声心动图显像
质谱仪（潮气末氮）
二氧化碳监测仪（$ETCO_2$）
脉搏血氧仪
肺动脉压力监测仪
食管听诊器

$ETCO_2$，潮气末二氧化碳

随着肺泡死腔增多，差值越来越大。如果分钟通气量保持不变，$PaCO_2$ 与 $ETCO_2$ 之间的差距大小可能提示了 VAE 的严重程度。当 VAE 从肺中排出时，敏感的质谱测定可以显示出呼出氮的增加。但目前氮监测技术的敏感性可能还不足以检测出亚临床的 VAE。传统地方法是通过食管听诊器听到的“水车轮”样杂音，这与心脏内的空气有关。

一旦发现 VAE，则需要进行快速治疗（框 14-5）。当怀疑存在 VAE 时，必须立即警示外科医生以便识别出开放的血窦，用生理盐水浸没破口或外科关闭破口，阻止空气的进入。如果没有找到明显的空气入口，应升高头部的静脉压力以迫使血由隐蔽的破口中溢出；具体措施为降低头部位置低于心脏水平或压迫颈静脉阻止头部静脉流出。应立即停止使用 N_2O。N_2O 向气泡中快速弥散会增加它们的体积，造成血流的机械性中断，引起血流动力学波动。扩充容量、应用正性肌力药和血管加压素有助于维持血流动力学稳定，将大气泡搅成小气泡后进入肺的末梢血管。

对于应用呼气末正压通气（PEEP）来增加中心静脉压并减小 VAE 大小的方法仍存争议。高水平的 PEEP 大大增加了已存在血管衰竭的患者发生低血压的风险。左心房压降低，右心房压增加，在卵圆孔未闭的患者中会诱发反常空气栓塞。PEEP 可能应仅限于在其他连续预防 VAE 的尝试都失败的情况下使用。

框 14-5 静脉空气栓塞的紧急处理

告知外科医生以识别开放的血窦
- 外科关闭破口或用生理盐水浸没手术野并应用骨蜡

提高头部的静脉压力
- 降低头部位置低于心脏水平
- 将手术台调整为 Trendelenburg 位
- 压迫颈静脉
- 呼气末正压通气*

暂停使用 N_2O

心血管系统支持
- 扩充容量
- 正性肌力药物
- 血管加压药

N_2O，氧化亚氮
* 有争议的

即使是不大的 VAE 也会导致 PaO_2 的下降。初始治疗应根据脉搏氧监测和动脉血气结果提高吸入氧浓度进行支持。术后，患者可能会进展为间质性肺病变，但通常在 24～48 h 内可缓解。

8. 坐位手术的禁忌证有哪些？

坐位没有绝对的禁忌证；但需要对每位患者进行仔细评估以确定坐位手术的可行性和发生并发症的风险。特殊的禁忌证包括存在卵圆孔未闭或疑似的心内分流。其他可能引起并发症的情况为血流动力学不稳定或术前笔直坐位可见脑功能障碍。其他关注点还应包括注意头颈的位置，在罹患严重颈关节炎的患者中，头颈位置不当可能损伤脊髓灌注。如今，为了避免其固有的问题，手术已很少采用坐位。许多外科医生现在多采用侧卧、俯卧或平卧转头的体位进行手术。

9. 您将如何对该患者进行麻醉诱导和麻醉维持？

术前应评估患者的精神状态，明确是否存在急性 ICP 升高。并存疾病最好应在到达手术室前进行治疗。MRI 显示该患者颅内有一缓慢增大的占位。对此患者的麻醉可以采用典型的诱导方式，注意避免 ICP 的额外升高。静脉麻醉诱导后给予适度的通气过度直到神经肌肉阻滞完全。麻醉诱导常用硫喷妥钠和丙泊酚联合一种阿片类药物，例如芬太尼，以减弱喉镜操作和气管插管引起的血流动力学变化。适度进行通气过度使 $ETCO_2$ 处于 28～30 mmHg 之间。气管内插管后可留置桡动脉导管和其他静脉内导管。术中出血量可能相当大，建议留置大口径静脉导管。甘露醇的常用剂量为 0.5～1.0 g/kg。

麻醉维持可采用吸入低剂量的挥发性麻醉药（例如＜1 MAC）和连续输注或间断推注阿片类药物和肌松剂。如果手术条件没有提示脑张力过高，N_2O 的吸入浓度可达 50%。静脉液体输注通常为等张晶体液；胶体液也有助于维持静脉内容量。大量失血时，可输注浓缩红细胞补充。低渗溶液会加重脑水肿，一般属于禁忌，还应避免使用含糖溶液，除非有诊断明确的需要治疗的低血糖。

神经外科手术的特点是强烈刺激后伴随脑切除

期间的轻微疼痛。可能发生的血压升高要快速予以处理以防止出血和脑肿胀。建议在足够的麻醉深度的基础上全程使用β-肾上腺素受体阻滞药。血压控制在手术结束阶段和麻醉苏醒时尤为重要。手术过程顺利的患者在术后最好能迅速苏醒以便进行神经系统评估。在确保气道反射恢复和血流动力学稳定后可小心地拔除气管导管。术后呼吸功能不全会对脑生理产生不利影响。

10. 什么是清醒开颅术，为何要进行清醒开颅术？

清醒开颅肿瘤手术的开展使术中精确定位如语言、运动和感觉的脑功能区成为了可能，使神经切除减到最小。清醒状态下实施颅骨切开术自古有之。如今清醒开颅术的适应证包括大脑语言中枢的病灶切除。癫痫、肿瘤或动静脉畸形的外科治疗操作有时也在清醒的患者中进行。随着神经生理监测技术的进步，只有一小部分患者有必要进行清醒开颅手术。然而，运动障碍的手术治疗增加了这种技术的应用。

清醒开颅术的术中并发症包括烦躁和不安。当患者被过度镇静但仍感不适时这些并发症就可能发生。更严重的并发症有通气不足、恶心和癫痫发作。镇静水平的改变通常可以解决问题。和患者保持良好的关系十分重要，而这种关系在术前就应建立起来。患者的体位既要舒适又要方便手术入路，还要避免产生幽闭恐惧的氛围，体位的摆放至关重要，需要整个手术室团队的通力合作。麻醉技术已从使用芬太尼和氟哌利多的年代进化到如今使用丙泊酚和阿芬太尼或瑞芬太尼输注的年代。在使用丙泊酚输注的患者中很少发生术中恶心。选择性α_2-肾上腺素受体激动药右美托咪定（Precedex）是一种可用于连续静脉镇静的新型药物。右美托咪定在产生镇静和镇痛作用的同时不会抑制呼吸。它的起效速度较丙泊酚慢且必须经静脉输注；右美托咪定在老年患者、小儿患者或潜在衰弱患者中的应用可能益处良多，它已被用于术中检查过程中的患者镇静。癫痫发作的控制有时是必要的，硫喷妥钠（1 mg/kg）或苯二氮䓬类药物（咪达唑仑）可以有效地控制住症状。癫痫发作的终止需要仔细滴注镇静药物以避免发生呼吸暂停。

推荐阅读

Bendo AA, Luba K: Recent changes in the management of intracranial hypertension. Int Anesthesiol Clin 38:69, 2000.

Joshi S, Ornstein E, Young WL: Cerebral and spinal cord blood flow. p. 17. In Cottrell JE, Young WL (eds): Cottrell & Young's Neuroanesthesia. Mosby, St Louis, 2010.

Manninen PH, Balki M, Lukitto K, et al.: Patient satisfaction for awake craniotomy for tumor surgery: a comparison of remifentanil and fentanyl in conjunction with propofol. Anesth Analg 102:237, 2006.

Smith DS, Osborn IP: Posterior fossa: anesthetic considerations. p. 340. In Cottrell JE, Smith DS (eds): Anesthesia and Neurosurgery, 4th edition. Mosby, St Louis, 2001.

Warner DA: Anesthesia for craniotomy. IARS Review Courses, 2004.

病例15

颅内动脉瘤

Arthur E. Schwartz, MD

（王开宇　译　王英伟　校）

问题

1. 颅内动脉瘤破裂引起的蛛网膜下腔出血的患者应如何分级？
2. 颅内动脉瘤破裂引起的蛛网膜下腔出血有哪些最严重并发症？
3. 治疗措施包括什么？
4. 进行颅内动脉瘤夹闭术的患者术中需要哪些监护措施？
5. 如何控制动脉血压？
6. 什么是脑血管痉挛？应该如何处理？
7. 如何处理颅内动脉瘤夹闭术过程中的动脉瘤破裂？

患者，女性，55岁，因“严重头痛伴随意识障碍”入院，被诊断为颅内动脉瘤破裂引起的蛛网膜下腔出血（subarachnoid hemorrhage，SAH）。

1. 颅内动脉瘤破裂引起的蛛网膜下腔出血的患者应如何分级？

SAH发病率约为每年10/10万～15/10万例。血管造影示80%～85%的SAH继发于颅内动脉瘤。颅内动脉瘤分布在Willis环分叉处附近，且其破裂风险随动脉瘤体积的增大而增加。SAH的典型表现为骤发剧烈头痛。可根据患者的症状和体征进行临床分级。Hunt-Hess临床等级分类被广为使用（表15-1）。世界神经外科联盟分级亦被认可。

表15-1　Hunt-Hess临床等级分类

级别	临床表现
0	未破裂
Ⅰ	轻度头痛或颈强直
Ⅱ	中～重度头痛 颈强直 有或无脑神经麻痹
Ⅲ	嗜睡 错乱 轻度局灶神经功能缺失
Ⅳ	昏迷 偏瘫 早期去大脑强直 濒死

2. 颅内动脉瘤破裂引起的蛛网膜下腔出血有哪些最严重并发症？

SAH最严重的并发症是再出血。颅内动脉瘤破裂后第一周再出血的发生率约15%，第二周再出血发生率约10%。因为再出血增加了患者的发病率和死亡率，所以颅内动脉瘤破裂后早期干预成为趋势。

SAH后的脑血管痉挛直接影响患者的发病率和死亡率。患者出现脑缺血症状的脑血管痉挛的发病率为15%～35%。血管造影示脑血管痉挛的发病率为70%。脑血管痉挛可造成脑梗死。SAH可引起脑积水，继而造成危险性的颅内压升高。

3. 治疗措施包括什么？

颅内动脉瘤的治疗方法包括开颅手术治疗和血管内治疗。血管内治疗是在血管造影术后使用微弹簧圈填塞瘤腔。很多临床中心首选血管内栓塞术治疗颅内动脉瘤。而针对年轻患者，可能更倾向进行开颅手术治疗颅内动脉瘤。血管内治疗最常见的并发症是缺血性损伤，其次是血管穿孔。对无足够狭窄颈部的动脉瘤进行血管内栓塞时需要复杂的技术。部分病例需要球囊辅助栓塞技术，而其他病例可能需要预先将支架置入载瘤动脉内，然后再将弹簧圈经支架网眼空隙导入动脉瘤腔内。

经典的治疗方法是开颅动脉瘤夹闭术。多数临床中心倾向于SAH后早期进行动脉瘤夹闭术以避免再出血，同时采用安全的升压和扩容作为治疗血管痉挛的方法。

4. 进行颅内动脉瘤夹闭术的患者术中需要哪些监护措施？

除了全身麻醉所需的常规监护措施外，动脉瘤患者需要进行有创动脉血压监测。考虑到麻醉诱导时喉镜置入可以引起血压升高，继而增加动脉瘤破裂的风险，有创动脉置管应在麻醉诱导前完成。所有开颅手术均需要置入导尿管。

术中游离动脉瘤时，需要暂时阻断供血动脉。很多临床中心会采用术中电生理监测。在这些病例中，载瘤动脉将被阻断夹暂时阻断从而降低动脉瘤破裂的风险。但是，暂时的动脉阻断可能造成脑缺血。脑缺血的发生取决于阻断时间、侧支循环和大脑温度。脑电图（electroencephalogram，EEG）电极片可直接放于被阻断动脉所供血的大脑皮质区域。术中也可在头皮上放置常规的EEG电极片。一些中心通过监测体感诱发电位监测脑缺血。运动诱发电位对于脑缺血具有高度敏感性。尽管轻度低体温可以增加动脉暂时阻断的安全性，但是一个大规模的随机试验证实动脉瘤手术中采用轻度低体温较正常体温无明显临床差异。

5. 如何控制动脉血压？

在管理动脉瘤手术患者时，严格控制动脉血压是关键。动脉血压的升高可能诱发动脉瘤再出血以及再出血所造成的高发病率和高死亡率。据报道，此现象常发生于气管内插管过程中。在手术游离动脉瘤旁组织过程中，动脉瘤破裂的风险也很大。因此，建议在游离动脉瘤时降低全身动脉血压。但是降压与否取决于临时动脉夹是否有效置入。暂时阻断时，轻度升高血压可以减少脑缺血的发生。SAH后脑血流正常自身调节的丧失使得这些干预至关重要，应该限制降压的幅度和时间。同时麻醉医师应考虑到用于降低动脉血压的药物对于颅内动力学的影响。

6. 什么是脑血管痉挛？应该如何处理？

脑血管痉挛是指SAH引发的动脉狭窄和脑血流量减少。动脉瘤破裂经手术治疗后，脑血管痉挛的发病率约为30%，严重脑梗死发病率约为10%。颅内动脉瘤经血管内治疗后发生脑血管痉挛的概率增加，这可能与蛛网膜下腔血块的持续存在有关。而在开颅手术中常规清除蛛网膜下腔的血块。脑血管痉挛的发生机制不明，但可能继发于蛛网膜下腔的血液降解产物。脑血管痉挛的治疗包括钙通道阻滞药，如尼莫地平，和“3H”疗法。3H疗法包括有目标性的升压、扩容和血液稀释。但是实际上很少采用血液稀释。血管成形术和血管内注射罂粟碱或维拉帕米的方法逐渐被广泛采纳用于治疗脑血管痉挛。罂粟碱治疗是在SAH后第8天经血管内注射罂粟碱，其疗效持续小于24 h。脑血管痉挛越严重，罂粟碱治疗效果越明显。血管成形术是使用球囊扩张狭窄的动脉。这种治疗方法比罂粟碱治疗的效果持续更久，但存在血管破裂的风险。对于部分患者，可根据反复的血管造影结果，同时采用两种治疗方法进行干预。患者的临床情况也指导治疗方法的选择。

7. 如何处理颅内动脉瘤夹闭术过程中的动脉瘤破裂？

如果外科医生和麻醉医师不密切配合、正确处理，术中颅内动脉瘤破裂的结局将会是灾难性的。如果无法控制出血，结果无疑是致命的。这种情况下，首先要协助外科医生暴露破裂处并夹闭动脉。如果已经游离并暴露了载瘤动脉，那么外科医生只需要暂时夹闭这些血管。然后再放置永久动脉瘤夹并移除临时动脉夹。

在一些有挑战的情况下，麻醉医师需快速大幅度降低血压以减少出血，改善术野。通常可以通过快速单次静脉注射硫喷妥钠或丙泊酚降低血压。平均动脉压低于50 mmHg时才可以明显减少术野出血。大脑前循环动脉瘤破裂时，麻醉医师可通过在铺巾下直接按压患者颈部以阻断双侧颈内动脉供血。动脉瘤破裂后的另一种处理方法是静脉注射腺苷，诱发可逆的完全的循环停止。正如所料，腺苷的注射可以提供一个完全无血的术野直至心脏活动继续。遇到这种情况时，麻醉医师必须权衡脑缺血的风险和对于清晰血管解剖的手术需要。

血管内治疗颅内动脉瘤最常见并发症是血栓栓塞和动脉瘤破裂。如果在血管内治疗过程中发生动脉瘤破裂，可采用球囊封堵控制出血，再使用弹簧圈致密填塞瘤腔。

推荐阅读

Hijkra A, van Gijn J, Stefanko S, et al.: Delayed cerebral ischemia after aneurysmal subarachnoid hemorrhage: clinicoanatomic correlations. Neurology 36:329, 1986.

Hindman BJ, Bayman EO, Pfisterer WK, et al.: No association between intraoperative hypothermia or supplemental protective drug and neurologic outcomes in patients undergoing temporary clipping during cerebral aneurysm surgery: findings from the Intraoperative Hypothermia for Aneurysm Surgery Trial. Anesthesiology 112:86, 2010.

Ohman J, Heikanen O: Timing of operation for ruptured supratentorial aneurysms: a prospective randomized study. J Neurosurg 70:55, 1989.

Pierot L, Cognard C, Anxionnat R, et al.; CLARITY Investigators: Ruptured intracranial aneurysm: factors affecting the rate and outcome of endovascular treatment complications in a series of 782 patients (CLARITY study). Radiology 256:916, 2010.

Vanninen R, Koivisto T, Saari T, et al.: Ruptured intracranial aneurysms: acute endovascular treatment with electrolytically detachable coils: a prospective randomized study. Radiology 211:325, 1999.

Yue W: Endovascular treatment of unruptured intracranial aneurysms. Interv Neuroradiol 17:420, 2011.

病例16

颈动脉内膜切除术

Arthur E. Schwartz, MD

（卢文斌　译　卞金俊　校）

问题

1. 颈动脉内膜切除术的适应证是什么？
2. 颈动脉内膜切除术的替代治疗方法是什么？
3. 与颈动脉内膜切除术相关的最严重的围术期并发症是什么？
4. 术中如何监测患者的神经功能状态？
5. 何种干预可能降低神经损伤的风险？
6. 阐述术后血压不稳定的危险因素。

患者，男性，68岁，有短暂性脑缺血发作病史，拟行颈动脉内膜切除术（carotid endarterectomy，CEA）。

1. 颈动脉内膜切除术的适应证是什么？

对于有症状的颈动脉严重狭窄的患者，CEA降低了发生脑卒中的风险。有症状并且颈动脉管腔狭窄>70%的患者，与仅仅接受内科治疗相比，手术治疗可以改善预后。颈动脉狭窄的症状包括短暂性脑缺血发作、可逆性缺血性神经功能损害和非致残性脑卒中。如果围术期发生病死率的风险低，那么无症状的颈动脉严重狭窄的患者应考虑行CEA。

2. 颈动脉内膜切除术的替代治疗方法是什么？

在颈动脉内放置动脉支架的血管成形术是颈动脉狭窄合理的替代治疗方法。这种技术涉及放置血管内导管，经常经股动脉，在透视引导下通过大动脉和心脏到达颈动脉，在其狭窄处实施球囊扩张。在病灶远端临时放置过滤器或者其他的装置可以防止易栓性物质进入大脑。血管成形后，在狭窄处放置一枚支架以维持血管通畅。与手术治疗相比，血管成形和支架植入术的安全性和疗效并不逊色于手术治疗。对于颈动脉重度狭窄、病灶位于远端且不易手术的患者，血管成形和支架植入术可能是唯一可行的治疗方法。

3. 与颈动脉内膜切除术相关的最严重的围术期并发症是什么？

颈动脉内膜切除术最严重的围术期并发症是神经和心脏相关事件。神经并发症包括脑梗死、短暂性脑缺血以及认知功能障碍。心血管并发症包括心肌缺血、心律失常、低血压、高血压及心肌梗死。缺血性脑损伤是由于手术操作中的血栓和空气栓塞所致，也可能是由于临时性阻断颈动脉期间导致脑灌注降低所引起。CEA术后动脉狭窄和堵塞也可能导致缺血性损伤。颈动脉粥样硬化患者的冠状动脉常有相似的病变。

4. 术中如何监测患者的神经功能状态？

评估神经功能状态的方法选择取决于是全身麻醉还是区域麻醉。应用区域麻醉可以进行间断地评估运动强度、感觉以及语言。这种评估应该在时间上与相对高危的干预保持同步。高危期包括颈动脉的操作、动脉阻断以及再灌注。镇静方法的选择和时机可能显著地影响正确的评估。例如，给予苯二氮䓬类药物可能会使在缺血时间观察到的局部损害再度出现，并随后消失。

在全身麻醉时，神经功能状态最常通过脑电图（electroencephalogram，EEG）、躯体感觉诱发电位（somatosensory evoked potential，SSEP）、运动诱发电位（motor evoked potential，MEP）或经颅多普勒检查（transcranial Doppler，TCD）评估。EEG在全麻期间使用最广泛且被认为是监测神经功能的“金标准”。EEG是监测无意识患者脑缺血最敏感的方法。EEG的敏感度取决于监测电极的数量和评估EEG人员的经验。提示缺血的EEG变化最可能从脑缺血解剖部位相近的电极放置处观察到。单侧的变化，尤其是依赖正在手术动脉所支配区域观察到的变化，更可能反应缺血损害。最能提示缺血改变的 EEG 变化是振幅降低（电压）、变慢（降低频率），或者爆发抑制。在监测期间，维持麻醉药物的稳态有利于察觉 EEG 的改变，这种改变不受麻醉药物剂量的影响。

SSEP 取决于来自外周神经刺激的信号处理。因为这种反应仅通过潜伏期和振幅来反映，SSEP 的分析可能比 EEG 的分析需要更少的经验和训练。SSEP 监测缺血事件的敏感度低于 EEG。SSEP 波形通过潜伏期增加和振幅降低来提示缺血，而单侧或手术侧的变化备受关注。

MEP 运用电磁信号对大脑运动皮层进行刺激，然后在相应的末端监测运动反应。肌肉松弛药降低或消除这种反应。吸入麻醉药也减轻这种反应。MEP 对大脑缺血非常敏感。

TCD 用于测量同侧大脑中动脉的血流速度。TCD 通过评估动脉血管中移动的红细胞反映出的声波多普勒位移来监测血流速度。它对监测栓子极其敏感。颈动脉内膜切除术中栓塞较为常见，其取决于手术方法和是否存在动脉粥样硬化斑块或混入气体。探头的放置是相当困难的，多普勒结果主要取决于探头的方向（声波的角度）。多普勒探头的任何移动可能导致声波减弱或消失。

脑皮质血氧测量法可能会有一定的益处。通过洗出动脉或静脉内的氙-133（^{133}氙）来监测脑血流的方法较少应用。

5. 何种干预可能降低神经损伤的风险？

颈动脉内膜切除术后的缺血性神经损伤可能是由手术操作期间的动脉栓塞、短暂性动脉阻断期间降低的脑灌注、再灌注损伤或术后动脉意外堵塞所引起。术中动脉栓塞非常常见，且通常取决于手术方法和粥样硬化的出现。手术分流可能会增加栓塞的发生率。在许多治疗中心，仅当颈动脉阻断后提示有缺血改变，或者有大脑侧支循环不良的证据时才实施分流。尽管硫喷妥钠可以改善局灶性缺血的预后，但它不能广泛用于全身麻醉的维持，因为其具有剂量依赖性苏醒延迟和血流动力学的影响。低体温也可以改善局灶性脑缺血的预后。然而，低体温尚未在颈动脉内膜切除术得到广泛的接受。低体温对心肌具有多种不良影响。

在短暂性动脉阻断期间，最常通过控制性高血压来治疗脑灌注的降低。在许多治疗中心，短暂性动脉阻断期间体循环动脉血压增加 10%～20%。为了达到这种目的，经常静脉注射去氧肾上腺素。颈动脉阻断期间暂时性的实施外科分流也可改善脑血流。然而，这种分流可能会延长手术时间，使手术视野不清并促进栓塞。

再灌注后，缺血和梗死的脑组织有发生再灌注损伤的风险。通常再灌注前动脉血压会降低到接近正常值。

CEA 麻醉药物的选择仍存争议。一项比较强效吸入麻醉药的随机研究表明，与异氟烷相比，氟烷麻醉的患者 EEG 在较高的脑血流时仍会提示脑缺血；这可能支持在这些患者中使用异氟烷。对于以阿片类药物为主的麻醉技术或者以吸入麻醉药为主的麻醉技术，两者均未得到广泛的接受。在任何病例中，全麻的快速苏醒可允许及时评估神经功能，有利于脑血管阻塞所致神经损害的诊断。快速苏醒允许更迅速的干预，例如治疗性的手术再探查、脑血管溶栓，或如有指征可行血管成形术。

动脉血二氧化碳分压的控制亦有争议。中度的低碳酸血症可以减少脑血流，但也有可能把血流从正常脑组织优先分流到缺血的脑组织。大多数执业者将动脉血二氧化碳分压维持在接近正常值水平。

6. 阐述术后血压不稳定的危险因素。

接近颈动脉窦的 CEA 可能会导致术后动脉血压波动。颈动脉血管成形术和支架植入术可能会改变颈动脉壁的机械力学特性，增加压力感受器的敏感度。压力感受器反应性增高会导致心血管自主活动受损并且可能增加术后并发症和死亡率。CEA 术后，压力感受器反应性增加使低血压和心动过缓的发生率增加。这些情况经常通过静脉注射去氧肾上腺素和阿托品而缓解。和传统的 CEA 相比，横切颈动脉窦神经的手术有可能增加术后高血压的发生率。这种高血压经常需要使用 β-肾上腺素受体阻滞药、钙通道阻滞药或外周血管扩张药来治疗。颈动脉内膜切除术术后的血流动力学紊乱大多为短暂性的，最好应在重症监护病房中予以治疗。

推荐阅读

Augoustides JG: Advances in the management of carotid artery disease: focus on recent evidence and guidelines. J Cardiothorac Vasc Anesth 26:166, 2012.

Blackshear JL, Cutlip DE, Roubin GS, et al.; CREST Investigators. Myocardial infarction after carotid stenting and endarterectomy: results from the carotid revascularization endarterectomy versus stenting trial. Circulation 123:2571, 2011.

Brott TG, Hobson RW 2nd, Howard G, et al.: Stenting versus endarterectomy for treatment of carotid-artery stenosis. N Engl J Med 363:11, 2010.

病例17

电惊厥治疗

Ethan O. Bryson，MD · Charles H. Kellner，MD

（李金宝　译　岳子勇　校）

问题

1. 什么是电惊厥治疗？
2. 是否有足够的信息来评估进行全身麻醉？
3. 电惊厥治疗有无相对或绝对禁忌证？
4. 电惊厥治疗时，如何管理植入型心律转复除颤器和起搏器？
5. 电惊厥治疗的生理作用机制是什么？
6. 在电惊厥治疗中应该用何种麻醉方式？
7. 发作后期存在的问题有哪些？
8. 电惊厥治疗后引起肺水肿的原因。
9. 导致电惊厥治疗后延迟肌肉松弛的原因？

患者，男性，88岁，72 kg，曾经用电惊厥治疗（electroconvulsive therapy，ECT）难治性重度抑郁症。他1968年因抑郁症发作成功接受一次电惊厥治疗，此后两年一直处于缓解期。他不记得任何治疗或麻醉相关的问题。此次发作表现为情绪低落、睡眠质量差、思念已故的父母，因加重妻子的负担而深感愧疚并且有自杀倾向。他既往有高血压病史，服用氨氯地平与美托洛尔。服用的其他药物包括法莫替丁、非那雄胺、左甲状腺素，劳拉西泮、米氮平、喹硫平、瑞舒伐他汀，琥珀辛酯钠（多库酯钠）、番泻叶、坦索罗辛。

1. 什么是电惊厥治疗？

ECT是使用电刺激大脑引起治疗性的惊厥。ECT可有效地治疗重度抑郁症、双相障碍、紧张症和精神分裂症。大多数采用ECT的患者患有严重抑郁症、自杀倾向或精神病症状，并且由于精神疾病而无法正常活动。这些患者的药物治疗通常失败。此疗法自问世以来，对于难治性抑郁症和其他精神疾病来说是一个安全有效的治疗措施。大多数治疗引起的疾病和死亡归因于对治疗产生的生理反应相关的心血管后遗症。

ECT的电极位置可以分为双边或单边。双边电极起效迅速，但是短期和长期记忆障碍的风险增加。单边电极可降低记忆损伤的风险，但起效较慢，患者可能需要更多的治疗。此外，采用单边电极刺激时心搏停止时间更长，因此患者在治疗期间心血管事件的风险增加。如果考虑单边电极时，需要评估增加治疗的相关风险。

2. 是否有足够的信息来评估进行全身麻醉？

麻醉医师的任务是在ECT时确定患者是否可接受麻醉，并且麻醉医师要实施对治疗性惊厥不产生抑制的、人性化的、安全的麻醉，减轻或者控制治疗的生理反应，或者处理麻醉药的短暂效应，如气道的管理。接受ECT治疗的患者需要全身麻醉，应该同其他外科手术患者的麻醉一样需要相同的麻醉评估，而且要全面采集病史。

因为一些药物既是普通治疗用药也是麻醉药（框17-1），麻醉医师应该制定一个完整的当前药物列表。接受ECT治疗的患者通常正在服用多种精神药物。这些药物包括三环类抗抑郁药（tricyclic antidepressants，TCAs）、碳酸锂、单胺氧化酶抑制药（monoamine oxidase inhibitors，MAOIs）、选择性5-羟色胺再摄取抑制药（selective serotonin reuptake inhibitors，SSRIs）、抗精神病药物、苯二氮䓬类和其他第二代抗抑郁药（如安非他酮）。

TCAs在神经节后交感神经末梢阻断去甲肾上腺素的再摄取，增加交感神经的紧张阈值。在这些患者中，直接作用于交感神经的药物较间接作用的药物更能增加去甲肾上腺素的释放。同TCAs合用时以下几类药物必须谨慎：降压药，强效挥发性麻醉药物和抗胆碱药。

框 17-1 特定精神药物的麻醉影响

TCAs 在神经节后交感神经末梢阻断去甲肾上腺素的再摄取
- 当使用 TCAs 时，某些 SSRIs 类药物（如氟西汀）的水平可能会增加 2～5 倍

MAOIs 阻断儿茶酚胺代谢
- 交感神经紧张的阈值升高
- 与哌替啶或间接拟交感神经药物作用可能导致高血压危象、癫痫发作和高热

SSRIs 通过 5-羟色胺 1A 受体阻断 5-羟色胺再摄取
- 抑制 5-羟色胺释放
- 5-羟色胺 1A 受体表达可能下调
- 对去甲肾上腺素再摄取的效果差
- “5-羟色胺综合征”（不安、发冷、共济失调、失眠），而且同时使用锂或卡马西平时可能造成致命后果

碳酸锂延长神经肌肉阻断时间

苯二氮䓬类可能通过提高癫痫发作阈值来提高对 ECT 的耐受

MAOIs 阻断儿茶酚胺代谢，增加交感神经兴奋的阈值。MAOIs 和哌替啶或间接拟交感神经药物的相互作用可导致高血压危象、癫痫发作和高热。

有拟胆碱酯酶缺陷或恶性高热风险病史的患者应特殊注意琥珀胆碱——去极化肌肉松弛药。如果拟胆碱酯酶缺陷患者使用琥珀胆碱会延长神经肌肉阻断时间，因此可用罗库溴铵等药物来替代。琥珀胆碱可引发恶性高热，忌用于恶性高热患者。

在目前的情况下，此病例中的患者服用的药物没有大问题，但可能会导致血压升高。因为 ECT 与急性瞬时血压升高有关，在实施治疗之前需要确认患者按照预定进度进行降压治疗，需根据病史，把血压控制在预定的范围内。实施治疗之前或在“按需”的基础上尽可能立即使用其他的抗高血压药物使收缩压小于 200 mmHg。整个围术期应经常（每 1～2 min）测量患者的血压。

3. 电惊厥治疗有无相对或绝对禁忌证？

一般而言，ECT 是一个低风险的操作，但许多患者接受 ECT 后进入“高风险”阶段。一些患者有危及生命的精神疾病或者没有其他可行的治疗方案时才用 ECT。因此，不治疗就可能有死亡的风险。这可能使麻醉管理更复杂，相对禁忌证如下：

- 颅内压增高（治疗期间可能会加剧）
- 出血性卒中（1 个月）（再出血的风险增加）
- 视网膜脱落（治疗期间可能会加剧）

只要患者一般情况良好，近期心肌梗死（1 个月以内）以及不稳定心绞痛并不是 ECT 的禁忌证。ECT 期间心动过速、高血压发生频繁，亦可能再发心肌梗死。心内科会诊对评估风险和制订适当的治疗计划很重要。严重冠状动脉疾病是一种常见的危及生命的疾病，ECT 可能会使之恶化。治疗可加重心肌损伤，这需权衡不采取电惊厥治疗的风险。因为在电惊厥治疗期间可能发生不良血流动力学状况，所以了解支架植入禁忌患者冠状动脉病变的位置、存在梗死风险心肌的数量、梗死后心肌应激测试的结果是有益的。在治疗之前，给予足够的 β 受体阻滞药使血压维持正常。治疗期间，短效 β 受体阻滞药（如艾司洛尔）可同硝酸甘油或者其他短效药物一起使用，以维持血压在可接受的范围之内。可继续服用氯吡格雷和华法林。

4. 电惊厥治疗时，如何管理植入型心律转复除颤器和起搏器？

琥珀胆碱或 ECT 引起的自发性收缩可能被起搏器或植入型心律转复除颤器（implantable cardioverter-defibrillator，ICD）误判。存在以下两种解决途径：一种是建议在电惊厥治疗之前关闭 ICD，而另一种则建议允许 ICD 正常运转。ECT 前关闭 ICD 是基于担心治疗期间的放电可能被起搏器或 ICD 误判成异常节律，导致放电。理论上讲，出现这种状况可能源于靠近传感通路或束状 ECT 设备从而产生的电磁干扰。去极化期间 ICD 不必要的除颤不利于电休克的治疗，导致 R on T 现象及室性心律失常。允许 ICD 正常工作的支持者指出，即便是诱发室性心律失常也会被 ICD 很好地处理掉。因为，大多数 ECT 治疗相关的疾病和死亡归因于心血管后遗症，允许 ICD 工作的获益很可能超过了因干扰导致错误激活而带来的风险。关闭 ICD 的处理太过简单。在大多数现代设备上放置磁体可防止除颤但是允许起搏器工作。移除磁体可使大多数 ICD 重新正常工作（病例 7）。

对于有埋藏式心脏起搏器的患者，重要的是要知道为什么要植入此装置。虽然现代起搏器能耐受来自 ECT 的电磁干扰，但仍然存在发生与治疗相关的小故障的风险。因此，应该准备体外起搏设备。从理论上讲，治疗造成的干扰既会抑制起搏器输出也会重置起搏器工作模式（DOO 或 VOO）。在起搏器上应用磁体将它转换成设定的模式。放置磁体可以防止干扰发生，移除磁体后，起搏器功能恢复正常。但在实际运用时并不总是需要磁体。如果治疗的同时需抑制起搏器的输出，则需要使用磁体。即使设备被放置到磁体模式中，治疗后起搏器检测不是常规，但当有证据说明起

搏器存在重置时（即非同步起搏），应该由专业人员进行操作。如果有任何问题，应该做12导心电图（electrocardiogram，ECG）（病例7）。

5. 电惊厥治疗的生理作用机制是什么？

在电惊厥治疗中，作用于大脑的电刺激首先激活副交感神经，心脏停搏常发生在此阶段，并可能在整个电刺激过程中持续存在。刺激终止后，癫痫发作伴随着交感神经的激活，通常表现为相关的心动过速和高血压。血压的升高十分显著，收缩压可能比基础值升高超过40%，而这又再次增强了交感神经的活性。如果患者没有癫痫发作和持续的心脏停搏，可以用阿托品治疗再加上一个或两个循环的胸外按压。对于持续心脏停搏的风险很高的病例中，应用抗胆碱药（如格隆溴铵）预处理，往往能降低风险。一种方法是刺激剂量滴定法。剂量滴定涉及增加电刺激直到癫痫发作。

有报道指出，在接受电惊厥治疗后有患者血清肌酸激酶升高。然而，即使已确诊患有冠状动脉疾病和有过心肌梗死的患者，只要没有心肌损伤就不会观察到心肌梗死的特异性血清肌酸激酶同工酶（CK-MB）的升高。

6. 在电惊厥治疗中应该用何种麻醉方式？

电惊厥治疗中的麻醉管理直接影响其疗效。我们的目标是实施不提高癫痫发作阈值的全身麻醉，并且提供充足的肌肉松弛（肌松），以免患者在癫痫发作时受伤，同时管理好患者直到其从全身麻醉及肌松中恢复。在美国，虽然丙泊酚和氯胺酮也可以应用，但是全麻诱导选择的是超短效巴比妥类静脉麻醉药——美索比妥。应用美索比妥的优势是全麻诱导快速且对治疗无任何不良影响。此外，美索比妥在人体中迅速重新分布，使得治疗完成后患者能够很快苏醒。对电惊厥治疗的麻醉，丙泊酚不是首选的麻醉药，因为它是有效的抗惊厥药，并且可能提高或降低癫痫发作的阈值。然而，有研究表明，丙泊酚对于有长期接受电惊厥治疗引发癫痫或恶心、呕吐史的患者是有利的。

肌松药首选短效的琥珀胆碱，对于有应用琥珀胆碱禁忌证的患者可以选用罗库溴铵。

7. 发作后期存在的问题有哪些？

自主呼吸的恢复通常在注射琥珀胆碱3～5 min后，这通常发生于全身麻醉前。通过袋阀面罩装置进行通气支持，直到患者有充足的潮气量且不需要辅助通气能维持自身气道通畅。在此期间，重要的是观察浅麻醉和肌松残余的迹象，如果发现，则提示琥珀胆碱作用时间延长，需要延长通气支持的时间，在之后的治疗中要减少琥珀胆碱的用药剂量或者换用其他的肌松药。在这段时间，患者血流动力学不稳定，需要严格控制血压的患者应该监测其惊厥发作后及服用所需药物后的血压。惊厥发作后的躁动可能由低氧血症或高碳酸血症引起，也可能由治疗引发。在治疗后给予镇静药前，要保证患者充足的氧供及通气。

8. 电惊厥治疗后引起肺水肿的原因。

虽然很罕见，但已经有电惊厥治疗相关性肺水肿的报道，很多因素可以造成此种并发症，包括负压性和神经源性肺水肿。负压性肺水肿发生在患者试图打开紧闭的声门吸气时。松弛的咽喉肌肉不能提起气道软组织，造成上气道坍塌和阻塞。强大的膈肌和肋间肌产生持续的胸腔内负压。以这种方式产生的胸腔内负压大于使血浆保留在毛细血管内的静水压，于是液体进入肺泡导致肺水肿。预防的措施是恢复咽喉肌肉张力，保持气道通畅，可以使用口咽通气道维持气道通畅，并且保持正压通气直到神经肌肉阻滞作用完全消退。

神经源性肺水肿可能继发于电惊厥治疗相关的自主神经系统显著的激活。这通常在治疗后几个小时内发生。神经源性肺水肿的诊断需要排除其他引起肺水肿的原因。大多数患者即使血压上升到极限，也不会发生这种并发症。

与治疗后癫痫发作相关的交感神经兴奋引起的心动过速和高血压显著增加了心肌耗氧量。在此期间，随着心室运动功能减退及室壁运动异常，心电图检查提示心肌缺血改变。患有亚临床型冠状动脉疾病的患者在上述情况下可能发生急性心力衰竭和急性心源性肺水肿。对于高危患者（已确诊患有冠状动脉疾病，近期心肌梗死及稳定型心绞痛），可通过多次小剂量给予短效降压药，如艾司洛尔或硝酸甘油，来严格控制血压。

无论何种原因，电惊厥治疗相关性肺水肿的治疗都有其特定的原则。除了进一步对收缩压升高的治疗和加强利尿外，还应通过面罩给氧提高血氧饱和度。对于面罩给氧无反应的患者，应气管插管保持正压通气。

9. 导致电惊厥治疗后延迟肌肉松弛的原因？

琥珀胆碱进入体内后迅速被丁酰胆碱酯酶（血

浆胆碱酯酶或假性胆碱酯酶）水解。因此，丁酰胆碱酯酶的相对量决定了琥珀胆碱的作用时间。拥有非典型假性胆碱酯酶的患者体内琥珀胆碱的水解速度降低，神经肌肉阻滞作用可以持续 70～120 min。获得性假性胆碱酯酶不足与很多疾病和不同药品的使用（框 17-2）有关。大多数获得性假性胆碱酯酶缺乏的患者，此酶的催化效率都正常，但酶的数量有限。对大多数外科手术患者而言，这种情况并不显著，因为通常获得性假性胆碱酯酶缺乏的患者神经肌肉阻滞延长的时间为 10～25 min。电惊厥治疗提供了一个独特的临床过程，此过程通常持续不到 10 min，治疗本身非常简短，但是重要的是如何将麻醉及肌松恢复时间与电惊厥治疗的时间相匹配。神经肌肉阻滞的延长使得患者意识恢复后仍然处于肌肉松弛状态。这些患者存在肺通气不足、组织缺氧和误吸的风险。他们需要在电惊厥治疗后延长呼吸机通气时间。

框 17-2 获得性拟胆碱酯酶缺陷的病因

疾病相关

- 肝病（拟胆碱酯酶合成减少）
- 肾病（原因不明）
- 营养不良（蛋白质合成下降）
- 妊娠（10 周后减少）
- 恶性肿瘤（肝、肺、肠胃、泌尿、乳腺）
- 烧伤（受伤后 4 个月内酶活性降低）

药物相关

- 碘依可酯眼药水（禁忌）
- 有机磷杀虫剂（急性暴露暂时获得性缺陷）
- 新斯的明、毒扁豆碱、吡斯的明、依酚氯胺（竞争性抑制剂）
- 苯乙肼（治疗水平单胺氧化酶抑制剂活性降低）
- 甲氧氯普胺（如果在琥珀胆碱前使用可以延长 2～3 min）
- 化学治疗（在治疗后 2～3 周内环磷酰胺、阿糖胞苷、长春花新碱、利妥昔单抗可能延长 10 min）

推荐阅读

American Psychiatric Association: The Practice of ECT: Recommendations for Treatment, Training, and Privileging, 2nd edition. American Psychiatric Press, Washington, DC, 2001.

Bryson EO, Aloysi AS, Perez AM, et al.: Prolonged succinylcholine action during electroconvulsive therapy (ECT) after cytarabine, vincristine and rituximab chemotherapy. JECT 27:e42, 2011.

Bryson EO, Aloysi AS, Popeo DM, et al.: Methohexital and succinylcholine dosing for electroconvulsive therapy (ECT): actual versus ideal. JECT 28:e29, 2012.

Ding Z, White PF: Anesthesia for electroconvulsive therapy. Anesth Analg 94:1351, 2002.

Folk JW, Kellner CH, Beale MD, et al.: Anesthesia for electroconvulsive therapy: a review. JECT 16:157, 2000.

Kellner CH, Li D, Maron L: Anesthesia for electroconvulsive therapy. pp. 412–429. In Swartz CM, (ed): Electroconvulsive and Neuromodulation Therapies. Cambridge University Press, New York.

Kellner CH, Pritchett JT, Beale MD, et al.: Handbook of ECT, 1st edition. American Psychiatric Press, Washington DC, 1997.

Rosa MA: Cardiovascular effects of anesthesia in ECT: a randomized, double blind comparison of etomidate, propofol, and thiopental. JECT 23:6, 2007.

Williams J: Pseudocholinesterase deficiency and electroconvulsive therapy. JECT 23:198, 2007.

病例18

脊柱手术

Stacie G. Deiner，MD

（宋哲明　译　袁红斌　校）

问题

1. 严重的颈椎管狭窄症必须实施清醒纤维支气管镜插管吗？
2. 常见脊柱外科手术中如何管理慢性痛？
3. 解释术中神经电生理监测可以检测脊髓损伤发生的机制；是否存在应用禁忌证？
4. 为方便神经电生理监测应如何调整麻醉方案？
5. 当患者处于俯卧位时需要关注哪些问题？
6. 脊柱手术时是否存在一个平均动脉压安全区间？控制性降压有哪些风险？
7. 如何运用丙泊酚药理学知识以确保快速而安全的苏醒？

患者，男性，73 岁，脊髓受压，拟行颈椎后路融合术（C3～C6）。多年来患者感到颈部疼痛，合并进行性加重的右臂无力、麻刺感。日常口服羟考酮缓释片 40 mg，每日 2 次；同时口服羟考酮 5 mg/对乙酰氨基酚 650 mg，2 粒/4 h，术晨未服药。影像学检查显示严重的颈髓受压。神经电生理监测小组在插管后开始监测体感诱发电位（somatosensory evoked potentials，SSEP）、运动诱发电位（motor evoked potentials，MEP）和肌电图（electromyography，EMG），并在摆体位前确定基线。

1. 严重的颈椎管狭窄症必须实施清醒纤维支气管镜插管吗？

是否对颈椎疾病患者实施清醒纤维支气管镜插管取决于以下因素：损伤和病变的位置；是否有误吸的风险（饱胃时）；预估面罩控制呼吸是否容易实施；以及患者配合气道表面麻醉（表麻）的能力。清醒纤维支气管镜插管是最大程度减少由面罩通气、直接喉镜暴露导致的颈部位移的“金标准”。此外，任何存在面罩通气困难危险因素的患者（例如 55 岁肥胖患者，打鼾病史，缺牙，蓄胡须，Mallampati 分级Ⅲ到Ⅳ级，下颌前突试验异常）需要考虑实施清醒插管。当遇到不配合的患者时，我们必须权衡诱导和因躁动或不充分的气道表面麻醉可能导致的颈部移位哪个风险更大。在气管插管前诱导对于某些患者来说也是一种选择，比如没有明显的误吸风险、预估不会出现面罩通气困难的病例。

虽然比充分表麻下纤维支气管镜插管操作会导致更多的颈部位移，视频喉镜对颈部活动受限患者的气道安全依然是有用的。相对于直接喉镜，某些通道式视频喉镜（比如日本 PENTAX 的 AWS S-100、西班牙 Prodol Meditec 的 AirTraq 等产品）能够减少颈部脊柱的移动。Glidescope（美国 Varathon 产品）相比较传统直接喉镜可以减轻颈 C_2-C_5 的颈部脊柱位移，但在其他水平和直接喉镜相似，这也意味着 Glidescope 对于上颈椎不稳的患者不是一个很好的选择。然而，当有颈托固定颈部的时候，Glidescope 的表现更好一些。这些替代装置的优点在于扩展了我们的视野、可直视影像的范围。当面对诸如气道内可能存在大量分泌物、血块或者残渣的创伤患者时，我们有了更好的选择。

2. 常见脊柱外科手术中如何管理慢性痛？

术前

不建议使用透皮给药系统（例如芬太尼透皮贴），但如果患者已经在使用则可以继续应用。患者应该遵医嘱口服药物，若要使用非甾体抗炎药以外的药物，应该和外科医生讨论后确定。对于术晨没有使用止痛药的阿片类药物耐受患者，每日的阿片类药物用量是可以计算出来的，并转换成等效的吗啡静脉注射剂量。这样计算出每日阿片类药物摄入量的大概数值，其中的一部分需要在手术期间静脉给药。将口服阿片类药物直接转换成静脉注射剂量是有争议的。但是，需遵循的基本原则是：阿片类药物耐受的外科患者，阿片类药物需要剂量依赖于他的日常摄入量。

口服加巴喷丁可以减少吗啡用量并降低术后 12 h 疼痛评分。最佳术前用药剂量（控制疼痛最大化、副作用最小化）是 600～900 mg。最常见的副作用是恶心呕吐、头晕和共济失调。因为很多慢性痛患者使用加巴喷丁，所以弄清楚每个患者的个体化有效剂量是非常必要的。加巴喷丁的副作用导致其在一些病例中应用受限。基于以上信息，我们可以确定术前是否使用加巴喷丁以及应用的剂量。

术中

对阿片类药物耐受患者实施常见的脊柱外科手术时，美沙酮可以成为术中阿片类用药方案的重要组成部分。美沙酮单次给药（0.2 mg/kg）可以减少术后阿片类药物用量，并能够降低术后 48 h 视觉模拟量表评分。在脊柱外科手术中，氯胺酮也是一种有效的辅助用药。它具有显著的镇痛作用并能够改善术中监测的质量。特别是对于阿片类药物依赖患者，术中应用氯胺酮［0.5 mg/kg 诱导时给药，随后 10 μg/(kg・min) 持续输注，缝皮前停药］可以减少阿片类药物需要量、降低 48 h 至 6 周后的疼痛评分，且没有副作用的增加。氯胺酮的作用机制可能是因为它是一种 N-甲基-D-天冬氨酸受体拮抗剂。

3. 解释术中神经电生理监测可以检测脊髓损伤发生的机制；是否存在应用禁忌证？

脊椎手术中常见的神经电生理监测主要分为三大类：体感诱发电位（SSEP）、运动诱发电位（MEP）和肌电图（EMG）。

- **SSEP**　监测脊髓后索的完整性。电极在末梢激发电或磁脉冲，随之产生的电位差会通过脊髓传递到大脑。我们可以在最靠近手术区域的脊髓或者大脑测量到传递所产生的波形（图 18-1）。
- **MEP**　用来监测脊髓前角运动束的完整性。电或磁脉冲向大脑或者靠近手术侧的脊髓传递，同时由手术野内的硬膜外电极测量获取 D 和 I 波（不太常用），或由刺在所监测神经对应的肌肉上的刺针测量复合肌肉运动电位（常用方式）。

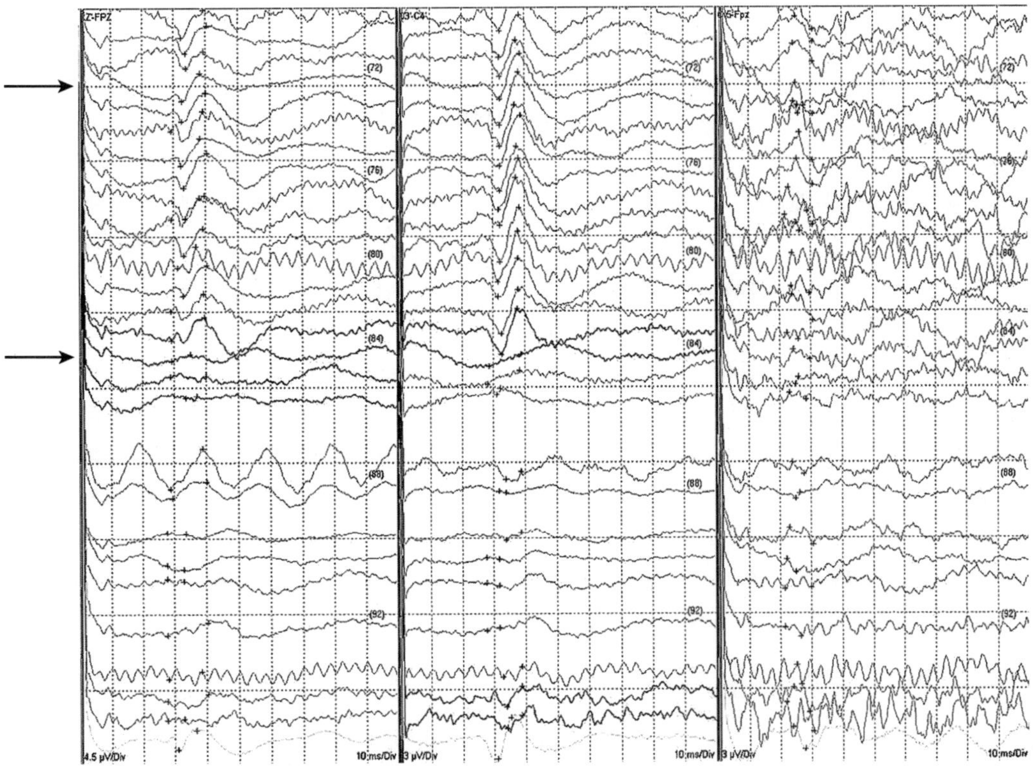

图 18-1　SSEP 图形的信号衰减。顶部箭头提示正常；底部箭头提示衰减

- **EMG** 用来测量由肌肉收缩引发的电活动，一般通过两个肌肉内或附近的电极进行监测。手术期间记录EMG主要有两种类型：
- 被动或自由运行——连续记录一处肌肉的自发活动
- 刺激肌电图——在附近或针对一根神经发出电刺激，然后记录肌肉上的电位反应

神经电生理监测对于任何病因导致的脊髓损伤都是敏感的。可能造成脊髓损伤的外科因素包括创伤导致的脊髓缺血、压迫或横断。除外科因素外，还有许多外科手术中由于“体位不当”导致信号丢失的报道。一个典型的例子就是随之而来的臂丛损伤。一旦外科医生操作区域外的某处出现信号丢失并和先前的衰减无关，将警示麻醉医师去重新检查一下受影响肢体的摆位。更为常见的信号丢失可能和麻醉深度改变（例如给予强效吸入药、推注负荷量静脉药物或应用肌松药）或者明显的生理学改变（如高血压、重度贫血）有关。

虽然SSEP和MEP可以监测某一神经束的完整性，但它们可能无法监测单独一根神经根的损伤。EMG可以识别单一的神经根，特别是对于解剖异常的病例（如瘢痕组织、肿瘤）。EMG极为敏感，可以监测一根肌肉纤维1%～2%的电活动。常被监测的神经包括：

- 颈神经根（C_2-C_7），脊柱手术中
- 腰骶神经根（L_2-S_2），脊柱手术中
- 面神经，听神经瘤手术或面神经手术中
- 喉返神经，颈前路手术中
- 颅神经，脑干手术中

诱发电位监测的相对禁忌证包括：

- 植入了起搏器
- 运作中的植入性心律转复除颤器：在高危病例中可能需禁用抗心律失常功能
- 颅内有金属植入物（例如动脉瘤夹）
- 癫痫
- 颅内高压
- 颅骨缺损

在所有病例中，必须将术中不实施神经电生理监测的风险与监测可能导致的心律失常、抽搐或灼热损伤等风险相权衡。

4. 为方便神经电生理监测应如何调整麻醉方案？

所有麻醉药对MEP和SSEP都会产生一定程度的影响。麻醉管理目标是要保证稳定的麻醉深度以维持整个手术过程中能稳定获取基线信号。监测实施中避免使用麻醉药或者发生生理学变化，因为这些变化可能会与脊髓的外科损伤相混淆。

吸入麻醉药会导致波形振幅降低、延迟增加。静脉麻醉药除依托咪酯和氯胺酮外也会造成不同程度的波形振幅降低、延迟增加。而依托咪酯可能导致波形振幅增大。输注右美托咪定对神经监测没有不良影响。

MEP监测期间不应使用肌松药。如果在摆体位前即实施了MEP监测，需保证插管时使用的肌松药的效果已经消失或者被拮抗。静脉麻醉药输注应该是立即起效的，避免通过再次给予一个负荷量以获得充足的血药浓度。

实施神经电生理监测的脊柱外科手术中使用的麻醉药包括：

- 针对遗忘：往往常规输注丙泊酚，有时会合用氯胺酮、右美托咪定，或吸入低于0.5最低肺泡有效浓度（MAC）的强力吸入药
- 针对镇痛：输注阿片类药物

具体选择应用哪种特定药物取决于患者的基础疾病以及患者是否存在阿片类药物依赖。应用强力吸入麻醉药有赖于术中使用了哪种神经电生理监测。与SSEPs相比，MEPs对吸入药更加敏感。研究表明，相对低浓度的挥发性麻醉药（比如0.25～0.5 MAC）足以抑制单脉冲经颅刺激。虽然更积极的刺激方式在一些患者身上可以产生复合肌肉动作电位反应，但更多的是可望不可及。患者的因素（包括继发于慢性脊髓压迫的脊髓病变、糖尿病神经病变等）也可能影响机体对挥发性麻醉药的敏感性，

同样，因为MEP与四个成串电刺激（train-of-four responses，TOF）的非线性关系，输注肌松药是存在争议的。对于患者来说可能在TOF监测中出现有一或两个抽搐，但MEP却完全没有检测到。

颈髓运动束受刺激会导致颌骨收缩从而可能导致患者发生咬合相关损伤。损伤可能涵盖舌下血肿到颌骨骨折。如果明确血肿已经形成，请勿拔除气管导管。建议在颈髓运动束受刺激时使用咬合垫。然而，即使放置了咬合垫，仍然可能发生口腔损伤。可能发生舌后部受压（通常在气管导管对侧）。

5. 当患者处于俯卧位时需要关注哪些问题？

大多数脊柱手术在俯卧位实施，这种体位可能对机械通气有益。但是，体位变换可能导致高致残

率。对于骨质疏松患者以及颈椎不稳的患者，需要特别注意体位的问题。诱导前，患者可以处于他们觉得舒适的仰卧位。诱导和气管插管后，注意需在保证颈部同轴稳定的基础上安全翻滚患者。不管是使用商业化的台架系统，还是使用了头枕和衬垫的常规手术床，总体的目标都是一样的。患者的颈部需在应用泡沫枕或颈椎牵引器的基础上保持中立位。由于可能挤压外眼角而导致术后失明，在摆俯卧位时不再使用马蹄形头枕。应尽力避免在摆体位时让患者的脸冲向一侧，因为这可能和术后失明和卒中有关。

对于已经实施过肩部手术或者创伤性损伤的患者，如何摆放手臂将是个挑战。体位常常取决于术中透视或 X 摄片的需要。大部分情况下，实施颈椎手术的患者，手臂保持在身侧原位。为了改善下颈椎或上胸椎透视时的视图效果或者帮助标记切口缝合轮廓线，外科医师可能会把患者的肩部用带子绑起来。必须小心实施，以避免因过度牵拉肩部和臂丛而导致神经损伤。有时臂丛过度牵拉导致神经电生理监测发生变化时，在术中对肩部的牵拉应该适时放松。

实施腰椎手术的患者一般借助手臂板将手臂摆成 90°放置在同一平面。一般情况下，肩部以最小的屈曲和 5°～10°的内旋处于外展状态。神经监测有助于在整个手术期间评估颈丛和臂丛的位置。

最后，应该从肩部尖端到髂嵴放置纵向垫以支撑保证患者腹部自由下垂；这样可以起到在机械通气时静脉回流通畅、膈肌升降自由的作用。腿部应处于屈膝位。臀部可能被放置为伸展位形成腰椎前突以利于融合，或弯曲位以利于不进行融合的减压操作。任何可能导致周围神经（如肘部的尺神经、腓骨小头处的腓总神经）受压的压迫点和区域都要垫置泡沫材料，而手腕应处于中立位以保护正中神经。

6. 脊柱手术时是否存在一个平均动脉压安全区间？控制性降压有哪些风险？

脊柱手术期间，怎样的术中血压才是“足够的”？这是个复杂的问题。若平均动脉压在 50～150 mmHg 的区间，无论是大脑还是脊髓都会自主调节血流在生理范围之内。局部因素（例如椎管狭窄）可能导致急性或慢性血流减少。在一些病例中，血流减少随之可能进一步导致局部缺血，即使系统血压是“安全”的。如果脊髓受到牵拉，那么低血压的影响会更加显著。可以接受的最低系统血压应该与神经电生理监测小组反馈的信息商议后确认。

控制性降压是一种为了减少失血所实施的临床策略。然而，相关研究发现这可能诱发并发症，包括反应性出血、持续低血压、心脏缺血性损伤以及视神经缺血受损等。因此主张避免实施控制性降压。我们可以应用抗纤维蛋白溶解药物例如氨基己酸作为另外可选的减少术中失血策略。虽然有较小的导致形成血栓的风险，氨基己酸仍被证实可以减少术中的输血量。一般情况下，用法为给予负荷量后继续全程持续输注。

7. 如何运用丙泊酚药理学知识以确保快速而安全的苏醒？

因为药物消除所用的时间直接取决于药物输注的时长，在长时间手术中实施全凭静脉麻醉（total intravenous anesthesia，TIVA）若想快速苏醒，需要优化麻醉方案。时-量相关半衰期是指在维持某一稳定浓度的持续输注停止后，药物的血浆浓度降低 50％所需要的时间。我们基于药理学研究发现，稳态输注大部分静脉镇静药后进行复苏都需要血药浓度降低 50％（图 18-2）。根据这些发现，我们建议若长时间静脉输注麻醉药，应在手术结束前 40 min 停药。通常在关闭切口时会撤掉神经电生理监测，这时若有需要可加用强效吸入麻醉药。

虽然处理过的脑电图对监测体动没有帮助，但它可能为产生遗忘提供信息以达到精准的麻醉药输注。在相同意识状态下，七氟烷和丙泊酚对伤害性刺激的影响是不同的。当处理的脑电监测提示处于同样的抑制状态下，七氟烷较丙泊酚对眨眼反射的抑

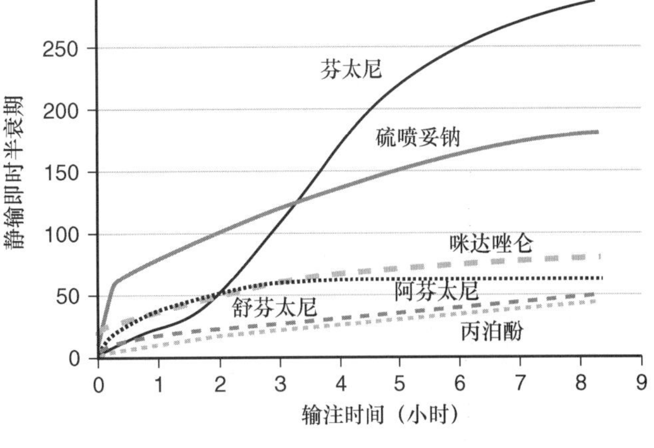

图 18-2　不同静脉麻醉药的时-量相关半衰期（From Hughes MA，Glass PSA，Jacobs JR. Context-sensitive half-time in multicompartment pharmacokinetic models for intravenous anesthetic drugs. Anesthesiology 1992；76：334.）

制作用更强，从而提示这些麻醉药在脑干水平有着不同的药效学特性。在类似镇静水平时是否完全制动的细微差异可以用来确定脊柱外科手术期间实施不复合肌松药的全凭静脉麻醉的滴定水平。虽然外科医生急需进行术后神经检查，但不要轻易拔除气管导管，除非明确符合拔管指征。当患者明显水肿或者血流动力学不稳定时需格外谨慎。

推荐阅读

Jameson LC, Janik DJ, Sloan TB: Electrophysiologic monitoring in neurosurgery. Anesthesiol Clin 25:605, 2007.

Lee LA, Roth S, Posner KL, et al.: The American Society of Anesthesiologists Postoperative Visual Loss Registry: analysis of 93 spine surgery cases with postoperative visual loss. Anesthesiology 105:652, 2006.

Sloan TB, Heyer EJ: Anesthesia for intraoperative neurophysiologic monitoring of the spinal cord. J Clin Neurophysiol 19:430, 2002.

病例19

经蝶骨垂体瘤切除术

Irene P. Osborn，MD

（秦敏菊 译 李文献 校）

问题

1. 什么是肢端肥大症？	5. 描述肢端肥大症患者的气道管理要点。
2. 肢端肥大症的典型症状是什么？	6. 经蝶窦手术的术野有何结构？
3. 如何治疗肢端肥大症？	7. 什么是尿崩症？
4. 肢端肥大症患者的麻醉注意点是什么？	8. 肢端肥大症患者的术后注意事项有哪些？

患者，男性，44 岁，有显著的肢端肥大症表现，拟行经蝶骨垂体瘤切除术。患者自述所用的鞋子、手套尺寸不断增大，并且睡眠呼吸暂停的程度越来越严重。磁共振成像（magnetic resonance imaging，MRI）检查结果显示其垂体有一占位灶。患者的血糖水平高，为 170 mg/dl，其余实验室检查指标均在正常范围。患者既往无过敏病史，无长期服用药物史，曾行双侧腕管松解术，自述无其他健康问题。

1. 什么是肢端肥大症？

肢端肥大症曾被认为是一种罕见疾病。然而，近期欧洲的一些研究和日益进步的影像学技术表明，每 1064 个人中就有一个具有临床意义的垂体瘤患者。至少 10% 的垂体良性肿瘤分泌生长激素（growth hormone，GH）。根据解剖及功能的不同，垂体分为垂体前叶（腺垂体）和垂体后叶（神经垂体）。分泌生长激素的肿瘤在儿童中会导致巨人症，而在骨骺已闭合的成人中则可导致肢端肥大症。肢端肥大症最常见于 20～60 岁之间，性别间无差异，其确诊常常在生长激素病理性分泌的 10～15 年之后才能做出。肢端肥大症患者的死亡率是一般人群的 2～4 倍，若不进行治疗，50%肢端肥大症患者会在 50 岁前死亡。这些患者最常见的死因是心脏相关疾病，如高血压、冠心病、基于躯体普遍性过度生长后的心脏代偿性肥厚以及生长激素对心脏的直接作用等。

肢端肥大症由过量分泌的生长激素和此后继发性的循环和局部胰岛素样生长因子Ⅰ（insulin-like growth factor Ⅰ，IGF-Ⅰ）水平升高导致。生长激素和 IGF-Ⅰ的水平通过多个交互作用被调控而非直接刺激增长。生长激素诱导 IGF-Ⅰ的释放，继而促进 DNA、RNA、蛋白质的合成，促进细胞及组织生长。

2. 肢端肥大症的典型症状是什么？

肢端肥大症患者的机体结构变化常导致慢性疼痛和不适，这些症状降低了患者的生活质量，缩短了患者的预期寿命。这样的变化包括骨骼过度生长导致的畸形（尤其是手、脚和面部），心血管疾病（高血压、心脏扩大），关节病变，神经病变，以及呼吸道梗阻（框 19-1 及框 19-2）。

框 19-1 肢端肥大症患者的气道改变

解剖

过度生长
- 头面部骨骼——蒜头状鼻
- 鼻甲
- 软腭
- 扁桃体
- 会厌

声门狭窄
环杓关节活动度减退
喉返神经受压
头颈活动度受限

生理

睡眠呼吸暂停加重
声嘶
呼吸困难

框 19-2 过量生长激素对外周影响

解剖

骨骼过度增生
- 巨人症
- 手、足粗大
- 面部结构变形
- 凸颌畸形

软组织过度增生
- 唇、舌、会厌及声带肥厚
- 内脏肥大

结缔组织过度增生
- 喉返神经麻痹

周围神经变性
- 腕管综合征

生理

糖耐量减退
高血压
骨关节炎
骨质疏松
骨骼肌肌无力

3. 如何治疗肢端肥大症？

肢端肥大症是一种严重疾病，虽然呈慢性过程，但若不妥善治疗，患者的死亡率会升高。治疗措施包括手术治疗、药物治疗和放射治疗（放疗），每种措施都有其优势及弊端。

手术切除是大部分有症状腺瘤的基本治疗方法。垂体占位切除术有多个手术入路，大部分的垂体占位能通过经蝶窦入路手术切除。经蝶窦入路手术切除相较于经颅骨手术切除或放疗，其相关并发症（如垂体功能减退，尿崩症）发生更少，患者死亡率更低。若病灶较大，已超出鞍区，则开颅手术切除为最好选择。

口服药物治疗包括溴隐亭（一种多巴胺激动药）和左旋多巴（一种多巴胺前体）。这些药物能够抑制下丘脑介导的生长激素分泌，减小瘤体。除了生长抑素类似物之外，对于一般情况差或老年患者，这些药物提供了手术之外的治疗选择。

4. 肢端肥大症患者的麻醉注意点是什么？

肢端肥大症患者的一系列生理改变，特别是心脏和肺的病变以及合并上呼吸道改变，尤其应引起麻醉医师重视。前文已经描述过肢端肥大症患者的心脏并发症，而无论是否合并高血压都可发生心脏扩大。肢端肥大症患者的很多典型症状都提示可能存在困难气道（见问题5），而对于大多数此类患者，合适的麻醉管理需要着重考虑阿片类药物、吸入麻醉药、氧化亚氮（笑气）以及肌肉松弛药等的使用。很多外科医师会在鼻内使用含肾上腺素的局部麻醉药物和可卡因，作为术前准备措施之一，这些药物能起到收缩止血的作用，但同时无论是否使用吸入麻醉药都有可能导致心律失常。鞍区探查时，控制适当的麻醉深度，并且合理使用β-肾上腺素受体阻滞药和扩血管药物，能够很好地控制高血压和出血。在其他实际操作中还可能遇到的困难包括巨大肢体的摆放、按需动脉内置管等。另外，喉咽部需放置填塞物以防止血液汇集于此造成误吸。手术结束后，在拔除气管插管前须将填塞物取出。

5. 描述肢端肥大症患者的气道管理要点。

详尽的病史采集和体格检查是气道评估的第一步。在肢端肥大症患者中，气道梗阻是导致困难气道的原因之一。与非肢端肥大症患者相比，这些患者的可预期及非预期的插管困难和面罩通气困难都更多见。若患者近期有过成功的气管内插管史，则困难气道发生的可能性较低；但如果距上次插管已有1～5年，患者的解剖、生理情况可能均已发生改变。肢端肥大症的一些特征性改变，比如舌体肥厚、大会厌、喉变形、软组织肿胀，都会使喉暴露更加困难。若患者未表现出声嘶或呼吸困难，又能达到足够的张口度，可谨慎使用常规方法建立气道。因为经鼻气管内插管会影响手术视野，经蝶窦手术必须选用经口气管内插管或气管切开。术前还要对此类患者进行宣教，告知由于双侧鼻腔术后都将进行填塞，因此必须用口呼吸。

美国麻醉医师协会（ASA）困难气道指南对解决气管内插管失败或通气困难有很好的指导作用。尽管保持清醒是保障气道安全的明智之选，但由于口咽部软组织过度增生，清醒纤维支气管镜引导插管对于这些患者有时也很困难。必须注意，要减少上气道和声带的机械性损伤，这对于避免拔管后由于组织肿胀造成的呼吸道梗阻十分重要。拔除气管导管前，要确保患者已经清醒并能正确应答。

6. 经蝶窦手术的术野有何结构？

蝶鞍位于蝶骨之内，是脑垂体的骨性保护结构。鞍膈是蝶鞍的顶，由硬脑膜构成，垂体柄连同蛛网膜穿过蝶鞍，并与下丘脑相连。海绵窦位于鞍区两侧，内有颈内动脉海绵窦部分和第Ⅲ、Ⅳ、Ⅵ对颅神经。第五对颅神经支配面部和眼球的感知，位于海绵窦外侧壁。视神经在鞍隔上相交，形成视交叉。经蝶窦垂体切除术中发生的动脉出血可能来自颈动脉或其分支，静脉出血可能来自海绵窦。若海绵窦出血量大，止血会十分困难，可能需要行暂时甚至永久性海绵窦填塞进行止血。

7. 什么是尿崩症？

经蝶窦垂体切除术最常见的术后内分泌功能障碍是尿崩症（diabetes insipidus，DI）。中枢性尿崩症的稀释性多尿是由于抗利尿激素合成或释放不足甚至缺失所导致。鞍区神经外科手术所造成的尿崩症原因各异，包括下丘脑损伤或缺血、垂体柄水肿或者高位垂体柄切除。尿崩症可以是永久或暂时的。若术前无症状，很少在术中发生尿崩症。尿崩症的典型表现是烦渴多饮和大量浓缩不足的尿液，尽管这时血浆渗透压已升高。术中或术后即刻出现的尿崩症通常是因为垂体后叶的可逆性损伤，常常是暂时的。

尿崩症的鉴别诊断主要包括甘露醇、葡萄糖或大量晶体液输注后造成的利尿作用。初期治疗包括口服液体以补充丢失的体液。若口服液量不足，或者患者出现高钠血症，则需要补充葡萄糖和水，或者输注相对于血浆而言为低渗透压的静脉液体如半张盐水。若尿量过多，患者又不能口服补液，则需要使用外源性抗利尿激素（血管加压素）。水剂血管加压素可经皮下注射，每 4 h 使用 5～10 U。或者也可以使用去氨加压素，在鼻腔填塞物未取出时经静脉使用，在鼻腔填塞物取出后经鼻腔使用。无论是永久性或者部分、完全性尿崩症都可以使用去氨加压素治疗（框 19-3）。

框 19-3 尿崩症

病因
下丘脑直接损伤
垂体柄水肿
高位垂体柄切除

症状
烦渴多饮
尿量多，尿渗透压低
血浆渗透压高

鉴别诊断
甘露醇、葡萄糖或大量晶体液输注造成的利尿作用

治疗
口服补液
若口服补液不足或无法口服补液，则行静脉补液
水剂加压素或去氨加压素

8. 肢端肥大症患者的术后注意事项有哪些？

外科关注点包括脑脊液鼻漏和出血。术中切除肿瘤后，偶尔会使用自体脂肪进行填塞。若术中发生脑脊液漏，术后可行腰穿引流以分流脑脊液，直至鞍隔修复。罕见的并发症包括源于颈动脉或海绵窦的大量出血，需进行加压填塞止血。填塞止血的压力可能会导致颈内动脉海绵窦部分或完全性阻塞，并对Ⅲ、Ⅳ、Ⅴ、Ⅵ对颅神经造成压迫。压迫或血管痉挛可以导致眼肌麻痹、面瘫、对侧轻瘫或偏瘫等。

尽管拔除气管导管前要求有良好的气道反射，但也必须努力确保麻醉苏醒期的平稳，避免用力咳嗽、呛咳诱发高血压。取出口咽部填塞物后需要将咽喉部的血液充分除尽。拔管前潮气量要足够，并应将患者头部抬高以有助于通气。由于一侧或双侧鼻腔已行填塞，须将氧气面罩轻置于患者面部。术后需要嘱咐患者用口呼吸，并对患者的意识、视野进行评估。若使用较高吸入氧浓度以提高氧合，则需要对长时间经口呼吸的患者进行气道湿化。这些患者的术后疼痛一般较轻，且通常局限于头部。应用小剂量阿片类药物或尽早用少量水口服镇痛药物效果较好。

推荐阅读

Fleseriu M, Delashaw JB, Cook DM: Acromegaly: a review of current medical therapy and new drugs on the horizon. Neurosurg Focus 29:E15, 2010.
Matta MP, Caron P: Acromegalic cardiomyopathy: a review of the literature. Pituitary 6:203, 2003.
Nemergut EC, Dumont AS, Barry UT, et al.: Perioperative management of patients undergoing transphenoidal pituitary surgery. Anesth Analg 101:1170, 2005.
Schmitt H, Buchfelder M, et al.: Difficult intubation in acromegalic patients: incidence and predictability. Anesthesiology 93:110, 2000.
Seidman PA, Kofke WA, Policare R, et al.: Anaesthetic complications of acromegaly. Br J Anaesth 84:179, 2000.

第 4 部分

神经肌肉系统

病例20

去极化神经肌肉阻滞

Michael T. Bialos，MD · James B. Eisenkraft，MD

（于咏婧 译 薄玉龙 校）

问题

1. 平素健康的患者，术中生命体征平稳，但全身麻醉后苏醒延迟，如何进行鉴别诊断？
2. 正常神经肌肉传导是如何完成的？
3. 琥珀胆碱的作用机制是什么？
4. 琥珀胆碱的作用是怎样终止的？
5. 应用琥珀胆碱的潜在副作用有哪些？
6. 琥珀胆碱的禁忌证有哪些？
7. 快速顺序诱导最好和最安全的肌松药是什么？
8. 将来是否有药物能替代琥珀胆碱？

患者，男，16岁，体重60 kg，平素体健，需行急诊阑尾切除术。预吸氧后给予患者丙泊酚130 mg、芬太尼150 μg和琥珀胆碱80 mg行快速诱导插管。在诱导期间持续压迫环状软骨。直接喉镜下顺利完成气管插管并行控制通气，用2%七氟烷维持麻醉，氧气与空气比为0.8∶0.2。手术过程中给予患者生理盐水500 ml和头孢唑啉1 g。诱导后整个手术历时35 min，术中患者生命体征平稳。缝皮时，停用七氟烷，并改用纯氧通气。停药20 min后，呼气末七氟烷浓度为0.0%，患者心率和血压开始升高，呼气末二氧化碳（end-tidal carbon dioxide，$ETCO_2$）为35 mmHg，但患者自主呼吸未恢复。

1. 平素健康的患者，术中生命体征平稳，但全身麻醉后苏醒延迟，如何进行鉴别诊断？

若患者术中血压、心率、动脉血氧饱和度、中心体温和$ETCO_2$维持平稳，全身麻醉后苏醒延迟可考虑以下3种情况：麻醉药物、代谢紊乱和神经系统问题。

把围术期应用的所有药物都纳入考虑范围是很重要的，包括：阿片类药物、苯二氮䓬类药物、强效吸入麻醉药、肌肉松弛药（肌松药）和其他药物（如氯胺酮、右旋美托咪定）。是因为首次接受阿片类药物患者在短小手术后追加了足量的芬太尼而产生呼吸暂停？还是手术结束前不久追加了长效肌松药？还应充分考虑每种药物的代谢情况。是否存在干扰药物代谢的因素？是否有药物的协同作用而使患者产生昏迷和呼吸暂停？

术中生命体征平稳的患者发生代谢紊乱也可产生延迟性昏迷和呼吸暂停。经尿道前列腺切除术可因血浆稀释而导致低钠血症，从而引起精神状态出现严重改变。空腹患者给予胰岛素后可导致低血糖，使患者产生昏迷。输注大量库存血可导致低钙血症，使患者极度虚弱而不能恢复自主呼吸，这种现象在营养不良和体弱患者中更常见。

最后，术中持续的低血压和低灌注可导致神经系统后遗症。错误使用血压监测设备和误读其参数可导致这一并发症的发生。有病例报道称，将无创血压计绑于患者小腿处，并于坐位下进行全身麻醉和手术，因为该体位下大脑和下肢的血压有显著差异，尽管下垂的下肢血压数值“正常”，但是大脑长时间处于灌注不足，从而导致术后苏醒延迟。

2. 正常神经肌肉传导是如何完成的？

运动神经元动作电位使其末梢去极化，钙离子内流使含有乙酰胆碱的小囊泡与其末梢膜融合，释放乙酰胆碱至突触间隙。乙酰胆碱在突触间隙中扩散，并与运动终板上的胆碱能受体结合（图20-1）。乙酰胆碱与受体结合后，使跨膜离子通道构象发生改变，离子通道开放，钠离子和钙离子进入肌细胞内，产生一个终板电位。如果有足够的乙酰胆碱与受体结合，终板电位增强，引起肌纤维接头周膜去

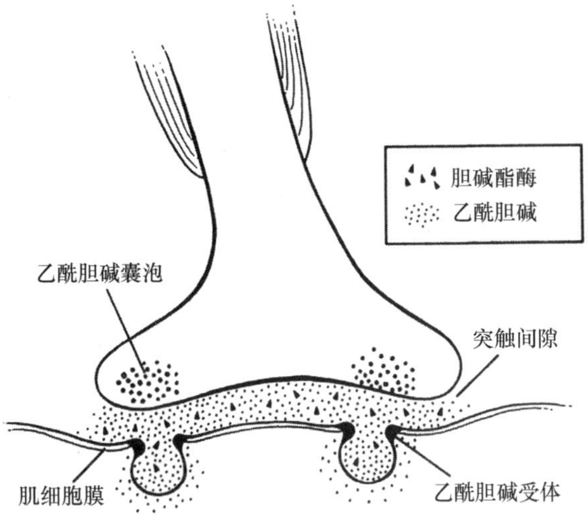

图 20-1　神经肌肉接头的解剖

极化，即可打开膜上电压门控性钠离子通道，产生动作电位，并沿着肌纤维扩散。

3. 琥珀胆碱的作用机制是什么？

琥珀胆碱是唯一在临床应用的去极化肌松药。琥珀胆碱产生的阻滞性质在化学上与乙酰胆碱相似，琥珀胆碱是运动终板上烟碱受体激动药，给药后可产生动作电位和肌纤维成束收缩。然而，与乙酰胆碱不同，琥珀胆碱不能被乙酰胆碱酯酶代谢，从而使一段时间内琥珀胆碱在突触间隙的浓度相对较高。只要突触间隙内有琥珀胆碱存在，它就与烟碱受体持续结合，使运动终板连续去极化而产生神经肌肉阻滞作用。

4. 琥珀胆碱的作用是怎样终止的？

琥珀胆碱在正常人体内可迅速被血浆拟胆碱酯酶分解代谢。血浆拟胆碱酯酶分解琥珀胆碱非常有效，经外周静脉注射的琥珀胆碱只有一小部分可到达突触间隙与烟碱受体结合。随着代谢血浆琥珀胆碱水平逐渐降低，琥珀胆碱分子在神经肌肉接头处也弥散开，从而使神经肌肉传递恢复正常。

静脉注射 0.6～2 mg/kg 插管剂量的琥珀胆碱，可维持约 5～10 min 的肌肉松弛作用。几种异常情况可使琥珀胆碱作用时间延长，低温可减慢血浆拟胆碱酯酶的作用；低血浆拟胆碱酯酶水平，如妊娠、肾衰竭、肝衰竭，可延长琥珀胆碱的作用时间。然而，因为正常的血浆拟胆碱酯酶可以非常有效地分解琥珀胆碱，所以即使低血浆拟胆碱酯酶水平引起的琥珀胆碱作用时间延长也不会超过 30 min。有些患者可因遗传性拟胆碱酯酶异常，致使该酶不可分解琥珀胆碱。约 1/50 的患者有一个正常和一个异常的基因（杂合子）编码的拟胆碱酯酶，使琥珀胆碱的作用时间延长至 20～30 min。约 1/3000 的患者的基因编码是纯合子，产生的酶是非典型伪胆碱酯酶。这些患者几乎没有正常的血浆拟胆碱酯酶，给予常规插管剂量的琥珀胆碱可使神经肌肉阻滞时间明显延长，可长达 8 h。在这些情况下，患者必须镇静。气管插管、行机械通气，直至药物通过其他途径分解代谢。目前临床上没有可逆转琥珀胆碱所致的神经肌肉阻滞的药物。

5. 应用琥珀胆碱的潜在副作用有哪些？

琥珀胆碱是唯一在临床应用的去极化肌松药。该药具有很多潜在的、致死性的副作用。如今有很多非去极化肌松药可以选择，为什么还如此广泛地应用琥珀胆碱呢？答案是它能够快速起效（30～45 s），并具有很强的肌肉松弛作用。与其他合理、安全、有效地使用的肌松药相比，琥珀胆碱起效更快且作用更强，这可能与其插管剂量相对“过量”有关（1.5 mg/kg，是该药 95%有效剂量（ED_{95}）的 4～5 倍）。在不用药物拮抗的正常代谢情况下，琥珀胆碱比其他肌松药的消除速度要快。琥珀胆碱可为气管插管提供最佳的肌松效果，为喉镜的暴露提供最佳视野。如果术前评估患者可能出现气管插管或者面罩通气困难，可用琥珀胆碱行快速诱导，在患者出现低氧血症之前，其自主呼吸已经恢复。目前还没有其他肌松药能像琥珀胆碱一样可以“快速起效，快速消除”。

那么，为什么不常规使用琥珀胆碱呢？许多麻醉医师仍然这样做，但是必须了解琥珀胆碱潜在的缺陷和副作用。

使用琥珀胆碱最大的危险是突发严重的高钾血症，其可导致心搏骤停。正常患者，插管剂量的琥珀胆碱可使血清钾水平增加约 0.5 mEq/L。脊髓损伤、严重烧伤、挤压伤、腹腔脓毒症或长期制动的患者，通常有接头外烟碱样胆碱能受体增殖。这些受体增殖是运动神经元功能相对损耗后胆碱能受体上调导致的，这些受体被琥珀胆碱结合后，可导致血钾的突然增加（几个 mEq/L）。类似的临床情况也可见于将琥珀胆碱用于未确诊肌病的年轻男性患者。在 20 世纪 70 年代初，美国食品和药品管理局（Food and Drug Administration，FDA）发布了关于在青少年中应用琥珀胆碱的“黑框警告”，因为琥珀胆碱用于未确诊肌病的青少年患者有发生高钾血症而导致心搏骤停的可能性。当年轻的男性患者存在困难气道时，麻醉医师必须权衡用琥珀胆碱的风险和收益，考虑到未确诊的肌病虽然很罕见，但其应用琥珀胆碱可能出现致命的高钾血症。

琥珀胆碱的另一个罕见的、潜在的、致命性副作用是其可触发恶性高热。任何恶性高热、高敏患者都必须避免使用琥珀胆碱。同样地，任何时候应用琥珀胆碱，都必须备有恶性高热的抢救药品，包括丹曲林，还需要有经过受训可诊断和治疗恶性高热的医生在场。

应用琥珀胆碱的其他副作用包括咬肌痉挛、肌痛、眼内压增高、颅内压增高和过敏反应。

虽然严格上不是副作用，但是长时间静脉滴注琥珀胆碱、特别是无肌松监测时，可能会发生Ⅱ相阻滞。Ⅱ相阻滞的特征是四个成串刺激的肌颤搐衰减，与典型的非去极化肌松药的特征一致。Ⅱ相阻滞患者必须进行正压通气。Ⅱ相阻滞通常在停止输注琥珀胆碱 60 min 后恢复正常。虽然抗胆碱酯酶反应不可预测，但是新斯的明可能会加快Ⅱ相阻滞的恢复。

6. 琥珀胆碱的禁忌证有哪些？

琥珀胆碱的禁忌证见表 20-1。

7. 快速顺序诱导最好和最安全的肌松药是什么？

快速顺序诱导插管法是一种促进快速气管内插管并防止胃内容物反流误吸的技术。目的是尽量缩短从诱导后气道保护性反射丧失到插入带套囊气管导管的时间。琥珀胆碱用于快速顺序诱导插管的概念于 20 世纪 50 年代早期逐渐形成，十年后开始出现压迫环状软骨的概念。关于最安全的快速顺序诱导插管应该采用的最佳药物和技术目前依然存在很多争议。

表 20-1 琥珀胆碱的禁忌证

琥珀胆碱过敏者
已知或怀疑恶性高热
血浆拟胆碱酯酶缺乏或异常
脊髓离断伤
脑卒中＞72 h
长期制动
挤压伤
腹腔内脓毒症
烧伤＞72 h
肌营养不良症
多发性硬化症
肌萎缩侧索硬化症
横纹肌溶解症
明显的高钾血症

FDA 目前批准用于快速诱导插管的肌松药仅有两种：琥珀胆碱和罗库溴铵。药物的选择取决于特殊的患者和具体临床情况。大多数麻醉医师认为，对于平素健康患者，琥珀胆碱依然是快速诱导插管的最佳选择，其可在最短时间内使膈肌和喉部肌肉深度松弛。此外，琥珀胆碱在正常患者中的肌松作用时间为 5～10 min，对于未预料的困难气道患者可早期恢复自主呼吸。与长效非去极化肌松药相比，琥珀胆碱早期恢复自主呼吸的特点用于病态肥胖患者（可能有通气困难）以及其他气道异常患者有很大的优势。

如前所述，琥珀胆碱有很多潜在的危险。需要快速顺序诱导插管的患者通常存在创伤、脊髓损伤、长期制动或严重感染。这些情况使接头外胆碱能受体增殖加快。这些患者使用琥珀胆碱有导致严重高钾血症的危险。已知存在恶性高热风险、对该药过敏或已诊断的肌病患者应该避免应用琥珀胆碱。患者应用琥珀胆碱可能有害时，麻醉医师必须权衡应用琥珀胆碱的风险和益处，并考虑用罗库溴铵进行快速诱导插管。

尽管静脉注射 1 mg/kg 的琥珀胆碱 45～60 s 后可提供良好的气管插管条件，但罗库溴铵须使用“双倍剂量”1.2 mg/kg，才能符合美国 FDA 认可的快速顺序诱导插管（注：1.2 mg/kg 是罗库溴铵 ED_{95} 剂量的 4 倍）。即使使用该剂量的罗库溴铵，90 s 后也不能为大多数患者提供良好的气管插管条件。罗库溴铵是一种非常安全的药物，副作用比较小。唯一重要的禁忌就是对甾类肌松药过敏的患者。那么为什么不常规使用罗库溴铵进行快速顺序诱导插管呢？静脉注射 1.2 mg/kg 的罗库溴铵后，其肌松维持时间至少为 30～60 min。如果患者存在插管困难或者通气困难，在其出现低氧血症之前自主呼吸是无法恢复的。对于存在胃内容物反流误吸风险患者，且应用琥珀胆碱禁忌时，麻醉医师必须仔细评估患者是否存在通气困难的风险。预测声门上通气困难时可行清醒气管插管或清醒气管切开术。

8. 将来是否有药物能替代琥珀胆碱？

琥珀胆碱是在临床上应用 60 余年的经典药物。该药物存在潜在副作用，且其中一些是致命的，但是为何它仍在临床广泛应用呢？迄今为止，像琥珀胆碱一样快速起效-快速清除的非去极化肌松药还没有出现，并未发现可替代琥珀胆碱的药物。超短效的非去极化肌松药已开发，但由于其毒性或其他安全问题临床应用受到限制。一些新的药物还需要等待临床进一步研究。很难找到一种起效时间与琥珀胆碱相似的非去极化肌松药，而其他的新型去极化肌松药因去极化作用，其副作用又与琥珀胆碱相似。

Sugammadex 是一种新型药物，可包裹罗库溴铵（和维库溴铵）分子，从而有效地终止其肌松作用。Sugammadex 是非去极化肌松药拮抗药领域的重大突破。与新斯的明相比，其拮抗罗库溴铵和维库溴铵的肌松效果更强。Sugammadex 本身并不影响神经肌肉功能，与新斯的明等抗胆碱酯酶药相比，不会产生胆碱能过剩。Sugammadex 能让麻醉医师使用大剂量的罗库溴铵，从而迅速产生深度的肌肉松弛，之后可在 1～2 min 内完全将其拮抗。Sugammadex 的使用，可不必再开发能替代琥珀胆碱的超短效非去极化肌松药。虽然 Sugammadex 在欧洲广泛应用，但尚未获得美国 FDA 批准在美国使用。临床上，应用 Sugammadex 后短期发生超敏反应还是很罕见的。

推荐阅读

Baumann A, Studnicska D, Gerard A, et al.: Refractory anaphylactic cardiac arrest after succinylcholine administration. Anesth Analg 109:137, 2009.

El-Orbany M, Connolly LA: Rapid sequence induction and intubation: current controversy. Anesth Analg 110:1318, 2010.

Godai K, Hasegawa Moriyama M, Kuniyoshi T, et al.: Three cases of suspected sugammadex-induced hypersensitivity reactions. Br J Anaesth 109:216, 2012.

Lee C, Jahr JS, Candiotti KA, et al.: Reversal of profound neuromuscular block by sugammadex administered three minutes after rocuronium. Anesthesiology 110:1020, 2009.

Lee C, Katz RL: Clinical implications of new neuromuscular concepts and agents: so long, neostigmine, so long sux. J Crit Care 24: 43, 2009.

Marsch SC, Steiner L, Bucher E, et al.: Succinylcholine versus rocuronium for rapid sequence intubation in intensive care: a prospective, randomized controlled trial. Crit Care 15:R199, 2011.

Martyn JAJ, Richtsfeld M: Succinylcholine-induced hyperkalemia in acquired pathologic states. Anesthesiology 104:158, 2006.

Martyn JAJ, White DA, Gronert GA, et al.: Up- and down-regulation of skeletal muscle acetylcholine receptors, effects on neuromuscular blockers. Anesthesiology 76:822, 1992.

Menendez-Ozcoidi L, Ortiz-Gomez JR, Olaguibel-Ribero JM, et al.: Allergy to low dose sugammadex. Anaesthesia 66:217, 2011.

Miller RD: Will succinylcholine ever disappear? Anesth Analg 98: 1674, 2004.

Mollerup HM, Gatke MR: Butyrylcholinesterase gene mutations in patients with prolonged apnea after succinylcholine for electroconvulsive therapy. Acta Anaesthesiol Scand 55:82, 2011.

Naguib M, Lien CA, Aker J, et al.: Posttetanic potentiation and fade in the response to tetanic and train of four stimulation during succinylcholine-induced block. Anesth Analg 98:1686, 2004.

Rawicz M, Brandom BW, Wolf A, et al.: The place of suxamethonium in pediatric anesthesia. Pediatr Anesth 19:561, 2009.

病例21

非去极化神经肌肉阻滞

Barbara M. Dilos, DO · James B. Eisenkraft, MD
（于咏婧　译　薄玉龙　校）

问题

1. 非去极化神经肌肉阻滞药产生骨骼肌松弛的机制是什么？
2. 如何区分非去极化神经肌肉阻滞药？
3. 强效吸入麻醉药、局部麻醉药和抗生素是如何影响非去极化神经肌肉阻滞的？
4. 代谢紊乱对非去极化神经肌肉阻滞的影响是什么？
5. 烧伤如何影响非去极化神经肌肉阻滞药的作用？
6. 其他药物和某些疾病状态是如何影响非去极化神经肌肉阻滞的？

患者，女，22岁，拟行腹壁整形术。体重75 kg，身高160 cm，既往癫痫病史，每日两次口服苯妥英钠100 mg。过去的6年，癫痫未发作。该患者无麻醉史。患者血浆苯妥英钠含量在治疗范围内。入室行基础指标监测后，给予芬太尼100 μg，咪达唑仑2 mg。全麻诱导给予丙泊酚200 mg，随后给予维库溴铵8 mg。气管插管条件良好。用2%的异氟烷，70%氧气与30%氧化亚氮维持麻醉。异氟烷的呼出末浓度为1.2%。在腹部准备10 min后，患者有体动。脑电双频指数（bispectral index，BIS）为45，对腕部尺神经进行四个成串刺激监测，显示拇内收肌出现四个肌颤搐。

1. 非去极化神经肌肉阻滞药产生骨骼肌松弛的机制是什么？

非去极化神经肌肉阻滞药（nondepolarizing neuromuscular blocking drugs，NMBDs）通过以下机制使随意肌（骨骼肌或者横纹肌）产生松弛：

- 与乙酰胆碱竞争神经肌肉接头后膜上的烟碱型乙酰胆碱受体α亚单位，从而抑制乙酰胆碱的作用。
- 在运动神经末梢阻断神经肌肉接头前膜上的乙酰胆碱受体，减少运动神经受刺激时乙酰胆碱的释放。
- 非竞争性阻断开放的神经肌肉接头后膜上的乙酰胆碱通道。

2. 如何区分非去极化神经肌肉阻滞药？

临床上常用的NMBDs种类很多，根据药物结构的不同可以分为两类：氨基甾体类和卞异喹啉类。甾体类NMBDs包括罗库溴铵、维库溴铵、泮库溴铵和哌库溴铵。苄异喹啉类包括阿曲库铵、顺势阿曲库铵、美维库铵（在美国已不使用）和杜什库铵。根据作用时间不同，NMBDs可分为短效、中效和长效（表21-1）。NMBDs的选择主要考虑以下几点：起效时间、作用时间、消除时间、效力和消除途径。此外，有些NMBDs还会对心血管系统和呼吸系统产生有益或有害的影响。产生这样的效应可能是由于自主神经效应或（和）组胺释放导致的。

临床上可能影响NMBDs作用的因素包括：年龄、性别、体重、机体成分、肝功能、肾功能、心功能、酸碱平衡、低体温、麻醉药物以及麻醉深度。

3. 强效吸入麻醉药、局部麻醉药和抗生素是如何影响非去极化神经肌肉阻滞的？

许多药物和情况会影响NMBDs的药理学，有的起增强作用、有的起抑制作用（表21-2）。某些药物能直接影响神经肌肉传导，而另一些药物则通过在其他部位的相互作用产生影响。有些药物不只单一的机制造成增强或抑制NMBDs的作用。起影响作用的部位包括：突触前运动终板、神经末梢、烟碱能受体、突触后肌膜、中枢神经系统和细胞内兴奋收缩耦联。丹曲林和钙也影响细胞内兴奋收缩耦联，从而影响NMBDs的活性。虽然丹曲林并没有阻

表 21-1 非去极化肌松剂的药理学

药物	ED_{95} (mg/kg)	起效时间/临床 $RI_{25\sim75}$ (min)	清除半衰期* (min)	代谢方式	心血管作用	组胺释放	自主神经节阻滞	插管剂量 (mg/kg)
阿曲库铵	0.2	慢/11～23	20	非酶性水解，Hoffman 消除	无	皮肤潮红、低血压、支气管痉挛	无	0.5～0.6
顺式阿曲库铵	0.05	慢/11～23	20	非酶性水解，Hoffman 消除	无	无	无	0.15～0.2
美维库铵	0.07	慢/6～8	18	血浆胆碱酯酶水解	无	有	无	0.2～0.25
泮库溴铵	0.07	慢/24	145	主要经肾排出，部分通过肝降解	心动过速	无	无	0.08～0.12
罗库溴铵	0.3	快/10～15	60～75	主要经肝代谢，部分通过肾排出	无	无	无	0.6～1；1.2 (RSI)
d-筒箭毒碱	0.5	慢/25～35	80	主要经肾排出，小量通过肝降解	低血压、心动过缓	皮肤潮红	有	0.5～0.6
维库溴铵	0.05	慢/10～15	62	主要经肝代谢，部分通过肾排出	无	无	无	0.1～0.2

ED_{95}，产生 95%肌肉颤搐高度抑制时的平均有效剂量；$RI_{25\sim75}$，肌肉颤搐高度从 25%恢复到 75%所需的时间；RSI，快速顺序诱导。

* 血浆胆碱酯酶减少 50%

滞神经肌肉的传导作用，但是其抑制肌肉对刺激的机械反应，从而增强了神经肌肉阻滞的作用。钙能增强肌肉兴奋收缩耦联，降低对 NMBDs 的敏感性。

强效吸入麻醉药通过直接作用于中枢神经系统和抑制突触后烟碱型乙酰胆碱受体增强神经肌肉阻滞作用。异氟烷和七氟烷在神经肌肉接头的烟碱受体抑制神经肌肉传导。这种作用具有剂量相关性，因此在较深度的麻醉时（较大的最低肺泡有效浓度），NMBDs 的 95%有效剂量（ED_{95}）会减少。在老一代的吸入麻醉药中，异氟烷增加神经肌肉阻滞作用强于恩氟烷和氟烷。新一代的药物中，地氟烷的作用强于七氟烷，地氟烷和七氟烷都强于异氟烷（即地氟烷＞七氟烷＞异氟烷＞氟烷＞恩氟烷）。

局部麻醉药和ⅠA 类抗心律失常药物通过阻断钠通道来增强 NMBDs 的作用。它们能降低终板和肌膜的离子传导性，减慢动作电位的传导。脂类局部麻醉药阻断钠通道的作用强于酰胺类局部麻醉药。

一些抗生素能增强非去极化神经肌肉阻滞。老一代的药物如新霉素、链霉素和多黏菌素由于已不常用因此较少出现此类问题。氨基糖苷类抗生素如庆大霉素和妥布霉素可以减少运动神经末梢乙酰胆碱的释放和降低乙酰胆碱受体对乙酰胆碱的敏感性，从而增强非去极化神经肌肉阻滞。抗生素对甾体类 NMBDs 的影响作用强于卞异喹啉类 NMBDs。林可胺类抗生素如克林霉素，其具有局麻药的性质，只有在大剂量应用时会产生增强阻滞作用。临床应用剂量的青霉素类、头孢菌素类、四环素类、红霉素、甲硝唑不会影响非去极化神经肌肉传导阻滞。

表 21-2 影响 NMBDs 作用的因素

增强作用	抑制作用
所有的强效吸入性麻醉药	甲基黄嘌呤（例如茶碱、氨茶碱）
局部麻醉药	苯妥英
β-肾上腺素受体阻滞药	卡马西平（例如得理多）
钙通道阻滞药	烧伤
氨基糖苷类	类固醇
多黏菌素	
林可胺类（例如克林霉素）	
丹曲林	
ⅠA 类抗心律失常药物	
环孢素	
锂	
高镁血症	
低钙血症	
低钾血症	
代谢性或呼吸性酸中毒	
重症肌无力	
兰伯特-伊顿综合征	

4. 代谢紊乱对非去极化神经肌肉阻滞的影响是什么？

无论是呼吸性还是代谢性的酸中毒都会增强阻滞作用，而碱中毒刚好相反。低钾血症、低钙血症、高镁血症都能增强 NMBDs 的作用。

5. 烧伤如何影响非去极化神经肌肉阻滞药的作用？

烧伤可以改变 NMBDs 的药代动力学和药效动力学性质。在烧伤后 24 h 至烧伤痊愈期间不应使用琥珀胆碱，因为它可能会引起高血钾性的心脏骤停。对于烧伤和需要皮肤移植的患者，肌松剂应选择 NMBDs。由于此类患者接头外烟碱能受体的增殖，会抵抗 NMBDs 的作用（ED_{95} 增加）。一些患者所需的插管剂量往往是常规的 2～5 倍。尽管 ED_{95} 有所增加，但是并未延长药物作用的持续时间。

6. 其他药物和某些疾病状态是如何影响非去极化神经肌肉阻滞的？

体外试验中 β-肾上腺素受体阻滞药和钙通道阻断药能增强神经肌肉阻滞作用，但是体内试验无效。镁可通过与钙的相互作用，增强神经肌肉阻滞作用。丹曲林能直接抑制骨骼肌的钙释放，产生肌松作用。环孢素作为一种免疫抑制剂，能增强维库溴铵和阿曲库铵的药效。

一些药物有抑制 NMBDs 的作用。苯妥英诱导肝酶活性增强，从而影响经肝代谢的肌松药的效能。长期接受苯妥英治疗的患者会出现对泮库溴铵、维库溴铵和罗库溴铵耐药的现象（ED_{95} 增加）。这可能是因为代谢增强，受体敏感性降低，受体数量增加和运动终板抗胆碱酯酶活性增强。类固醇能够对抗非去极化神经肌肉阻滞作用，原因可能是促进了突触前运动神经末梢释放乙酰胆碱。在重症监护病房，长期联合应用皮质醇和 NMBDs 会导致肌肉疾病。

推荐阅读

Eger EI II, Weiskopf RB, Eisenkraft JB: Neuromuscular effects of inhaled anesthetics. p. 133. In The Pharmacology of Inhaled Anesthetics. Dannemiller Memorial Educational Foundation, San Antonio, 2002.

Martyn J: Clinical pharmacology and drug therapy in the burned patient. Anesthesiology 65:67, 1986.

Martyn JA, Fagerlund MJ, Eriksson LI: Basic principles of neuromuscular transmission. Anaesthesia 64(Suppl 1):1, 2009.

Martyn JA, White DA, Gronert GA, et al.: Up-and-down regulation of skeletal muscle acetylcholine receptors: effects on neuromuscular blockers. Anesthesiology 76:822, 1992.

Naguib M, Flood P, McArdle JJ, et al.: Advances in neurobiology of the neuromuscular junction: implications for the anesthesiologist. Anesthesiology 96:202, 2002.

Ornstein E, Matteo RS, Schwartz AE, et al.: The effect of phenytoin on the magnitude and duration of neuromuscular block following atracurium and vecuronium. Anesthesiology 67:191, 1987.
Paul M, Fokt RM, Kindler CH, et al.: Characterization of the interactions between volatile anesthetics and neuromuscular blockers at the muscle nicotinic acetylcholine receptor. Anesth Analg 95:362, 2002.
Tempelhoff R, Modica PA, Jellish WS, et al.: Resistance to atracurium-induced neuromuscular blockade in patients with intractable seizure disorders treated with anticonvulsants. Anesth Analg 71:665, 1990.
Wright PM, McCarthy G, Szenohradszky J, et al.: Influence of chronic phenytoin administration on the pharmacokinetics and pharmacodynamics of vecuronium. Anesthesiology 100:626, 2004.
Wulf H, Ledowski T, Linstedt U, et al.: Neuromuscular blocking effects of rocuronium during desflurane, isoflurane and sevoflurane anaesthesia. Can J Anaesth 45:526, 1998.
Yamauchi M, Takahashi H, Iwasaki H, et al.: Respiratory acidosis prolongs, while alkalosis shortens, the duration and recovery time of vecuronium in humans. J Clin Anesth 14:98, 2002.

病例22

非去极化神经肌肉阻滞的拮抗

Barbara M. Dilos, DO · James B. Eisenkraft, MD
(刘 晶 译 张莉莉 校)

问题

1. 描述拮抗残余非去极化神经肌肉阻滞的原理?
2. 乙酰胆碱酯酶抑制药的作用机制是什么?
3. 临床上相关的乙酰胆碱酯酶抑制药有哪些? 起效时间为多少?
4. 乙酰胆碱酯酶抑制药的常用剂量及作用持续时间是多少?
5. 为什么联合应用抗胆碱药与乙酰胆碱酯酶抑制药?
6. 在调查研究的其他非去极化神经肌肉松弛的拮抗药还包括哪些?

患者，女，36岁，行腹腔镜下双侧输卵管结扎术。既往身体健康。采用罗库溴铵0.6 mg/kg进行气管插管。没有应用其他神经肌肉阻滞药物（neuromuscular blocking drug，NMBD）。手术结束时，四个成串（train-of-four，TOF）刺激监测显示双颤搐反应。决定对其残余的神经肌肉阻滞进行拮抗。

1. 描述拮抗残余非去极化神经肌肉阻滞的原理?

术后残余的神经阻滞会引起严重的后果。对进入术后恢复室的患者观察发现，在最初15 min内，0.8%的患者会出现严重的呼吸事件。术后出现呼吸问题的患者平均的TOF比例为0.62，没有出现呼吸问题的患者的TOF为0.98。神经肌肉阻滞的完全恢复是每一个麻醉的目标。TOF监测是评估神经肌肉阻滞很好的方法。采用外周神经刺激器，通过第四个肌颤搐与第一个肌颤搐的比值来评估残余阻滞。气管拔管前，TOF比值应该大于0.9。

竞争性的非去极化神经肌肉阻滞可以自然消失或药物终止。自然恢复指NMBD随着时间的延长在受体周围采用代谢或者排泄的方式消失。当血浆和效应部位NMBD浓度下降时，在运动神经末梢乙酰胆碱分子与烟碱型胆碱受体获得更大程度地结合。

药物终止是指采用药物抑制胆碱酯酶的活性，进而增加神经肌肉接头处乙酰胆碱的数量。胆碱酯酶抑制剂在受体部位与NMBD产生竞争性抑制。神经肌肉阻滞可以部分或者完全地被拮抗取决于作用部位乙酰胆碱和NMBD分子的相对数量。

2. 乙酰胆碱酯酶抑制药的作用机制是什么?

乙酰胆碱酯酶可以水解神经肌肉接头处的乙酰胆碱。抑制乙酰胆碱酯酶的活性，可以增加神经肌肉接头处乙酰胆碱的浓度。乙酰胆碱可以与NMBD竞争接头后膜上烟碱受体的结合位点。胆碱酯酶抑制药还可以引起突触前动作电位，沿轴突向上逆传，刺激同一运动单位的其他神经放电。

胆碱酯酶分子具有一个酯化位点和一个阴离子位点。胆碱酯酶抑制药通过可逆性地结合一个或两个位点来抑制酶的活性。结合的稳定性决定抑制持续的时间。依酚氯铵通过静电结合阴离子位点，结合部稳定性差致使其作用时间相对较短。它还有接头前效应，促使运动神经末梢释放乙酰胆碱。新斯的明和溴吡斯的明（吡啶斯的明）在酯化位点通过共价键形成一个氨甲酰基，延长了作用持续的时间。

有机磷化合物（例如对硫磷、马拉硫磷）通过形成不可逆的结合来抑制乙酰胆碱酯酶。这些化合物通常作为农药，因为可以食用、吸入或者皮肤吸收，也可以用作化学武器。有时因为有机磷酸盐中毒，患者可以出现胆碱能危象（参见病例24）。

3. 临床上相关的乙酰胆碱酯酶抑制药有哪些? 起效时间为多少?

依酚氯铵、新斯的明和溴吡斯的明都是临床常用的乙酰胆碱酯酶抑制药。它们都是季胺类化合物，不能通过血脑屏障。尽管理论上这些药物可以影响中枢神经系统胆碱能药物的功能，实际上，它们达不到那么高的浓度。然而，毒扁豆碱是一个叔胺类化合物，可以很容易透过血脑屏障，因此它不能用于神经肌肉阻滞的拮抗。依酚氯铵不能抑制血浆（假性）胆碱酯酶，而新斯的明却能。

胆碱酯酶抑制剂的起效时间如下：

- 依酚氯铵：1～2 min。
- 新斯的明：7～11 min。
- 溴吡斯的明：15 min。

4. 乙酰胆碱酯酶抑制药的常用剂量及作用持续时间是多少?

抑制药的推荐剂量主要取决于所拮抗 NMBD 的种类和神经肌肉阻滞的程度。阻滞的程度越大，需要完全拮抗的时间越长。当 T_1 自然恢复为 25%或以上，或者 TOF 刺激时四个肌颤搐出现比例低于 0.3～0.4 时，推荐给以一个完整的拮抗剂量。如果仅有两个肌颤搐出现，那么需要更长的时间恢复到 TOF 比例为 0.9。拮抗的阻滞程度越低，需要抗胆碱酯酶药物的剂量越小。如果抗胆碱酯酶药物给予的太早（例如没有引发出肌颤搐），恢复的时间是未知的，试图拮抗神经肌肉阻滞效应可能会失败。

对于深度神经肌肉阻滞，如由长效的非去极化 NMBD 引起的，与依酚氯铵相比，新斯的明可能会是一个更好的拮抗药。拮抗的程度直接与抗胆碱酯酶药物的剂量相关。如果 T_1 自然恢复到 50%，给予全量抗胆碱酯酶药物不会显著增加恢复的速度。应用小剂量即可，还能减少副作用。新斯的明推荐剂量范围为 0.04～0.07 mg/kg，依酚氯铵推荐剂量范围为 0.5～1 mg/kg。观察到存在封顶效应，所以额外剂量是无效的。基于体重（mg），新斯的明的效能是溴吡斯的明的 5 倍，是依酚氯铵的 12 倍。它的作用持续时间为 60～120 min（表 22-1）。

表 22-1 常用的胆碱酯酶抑制药和抗毒蕈碱物

	依酚氯铵	新斯的明	溴吡斯的明
剂量（mg/kg）	0.5～1	0.04～0.07	0.2
起效时间（min）	1～2	7～11	15
持续时间（min）	60～120	60～120	60～120
阿托品			
剂量（mg/kg）	0.01	0.02	0.02
起效时间（min）	1	1	1
持续时间（min）	30	30	30
格隆溴铵			
剂量（mg/kg）		0.01	0.01
起效时间（min）		2～3	2～3
持续时间（min）		60	60

新斯的明和溴吡斯的明与乙酰胆碱酯酶分子的阴离子和酯化位点结合，致使它们有较长的作用持续时间。依酚氯铵通过氢键和静电与阴离子位点相互作用，致使其作用持续时间较短。依酚氯铵通过肾排泄。相反，新斯的明降解为甲氨酰酯。

5. 为什么联合应用抗胆碱药与乙酰胆碱酯酶抑制药?

乙酰胆碱有烟碱和毒蕈碱两种激动效应。拮抗的目的是增加神经肌肉接头烟碱受体处乙酰胆碱的浓度，同时也会出现毒蕈碱样作用。包括严重的心动过缓、交界性节律、心搏停止、唾液分泌过多、胃肠蠕动增加、呼吸道分泌物增多和支气管痉挛。对于增加术后恶心和呕吐的风险，存在争议。

为预防不良反应，抗胆碱酯酶药与抗毒蕈碱药合用，如阿托品或者格隆溴铵。阿托品的起效时间比格隆溴铵快，依酚氯铵比新斯的明起效快，因此，阿托品适用于依酚氯铵。但是，在给予依酚氯铵之前，先给予阿托品，观察到阿托品的作用后，再给予依酚氯铵。给药的时间要确保阿托品的迷走神经效应发生在依酚氯铵心动过缓效应之前。格隆溴铵起效慢，通常和起效一样慢的新斯的明一起使用。

6. 在调查研究的其他非去极化神经肌肉松弛的拮抗药还包括哪些?

舒更葡糖（sugammadex）是拮抗非去极化阻滞的一种新药，它是与甾类的非去极化肌松药物特异性结合的 γ 环糊精分子。静脉注射后，舒更葡糖包裹甾类的神经肌肉阻滞药物，如罗库溴铵和维库溴铵，形成一个稳定的无神经肌肉阻滞效应的复合物。罗库溴铵和维库溴铵与运动神经末梢的受体分离，浓度下降，与血浆中的舒更葡糖结合。从罗库溴铵和维库溴铵的深度阻滞完全恢复的时间（例如 TOF 刺激没有反应）在 2～3 min 以内。与新斯的明和依酚氯铵相比，舒更葡糖副作用少，不需要与抗毒蕈碱药联合应用。尽管舒更葡糖广泛应用于欧洲和其他地方，截至本文发表的时候，因担心其过敏反应，它还没有被美国食品和药物管理局批准应用于临床。

推荐阅读

Beemer GH, Bjorksten AR, Dawson PJ, et al.: Determinants of the reversal time of competitive neuromuscular block by anticholinesterases. Br J Anaesth 66:469, 1991.

Caldwell JE, Miller RD: Clinical implications of sugammadex. Anaesthesia 64(Suppl 1):66, 2009.

Cheng C, Sessler D, Apfel C: Does neostigmine administration produce a clinically significant increase in postoperative nausea and vomiting. Anesth Analg 101:1349, 2005.

King MJ, Milazkiewicz R, Carli F, et al.: Influence of neostigmine on postoperative vomiting. Br J Anaesth 61:403, 1988.

Kopman AF, Eikermann M: Antagonism of non-depolarising neuromuscular blockade: current concepts. Anaesthesia 64(Suppl 1):22, 2009.

Murphy GS, Szokol JW, Marymount JH, et al.: Residual neuromuscular blockade and critical respiratory events in the post anesthesia care unit. Anesth Analg 107:130, 2008.

Oslem S, White P, Tufanogullari B, et al.: Sugammadex reversal of rocuronium-induced neuromuscular blockade: a comparison with neostigmine-glycopyrrolate and edrophonium-atropine. Anesth Analg 104:569, 2007.

病例23

神经肌肉接头功能监测

Barbara M. Dilos，DO · James B. Eisenkraft，MD

（刘 晶 译 张莉莉 校）

问题

1. 在应用神经肌肉阻滞药物时，为什么监测神经肌肉阻滞很重要？
2. 神经肌肉阻滞监测的基本原理是什么？
3. 神经肌肉阻滞监测为什么应用超强刺激？
4. 临床使用的监测神经肌肉阻滞的装置有哪些？
5. 描述监测神经肌肉阻滞的刺激模式和诱发电位的影响？
6. 对于四个成串刺激没有反应的患者，你应该怎样评估？

患者，男，50岁，70 kg（体重指数24 kg/m²），既往体健，拟行腹股沟疝修补术。给予70 mg罗库溴铵（1 mg/kg）后进行气管插管，术中吸入空气和氧气的混合气体，采用七氟烷和芬太尼维持麻醉。手术进行30 min时，外科医生抱怨患者太“紧”，遂追加20 mg罗库溴铵（大约0.3 mg/kg）。5 min后，外科医生宣布手术结束。给予腕部尺神经四个成串（train-of-four，TOF）刺激，没有引出肌颤搐。

1. 在应用神经肌肉阻滞药物时，为什么监测神经肌肉阻滞很重要？

神经肌肉阻滞药物（neuromuscular blocking drugs，NMBD）广泛应用于临床麻醉，有助于气管插管和维持合适的手术条件。在过去，神经肌肉阻滞仅用临床指标来评估，如外科医生认为肌肉松弛不充分、患者体动、出现“呼吸机抵抗”的呼吸或者二氧化碳分析仪上出现“尖波”。对于一些特定的操作步骤，可能给予了过量的NMBD。由于患者对NMBD的敏感性差异，单独的临床指标不能精确地评估神经肌肉阻滞的深度或者恢复的程度。因此急需量化的可记录的评估方法。神经肌肉阻滞监测指导NMBD的应用，使其逐渐增加剂量达到预期的效应。不需要给予不必要的剂量就可以获得充分的松弛，还可以预见何时肌松恢复。神经肌肉阻滞的监测可以保证患者肌松完全恢复，对预防麻醉恢复室里可能出现的拔管后呼吸衰竭至关重要。

2. 神经肌肉阻滞监测的基本原理是什么？

神经肌肉传导监测需要对运动神经超强刺激和评估神经所支配肌肉的诱发反应。NMBD对肌肉没有直接作用，如果直接刺激肌肉，尽管神经肌接头处完全阻滞，肌肉也会收缩。至关重要的是监测所需要刺激的运动神经，其所支配的肌肉不存在直接的刺激，而只对间接的诱发反应（例如通过神经肌肉接头）进行评估。

关键是了解对间接刺激有反应的是哪个肌肉。刺激尺神经时，拇短内收肌收缩，拇指内收，是监测的适宜位置。如果电极放置在前臂肌肉处，手指和腕部可能由于直接刺激而出现弯曲，这应忽略不计。

麻醉恢复期间，最重要的肌肉是支配呼吸和气道的肌肉，但是在临床麻醉中这些肌肉（例如膈肌、喉肌）监测不到。联合尺神经-拇短收肌易于监测，可作为替代。

3. 神经肌肉阻滞监测为什么应用超强刺激？

运动神经包括大量神经纤维，每一个都支配肌肉中的一个运动单元。由于评估神经肌肉阻滞的是整个肌肉的反应，因此需要确切地刺激所有的神经纤维。因此，肌肉收缩的减弱是由神经肌肉接头阻滞引起的，而不是因为运动神经里全部纤维刺激失败。

对尺神经表面放置电极的正常非麻醉患者，当神经刺激强度（mA）逐渐增加时，其肌肉收缩的力度也增加，直到所有纤维均被刺激。进一步增加刺激强度也不会出现诱发反应的进一步增加。产生肌肉最大反应的刺激被称作最大刺激。强度更大的刺激被称作超强刺激。在神经肌肉阻滞监测期间，超强刺激（通常是最大刺激的120%）用来确保所有纤维均被刺激到。最大刺激（和超强刺激）存在个体差异，这与皮肤和神经间的组织数量有关。刺激的负电极应一直放置在阳极的远端，这样的分布可以促使肌肉出现最大反应。

4. 临床使用的监测神经肌肉阻滞的装置有哪些?

理论上，神经肌肉阻滞监测需要两个装置：外周神经刺激器用来传导超强刺激，以及一个机械或电子的装置，用来测量肌肉的诱发反应。

外周神经刺激器

神经纤维受到的刺激是电流量和持续时间的作用结果。尽管表面电极和神经之间随着时间出现阻力变化，现在的外周神经刺激器可以用来传导恒定电流。电流以200 μs（0.2 ms）的方形脉冲波传导。在这种脉冲宽度下，刺激的是运动神经而不是感觉神经，因为需要较长的脉冲持续时间（大约1 ms）才能刺激感觉神经。

外周神经刺激器是临床最常用的装置，用来评估神经肌肉阻滞的程度。仅有外周神经刺激器时，临床医生需要通过观察或触摸拇指内收来评估收缩的力量。这样的观察很难量化，也容易出现观察者之间的差异。

下面的装置可以用来量化诱发的反应。

肌动图

传统上肌动图（mechanomyography，MMG）被当作“金标准”来客观地监测肌肉的诱发反应。刺激运动神经，其支配的肌肉等长收缩，通常是拇短收肌。机械性抽搐的张力通过与拇指连接的压力传感器来测量。为了精确地测量，例如为了研究的目的，肌肉必须给予200～300 g张力的前负荷，力量的方向必须和传感器垂直。压力传感器以kg-压力标记刻度，压力传感器的内容以图形或者数字的形式显示在监测仪上。对于非麻醉的患者，超强刺激会引起肌肉的最大反应（100%）。这个反应代表100%，作为患者接受NMBD后诱发反应的参照。

尽管带有内置压力传感器的臂式仪器在商业上广泛应用，MMG在临床上还不能常规使用。压力传感器很大，必须给予肌肉一定张力的前负荷，为了拇指运动不受干扰，必须外展手臂，保持不动。

肌电图

肌电图（electromyography，EMG）记录因外周运动神经受刺激而引起的肌肉的复合动作电位。刺激的电极置于外周运动神经上，而记录的电极置于神经支配的肌肉上。记录诱发的反应幅度。临床上，因为不需要肌肉的前负荷和精确的压力传导测量，EMG较MMG易于应用，而且双侧手臂可以放置在患者体侧。因此，在近年神经肌肉传导研究中，EMG已经取代了MMG。完整的EMG监测仪作为GE S/5监测系统［GE Healthcare，Datex-Ohmeda S/5 NMT Module（Datex-Ohmeda Inc. P. O. Box 7550，Madison，Wisconsin，53707. USA)］的神经肌肉传递模块中的程序，是可以在市面上买到。与MMG相似，未麻醉的患者EMG反应是100%，用之后的反应占最初反应百分比的形式来表示。

加速度仪

加速度仪的原理是基于力是质量和加速度的乘积（F=ma）。如果质量恒定，力（收缩）随着加速度成比例的增加。加速度仪用一个放在拇指上的压电传感器（质量仍保持恒定）来判断尺神经刺激引起的角加速度的频率。加速度输出的信号大小以数字和图形的形式显示。加速度仪需要拇指的运动不受限，这与MMG相似。这种技术有市售产品可应用于临床，现在已被广泛应用于临床科学研究。它提供了一个简单客观的方法来评估神经肌肉阻滞的程度。它排除了观察诱发反应时，与主观临床观察有关的观察者之间的变异，这种变异出现在使用外周神经刺激器上。

肌音描记图

肌音描记图（kinemyography，KMG）作为GE S/5监测系统中神经肌肉传递模块的一种程序应用于临床。KMG将一个压电板条放置在拇指和示指中间的U型软装置中。这个U型装置是个力学感受器，被设计来模仿MMG的前负荷。拇指的运动引起压电膜电荷的再分配。拇指运动产生的电压经过测量、处理，以数字和图形的形式显示在监测屏上。结果与MMG相近，是临床使用的合理选择。

5. 描述监测神经肌肉阻滞的刺激模式和诱发电位的影响?

几个运动神经刺激模式被用来监测神经肌肉接头功能。

单次肌颤搐

监测神经肌肉接头功能的最简单模式是单次肌颤搐。给予一个单次的超强刺激，历时 0.2 ms。75%的神经肌肉接头受体被 NMBD 结合时，颤搐反应的大小（“高度”）仍保持在基线水平，当 90%～95%的受体被结合时，颤搐反应完全消失。最常用于研究中的是单次刺激（颤搐），它可以用来测定 NMBD 的相对效能和量化 NMBD 的恢复率。ED_{95} 是使颤搐高度下降 95%的有效剂量，NMBD 之间的比较可以通过对比它们的 ED_{95} 来实现。

给予 NMBD 之前，需要记录一个对照的颤搐反应以备后用，这使其在临床上使用受限。应用频率为 1/s（1 Hz）的单刺激不会引起非麻醉患者的颤搐高度下降。当去极化神经肌肉阻滞时，颤搐反应均变小，当恢复时又增加。当不完全的非去极化神经肌肉阻滞时，每次刺激引出的颤搐高度进行性下降。给予肌松药后颤搐的高度恢复到对照值的水平并不能保证 100%神经肌肉受体未被占用；因为正常神经肌肉传递的安全范围广，75%的神经肌肉受体仍可能被结合。

强直刺激

常用的强直刺激（图 23-1）频率为 50 Hz（例如 50 刺激/s），持续 5 s。给予非麻醉患者运动神经 50 Hz 的刺激会引起持续的肌肉收缩，强度比单刺激大。去极化神经肌肉阻滞时，强直刺激引起力量较小的持续收缩（例如肌肉反应没有渐强）。不完全非去极化肌肉阻滞时，反应是非持续的（例如衰减）。

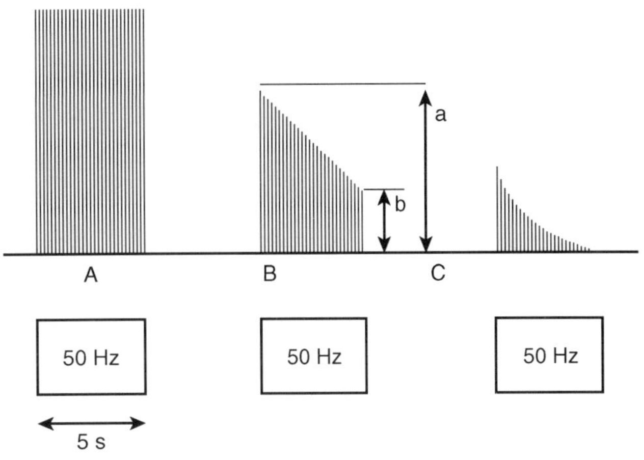

图 23-1　强直刺激。A，缺乏神经肌肉阻滞，50 Hz 强直刺激 5 s 产生恒定强度的肌肉反应。B，给予非去极化神经肌肉阻滞，最初的收缩受抑制及之后的脉冲也衰减。衰减比值相当于最终收缩（强直结束）与第一次收缩（强直开始）幅度的比值，由 b/a 代表。C，非去极化神经肌肉阻滞增加时，衰减也增加，如果阻滞足够深，反应最终会完全消失（Redrawn from Pollard BJ：Neuromuscular imaging. Curr Anesth Crit Care 15：383，2004.）

四个成串刺激

如先前提及的，因为在神经肌肉阻滞之前它需要一个对照颤搐（Tc），单刺激颤搐反应监测临床应用不切实际。解决这个问题的方法是 TOF 刺激模式。采用四个连续的 0.2 ms 超强刺激来刺激运动神经，频率为 2 Hz，测量第四个颤搐和第一个颤搐的比值（T4/T1 或者衰退比值）（图 23-2）。研究显示 T4/T1 的比值与 MMG 测量的 T1/Tc 比值相当，因为 TOF 测量不需要对照值，使其成为临床实践中可选择的模式。

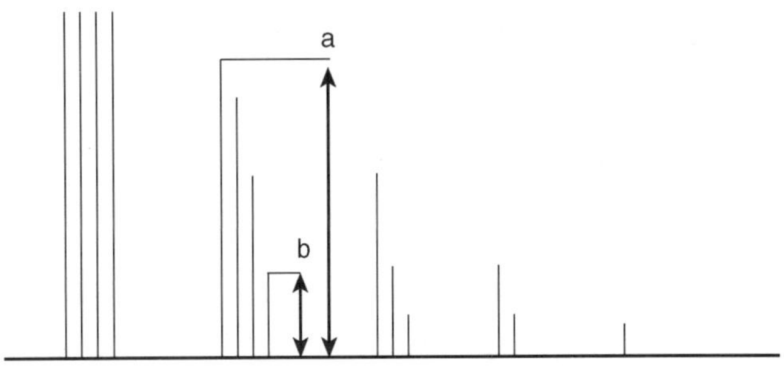

图 23-2　TOF 刺激的反应模式。四个刺激每个之间间隔 0.5 s。每一条的高度代表肌肉收缩的力量。最初四个反应是相等的。当非去极化神经肌肉阻滞增加时，第四个颤搐最早被抑制，b/a 比值作为 TOF 值。当阻滞加深时，第四个反应进一步降低，以下列顺序逐渐消失：第四、第三、第二、第一（Redrawn from Pollard BJ：Neuromuscular imaging，Curr Anesth Crit Care 15：383，2004.）

没有非去极化神经肌肉阻滞时，TOF 比例约为 1。当 70%～75%的神经肌肉接头受体结合 NMBD 后，T4 反应消失。当 95%的神经肌肉接头受体被结合时，所有的颤搐均消失。

TOF 刺激在评估神经肌肉阻滞程度时，非常有用。T4/T1 的比值大于 0.9 通常看作是完全恢复：呼吸肌功能、咽喉肌功能（例如：气道开放和保护）、肺活量以及最大呼气力量。它与用力握手和 5 s 抬头的肌力相关。当用手触诊评价 TOF 时，常常低估肌颤搐的衰减程度。

双短强直刺激

临床医师用手触诊评价 TOF 的精确性很差，常很难发现衰减。双短强直刺激（double-burst stimulation，DBS）可以作为改善手触诊检测衰减的方法。采用两个强直刺激代替四个刺激，每一个刺激包含三个短暂的 50 Hz 的强直刺激。刺激间隔的时间通常为 750 ms，肌肉能得到充分的放松（图 23-3）。DBS 每隔 12～15 s 重复一次。DBS 仅有两个反应，对应每一次刺激，因此 DBS 衰减较 TOF 更易识别。

强直后易化和强直后计数

强直后易化（posttetanic facilitation，PTF）是非去极化 NMBD 的特性。如果一个患者接受了非去极化 NMBD，单刺激（1 Hz）的反应下降，TOF 比值降低，50 Hz 持续 5 s 的强直刺激反应也衰减。如果给予单刺激（诱发一个小的颤搐反应），然后 50 Hz 刺激 5 s（产生衰减），接下来出现 3 s 的刺激间歇，再给予 20 个 1 Hz 的单刺激；这些强直后刺激的反应比强直前的大，然后幅度渐渐下降（例如，它们逐渐衰减）。PTF 的程度和持续时间与神经肌肉阻滞程度相关。

强直后计数（posttetanic count，PTC）是应用强直后易化现象来评估神经肌肉阻滞的深度，此时对 1 Hz、TOF 或者 50 Hz 刺激均没有反应。在这种情况下，给予上面提及的顺序刺激，记录强直后颤搐反应的数量（图 23-4）。诱发颤搐反应的数量被称作 PTC，它与神经肌肉阻滞的深度相关。起初，PTC 为 0 或者 1 表明深度阻滞。随着阻滞逐渐恢复，PTC 也逐渐增加，与单刺激颤搐反应的最初恢复时间或者 TOF 的 T1 出现相关。如果 PTC 为零，不能确定恢复的时间。

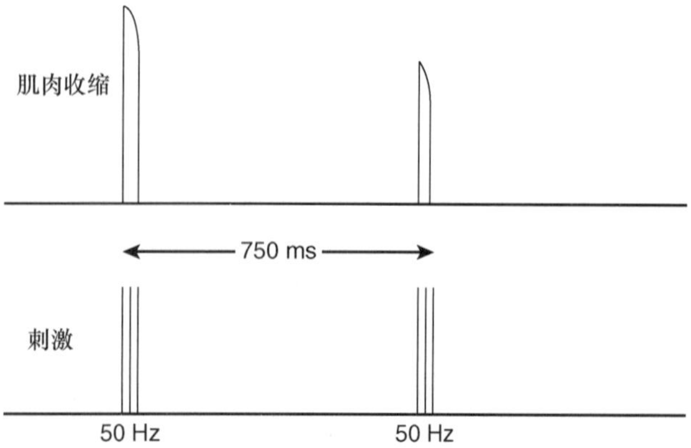

图 23-3 双短强直刺激（DBS）。给予基础频率为 50 Hz 的三个不连续的刺激，每一个都诱发一个肌肉收缩，实质上就是一个小的融合的强直刺激。双短强直刺激比值是第二个反应的高度与第一个反应高度的比值（Redrawn from Pollard BJ：Neuromuscular imaging. Curr Anesth Crit Care 15：383，2004.）

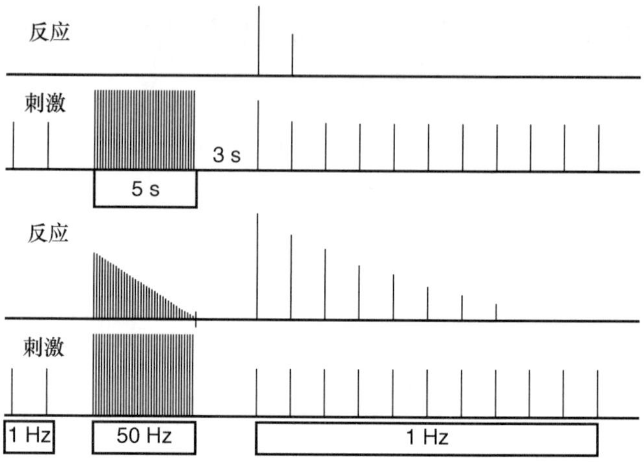

图 23-4 强直后计数（PTC）。在上面的两个记录中，对 1 Hz 的单刺激或者持续 5 s 的 50 Hz 强直刺激无反应。随后有 3 s 刺激间歇，1 Hz 刺激出现两个收缩；其余的缺失。这代表 PTC 为 2。在下面的两个记录中，对强直刺激反应微弱，接下来的 PTC 为 8（Redrawn from Pollard BJ：Neuromuscular imaging. Curr Anesth Crit Care 15：383，2004.）

6. 对于四个成串刺激没有反应的患者，你应该怎样评估？

理想的情况下，开始时有 TOF 的对照，病例的全程应用神经肌肉监测，之后间歇测量，这样可以确保神经刺激器功能完好。如果刺激器仅在病例结束时应用，没有诱发出颤搐反应，那么应该检查神经刺激器的功能。一种方法是小电流自检。一些外周神经刺激器显示电流（mA），这样确保电极和接触充分，有一个完整的电回路。配有充电电池的刺激器记录的电流为零提示电极接触的皮肤干燥或者刺激器和电极间的导线断开。

如果外周神经刺激器正常工作，对 TOF 或者单颤搐刺激没反应，PTC 可以用来评估神经肌肉阻滞的程度。如果 PTC 为零，表示神经肌肉阻滞很深，此时不适合拮抗。患者应给予镇静、插管及机械通气，直到神经肌肉阻滞自然恢复充分才允许给予充分的神经肌肉阻滞的拮抗。

推荐阅读

Donati F: Neuromuscular monitoring: what evidence do we need to be convinced? Anesth Analg 111:6, 2010.

Eriksson LI: Evidence-based practice and neuromuscular monitoring: it's time for routine quantitative assessment. Anesthesiology 98:1037, 2003.

Eriksson LI, Lennmarken C, Staun P, et al.: Use of post-tetanic count in assessment of a repetitive vecuronium-induced neuromuscular block. Br J Anaesth 65:487, 1990.

Hemmerling TM, Le N: Brief review: Neuromuscular monitoring: an update for the clinician. Can J Anesth 54:58, 2007.

Kopman AF: Managing neuromuscular block: where are the guidelines? Anesth Analg 111:9, 2010.

Kopman AF: Perioperative monitoring of neuromuscular function. p. 261. In Reich DL, Kahn R, Mittnacht A, et al. (eds.): Monitoring in Anesthesia and Perioperative Care. Cambridge University Press, New York, 2011.

Miller RD, Ward TA: Monitoring and pharmacologic reversal of a nondepolarizing neuromuscular blockade should be routine. Anesth Analg 111:3, 2010.

Murphy GS, Brull SJ: Residual neuromuscular block: lessons unlearned. Part I: definitions, incidence, and adverse physiologic effects of residual neuromuscular block. Anesth Analg 111:120, 2010.

Murphy GS, Brull SJ: Residual neuromuscular block: lessons unlearned. Part II: methods to reduce the risk of residual weakness. Anesth Analg 111:129, 2010.

Naguib M, Kopman AF, Lien CA, et al.: A survey of current management of neuromuscular block in the United States and Europe. Anesth Analg 111:110, 2010.

病例24

重症肌无力

Jason H. Epstein，MD · James B. Eisenkraft，MD

（李爱民　译　张莉莉　校）

问题

1. 什么是重症肌无力？
2. 如何诊断重症肌无力及其分级？
3. 重症肌无力患者的治疗方案是什么？
4. 解释为什么重症肌无力患者对琥珀胆碱不敏感，但对非去极化肌松药敏感？
5. 重症肌无力手术患者如何优化？
6. 对接受经颈部胸腺切除术的重症肌无力患者如何选择合适的麻醉方法？
7. 重症肌无力患者进行快速序贯诱导时需注意什么？
8. 麻醉苏醒到拔管前如何评估肌力？
9. 什么是胆碱能危象？如何与肌无力危象区别？
10. 可以在术前预测术后需要进行机械通气吗？

患者，女性，38岁，重症肌无力（myasthenia gravis，MG）史5年，Osserman&Genkins分级为ⅡB级，拟行经颈部胸腺切除术。每天服用吡斯的明240 mg、硫唑嘌呤100 mg、泼尼松15 mg。服用奥美拉唑每天20 mg治疗反流性食管炎。肺功能测定显示肺活量的预计值是60%，第一秒用力呼气量/用力肺活量是80%。患者连接标准监测后，吸入100%的氧气，并按压环状软骨进行快速序贯诱导，给予丙泊酚2 mg/kg，琥珀胆碱1.5 mg/kg，插管顺利。麻醉维持采用芬太尼和地氟醚，吸入氧气和空气，进行机械通气。应用周围神经刺激器监测神经肌肉情况，当对于外周神经刺激引起的肌颤搐消失，给予顺式阿曲库铵0.05 mg/kg维持肌肉松弛。手术顺利，持续2 h。麻醉药停止后，患者对四个成串（train-of-four，TOF）刺激反应出现四个相同的颤搐。给予新斯的明0.06 mg/kg，格隆溴铵0.01 mg/kg。当患者清醒，并能回应指令后，拔出气管导管。但拔管后不久，患者出现呼吸困难的症状。

1. 什么是重症肌无力？

MG是一种神经肌肉接头点处传导障碍的自身免疫性疾病，通常麻醉会对其功能产生影响。MG典型的表现为症状波动、无力和肌肉易疲劳，休息后缓解。MG通常发病隐匿，进展缓慢，经常是发作、缓解反复交替。成人MG的发病率大约是1/30 000，儿童和青少年的发病率大约为1/200 000。由于老年人轻度MG容易误诊，实际的发病率可能比以上数值高。MG在任何年龄段都可以发病，但30岁女性和50岁男性的发病率最高。

MG是在神经肌肉接点处产生乙酰胆碱（烟碱）受体的抗体。因此，MG患者的肌肉末端的突触后膜可用的乙酰胆碱受体减少70%～80%，突触间隙折叠减少，突触间隙增宽（fewer folds in synaptic clefts，and widened synaptic clefts.）。突触前乙酰胆碱的释放量正常或增加。正常人只需25%～30%乙酰胆碱受体来维持神经肌肉传递，这被称为神经肌肉传递的“安全阈值”。MG患者的安全阈值降低。

2. 如何诊断重症肌无力及其分级？

根据患者的病史提出MG初步诊断，通过临床、电生理学、免疫和药物检查确诊。任何肌肉组织都可能会受到影响，而最常见的是眼症，出现上睑下垂或复视。如果眼症出现2年以上，则发展为全身型MG的可能性很低。如果累及到眼球肌则容易出现呼吸困难和吞咽困难。

MG患者不能维持或重复肌肉收缩。肌电图研究表明给予每秒3次（3 Hz）电流刺激运动神经可以强化以上症状。MG患者给予第5次刺激时，至少10%的反应衰减。虽然这是MG患者最特异的神经测试，但它只可以应用在特定的肌肉，有的患者并未累及到这个肌肉。

当肌电图测试的结果不明确时，依酚氯铵试验可能有助于鉴别 MG。静脉注射 2～10 mg 的乙酰胆碱酯酶抑制药依酚氯胺可能改善重症肌无力患者的肌力，因为依酚氯胺会抑制乙酰胆碱的降解。它对正常人的肌力没有增强作用。

如果仍无法鉴别，可以应用局部箭毒试验。为防止药物的全身反应，使用动脉止血带束缚肢体。经前臂给予 0.2 mg 箭毒，前后分别进行肌电检查。MG 患者对重复电刺激的反应出现明显的衰减。如果仍无法确诊，可以检测乙酰胆碱受体抗体，但抗体滴度与疾病严重程度不相关。如果 MG 确诊，可以用 Osserman&Genkins 分级系统来描述疾病的严重程度（表 24-1）。

表 24-1 重症肌无力的临床分级（依照 Osserman & Genkins*）

分级	名称	描述	测试和预后
Ⅰ	眼部	眼部肌肉受累，仅表现复视和上睑下垂	其他肌肉组织的电生理学的测试阴性
ⅠA	眼部＋外周	眼部肌肉受累，在外周肌肉没有临床症状	其他肌肉组织的电生理学的测试阳性
ⅡA	轻度全身性	骨骼肌或眼球肌肉受累，呼吸肌没有受累	药物治疗反应良好
ⅡB	中度全身性	更严重的骨骼肌和眼球肌受累，构音障碍、吞咽困难、咀嚼困难，呼吸肌没有受累	药物治疗反应一般
Ⅲ	急性爆发性	迅速出现严重的眼球肌和骨骼肌无力，呼吸肌受累	药物治疗反应不良，死亡率低
Ⅳ	迟发严重	出现症状后，严重 MG 进展＞2 年	药物治疗反应差，预后不良

MG，重症肌无力

* Osserman KE，Genkins G：Studies in myasthenia gravis：review of a twenty-year experience in over 1200 patients. Mt Sinai J Med 38：497，1971.

3. 重症肌无力患者的治疗方案是什么？

MG 治疗方案的主旨是增加能够在神经肌接头发挥作用乙酰胆碱的数量，增加激动药和受体结合的可能性和完成神经肌肉传导。自 1934 年以来，乙酰胆碱酯酶抑制药如新斯的明、依酚氯胺和吡斯的明一直应用于此目的。毒扁豆碱容易透过血脑屏障产生中枢神经系统症状，已不再使用。溴吡斯的明作用持续时间长和毒蕈碱副作用较少，使其成为最佳治疗药物。每天需要的药物剂量不同，患者需要根据不同的情况调整剂量。过量可能会导致胆碱能危象，而剂量低可能会导致肌无力危象。

免疫调节治疗的目标是减少循环的抗体。短期内免疫调节可以应用类固醇；长期治疗应用其他免疫抑制药，如硫唑嘌呤、环磷酰胺、环孢霉素、甲氨蝶呤、利妥昔单抗和他克莫司。类固醇可以改善 80％患者的临床症状；然而，开始应用类固醇时，因为其直接抑制神经肌肉的传导经常会加重临床症状。此外，长期类固醇治疗可能导致骨质疏松症、高血压、消化性溃疡等副作用。

血浆过滤或血浆置换可以使 45％的患者临床症状短暂而显著地改善，可能会持续数天甚至数周。这种治疗适合于重症 MG 患者。对于麻醉医生来讲，血浆置换降低血浆胆碱酯酶水平过于显著，会延长需要血浆胆碱酯酶代谢药物如琥珀胆碱的作用时效。

许多 MG 患者伴有胸腺异常。CT 或磁共振成像可能有助于确定胸腺是否异常。胸腺切除术对多数患者而言可以提供长期而显著免疫调节功能的改善，除了 Osserman&Genkins 分级Ⅰ级的患者，多数患者可以采用胸腺切除术的治疗方法。在确诊的前 3 年内，实施胸腺切除术可以达到最佳效果。胸腔镜下或胸骨正中切开下行胸腺切除术临床效果无区别。

4. 解释为什么重症肌无力患者对琥珀胆碱不敏感，但对非去极化肌松药敏感？

两个乙酰胆碱分子激活一个乙酰胆碱受体，形成微电流通过运动终板膜。当来自多个受体的微电流的总和达到一个阈值，终板去极化出现肌肉收缩。正常神经肌肉传递只需要 20％受体参与，而 MG 患者只有 80％甚至更少的受体，任何干扰神经肌肉传递的因素甚至很小的因素都可能导致患者出现严重的无力。少量的非去极化肌松药可以阻滞足够的受体干扰神经肌肉的传导。

琥珀胆碱作为乙酰胆碱受体的激动药首先使运动终板去极化然后阻止快速复极化从而阻断神经肌

肉的传导。MG患者只有少量可用的受体，激活足够受体导致去极化需要大量的琥珀胆碱。MG患者琥珀胆碱的ED_{95}剂量（使患者对超大的神经刺激肌肉反应产生95%衰减的平均剂量）是正常人的2.6倍（正常人大约为0.3 mg/kg）。除了对琥珀胆碱不敏感，MG患者的药物作用时间常常延长。抗胆碱酯酶药和血浆置换可以抑制或减少消除琥珀胆碱的假性胆碱酯酶。

5. 重症肌无力手术患者如何优化？

MG患者胸腺切除术可以采用很多许多麻醉技术。无论选择哪种技术，都应该在患者的缓解期实施。术前患者的其他治疗和精神状态都应是最佳的。有呼吸系统疾病史或累及眼球肌群的患者可受益于肺功能检查，患者应被告知术后可能需要气管插管和机械通气，应学习如何使用肺活量计。术前用药需谨慎，避免出现呼吸困难。

尽管围术期应该继续使用类固醇药物，但对术前使用抗胆碱酯酶药物仍有争议。停用抗胆碱酯酶药物可以减少或避免外源性神经肌肉阻滞药的应用。术前应用抗胆碱酯酶药延长琥珀胆碱的药效，拮抗非去极化肌松药的效果。停用抗胆碱酯酶药物对于产生生理或心理依赖的患者可能更具有挑战性，而有些作者认为，抗胆碱酯酶药如果对围术期管理没有明显影响，应继续使用。对于相对固定的医院和手术，可减少抗胆碱酯酶药的用量。

6. 对接受经颈部胸腺切除术的重症肌无力患者如何选择合适的麻醉方法？

复合麻醉和全凭静脉麻醉（total intravenous anesthesia，TIVA）都可以成功用于MG患者的胸腺切除术。有研究者提倡采用TIVA联合胸段硬膜外麻醉可以减少肌松药和阿片类药物的用量。所有接受麻醉的患者都应该采用美国麻醉医师学会的标准监测。当给予肌松药后，应进行周围神经刺激和神经肌肉监测，这能提供更佳的客观的量化指标。

吸入100%氧去氮后，经静脉给予丙泊酚、依托咪酯或氯胺酮进行麻醉诱导。择期手术患者使用强效吸入麻醉药诱导更容易达到气管插管所需的肌松程度。MG患者对神经肌肉具有抑制作用的药物更敏感。MG患者应用异氟烷麻醉时，当最低肺泡有效浓度达到1.6时，可以使患者对单个刺激（肌颤搐）反应降低30%～50%，而TOF衰减比值为0.41。溶解度更低的吸入麻醉药（如地氟烷和七氟烷）效果相似，更可控。

采用逐步小剂量增加中效非去极化肌松药的平衡麻醉可以减少患者应用强效吸入麻醉药物产生的心血管抑制作用。MG患者对非去极化肌松药的敏感性个体差异很大，而且吸入麻醉药对肌松药有增敏作用，所以非去极化肌松药逐步增加的剂量应是正常量的1/10。维库溴铵和罗库溴铵可以安全使用。顺式阿曲库铵因消除半衰期短，分布体积小和经霍夫曼快速消除，可选择用于MG患者。

7. 重症肌无力患者进行快速序贯诱导时需注意什么？

如果MG患者存在误吸风险，行急诊手术需要快速序贯诱导。早期研究显示MG患者对琥珀胆碱有抵抗，琥珀胆碱3.5倍ED_{95}剂量1～1.5 mg/kg可以用于正常人气管插管，琥珀胆碱1.5 mg/kg成功用于MG患者快速序贯诱导气管插管。MG患者应用琥珀胆碱在肌肉松弛之前并不经常出现肌束抽搐。近期服用抗胆碱酯酶药和进行血浆置换的患者由于代谢减慢从而琥珀胆碱的作用时效延长。

舒更葡糖是一种环糊精类药物，与罗库溴铵有很强的结合力，因此可以提供快速有效的拮抗罗库溴铵的深度肌松作用。在舒更葡糖出现之前，抗胆碱酯酶药是唯一拮抗神经肌肉阻滞残余作用的药物。对MG患者必须给予此类药物以避免肌无力危象或胆碱能危象。舒更葡糖用于MG患者，可以在210 s内拮抗罗库溴铵产生的深度神经肌肉阻滞。虽然舒更葡糖对MG患者有潜在的优势，但目前美国食品和药物管理局并没有批准舒更葡糖在美国使用。

完全避免使用神经肌肉阻断药是另一种快速序贯诱导方法。有报道14岁的MG饱胃患者应用利多卡因、丙泊酚和瑞芬太尼进行了快速序贯诱导插管。这种方法适用于要避免肌松药副作用的患者。该方法由于没有神经肌肉阻滞后的副作用，显然对MG患者的应用具有很强的吸引力。但是在无肌松药的情况下，患者的插管条件经常很差。

8. 麻醉苏醒到拔管前如何评估肌力？

评估神经阻滞药的残余作用的方法很多。当正常患者50%的受体仍被神经肌肉阻滞药占据时，观察发现可以对持续5 s的50 Hz持续强直刺激产生反应或吸气负压可达到$-20\ cmH_2O$。当33%的受体被占据时，患者可以保持抬头持续5 s。其他敏感性稍差的方法包括维持潮气量达到6 ml/kg，TOF衰减比值大于0.9，肺活量达到15 ml/kg（表24-2）。

表 24-2 常规拔管标准

持续抬头	5 s
50 Hz 持续强直刺激	5 s
TOF 刺激	T1：T4＞0.9
中枢神经系统	清醒和警觉
呼吸系统	潮气量＞6 ml/kg 肺活量＞15 ml/kg 吸气负压＜－40 cmH_2O* FiO_2≤0.4 氧合充分 PCO_2≤55 mmHg 换气充分 成人呼吸频率＜25 次/分
心血管系统	足够的血压满足重要器官的灌注 无新发的心律失常
代谢	体温正常 葡萄糖和电解质正常
血液	手术止血充分 无凝血障碍

FiO_2，吸入氧分数；PCO_2，二氧化碳分压；TOF，四个成串

* 吸气负压的测量主要通过吸气对抗测量仪和指示器测得。吸气负压越大，指示器从原始设定点的移位越明显。设定点硬性规定为 0。通常测量仪的刻度均为负数，指示器与零点的距离越远，得到的读数越负。重要的是指示器的位移。结果，位移越大得到读数的绝对值越大。由于读数设计为负数，它们的意义可能令人费解。指示器的位移越大，表明吸气的负压越大。读数－40 cmH_2O 与－20 cmH_2O 相比，前者代表更大的吸气力

由于 MG 是特殊病例，以上标准可能无法对患者实施。由于 MG 疾病本身的原因，而非神经肌肉阻滞药原因，无法使患者肌力完全恢复。由于乏力存在变异性，术前进行肌力的测定对于术后肌力的对比很重要。因此，在给予可能会影响神经肌肉传导的麻醉药物之前应记录肌电图或 TOF 值作为对照。在麻醉诱导后给予干扰神经肌肉传递的药物前，应评估对强直刺激的反应。

肌力恢复很好，能够咳嗽和清除分泌物对 MG 患者很重要的。MG 患者在麻醉苏醒期表现残余的虚弱乏力，不能想当然认为是肌松药的残余作用。吸入麻醉药、抗生素、局部麻醉药、抗惊厥药和 β-肾上腺素受体阻滞药都可能干扰神经肌肉的传导（框 24-1）。

9. 什么是胆碱能危象？如何与肌无力危象区别？

MG 患者出现危象表现为开始肌力急性减弱。胆碱能危象是由于大量乙酰胆碱占据烟碱和毒蕈碱受体。常常发生于过量使用抗胆碱酯酶药，症状包括无力、气喘、分泌物增加、肌束震颤、恶心、呕吐、腹泻、流泪、心动过缓和低血压。呼吸无力可能发展为呼吸衰竭、分泌物增加和吞咽困难容易导致上呼吸道梗阻和吸入性肺炎。肌无力危象是由于可利用的乙酰胆碱的量不足以刺激足够运动终板膜的突触后受体，导致神经肌肉传导失败。

框 24-1 增强非去极化神经肌肉阻滞的因素

- 酸碱改变
  - 呼吸性酸中毒
  - 代谢性酸中毒
- 电解质紊乱
  - 低钙血症
  - 低钾血症
  - 低钠血症
- 强效吸入麻醉药的残余作用
  - 异氟烷
  - 七氟烷
  - 地氟烷
- 局部麻醉药
  - 利多卡因
  - 普鲁卡因
- ⅠA 类抗心律失常药
  - 奎尼丁
  - 普鲁卡因胺
- 抗生素
  - 庆大霉素
  - 新霉素
  - 克林霉素
  - 多黏菌素 B
  - 四环素
  - 链霉素
  - 林可霉素
- 钙通道阻滞药
- 丹曲林
- 低体温

由于胆碱能危象和肌无力危象都表现为肌肉的乏力，但是两者合适的治疗方案却是相反的，因此胆碱能危象和肌无力危象的鉴别诊断至关重要。瞳孔检查和依酚氯胺试验可以区分胆碱能危象和肌无力危象。胆碱能危象时患者的瞳孔缩小，肌无力危象时患者瞳孔扩大。此外，小剂量静脉注射依酚氯胺（2～10 mg）时可以改善肌无力危象（与乙酰胆碱缺乏相关）的肌力，而对胆碱能危象（与乙酰胆

碱过量相关）则没有改善甚至可能恶化。胆碱能危象的毒蕈碱样作用可以用阿托品或格隆溴铵治疗。

10. 可以在术前预测术后需要进行机械通气吗？

MG 的患者术后长期机械通气的风险增加。有人尝试术前预测什么类型的患者术后呼吸衰竭的风险更高。24 例全麻下气管插管经胸骨胸腺切除术的患者，吸入氧化亚氮和恩氟烷麻醉，不使用肌松药。得到的阳性预测因素包括 MG 患病时间超过 6 年，与 MG 无关的慢性呼吸系统疾病，应用吡斯的明的剂量大于每天 750 mg，术前肺活量<2.9 L。将这些指标应用于其他中心行经颈部胸腺切除术的 MG 患者或进行其他类型手术的 MG 患者，未被证实具有同样益处。

经颈部胸腺切除术后呼吸衰竭的发生率要低于经胸骨胸腺切除术。在某些情况下，术后呼吸衰竭的风险可能更高。对于高风险的患者，术前血浆置换和围术期大剂量类固醇治疗，可以减少呼吸衰竭的发生率。

推荐阅读

Baraka A: Anesthesia and critical care of thymectomy for myasthenia gravis. Chest Surg Clin North Am 11:337, 2001.

Blichfeldt-Lauridsen L, Hansen BD: Anesthesia and myasthenia gravis. Acta Anaesthesiol Scand 56:17, 2012.

de Boer HD, van Egmond J, Driessen JJ, et al.: Sugammadex in patients with myasthenia gravis. Anaesthesia 65:653, 2010.

Eisenkraft JB, Book WJ, Mann SM, et al.: Resistance to succinylcholine in myasthenia gravis: a dose-response study. Anesthesiology 69:760, 1988.

Eisenkraft JB, Book WJ, Papatestas AE: Sensitivity to vecuronium in myasthenia gravis: a dose-response study. Can J Anaesth 37:301, 1990.

Eskaros SM, Papadakos PJ, Lachmann B: Respiratory monitoring. p. 1411. In Miller RD, Eriksson LI, Fleisher LA, et al. (eds.): Miller's Anesthesia, 7th edition. Saunders, Philadelphia, 2010.

Grant PP, Jenkins LC: Prediction of the need for postoperative mechanical ventilation in myasthenia gravis: thymectomy compared to other surgical procedures. Can Anaesth Soc J 29:112, 1982.

Leventhal SR, Orkin FK, Hirsh RA: Prediction of the need for postoperative mechanical ventilation in myasthenia gravis. Anesthesiology 53:26, 1980.

Mann R, Blobner M, Jelen-Esselborn S, et al.: Preanesthetic train-of-four fade predicts the atracurium requirement of myasthenia gravis patients. Anesthesiology 93:346, 2000.

Neustein SM, Eisenkraft JB, Cohen E: Anesthesia for thoracic surgery. p. 1064. In Barash PG, Cullen BF, Stoelting RK, et al. (eds.): Clinical Anesthesia, 6th edition. Lippincott Williams & Wilkins, Philadelphia, 2009.

Politic GD, Tobias JD. Rapid sequence intubation without a neuromuscular blocking agent in a 14-year-old female patient with myasthenia gravis. Paediatr Anaesth 17:285, 2007.

病例25

恶性高热

Joseph Sebeo，MD，PhD · James B. Eisenkraft，MD

（陶 涛 译 郭悦平 校）

问题

1. 何谓恶性高热？
2. 恶性高热的病理生理改变是什么？
3. 恶性高热的临床发作特点有哪些？
4. 讨论诱导期出现的咬肌强直。
5. 已知触发恶性高热的药物有哪些？
6. 丹曲林的药理学特点及在恶性高热中的应用。
7. 应如何处置疑似恶性高热的病例？
8. 对于确诊恶性高热病例应该采取哪些措施？
9. 恶性高热诊断的“金标准”是什么？
10. 基因测定是否可以用于检验对恶性高热的易感特性？
11. 何谓神经阻滞剂恶性综合征？
12. 恶性高热有哪些法医学方面的问题？

一名12岁男性患儿，体重40 kg，择期行右眼斜视矫形手术。既往无显著病史，亦无麻醉问题、肌肉或神经疾病家族史。患儿此前从未接受过全身麻醉。体格检查正常。术前生命体征：血压100/60 mmHg，心率92次/分，腋下温度36.7 ℃。由于患儿对静脉穿刺恐惧，应用4%七氟烷复合氧化亚氮和氧气混合气进行吸入诱导麻醉（$FiO_2=0.4$）。诱导后，置入静脉留置针，静脉注射罗库溴铵20 mg、芬太尼50 μg。直接喉镜下顺利插入6.0 mm带套囊气管导管。插管后60 min患儿心率突然从130次/分增加至190次/分。之后的10 min内，患儿的呼气末二氧化碳（end-tidal carbon dioxide，$ETCO_2$）分压从35 mmHg增加至65 mmHg，同时腋下温度从35℃增加至38.9℃。食管温度探头显示温度为39.5℃。

1. 何谓恶性高热？

恶性高热（malignant hyperthermia，MH）是一种威胁生命的家族性骨骼肌代谢亢进疾病，可继发于接触特殊麻醉药。MH于1960年被首次报道，其特点为心动过速、呼吸急促、体温过高、全身肌肉强直、酸中毒和$ETCO_2$水平升高。儿童接触麻醉药后发病率为1∶15 000，成人接触麻醉药后发病率为1∶100 000～1∶50 000。所有已报道的MH病例中小于15岁儿童占50%以上，其中多数为男孩。MH临床表现范围较广，从具有典型的、危及生命的反应到仅有轻微症状均可出现。

2. 恶性高热的病理生理改变是什么？

在正常情况下，骨骼肌纤维膜去极化导致钙离子从肌质网（sarcoplasmic reticulum，SR）释放。在钙离子扩散到细肌丝后，钙离子结合到肌钙蛋白的钙调节位点引起正常的兴奋收缩耦联。当发生MH时，钙离子从SR高频释放，导致肌细胞持续的高代谢状态，随后细胞完整性破坏。这种高代谢状态使乳酸生成增加，腺苷三磷酸（adenosine triphosphate，ATP）消耗增高，增加二氧化碳的释放，增加氧耗，同时肌肉持续收缩并继发产热增加。在临床病程的后期，ATP生成停止，导致细胞内膜的泵衰竭。随后细胞内电解质外渗，这其中包括钾和钙离子，酶类如肌酸磷酸激酶，大量的代谢性酸性物质以及肌红蛋白。晚期会发生致命性心律失常、终末器官损伤并最终死亡。

Ryanodine受体在MH的发病机制中起到一定的作用。Ryanodine受体是一组存在于肌肉SR和其他细胞内质网上的一种高效钙释放通道。在常染色体显性遗传病中央轴空症以及先天性肌病King-Denborough综合征患者中，基因突变导致Ryanodine受体异常。这两种疾病的MH易感性均增高。

3. 恶性高热的临床发作特点有哪些?

MH的发作特点为窦性心动过速、肌肉挛缩、核心温度增加、血清肌酸激酶水平升高，出现肌红蛋白尿，最终出现心脏停搏。与之同时还会出现低氧血症、高碳酸血症、代谢性酸中毒、呼吸性酸中毒，以及高钾血症。MH的早期诊断和治疗非常重要。最早的征象通常为咬肌僵直、呼吸急促（如果存在自主呼吸）、心动过速和 $ETCO_2$ 的增高（但并无重复吸入二氧化碳）。MH发作的临床表现顺序见表25-1。以上所有征象并非MH所特有，其鉴别诊断见框25-1。

框 25-1　疑似恶性高热的诊断

麻醉和镇痛不足
通气/新鲜气流量不足
保温过度
吸收过程中的放热反应（七氟烷和钡石灰）
麻醉机故障
过敏反应
抗毒蕈碱
神经肌肉疾病
神经阻滞剂恶性综合征
甲状腺危象
嗜铬细胞瘤
类癌
可卡因中毒
腹腔镜相关的高碳酸血症

表 25-1　恶性高热的临床特点

	早期征象	晚期征象
骨骼肌	咬肌强直	广泛的肌肉强直
心血管系统	心动过速 PVC_S 血压不稳定	严重心律失常 心血管衰竭
呼吸系统	自主呼吸频率过快 每分通气量增加情况下 $ETCO_2$ 升高	
代谢	体温升高 氧耗增加导致的低氧血症 呼吸和代谢性酸中毒 高钾血症	体温快速升高 致命性高钾血症 CPK 升高 DIC 肌红蛋白尿

CPK，肌酸磷酸激酶；DIC，弥散性血管内凝血；$ETCO_2$，呼气末二氧化碳；PVC_S，室性期前收缩

4. 讨论诱导期出现的咬肌强直。

儿童和成年人在应用卤代吸入麻醉药之后应用琥珀胆碱可导致张口度下降以及下颌强直。咬肌强直（masseter muscle rigidity，MMR）是指下颌无法张开（牙关紧闭）。使用琥珀胆碱之后出现咬肌强直的发病率并不明确，估计在1∶100 000～1∶1000。MMR可能是MH的早期指征，但并不具有特异性。MMR的鉴别诊断包括琥珀胆碱用量不足，琥珀胆碱药物过期，琥珀胆碱快速水解，未经诊断的营养不良性肌强直，面部外伤后的牙关紧闭以及MH早期的MMR。

MH可能出现在MMR后。因此，应停用所有可能的触发剂，吸入100%纯氧，并持续监测可能出现MH的其他证据，与此同时还应进行动脉血气（arterial blood gas，ABG）分析。如果患者存在呼吸性酸中毒合并代谢性酸中毒，则表明发生MH，应该进行相应治疗。如果ABG分析并没有显示存在呼吸性酸中毒合并代谢性酸中毒，而且也缺少MH的其他表现，则麻醉医师有两种选择。一个选择是推迟手术，待患者清醒后送入麻醉后监护室并持续监测。另一个选择是改用无触发MH效应的麻醉药物并完成手术，同时仔细监测MH可能出现的其他表现。对于无法推迟的急诊手术，在高度警惕MH发生的情况下改用无触发效应的麻醉药物是唯一选择。每例患者均需记录、上报，以利于之后进一步评估其MH易感性。

5. 已知触发恶性高热的药物有哪些?

全部强效吸入麻醉药都可能触发MH，但它们

的效果可能不同。七氟烷和异氟烷更易导致 MH 的发生。琥珀胆碱也是一种潜在的触发物。对 MH 具有易感性的患者应该避免使用这些药物。氯胺酮虽然不能直接诱发 MH 的发生，但是它可以引起肌张力增高，从而与 MH 的诊断混淆。虽然氯胺酮不是禁忌，但是对于有 MH 病史的患者来说，氯胺酮并不是一种理想的药物。能够安全用于 MH 易感患者的麻醉药物见框 25-2。

6. 丹曲林的药理学特点及在恶性高热中的应用。

丹曲林（dantrolene）是一种只作用于骨骼肌的肌肉松弛药，在 20 世纪 60 年代初合成。丹曲林通过降低钙离子从肌质网释放使兴奋收缩解耦联，从而逆转 MH 高代谢状态。丹曲林是一种乙内酰脲衍生物，起效时间为 2～3 min。对于健康的志愿者，丹曲林的血浆半衰期为 5～8 h，对于恶性高热的患者，其血浆半衰期增加到 12 h。

美国恶性高热协会（Malignant Hyperthermia Association of the United States，MHAUS）提出的 MH 治疗方案中建议丹曲林静脉注射的初始负荷剂量为 2.5 mg/kg。丹曲林的附加剂量可达到 10 mg/kg，直到患者症状缓解。在某些情况下，丹曲林的用药剂量可大于 10 mg/kg。在 MH 发作后，每 4～6 h 给予 1 mg/kg 丹曲林，持续至少 24 h。每瓶丹曲林包含大量的甘露醇（3 g）；因此应密切监测患者的血容量，尿量应大于 2 ml/(kg·h)。对 MH 有易感性的患者不推荐术前常规预防性应用丹曲林。

丹曲林最常见的不良反应包括肌无力、静脉炎和呼吸衰竭。有些报道显示丹曲林的血管外浸润会导致组织坏死。因此大的外周静脉或中心静脉是优选的给药途径。头晕、恶心、呕吐、意识不清、产后子宫收缩乏力是罕见的并发症。未来丹曲洛林可能被阿珠莫林（azumolene）取代，后者的水溶性是丹曲林的 30 倍以上。在体外研究中阿珠莫林阻断药物诱导的肌肉痉挛的作用与丹曲林相似。未来的研究可能使阿珠莫林逐步出现在 MH 的临床应用上。

框 25-2 无触发 MH 效应的药物

挥发性麻醉药
- 氧化亚氮

静脉麻醉药
- 丙泊酚
- 氯胺酮
- 巴比妥类
- 苯二氮䓬类

非去极化肌松药
- 维库溴铵
- 罗库溴铵
- 泮库溴铵
- 顺阿曲库铵

镇痛药
- 所有阿片类药物

局麻药
- 所有局麻药

7. 应如何处置疑似恶性高热的病例？

疑似 MH 病例的处置包括快速识别和治疗，见表 25-2。$ETCO_2$ 的增加是 MH 最早出现、最具敏感性和特异性的标志。在 MH 发病时快速进行动脉血气分析会发现呼吸性酸中毒、代谢性酸中毒，可能存在高钾血症。当疑似 MH 时，应立即停止使用挥发性麻醉药，同时以高流量（>10 L/min）纯氧进行通气，并增加每分通气量。要立即寻求援助。如果 MH 发生在手术中，应立即改用静脉麻醉药维持麻醉（全凭静脉麻醉）。麻醉医生和外科医生之间及时、有效的沟通是至关重要的。一旦发生 MH，尽可能停止或结束手术，或者临时包扎创口。患者安全是首要目标。

一旦 MH 确诊，应立即将患者和抢救车送到术间，同时立即应用丹曲林。每瓶药中含有丹曲林钠 20 mg 和甘露醇 3 g 以及可以使 pH 达到 9.5 的足量的碳酸氢盐。每 20 mg 丹曲林溶解到 60 ml 无菌注射液中。以前将 20 mg 丹曲林溶解于水中大约需 86 s，自 2009 年 11 月生产了能快速溶解的丹曲洛林产品以来，其溶解速度提高到了 20 s。丹曲林的保质期为 36 个月，MHAUS 推荐每个使用挥发性麻醉药或琥珀胆碱的医学中心至少保存 36 瓶丹曲林备用。手术室团队里应该有一位指定专员配制丹曲林并将配制好的药物以负荷量输注给患者。

降温液体输注、外用降温毯、腋下及腹股沟处放冰袋和洗胃有助于治疗高热。高钾血症可用过度通气和胰岛素、葡萄糖糖、钙以及碳酸氢钠治疗。心律失常则是通过纠正发病原因（即酸中毒、高钾血症）来治疗。MH 患者禁止使用钙通道阻滞药，因为它与丹曲林相互作用可能引起显著的高钾血症和循环衰竭。在重症监护病房（ICU）持续监测 $ETCO_2$、ABGS、血清钙离子浓度、血清钾离子浓度、凝血参数、核心温度以及尿量直到所有指标恢复至正常范围。MHAUS 推荐在急性发作治疗后或恢复期的患者应在 ICU 至少观察 36 h 以防止 MH 复发，并使用丹曲林（每 6 h 静脉注射 1 mg/kg，持续 24～

表 25-2 疑似恶性高热的治疗

急性期治疗	维持期治疗
寻求帮助，提示外科医生	在 ICU 监测至少 24 h
获取 MH 专用急救车和普通急救车	保证适当的尿量
拆除吸入麻醉药蒸发器转为全静脉麻醉	继续治疗高钾血症、酸中毒、体温过高和心律失常
应用 100%氧过度通气	每 6 h 静脉注射丹曲林 1 mg/kg，持续 24～48 h
建立适当的静脉通路	严密监测身体核心温度
动脉穿刺置管	
静注丹曲林 2.5 mg/kg，必要时追加至 10 mg/kg	
治疗体温过高	
治疗心律失常	
治疗代谢紊乱	
高热（温度小于 38℃时停止） 冰盐水 降温毯 体腔冲洗 冰袋（不能直接与皮肤接触）	
高钾血症 过度通气 胰岛素 成人剂量：10 U 胰岛素＋50%葡萄糖 50 ml 儿童剂量：0.1 U/kg 胰岛素＋50%葡萄糖 1 ml/kg 碳酸氢钠 成人剂量：5 min 内给予 50 mEq/L 儿童剂量：1～2 mEq/L 氯化钙（致命性的高血钾）：10 mg/kg	
心律失常 纠正酸中毒和高钾血症 给予标准的抗心律失常药 禁用钙通道阻滞药（导致高血钾，或与丹曲林合用引起心搏骤停）	
酸中毒 过度通气 pH＜7.2 时给予碳酸氢钠	
肌红蛋白尿 输液以维持尿量大于 2 ml/(kg·h) 利尿剂：呋塞米，甘露醇 碱化尿液	

48 h）。如果 MH 的症状持续存在或动脉血气分析的指标未达到正常范围，丹曲林的治疗时间可超过这个期限。

核心温度是通过精密的食管、腋下、直肠和膀胱温度探测器来测定的。而食管温度被认为是最接近肺动脉温度，因此它是 MH 期间优选的监测部位。

8. 对于确诊恶性高热病例应该采取哪些措施？

MH 的早期处置对预防恶性转归是至关重要的。MH 急救车应按时维护并随时备用。放置在呼吸系统中吸气和呼气回路之间的活性炭过滤器已被证实可以有效地从麻醉药输出系统中去除挥发性麻醉药，近期的研究探讨了活性炭过滤器在 MH 病例中的潜在用途。虽然对于人类来说并没有一个强效吸入麻醉药的“安全”（即不触发）浓度，但大多数研究的目标认为，麻醉机内吸入麻醉药物浓度小于 5 ppm（5/100 万）可被认为是“干净”的。

对存在 MH 易感性的患者，麻醉工作站的准备包括去除蒸发器、更换呼吸系统、更换新的二氧化碳吸收装置、在活性炭过滤器放入呼吸系统之前用氧气预冲洗麻醉机。之后冲洗安装有碳滤器的呼吸回路。不同厂家的机器所需的冲洗周期（达到小于 5 ppm 的麻醉浓度）差异很大。在麻醉过程中，在呼吸回路中必须要有碳过滤器，并且在最初 5 min 内新鲜气流量一定要大于 10 L/min，之后维持在 2 L/min。除了美国麻醉医师协会制定的基本监测外，一些必不可少的设备、药物和实验室用品总结于框 25-3。

9. 恶性高热诊断的“金标准”是什么？

根据欧洲协会和 MHAUS 共同制定的定义，诊断 MH 的金标准是体外氟烷-咖啡因骨骼肌收缩实验（the in vitro halothane-caffeine contracture test，IVCT），同时它可以定义 MH 表现型。行 IVCT 检查要求在局部麻醉下取患者新鲜的肌肉样本，放置于含咖啡因的溶液中并暴露于氟烷下，测量肌肉收缩张力。具有 MH 易感性的患者其肌肉收缩张力增加。

当使用欧洲恶性高热协会的诊疗方案时，IVCT 对 MH 的灵敏度为 99%，其特异性为 93.6%。按照 MHAUS 诊疗方案则显示 IVCT 具有 84%的灵敏度及 78%的特异性。IVCT 是在特定中心进行的一种昂贵的、需要外科操作（肌肉活组织检查）的检查，其假阳性率和假阴性率尚不清楚。IVCT 测试适用于对 MH 具有易感性的患者（如，具有个人或家族 MH 病史）。对于刚经历疑似 MH 的患者，IVCT 应推迟 6 个月。

框 25-3 恶性高热急救车

设备
- 注射器（60 ml×5）稀释丹曲林
- 冲洗罐
- 食管和膀胱温度探测器
- 冷盐水
- 冰袋
- 中央静脉导管包

药物
- 丹曲林小瓶（36）
- 无菌水瓶（100 ml）
- 碳酸氢钠（2）
- 50%葡萄糖（2）
- 呋塞米（4）
- 氯化钙（2）
- 胰岛素（1，冷藏）
- 利多卡因（1）

实验室检查用品
- ABG 包（6）
- 血液标本采样管用于下列检验
  - 凝血功能检查
  - 肌红蛋白
  - 肌酸磷酸激酶
  - 全血细胞计数
  - 血小板

10. 基因测定是否可以用于检验对恶性高热的易感特性？

骨骼肌中 ryanodine 受体基因（RYRI）突变发现于 20 世纪 90 年代初，其变异与 MH 的发生有一定关系。这使得人们在建立无创及特异性更高的 MH 诊断措施方面产生了希望。虽然基因检测有良好的前景，然而由于 MH 的基因和临床变异性，目前 IVCT 仍是诊断 MH 的“金标准”。

11. 何谓神经阻滞剂恶性综合征？

神经阻滞剂恶性综合征（neuroleptic malignant syndrome，NMS）是一种由传统的（例如，氟哌啶醇，氟奋乃静）和非传统（例如，喹硫平，利培酮）神经安定药和多巴胺受体拮抗剂（例如，丙氯拉嗪，甲氧氯普胺）引起的罕见反应。NMS 被认为是急性中枢神经系统多巴胺受体阻断综合征。临床表现与 MH 相似，包括高热、大汗和严重的肌肉强直。虽然临床表现相似，但是 NMS 和 MH 的药理学及触发物质不同，不太可能存在药物的交叉敏感性。临床上依赖患者是否有挥发类麻醉药和抗精神病药物的接触史来鉴别这两种疾病。NMS 常用丹曲林或者多巴胺受体激动剂溴隐亭治疗。

12. 恶性高热有哪些法医学方面的问题？

即使做出快速的诊断和恰当的治疗，MH 仍是一种不可预测的灾难性疾病，具有较高病死率。给予已知有个人或家族 MH 病史患者触发药物、缺乏必备的紧急储备物品及 MH 急救车、复苏措施不当等均为非标准处置行为。MH 的法医学意义是在门诊手术过程中年轻或者健康的患者死于 MH 时，应该关注法医学方面的问题。在之前的一项案例中，麻醉医生因未能及时有效地给予丹曲林被起诉，但最终达成庭外和解。所有的麻醉医疗团队，无论是以诊室处置为主的医师还是三级医疗机构和学术机构，都应具备随时可用的 MH 急救车、充足的未过期的丹曲林（足够普通成人 10 mg/kg 的量）以及急救设备，这是至关重要的。

强烈建议有 MH 病史的患者身着医疗警示或类似腕带。对于疑似 MH 的病例可拨打 MHAUS 的 24 h

热线进行咨询（1-800-644-9737）。在 MHAUS 网站（http://www.mhaus.org）可以登记 MH 发生情况，并且所有 MH 病例均应上报 MHAUS。

推荐阅读

Birgenheier N, Stoker R, Westenskow D, et al.: Activated charcoal effectively removes inhaled anesthetics from modern anesthesia machines. Anesth Analg 112:1363, 2011.

Brandom BW: Ambulatory surgery and malignant hyperthermia. Curr Opin Anaesthesiol 22:744, 2009.

Brandom BW, Larach MG, Chen MS, et al.: Complications associated with the administration of dantrolene 1987 to 2006: a report from the North American Malignant Hyperthermia Registry of the Malignant Hyperthermia Association of the United States. Anesth Analg 112:1115, 2011.

Ellis FR: European Malignant Hyperpyrexia Group. Br J Anaesth 56:1181, 1984.

Glahn KP, Ellis FR, Halsall PJ, et al.: European Malignant Hyperthermia Group: Recognizing and managing a malignant hyperthermia crisis: guidelines from the European Malignant Hyperthermia Group. Br J Anaesth 105:417, 2010.

Hirshey Dirksen SJ, Larach MG, Rosenberg H, et al.: Special article: future directions in malignant hyperthermia research and patient care. Anesth Analg 113:1108, 2011.

Hopkins PM: Malignant hyperthermia: pharmacology of triggering. Br J Anaesth 107:48, 2011.

Keck PE Jr, Caroff SN, McElroy SL.: Neuroleptic malignant syndrome and malignant hyperthermia: end of a controversy? J Neuropsychiatry Clin Neurosci 7:135, 1995.

Kim TW, Nemergut ME: Preparation of modern anesthesia workstations for malignant hyperthermia-susceptible patients: a review of past and present practice. Anesthesiology 114:205, 2011.

Larach MG, Dirksen SJ, Belani KG, et al.: Special article: creation of a guide for the transfer of care of the malignant hyperthermia patient from ambulatory surgery centers to receiving hospital facilities. Anesth Analg 114:94, 2012.

Larach MG, Gronert GA, Allen GC, et al.: Clinical presentation, treatment, and complications of malignant hyperthermia in North America from 1987 to 2006. Anesth Analg 110: 498, 2010.

O'Flynn RP, Shutack JG, Rosenberg H, et al.: Masseter muscle rigidity and malignant hyperthermia susceptibility in pediatric patients: an update on management and diagnosis. Anesthesiology 80:1228, 1994.

Paladino TR: Malignant hyperthermia during general anesthesia: medicolegal considerations. Leg Med Annu 263, 1975.

Strazis KP, Fox AW: Malignant hyperthermia: a review of published cases. Anesth Analg 77:297, 1993.

Sudo RT, Carmo PL, Trachez MM, et al.: Effects of azumolene on normal and malignant hyperthermia-susceptible skeletal muscle. Basic Clin Pharmacol Toxicol 102:308, 2008.

Sumitani M, Uchida K, Yasunaga H, et al.: Prevalence of malignant hyperthermia and relationship with anesthetics in Japan: data from the diagnosis procedure combination database. Anesthesiology 114:84, 2011.

Van der Spek AF, Reynolds PI, Fang WB, et al.: Changes in resistance to mouth opening induced by depolarizing and non-depolarizing neuromuscular relaxants. Br J Anaesth 64:21, 1990.

Wappler F: Anesthesia for patients with a history of malignant hyperthermia. Curr Opin Anaesthesiol 23:417, 2010.

第5部分

内分泌系统

病例26

糖尿病

Jaime B. Hyman, MD

（李爱民　译　杨万超　校）

问题	
1. 描述1型糖尿病和2型糖尿病的病理生理学。	5. 什么是"严格的血糖控制"？它的利弊如何？
2. 什么是糖尿病的靶器官效应，其对围术期产生如何影响？	6. 描述和对比糖尿病酮症酸中毒和高渗性高血糖状态。
3. 探讨口服药物和胰岛素制剂用于糖尿病的治疗和如何进行围术期管理。	7. 糖尿病酮症酸中毒、高渗性高血糖状态的管理。
4. 高血糖症对围术期的发病率和死亡率的影响。	8. 在什么情况下因为高血糖症推迟外科择期手术？

患者，男性，62岁，患有糖尿病（diabetes mellitus，DM），拟行腹腔镜部分结肠切除术。其口服药物包括二甲双胍和格列本脲。手术前当日清晨指尖血糖为360 mg/dl。

1. 描述1型糖尿病和2型糖尿病的病理生理学。

DM是由于胰岛素分泌缺陷和（或）胰岛素反应不足引起的代谢性疾病。血糖浓度增高时导致胰腺尤其是胰岛β细胞分泌胰岛素。在细胞膜上胰岛素受体分为几个组织类型。它负责储存多余的营养如肝中的肝糖原、脂肪组织中的脂肪和肌肉中的蛋白质。在禁食期间这些营养可用来维持葡萄糖输送到脑、肌肉和其他器官。

DM的诊断标准至框26-1。满足以上任何标准都可以诊断DM。然而在缺少高血糖的症状时，诊断DM需要反复检测。紧急情况下，高血糖症的症状包括多尿、多饮、体重减轻和视物模糊。最严重的并发症是急性高血糖症、糖尿病酮症酸中毒（diabetic ketoacidosis，DKA）和高渗性高血糖状态（hyperglycemic hyperosmolar state，HHS），可以危及患者生命（见问题6和问题7）。不能控制的慢性高血糖可造成多个器官和系统的损害。

框26-1　糖尿病的诊断标准

HbA_{1c}≥6.5%
空腹血糖浓度≥126 mg/dl
糖耐量试验，口服葡萄糖2 h后血糖≥200 mg/dl
高血糖症状和随机血糖≥200 mg/dl

1型DM是由于胰岛素分泌绝对不足，占5%～10%。典型的1型DM是由于胰腺β细胞介导的细胞免疫性破坏。这种免疫介导的DM可以在任何年龄发病，但通常发生在儿童和青少年时期。1型DM患者需要外源性胰岛素治疗。如缺乏胰岛素治疗，患者迅速出现高血糖症状。碳水化合物、脂肪和蛋白质代谢发生严重的紊乱。1型DM最早也是最多出现的临床症状是DKA。作为葡萄糖代谢障碍的结果，脂肪的脂类分解增加，继发脂肪酸转化为酮酸增加，从而血中酮酸浓度增加。

2型DM占90%～95%，主要由组织胰岛素抵抗和代偿性胰岛素分泌不足导致。与1型DM相比，这些患者早期通常不需要进行外源性胰岛素治疗。2型DM的患病风险随年龄增长、肥胖和缺乏运动而增加。在更早期阶段，高血糖症逐渐发展的几年内，2型DM经常无症状或未确诊。然而，此时这些患者已经形成与2型DM相关的慢性微血管或大血管病变。表26-1描述了1型和2型DM的区别。

其他罕见导致DM的病因包括胰腺β细胞的遗传缺陷或与胰岛素作用相关的基因异常。胰腺炎、创

表 26-1 1 型糖尿病和 2 型糖尿病的特征

	1 型	2 型
发生率	5%～10%	90%～95%
病理生理	自身免疫性 β 细胞破坏	成年，肥胖，缺乏运动
缺陷	胰岛素不足	胰岛素抵抗
治疗	外源性胰岛素	疾病早期口服药物
并发症	易发展成 DKA	易发展成 HHS

DKA，糖尿病酮症酸中毒；HHS，高渗性高血糖状态

伤、感染、癌症或胰腺部分切除术所导致胰腺弥散性损伤都可引起 DM。肢端肥大症、库欣综合征和嗜铬细胞瘤也可引起 DM，妊娠期 DM 约为 7%，是在妊娠期首次发现糖耐量异常。胰岛素抵抗通常在产后缓解，但这些患者在以后罹患 2 型 DM 的风险增加。

2. 什么是糖尿病的靶器官效应，其对围术期产生如何影响？

DM 几乎对所有的器官系统产生影响。术前评估应注重相关性最强的器官和系统。

自主神经功能失衡

长期高血糖对自主神经的损害能导致自主神经功能失衡。由于外周缩血管功能受损导致的低体温，使存在自主神经功能受损的患者将面临更大的风险。同样这些患者可能面临体位性低血压、血流动力学不稳定以及心血管事件发生率增加等风险。由于这类患者麻醉诱导时更易于出现低血压，因此诱导时药物剂量应适当调整。更严重的自主神经功能失衡可能包括迷走神经和心脏加速神经的去神经化。这类患者可能出现应用阿托品、β-肾上腺素受体阻断药调整心率的作用发生钝化。

胃轻瘫

慢性高血糖损害肠道神经节细胞，延缓胃排空，增加麻醉期间误吸风险。怀疑或已知胃轻瘫的 DM 患者可以采用快速顺序诱导并做好饱胃预防措施。可以考虑术前应用胃酸中和剂和甲氧氯普胺。

液体和电解质紊乱

高血糖通过渗透性利尿导致容量的消耗，在严重的病例中可以导致高渗性低钠血症。糖尿病性肾病通常伴有高钾血症和代谢性酸中毒，这是由于碳酸氢盐的丢失和有机酸的保留造成的。合并慢性肾病的患者由于促红细胞生成素的合成障碍也会出现贫血和继发于尿毒症的血小板功能紊乱。

心血管疾病的风险

冠心病与 DM 有很强的相关性，但由于神经病变而很少有症状。修改后的心脏风险索引指出 DM 是术后心脏事件发病率和死亡率的一个独立风险因素。因此，DM 患者进行术前心脏风险评估特别重要。

3. 探讨口服药物和胰岛素制剂用于糖尿病的治疗和如何进行围术期管理。

治疗糖尿病的口服制剂见表 26-2。皮下应用胰岛素见表 26-3。

二甲双胍是经典的治疗新诊断的 2 型 DM 的一线口服降糖药物，特别提示可能出现罕见的威胁生命的副作用如乳酸性酸中毒。围术期机体的一些变化，如肾或肝功能受损、血流动力学不稳定和组织灌注减少，都会使乳酸性酸中毒的风险增加。二甲双胍应持续应用到手术当日早晨，当肾功能恢复，术后循环状态稳定后可以重新服用。在放射碘造影检查前和造影后 24～48 h 停止服用二甲双胍。

单独服用二甲双胍时不会引起低血糖。其他口服糖尿病药物与低血糖相关，特别是磺酰脲类药物。即使患者禁食，这些药物应该持续到术晨和整个围术期。

没有给予口服药物的 1 型和 2 型 DM 患者，通常给予基础负荷剂量的胰岛素。基础胰岛素是为了替代禁食期间产生的胰岛素基线值。每日胰岛素总剂量通常分为 50%基础部分和 50%的膳食成分，每天可以通过胰岛素持续泵注，或每日单次皮下注射长效胰岛素（甘精胰岛素）或两次（地特胰岛素）以及进食时补充短效胰岛素。因为禁食期间也可以使用，围术期可以持续应用胰岛素。但当 2 型 DM 患者单独使用长效胰岛素时由于不是基础剂量应减少剂量，避免围术期出现低血糖。在禁食期间易导致低血糖的中效胰岛素（如中性鱼精蛋白锌胰岛素和鱼精蛋白赖脯胰岛素）的作用峰值分别是 6 h 和 4～12 h，围术期应调整这些药物的剂量。患者通常在术晨应用常规剂量的一半。如果远离手术区域，术中胰岛素泵可以持续输注<2 h。

住院患者使用胰岛素管理血糖的效果要优于口服降糖药物。在围术期，频繁的禁食、不可预知的

表 26-2 糖尿病的药物治疗

药物	作用机制	副作用
双胍类（二甲双胍）	降低肝糖原 减少肠道吸收的葡萄糖 改善胰岛素敏感性	胃肠道副作用 乳酸酸中毒
磺酰脲类（醋酸己脲、氯磺丙脲、格列齐特、格列美脲、格列吡嗪格列本脲、甲苯磺丁脲）	刺激胰腺β细胞释放胰岛素 促进肝糖原分解 改善胰岛素敏感性	低血糖症 体重增加
非磺酰脲类（瑞格列奈、那格列胺）	刺激胰腺β细胞释放胰岛素	低血糖症 体重增加
噻唑烷二酮类（罗格列酮、吡格列酮）	增加胰岛素敏感性	体重增加 液体潴留 潜在膀胱癌风险增加（吡格列酮） 潜在的心血管事件的风险增加（罗格列酮）
DPP-4 抑制剂（西格列汀、沙格列汀）	抑制肠促胰岛素的分解 增加胰腺β细胞胰岛素的释放 降低胰腺α细胞胰高血糖素酶释放，减少肝糖异生	液体潴留 低血糖
α-葡糖苷酶抑制药（阿卡波糖、米格列醇）	延迟肠道吸收葡萄糖	低血糖症 胃肠道紊乱

DPP-4，二肽基肽酶-4

表 26-3 胰岛素制剂

类型	起效时间 (h)	作用高峰 (h)	持续时间 (h)
门冬胰岛素 赖脯胰岛素 赖谷胰岛素	5～15 min	45～75 min	2～4
普通胰岛素	30 min	2～4	5～8
低精蛋白胰岛素	2	6	15
赖脯鱼精蛋白胰岛素	2	4～12	18～24
地特胰岛素	2	3～9	6～24
甘精胰岛素	2	无	18～26

肠道对药物的吸收和快速变化的临床情况使口服降糖药物的使用效果欠佳并且无法预见，这增加了低血糖的风险。对于门诊、麻醉恢复室和需要短期护理的患者可以通过皮下注射胰岛素，应用短效胰岛素、超短效胰岛素纠正围术期高血糖。1～4 U 的胰岛素可以降低血糖 50 mg/dl。除了手术期，在两餐之间给予胰岛素可以抑制糖异生。这对于不给予基础胰岛素就可迅速发展为 DKA 的 1 型 DM 患者尤其重要。

危重患者控制血糖最好的方法是静脉输注胰岛素。这些患者由于水肿、低血压和末梢血管收缩导致不可预知的皮下注射胰岛素的吸收障碍。这种情况同样适用于手术导致的大量液体转移或血流动力学不稳定的患者，这类患者会出现皮肤的灌注不足。

4. 高血糖症对围术期的发病率和死亡率的影响。

无论是 DM 还是非 DM 患者，围术期都可以出现高血糖症。手术引起的神经内分泌应激反应释放抗调节激素如胰高血糖素、肾上腺素和皮质醇，它们可抑制胰岛素分泌，增加胰岛素抵抗，增加糖原分解和糖异生。胰岛素抵抗和导致高血糖的严重程度与手术创伤程度直接相关。术后高血糖症在心脏手术和腹部大手术尤为常见，长时间开放手术比腹腔镜手术更常见。吸入麻醉药通过抑制血糖水平升高时的胰岛素分泌导致围术期高血糖。围术期类固醇药物的使用进一步加剧了高血糖发生。

围术期高血糖症损伤白细胞的趋化作用、吞噬作用和细胞内细菌自噬作用，所以增加了感染的风险。高血糖症亦可以导致胶原合成受损、NO 生成减少、局部灌注减少从而延迟伤口愈合。血管反应性的改变与血管紧张素Ⅱ水平升高和循环血管阻力增加相关。葡萄糖水平升高也与肾损伤、肺部并发症、心肌梗死、脑血管损伤、住院时间和重症监护病房时间延长以及死亡率增加相关。这些不良反应，对于未诊断的 DM 患者比已诊断的 DM 患者更常见。

5. 什么是“严格的血糖控制”？它的利弊如何？

围术期高血糖症相关并发症已经很明确。接下来很现实的问题是这些降低手术患者血糖的方法是否真正改善了预后？几项研究评估使用胰岛素治疗使目标血糖接近正常（即血清葡萄糖 80～110 mg/dl）和传统血糖管理（血清葡萄糖<180～200 mg/dl）相比较具有优势。早期报道提倡对危重患者进行严格的血糖控制以减少死亡率、菌血症、急性肾损伤、输血、严重神经病变、机械通气时间和重症监护病房滞留时间。最近研究和荟萃分析未能发现相比更加宽泛的血糖管理，进行“严格血糖控制”能够减少死亡率或显著改善其他结果。“严格的血糖控制”造成的严重低血糖症是传统血糖管理的 6 倍。基于治疗组易发生低血糖症的安全考虑，停止后续试验。初步研究的不足包括医护和患者配比率高，使研究条件不太可能应用于其他重症监护病房，并且在这项研究中几乎所有患者进行肠外营养，肠外营养可能导致高血糖症和胰岛素抵抗。最初几个阳性结果的研究鼓励“严格的血糖控制”，几个专业协会也推出“严格的血糖控制”指南，但这些指南随后被质疑。

最近的研究也质疑对 2 型 DM 门诊患者行“严格的血糖控制”[如根据糖化血红蛋白（HbA1c）水平] 的益处，因为在严格控制的群体具有更高的心血管并发症和增加死亡率的风险。在这些研究中死亡率与低血糖症相关。

在围术期尤其注意低血糖症的症状被掩盖。这些症状包括视力模糊、意识模糊、发汗、心悸和乏力。在住院期间行营养支持治疗时未调整胰岛素剂量也会导致低血糖症。胰岛素由肝和肾代谢。器官功能障碍可能延长药物的作用时间，导致低血糖症。若胰岛素剂量不合适，则很危险。胰岛素过量可导致威胁生命的严重低血糖症。

对血糖控制的争议导致产生关于目标血糖水平新的思考模式：即当遭遇不利 DM 的反应时，高血糖症和血糖变异性同等重要。大幅度的血糖波动增加氧化应激。血糖变化导致的氧化应激可产生自由基比持续高血糖导致的氧化应激更重要。自由基参与血管损伤。血糖波动也可引发细胞因子表达和细胞凋亡的增加。更大的血糖变异性增加手术患者的死亡率。

目前正在进行的几项旨在指导住院患者血糖管理最优目标的几项研究，而且相应的指南也会发生改变。高血糖症可增加患者的发病率和死亡率，但“严格的血糖控制”的价值还未证明。理想的目标血糖水平和围术期血糖控制的确切效果仍有待澄清。基于数据证据平衡的考虑，最专业的协会包括美国临床内分泌专家协会和美国糖尿病协会推荐对于大多数住院患者的目标血糖水平控制在 140～180 mg/dl，同时密切监测和治疗低血糖。

6. 描述和对比糖尿病酮症酸中毒和高渗性高血糖状态。

DKA 通常发生于 1 型 DM 患者，但 2 型 DM 病患者也可发生。胰岛素水平下降导致葡萄糖利用率降低和脂类分解增加，导致形成的脂肪酸在肝氧化成酮体。主要症状包括脱水、深快呼吸（Kussmaul 呼吸）、烂苹果味、恶心呕吐和腹痛。在血糖水平显著升高时，可能出现意识模糊，甚至昏迷。实验室检查异常包括高血糖、血液和尿液中的酮体升高、阴离子间隙增加、灌注不足时乳酸水平升高。高血糖症和高甘油三酯血症可能导致血清钠（Na^+）浓度低。每 100 mg/dl 的葡萄糖>200 mg/dl，钠降低 1.6 mEq/l。下面的方程是用来计算实际血清 Na^+ 水平：

$$Na^+_{修正}=Na^+_{测量}+\frac{1.6（葡萄糖_{测量}-200）}{100}$$

例如，如果血糖值 700 mg/dl，血清 Na^+ 128 mEq/l，修正 Na^+ 水平是 136 mEq/l。血糖水平决定血清渗透浓度。

HHS 通常发生在 2 型 DM，是由于胰岛素水平不足导致葡萄糖利用障碍。然而，胰岛素水平足以阻止脂类分解。其主要症状包括脱水和精神状态改变。实验室检查结果包括高血糖和继发于严重脱水的高渗状态（表 26-4）。

表 26-4 糖尿病酮症酸中毒和高渗性高血糖状态的表现

	糖尿病酮症酸中毒	高渗性高血糖状态
精神状态	依据严重程度	意识模糊，昏迷
pH	<7.3	<7.3
酮体		
尿	+	0，最低限度+
血清	+	0，最低限度+
碳酸氢根	≤18 mEq/L	>20 mEq/L
渗透压	可变的	>315 mOsm/L
阴离子间隙	>10	可变的

DKA和HHS的最常见原因是不合理的胰岛素治疗和感染。其他原因包括心肌梗死、脑血管意外、肺栓塞、胰腺炎和酗酒。某些药物同样可能加剧DKA和HHS。

7. 糖尿病酮症酸中毒、高渗性高血糖状态的管理。

DKA和HHS的治疗原理类似（框26-2）包括寻找潜在原因、胰岛素治疗及纠正液体和电解质异常。初步评估包括气道、呼吸、循环和精神状态的评估。积极进行通气和血流动力学支持治疗。实验室评价包括：

- 每小时测定血糖直至稳定。
- 每2～4 h测定电解质直至稳定。
- 计算阴离子间隙（正常3～11 mEq/L）。
  - $[Na^+ + K^+] - [Cl^- + HCO_3^-]$
- 每2～4 h测定动脉或静脉血气
- 血尿素氮和肌酐
- 完整的血细胞计数
- 血浆渗透浓度
- 尿液分析
- 尿酮体

HHS时体液丢失3～6 L，HHS在应用渗透性利尿剂后丢失可能超过8 L的体液。液体管理旨在恢复循环血容量，避免因快速改变血浆渗透浓度诱发脑水肿和脑疝。在休克的最初几个小时应快速输注生理盐水或以10～15 ml/(kg·h)的速度输注。体液丢失的替代治疗通常持续48 h以上。经常监测电解质，以确保实际钠水平不是快速升高。钠浓度在24 h内提高4～6 mEq/L是合适的。在24 h内增加大于9 mEq/L会导致渗透性脱髓鞘综合征（以前称为中央脑桥脱髓鞘）。同样，血糖水平的降低不宜超过50～100 mg/(dl·h)。神经状态也应经常监测，以便于早期发现脑水肿（如头痛、精神状态改变）。

最初的液体复苏后，血清电解质水平决定继续输注液体的类型。如果实际血清钠正常或升高，可以给予一半剂量的生理盐水4～14 ml/(kg·h)。如果实际血清钠低，可以继续输注生理盐水。当血清葡萄糖在DKA患者中达到200 mg/dl或在HHS患者中达到300 mg/dl时，输注液体中应增加葡萄糖，以防止低血糖和减少脑水肿的风险。同样，当血清钾浓度小于5.3 mEq/L并确认有尿液时，在输注液体内增加20～30 mEq/L的钾。尽管钾离子从细胞内转移到细胞外，可以增加血清钾浓度，排尿仍可导致典型的患者体内大量钾缺失。胰岛素不足，血清高渗状态，酸中毒或上述情况并存时可导致血清钾转移。当液体中添加钾时，不能选择无法纠正高渗状态的高张盐水。

DKA和严重酸中毒（动脉pH＜7.0）或危及生命的高钾血症患者可以考虑使用碳酸氢钠。若给予碳酸氢钠，不应该单次注射，注入时间应超过1～2 h。除了上述情况，因为碳酸氢钠能增加肝生酮的速度从而延迟酮症的恢复，应避免给予碳酸氢钠。

胰岛素治疗连续输注的起始剂量是0.1 U/(kg·h)。如果血清葡萄糖水平在第一个小时降低不少于50 mg/dl，以后每小时输注速率应增加一倍直到血清葡萄糖水平以50～100 mg/(dl·h)的速度稳步下降。DKA纠正标准：阴离子间隙＜11 mEq/L或精神状态正常；HHS患者的血浆渗透压＜315 mOsm/L。此时，胰岛素输注速度应递减或转换成皮下注射胰岛素治疗方案。

框26-2 糖尿病酮症酸中毒和高渗性高血糖状态的治疗

评估
- 评估ABC和精神状态——治疗依据
- 血糖、电解质、BUN、肌酐、动脉或静脉血气、CBC、血浆渗透浓度、尿液分析和尿酮体
- 计算阴离子间隙

液体治疗
- 若有休克症状
  - 快速输注生理盐水直到休克症状被纠正
- 没有休克症状
  - 在头几个小时以10～15 ml/(kg·h)速度输注生理盐水
- 一旦血管内容量充足
  - 若校正后血清钠正常或升高——一半剂量生理盐水以4～14 ml/(kg·h)速度输注
  - 若校正后血清钠降低——持续输注生理盐水
- 当血糖200 mg/dl时，给予葡萄糖
- 下述情况时补钾
  - 血清钾＜5.3 mEq/L
  - 确定尿液排出
- 仅下述情况给予碳酸氢钠超过1～2 h
  - pH＜7.0
  - 威胁生命的高钾血症

胰岛素治疗
- 胰岛素开始输注速度0.1 U/(kg·h)
- 逐步升高使血糖水平减低50～100 mg/(dl·h)

ABC，气道、呼吸和循环；BUN，血尿素氮；CBC，全血细胞计数

8. 在什么情况下因为高血糖症推迟外科择期手术？

DM的患病率增加、坚持服用口服药物而拒绝

使用胰岛素的患者频繁行择期外科手术、门诊患者长期血糖控制不佳等因素导致空腹血糖水平升高。术前控制血糖或减少 HbA_{1c} 水平至特定的水平能否改善围术期转归的研究一直在进行中。行择期手术前，应谨慎地评估葡萄糖明显升高（>300 mg/dl）患者的血液生化指标或尿液分析的结果，看患者是否存在 DKA。如果存在明显的酸碱或电解质紊乱，手术应该推迟直至患者的代谢正常。目前，如果无其他代谢紊乱，应推迟择期外科手术的绝对血糖临界值并不存在。然而，一些机构对医护人员有指导性的政策。由于缺乏统一的指导政策，医护人员应该基于手术的紧迫性、手术的风险和对血糖控制的能力来判断是否推迟手术。

推荐阅读

Akhtar S, Barash PG, Inzucchi SE: Scientific principles and clinical implications of perioperative glucose regulation and control. Anesth Analg 110:478, 2010.

American Diabetes Association: Diagnosis and classification of diabetes mellitus. Diabetes Care 31(Suppl 1):S55, 2008.

Frisch A, Chandra P, Smiley D, et al.: Prevalence and clinical outcome of hyperglycemia in the perioperative period in noncardiac surgery. Diabetes Care 33:1783, 2010.

Jeon CY, Furuya EY, Berman MF, et al.: The role of pre-operative and post-operative glucose control in surgical-site infections and mortality. PLoS ONE 7:e45616, 2012.

Kitabchi AE, Umpierrez GE, Murphy MB, et al.: Management of hyperglycemic crises in patients with diabetes. Diabetes Care 24:131, 2001.

Lipshutz AK, Gropper MA: Perioperative glycemic control: an evidence-based review. Anesthesiology 110:408, 2009.

Moghissi ES, Korytkowski MT, DiNardo M, et al.: American Association of Clinical Endocrinologists and American Diabetes Association consensus statement on inpatient glycemic control. Diabetes Care 32:1119, 2009.

Vann MA: Perioperative management of ambulatory surgical patients with diabetes mellitus. Curr Opin Anaesthesiol 22:718, 2009.

病例27

甲状腺疾病

Allan P. Reed，MD
（李爱民　译　杨万超　校）

问题

1. 甲状腺激素是如何产生的？
2. 甲状腺功能亢进的典型表现。
3. 甲状腺危象与甲状腺功能亢进有何区别？
4. 描述甲状腺危象的治疗。
5. 描述甲状腺手术的术前评估。
6. 甲状腺手术的并发症是什么？
7. 甲状腺手术术中麻醉注意事项是什么？
8. 如何在区域麻醉下进行甲状腺手术？

患者，女性，30岁，拟行甲状腺切除术。现病史：焦虑、心悸、怕热、消瘦，血压150/90 mmHg，脉搏100次/分。口服药物包括甲巯基咪唑和美托洛尔。体格检查：颈部肿大。

1. 甲状腺激素是如何产生的？

甲状腺激素通过促进增加产热和耗氧等生化反应影响代谢功能。甲状腺激素通过上调β受体从而增强儿茶酚胺的作用。甲状腺素的合成起源于下丘脑合成的促甲状腺激素释放激素，其刺激垂体前叶分泌促甲状腺激素（thyroid-stimulating hormone，TSH）。TSH促进甲状腺摄取碘，从而合成三碘甲腺原氨酸（T_3）和甲状腺素（T_4）。T_3在外周组织由T_4转换而来。T_3活性远远大于T_4。T_3和T_4在血液中绝大多数与血浆中的蛋白质结合，但只有游离的甲状腺素有生物活性。TSH水平是筛查甲状腺功能很好的指标，甲状腺素功能亢进时TSH下降，甲状腺功能减退时TSH升高。

2. 甲状腺功能亢进的典型表现。

甲状腺功能亢进是一种代谢率增加的状态。患者典型的表现为焦躁、消瘦、怕热，病史还包括失眠、乏力、震颤、多汗、肌肉无力。典型的心血管症状包括窦性心动过速和高血压，也可表现为高输出量心脏衰竭和心肌缺血。眼部问题也与Graves病相关的甲状腺功能亢进有关（框27-1）。

框 27-1　甲状腺疾病相关问题

- 甲状腺功能亢进
  - 焦躁/焦虑
  - 体重减轻
  - 震颤
  - 心房纤颤
  - 充血性心力衰竭
  - 心肌梗死
  - 血小板减少
- 髓样癌
  - 多发性内分泌肿瘤——嗜铬细胞瘤

3. 甲状腺危象与甲状腺功能亢进有何区别？

甲状腺功能亢进和甲状腺危象之间的过渡通常是模糊的。甲状腺危象是甲状腺功能亢进的一种失代偿状态。可以由生理或药理因素突然促发，例如手术、创伤、大量的碘、停止抗甲状腺药物、糖尿病酮症酸中毒、心肌梗死、脑血管意外等。甲状腺危象可以发生于术中或术后18 h。体征和症状包括高热（>38.5℃）、严重的心动过速、心房颤动、充血性心力衰竭、高血压、躁动、谵妄、恶心、呕吐、腹泻、肝功能衰竭。出汗、恶心、呕吐和腹泻引起体液丢失易于导致低血容量性低血压。心力衰竭也可以产生低血压。如果不治疗、死亡率可达到90%。高热可能导致血容量减少、心动过速、充血性心力衰竭、休克和昏迷。甲状腺危象的鉴别诊断包括恶性高热、神经阻滞剂恶性综合征、败血症、出血、嗜铬细胞瘤、输血输液反应。

4. 描述甲状腺危象的治疗。

治疗甲状腺危象围绕3个原则：①抑制甲状腺激素的生成和分泌。②抑制外周组织T_4向T_3转换。

③对抗甲状腺激素的β-肾上腺素能受体的作用。丙硫氧嘧啶（propylthiouracil，PTU）和甲巯咪唑是甲状腺功能亢进的经典抗甲状腺药物。它们抑制甲状腺激素的合成，但甲状腺激素水平降至正常需要数周时间。另外，PTU 能够抑制外周组织 T_4 向 T_3 转换。在应用抗甲状腺药物抑制甲状腺素产生数小时后，甲状腺激素分泌也被抑制。存在于大剂量卢戈溶液，碘化钾饱和溶液或碘番酸中的碘能抑制甲状腺释放甲状腺激素。除非甲状腺激素合成已被抑制，否则大剂量碘治疗会增加激素生产和加重甲状腺危象。对碘过敏的患者可以用碳酸锂代替高剂量碘制剂。糖皮质激素可以减少 T_4 向 T_3 的转化，PTU 和碘番酸也有这个作用。

β-肾上腺素能受体阻滞药是控制儿茶酚胺样症状的首选。当需要立即控制心血管症状时，艾司洛尔为首选。如果β-肾上腺素能受体阻滞药是禁忌，钙通道阻滞药如地尔硫䓬可能是有益的。表 27-1 概述了甲状腺危象的治疗。

表 27-1　甲状腺危象的治疗

阻断甲状腺素的产生	
PTU	每 6～8 h 口服 200～400 mg
甲巯基咪唑	每 6 h 口服 20～25 mg
阻止甲状腺素的释放	
卢戈液	每 6 h 口服 4～8 滴
SSKI	每 6 h 口服 5 滴
碘番酸	第一天每 8 h 口服 1 g 接着每 12 h 口服 500 mg
碳酸锂	每 8 h 口服 300 mg
阻止 T_4 向 T_3 的转化	
氢化可的松	每 8 h 静脉注射 100 mg
阻止肾上腺素样效应	
普萘洛尔	每 10～15 min 静脉注射 1～2 mg 或每 4～6 h 口服 20～120 mg
艾司洛尔	50～100 μg/(kg・min)
地尔硫䓬	每小时静脉注射 5～10 mg 或每 6～8 h 口服 60～120 mg
支持治疗	
液体	
降温	
哌替啶抑制颤抖	每 10 min 静脉注射 12.5 mg 或加倍
对乙酰氨基酚	每 4～6 h 口服 650 mg

PTU，丙基硫尿嘧啶；SSKI，碘化钾饱和溶液；T_3，三碘甲状腺原氨酸；T_4，甲状腺素

支持疗法在重症监护室很重要。需要积极液体复苏、物理降温和对乙酰氨基酚治疗发热。心力衰竭患者可能需要强心剂和缩血管药物。

5. 描述甲状腺手术的术前评估。

术前评估包括检查气道和听声音确定声带参与的发声困难。尽管甲状腺肿大经常使气管偏移，但喉通常在中线位置。气管明显的受压和气管软化是非常少见的。术前胸部 X 线检查协助诊断气管偏移。另外，通过计算机断层扫描术（computed tomography，CT）可以更好地了解甲状腺和气道的解剖结构。最好在麻醉诱导前会诊检查结果。

胸骨后甲状腺肿大经常发生，但不是很严重。然而，胸骨后甲状腺肿大严重者会产生上腔静脉综合征：血栓形成、面部水肿和颈静脉怒张。胸骨后甲状腺肿大也可以压迫动脉导致脑低灌注、膈神经麻痹、喉返神经麻痹、胸腔积液、乳糜胸、心包积液。CT 扫描可以诊断这类纵隔肿块。

胚胎发育受到影响可能形成舌甲状腺。如果舌甲状腺增大，可能加大喉镜检查的难度。

理想情况下，患者进行择期手术之前，甲状腺功能应该正常。手术过程中应继续应用β-受体阻滞药、碘和抗甲状腺药物。甲状腺功能亢进患者需要在手术前应用这三类药物。然而，可能需要 2～6 周达到甲状腺功能正常状态。甲状腺功能极度亢进者更容易在术中出现患甲状腺危象。对于急诊手术，应用β-受体阻滞药的目的是把心率控制在 100 次/分或更少。给予充血性心力衰竭患者β-受体阻滞药时应该格外小心。艾司洛尔具有作用时间短的优点，对于有心肌抑制危险的患者建议使用艾司洛尔，也可给予碘和抗甲状腺药物。

术前用药法用于降低与交感神经相关的焦虑。当出现气道狭窄需要抗焦虑药物时，可选择不抑制呼吸的苯二氮䓬类。发热、发汗、高血压和腹泻使血容量减少，应该补液和直接使用缩血管药物。

甲状腺髓样癌可能共存嗜铬细胞瘤。CT 扫描和 24 h 尿的肾上腺素检查可用于嗜铬细胞瘤的术前评估。

6. 甲状腺手术的并发症是什么？

甲状腺手术最重要的并发症是呼吸窘迫，可由喉返神经麻痹、低钙血症、气管压迫、膈神经损伤和气胸等引起。喉返神经损伤可能发生于神经的牵拉或横切。双侧喉返神经损伤可导致呼吸困难。麻醉面罩控制通气通常可以防止短期内缺氧，重新插

管或气管造口术（或两者）是必要的。单侧喉返神经损伤可导致声音沙哑、咳嗽无力和吸气困难而不是呼吸窘迫。

甲状腺切除术同时切除一个或多个甲状旁腺会导致甲状旁腺功能减退。甲状旁腺激素有助于维持血钙水平。甲状旁腺激素的缺乏会导致低钙血症，增加肌肉应激性。低钙击面征（面痉挛）和低钙束臂征（腕痉挛）是低钙血症经典的床边试验。立即检查离子钙含量可能是最好的诊断方法。低钙血症会导致喉肌痉挛，引起上呼吸道阻塞。治疗方案：首先补充钙离子，随之进行气道管理。低钙血症通常发生在术后 36 h。

动脉出血可以导致气管受压。由动脉流失的血液可以沿解剖层次进入筋膜和气管后间隙。气管后壁是膜状结构不是软骨。气管背后的淤血产生的压力可以推动气管后壁膜进入气管腔造成气管狭窄。需要立即开放手术创口和清除血液。如果不恢复，立即气管插管。

膈神经损伤和气胸都产生限制性肺疾病。膈神经麻痹使膈肌运动减弱，气胸减少肺活量。

甲状腺手术的其他并发症与甲状腺功能极端变化有关。在早期，可能发生甲状腺危象，后期可能表现为甲状腺功能减退（框 27-2）。

7. 甲状腺手术术中麻醉注意事项是什么？

术前气道评估可决定采用何种方法保护气道。在大多数情况下，采用常规方法管理气道。然而，预见到面罩通气困难或严重气道狭窄者意味着可能改变气道管理技术。例如清醒或睡眠状态下的纤维气管镜辅助下气管插管。胸骨后甲状腺肿所致的气管压迫可能会引起气管导管通过困难。要通过弯曲的气管可能需要使用强化的或者小于标准型号的气管导管。英国已经使用声门上通气装置，但在操作时会发生腺体位移和喉痉挛的风险。

框 27-2 已知甲状腺手术的并发症

能引起呼吸窘迫的并发症
- 喉返神经麻痹
- 低钙血症
- 气管受压
- 膈神经损伤
- 气胸

不引起呼吸窘迫的并发症
- 甲状腺功能减低
- 甲状腺危象

大多数情况下，标准的诱导和气管插管效果良好。在诱导时可能会出现严重的低血压，主要因为发热、发汗、高血压和腹泻引起的血容量减少。治疗措施包括液体管理和直接应用缩血管药物。麻醉诱导期间，急性甲状腺危象可以表现为心率加快、血压升高、呼气末二氧化碳水平升高。其表现与恶性高热相似。恶性高热与肌肉僵硬和肌酸磷酸激酶升高有关，而急性甲状腺危象并非如此。

没有哪项麻醉技术、哪类麻醉药物更具优势。麻醉管理的目标是为了避免高血压和心动过速。甲状腺功能亢进时患者的最低肺泡浓度不会增加。防止在气管操作中的体动，肌肉松弛药是最好的选择。然而，在监测喉返神经时禁用肌肉松弛药。在这些情况下，阿片类药物不仅可以抑制喉反射，还可以防止患者术中体动和咳嗽。咳嗽会使静脉压力增加，有出血的风险。Graves 病与重症肌无力和其他肌肉疾病相关，这类患者使用肌肉松弛药时应慎重。

应该避免药物刺激交感神经系统，包括氯胺酮、溴化双哌雄双酯、肾上腺素和麻黄碱。抗胆碱药，如阿托品，可能会极大增加这类患者的心率，格隆溴铵需要慎用。

突眼患者注意保护眼睛，可以防止眼睛干燥或机械损伤。按压颈动脉窦可能导致心动过缓，可以通过局部浸润麻醉和（或）应用抗胆碱药避免。

气管软化的诊断：在甲状腺切除后，可以触及柔软而薄的气管段的震颤。气管拔管后，可能发生气道塌陷导致气管阻塞。如果发生这种情况，应插入气管导管或气管切开，插管要超过塌陷的部分。

手术结束时应拮抗残余肌松。在过去，常规在拔管过程中观察声带运动。为了优化这一点，深麻醉下拔管后放置声门上装置，通过该装置插入纤维镜观察声带运动情况。然而，现在不再常规使用这种做法。

拔管后和麻醉后观察期间，应该持续进行呼吸窘迫或气道梗阻的评估。颈部血肿、喉返神经损伤、低钙血症、膈神经损伤和气胸可能引起呼吸异常。

8. 如何在区域麻醉下进行甲状腺手术？

局部麻醉用于甲状腺切除术并不是一个新概念，可以追溯到 1907 年。通常在颈丛神经阻滞下（区域麻醉）行甲状腺手术。颈浅丛接收来自颈神经根 1 到 4（C_1-C_4）。它支配侧头皮（枕小神经）、耳郭（耳大神经）、颈部（颈横神经）和上胸部（锁骨上神经）的感觉（图 27-1）。在胸锁乳突肌的中点进行颈浅丛皮下注射。颈浅丛阻滞是一种区域阻滞，丁

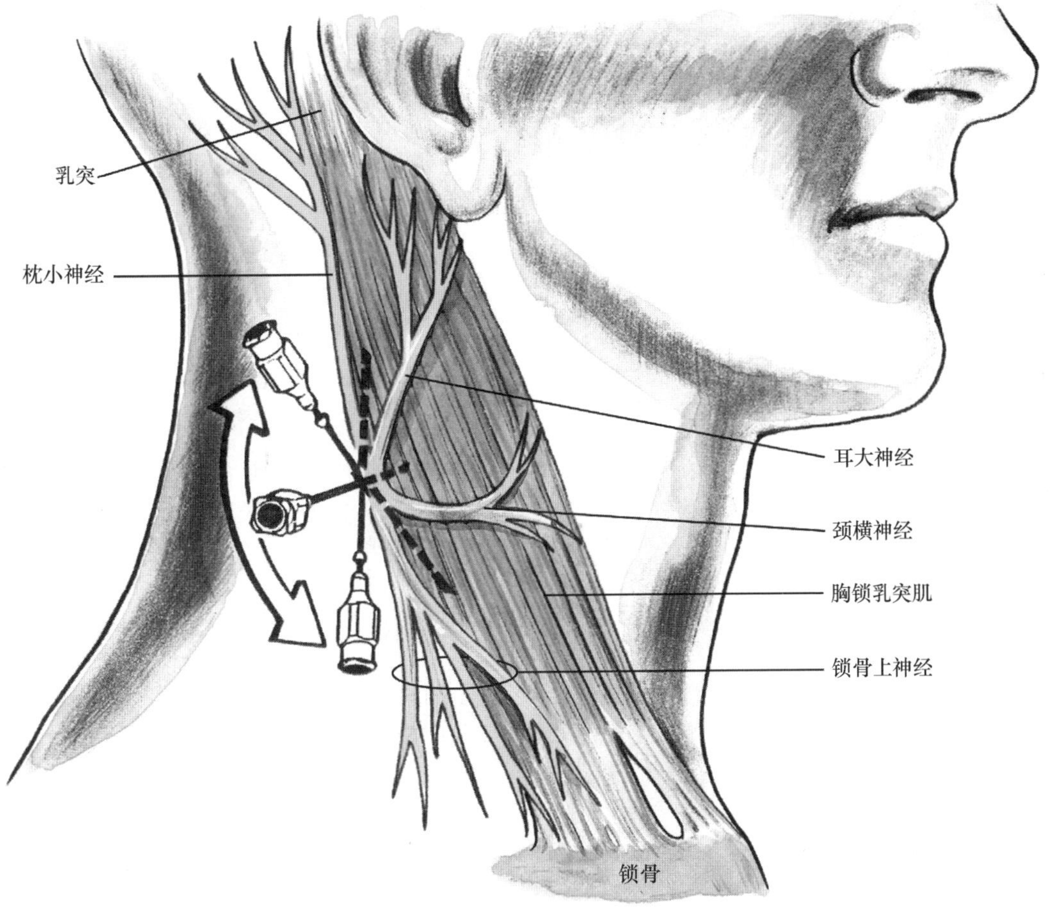

图 27-1 颈浅丛神经阻滞（From Brown DL：Atlas of Regional Anesthesia，4th ed. Saunders，Philadelphia，2010. p. 181.）

哌卡因或另一种长效局麻药，无需加肾上腺素可沿胸锁乳突肌后缘深部注射。大约 5～10 ml 的局部麻醉药就足够了。

颈深丛阻滞旨在使颈部肌肉松弛。颈深丛阻滞的局部麻醉注射在 C_4 横突的前表面。大约注射 10 ml 局部麻醉药，它能沿着椎旁间隙扩散。部分或完全膈神经阻滞一直使颈深丛阻滞变得复杂。鉴于此，不推荐双侧颈深丛阻滞。对于肺功能差的患者，甚至单侧阻滞也应该谨慎使用。颈深丛阻滞的其他并发症包括血管内注射（椎动脉）、颈部硬膜外或硬膜下注射、颈交感神经阻滞所致的霍纳综合征，当累及喉返神经时可引起声音嘶哑。霍纳综合征包括：上睑下垂、瞳孔缩小和无汗。

推荐阅读

Brown DL: Cervical plexus block. p. 177. In: Atlas of Regional Anesthesia, 4th edition. Saunders, Philadelphia, 2010.

Deutschman CS: Is chronic critical illness a state of endocrine dysfunction? p. 246. In Deutschman CS, Neligan PJ (eds.): Evidenced Based Practice of Critical Care. Saunders, Philadelphia, 2010.

Farling PA: Thyroid disease. Br J Anaesth 85:15, 2000.

Roizen MF, Fleisher LA: Anesthetic implications of concurrent disease. p. 1086. In Miller RD, Eriksson LI, Fleisher LA, et al. (eds.): Miller's anesthesia, 7th edition. Saunders, Philadelphia, 2010.

Sims CA: How do I diagnose and manage acute endocrine emergencies in the intensive care unit? p. 531. In Deutschman CS, Neligan PJ (eds.): Evidenced Based Practice of Critical Care. Saunders, Philadelphia, 2010.

Suresh S, Jagannathan N: Somatic blockade of the head and neck. p. 405. In Cousins MJ, Carr DB, Horlocker TT, et al. (eds.): Cousins and Bridenbaugh's Neural Blockade in Clinical Anesthesia and Pain Medicine, 4th edition. Lippincott Williams & Wilkins, Philadelphia, 2009.

病例28

甲状旁腺切除术

Allan P. Reed，MD
（薄玉龙 译 张延卓 校）

问题	
1. 叙述钙的生理调节。	5. 详述甲状旁腺手术时全身麻醉的实施。
2. 高钙血症的临床表现有哪些？	6. 如何在区域麻醉下进行甲状旁腺手术？
3. 如何治疗高钙血症？	7. 甲状旁腺手术的常见并发症是什么？
4. 高钙血症对麻醉的影响？	8. 如何治疗低钙血症？

患者，女性，50岁，拟行甲状旁腺切除术。既往有高血压、胆石症和肾结石病史，否认有癫痫、晕厥、心悸、发汗等症状。曾在全身麻醉下行股骨骨折修复术，没有出现并发症。其钙离子浓度为13 mg/dl。

1. 叙述钙的生理调节。

细胞外钙浓度受维生素D和甲状旁腺素（parathyroid hormone，PTH）的调节。维生素D可以增加胃肠道对钙的吸收，并能增强PTH的作用。PTH可以增加骨释放钙，提高肠道对钙的吸收，促进维生素D的产生，还能降低肾对钙的清除率。在正常情况下，PTH水平与钙离子浓度呈正相关。降钙素由甲状腺产生，可以降低钙水平。

钙有两种存在形式，结合型和非结合型。结合型大多与白蛋白结合，只有很少的一小部分与阴离子结合，如枸橼酸盐和磷酸盐。其余为非结合型，是指离子钙或游离钙。离子钙具有重要的生理作用，碱中毒可降低离子钙水平，引起临床上显著的低钙血症。

2. 高钙血症的临床表现有哪些？

高钙血症常见于单个良性甲状旁腺腺瘤引起的甲状旁腺功能亢进，其他原因包括：恶性肿瘤、限制活动、甲状腺毒性、佩吉特病（变形性骨炎）、肾衰竭、获得性免疫缺陷综合征（acquired immunodeficiency syndrome，AIDS）和肾上腺皮质功能不全等。甲状旁腺增生可能与垂体腺瘤和多发性内分泌瘤病（multiple endocrine neoplasia，MEN）有关。

高钙血症对心血管系统、肾、胃肠道、血液系统和中枢神经系统有影响，钙浓度＞13 mg/dl时，容易诱发肾结石和其他终末器官效应。钙浓度＞14 mg/dl时，可引起尿毒症、昏迷和心脏停搏。表28-1概述了高钙血症的临床表现。

表28-1 高钙血症的临床表现

系统	临床表现
心血管	高血压 心脏传导异常 心律失常 儿茶酚胺分泌
肌肉骨骼	虚弱/萎缩 易疲劳 骨质疏松 骨折
中枢神经	惊厥发作 定向障碍/精神异常 记忆丧失 镇静/嗜睡/昏迷 焦虑/抑郁
肾	多尿 肾结石 肾衰竭
血液	血栓形成 贫血
胃肠道	恶心/呕吐 胰腺炎 胃溃疡 腹痛 食欲减退/便秘

3. 如何治疗高钙血症？

治疗高钙血症首先应停止钙的摄入，不只是停止静脉给予钙，还要停止经口摄入钙。同时输注生理盐水 150 ml/h，并使用呋塞米进行利尿，这是关键。噻嗪类利尿药能升高钙的水平，因此禁忌使用。这种液体治疗方式有引起充血性心力衰竭、低血容量性低血压、低钾血症和低镁血症的危险。已存在心力衰竭或肾衰竭的患者，应进行透析。对于危及生命的高钙血症，应给予双膦酸盐类药，如氨羟二磷酸二钠；也可使用鲑鱼降钙素、硝酸镓和糖皮质激素等。

4. 高钙血症对麻醉的影响？

针对危及生命的高钙血症，术前处理包括复杂的液体治疗。大量输注液体易引起血容量过多和心力衰竭，利尿有引起低钾血症的风险。高钙血症可使神经肌肉阻滞效果变得不可预知，因此应在神经肌肉阻滞监测下，分次、少量给予肌肉松弛药。变动体位时，骨质疏松患者易发生骨折。也可以出现心律失常和传导异常。代谢和呼吸性酸中毒可以增加游离钙水平。

大约有 10%的甲状旁腺增生患者存在 MEN，2 型 MEN 与嗜铬细胞瘤有关。因此，表面上良性的甲状旁腺功能亢进患者中，有很少的一部分同时存在嗜铬细胞瘤。

5. 详述甲状旁腺手术时全身麻醉的实施。

甲状旁腺手术常使用全身麻醉，大多数麻醉药与辅助药都可以用于该手术。甲状旁腺手术时，没有必要像甲状腺手术那样常常需要术中监测喉返神经。然而，还是有很多外科医生在甲状旁腺手术中进行神经监测。这类手术是不允许术中出现神经麻痹的，置入喉镜和气管插管时，可以使用琥珀胆碱获得肌肉松弛。如果有能拮抗肌肉松弛（肌松）作用的舒更葡糖，可在置入喉镜时给予非去极化神经肌肉阻滞药，并在手术开始前使用舒更葡糖拮抗肌松作用。不使用肌松剂时，为了避免患者出现体动，需要加深全身麻醉，常常使用强效吸入麻醉药、静脉麻醉药，或是二者联合使用。以阿片类药物为主的麻醉，可以抑制喉反射，减少手术操作引起的咳嗽。阿片类药物对喉反射的抑制，还可以减少呛咳，使麻醉恢复平稳。咳嗽能使静脉压力增高，易引起颈部出血。颈部出血可增加血肿和气道梗阻的危险。

为了判定是否切除掉有病的甲状旁腺，术中需经常测定 PTH 水平。为了避免喉镜置入可能引起的 PTH 水平增高，应在喉镜置入前测定出 PTH 的基础水平。PTH 的半衰期大约为 5 min，因此当甲状旁腺被切除后，会出现 PTH 水平迅速降低。PTH 浓度降低一半，是手术顺利切除的一个很好的预测指标。如果在腺瘤切除后的最初 20 min 里，PTH 水平降低后又出现上升趋势，那么就应该寻找另一个过度增生的腺体。通过动脉插管很容易进行采血。也可通过粗大的静脉插管采血，但在无菌单下，可能会不太容易接近血管进行采血。

6. 如何在区域麻醉下进行甲状旁腺手术？

根据外科医生和患者的需求，甲状旁腺手术可在局部麻醉和区域麻醉下实施。麻醉方式的选择权在患者，当患者对局部麻醉和区域麻醉的技术了解并接受时，大多能很好地配合。但对极度焦虑的患者，还应给予镇静镇痛。挤压和牵拉会引起患者体动，而为此增加镇静深度，又会导致气道阻塞的风险。探查多个腺体可明显延长手术时间，甚至需要数小时。而切除单个、局限的病变一般不超过 45 min。对于界限清晰的局限性病变，局部麻醉或区域麻醉都是不错的选择。

甲状旁腺手术时，采用颈丛阻滞可以提供良好的镇痛。颈丛来自上面的颈 1～4 脊神经，颈浅丛支配颈部的前外侧和一侧头皮的感觉。颈丛及其终末支环绕胸锁乳突肌后缘，沿着胸锁乳突肌后缘的中间三分之一进行局部浸润麻醉即可很容易地阻滞颈浅丛（图 28-1）。通常给予长效局部麻醉药如 0.5%

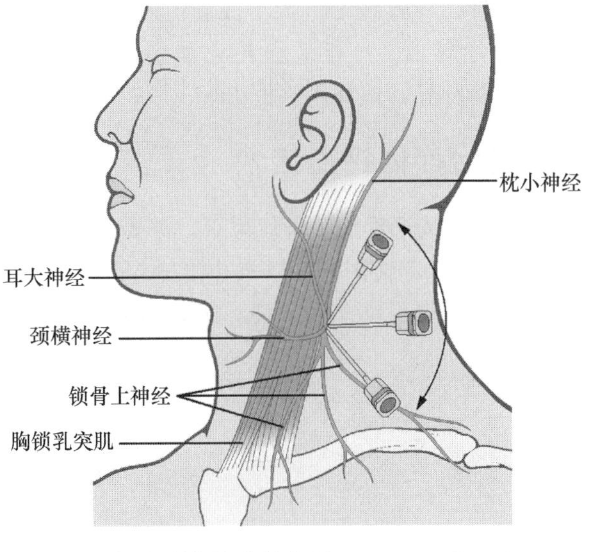

图 28-1　颈浅丛阻滞的进针位置（From Collins AB，Gray AT：Peripheral nerve blocks. In Miller RD，Pardo M [eds.]：Basics of Anesthesia. Saunders，Philadelphia，2011. Adapted from Brown DL，Factor DA [eds.]：Regional Anesthesia and Analgesia. Philadelphia，Saunders，1996.）

丁哌卡因（布比卡因）5～10 ml 即可。其并发症包括血管内注射、同侧膈神经麻痹、血肿形成和颈深丛阻滞等，但是很少发生。

作者认为颈深丛阻滞对甲状旁腺手术意义不大，还可引起严重的潜在危险，包括误注局部麻醉药至椎动脉可引起惊厥和失明、硬膜外或硬膜下阻滞、膈神经阻滞和喉返神经阻滞等。

7. 甲状旁腺手术的常见并发症是什么？

甲状旁腺手术的常见并发症与甲状腺手术基本相似。最重要的问题与气道是否通畅相关，包括喉返神经损伤、出血和低钙血症。单侧喉返神经损伤会引起声音嘶哑和误吸的可能，而双侧喉返神经损伤则可能导致呼吸道梗阻。呼吸道部分梗阻时，会出现喘鸣；而完全梗阻时则导致呼吸暂停。动脉出血可使血液透过筋膜，聚集于气管黏膜后面，压迫黏膜凸入气道，使气管腔变窄。低钙血症可以引起肌肉抽搐，可见于面部和双手。当发展至喉肌抽搐时，可导致声带关闭，气道阻塞。甲状旁腺切除术后，在手术当天或术后数周可出现低钙血症，测定血中钙离子浓度可以明确诊断低钙血症。

急性低血钙也可引起非致命性并发症。神经肌肉易激惹，引起肌痛性痉挛。出现 Chvostek 征（低钙击面征）证明面神经易激惹，Chvostek 征阳性是指，叩击面神经支配的腮腺区域可引起面肌痉挛。出现 Trousseau 征（低钙束臂征）证明腕部易激惹，Trousseau 征阳性是指，用止血带充气压迫前臂引起缺血 3 分钟，导致腕部痉挛。低血钙还可引起口周、手或足感觉异常。严重低血钙还能引起凝血异常、低血压、精神异常或惊厥（框 28-1）。

框 28-1 常见的甲状旁腺手术并发症

气道通畅性
- 喉返神经损伤
  - 单侧损伤 — 声音嘶哑、误吸
  - 双侧损伤 — 喘鸣、气道阻塞
- 出血
  - 气管受压
  - 喉头水肿
- 低血钙性抽搐
  - 喉痉挛

神经肌肉应激性
- 肌肉痉挛
- Chvostek 征（低钙击面征）
- Trousseau 征（低钙束臂征）

感觉异常
- 口周
- 手
- 足

中枢神经系统
- 精神异常
- 惊厥

8. 如何治疗低钙血症？

有症状的或严重低钙血症患者，需要静脉输注钙进行治疗。10 ml 氯化钙可以提供 273 mg 钙，10 ml 葡萄糖酸钙可以提供 93 mg 钙。推荐的给药方法是，10 ml 氯化钙或 20 ml 葡萄糖酸钙缓慢静脉注射 20 min 以上。胃肠外给予钙制剂时，应监测心电图和血中钙、钾、镁和肌酸酐的浓度。由于钙对静脉有刺激性，因此通常采用中心静脉给药以提供患者舒适性。钙与碳酸氢盐是配伍禁忌，二者混合可引起钙沉淀。

推荐阅读

Blanchette MA: Parathyroidectomy. p. 512. In Fleischer LA, Roizen MF (eds.): Essence of anesthesia practice, 3rd edition. Saunders, Philadelphia, 2011.

Fischer SP, Bader AM, Sweitzer B: Preoperative evaluation. p. 1023. In Miller RD, Eriksson LI, Fleisher LA, et al. (eds.): 7th edition. Churchill Livingstone, Philadelphia, 2009.

Porter S, Schwartz A, DeMaria S, et al.: Thyroid, parathyroid, and parotid surgery. p. 230. In Levine AI, Govindaraj S, DeMaria S (eds.): Anesthesiology and otolaryngology. Springer Science + Business Media, New York, 2013.

Suresh S, Jagannathan N: Somatic blockade of the head and neck. p. 420. In Cousins MJ, Carr DB, Horlocker TT, et al. (eds.): Cousins & Bridenbaugh's neural blockade in clinical anesthesia and pain medicine, 4th edition. Wolters Kluwer Health, Philadelphia, 2009.

病例29

围术期皮质类固醇的使用

Adel M. Bassily-Marcus，MD · Andrew B. Leibowitz，MD

（薄玉龙　译　张延卓　校）

问题

1. 天然类固醇在何处产生？有哪几种？
2. 糖皮质激素的生理学效应是什么？
3. 常用的类固醇有哪些？它们的等效剂量是多少？
4. 正常情况下机体产生氢化可的松的量是多少？什么是艾迪生病？
5. 什么是库欣综合征和库欣病？
6. 该患者需要应激剂量的类固醇吗？
7. 什么是类固醇的应激剂量？还必须加用盐皮质激素吗？
8. 停用类固醇后，多久会出现肾上腺抑制？如何给予相应治疗？
9. 临床上哪些情况经常需要使用类固醇？
10. 如何评估肾上腺储备能力？
11. 在麻醉后监护病房，如果此患者因胆总管胆汁漏引起感染性休克，是否还应使用类固醇？
12. 皮质类固醇缺乏所致的危重病患者，类固醇治疗应持续多长时间？
13. 如果该患者使用依托咪酯，还应进行类固醇替代治疗吗？

患者，男性，68 岁，拟行腹腔镜胆囊切除术。因风湿性多肌痛，每日服用泼尼松 10 mg，无其他病史。

1. 天然类固醇在何处产生？有哪几种？

肾上腺皮质产生 3 种不同的类固醇：糖皮质激素（皮质醇/氢化可的松）、盐皮质激素（醛固酮）和雄激素（睾酮），它们都由同样的、基本的胆固醇分子构成。肾上腺髓质则在不同神经介质的调控下，通过不同的代谢途径，将酪氨酸转变为儿茶酚胺。

2. 糖皮质激素的生理学效应是什么？

促肾上腺皮质激素（adrenocorticotropic hormone，ACTH）可促使肾上腺产生糖皮质激素。促肾上腺皮质素释放激素（corticotropin-releasing hormone，CRH）由下丘脑产生，它可促使脑垂体分泌 ACTH。糖皮质激素主要影响中间代谢。糖皮质激素通过细胞膜进行弥散，与糖皮质激素受体结合，形成复合物，移行至细胞核，改变基因转录。糖皮质激素的生理学效应包括升高血糖、动员脂肪酸、分解代谢和抗炎症反应。

3. 常用的类固醇有哪些？它们的等效剂量是多少？

常用的 4 种类固醇有：地塞米松（Decadron，地卡特隆）、甲泼尼龙（Solu-Medrol，甲泼尼龙琥珀酸酯）、泼尼松和氢化可的松（静脉用药为 Solu-Cortef，氢化可的松琥珀酸钠；口服用药为 Cortef），它们可以通过肠道内或肠道外给药。其等价剂量分别为：

- 地塞米松　0.75
- 甲泼尼龙　4
- 泼尼松　5
- 氢化可的松　20

例如，患者每日口服泼尼松 5 mg，如果改用等效静脉用氢化可的松，需静脉给予 20 mg。

4. 正常情况下机体产生氢化可的松的量是多少？什么是艾迪生病？

正常情况下，机体每天可产生约 30 mg 氢化可的松。当严重应激时（例如胸主动脉手术或脓毒性休克），其产量可增至 300 mg/24 h。

内源性氢化可的松（通常还有醛固酮）的慢性缺乏，可引起艾迪生病，导致疲劳、衰弱、厌食、皮肤色素沉着增多、低血压、低血糖、低血钠和高血钾（表29-1）。大多数病例为原发性疾病。

艾迪生病“危象”是急性肾上腺皮质功能不全，除了引起与上述相同的表现外，还可出现休克、昏迷，甚至死亡等更为严重的表现。急性肾上腺皮质功能减退，可发生于绝对或相对糖皮质激素缺乏。应激时，可反应性引起肾上腺产生糖皮质激素增多；而长期使用外源性类固醇可损害肾上腺的这种功能。对于这种情况，须补充额外的外源性类固醇，以预防上述情况发生。

5. 什么是库欣综合征和库欣病？

库欣综合征是由皮质醇水平过高引起的，其最常见的病因是医源性的，即继发于类固醇使用过度。最常见的非医源性病因是垂体过度分泌ACTH或异位ACTH分泌引起双侧肾上腺增生。因垂体瘤导致ACTH分泌过多，引起皮质醇水平过高，此类疾病称为库欣病。库欣综合征最显著的特征是向心性肥胖、多毛症、衰弱、高血压、腹部紫纹、水肿和高血糖（表29-1）。

6. 该患者需要应激剂量的类固醇吗？

腹腔镜胆囊切除手术时，如无大量失血等外科并发症，常不会引起显著的内源性皮质醇产生增加。因此，对于此患者不必给予足量的“应激”类固醇。

表29-1 库欣综合征和艾迪生病

	库欣综合征	艾迪生病
病因学	皮质醇过多	内源性皮质醇缺乏
原因	BAH 脑垂体分泌ACTH过多 异位ACTH分泌 医源性 外源性皮质醇	医源性
特征	高血压 高血糖 向心性肥胖 多毛症 衰弱 腹部紫纹 水肿	低血压 低血糖 易疲劳 衰弱 食欲减退 皮肤色素沉着增多 低血钠 高血钾

ACTH，促肾上腺皮质激素；BAH，双侧肾上腺增生

然而，多数资料都推荐适度增加类固醇的给药剂量。例如，手术当天或次日口服泼尼松10 mg或15 mg，或给予等效剂量的其他类固醇。

7. 什么是类固醇的应激剂量？还必须加用盐皮质激素吗？

一个应激剂量相当于每天给予氢化可的松200～300 mg，分3～4次给药。通常用法是氢化可的松100 mg/8 h或50 mg/6 h，还有一般不太常用的连续输注方法（先给100 mg负荷剂量，随后10 mg/h持续输注）。大多数专家推荐200 mg的最大剂量，认为这个剂量对于所有的患者都足够用了，还可以避免少数患者因使用300 mg/天的大剂量而产生并发症。上述给药方式中氢化可的松的盐皮质激素活性是足够的，没必要再给予另外的盐皮质激素（如氟氢可的松）。

8. 停用类固醇后，多久会出现肾上腺抑制？如何给予相应治疗？

肾上腺被抑制的时间和程度取决于类固醇的使用时间和剂量。短期、大量使用泼尼松，如治疗常春藤中毒（例如泼尼松50 mg/天，使用5天），可引起ACTH刺激试验异常，一直持续5天。长期口服类固醇停药后，恢复时间长短不一，但可能需要一年之久。吸入和灌肠给予较小剂量的类固醇，所引起的肾上腺抑制程度仍不清楚。如果没做ACTH试验，本作者坚持如下原则：

- 只有大手术需要给予氢化可的松200 mg/天，2天至数天。
- 使用中等剂量类固醇（氢化可的松100～150 mg/天）1～2天，风险很小。
- 预防恶心剂量的地塞米松（如8 mg静注）相当于氢化可的松200 mg/天，对于几乎所有的一般手术（如疝修补术、胆囊切除术、局部病灶切除术、子宫切除术）以及一些较大手术（如肠管切除术、外周血管手术、关节置换手术），只给予该剂量地塞米松，足以避免肾上腺抑制的出现。

9. 临床上哪些情况经常需要使用类固醇？

类固醇可用于以下多种治疗：

- 预防或治疗术后恶心和呕吐。
- 减轻肿胀（例如创伤性插管或喉部手术）。
- 预防移植排斥反应。
- 治疗哮喘。

- 治疗结肠炎。
- 治疗关节炎。
- 治疗感染性休克。
- 治疗成人呼吸窘迫综合征。
- 处理血管原性脑水肿（如脑瘤、脊髓压迫症、急性肺炎球菌性脑膜炎）。

10. 如何评估肾上腺储备能力？

门诊患者测试肾上腺储备能力最常用的方法是收集 24 h 尿中的游离皮质醇。而对于住院患者，最常用的方法是 ACTH 刺激试验，以确定肾上腺功能是否正常。实施此筛选试验时，首先要测定血浆皮质醇的基线水平，然后再静脉给予 250 mg 促皮质素（一种 ACTH 同功异构物，是一种合成促皮质素），在此后 30 min 和 60 min 时测定血浆皮质醇浓度。在此应激过程中，血浆皮质醇的基线水平应超过 20 mg/dl；除非出现肾上腺皮质功能不全，否则所有患者血浆皮质醇水平与其基线水平相比，至少升高 9 mg/dl。

11. 在麻醉后监护病房，如果此患者因胆总管胆汁漏引起感染性休克，是否还应使用类固醇？

尽管类固醇常用于肾上腺功能抑制的患者，但很久以来，使用类固醇治疗感染性休克一直存在争议。使用类固醇有时能够促进血管对儿茶酚胺的反应性。尽管许多临床试验显示使用类固醇弊大于利，但是类固醇仍用于对血管升压药无效的感染性休克患者。

在 Annane 等（2002）的一项研究中，采用促皮质素（ACTH）刺激试验证实已经出现肾上腺功能不全的感染性休克患者，接受应激剂量的类固醇，与只给予安慰剂的患者比，死亡率较低（第 28 天时为 53% *vs.* 63%，离开 ICU 时为 58% *vs.* 70%）（框 29-1）。随后的一项多中心、随机、双盲、安慰剂-对照试验（CORTICUS），评价了使用“小”剂量皮质类固醇是否可以改善感染性休克患者的存活率，是现在的“金标准”。在此研究中，给感染性休克患者进行了促皮质素刺激试验。患者随机分为类固醇组和安慰剂组：类固醇组给予静脉负荷剂量氢化可的松 50 mg/6 h，另一组给予安慰剂。与安慰剂组相比，氢化可的松组的感染性休克很快得到改善，但同时出现了二重感染，包括新的脓毒症和感染性休克。研究表明，无论是否使用皮质类固醇，对于二十四肽促皮质素刺激试验有反应和无反应者，其 28 天时的死亡率没有差别。

框 29-1　脓毒性休克时建议使用的类固醇治疗方法

ACTH 刺激试验

需要使用血管加压药治疗的患者起始用药：
- 每 6 h 静脉内给予氢化可的松 50 mg
- 每天口服一次氟氢可的松 50 mg（如果肠内可以给药并能吸收）

刺激试验结果

氢化可的松基线水平<20 mg/dl，或与基线水平相比升高幅度<9 mg/dl
- 连续治疗 7 天

氢化可的松基线水平>20 mg/dl，或与基线水平相比升高幅度>9 mg/dl
- 停止治疗

基于此项研究，危重病医学学会推荐，对血管升压药无效的休克患者，可以使用氢化可的松进行治疗。休克患者在给予充分液体复苏后，仍需要逐渐加大血管升压药剂量或需要加用第二种血管升压药，这种情况被认为是对血管升压药无效。虽然缺乏最终的结论性证据，但是对于推测可能为感染性休克、需要使用血管升压药进行治疗的患者，在使用氢化可的松之前进行 ACTH 刺激试验，在现阶段没有什么实用性。

对于本例患者，因其长期使用类固醇，几乎肯定会出现肾上腺抑制，故通常应给予应激剂量的类固醇进行治疗。

12. 皮质类固醇缺乏所致的危重病患者，类固醇治疗应持续多长时间？

氢化可的松替代治疗所需时间仍不能确定。在临床试验中，常使用 5～10 天，而在实际临床工作中，通常根据对治疗的反应来决定其使用的时间。使用类固醇后，如果没有其他原因，再次出现低血压或休克症状时，应再次给予初始计量，然后逐渐减量。

13. 如果该患者使用依托咪酯，还应进行类固醇替代治疗吗？

危重患者使用依托咪酯可引起不良后果，其中的一个原因就是它常被优先用于状态不好的患者，特别是已经出现肾上腺功能不全的严重脓毒症患者。还有一个争议，就是关于使用依托咪酯的患者必须给予类固醇。2012 年，Payen 等针对严重脓毒症患者进行了一项大的回顾性研究，发现使用依托咪酯与血管加压药的用量、ICU 停留时间、机械通气天数或医院死亡率等变化无关。两项随机的研究探讨了严重脓毒症患者使用依托咪酯对其结局的影响，研究显示与氯胺酮或咪达唑仑相比，使用依托咪酯的患者其结局没有差异。最后，另一项随机研究证实，使用依托咪酯后根据经验补充类固醇，与安慰剂相比，其结局也没有变化。

推荐阅读

Annane D, Sebille V, Charpentier C, et al.: Effect of treatment with low doses of hydrocortisone and fludrocortisone on mortality in patient with septic shock. JAMA 288:862, 2002.

Axelrod L: Perioperative management of patients treated with glucocorticoids. Endocrinol Metab Clin North Am 32:367, 2003.

Cooper MS, Stewart P: Corticosteroid insufficiency in acutely ill patients. N Engl J Med 348:727, 2003.

Lamberts SWJ, Bruining HA, De Jong FH: Corticosteroid therapy in severe illness. N Engl J Med 337:1285, 1997.

Marik PE, Zaloga GP: Adrenal insufficiency in the critically ill: a new look at an old problem. Chest 122:1784, 2002.

Payen JF, Dupuis C, Trouve-Buisson T, et al.: Corticosteroid after etomidate in critically ill patients: a randomized controlled trial. Crit Care Med 40:29, 2012.

Sprung CL, Annane D, Keh D, et al.: Hydrocortisone therapy for patients with septic shock. N Engl J Med 358:111, 2008.

Streck WF, Lockwood DH: Pituitary adrenal recovery following short-term suppression with corticosteroids. Am J Med 86:910, 1979.

病例30

嗜铬细胞瘤

David B. Wax，MD

（岳子勇　译　李文志　校）

问题	
1. 什么是嗜铬细胞瘤？ 2. 嗜铬细胞瘤的症状、体征和诊断标准是什么？ 3. 嗜铬细胞瘤患者应该如何做术前准备？	4. 嗜铬细胞瘤切除术中外科和麻醉应该注意些什么？ 5. 嗜铬细胞瘤切除术后应注意什么？预后如何？

患者，女，45岁，既往健康。近日频繁出现恐慌感，并伴有心悸、出汗、震颤和头痛。内科医生诊断中度高血压。这个病史提示可能存在嗜铬细胞瘤。血浆甲氧基肾上腺素浓度升高，随后的影像学检查显示肾上腺肿物。患者开始服用多沙唑嗪并转入外科。高血压有所改善，但其他症状仍持续存在。加服阿替洛尔，并准备进行腹腔镜下肾上腺切除术。

1. 什么是嗜铬细胞瘤？

嗜铬细胞瘤是一种神经内分泌组织的肿瘤，起源于肾上腺髓质合成儿茶酚胺的嗜铬细胞。这些肿瘤细胞的增殖会导致一种或多种物质（去甲肾上腺素、肾上腺素或多巴胺）以不同的量释放从而引起儿茶酚胺毒性反应。大多数嗜铬细胞瘤是单发的、良性的、散在的，但是偶尔也会是多灶性的、恶性的或者作为某些综合征（例如多发性内分泌腺瘤病、Von Hippel-Lindau综合征、神经纤维瘤病、结节性硬化、Sturge-Weber综合征、毛细血管扩张性共济失调症）的一部分。嗜铬细胞瘤还可以在儿科和产科的处置中发现。相似的肿瘤还可以出现在肾上腺以外的其他部位，如自主神经系统副神经节细胞组成的组织（例如主动脉旁体或颈动脉体）、心脏或者心包。这些副神经节瘤不太可能具备与肾上腺肿瘤相同的分泌功能。在美国，嗜铬细胞瘤的发病率为每年约1000例。

2. 嗜铬细胞瘤的症状、体征和诊断标准是什么？

嗜铬细胞瘤的症状、体征与儿茶酚的释放量及释放何种优势儿茶酚胺有关。最常分泌的是去甲肾上腺素，而且通常是持续分泌，伴随着激动α-肾上腺素能受体的症状。分泌肾上腺素并不常见，且具有突发性，出现阵发性的激动β-肾上腺素能受体的症状。分泌多巴胺是最少见的，并且较少有体征和症状。表30-1列出了嗜铬细胞瘤常见的症状、体征，以及虽然不常见但是由儿茶酚胺毒性反应造成的终末器官的严重损害。

体位的改变、运动、焦虑、创伤或者疼痛都可以引起肿瘤细胞释放儿茶酚胺（和引起症状）。药物和食物（例如抗抑郁药、抗感冒/流感药、减肥药、可卡因、烟草、酒精）也可以通过对儿茶酚胺代谢的影响从而加重症状。嗜铬细胞瘤可能是在其他相关或者不相关疾病的手术麻醉中首次发现，也可能是在孕妇怀孕期间发现，而且可能会和其他疾病相混淆，如甲亢、恶性高热或者先兆子痫。

确诊嗜铬细胞瘤的方法是对可疑患者进行实验室检查。测定血浆中（对有持续症状、体征的患者）或者24 h尿液中（对有阵发性症状、体征的患者）

表30-1　嗜铬细胞瘤的症状和体征

去甲肾上腺素相关	肾上腺素相关	其他表现
高血压	心悸	心律失常
头痛	心动过速	心肌病
出汗	恐慌/焦虑	心肌梗死
皮肤苍白	震颤	脑部损伤
心动过缓	高血糖	卒中
		肾功能不全
		肿瘤占位效应

甲氧基肾上腺素和甲氧基去甲肾上腺素的含量用以确诊。由于时间的变化、优势儿茶酚胺的变化以及慢性暴露导致的肾上腺受体脱敏的差异，都可能引起儿茶酚胺绝对含量与症状体征的严重程度不相关。计算机断层扫描术（CT）、磁共振成像（MRI）、间碘苄胍显像（MIBG）扫描或者 18 F-多巴正电子发射断层显像（PET）检查都用于肿瘤的定位以及帮助制订手术方案。在术前药物治疗后可以通过超声心动图检查心肌疾病和监测心肌改善的程度。

3. 嗜铬细胞瘤患者应该如何做术前准备？

术前药物治疗的初步目的是阻断儿茶酚胺的毒性作用以预防和逆转终末器官损伤。表 30-2 列出了目前常用的术前药物。治疗通常从扭转 α 受体引起的血管收缩开始。酚苄明作为一种非竞争性、非选择性的 α 受体阻断药，是传统的一线用药。使用该药时可以不断地增加剂量直至达到理想的血压水平，或者出现较明显的副作用（例如体位性低血压、心动过速、鼻塞）。选择性、竞争性的 α_1 受体阻断药也得到了成功的应用。相较于酚苄明，这类药物引起心动过速较少，并且由于作用时间短能有效地避免出现术后低血压。这两类 α 受体阻断药都能引起体位性低血压，这种体位性低血压可以通过补液治疗得到缓解。

表 30-2 嗜铬细胞瘤的治疗药物

作用机制	药物名称	剂量	作用持续时间
选择性 α_1 受体阻断药	哌唑嗪	1～5 mg，p.o，qd～tid	6 h
	特拉唑嗪	1～20 mg，p.o，qd～bid	12 h
	多沙唑嗪	1～16 mg，p.o，qd	24 h
非选择性 α 受体阻断药	酚苄明	10～40 mg，p.o，bid～tid	36 h
酪氨酸羟化酶抑制药	甲基酪氨酸	250～750 mg，p.o，qid	6 h
一氧化氮介导的血管扩张药	硝普钠	0.5～1.5 μg/kg 或 0.3～10 μg/(kg·min)，iv	5 min
	硝酸甘油	0.5～1.5 μg/kg 或 0.3～10 μg/(kg·min)，iv	
非选择性的 α 受体阻断药	酚妥拉明	5 mg，iv	30 min
选择性 β_1 受体阻断药	艾司洛尔	0.5～1 mg/kg 或 0.05～0.3 mg/(kg·min)，iv	20 min
	美托洛尔	2～20 mg，iv 或 25～100 mg，p.o，qd～bid	8 h
	阿替洛尔	5～10 mg，iv 或 50～200 mg，p.o，qd	12 h
钠通道阻滞药	利多卡因	0.7～1.4 mg/kg，iv 或 0.01～0.05 mg/(kg·min)，iv	15 min

Bid，1 天 2 次；iv，静脉注射；po，口服；qd，1 天 1 次；qid，1 天 4 次；tid，1 天 3 次

对于使用单一药物无法控制的难治性高血压，无法耐受 α 受体阻断药，仅为阵发性高血压或者存在冠状动脉痉挛的患者，常选择钙通道阻滞药。儿茶酚胺合成抑制药甲基酪氨酸也常作为术前用药。这种药物的作用时间可以长达 24～48 h，因此在术前应用可以避免肿瘤切除术后儿茶酚胺含量骤减引起的低血压。

当患者血压正常时，可以考虑应用 β 受体阻断药。但是，此类药物只对以分泌肾上腺素为主的肿瘤患者或者在扩张血管治疗中出现心动过速的患者有效。不应在使用 α 受体阻断药之前使用 β 受体阻断药（尤其是非选择性 β 受体阻断药），因为阻断 β_2 受体会影响骨骼肌血管的舒张加之肿瘤分泌的去甲肾上腺素激动 α_1 受体，会造成严重的高血压。β 受体阻断药也可能会引起儿茶酚胺介导的心肌失代偿性病理改变。选择性 β_1 受体阻断药，如阿替洛尔、美托洛尔已被广泛应用。有时也选用具有 β 受体及 α_1 受体双重阻断作用的药物，如拉贝洛尔、卡维地洛，但因其阻断 α 受体较弱，阻断 β_2 受体会加重高血压，故不推荐单独使用。

4. 嗜铬细胞瘤切除术中外科和麻醉应该注意些什么？

手术切除是治疗嗜铬细胞瘤的确切方法。可以进行开腹手术或者腹腔镜下手术（有或没有机器人辅助）。肿瘤的大小、数量及位置决定了手术方式和患者体位。对于家族性或双侧肾上腺肿瘤，选择肾上腺部分切除术可能会避免永久性肾上腺皮质功能不全。无论何种手术方式，在操作的早期夹闭肾上腺静脉或者其他的回流静脉都是有益的，因为可以

减少手中操作刺激瘤体所释放的儿茶酚胺入血。由于血流动力学的波动及术中失血都会使手术情况更加复杂。开放大口径的外周静脉，监测有创动脉血压都是必要的，而且术前要补充血容量。鉴于输注血管活性药物和液体复苏治疗可以选择放置中心静脉导管，但是相较于只开放外周静脉，放置中心静脉导管并不能改善预后。一般情况下不需要放置肺动脉导管，除非患者还存在心血管功能减低。同样，除非在特殊情况下，一般在术中不会应用经食管超声心动图。以心排血量为指导的目标导向治疗对于该手术是否有积极意义也是未知的。开腹手术后，胸段硬膜外持续给药能提供良好的镇痛效果。然而，术中操作导致儿茶酚胺释放入血所造成的高血压，交感神经阻滞并不能完全控制，而且还容易增加术后低血压的风险。

术中的一些刺激能引起瘤体突然释放大量儿茶酚胺，包括麻醉诱导、应用去极化神经肌肉阻滞药，气管插管、改变体位、切皮和应用气腹。琥珀胆碱引起的肌颤会压迫瘤体，释放儿茶酚胺。尽量避免药物（例如，氯胺酮，氟烷，阿曲库铵，筒箭毒碱、吗啡、哌替啶、麻黄碱、甲氧氯普胺，氯丙嗪，丙氯拉嗪、氟哌利多）引起的组胺释放或其他不良反应。除了这些药物，大多数现代应用的静脉诱导药，如阿片类药物、神经肌肉阻滞药以及吸入麻醉药都可以安全使用，而且无研究表明何种药物更具优势。

手术操作和其他刺激可以触发儿茶酚胺的释放，导致急性高血压和心律失常。如果出现，应立即使用药物对症治疗。由于儿茶酚胺释放的特点，作用短效的药物应为首选。可以根据药物的可用性及麻醉医师的习惯选择药物（表 30-2）。对室上性和室性心律失常，使用β受体阻滞药、利多卡因是有效的。对于低血压，补液治疗和应用直接作用于肾上腺素能受体的激动药是有效的（如去氧肾上腺素、去甲肾上腺素）。

5. 嗜铬细胞瘤切除术后应注意什么？预后如何？

术后低血压较常见，除了通常的原因，可能是因为术后循环中内源性儿茶酚胺缺失，但术前和术中应用的肾上腺素受体阻滞药仍发挥作用。引起术后低血压的其他原因还包括对侧肾上腺功能代偿性下调或者双侧肾上腺切除术后肾上腺功能不全。与嗜铬细胞瘤切除术相关的病死率由过去的 20%降至近来的不到 5%。这归功于多种因素的共同作用，包括更新的药物、更精确的肿瘤定位技术、更优良的手术技能、更稳定血流动力学、给予更高的重视和医生更丰富的经验。

推荐阅读

Kinney MA, Narr BJ, Warner MA: Perioperative management of pheochromocytoma. J Cardiothorac Vasc Anesth 16:359, 2002.

Lentschener C, Gaujoux S, Tesniere A, et al.: Point of controversy: perioperative care of patients undergoing pheochromocytoma removal—time for a reappraisal? Eur J Endocrinol 165:365, 2011.

Pacak K: Preoperative management of the pheochromocytoma patient. J Clin Endocrinol Metab 92:4069, 2007.

病例31

类癌综合征

Maria D. Castillo，MD

（吕湘琪 译 崔晓光 丁文刚 校）

问题

1. 类癌的概述。
2. 类癌的好发部位。
3. 类癌综合征的病理生理。
4. 什么是类癌危象？
5. 类癌综合征患者的麻醉要点。
6. 生长抑素的作用机制。
7. 类癌患者的围术期管理。

患者，女性，42岁，临床表现为腹痛、腹泻、阵发性面部潮红伴喘息症状。听诊时，于胸骨下端左缘（三尖瓣区）可听到收缩中期杂音。结肠镜检查发现回结肠区肿物，24小时尿检发现尿液中5-羟吲哚醋酸（5-hydroxyindoleacetic acid，5-HIAA）水平增高。该患者初步诊断为类癌综合征，入院后拟行回结肠肿物切除术。

1. 类癌的概述。

类癌是缓慢生长的神经内分泌组织肿物，起源于肠嗜铬细胞或Kulchitsky细胞，发病率在1/100 000～2/100 000。“类癌”最初用来描述缓慢生长但是可以扩散转移的小肠肿物。类癌可分泌多种生物活性物质，包括5-羟色胺、组胺、前列腺素、血管活性肠肽、促肾上腺皮质激素、胃动素、激肽释放酶、缓激肽和速激肽（如P物质、神经肽K、神经激肽A）。空肠或回肠来源的类癌，其镜下可见分布均匀的致密细胞巢，且细胞核均匀一致。支气管类癌既可有典型的类癌外观，也可与肺燕麦细胞癌相似。

类癌可通过测定尿液和血浆5-羟色胺及其代谢产物5-HIAA水平来诊断，但是有20%类癌综合征患者尿5-HIAA水平正常。各种成像技术，如计算机断层扫描术（CT）、磁共振成像（MRI）、内窥镜、超声内镜、腹部超声、选择性肠系膜血管造影和钡小肠造影可帮助确定原发肿瘤部位，同时也可找出类癌转移部位。纤维支气管镜检查可用于支气管类癌的定位。各项定位研究，如放射性标记生长抑素类似物显像、骨显像和正电子发射断层显像可辨别原发性和转移性类癌。无症状的类癌患者偶尔可被胸腹部X线片筛查出来。类癌综合征也可在实施类癌无关手术的围术期突发类癌危象而被确诊。

2. 类癌的好发部位。

类癌好发于胃肠道，最常见部位是阑尾、回肠、直肠。类癌也可发生在支气管、泌尿生殖道、甲状腺、乳腺、胰腺、胸腺和肝。因为类癌生长缓慢，所以类癌患者早期可无症状或只有非特异性的症状如腹痛。随着肿瘤的生长，可能会导致肠梗阻或咯血。

类癌最常见的转移部位是肝，也可以转移到骨组织、肠系膜淋巴结、心肌、乳腺、眼眶、肾上腺、卵巢、脾、胰和肺。转移性肠系膜类癌可导致间歇性肠梗阻和腹痛。

类癌的经典分型依据不同的胚胎起源，因为不同胚胎起源的类癌在临床表现、分泌血管活性物质的类型及总生存期上有所差异。前肠型类癌好发于食管、胃、胸腺、十二指肠、胰腺、胆囊、支气管、肺和气管；可分泌促肾上腺皮质激素，导致库欣综合征；易释放组胺，尤其是起源于胃的类癌；这可能与正常胃黏膜中存在组氨酸有关。中肠型类癌好发于空肠、回肠、麦克尔憩室、阑尾及结肠。该型类癌的特点是易出现5-羟色胺释放和典型类癌综合征的临床表现。后肠型类癌好发于直肠，常伴有消化道出血的临床表现。另一种分型系统将“类癌”特指中肠型类癌，发生于其他部位的类癌称起源该部位的神经内分泌肿瘤。

3. 类癌综合征的病理生理。

类癌中约 25%可分泌生物活性物质，但仅有不到 10%的患者发展为典型的类癌综合征。因为肝能有效灭活这些生物活性物质，所以合并类癌综合征的原发性类癌患者，其产生的生物活性物质不经过门脉系统，或者其可转移至肝、骨、性腺或肺而绕过肝代谢。类癌肿物的大小可能与病程严重程度不相关，但是肝巨大类癌可分泌大量的生物活性物质从而使肝的灭活功能受损。活性神经肽和胺类物质释放到体循环可导致类癌综合征的发生。

类癌综合征的典型临床表现为低血压、高血压、气喘、腹泻和头、颈、躯干及上肢的发作性皮肤潮红。其他可能的临床表现包括腹痛、恶心、呕吐、毛细血管扩张、右心瓣膜病、心律失常、心包积液和糙皮病（皮炎、腹泻和痴呆）（框 31-1）。眩晕和哮喘可由紧张、运动，摄入酒精、咖啡或富含 5-羟色胺的食物（香蕉、梨、李子、西红柿、菠萝、猕猴桃、茄子、大蕉、或核桃）触发。

5-羟色胺可引起血管收缩或舒张，从而产生高血压或低血压的表现。高水平的 5-羟色胺高水平的 5-羟色胺能对心脏功能产生变力性和变时性作用；促进肠道蠕动、呕吐、支气管痉挛、高血糖和小肠分泌水、钠、氯、钾。5-羟色胺由色氨酸经羟化和脱羧合成，产生大量的 5-羟色胺会耗尽体内的色氨酸的贮存。色氨酸是合成蛋白质和烟酸的必需氨基酸。色氨酸的缺乏可导致低蛋白血症、低白蛋白血症、蛋白质合成减少、烟酸产生降低而导致糙皮病的发生。

组胺释放可致支气管痉挛和皮肤潮红，但是其机制仍不清楚。激肽释放酶是一种蛋白酶，可将释放入血的激肽原转化为激肽。缓激肽释放入血可致血管极度扩张而产生严重的低血压。缓激肽还可引起支气管痉挛，特别是对哮喘和心脏病患者；还可使一氧化氮的合成增加从而导致皮肤潮红。速激肽包括神经肽 K、神经激肽 A、血管活性肠肽和 P 物质，可能会引起潮红和长期的心脏病变。高水平 5-羟色胺和速激肽可能与右心瓣膜炎和成纤维细胞增殖有关，其机制还有待于进一步研究。类癌相关心脏病变最常见的是三尖瓣反流，也可发展为三尖瓣狭窄、肺功能不全和肺动脉狭窄。心脏瓣膜病变可导致右侧心力衰竭，伴随水肿、肝大和活动后疲劳。左心瓣膜病变不是很常见，主要表现为主动脉和二尖瓣关闭不全。心脏纤维组织生长可影响心脏传导通路而引起心律失常。类癌还可出现心包积液、癌性斑块、心肌转移等并发症。支气管类癌可能与左心病变有关，同时伴有肺动脉高压和支气管痉挛。

框 31-1 类癌综合征的症状和体征

- 阵发性皮肤潮红
- 高血压
- 低血压
- 腹泻
- 腹痛
- 支气管痉挛
- 恶心呕吐
- 麻醉苏醒延迟
- 肝大
- 高血糖
- 低白蛋白血症和低蛋白血症
- 消化道出血
- 糙皮病
- 右侧心力衰竭
- 心脏瓣膜疾病（三尖瓣关闭不全、肺动脉瓣狭窄）

4. 什么是类癌危象？

类癌危象是类癌综合征危及生命的形式，特点为严重的潮红与血压的急剧变化、心律失常、支气管痉挛、精神状态改变和循环衰竭。类癌危象是由过量的肿瘤介质物突然释放导致的（框 31-2）。类癌危象可自发地发生，也可由麻醉诱导、气管插管、手术操作挤压肿瘤、化学刺激、肿瘤化疗后坏死、肝动脉结扎或栓塞所引起。

5. 类癌综合征患者的麻醉要点。

围术期管理的主要目标是阻止活性介质的释放；

框 31-2 类癌危象

触发因素

- 焦虑
- 疼痛
- 低氧血症
- 高碳酸血症
- 低体温
- 压迫肿物或手术操作牵拉肿物
- 儿茶酚胺释放药
- 组胺释放药

治疗

- 停止手术操作
- 静脉快速补液
- 奥曲肽
- H_1 受体和 H_2 受体阻滞药
- 抑肽酶
- 去氧肾上腺素
- 血管升压素

通过避免触发因素以防发生类癌危象。全面了解患者的病史并完成各项体格检查以确定存在的类癌综合征症状和体征及其严重程度，包括潮红、腹泻、哮喘、心脏杂音，以及任何触发因素如特定的食物、咖啡因或酒精。完善的相关实验室检查包括血细胞计数、肝功能、血糖水平和心电图（ECG）。还应检测尿 5-HIAA 水平。

30%～50%的类癌患者合并心脏病变，通常表现为右心瓣膜病或心力衰竭。轻微的心脏症状可用经胸超声心动图进行确定。类癌相关的心脏病变主要为三尖瓣关闭不全、肺动脉瓣狭窄和肺动脉高压。左心瓣膜病变如主动脉瓣及二尖瓣关闭不全则较为罕见。心脏瓣膜病变可能与 5-羟色胺和速激肽诱发心内膜的纤维组织生长有关。心内膜纤维组织的生长可影响心脏的传导功能而导致心律失常。类癌患者也可并发心包积液、癌性斑块、心肌转移。类癌相关的心脏病变和高水平的尿 5-HIAA 是术后并发症的危险因素。

呕吐和腹泻的类癌患者可能会出现严重的脱水和电解质紊乱。合成 5-羟色胺消耗大量的色氨酸可导致低蛋白血症、低白蛋白血症和烟酸缺乏而导致糙皮病的发生。过量的 5-羟色胺释放可导致高血糖，使用糖皮质激素可进一步升高血糖水平。患者可出现哮喘或支气管痉挛，且对 β_2 肾上腺素受体激动药、茶碱或肾上腺素治疗无反应，且这些药物可进一步刺激介质的释放而加重哮喘或支气管痉挛症状。类癌导致支气管痉挛的首选治疗药物是奥曲肽，可以辅助应用糖皮质激素、异丙托溴铵和抗组胺药。

6. 生长抑素的作用机制。

生长抑素是环肽结构，可抑制胃肠运动、胃酸分泌、胰腺酶分泌及胆汁和结肠液分泌。它还能抑制胰高血糖素、胰岛素、促胰液素、血管活性肠肽分泌。生长抑素受体是 G 蛋白偶联受体，至少有 5 个亚型已被确定（sst1～sst5）。大多数类癌肿物含有高浓度的 sst2 受体。奥曲肽是生长抑素类似物，与 sst2 和 sst5 有高强度的亲和力。奥曲肽治疗类癌危象非常有效，不仅可控制其症状，还可减缓肿瘤的生长。奥曲肽可经皮下或静脉内注射或连续静脉输注，而生长抑素必须连续静脉输注给药，并可出现输注后生物活性介质反弹分泌过多。

7. 类癌患者的围术期管理。

如果有可能，术前应该纠正血流动力学不稳定、血容量不足、高血糖、支气管痉挛及电解质紊乱。术前可经皮下注射奥曲肽 50～100 μg 进行预防治疗。另一种预防介质释放的方法是奥曲肽 50～100 μg/h 静脉滴注。对症治疗时可静脉注射 25～200 μg 的奥曲肽。

椎管内麻醉可为患者提供良好的术后镇痛并降低应激反应，但是脊椎麻醉可加剧低血压的发生而引起反射性交感神经兴奋。与脊椎麻醉相比，硬膜外麻醉及硬膜外镇痛是更好的选择，因为可对给药剂量进行良好的控制。硬膜外穿刺过程中，充分的镇静和皮下局部麻醉浸润麻醉对类癌的患者尤为重要。硬膜外给药时要十分谨慎，以避免造成低血压和介质释放。

因为焦虑可触发类癌危象，所以建议术前使用苯二氮䓬类抗焦虑和镇静药及抗组胺药。建立大口径静脉通路及常规监测后，麻醉诱导前需进行有创动脉监测以密切观察术中剧烈的血压变化。根据术前心脏损害程度、预期体液丢失量和术中失血量，有必要者可建立中心静脉通路，置入肺动脉导管或经食管超声心动图。经食管超声心动图可有效地评估心脏瓣膜病、心排血量及血容量。

麻醉诱导应十分谨慎，避免应用引起组胺释放的药物（如硫喷妥钠、吗啡、哌替啶、或阿曲库铵）和刺激神经系统的药物（如氯胺酮）（表 31-1）。芬太尼、依托咪酯、丙泊酚缓慢静注可减少低血压的发生。神经肌肉阻断药，如维库溴铵、顺式阿曲库铵、罗库溴铵，都可应用于这类患者。琥珀胆碱用于腹部肿物患者进行麻醉诱导时，因其特有的肌颤作用可引起介质的释放，所以其在类癌患者中的应用有一定的担忧，但是琥珀胆碱有成功用于类癌患者的报道。麻醉的维持可采用丙泊酚和瑞芬太尼进行静脉麻醉，也可采用吸入麻醉药如异氟烷、七氟烷、地氟烷进行吸入麻醉，还可采用静脉-吸入复合麻醉。吸入麻醉药通过扩张外周血管和心肌抑制作用

表 31-1 麻醉药物和类癌综合征

安全使用	谨慎使用	可触发类癌危象的药物
苯二氮䓬类	椎管内麻醉	吗啡
抗组胺药	琥珀胆碱	哌替啶
芬太尼		氯胺酮
瑞芬太尼		阿曲库铵
丙泊酚		
依托咪酯		
维库溴铵		
罗库溴铵		
顺式阿曲库铵		
吸入麻醉药		

导致低血压，从而可触发类癌危象。由于 5-羟色胺使麻醉苏醒延迟，所以这类患者适合应用血气分配系数较低的吸入麻醉药物。氧化亚氮可安全用于类癌综合征患者。

监测气道压力以便早期发现支气管痉挛。动脉血气分析有助于避免高碳酸血症和低氧血症的发生，且有助于管理高血糖和电解质紊乱。由于低温可触发介质释放，因此术中应该监测体温，应用保暖设备（如充气保温毯）和流体加热器以避免低温。

术中出现低血压时，应补充血容量并用奥曲肽治疗。如果术中低血压是由手术操作所致，则应该停止手术操作直到血压恢复到可接受的范围。治疗术中严重低血压和支气管痉挛可静脉注射 50～200 μg 奥曲肽，必要时可重复给药。虽然奥曲肽可治疗类癌患者术中的各种急症，但是大剂量的奥曲肽有时可影响心脏传导系统而导致心动过缓、莫氏Ⅱ型房室传导阻滞或完全性心脏传导阻滞。患者术中血流动力学不稳定时可应用起效快、时效短的血管活性药物包括艾司洛尔、去氧肾上腺素和酚妥拉明。H_1 受体和 H_2 受体阻滞药可作为辅助治疗药物。奥曲肽治疗无效的顽固性低血压，可用抑肽酶（激肽释放酶抑制剂）进行治疗。

升压药如去氧肾上腺素和血管加压素可安全用于类癌患者。应避免使用引起儿茶酚胺释放的药物，如麻黄碱。肾上腺素、去甲肾上腺素和多巴胺通过促进血管活性介质的释放而进一步加重术中低血压。然而，类癌导致的心脏瓣膜病进行心脏手术时，升压药与奥曲肽可联合应用。术中这些血管活性药必须使用时，应先从小剂量开始给药，评估患者对药物的反应，再确定之后的用药剂量。

术中出现高血压时可加深麻醉，应用阿片类药物如（芬太尼或瑞芬太尼）、β 受体阻滞药（如艾司洛尔、奥曲肽）。术中出现高血压时应该谨慎使用硝酸甘油、硝普钠，因为它们可导致低血压从而引起介质的释放。

肝类癌患者不能手术切除时，可采用肝动脉栓塞治疗。尽管肝的血液供应 75% 来自于肝门静脉，但肝类癌的大部分血供由肝动脉提供，所以肝动脉栓塞在破坏类癌的同时还不至于影响肝功能。随着肿瘤的坏死，大量肿瘤介质释放有导致类癌危象的可能。这些患者术后也可能出现腹痛、恶心、呕吐、发热和肝功能障碍。

由于类癌肿物切除后血管活性介质仍可在循环中保留一段时间以及术后一些未被发现的转移灶，因此患者术后应该送入 ICU 以便密切观察血流动力学变化。高水平 5-羟色胺可导致麻醉苏醒较慢。术后需密切关注体液和电解质水平，并继续应用奥曲肽进行治疗。术后可静脉注射芬太尼或硬膜外给予局部麻醉药进行良好的术后镇痛。术后应保持警惕以避免触发类癌综合征或类癌危象，如术后低温、缺氧、高碳酸血症。术后止吐可选用昂丹司琼（5-羟色胺拮抗药），因为它可能有助于减轻 5-羟色胺过量引起的症状。

推荐阅读

Cortinez FLI: Refractory hypotension during carcinoid resection surgery. Anaesthesia 55:505, 2000.
Dierdorf SF: Carcinoid tumor and carcinoid syndrome. Curr Opin Anaesthesiol 16:343, 2003.
Dilger JA, Rho EH, Que FG, et al.: Octreotide-induced bradycardia and heart block during surgical resection of a carcinoid tumor. Anesth Analg 98:318, 2004.
Farling PA, Durairaju AK: Remifentanil and anaesthesia for carcinoid syndrome. Br J Anaesth 92:893, 2004.
Kinney MA, Warner ME, Nagorney DM, et al.: Perianaesthetic risks and outcomes of abdominal surgery for metastatic carcinoid tumours. Br J Anaesth 87:447, 2001.
Levin MA, Flynn BC: Case report: primary ovarian carcinoid: a rare tumor causing unexpected manifestations in a previously undiagnosed woman. Anesth Analg 112:1158, 2011.
Mancuso K, Kaye AD, Boudreaux JP, et al.: Carcinoid syndrome and perioperative anesthetic considerations. J Clin Anesth 23:329, 2011.
Warner RR, Mani S, Profeta J, et al.: Octreotide treatment of carcinoid hypertensive crisis. Mt Sinai J Med 61:349, 1994.
Zimmer C, Kienbaum P, Wiesemes R, et al.: Somatostatin does not prevent serotonin release and flushing during chemoembolization of carcinoid liver metastases. Anesthesiology 98:1007, 2003.

第 6 部分

腹　部

病例32

饱 胃

Laurence M. Hausman，MD
（岳子勇 译 李文志 校）

问题

1. 清醒患者能够抑制反流和误吸的机制是什么？
2. 讨论在全身麻醉中发生反流和误吸的危险因素。
3. 围术期什么时候可能发生误吸？
4. 误吸可引起哪些问题？
5. 如果发生误吸，常见的病程、治疗和预后是什么？
6. 如何管理鼻胃管？
7. 哪些药物能够降低误吸的风险？
8. 在快速顺序诱导期间压迫环状软骨的理由是什么？会出现哪些相关问题？
9. 常用麻醉药物对食管下端括约肌紧张性有哪些影响？
10. 概述这类患者合理的麻醉方案。

患者，女，37 岁，65 kg，患小肠梗阻，其他身体状况良好，拟行剖腹探查、粘连松解术，必要时行肠切除术。患者既往重要手术史包括 3 年前曾在全身麻醉下行胆囊切除术，1 年前曾在脊椎麻醉下行剖宫产术。否认发生相关并发症。在术前等候区时，其生命体征为：心率 97 次/分，血压 130/65 mmHg，呼吸 12 次/分，红细胞比容为 39%。患者有急性腹部压痛，留置了鼻胃管，每小时大约可以引流出 25 ml 的胆汁。

1. 清醒患者能够抑制反流和误吸的机制是什么？

食管下括约肌（lower esophageal sphincter，LES）是防止胃食管反流的主要屏障。LES 长 2～5 cm，吸气时向上运动，呼气时向下运动。吞咽时，食管进行蠕动性收缩，使食物通过，这时 LES 松弛。该括约肌穿过膈肌，并且括约肌内的静息压力大于胃内压。两者压力差值（LES 压减去胃内压）叫做“屏障压”。在正常状态下，腹内压增加会引起食管下段压力增加，从而维持屏障压。屏障压降低时会发生胃食管反流症（gastroesophageal reflux disease，GERD）。无论是 LES 压降低，还是胃内压增加，都会引起反流。

食管连接胃的拐角也能预防 GERD 。如果拐角呈倾斜状态，高胃内压才能引起反流。然而，如果拐角很小（常见于病态肥胖患者和妊娠女性），低胃内压也会引起反流。

另一个保护机制是横隔膜脚结构，它紧固着下段食管，从而防止反流。食管上括约肌（不受意识控制的骨骼肌）是抑制反流的第三个机制。实际上，包括肌肉松弛药在内的所有常用全身麻醉药都会引起此括约肌的松弛。

最后，一旦发生反流，自主的气道反射可以保护气道，防止误吸。这些反射包括咳嗽反射（短促地吸气，随后用力呼出）、呼气反射（只呼气而没有吸气）、喉痉挛和呼吸暂停（关闭假声带和真声带），以及痉挛性气促（浅快呼吸）（框 32-1）。

2. 讨论在全身麻醉中发生反流和误吸的危险因素。

全身麻醉时，机体的上呼吸道保护性反射消失。

框 32-1 预防反流和误吸的机制

- 食管下括约肌
- 胃食管角
- 横隔膜脚结构
- 食管上括约肌
- 气道反射
  - 咳嗽
  - 呼气反射
  - 喉痉挛和呼吸暂停
  - 痉挛性气促

因此，在全身麻醉下，出现反流的患者存在误吸反流物的危险。任何导致胃内容物增加、胃内压增加或者 LES 紧张性下降的情况，都可以引起反流和误吸（框 32-2）。

3. 围术期什么时候可能发生误吸？

围术期的任何时候都可能发生误吸。尤其是在以下情况：

- 诱导前
- 置入喉镜前的诱导期间
- 面罩通气期间
- 置入喉镜期间
- 拔出气管导管期间
- 拔出气管导管即刻
- 在麻醉后恢复室期间

然而，大多数时候，误吸是发生在置入喉镜期间。

4. 误吸可引起哪些问题？

全身麻醉期间，误吸是十分少见的，发生率是 1∶9000～1∶4000 。然而一旦发生误吸，将会产生严重的后果。误吸大颗粒胃内容物可以完全堵塞气管支气管的任何部位，导致通气困难或者不能通气。误吸胃内容物可以引起化学性肺炎，叫做 Mendelson 综合征（由 Mendelson 在 1946 年第一次提出）。如果误吸的胃内容物 pH＜2.5、容量＞0.4 ml/kg 或者成人达到 25 ml，就可能发生 Mendelson 综合征。误吸物的 pH 越低或者容量越大，则后果会越严重。

框 32-2 快速顺序诱导时需考虑的与反流和误吸相关的情况

- 肥胖
- 腹部手术
- 意识水平降低
- 胃炎或胃溃疡史
- 肠梗阻
- 疼痛或应激
- 急诊手术
- ASA 分级Ⅳ～Ⅴ
- 食管功能紊乱或曾接受食管手术
- 最近进食
- 糖尿病，尤其合并胃轻瘫
- 肠梗阻
- 创伤
- 合用阿片类药物
- 有症状的食管裂孔疝

5. 如果发生误吸，常见的病程、治疗和预后是什么？

一旦发生误吸，需对症治疗。在发生误吸时，应该吸引口咽部。如果患者是仰卧位，头应该转向一侧，以利于吸引。置头低脚高位可方便口咽部的反流物流出，降低误吸的容量。不提倡冲洗气道，因为它可能导致误吸扩散和更广泛的肺损伤。可以用纤维支气管镜取出较大的颗粒物。应该给予充分的氧供。通常需要机械通气。吸入性 β_2 受体激动药对治疗支气管痉挛非常有效。常规应用类固醇并没有益处。只有培养阳性时，才可以开始使用抗生素。

如果发生了误吸，通常在 2 h 内出现典型的临床症状。症状包括支气管痉挛，在吸入室内空气的情况下血氧饱和度与基础值相比下降超过 10%、吸入 100% O_2 时肺泡-动脉氧梯度＞300 mmHg 。胸部 X 线片通常显示肺不张或浸润影（最常见的是右肺下叶浸润）。肺内的损伤可以进展成间质性肺炎和肺水肿，伴随透明膜形成和肺组织损伤。急性呼吸窘迫综合征（acute respiratory distress syndrome，ARDS）通常发生于机械通气时间大于 24 h 以上的患者。如果患者术前状态良好，肺内误吸的预后通常很好。预后不良通常与患者并存严重疾病有关。

6. 如何管理鼻胃管？

关于鼻胃管（nasogastric tube，NGT）的管理充满争议。如果已经留置了鼻胃管，几乎普遍推荐在麻醉诱导前吸引 NGT。但是，有些人呼吁拔出 NGT，因为留置 NGT 会（通过机械性干扰）降低 LES 和食管上括约肌的紧张性。同时，在理论上，（快速顺序诱导时）留置 NGT 还可能干扰压迫环状软骨对食管的施压。这种观点尚未被证实。还有很多人推荐保留 NGT 于原位不动。这将允许胃内液体和气体持续引流，从而减少诱导引起的胃内压增加，这种压力是由腹部内容物推挤膈肌形成的。而且，并未证实留置 NGT 会影响压迫环状软骨的有效性。还有一种观点推荐在诱导期间将 NGT 退到食管中段的位置（距鼻孔距离约 30 cm），从而增加 LES 紧张性和降低食管整体压力，这不但能降低反流的风险还能降低食管破裂的风险。

7. 哪些药物能够降低误吸的风险？

甲氧氯普胺是普鲁卡因胺的衍生物，通过增加胃蠕动和幽门舒张促进胃排空。降低胃内容量的起效时间约 20～30 min，静脉注射后 1～3 min 内增加

LES紧张性。肠梗阻患者应避免应用甲氧氯普胺。由于它是多巴胺受体拮抗药，所有帕金森病和抑郁症患者应避免应用。它还会导致锥体外系不良反应。这种药物的促进胃排空作用可以被延缓胃排空的阿片类药所抑制。

西咪替丁和雷米替丁是竞争性 H_2 受体阻断药，可以降低胃泌素和食物引起的基础胃酸分泌。静脉内给药后约20～30 min起效。

枸橼酸钠是一种非颗粒性的抗酸药，口服后可以立即增加胃液pH。它非颗粒性的特性十分重要，因为误吸碱性颗粒物也会引起化学性肺炎。

质子泵抑制药（例如：奥美拉唑、雷贝拉唑、兰索拉唑）阻断胃内壁细胞分泌小管表面的 H^+-K^+-ATP酶系统的活性。这些药物能降低胃容量，增加胃液pH。

格隆溴铵和阿托品都是抗胆碱药，通过抑制迷走神经介导的胃酸合成增加胃液的pH。格隆溴铵同时会降低LES紧张性，但是阿托品却不会。

8. 在快速顺序诱导期间压迫环状软骨的理由是什么？会出现哪些相关问题？

环状软骨是整个气道中唯一的完整圆环状软骨。在1961年，Sellick提出了向后或者向颈椎方向压迫环状软骨将会把食管压向颈椎，使食管上端封闭，预防胃内容物反流至口咽部，从而阻止误吸胃内容物。理论上，压迫环状软骨会促进胃食管反流，却能防止反流至咽喉部。但是，清醒患者很难忍受压迫环状软骨，甚至会引起干呕。这种干呕会增加食管内压力，导致食管破裂。

空腹仰卧位患者的最大胃内压是25 mmHg。胃容量增加到750 ml可以使胃内压增加到35 mmHg。当胃内压达到40 mmHg时，向环状软骨施加30 N（牛顿）的压力，仍可以阻止反流。以往的研究推荐40 N的压力。但这么大的压力往往使患者难以忍受，经常使患者喉部解剖发生改变，造成插管困难，并且更容易发生食管破裂。解决的办法是对清醒患者施加20 N的压力。这种相对较小的压力会给预防反流提供一些保护措施，但如果食管内压力过高仍会发生反流，却不会发生食管破裂。如果患者意识丧失，在气管插管成功前，应始终向环状软骨施加30 N的压力。当进行面罩通气时，压迫环状软骨会增加面罩通气的难度。插管困难时，经常需要面罩通气。

最新的研究质疑压迫环状软骨预防反流误吸的作用是否真的有效。压迫环状软骨会使气道发生横向移位，还可能使气道发生完全闭合，增加喉镜暴露声门的难度。压迫环状软骨会降低LES紧张性，还可能促进胃反流。然而，在进行快速顺序诱导时，无论是对压迫环状软骨持支持态度还是持反对态度的文献都很少。本文推荐的标准是对于那些存在误吸高风险的患者，在麻醉诱导时需压迫环状软骨。

9. 常用麻醉药物对食管下端括约肌紧张性有哪些影响？

增加LES紧张性和增加屏障压的药物如下：

- α肾上腺素受体激动药
- 抗酸药
- 镇吐药
- 胆碱能药
- 依酚氯铵
- 组胺
- 甲氧氯普胺
- 美托洛尔
- 新斯的明
- 泮库溴铵
- 琥珀胆碱

降低LES紧张性和屏障压的药物如下：

- β肾上腺素受体激动药
- 多巴胺
- 格隆溴铵
- 吸入麻醉药
- 硝酸甘油
- 阿片类药物
- 硝普钠
- 硫喷妥钠

对LES紧张性无影响的药物如下：

- 西咪替丁
- 普萘洛尔
- 雷尼替丁
- 维库溴铵

丙泊酚同时降低食管压和胃内压，对屏障压无影响。

10. 概述这类患者合理的麻醉方案。

饱胃患者全麻诱导的选择依赖于几个因素，其中一个重要因素就是对气道的评估。气道的评估应该包括患者既往呼吸道管理方面存在的问题。如果患者的气道情况允许，应该在压迫环状软骨下实施快速顺序诱导。进行充分的给氧去氮是很必要的。

预吸氧的最终目标是呼出气氧浓度大于 90%，该浓度的氧气与功能残气量（FRC）中残余的氮气浓度密切相关。麻醉应该选用起效迅速的诱导药。常用的药物有丙泊酚、依托咪酯和氯胺酮（有时需合并应用两种或者两种以上的药物）。也应该选择起效快的肌松药。经典的常用于快速顺序诱导的肌松药是琥珀胆碱。但是，如果存在使用琥珀胆碱的禁忌证（例如高钾血症、烧伤、粉碎性骨折），可以应用罗库溴铵。罗库溴铵是唯一可以用于快速顺序诱导的神经肌肉阻滞药。选择罗库溴铵进行快速顺序诱导时，剂量应该加倍。应用非去极化神经肌肉阻滞药的缺点就是一旦插管不成功，就必须延长面罩通气的时间。如果面罩通气和气管插管都失败，就会出现紧急状况，需要手术建立气道。

即使进行普通的气管插管，仍可能存在插管困难。经常唯一需要做出的调整就是将患者的头部置于更佳的以鼻嗅物位，并更换喉镜片。如果气管插管仍未成功，应该求助于同事。在压迫环状软骨的时候，通气需要非常温柔、非常谨慎，维持气道峰压＜20 cmH_2O 以限制胃内进气。通气应该持续到患者清醒为止。如果面罩通气困难，说明需要一个声门上气道进行通气，例如喉罩通气（LMA）。多种类型的声门上气道装置是能够进行吸引胃管和气管插管的。压迫环状软骨会妨碍面罩和声门上气道通气。

然而，如果患者的气道看起来应用常规方法进行气道管理很困难，或者曾有困难气道史，应该禁忌快速顺序诱导。这种情况下，最谨慎的方法就是清醒下用柔软的纤维镜引导的保留自主呼吸的气管插管。这对饱胃患者而言，清醒插管更是一个独特的挑战。实施清醒气管插管时，需要实施充分的气道表面麻醉，以消除保护性的咳嗽反射和干呕反射。但是，清醒、不镇静的患者发生呕吐时，自己是能够知道的，可以把头转向一侧。在这种情况下，最好的解决办法就是快速、顺利地清醒气管插管。另外，出血、水肿、大量分泌物和呕吐都会增加插管难度。

不推荐采用面罩吸入诱导，除非在特殊情况下，比如误吸风险增高时。

插入带套囊的气管导管后，麻醉医生可以应用多种方法维持麻醉，包括使用空气和 O_2 混合气、一种吸入麻醉药、阿片类药物和肌肉松弛药，或者全凭静脉麻醉。即使采用带套囊的导管，仍可能在套囊周围发生微小的误吸。尽管如此，与不带套囊的导管相比，带套囊的导管可以提供更佳的气道保护。

在拔除气管导管期间，误吸也可以发生。这就要求在拔除导管前，患者必须具有气道保护能力，应该清醒、有意识、能够应答和恢复自主呼吸。

推荐阅读

Boet S, Duttchen K, Chan J, et al.: Cricoid pressure provides incomplete esophageal occlusion associated with lateral deviation: a magnetic resonance imaging study. J Emerg Med 5:1, 2011.

Cotton BR, Smith G: The lower oesophageal sphincter and anaesthesia. Br J Anaesth 56:37, 1984.

Ehrenfeld JM, Cassedy EA, Forbes VE, et al.: Modified rapid sequence induction and intubation: a survey of United States current practice. Anesth Analg 10:1, 2011.

El-Orbany M, Connolly LA: Rapid sequence induction and intubation: current controversy. Anesth Analg 110:1318, 2010.

Holmes N, Martin D, Begley AM: Cricoid pressure: a review of the literature. J Periop Pract 21:234, 2011.

Metzner J, Posner KL, Lam MS, et al.: Closed claims analysis. Best Pract Res Clin Anaesthesiol 25:263, 2011.

Nellipovitz DT, Crosby ET: No evidence for decreased incidence of aspiration after rapid sequence induction. Can J Anesth 54:748, 2007.

Ng A, Smith G: Gastroesophageal reflux and aspiration of gastric contents in anesthetic practice. Anesth Analg 93:494, 2001.

Olsson GL, Hallen B, Hambraeus-Jonzon K: Aspiration during anaesthesia: a computer-aided study of 185 358 anaesthetics. Acta Anaesthesiol Scand 30:84, 1986.

Smith KJ, Dobranowski J, Yip G, et al.: Cricoid pressure displaces the esophagus: an observational study using magnetic resonance imaging. Anesthesiology 99:60, 2003.

Vanner RG, Pryle BJ: Regurgitation and oesophageal rupture with cricoid pressure: a cadaver study. Anaesthesia 47:732, 1992.

Warner MA, Warner ME, Weber JG: Clinical significance of pulmonary aspiration during the perioperative period. Anesthesiology 78:56, 1993.

病例33

大范围肝切除

Samuel DeMaria, Jr., MD · Andrew M. Perez, MD
(席宏杰 译 张延卓 校)

问题

1. 描述肝硬化及其全身影响。
2. 如何评估患有严重肝病的患者？肝病如何影响麻醉药物的选择？
3. 非肝硬化患者行大范围肝切除术，术中需要注意哪些事项？
4. 肝左叶切除术和肝右叶切除术有什么区别吗？
5. 为什么避免输血是合理的？
6. 对于该病例如何管理液体和避免输血？
7. Pringle 法肝门阻断时需要关注什么？全腔静脉阻断时需要关注什么？
8. 肝切除术后疼痛的最佳管理模式？

患者，男性，62 岁，既往高血压、丙型肝炎、肝癌病史，拟行右半肝切除术。无肝硬化，实验室检查均在正常范围内。曾于 13 年前在全身麻醉下顺利完成腹股沟疝修补术。使用丙泊酚和芬太尼行全身麻醉诱导，肌肉松弛药选择维库溴铵，麻醉维持使用异氟烷和芬太尼。术前行有创动脉压监测，开放两个大口径的外周静脉通路。

术中，外科医生要求条件允许的情况下，限制输液并避免输血。在切除肿瘤之前，外科医生通知："Pringle 法肝门阻断开始"，患者出现血压下降，心动过速。

1. 描述肝硬化及其全身影响。

在美国大约 300 万人患有肝硬化，是第 12 大致死病因。慢性肝炎是指肝炎症和坏死存在至少 6 个月，最常见的病因是丙型肝炎病毒感染和酗酒。该疾病可以分为两大类：胆汁淤积性肝病和肝细胞性肝病。胆汁淤积性肝病（例如：原发性胆汁性肝硬化，原发性硬化性胆管炎）是罕见的慢性肝炎病因，肝细胞性肝病（例如：感染性，自身免疫性疾病，脂肪肝或者酒精性肝病）是主要的慢性肝炎病因，更易导致肝切除和肝移植。

肝硬化对麻醉医生来说是一个重大挑战，因为它导致几乎所有器官和系统出现问题。大多数患有长期肝病的患者存在肝功能不全，呈现出营养不良和乏力。表 33-1 列举了慢性肝病相关的，麻醉医生必须考虑的常见问题。

2. 如何评估患有严重肝病的患者？肝病如何影响麻醉药物的选择？

除了对手术患者进行常规的病史询问和体格检查，对肝硬化患者需要全面评估其疾病严重程度和识别具体的风险。手术是否紧急决定了是否有足够的时间进行并存疾病的优化治疗。急性肝炎患者，择期手术一般是禁忌的，急诊手术具有非常高的风险。应通过肝疾病常见的体征和症状整体评估机体状况。首次见到患者时，很容易通过黄疸、腹水、出血点和淤斑等体征进行快速评估。图 33-1 展示了可疑肝病患者的检查流程。

被广泛接受的肝病严重程度评估方法是 Child-Pugh 评分系统（表 33-2）。作为预测肝硬化的指标，尽管 Child-Pugh 评分系统已经使用超过 30 年，但它仍有严重的局限性，5 个变量中有 2 个是主观变量，且缺少与存活相关的肾功能指标，过分地强调了肝合成功能（例如：白蛋白和凝血酶原时间）。Child-Pugh 评分系统尽管不够完美，但仍能很好地预测这些患者的严重程度和近期死亡率。由于不依赖主观判断，终末期肝病模型（the Model for End-Stage Liver Disease，MELD）评分在群体对比和肝移植患者的选择中更适用。MELD 评分包含了非经验性的客观指标：胆红素、肌酐、国际标准化比值和肝硬化的病因。然而，MELD 评分在肝硬化患者进行非移植手术中的风险分层用处不大。

表 33-1 终末期肝病的并发症

器官系统	并发症	详细说明
中枢神经系统	肝性脑病	多种临床表现：精神错乱、人格改变、睡眠紊乱、昏迷 如果在麻醉或手术过程中出现肝灌注不足（如低血压和低氧血症）会引起肝性脑病
心血管系统	高血流动力状态	患者全身血管阻力严重下降导致高心排血量、低血压、心率轻度增加（可能是一氧化氮的作用）
	心肌病	充血性心力衰竭的体征和症状
	血流的改变	内脏血流增加导致有效循环血容量降低 动静脉侧支循环建立导致混合静脉血氧饱和度升高
	门静脉高压	门静脉压力升高导致门静脉系统侧支循环建立，并在腹水和肝性脑病中发挥作用 门静脉压力升高所致的食管静脉曲张是外伤后出血的高风险因素
呼吸系统	低氧血症	肺不张增加（体液蓄积所致，如腹水和胸腔渗出）导致真性肺内分流，缺氧性肺血管收缩受损 肝肺综合征，肺内血管扩张和分流
	肺动脉高压	门脉性肺动脉高压是肺动脉和门静脉高压同时存在，是长期肝病的结果
肾系统	肝肾综合征	晚期肝硬化进一步发展，导致肾前性肾衰竭，常常由于心排血量突然下降造成（例如使用各种麻醉药） 一般来说，使用白蛋白和血管升压素有效
	水肿和腹水	产生腹水的主要因素是门脉高压和钠水潴留 患者通常采取限盐饮食和利尿治疗 电解质紊乱常见 白蛋白是主要的治疗方法。腹水的感染（自发性细菌性腹膜炎）可以导致脓毒症和肾衰竭
血液系统	凝血功能障碍/高凝状态	不管肝合成功能检测结果如何（例如：PT，INR），血液凝固和纤维蛋白溶解过程均出现多种障碍 患者可毫无征兆的发生凝血功能障碍或血栓及并发症
	血小板减少	门脉高压引起脾大和血小板扣押（血小板减少的主要原因），但是骨髓抑制和免疫介导的血小板损伤也发挥着作用
内分泌系统	异常的葡萄糖利用	多因素的胰岛素抵抗会导致血糖升高 糖原储备的丢失可导致低血糖
胃肠道系统	食管静脉曲张	长期的门脉高压会引起静脉曲张，如果破裂（在放置鼻胃管或经食道超声时）将是致命的

INR，国际化标准比值，NG，鼻胃管；PT，凝血酶原时间，TEE，食管超声心动图

总而言之，由于肝病增加了发病率和死亡率，严重的肝病预示较差的预后。并存疾病也增加了风险。B级和C级患者一般不考虑进行大范围肝切除术。因为缺少替代衰竭肝的有效方法（与肾和心脏不同），麻醉医生必须能够准确评估疾病的严重程度，对患者进行恰当的监护。发病率和死亡率还与手术方式密切相关。肝硬化患者通过腹腔镜进行手术往往比开腹手术预后更好。

虽然肝病会影响术中麻醉药使用，但是小手术对肝功能一般不会产生影响。围术期肝的损伤更多取决于手术而不是麻醉药选择。

肝硬化患者常见问题包括以下方面：

- 在已经出现轻度的肝性脑病患者减少或者避免应用术前用药（比如：苯二氮䓬类）。
- 由于腹水和胃动力下降，肝硬化患者应视为饱胃患者。
- 气管插管，保证气道通畅（避免使用面罩和喉罩）。

蛋白结合力、蛋白浓度、容量状态和分布容积异常，以及肝细胞代谢紊乱，对药物代谢和药代动力学产生显著的影响（表 33-3）。肝病的严重程度直接影响所有这些变量及肝性脑病时多种麻醉药物的敏感性。严重的肝疾病影响高提取率药物的代谢（如利多卡因），其清除取决于肝血流。与此相反，低提取率的药物（如咪达唑仑）受蛋白结合的影响，增加未结合的药物而发挥作用。肝疾病时，药物的药

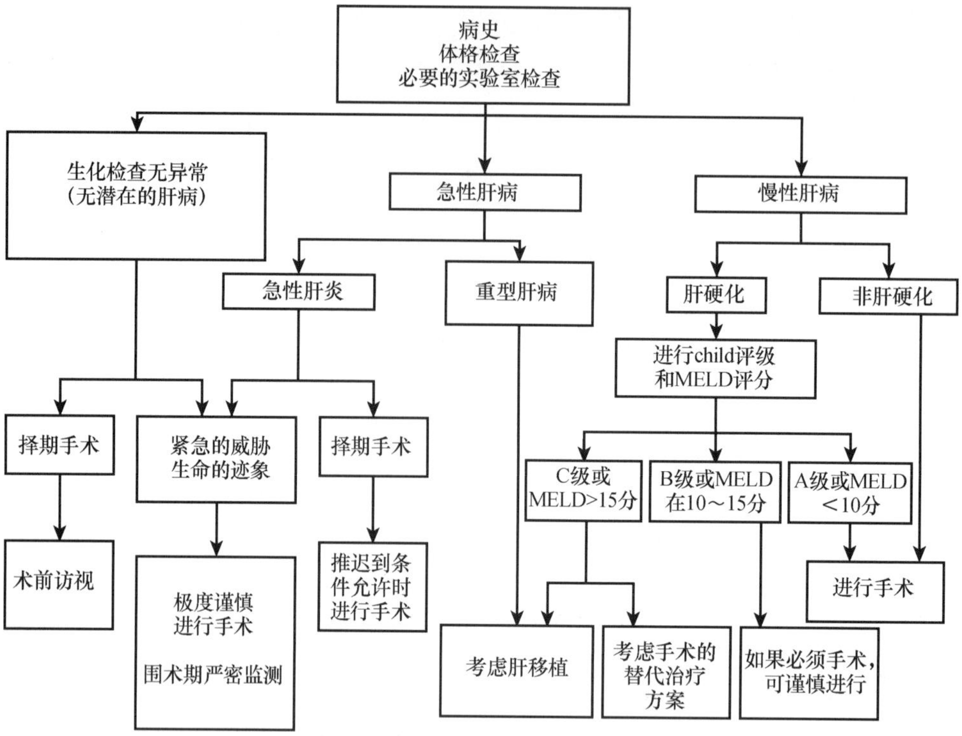

图 33-1 肝病患者术前评估（Adapted from：Patel T. Surgery in the patient with liver disease. Mayo Clin Proc 1999；74：593.）

表 33-2 肝病严重程度 Child-Pugh 评分

观察指标	分数		
	1	2	3
肝性脑病	无	轻度到中度	重度
腹水	无	轻度到中度	重度
胆红素（mg/dl）	<2	2～3	>3
白蛋白（g/dl）	>3.5	2.8～3.5	<2.8
凝血酶原时间			
延长时间（秒）	<4	4～6	>6
INR	<1.7	1.7～2.6	>2.3

A 级（轻度）：5～6 分
B 级：7～9 分
C 级（重度）：10～15 分

代动力学十分复杂。肝病患者用药需从小剂量开始滴定直到药物起效。肝蛋白质合成代谢改变以及体液的重新分布，使得普通麻醉药物的应用都充满挑战。重度门脉高压患者对麻醉药物反应增强，相反对儿茶酚胺类药物的反应下降，在血流动力学支持时需要增加剂量或需要使用非肾上腺素类血管活性药物（如血管升压素）。

3. 非肝硬化患者行大范围肝切除术，术中需要注意哪些事项？

对于原发性肝癌或者继发性肝转移瘤的患者，肝切除是治疗的“金标准”。在 20 世纪 70 年代，肝切除手术的死亡率大约是 20%，大部分死亡原因是术中大出血或者术后肝衰竭。最近多个大的系列研究报告显示接受肝切除术患者的死亡率不到 5%。慢性肝病的复杂性使得患者无论行何种手术，麻醉管理都变得复杂，但是大多数行大范围肝切除术的患者并没有肝硬化。大约有 90% 的手术是恶性病变，其中 80% 是转移性病变（通常是结肠癌）。最常见的原发的肝细胞病变是肝细胞癌（约占 80%），其次是胆管癌。良性病变包括血管瘤、局灶性结节增生、肝腺瘤。虽然利用腹腔镜进行手术越来越普遍也更加安全，但是大的中央区病变和体积巨大的右叶病变累及血管时最好开腹进行手术。腹腔镜进行肝切除术具有以下优点：术后疼痛轻，术后肠梗阻发生率低，恢复时间短。然而在大多数情况下，以上病例常常选择行开腹手术，并且切口很大。术中出血是麻醉医生主要考虑的问题。

肝切除术术前准备包括风险评估和全面的病历复习。阅读影像学资料，查看超声检查结果，以及术前和手术医生进行讨论以确认是否存在食管静脉曲张，肝病变大小位置以及术中可能遇到的困难（例如：肿瘤涉及的血管）是非常重要的。严重的血小板减少，大的静脉曲张，严重贫血和凝血障碍需要在术前进行纠正。

所有行肝切除术的患者都需要全身麻醉。考虑到术中可能突然出现大量出血，必须置入两个通畅的

表 33-3　慢性肝病对普通麻醉药品使用的影响

药物名称	药品使用中建议做出的改变	说明
吸入麻醉药		肝性脑病患者需要整体减少麻醉药物的剂量，容易出现药物过量。使用高剂量的挥发性麻醉药会导致低血压，低灌注使病情恶化，七氟烷，地氟烷，异氟烷可以很好地维持肝血流和功能
氧化亚氮	没有改变	
挥发性麻醉药	没有改变	
诱导麻醉药		动脉压稳定的情况下，静脉麻醉药对肝血流和术后肝功能的影响甚微。如果患者出现了低血容量状态或肝性脑病时减少丙泊酚是必需的。
丙泊酚	没有改变/减少剂量	
依托咪酯	没有改变	
氯胺酮	没有改变	
阿片类药物		
芬太尼	没有改变	芬太尼通过肝代谢，但是其快速再分布避免了继发于肝病的药物消除的改变。瑞芬太尼是通过血液和组织中的酯酶进行代谢，它在肝病患者中的消除是不变的。肝病对其他阿片类药物代谢具有很大影响，会导致药物蓄积，作用时间延长，麻醉过深
瑞芬太尼	没有改变	
吗啡，哌替啶，氢吗啡酮，舒芬太尼，阿芬太尼	减少剂量/避免联合应用	
神经肌肉阻滞药		
琥珀胆碱	没有改变	胆碱酯酶水平降低会延长琥珀胆碱的作用时间，这种情况少见
非去极化肌松药	没有改变：阿曲库铵，顺式阿曲库铵 减少剂量：维库溴铵，罗库溴铵，米库氯铵	增加诱导剂量（再分布容积增加）；维持时减少追加剂量或输注剂量（肝清除率下降）
辅助药物		
苯二氮䓬类药物	减少用量	降低咪达唑仑和安定的蛋白质结合，增加自由的咪达唑仑和安定导致其作用时间延长和镇静效果增强
右美托咪啶	减少用量	肝清除为主，同时也有小部分通过肾清除

大口径静脉导管（≥16 号）。尽管为了输液或者中心静脉压（central venous pressure，CVP）监测强行要求置入中心静脉导管并非是必要的，且有引起感染的可能，外周静脉通路不畅时中心静脉置管仍是合适的。动脉置管可以密切监测血流动力学且能频繁采集动脉血样。所有的肝切除术都应该放置动脉导管，病变较小、局限于肝左叶、术中出血量很少超过 1 L 的除外。没必要在麻醉诱导之前放置动脉导管，除非患者有其他并存疾病（例如：心脏疾病，严重的肝病）。

肝病和麻醉药物之间的相互作用是需要考虑的重点问题，对于没有肝硬化的患者常常能够耐受一个“简单的”麻醉。硬膜外给予吗啡或者留置硬膜外导管常常用于术后镇痛（见问题 8）。根据特定的患者选择适合于他的麻醉诱导方法（如：大量腹水的患者选择快速顺序诱导）。全身麻醉维持通常选用吸入性麻醉药，而不是用静脉麻醉药，因为使用吸入麻醉药时可以见到肝血流轻度减少，被认为可以减少出血。肌松药常常选用罗库溴铵或者维库溴铵。当存在严重的肝病时，最好选用顺式阿曲库铵。肋下和上腹部切口行肝切除术非常疼，椎管内没有给予吗啡时，芬太尼需要加大剂量（图 33-2）。通常给予 8～15 μg/kg 才能达到好的镇痛作用。

术中使用加温设备，例如充气保温毯，对患者来说是非常重要的，这样可以有效避免由于体温过低导致严重的凝血障碍。除非存在大的或有活动出血的静脉曲张，应常规放置胃管。避免使用呼吸末正压通气，限制静脉系统压力，减少静脉血液淤积和出血。

束缚患者的手臂，注意在骨头凸起的部位放置垫子，以减少神经损伤。接下来讨论液体管理和血液制品的使用，一般来说，液体管理的目标是维持正常血容量或轻度低血容量，为了减少出血，而要求的“干”（例如低血容量）是没有必要的。手术过程中，肝被动员或缩回时会“窃血”（也就是挤压）腔静脉，腔静脉回流急性减少，导致低血压（常常很严重）。应备好血管活性药物（如：去氧肾上腺素，血管升压素），随时用来治疗严重的低血压。

麻醉苏醒通常涉及关闭筋膜后的自主呼吸恢复，调整镇痛药剂量使呼吸频率小于 20 次/min。常规使用肌肉松弛药拮抗药，而不考虑最后一次肌肉松弛药

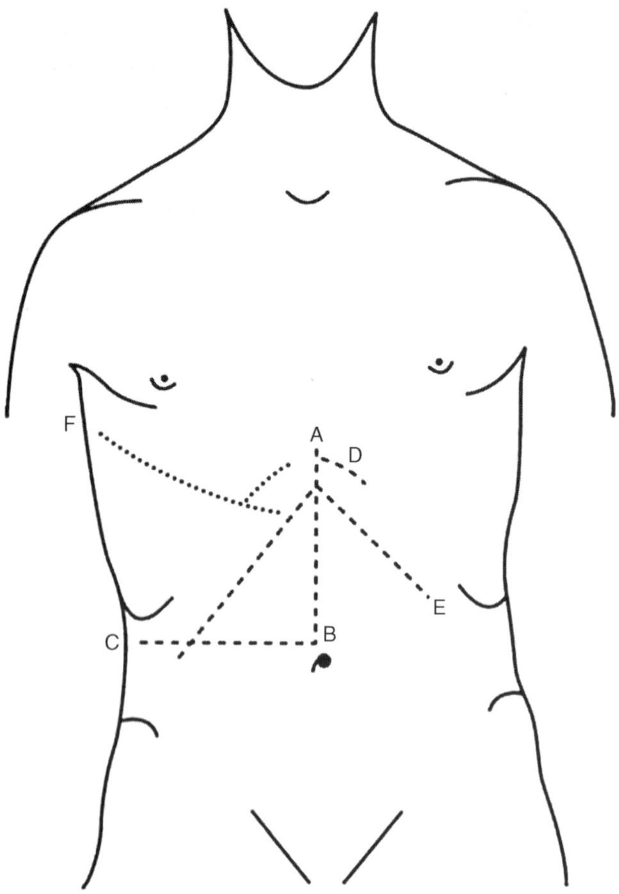

图33-2 肝切除的切口（A～F）。最初的上腹正中探查切口（B～D）；曲棍球-球棒切口，易于暴露整个肝（A～C）；经典Ⅴ型切口（C～E）及延长切口（A～D）；右肋下缘切口（C，D）；胸腹联合切口（F）（Adapted from：Blumgart LH，et al.，editors. Surgery of the liver，biliary tract，and pancreas，4th ed. Philadelphia：Saunders；2007.）

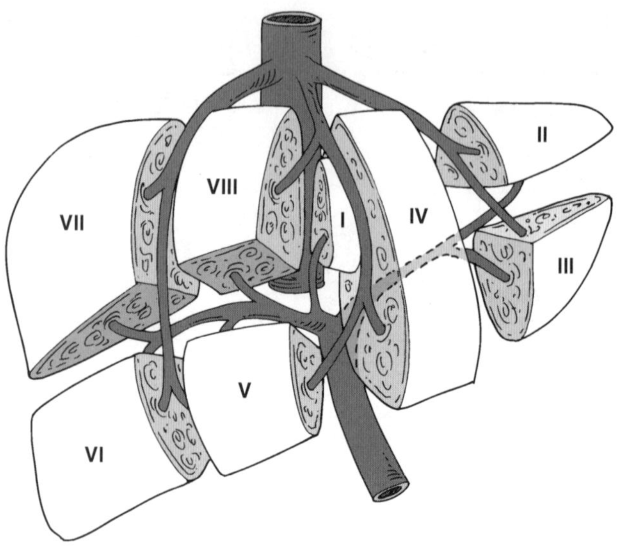

图33-3 Couinaud肝的8个分段（后视图）（Adapted from：Iwalsuki S，Sheahan DG，Starzl TE. The changing face of hepatic resection. Curr Probl Surg 1989；25：281.）

给予的时间，以减少术后呼吸系统不良事件的发生。术后，患者必须在麻醉后监护室进行观察，然后转移到能够继续进行各种有创监测的病房监护室。应该监测患者呼吸抑制（由于麻醉药物的残余作用或者切口疼痛导致的呼吸受限）、再出血和急性肝衰竭等情况。

4. 肝左叶切除术和肝右叶切除术有什么区别吗？

肝血管丰富，静息时可接受大约1/3的心排血量。肝的血流供应大约80％来自门静脉，大约20％来自肝动脉。大多数静脉血通过三支肝静脉汇入下腔静脉。肝共分为四叶，以镰状韧带为界，在前部分为左右两叶，后部分成另外两叶（尾叶和方叶）。切除75％肝后不会引起肝衰竭，肝细胞可以迅速复制（24 h内），几周内完全代偿。

了解肝的分段解剖对于肝切除术围术期管理是一个重要的进步。Couinaud被证实肝分为8段（图33-3）。熟悉肝的分段，能确保安全切除病变累及组织，并确保给剩余的肝组织提供充足的血液供应，以保存有活力的肝组织。

切除肝右叶时，许多从肝汇入下腔静脉的小静脉分支必须单独解剖、钳夹和分离。肝静脉常常有粗大的侧支，可能需要进一步分离、钳夹和结扎。肝左叶不位于腔静脉上，不需要进行大量的腔静脉分离。然而，向下牵拉肝并向头部牵拉膈肌帮助暴露肝左叶时，可能发生腔静脉“窃血”，造成短暂却很严重的低血压。考虑到肝右叶切除的解剖和手术特点，预计会出现大出血，必须对患者行有创血压监测并开放两个通畅的、大口径的静脉通路。切除段的数量和切除叶一样重要。只切除一个段，发病率和死亡率都相对较低。如果三个或更多个段被切除，死亡率将会翻倍。

5. 为什么避免输血是合理的？

肝恶性肿瘤切除和活体肝移植存在大量出血的风险。术中谨慎的管理液体和（或）谨慎的输注血液制品是至关紧要的。对肿瘤患者来说，输血的主要不良反应是免疫抑制和随后的肿瘤复发。另外，这些患者的死亡率与血液输注相关。从这方面来说，输血可能对患者的预后产生不利影响。应该采取一切措施来减少肝在手术中失血量，以避免术中对血液制品的需求，并降低肿瘤复发的风险。

6. 对于该病例如何管理液体和避免输血？

尽管有出血风险和需要避免输血，大范围肝切除术中全量输液是有争议的。在一些医疗中心，手术切除早期充足的输入液体，以期达到增加血容量，从而在突然出血时起到缓冲作用。其他大多数医疗中心则倾向于维持低 CVP，以减少术中无静脉瓣的肝静脉或者腔静脉中的血液丢失，肝静脉和腔静脉的血液是切除过程中出血的主要来源。适当角度的垂头仰卧位能维持或者增加心脏前负荷和心排血量，同时能减少肝静脉压力，然而这样通常会增加 CVP，这与经典的建议截然不同。

术中测量 CVP 的基本观念是假想的、不完善的，但低 CVP 技术已经被吹捧为大范围肝切除术中的标准做法。这些研究证实除了肝左叶切除术，低 CVP 技术能减少肝切除术中出血且不增加并发症的风险。一些更为严谨的研究则支持低 CVP 技术是一个存在问题的时髦技术，应受到限制，因为血液丢失量比预期的要大。有相反的证据认为监测 CVP 不能减少在择期肝切除术中的出血量。在这项研究中发现，没有进行 CVP 监测或者 CVP 操作的患者并不会比进行了 CVP 监测的患者出血量要多。应用低 CVP 技术必须均衡考虑潜在的器官灌注不足风险，以及发生率低但却很严重的气体栓塞（$<1\%$）的风险。

术中跨胸壁压力的改变是由机械通气和手术牵开器对胸腔及右心房压迫造成的。这些跨胸壁压力，就像腹水和 CVP 的零点位置一样，会改变 CVP 的示值。由于手术技术和方法的改进，肝切除术变的更加安全了，同时术中出血量也更少了。此外，减少出血和改善预后之间的关系依然是推测的，减少出血保证了术中不使用血液制品。最后，经常用来获得低 CVP 的方法（如：药物干预，放血）对于有并存疾病、已经存在的器官功能障碍或者是储备功能受限的老年患者来说是有风险的。这些风险包括但不仅限于肾功能障碍和空气栓塞。这些证据表明在大范围肝切除术中维持低 CVP 依然是有争议的。

通过放置动脉导管，麻醉医生可以通过多种不同的方法（如脉压变化，收缩压变化）评估患者血容量状态。这些患者合理的液体管理方法如下：

- 在肝切除术过程中，目标是正常血容量，而不是低血容量。
- 在肝切除术之前限制液体输入，晶体液输入量不要超过 1 L。
- 合理使用去氧肾上腺素，维持平均动脉压大于 70 mmHg。
- 在肝切除术完成后开始全面的液体复苏。
- 没有证据支持用晶体或者胶体液孰优孰劣。

7. Pringle 法肝门阻断时需要关注什么？全腔静脉阻断时需要关注什么？

一旦开始切除肝，为了减少术中出血，对流入和流出血管的阻断是必要的。在肝外处理时，在肝门位置分离肝动脉和门静脉各个分支，并在肝外阻断，这就叫做 Pringle 手法。这个手法有效地限制了进入肝的血流，使出血主要取决于肝静脉压力，而肝静脉压力通过维持低 CVP 和低平均动脉压已显著降低。这种方法的优点是可以在血管横断之前早期对其进行控制。缺点是解剖操作繁琐并存在损伤对侧结构的可能。潜在的肝缺血再灌注损伤能导致术后肝功能不全或者肝衰竭，从而限制了阻断时间。尽管肝被证实能够耐受 1 h 的热缺血，但术中阻断时间低于 45 min 是最理想的。Pringle 手法后来出现了一些技术上的改变，包括大约阻断 15 min，开放 5 min 的间断血管阻断法。Pringle 手法的两个时间点（夹闭或松开）均可能发生低血压。当夹闭时由于静脉回流减少而出现低血压，小剂量的去氧肾上腺素、补液或者两者兼用可以很好地控制低血压。当松开时出现的低血压是由于再灌注损伤，缺血性介质释放，炎症介质释放，导致血管舒张和心脏抑制（也就是心肌顿抑）。合理应用升压药、正性肌力药物（例如麻黄碱）或两者合用可以有效缓解这种血流动力学紊乱。肝门阻断后可能会出现乳酸血症，合理地应用液体治疗可以纠正乳酸血症。乳酸血症在液体复苏后依然可能持续存在，可以作为术后即刻出现肝衰竭的早期指标。

全血管阻断是指除肝门阻断外还夹闭上腔静脉和下腔静脉。虽然过去常常采用全血管阻断，但只有大的、复杂的肝切除术才需要。全血管阻断具有显著减少血液从肝丢失的优势，但因其能减少无病变区域的侧支血供和降低静脉回流的突出缺点而减少了其使用。目前肝切除术中大量失血并不多见，失血量中位数约为 200～500 ml。这里强调联合使用上文描述的麻醉技术和已制定的手术方法来减少了术中失血量。因此，腔静脉阻断现在几乎不再使用。但如果计划这样做，需要开放比肝切除术所需“常规”口径更大的中心静脉通路（8.5 F 或者 9 F），以备进行快速的液体复苏。其他的止血措施包括在切除的肝的表面用一些辅助性的止血剂。这些仅仅是辅助措施，不能取代对出血血管的良好止血。

8. 肝切除术后疼痛的最佳管理模式？

肝切除术后的疼痛管理面临挑战。如前所述，一个大的切口意味着可能出现严重的术后疼痛，切口的位置意味着常常使用“夹板疗法”，导致呼吸功能恢复较差。肝切除术后的“最佳”镇痛方案仍然存在争议。

关于如何行椎管内镇痛有两种方法：硬膜外应用阿片类药物或单次脊髓腔内应用阿片类药物。术后患者凝血状态可能出现变化，是一些临床医生避免放置硬膜外导管的主要原因。一些麻醉医生避免单次脊髓腔内给予阿片类药物（通常是吗啡），是因为术后药物代谢的改变可能导致出现毒副作用。虽然大约有10%的患者凝血时间延长，术后硬膜外镇痛被多次证明是安全的。鞘内注射吗啡和硬膜外镇痛效果相当，但瘙痒和恶心发生率较高。镇痛方案包括：手术开始时鞘内给予250 μg吗啡，整个切除过程中静脉芬太尼用量不超过3～8 μg/kg，在恢复期给予患者自控镇痛泵。急性恢复期之后，所有患者应该在一个能够监护的环境里进行恢复（如病房监护室），在这里呼吸抑制可以被及时发现。

如果想放置硬膜外导管，拔出硬膜外导管时候应该遵循美国区域麻醉和疼痛学会（American Society of Regional Anesthesia and Pain Medicine，ASRA）指南以避免出现硬膜外血肿。如果静脉给药是唯一的镇痛的方法，术中使用长效的阿片类药物（如美沙酮，吗啡或者氢吗啡酮）是明智的。手术结束时大多数患者都可以拔除气管导管，但是必须严密观察呼吸抑制。

推荐阅读

Belghiti J, Regimbeau JM, Durand F, et al.: Resection of hepatocellular carcinoma: a European experience on 328 cases. Hepatogastroenterology 49:41, 2002.

Bossola M, Stockman J, Ben-Porat L, et al.: Influence of transfusions on perioperative and long-term outcome in patients following hepatic resection for colorectal metastases. Ann Surg 241:381, 2005.

Couinaud C: [Segmental and lobar left hepatectomies: studies on anatomical conditions]. J Chir 68:697, 1952.

Gelman S: Venous function and central venous pressure: a physiologic story. Anesthesiology 108:735, 2008.

Giordano C, Deitte LA, Gravenstein N, et al.: What is the preferred central venous pressure zero reference for hepatic resection? Anesth Analg 111:660, 2010.

Melendez JA, Arslan V, Fischer ME, et al.: Perioperative outcomes of major hepatic resections under low central venous pressure anesthesia: blood loss, blood transfusion, and the risk of postoperative renal dysfunction. J Am Coll Surg 187:620, 1998.

Patel T: Surgery in the patient with liver disease. Mayo Clin Proc 74:593, 1999.

Pietri L, Siniscalchi A, Reggiani A, et al.: The use of intrathecal morphine for postoperative pain relief after liver resection: a comparison with epidural analgesia. Anesth Analg 102:1157, 2006.

Ramrakhiani S, Bacon BR: Hepatology in the new millennium: advances in viral hepatitis, hepatic disorders, and liver transplantation. Med Clin North Am 84:1085, 2000.

Redai I, Emond J, Brentjens T: Anesthetic considerations during liver surgery. Surg Clin North Am 84:401, 2004.

Ruiz-del-Arbol L, Monescillo A, Arocena C, et al.: Circulatory function and hepatorenal syndrome in cirrhosis. Hepatology 42:439, 2005.

Tripodi A, Mannucci PM: The coagulopathy of chronic liver disease. N Engl J Med 365:147, 2011.

Yamamoto J, Kosuge T, Takayama T, et al.: Perioperative blood transfusion promotes recurrence of hepatocellular carcinoma after hepatectomy. Surgery 115:303, 1994.

Ziser A, Plevak DJ, Wiesner RH, et al.: Morbidity and mortality in cirrhotic patients undergoing anesthesia and surgery. Anesthesiology 90:42, 1999.

病例34

开腹主动脉修补

Ronald A. Kahn, MD

（席宏杰　译　张延卓　校）

问题

1. 阐述主动脉瘤的自然病程。
2. 如何对主动脉瘤患者进行术前评估？
3. 术前应给予哪些药物？
4. 哪些麻醉药可用于主动脉瘤手术？
5. 行主动脉瘤手术的患者，应该采取哪些监护措施？
6. 主动脉横断钳闭术后对机体有哪些影响？
7. 简述几种术后镇痛的方法。

患者，男性，71岁，既往有高血压、稳定性心绞痛、高胆固醇血症及吸烟史。现腹部出现一个6 cm大的肾下腹主动脉瘤，需施行传统的主动脉修复术。

1. 阐述主动脉瘤的自然病程。

所有主动脉瘤的自然进程都是逐渐变大。破裂的趋势主要取决于瘤体壁的张力。依据LaPlace定律，随着动脉瘤直径的增长，瘤体壁的张力增加，破裂的风险也增加：

$$瘤体壁张力=\frac{瘤体内压\times瘤体直径}{2\times瘤体壁厚度}$$

主动脉瘤的平均生长速率是每年0.4 cm。一项针对高风险患者的随访研究显示，动脉瘤平均破裂的概率是3%，手术的死亡率是4.9%（动脉瘤大于6 cm或伴有症状的动脉瘤需行择期手术）。大约34%患者死于与主动脉瘤无关的病因。未经治疗的大于6 cm的腹主动脉瘤患者5年生存率小于10%，而未经治疗的小于6 cm的腹主动脉瘤患者5年生存率为50%。舒张压升高，动脉瘤的前后径大于5 cm和梗阻性肺疾病是动脉瘤破裂的独立预测因素。不存在危险因素时，动脉瘤预期的5年破裂率为2%，而这3种危险因素全部存在时则为100%。

2. 如何对主动脉瘤患者进行术前评估？

几乎所有的拟行主动脉瘤手术的患者都会出现明显影响麻醉管理的并存疾病，包括心血管、肺、肾和中枢神经系统疾病。术前评估的目的就是发现这些并存疾病，评估不良预后的风险，调节患者机体至最佳状态，并选择并发症最少的麻醉技术。但需要急诊手术时，常常不能实施完整的术前评估，因此难以调整患者术前身体状态达到最佳。

主动脉瘤术前必须评估患者的心肌储备。心肌缺血的危险因素包括陈旧性心肌梗死、心绞痛、充血性心力衰竭、男性、吸烟、高胆固醇血症、糖尿病和运动耐量受限。心肌缺血风险较低的患者不需要进一步的评估即可进行手术，但在主动脉瘤患者中只占很小一部分。在2年内运动负荷试验阴性或冠状动脉旁路移植术后无症状的患者也不需要进行心肌缺血的进一步评估。运动负荷试验对于有中度心肌缺血风险的患者可能是最合适的，对于高风险的患者更推荐进行冠状动脉造影。

运动负荷试验由两部分组成：心肌负荷和心肌缺血或心肌梗死的检测。心肌负荷的检测方法有机械方法（如平板运动试验或手摇柄运动）和药理学方法。药理学方法所使用的药物包括增加心肌需氧量的药物（如多巴酚丁胺）或引起“心肌窃血”的药物（如双嘧达莫）。心肌缺血的检测方法包括心电图、放射性核素检查和超声心动图。运动后心肌缺血的典型表现是ST段抬高。放射性核素检查时，运动时不摄取放射性示踪剂而休息时摄取放射性示踪剂被认为是可逆的损伤。不可逆的损伤（即运动和休息时均不摄取放射性示踪剂）即陈旧性的梗死。超声心动图显示，缺血的心肌在负荷时会出现明显的室壁运动异常。在休息和负荷时均不能运动的心肌节段，应假定为发生了心肌梗死。在每一项检查中，重要的是确定是否存在有风险的心肌（即哪部分心肌在应激时会出现缺血），而不是已梗死的心肌。如果患者有重要的心肌区域存在风险，在手术前需要进一步优化治疗（药物或者介入治疗）（表 34-1）。

表 34-1 心血管系统的术前评估

风险因素
- 陈旧性心肌梗死
- 心绞痛
- 充血性心力衰竭
- 男性
- 吸烟
- 高胆固醇血症
- 糖尿病
- 运动耐量受限

不需要进一步检查
- 2 年内负荷试验阴性
- 冠状动脉旁路移植术后无症状

需要进一步检查
- 中度风险患者需行负荷试验
- 高度风险患者需行冠状动脉造影

严重的冠心病（coronary artery disease，CAD）患者可能需要通过经皮冠状动脉介入治疗（percutaneous coronary intervention，PCI）或者冠状动脉旁路移植术来进行心肌血管重建。PCI 包括球囊扩张成形术、金属裸支架（bare metal stent，BMS）置入术或药物洗脱支架（drug-eluting stent，DES）置入术。置入 DES 的疗效好于 BMS，而置入 BMS 的效果好于球囊扩张成形。这三种 PCI 的治疗措施都可能出现再狭窄，PCI 术后的患者均需采取二联抗血小板疗法（例如阿司匹林和氯吡格雷）。手术干预后可见炎症反应和高凝状态，过早的停止二联抗血小板疗法使不良心脏事件和支架内再狭窄的发生率升高，所以在球囊扩张术后的 2～4 周，BMS 置入术后的 6 周或 DES 置入术后的至少 1 年内均需要采用二联抗血小板疗法。目前推荐，需要停用抗血小板药物的择期手术应推迟到球囊扩张术后 2～4 周，BMS 置入术后 6 周～3 个月，DES 置入术后至少 1 年进行。如果患者需行主动脉修补术，但存在严重 CAD 需要 PCI，在选择介入治疗方法和支架类型（如果需要）时，必须权衡它们对主动脉瘤急诊手术的影响（表 34-2）。

3. 术前应给予哪些药物？

所有的抗高血压药物和抗心绞痛药物都要应用至

表 34-2 心肌存在风险的患者术前心肌血管重建方法

经皮冠状动脉介入治疗
- 球囊扩张成形术——需要停止抗血小板药物的择期手术需推迟 2～4 周
- BMS——需要停止抗血小板药物的择期手术需推迟 6 周～3 个月
- DES——需要停止抗血小板药物的择期手术需推迟至少 1 年

冠状动脉旁路移植术

BMS，金属裸支架；DES，药物洗脱支架

手术时。可依据术前患者的临床情况和并存疾病给予镇静。缓解焦虑能够减少术前高血压和心动过速，高血压和心动过速能够增加动脉瘤渗漏或破裂的风险，同时会引起 CAD 患者出现心肌缺血。主动脉瘤患者可能存在由于出血、心肌缺血或充血性心力衰竭而导致血流动力学不稳定的风险。器官灌注不良也是个主要问题。急诊行主动脉瘤手术的患者需要严密监测以控制血压和适当的液体复苏。

主动脉疾病的患者，首要目标是维持血流动力学稳定，同时提供适度的遗忘、无痛和无体动。由于主动脉存在破裂和形成夹层的风险，必须严格控制血压。β-肾上腺素受体阻断药和血管扩张药能够在维持适当灌注压的同时，减小心肌收缩力和射血速度。另外，由于主动脉渗漏或破裂，患者继发出现低血容量休克，这种情况下，主要目标是维持血容量，保护气道和立即手术止血。

手术人群中还包括很多闭塞性 CAD 的患者，对于他们而言，血流动力学波动能引起心肌氧供和氧需失衡，导致心肌缺血。围术期应用 β 肾上腺素受体阻断药存在争议。在 CAD 风险较大的患者中，β 肾上腺素受体阻断药降低了不良心脏事件的发生率。长期应用 β 肾上腺素受体阻断药的患者术前突然停药，能增加心肌事件的发生率。一项大型的随机对照研究，围术期缺血评估（PeriOpertive ISchemia Evaluation，POISE）对围术期不限制的应用 β 肾上腺素受体阻断药提出了异议。接受 β 肾上腺素受体阻断药的患者主要心肌事件发生率较低，但低血压发生率较高，与其相关的脑卒中发病率和死亡率也随之升高。如果患者有较大的 CAD 风险，应该根据心率和血压仔细滴定 β-肾上腺素受体阻断药的剂量。

4. 哪些麻醉药可用于主动脉瘤手术？

所有行急诊主动脉手术的患者都应视为饱胃状态，择期手术必须个体化考虑。麻醉诱导和气管插管期间，血流动力学应避免大幅波动。多种麻醉药

物能够实现这个目标，可以依据临床情况做出个人的选择。预计术后需要机械通气支持的患者，通常使用大剂量阿片类药物；但是体温正常、血流动力学稳定的患者，可考虑早期拔管。没有证据表明任何一种麻醉方法优于另一种，重要的是选择一种能获得理想的血流动力学目标的麻醉方法。血管活性药物，如硝普钠、硝酸甘油和艾司洛尔，都应该在术前准备好，并且应稀释到可用于静脉单次推注的剂量。

5. 行主动脉瘤手术的患者，应该采取哪些监护措施？

美国麻醉医师协会（American Society of Anesthesiologists，ASA）推荐的标准监测适用于所有主动脉手术的患者。心电图通过肢体导联和胸导联（至少有Ⅱ导联和 V_5 导联）监测心肌缺血和心律失常。留置 Foley 导尿管以便评估容量状态，并在肾灌注不足早期给出提示。低温导致心肌缺血、凝血功能障碍和伤口感染的概率增加，患者围术期应保持正常体温。

血压的急剧变化使得主动脉手术的麻醉经常非常复杂。血管内容量的改变、麻醉药物的影响和手术操作是主要原因。任何时候突发大量失血都能引起严重的低血容量。前负荷的改变通常是由于肋间动脉突然大量出血流入胸腔、主动脉破裂、吻合口大量渗血、体液蒸发和第三间隙丢失。大口径的静脉通路对主动脉手术来说十分重要。主动脉可能随时破裂，快速静脉输注液体、血液或血液制品的能力是必备的。推荐准备 1 或 2 条大口径的外周静脉通路作为中心静脉的补充。具有液体加热功能的快速输液系统应随时可用。推荐使用血液回收设备行自体血液回输。早期的血液回收设备采用离心装置来分离洗涤红细胞。该技术的缺点是血液填充离心杯延迟，处理血液需要时间；同时造成血浆容量、蛋白质、凝血因子和血小板流失。

主动脉手术中需要安全可靠的方法来监测患者血压的急剧变化。有创动脉压监测能实现这一目标，它可以提供连续的、逐次心搏的血压值和波形。留置的动脉导管也可以用来多次采集动脉血进行实验室检查。

主动脉手术应常规留置中心静脉导管用来监测心脏充盈压（通过中心静脉导管或肺动脉导管），提供中心给药途径以及用来快速输液。可以从右侧颈内静脉或左侧锁骨下静脉使用大口径导管（使用导引器）完成中心静脉置管。左侧颈内静脉置管无名静脉穿孔的概率较高；而且由于方向突变，肺动脉导管更难从左侧颈内静脉或右侧锁骨下静脉置入。

中心静脉压（central venous pressure，CVP）并不能直接反映左心充盈压力，但能用来预估左心室功能良好患者的左心充盈压。合并 CAD 且射血分数大于 40%的患者容量发生变化时，CVP 与左心充盈压相关。其他的研究没有证实 CVP 和肺毛细血管楔压之间有始终如一的关系。

当患者心室功能下降、肺动脉高压、严重的瓣膜病或晚期全身脏器功能不全时，强烈建议使用肺动脉导管。右心压力的监测是容量状态监测的唯一指标这一说法并不充分，因为右心压力并不能够反应左心前负荷。肺动脉导管能监测后负荷，通过热稀释法监测心排血量，通过测量肺动脉氧饱和度监测氧的运输。尽管肺动脉导管在高危患者中被允许使用，但没有研究证实在这种情况下使用可以改善患者的预后。

经食管超声心动图（transesophageal echocardiography，TEE）是主动脉手术中非常有用的监测工具。它能够诊断心室功能障碍和局部心室壁运动异常。TEE 可以显示心脏和大血管的影像，可提供的信息包括局部心室壁运动异常、间接测量心排血量和射血分数、瓣膜异常和主动脉及心包的异常状态。上述指标中，最适宜使用 TEE 的是心室功能和血管内容量状态。国家超声心动图委员会是颁发使用 TEE 技术资格证书的机构。

6. 主动脉横断钳闭术后对机体有哪些影响？

主动脉突然阻断后，最常见的血流动力学反应是后负荷突然增加，导致近端主动脉压力增加。在阻断上腹主动脉期间，从远端静脉到被阻断的主动脉之间的容量再次分布使前负荷增加。增加的前后负荷及可能出现的血管收缩增加了心肌需氧量和心肌缺血的可能性。主动脉阻断后前负荷增加，因此阻断之前，前负荷应维持在较低水平。静脉扩张药（如硝酸甘油）可以进一步降低前负荷，动脉扩张药可以用于控制后负荷的增加。在主动脉阻断期间，应密切关注前负荷，否则持续失血会让病情变得复杂。

术中多种原因可能导致低血压。低血容量、心肌抑制和后负荷降低都应该被考虑到。低血压的一个常见病因是再灌注。血液淤积于再灌注的组织导致中心低血容量、低氧引起的血管扩张、血管活性药物的蓄积或抑制心肌的代谢产物（如乳酸）蓄积都可以引起开放后低血压。治疗方案包括快速纠正低血容量、酸中毒、低钙血症，同时合理应用血管活性药物。如果血流动力学难以维持稳定，在液体复苏的同时可以将主动脉再次暂时性阻断。

腹主动脉重建后可出现肾功能不全。在行修复术时可以通过药物进行肾的保护。甘露醇尽管能导致术后第1天多尿及较少的亚临床型肾小球和肾小管损伤，但对患者术后血尿素水平、肌酐及肌酐清除率没有影响。呋塞米对肾具有保护作用的证据较少。

理论上，高危人群可以在围术期使用小剂量多巴胺来进行肾保护。小剂量的多巴胺［1～3 μg/(kg・min)］可以扩张肾入球微动脉、增加肾血流，这并不依赖于它的心脏作用。在主动脉阻断期间输注多巴胺可以显著增加尿钠、尿钾的排出，增加肌酐清除率和尿量。主动脉手术围术期使用多巴胺能增加术后肾血浆流量、肾小球滤过率和钠排泄分数。然而研究并没有证实小剂量多巴胺的肾保护作用。大多数血管疾病的患者行肾下腹主动脉瘤修补术时，围术期使用增加肾血流剂量的多巴胺与术中维持正常血容量相比并无明显优势。

主动脉钳闭期间可出现纤维蛋白溶解。内脏缺血（在肾下主动脉钳闭时并不会出现）能引起纤维蛋白溶解。如果预计上腹部主动脉需要阻断，强烈建议使用抗纤维蛋白溶解药物。氨基己酸、氨甲环酸和抑肽酶都能有效地降低纤维蛋白溶解活性，但是抑肽酶在临床上已不再使用。

7. 简述几种术后镇痛的方法。

静脉给予阿片类药物具有快速吸收且迅速达到治疗水平的优点。但这种给药模式会导致药物浓度迅速下降，在此期间患者会感受到疼痛。虽然增大药物剂量可以延长镇痛时间，但也会产生更多的不良反应。为了最大限度地减少不良反应的发生，可以通过患者自控泵（即患者自控镇痛）少量多次给予阿片类药物。这种方法能够显著提高患者住院期间舒适性，也能防止药物过量。尽管这项技术很安全，但呼吸抑制也会发生，因此常规的术后护理应包括严密监测呼吸状态。

一个可替代静脉注射阿片类药物的方法是硬膜外给予镇痛药物。局部麻醉药、阿片类药物或其他药物（例如 α_2 受体激动药）都被认为可以有效减轻术后疼痛。这种方法能大幅度减少疼痛，但也能引起明显的副作用。局部麻醉药引起交感神经阻滞（前负荷和后负荷减少可引起低血压和心动过速），运动阻滞和局部麻醉药毒性反应。阿片类药物能引起瘙痒、恶心、呕吐、尿潴留或呼吸抑制。这些副作用可以用传统的方法（例如抗组胺药，止吐药）或特异性阿片类药物拮抗药进行治疗。硬膜外使用阿片类药物具有特异性作用的优点，不存在局部麻醉药相关的血流动力学剧烈波动和运动阻滞。

预计围术期需要抗凝时，术前置入硬膜外导管用于术后镇痛可能更为安全。硬膜外麻醉可以增加冠状动脉血流，但是非心脏手术时，硬膜外麻醉对心肌缺血的影响却得到了矛盾的结果。大量的研究表明，血管手术时围术期或术后应用硬膜外麻醉或硬膜外镇痛能够减轻应激反应。复合硬膜外麻醉可显著减少主动脉阻断和再灌注时儿茶酚胺的释放。硬膜外麻醉或镇痛导致的应激反应减轻能降低术后高凝状态。

推荐阅读

American Society of Anesthesiologists and the Society of Cardiovascular Anesthesiologists Task Force on Transesophageal Echocardiography: Practice guidelines for perioperative transesophageal echocardiography. An updated report by the American Society of Anesthesiologists and the Society of Cardiovascular Anesthesiologists Task Force on Transesophageal Echocardiography. Anesthesiology 112:1084, 2010.

American Society of Anesthesiologists Task Force on Pulmonary Artery Catheterization: Practice guidelines for pulmonary artery catheterization: an updated report by the American Society of Anesthesiologists Task Force on Pulmonary Artery Catheterization. Anesthesiology 99:988, 2003.

Bellomo R, Chapman M, Finfer S, et al.: Low-dose dopamine in patients with early renal dysfunction: a placebo-controlled randomised trial. Australian and New Zealand Intensive Care Society (ANZICS) Clinical Trials Group. Lancet 356:2139, 2000.

Bernstein EF, Chan EL: Abdominal aortic aneurysm in high risk patients: outcome of selective management based on size and expansion rate. Ann Surg 200:255, 1984.

Bois S, Couture P, Boudreault D, et al.: Epidural analgesia and intravenous patient-controlled analgesia result in similar rates of postoperative myocardial ischemia after aortic surgery. Anesth Analg 85:1233, 1997.

Devereaux PJ, Yang H, Guyatt GH, et al.: Rationale, design, and organization of the Perioperative Ischemic Evaluation (POISE) trial: a randomized controlled trial of metoprolol versus placebo in patients undergoing noncardiac surgery. Am Heart J 152:223, 2006.

Fleischmann KE, Beckman JA, Buller CE, et al.: 2009 ACCF/AHA focused update on perioperative beta blockade: a report of the American College of Cardiology Foundation/American Heart Association task force on practice guidelines. Circulation 120:2123, 2009.

Fleisher LA, Beckman JA, Brown, KA, et al.: ACC/AHA 2007 Guidelines on Perioperative Cardiovascular Evaluation and Care for Noncardiac Surgery: Executive Summary: A Report of the American College of Cardiology/American Heart Association Task Force on Practice Guidelines (Writing Committee to Revise the 2002 Guidelines on Perioperative Cardiovascular Evaluation for Noncardiac Surgery) Developed in Collaboration With the American Society of Echocardiography, American Society of Nuclear Cardiology, Heart Rhythm Society, Society of Cardiovascular Anesthesiologists, Society for Cardiovascular Angiography and Interventions, Society for Vascular Medicine and Biology, and Society for Vascular Surgery. J Am Coll Cardiol 50:1707, 2007.

Frank SM, Fleisher LA, Breslow MJ, et al.: Perioperative maintenance of normothermia reduces the incidence of morbid cardiac events: a randomized clinical trial. JAMA 277:1127, 1997.

Gelman S: The pathophysiology of aortic cross-clamping and unclamping. Anesthesiology 82:1026, 1995.

Grines CL, Bonow RO, Casey DE Jr, et al.: Prevention of premature discontinuation of dual antiplatelet therapy in patients with coronary artery stents: a science advisory from the American Heart Association, American College of Cardiology, Society for Cardiovascular Angiography and Interventions, American College of Surgeons, and American Dental Association, with representation from the American College of Physicians. J Am Coll Cardiol 49:734, 2007.

病例35

胸主动脉血管内修复术

Ronald A. Kahn, MD

（陶涛 译 郭悦平 校）

问题

1. 传统的降主动脉重建与血管内主动脉修复术的区别？
2. 列举血管内主动脉修补术的解剖学要求及限制。
3. 已知的血管内主动脉瘤修复术围术期并发症有哪些？
4. 探讨与开放性手术相比，腔内胸主动脉修复术对患者预后的影响。
5. 行血管内支架植入术时应采取什么麻醉方法？
6. 近端支架释放后会出现什么问题？
7. 经食管超声心动图在血管内胸主动脉修复术中有何特殊作用。
8. 解释脊髓缺血与血管内胸主动脉修复的关系。
9. 何谓“植入后综合征”？

患者，男，83 岁，因发现直径 7 cm 的降主动脉瘤而求治。该患者有冠心病病史，并有充血性心力衰竭、慢性阻塞性肺疾病、高血压病史，曾行腹主动脉瘤修复术。降主动脉瘤起自左锁骨下动脉起始处远端 5 cm，延伸达 30 cm。鉴于患者当时的病情，计划实施血管内修复术，植入数根自膨式支架。

麻醉和手术过程顺利，未出意外。在麻醉后恢复室，该患者出现发热、轻度低血压，手术部位出现渗出。

1. 传统的降主动脉重建与血管内主动脉修复术的区别？

对于传统的开放主动脉病变修复术来说，血管内主动脉修复术（endovascular aortic repair，EAR）是一种替代选择。与传统的动脉重建相比，血管内修补术的创伤小。血管内移植时选择远端动脉的小切口入路，而不需要大的腹部切口。这种技术不需要广泛且长时间的主动脉血流阻断、可以降低失血量、避免了涉及内脏操作导致的明显的液体转移，从而降低了围术期血流动力学明显变化的风险。

由于缺乏 EAR 治疗患者长期预后的研究，而且传统的开放动脉修补术具有良好的治疗记录和较低的并发症发生率，有轻微或无并发症的年轻患者仍多采取传统的开放动脉修补术。有严重并发症的患者可能更适于血管内重建术。

2. 列举血管内主动脉修补术的解剖学要求及限制。

并非所有主动脉病变的患者都有血管内修复术的解剖基础。为了保证 EAR 的成功，原有动脉和移植物之间必须形成严密封闭。其近段颈部（即近段“着陆区”）长度必须至少达到 15 mm，并且动脉瘤颈部直径不应超过移植物的最大可用范围。同样，主动脉远端支架附着区应是无瘤区域，其长度应足够容纳支架。在被隔绝的主动脉节段内不应有重要的主动脉分支，如副肾动脉或肠系膜下动脉。在临床工作中，动脉瘤颈部过度扭曲、严重钙化、瘤颈直径＞26 mm 以及瘤颈长度＜10～15 mm 都是 EAR 的相对禁忌证。最后，必须至少需要一个粗大、直行的髂动脉作为容纳移植物输送系统的管道（即充当导管）。

3. 已知的血管内主动脉瘤修复术围术期并发症有哪些？

尽管血管内主动脉修复术比开胸开腹术创伤小，但是它也并非没有明显的围术期并发症。在置入血管内装置前，由于髂动脉或主动脉解剖和（或）病变的原因，操作者可能无法放入鞘管或传递装置。有时，由于动脉内操作导致动脉破裂，而需要紧急复苏和即刻转为开放手术。这些都增加了患者行血管内修复术时的发病率和病死率。

当向血管内置入导引钢丝和使用器械操作时，可因栓塞或梗阻导致主动脉和远端器官损伤。来自主动脉的栓子阻塞远端的肠道、下肢或其他器官的血管并不少见。尽管血管内器械可能阻塞髂内动脉，但尚无该并发症的相关报道。脑损伤的出现可能是基于以下原因：移植操作引起逆向血栓栓塞，注射大容量的造影剂，用力冲洗，导引钢丝通过病变的主动脉弓。此外，导引钢丝也可能误入心脏，损伤主动脉瓣或引起心脏压塞。

血管内修复术可能引起部分或完全性肾损伤。支架移位、肾动脉撕裂、血管内器械远端位置不当等都可能阻塞肾动脉，导致肾功能不全，应采取进一步措施以纠正。手术中为使主动脉解剖显影而使用大量造影剂是造成肾损伤的另一原因（框 35-1）。

4. 探讨与开放性手术相比，腔内胸主动脉修复术对患者预后的影响。

血管内修复术可能是一种积极的治疗胸主动脉病变的手术方法。Dake 等于 1994 年报道，血管内胸主动脉瘤修复术后，患者 6 个月、1 年、2 年的生存率分别为 86%、81%和 73%。患者死亡的预测因素包括：患者无外科开放手术指征，使用了心肺转流术（合并升主动脉和主动脉弓病变患者行血管内胸主动脉瘤修复术），主动脉瘤巨大或主动脉瘤颈部直径过大以及高龄。手术的主要并发症是早期死亡(9%)、神经系统并发症（10%）和肺部并发症(12%)。血管内修复术的死亡率为 9%，与开胸手术 11%的病死率相比差异不大。但是，16%的血管内修复术为急诊手术，60%的血管内修复术患者不适于开胸手术。如此看来，该术式 9%的病死率在情理之中。

框 35-1 血管内主动脉修复术的外科并发症

- 移植物传递系统置入受阻
  - 髂动脉解剖变异或病变
  - 主动脉解剖变异或病变
- 动脉破裂并低血压
- 主动脉壁脱落物导致的栓塞
  - 肠道
  - 下肢
  - 脑
  - 其他器官
- 导丝引发的并发症
  - 主动脉瓣损伤
  - 心肌穿孔并心脏压塞
- 支架移位
  - 肾动脉阻塞导致的肾损害
  - 肋间神经或脊髓前动脉阻塞导致的截瘫
- 支架植入后综合征

Dake 等（1994）认为在主动脉弓或升主动脉进行导管或鞘管操作、过度抗凝或者在颈动脉或锁骨下动脉进行外科操作都是引起患者卒中高发的原因。最近的 meta 分析研究证明血管内修复术在早期病死率、截瘫、肾功能不全、输血、出血再手术、心血管并发症、肺炎及住院时间等方面的发生率比开放手术低。在胸主动脉瘤破裂后，无论是进行血管内修复还是开胸修复，其病死率及并发症无差异。然而，接受血管内修复术的患者更可能早期离院。

肾下主动脉瘤血管内修复术的长期预后较好。血管内修复术有早期生存益处。然而，随着时间的推移，行血管内修复术后的患者如有潜在的持续发展的动脉瘤性疾病，则仍有持续进行监测和干预的必要性。与行血管内修复术的患者相比，进行开放手术的患者需要二次干预治疗的发生率更低。这两种手术方法的术后 2 年生存率无显著差异，至少术后 6 年的生存率才有统计学差异。

5. 行血管内支架植入术时应采取什么麻醉方法？

包括局部麻醉、区域麻醉和全身麻醉在内的各种麻醉方法都可用于主动脉支架植入术。该手术开展早期需时较长，为改善患者的耐受性，常选用全身麻醉。随着外科技术的提高和更加先进的器械被引入，采取区域麻醉（包括硬膜外麻醉、脊椎麻醉和连续脊椎麻醉），局部麻醉辅以镇静更常见。麻醉技术的选择依赖于拟定手术的方式和患者的并存疾病的状态。动脉支架手术需要经皮肤的小切口放置导管，这可以在局部麻醉和镇静下完成。如果需要行扩大的腹股沟部探查或切开，或者需建立股动脉-股动脉的通道，最好行区域麻醉或全身麻醉。假如外科切口扩展到腹膜后，应该使用高平面的区域麻醉或全身麻醉。此类手术需要较长时间才能完成，假如患者是在局部麻醉或区域麻醉下进行手术，必须给予适当的镇静，以避免患者由于长时间处于同一体位而出现不安和不适，导致烦躁。

一项包括 91 例血管内修复术患者的回顾性研究发现：与区域麻醉或全身麻醉相比，采用局部麻醉可减少血管活性药物的使用、维持体液平衡、减少进入 ICU 病房的概率，还可缩短住院日。另一项包括 239 例 EAR 术的前瞻性研究指出，不同的麻醉方法并未导致全因死亡率有显著差异。然而，与全身麻醉相比，局部麻醉下呼吸系统并发症发生率更低（0% *vs*. 5%；*P*<0.01）。与全身麻醉、区域麻醉相比，局部麻醉下肾衰竭的发生率更低（0% *vs*. 2% *vs*. 1%；*P*<0.02）。一项包括 5557 名接受 EAR 手术患者的多中心回顾性研究显示，在局部麻醉、区域麻醉及全身麻醉下完成手术的患者，其心脏并发症发生率分别为 1%、2.9%及 3.7%。局部麻醉、区域麻醉与全身麻醉相比，心脏并发症的发生率显著降低。与此类似，区域麻醉组脓毒症发生率显著低于全身麻醉组。但是，鉴于此类回顾性研究显著的选择性偏倚，很难通过该结论推断临床实践。

6. 近端支架释放后会出现什么问题?

近端支架释放时可出现支架向远端移位，支架可能没有完全包住瘤囊而导致内漏。旧式的血管内支架采用大气囊血管成形导管来扩展，并且将支架远端的附着系统固定于其下正常的血管壁。由于这些气囊的横截面积大，它们容易被主动脉的急速血流推动而向主动脉远端移位。由移位引起的装置错位可能导致大的动脉分支阻塞或动脉瘤隔绝不完全。有些治疗中心在释放支架时成功地应用短效血管扩张药或诱导心室静止来控制性降压，帮助近端血管内支架的放置，减小移位程度。使用腺苷或诱导心室颤动可使心室静止。大剂量腺苷诱导窦房结或房室结抑制。但是，由于主动脉内血流持续存在，显著的错位仍可能发生。很可能没有必要对自膨式装置采取该类措施。

7. 经食管超声心动图在血管内胸主动脉修复术中有何特殊作用。

随着超声技术的快速发展和经食管超声心动图（transesophageal echocardiography，TEE）的出现，我们现在已经可以进行围术期心血管系统的动态观察，这是以往传统的经胸超声显像无法做到的。由于食管紧邻主动脉，TEE 就成为诊断主动脉弓远端、降主动脉和腹主动脉近端病变的最佳方法。TEE 可提供主动脉、导丝位置，以及支架释放前相比于正常和病变胸主动脉位置的即时图像。长轴图像对放置动脉造影导管及递送装置有帮助。可以使用更高频率的超声波或间断应用横截面成像帮助确定导管尖端及主动脉内递送装置的位置。

TEE 与围术期动脉造影相比具有独特的优势，它可以提供确切的关于血管及病变大小、位置的信息，这些很难由单平面动脉造影术得到。与动脉造影术不同，TEE 可诊断出支架渗漏（经多普勒彩色血流成像）及医源性动脉撕裂。TEE 还可用于评价支架的大小及位置。TEE 可显影较大的肋间动脉这就避免了主动脉支架阻塞肋间动脉，但不可能在所有患者中均显示肋间动脉。当植入支架后，应用彩色多普勒血流成像技术可以很容易确定由主动脉进入动脉瘤的血流被隔绝。由于这类患者多数并存严重心脏疾患，因此围术期使用 TEE 还可动态评价其心功能。

8. 解释脊髓缺血与血管内胸主动脉修复的关系。

据报道，血管内胸主动脉重建术后神经损伤发生率和开胸主动脉修补术相似。重建降主动脉时，供应脊髓前部血液的肋间动脉可能被破坏，导致脊髓损伤。发生截瘫的危险因素包括主动脉内支架的长度和腹主动脉瘤修补病史。一些关于开胸主动脉修复的文献提供了引流脑脊液对预防截瘫有效性的证据。在胸主动脉手术中，当脑脊液压力超过椎管内静脉压力，即达到了“临界关闭压”，因此导致静脉塌陷。围术期控制脑脊液压力可以降低脊髓损伤的发生率。Coselli 等人（2002）选取 145 名进行开胸主动脉瘤修复术的患者，随机分为脑脊液引流组和对照组。对照组有 9 名患者（13.0%）出现截瘫或下肢轻瘫，而脑脊液引流组仅有两名患者（2.6%）出现上述症状。荟萃分析及回顾性分析支持这一数据。一些无对照的证据表明，血管内胸主动脉修补后引流脑脊液可逆转脊髓损伤的症状。因此，对于行血管内胸主动脉修复术的高危患者，预防性腰椎脑脊液引流导管的使用和诱导升高血压是有必要的。

9. 何谓“植入后综合征”?

血管内主动脉修复术后常见植入后综合征（postimplantation syndrome），表现为发热、C 反应蛋白水平升高和非感染性白细胞增多。它通常表现轻微且具有局限性，可持续至术后 2～10 天，使用非甾体抗炎药治疗有效。偶尔由于严重的植入后综合征造成致死性的分布性休克、呼吸衰竭及弥散性血管内凝血。可能是由于血管内主动脉瘤修补术时瘤内器械操作引起了内皮细胞激活。极少数情况下，植入后综合征也可表现为消耗性凝血病。对于巨大主动脉瘤患者，血管内隔绝术可能导致被隔绝的瘤囊内形成血栓，这就可能激发纤维蛋白溶解。当支架放置困难需反复在主动脉内操作时，可能导致内皮细胞受损，从而刺激机体促凝血反应。

推荐阅读

Baril DT, Kahn RA, Ellozy SH, et al.: Endovascular abdominal aortic aneurysm repair: emerging developments and anesthetic considerations. J Cardiothorac Vasc Anesth 21:730, 2007.

Bettex DA, Lachat M, Pfammatter T, et al.: To compare general, epidural and local anaesthesia for endovascular aneurysm repair (EVAR). Eur J Vasc Endovasc Surg 21:179, 2001.

Cheng D, Martin J, Shennib H, et al.: Endovascular aortic repair versus open surgical repair for descending thoracic aortic disease: a systematic review and meta-analysis of comparative studies. J Am Coll Cardiol 55:986, 2010.

Coselli JS, Lemaire SA, Koksoy C, et al.: Cerebrospinal fluid drainage reduces paraplegia after thoracoabdominal aortic aneurysm repair: results of a randomized clinical trial. J Vasc Surg 35:631, 2002.

Dake MD, Miller DC, Semba CP, et al.: Transluminal placement of endovascular stent-grafts for the treatment of descending thoracic aortic aneurysms. N Engl J Med 331:1729, 1994.

De Bruin JL, Baas AF, Buth J, et al.: Long-term outcome of open or endovascular repair of abdominal aortic aneurysm. N Engl J Med 362:1881, 2010.

Gopaldas RR, Dao TK, LeMaire SA, et al.: Endovascular versus open repair of ruptured descending thoracic aortic aneurysms: a nationwide risk-adjusted study of 923 patients. J Thorac Cardiovasc Surg 142:1010, 2011.

Greenberg R, Resch T, Nyman U, et al.: Endovascular repair of descending thoracic aortic aneurysms: an early experience with intermediate-term follow-up. J Vasc Surg 31:147, 2000.

Matsuda H, Ogino H, Fukuda T, et al.: Multidisciplinary approach to prevent spinal cord ischemia after thoracic endovascular aneurysm repair for distal descending aorta. Ann Thorac Surg 90:561, 2010.

Moskowitz DM, Kahn RA, Konstadt SN, et al.: Intraoperative transesophageal echocardiography as an adjuvant to fluoroscopy during endovascular thoracic aortic repair. Eur J Vasc Endovasc Surg 17:22, 1999.

Ruppert V, Leurs LJ, Steckmeier B, et al.: Influence of anesthesia type on outcome after endovascular aortic aneurysm repair: an analysis based on EUROSTAR data. J Vasc Surg 44:16, 2006.

Tiesenhausen K, Amann W, Koch G, et al.: Cerebrospinal fluid drainage to reverse paraplegia after endovascular thoracic aortic aneurysm repair. J Endovasc Ther 7:132, 2000.

Verhoeven EL, Cina CS, Tielliu IF, et al.: Local anesthesia for endovascular abdominal aortic aneurysm repair. J Vasc Surg 42:402, 2005.

病例36

经尿道前列腺切除术

Laurence M. Hausman, MD · Daniel M. Gainsburg, MD, MS

(陶 涛 译 郭悦平 校)

问题

1. 何为经尿道前列腺切除术综合征？其治疗方法是什么？
2. 在行经尿道前列腺切除术时还可能发生什么并发症？
3. 经尿道前列腺切除术术中使用何种冲洗液？
4. 甘氨酸有哪些毒性？
5. 行经尿道前列腺切除术时应选择哪种麻醉方法？
6. 如果选择区域麻醉，麻醉平面应达什么水平？
7. 手术历时 75 min，患者血清钠离子为 102 mEq/L。怎样使患者血清钠离子纠正为 135 mEq/L？
8. 哪些措施可以降低经尿道前列腺切除术综合征的发生率？
9. 还有哪些微创手术方法用于治疗良性前列腺肥大？

老年患者，男，74 岁，患有良性前列腺肥大，拟行经尿道前列腺切除术（transurethral resection of the prostate，TURP）。该患者有冠状动脉心脏病、稳定性心绞痛及高血压病史。患者目前用药为美托洛尔 50 mg 每日 2 次，氨氯地平 10 mg 每日 1 次。体格检查无异常。患者心率 74 次/分，血压 160/75 mmHg，呼吸频率 12 次/分，身高 177.5 cm，体重 72 kg。

1. 何为经尿道前列腺切除术综合征？其治疗方法是什么？

TURP 综合征是由于过多的冲洗液经前列腺静脉窦吸收而发生的一组体征和症状。液体吸收可导致水中毒、低钠血症和低渗透压。最常见于 TURP，也可发生在经尿道膀胱肿瘤切除、诊断性膀胱镜检查、经皮肾镜取石术以及内窥镜下妇科手术等过程中。TURP 综合征的发生率为 0.78%～1.4%，严重病例的病死率为 25% 。这种并发症可发生于前列腺切除术开始后几分钟至术后 24 h。

TURP 患者术中血清钠离子（Na^+）水平可降低 3.65～10 mEq/L。血清钠离子浓度降低可能有如下几种机制。低钠血症可能仅是由于冲洗液稀释血液引起，也可能是钠离子由手术部位弥散到冲洗液或进入前列腺周围和（或）腹膜后引起。低钠血症的程度与冲洗液的吸收速度有关，而与绝对吸收量无关。

中枢神经系统症状包括头痛、不安、烦躁、谵妄、抽搐，最终发生昏迷（框 36-1）。这些表现是由脑水肿、颅内压增高所致。随着神经系统状态恶化，患者可能出现去大脑体位、间歇性抽搐和巴宾斯基征阳性，脑疝形成并最终死亡。眼科检查可见双侧瞳孔大、对光反射迟钝及视神经乳头水肿。脑电图（EEG）检查通常显示为低电压。如果发生昏迷，一般可在数小时至数天内恢复。但也有持续存在的情况。与低钠血症的症状相比，血清钠离子浓度的下降速度与神经系统损伤的发生率更密切相关。

低钠血症和液体超负荷对心脏有害。液体超负荷对心血管系统的初期影响为高血压和心动过缓。然而，120 mEq/L 的血清钠离子水平对心脏有负性变力作用，引起低血压、肺水肿和充血性心力衰竭（CHF）。血清钠离子水平低于 115 mEq/L 时出现心电图改变，如 QRS 复合波增宽、室性异位节律及 T 波倒置。当血清钠离子水平低于 100 mEq/L 时，可能发生呼吸停止和心脏停搏（框 36-2）。

如果患者出现 TURP 综合征的体征和症状，应尽快结束外科手术。治疗措施主要是针对增加血清钠离子水平和纠正液体超负荷，可限制液体输注或给予袢利尿剂，如呋塞米等。对于严重低钠血症患者，必要时可给予高张盐溶液（3%～5%氯化钠）。快速纠正低钠血症可能与发生脑水肿和中心性桥脑

框 36-1 TURP 综合征的中枢神经系统表现

- 头痛
- 不安
- 烦躁
- 谵妄
- 抽搐
- 昏迷
- 去大脑体位
- 阵挛
- 巴宾斯基征阳性
- 瞳孔对反射迟钝
- 视盘水肿

框 36-2 TURP 综合征的心血管系统表现

- Na^+ <120 mFq/L
  - 低血压
  - 肺水肿
  - 充血性心力衰竭
- Na^+ <115 mFq/L
  - QRS 复合波增宽
  - 室性异位节律
  - T 波倒置
- Na^+ <100 mFq/L
  - 呼吸停止
  - 心脏停搏

髓鞘破坏有关。其他治疗应根据患者的症状确定。应考虑给氧，必要时行气管插管和机械通气。

2. 在行经尿道前列腺切除术时还可能发生什么并发症?

约7%行 TURP 患者可发生较严重并发症。30天病死率为0.2%～0.8%，与20世纪60年代早期研究中2.5%的病死率相比，无疑已发生明显进步。接受 TURP 的患者往往年纪大并伴有心肺疾病，因而更易出现并发症。由于这些患者长期使用利尿剂，因此术前常处于脱水状态，并伴有电解质紊乱。与 TURP 相关的其他并发症见框 36-3。

框 36-3 TURP 的并发症

- 膀胱穿孔
  - 腹膜外或腹膜内穿孔
- 失血
  - 失血量与腺体大小和手术切除时间相关
- 凝血功能紊乱
  - 凝血因子被稀释
  - 原发性纤维蛋白溶解
  - 弥散性血管内凝血
- 一过性菌血症和败血症
- 冲洗液中毒
  - 血容量过多
  - 低钠血症
- 体温降低
- 甘氨酸中毒
  - 一过性失明
  - 高氨血症
  - 恶心和呕吐
  - 昏迷
- 心肌抑制
- 心电图改变

膀胱穿孔

在 TURP 患者中，膀胱穿孔的发生率为1%。穿孔可由于冲洗液使膀胱过度膨胀所致，也可能为外科操作所致。膀胱穿孔的早期征象是由膀胱引流出的冲洗液减少。腹部会隆起，腹壁可能紧张。如果手术在区域麻醉下进行，患者可能主述疼痛和（或）恶心呕吐。血压增高后常可出现低血压。

大多数穿孔为腹膜外型和非致命性。这类穿孔引起脐周围痛。然而，上腹部疼痛和肩周牵涉痛可能是腹膜内穿孔的体征，具有潜在致命性。行尿道膀胱造影术确定诊断后应实施耻骨上膀胱造瘘进行治疗。

失血

前列腺是具有丰富血管的器官。因为使用了大量的冲洗液，所以确定实际失血量会非常困难。术中失血量与腺体大小和切除时间有关。据推测，失血量约为每分钟切除时间2～5 ml，或每克腺体20～50 ml。腺体重量在35 g内时，失血量与腺体大小呈线性关系，超过此重量则每克腺体的失血量增加。腺体切除时间长于90 min或腺体重量超过60 g的患者，出血相关的病死率明显增加。

凝血功能紊乱

约6%接受 TURP 的患者可发生亚临床态的凝血异常，1%的患者可发生具有临床表现的凝血功能紊乱。凝血功能紊乱的发生与被切除前列腺的重量有关。如果被切除腺体的重量超过35 g，就更可能发生凝血功能紊乱。其发生的原因可能是由于凝血因子和血小板被稀释。

原发性纤维蛋白溶解也是凝血功能紊乱的原因。在 TURP 术中患者体内纤溶酶原激活物被释放，后者将纤溶酶原转化为纤溶酶。原发性纤维蛋白溶解可用6-氨基己酸治疗。

继发性纤维蛋白溶解可能是弥散性血管内凝血（disseminated intravascular coagulopathy，DIC）的结果。DIC 是由于富含凝血酶原激酶的前列腺组织被吸收入体循环所致。以上理论的根据是这类患者常表现为凝血酶原激活物、血小板及纤维蛋白原水平低，这也是发生 DIC 时的常见表现。如果怀疑发生了 DIC，应给予对症治疗。需要时可输入液体和血液制品。给予肝素可能有益。

一过性菌血症和败血症

前列腺中的细菌可能经前列腺静脉窦入血而引发

术后菌血症。留置导尿管将增加这种风险。约 6%～7%的患者发生脓毒症。治疗包括使用抗生素和支持疗法。

冲洗液中毒

现在所用冲洗液的毒性表现为其被大量吸收而引起的液体超负荷、低钠和低渗血症。自从使用非电解质的等渗冲洗液，低渗血症及其神经系统后遗症的发生率已经下降。但液体超负荷和低钠血症仍然是要面对的问题。在 TURP 中，可能有多达 8 L 的冲洗液被吸收，这会引起患者平均体重增加约 2 kg。这些液体的 20%～30%被直接吸收入静脉，其余被吸收入前列腺周围和腹膜腔（间质腔）。患者吸收冲洗液的速度取决于以下几方面：前列腺的大小、前列腺包膜的完整性和冲洗液容器的高度。如果前列腺包膜的完整性被破坏，而且前列腺越大，其血液供应也越丰富，冲洗液随之被吸收也越多。

可以采取如下措施减少冲洗液的吸收量。首先，可限制冲洗液容器至手术部位的高度差，这样可降低促使液体进入静脉窦的静水压。当容器与术区高度差超过 60 cm 时，液体的吸收明显增加。其次，应限制切除时间在 150 min 内。因为有研究者发现，每分钟液体吸收量为 10～30 ml。

山梨醇和甘露醇均为糖醇，都与乳酸性酸中毒和高血糖的发生有关。甘氨酸的特殊作用将在下文讨论。

体温降低

接受全身麻醉或神经阻滞麻醉的患者都可能发生体温下降。如果使用的冲洗液温度为室温，体温下降更明显。应用温热的冲洗液可减少热量丧失和寒战。理论上，如果使用加温的冲洗液会导致血管扩张，因此将增加失血量。但是这种担忧在临床上并无意义。实际上，如果因为冲洗液未加温而引起寒战，这将使静脉压升高，进而导致失血量增加。

3. 经尿道前列腺切除术术中使用何种冲洗液?

理想的冲洗液应该是等张的、无电解质活性、无毒和透明的液体。遗憾的是，还没有完全符合上述条件的液体。人们最初使用的是蒸馏水，但是蒸馏水被吸收可导致低钠血症和红细胞溶解。由于蒸馏水的这些严重并发症，促使人们后来应用了等张液体，如生理盐水和乳酸盐林格溶液。但是这类液体的高度离子化特点可引起高频电流由前列腺切除器向外扩散。现在使用的冲洗液是无电解质活性的等张液体，包括甘氨酸及山梨醇和甘露醇的复合液 Cytal（最常用）溶液，以及葡萄糖、甘露醇、脲类及山梨醇溶液等。

4. 甘氨酸有哪些毒性?

1.5%的甘氨酸溶液吸收入血是引起一过性失明等许多与 TURP 有关的神经系统损害产生的原因。甘氨酸是一种可通过血脑屏障的非必需氨基酸，它与脑内天然的抑制性神经递质 γ-氨基丁酸分布相似。一过性失明可能是甘氨酸对中枢神经系统抑制作用或其对视网膜直接抑制作用的结果。甘氨酸对视网膜的作用与其血药浓度无关。

甘氨酸被代谢成氨，后者在某些患者中可导致高氨血症。高氨血症发生的机制还不清楚。一种推测是氨在肝经鸟氨酸循环转变为尿酸，这一反应需要精氨酸。精氨酸缺乏症患者易于发生高氨血症这一事实支持上述推测。氨中毒的常见体征和症状是恶心和呕吐。当血氨浓度超过 500 μg/L 时将发生昏迷，血氨浓度低于 150 μg/L 昏迷症状即可缓解。甘氨酸具有心肌抑制作用，可引起非特异性心电图表现，如 T 波压低。

5. 行经尿道前列腺切除术时应选择哪种麻醉方法?

长期以来，区域麻醉（框 36-4）被用于 TURP。它的显著优点是可以监测如兴奋、头痛等低钠血症的早期表现。一旦出现上述表现，应立即检查血钠浓度。如果确诊为低钠血症，应立即开始治疗。如果术中患者出现兴奋躁动的原因是低钠血症或缺氧，此时增强镇静可能产生严重后果。

正如前文中曾经讨论过的，TURP 的另一潜在致命并发症是膀胱穿孔。如果感觉阻滞平面在 T_{10} 水平，患者还可能述说腹部或肩部疼痛。这些主诉将提醒麻醉医师和外科医师患者有发生膀胱穿孔的可能，便于做出快速诊断和治疗。

在 TURP 中应用区域麻醉正如在其他骨盆手术中一样，可以降低失血量和深静脉血栓的发生率。失血量下降是由于区域麻醉后血压下降以及中心和

框 36-4　区域麻醉的优点

- 可早期发现 TURP 综合征
- 可发现膀胱穿孔
- 减少失血量
- 降低深静脉血栓的发生率
- 可进行有效的术后镇痛

外周静脉压下降所致。深静脉血栓发生率降低的原因有很多。其中之一是由于交感神经阻滞后外周血流量增加。其他原因包括反映外源性凝血途径的凝血酶原时间延长及血小板计数降低。

区域麻醉的另一明显优点是可以控制术后疼痛。良好的术后疼痛治疗可以使患者免于发生心动过速、高血压等疼痛引发的交感神经反应，而后者使某些易感患者心肌缺血的可能增加。

有并存疾病的患者可能需要全身麻醉。必须认识到，在全身麻醉下麻醉医师不能获得与低钠血症、低渗血症和膀胱穿孔有关的早期神经系统症状和体征。如果选择全身麻醉，就必须保证苏醒平稳。假如患者在带气管导管清醒时发生呛咳，静脉压增加将导致出血。

6. 如果选择区域麻醉，麻醉平面应达什么水平？

应根据手术涉及部位的解剖和感觉神经支配来确定麻醉平面（框 36-5）。TURP 中需要阻滞膀胱、前列腺、阴茎和尿道的神经支配。膀胱顶部接受来自 T_{11}-L_2 的神经支配，而其颈部由 S_2-S_4 支配。前列腺的感觉神经支配来自 T_{11}-L_2 和 S_2-S_4。阴茎和阴囊的感觉需要阻滞 S_2-S_4。

根据这些解剖知识，感觉神经阻滞平面达 T_{10} 通常可满足 TURP 的需求。如果平面过低，则患者将不能很好耐受冲洗液扩张膀胱。由于 S_4 也需要被阻滞，加之硬膜外麻醉时骶神经根阻滞不完善，所以选择蛛网膜下腔麻醉优于硬膜外麻醉。

7. 手术历时 75 min，患者血清钠离子为 102 mEq/L。怎样使患者血清钠离子纠正为 135 mEq/L？

首先应按照下面的公式计算出钠离子的缺失量：

Na^+ 缺失量（mEq）＝总体水量（TBW）×（Na^+ 期望值－Na^+ 测定值）

总体水量在男性中约为净体重的 60%，在女性中约为 50% 。本例中，患者 Na^+ 缺失量为：

（72 kg×0.6）×（135－102）＝1425.6 mEq。

高张盐水（3%NaCl）钠离子含量为 513 mEq/L。因此，补充 1425.6 mEq 钠离子需要高张盐水 2.78 L。患者的血清钠离子量最大安全上升速度为每小时 0.5 mEq/L。在本例患者，血清钠离子浓度应该在 66 h 内纠正，因此高张盐水的输注速率应为：

$$1425.6/66 = 21.6\ \text{ml/h}$$

假如低钠血症显著，并且患者表现为抽搐及神经系统功能恶化，应快速纠正钠缺失量（可达每小时 3 mEq/L）。快速补钠不应超过 2 h，如果患者神经症状很快缓解就应停止快速补钠。

框 36-5 感觉神经支配

- T_{11}-L_2
  - 膀胱顶
  - 前列腺
- S_2-S_4
  - 膀胱顶
  - 前列腺
  - 阴茎
  - 阴囊

8. 哪些措施可以降低经尿道前列腺切除术综合征的发生率？

一些措施可以降低 TURP 综合征的发生。最终的目标都是降低在前列腺切除过程中冲洗液的吸收量：可以通过一种或几种措施相结合的方法实现：

- 降低膀胱内静水压力和前列腺静脉压力：可以使用减压冲洗和降低容器的高度（虽然关于容器高度的问题仍存在争议）来降低静水压力。患者的体位对冲洗液的吸收也有一定影响。与水平位相比，患者在头低足高位时冲洗液吸收所需的膀胱内压更低。因此头低足高位增加 TURP 并发症的风险。
- 手术时间限制在 90 min 以内：手术时间超过 90 min 已经被证实可以增加 TURP 综合征的发生率及术中失血量。
- 前列腺腺体小于 45 g 时进行 TURP：较大的腺体需要更长的切除时间，导致冲洗液吸收增多及失血量的增加。
- 前列腺内注射血管加压素：注射血管加压素可以减少失血和冲洗液的吸收。

9. 还有哪些微创手术方法用于治疗良性前列腺肥大？

TURP 被认为是治疗良性前列腺肥大的“金标准”。越来越多的患者伴有心血管疾病或需要口服抗凝药物，或者两者兼而有之。最新的外科激光技术可以解决这些问题。这些最新技术的优势如下：

- 可用生理盐水作为冲洗液
- 允许术前口服抗凝药物（GreenLight™ Laser technique，American Medical Systems，Inc.，Minnetonka，MN.）
- 当日出院

随着生理盐水代替低渗溶液逐渐被应用，稀释性低钠血症和 TURP 综合征的发生风险逐渐减少。对于使用抗凝药物的患者或对椎管内麻醉有禁忌证的患者，全身麻醉要优于神经阻滞或椎管内麻醉。

近几年，两种不同的激光技术被引入：钬激光前列腺剜除术（holmium laser enucleation of the prostate，HoLEP）和前列腺汽化（GreenLight™激光）。HoLEP 使用钬：钇铝石榴石激光和机械粉碎机切除前列腺组织。与传统的 TURP 相比，这种激光技术可以减少出血，但没有关于其对抗凝患者应用的研究。GreenLight™激光是一种 120 瓦的钾钛磷酸盐激光，使用激光穿透和汽化前列腺组织，而不会燃烧。残留的凝固组织有助于止血，从而使这种方法对于易出血患者更安全。

另一种用生理盐水冲洗的最新的手术方式是等离子前列腺汽化。这种技术有一个双极蘑菇形的（按钮）电极或专门的双相回路，连接到一个可汽化和凝固组织的高频发生器上。最主要的外科关注点是确切止血，电极必须贴近并且缓慢移过组织。通过缓慢移动，周边产生更多的热量，从而破坏健康的组织。由于这种技术可以避免 TURP 综合征，因此全身麻醉也可替代椎管内麻醉技术。然而，这种技术是否能用于抗凝患者还没有被完全证实。

推荐阅读

Allen TD: Body temperature changes during prostatic resection as related to the temperature of the irrigating solution. J Urol 110:433, 1973.

Gehring H, Nahm W, Baerwald PF, et al.: Irrigation fluid absorption during transurethral resection of the prostate: spinal vs. general anaesthesia. Acta Anaesthesiol Scand 43:458, 1999.

Hahn RG: Relations between irrigation absorption rate and hyponatremia during transurethral resection of the prostate. Acta Anaesthesiol Scand 32:53, 1988.

Hahn RG, Essen P: ECG and cardiac enzymes after glycine absorption in transurethral prostatic resection. Acta Anaesthesiol Scand 38:550, 1994.

Hawary A, Mukhtar K, Sinclair A, et al.: Transurethral resection of the prostate syndrome: almost gone but not forgotten. J Endourol 23:2013, 2009.

Heathcote PS, Dyer PM: The effect of warm irrigation on blood loss during transurethral prostatectomy under spinal anesthesia. Br J Urol 58:669, 1986.

Henderson DJ, Middleton RG: Coma from hyponatremia following transurethral resection of the prostate. Urology 15:267, 1980.

Hurlbert BJ, Wingard DW: Water intoxication after 15 minutes of transurethral resection of the prostate. Anesthesiology 50:355, 1979.

Kirollos MM, Campbell N: Factors influencing blood loss in transurethral resection of the prostate (TURP): auditing TURP. Br J Urol 80:111, 1997.

Madsen PO, Naber KG: The importance of pressure in the prostatic fossa and absorption of irrigation fluid during transurethral resection of the prostate. J Urol 109:446, 1973.

Malhotra V: Transurethral resection of the prostate. Anesthesiol Clin North Am 18:883, 2000.

Ovassapian A, Joshi CW, Brumer EA: Visual disturbances: an unusual symptom of transurethral prostatic resection reaction. Anesthesiology 57:332, 1982.

Radziwill AJ, Vuadens P, Borruat FX, et al.: Visual disturbances and transurethral resection of the prostate: the TURP syndrome. Eur Neurol 38:7, 1997.

Rhymer JC, Bell TJ, Perry KC, et al.: Hyponatremia following transurethral resection of the prostate. Br J Urol 57:450, 1985.

Roesch RP, Stoelting RK, Lingeman JE, et al.: Ammonia toxicity resulting from glycine absorption during a transurethral resection of the prostate. Anesthesiology 58:577, 1983.

Ruszat R, Wyler S, Forster T, et al.: Safety and effectiveness of photosensitive vaporization of the prostate (PVP) in patients on ongoing oral anticoagulation. Eur Urol 51:1031, 2007.

Smyth R, Cheng D, Asokumar B, et al.: Coagulopathies in patients after transurethral resection of the prostate: spinal versus general anesthesia. Anesth Analg 81:680, 1995.

Sterns RH, Riggs JE, Schochet SS Jr: Osmotic demyelination syndrome following correction of hyponatremia. N Engl J Med 314:1534, 1986.

Still AJ, Modell JA: Acute water intoxication during transurethral resection of the prostate using glycine solution for irrigation. Anesthesiology 38:98, 1973.

Toyoaki U, Ohori M, Soh S, et al.: Factors influencing morbidity in patients undergoing transurethral resection of the prostate. Urology 53:98, 1999.

Trepanier CA, Lessard MR, Brochu J, et al.: Another feature of TURP syndrome: hyperglycemia and lactic acidosis caused by massive absorption of sorbitol. Br J Anaesth 87:316, 2001.

病例37

病态肥胖

Ram Roth，MD

（曾宪章　译　崔晓光　丁文刚　校）

问题

1. 如何计算体重指数？
2. 极度肥胖的患者心肺系统发生哪些改变？
3. 过度肥胖的患者容易并存哪些疾病？
4. 阻塞性睡眠呼吸暂停的病理生理特点是什么？
5. 如何诊断阻塞性睡眠呼吸暂停？
6. 如何使用STOP-Bang问卷对可疑患者进行筛选？
7. 什么是肥胖通气不足综合征？
8. 最常用于减少体重的手术方式是什么？
9. 过度肥胖是清醒插管的指征吗？
10. 对过度肥胖患者气管插管的最佳体位是什么？
11. 麻醉需要注意哪些方面？
12. 如何安全地拔除气管插管？
13. 术后应该注意的问题有哪些？

患者，男性，32岁，体重396磅（180 kg），身高5英尺7英寸（170 cm），拟实施腹腔镜下胃袖状切除术。该患者既往高血压、糖尿病、哮喘及胃食管反流性疾病病史。目前患者在夜间使用双水平气道内正压对其阻塞性睡眠呼吸暂停进行治疗。

1. 如何计算体重指数？

根据世界卫生组织定义，肥胖是指脂肪异常或过量蓄积而威胁健康。由于体重的个体差异仅部分原因是由于脂肪含量不同导致的，因此尽管体重很容易测量，但是其作为表明肥胖程度的作用有限。1832年，比利时数学家Quetelet定义了体重与身高之间的关系并提出了Quetelet指数，最终在1972年由Keys定义为体重指数（body mass index，BMI）。

BMI是与身高和体重相关的指数，通常用来界定肥胖程度。体重（千克）除以身高的平方米即为体重指数（kg/m^2）。尽管体重指数对肥胖的界定也适用于儿童，但是年龄是另一个影响因素（图37-1）。通常情况下BMI大于40被认为是实施减肥手术的指征。如果BMI大于35且并存其他相关疾病（如糖尿病）也被认为可以实施减肥手术。尚未生育且计划妊娠的肥胖女性也可作为手术指征。

对于肥胖等级的分类有几种方法，然而目前被最广泛接受的是来自世界卫生组织基于BMI的分级方法（表37-1）。随着减肥手术日益广泛的实施，近年来一种轻度改良的分级方法被引入手术计划（表37-2）。本病例中这名患者BMI为62（180 kg/1.7 m^2），因此被诊断为超-极度肥胖。

之前已经提到，由于儿童正处于生长阶段并且脂肪与肌肉的分布受到性别及年龄的影响，因此BMI的计算方法不同（图37-1）。根据美国疾病预防与控制中心按照年龄与性别绘制的生长图表计算BMI。使用年龄相关的BMI百分位数确定是否存在肥胖（表37-3）。

计算BMI时如果未考虑体型，则对一部分人的判断可能出现失误。例如，一个肌肉发达的人，计算BMI很可能达到了肥胖的标准，然而事实上这是由于其肌肉含量过多所导致的。而对一个骨骼肌含量减少的人，BMI也不能反映出其真正的脂肪含量。此时计算体脂含量有助于我们发现一个人到底是真正的肥胖还是由于肌肉含量高而导致的BMI增加。体脂百分比的计算方法如下：

1.2（BMI）＋0.23（age）－10.8（sex）－5.4

女性的sex值定为0，男性的sex值定为1。体脂百分比大于25％被视为肥胖（表37-4）。我们病例中这名患者的体脂百分比为75.16％。

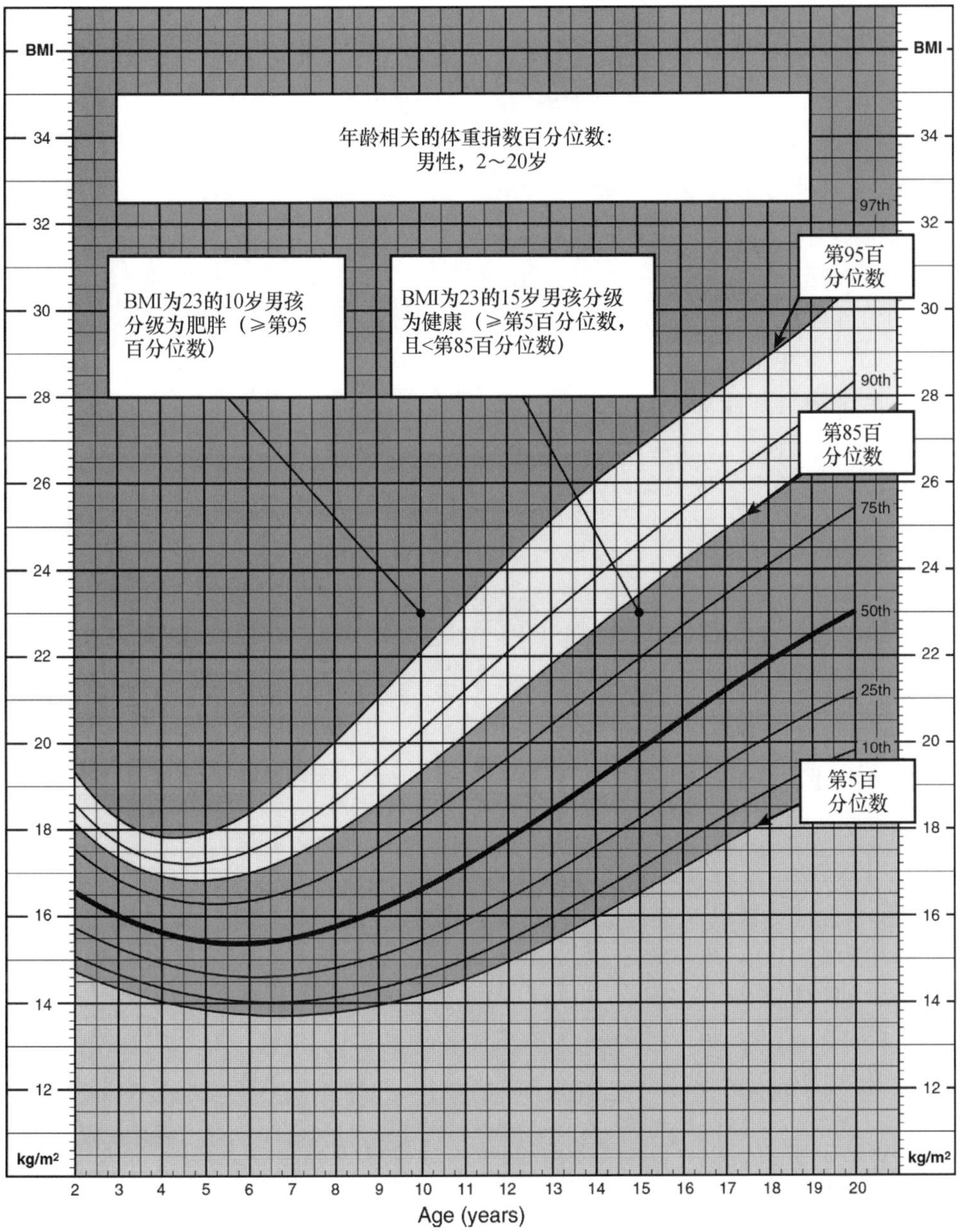

图 37-1　举例说明 BMI 为 23 时的 10 岁和 15 岁男孩的体重指数/年龄值所代表的不同肥胖等级（From the Division of Nutrition，Physical Activity，and Obesity，Centers for Disease Control and Prevention，Atlanta，GA.）

表 37-1　世界卫生组织 BMI 肥胖分级

BMI（kg/m²）	分级
<18.5	低体重
18.5～24.9	正常体重
25～29.9	超重
30～34.9	Ⅰ度肥胖
35～39.9	Ⅱ度肥胖
≥40	Ⅲ度肥胖

表 37-2　外科手术 BMI 肥胖分级

BMI（kg/m²）	分级
40～<50	病态肥胖
50～<60	极度肥胖
≥60	超-极度肥胖

表 37-3　儿童 BMI 百分位数肥胖分级

百分位数	分级
<5	低体重
≥5	正常体重
≥85	超重
≥95	肥胖
≥99	轻度肥胖

表 37-4　按体脂百分比的分级

分级	女性（体脂%）	男性（体脂%）
正常体脂	10～13	2～5
运动员体脂	14～24	6～17
平均值	25～31	18～24
肥胖	≥32	≥25

2. 极度肥胖的患者心肺系统发生哪些改变？

极度肥胖影响多个器官功能。包括上、下呼吸道及肺力学的改变。患者容易发生上呼吸道梗阻，尤其睡眠期间。通过睡眠状态下每小时发生呼吸暂停以及低通气的次数来对梗阻性睡眠呼吸暂停做出诊断，正常情况下约3%～7%的男性以及2%～5%的女性患有这种疾病（详见问题4）。而在肥胖人群中，该疾病的发病率高达50%。由于胸腹部脂肪堆积过多，患者胸壁及肺的顺应性都有所下降。另外，这样的患者多数伴有缺氧引起的红细胞增多，以及心排血量增加所导致的肺血流增加，这些都会降低肺顺应性。

肺顺应性下降会导致功能残气量、通气储量、肺活量及肺总量下降。闭合容量没有发生改变，但是由于功能残气量减少会使得正常的肺总量小于闭合容量。小气道过早闭合，吸收性肺不张，通气/血流比值失调，最终导致低氧血症。上述改变在行仰卧位全身麻醉下更为严重。

尽管总的血容量是增加的，但是单位千克体重的血容量是减少的（如50 ml/kg）。随着体重的增加，心排血量随之增加同时分流到脂肪组织。心排血量增加是左心室肥厚及每搏量增加的结果。最终会导致左心室顺应性降低，充盈减少（例如：舒张性心功能不全）。最后导致收缩功能障碍，左心室功能衰竭。

慢性低氧血症会导致右心的改变，尤其是患有梗阻性睡眠呼吸暂停的患者。慢性缺氧及肺血流量增加导致肺动脉高压，右心室肥厚，最终导致右心室功能衰竭。极度肥胖的患者容易发生动脉粥样硬化。然而，仅仅通过病史的评估很难诊断该患者是否患有冠状动脉疾病，因为这样的患者通常习惯于久坐不动的生活方式。高度怀疑冠状动脉疾病时可以进行诊断性试验。高血压和心律失常是常见的并发症。

3. 过度肥胖的患者容易并存哪些疾病？

极度肥胖的患者可能并存多器官疾病（表37-5），死亡率增加。BMI为25～28.9 kg/m^{2}的患者发生冠状动脉疾病的风险增加1.72倍，并与BMI的增加呈线性关系。肥胖与卒中及充血性心力衰竭的关系也基本如此。总之，肥胖患者心血管疾病的病死率是普通患者的4倍，而发生癌症的病死率是普通患者的2倍，发生多囊卵巢疾病的概率也增加。极度肥胖患者的全因死亡率增加6～12倍。

表37-5 极度肥胖患者可能发生的并存疾病

循环系统	冠状动脉疾病 高血压 肺动脉高压 充血性心力衰竭
呼吸系统	限制性肺疾病 误吸？肺炎？哮喘？ 阻塞性睡眠呼吸暂停 肥胖性低通气综合征
中枢神经系统	脑血管意外 原发性颅内高压
胃肠道系统	食管裂孔疝 胃食管反流疾病 胆石症 脂肪肝
内分泌系统	2型糖尿病 多囊卵巢综合征
血液系统	深静脉血栓 肺栓塞
骨骼肌系统	骨关节炎
免疫系统	↑恶性肿瘤发生率 乳腺 卵巢 子宫内膜 食管 结直肠 胆囊 胃 胰腺 肝 前列腺

4. 阻塞性睡眠呼吸暂停的病理生理特点是什么？

尽管大多数阻塞性睡眠呼吸暂停的患者是病态肥胖的患者，但是正常体重者也可能发生。阻塞性睡眠呼吸暂停倾向于中老年发病（55岁最容易发病）。镇静药、催眠药、酒精或者肌肉松弛药都能够加重病情。颜面部解剖异常的青年患者也可能患有该病。

正常情况下，呼吸是由膈肌和肋间肌的收缩引发胸腔扩张所触发。由此产生的胸膜腔负压经下位气道传导至咽喉部。咽喉由黏膜和缺乏骨性支持的软组织构成。咽喉部的负压使这些组织伸入咽腔，如同咽喉部向内爆裂一样。正常情况下这种软组织移位会被上气道扩张肌收缩所代偿，从而保证上气道开放。上气道扩张肌包括使软腭离开鼻咽壁的腭张肌、使舌远离口咽壁的颏舌肌以及使会厌离开咽喉壁的舌骨肌。然而，睡眠状态下如果咽喉腔的组织向内运动没有被代偿，就会发生上气道梗阻。肥胖患者气道扩张肌失去了对咽喉部软组织运动的抵抗，导致上呼吸道梗阻的发生，进而引发低氧血症和高碳酸血症。对阻塞性睡眠呼吸暂停患者的治疗主要包括在睡眠时使用气道内正压，或者持续气道内正压或双水平气道内正压。低氧导致交感神经兴奋和觉醒，当这种情况在夜间反复发生时，将会干扰有效的睡眠，使患者出现日间嗜睡、易怒、认知能力下降和无法集中精力等情况。低氧最终导致肺动脉高压、右心室肥厚、右心衰竭（肺心病）以及代偿性红细胞增多症。

5. 如何诊断阻塞性睡眠呼吸暂停？

阻塞性睡眠呼吸暂停的第一个临床特征是大声打鼾，通常是由患者伴侣告知的。确切的诊断则需要睡眠监测系统通过对呼吸暂停和呼吸不足次数的监测而确定。呼吸暂停是指尽管患者有呼吸动作，但是气流完全中断达到 10 s 或以上，患者被憋醒和（或）伴有血氧饱和度下降 4%。通常情况下患有阻塞性睡眠呼吸暂停的患者睡眠时每小时发生呼吸暂停的次数在 5 次以上。通气不足是指气流减少 50% 的时间超过 10 s，另外一个标准是减少 30%伴憋醒和（或）血氧饱和度下降 4%。通常情况下患有阻塞性睡眠呼吸暂停的患者睡眠时每小时发生通气不足的次数在 15 次以上。阻塞性睡眠呼吸暂停病情的严重程度取决于每小时发生呼吸暂停-通气不足这一事件的次数［呼吸暂停-通气不足指数（apnea-hypopnea index，AHI）］。阻塞性睡眠呼吸暂停分级如下：

- AHI 5～14：轻度
- AHI 15～30：中度
- AHI>30：重度

6. 如何使用 STOP-Bang 问卷对可疑患者进行筛选？

STOP-Bang 问卷包括 8 项内容（表 37-6），用于患有睡眠呼吸紊乱（sleep-disordered breathing，SDB）患者的诊断。每一项内容的回答如果为“是”则计 1 分，总分为 8 分。分数≤2 时表示发生 SDB 风险低，分数≥3 时表示发生 SDB 风险高。STOP-Bang 问卷对诊断中度 SDB 的敏感性为 87%，对诊断重度 SDB 的敏感性为 70.4%。

表 37-6 STOP-Bang 问卷

S	打鼾	鼾声大于说话声或者隔壁能够听到
T	疲劳	不管睡多长时间都无法缓解的疲劳
O	被看到	被其他人看到过呼吸暂停
P	压力	因高血压接受治疗
B	体重指数	>35 kg/m^2
A	年龄	>50 岁
N	颈部周径	>40 cm
G	性别	男性

7. 什么是肥胖通气不足综合征？

肥胖通气不足综合征（obesity hypoventilation syndrome，OHS），通常也称为 Pickwickian 综合征，主要特点是肥胖（BMI>30 kg/m^2）及日间通气不足［动脉血二氧化碳分压（arterial carbon dioxide tension，$PaCO_2$）>45 mmHg，动脉血氧分压（arterial oxygen tension，PaO_2）<70 mmHg］，同时伴有排除其他原因导致的 SDB（如神经肌肉疾病，代谢异常）。与 OSA 不同，OHS 会引起日间高碳酸血症。日间高碳酸血症的发病机制包括以下几个方面：

- 肥胖导致的呼吸力学异常——肥胖患者由于气流受限，因而在进行有效呼吸时需要耗费更多的能量。颈部及气道周围过多堆积的脂肪组织导致胸壁顺应性下降，膈肌运动受损以及呼吸肌过早疲劳是导致气流受限的原因。
- 瘦蛋白抵抗导致中枢性通气不足——由脂肪组织分泌的瘦蛋白是一种激素，通过与脑部的瘦蛋白受体结合而增加通气。患有 OHS 的患者与具有相同 BMI 的非 OHS 患者相比，瘦蛋白水平显著增高。随着病程的进展，瘦蛋白抵抗不断加重，患者体内瘦蛋白水平增加但通气量并不能增加。
- 对急性高碳酸血症不能有效代偿——睡眠时发生呼吸道梗阻导致的高碳酸血症通常情况下能够使患者觉醒并增加通气或者通过肾增加碳酸氢钠的分泌所代偿。对于 OHS 患者，这些代偿机制被削弱从而导致 $PaCO_2$ 持续升高。

对 OHS 患者的治疗措施包括睡眠时实施气道内正压（如 CPAP 或 BiPAP），提高吸入氧浓度，实施减肥手术以及使用呼吸兴奋剂。提升吸入氧浓度时必须谨慎。对于病情严重的患者，提高吸入氧浓度虽然能够提高氧分压，但是同时能够降低分钟通气量并加重高碳酸血症。对于术后使用镇静药和阿片类药物治疗的患者尤其需要关注。减肥手术的相关内容在问题8中将被详细阐述。

醋酸甲羟孕酮是一种呼吸兴奋药。目前的研究并不能表明使用醋酸甲羟孕酮能够对OHS患者产生明确的益处。并且该药物能够增加发生静脉血栓的风险，从而限制了它在OHS患者中的应用。乙酰唑胺能促进肾排出碳酸氢钠而导致代谢性酸中毒，从而增加通气。

8. 最常用于减少体重的手术方式是什么？

美国实施的减肥手术主要有四种类型：胆胰旷置/十二指肠转位术（biliopancreatic diversion/duodenal swith，BPD/DS），Roux-en-Y胃旁路术（Roux-en-Y gastric bypass），腹腔镜胃袖状切除术（laparoscopic gastric sleeve，LGS），腹腔镜可调控性胃束带术（图37-2）。选择何种术式要根据患者的身材、外科医生手术技术和经验及在外科会诊后患者自己的选

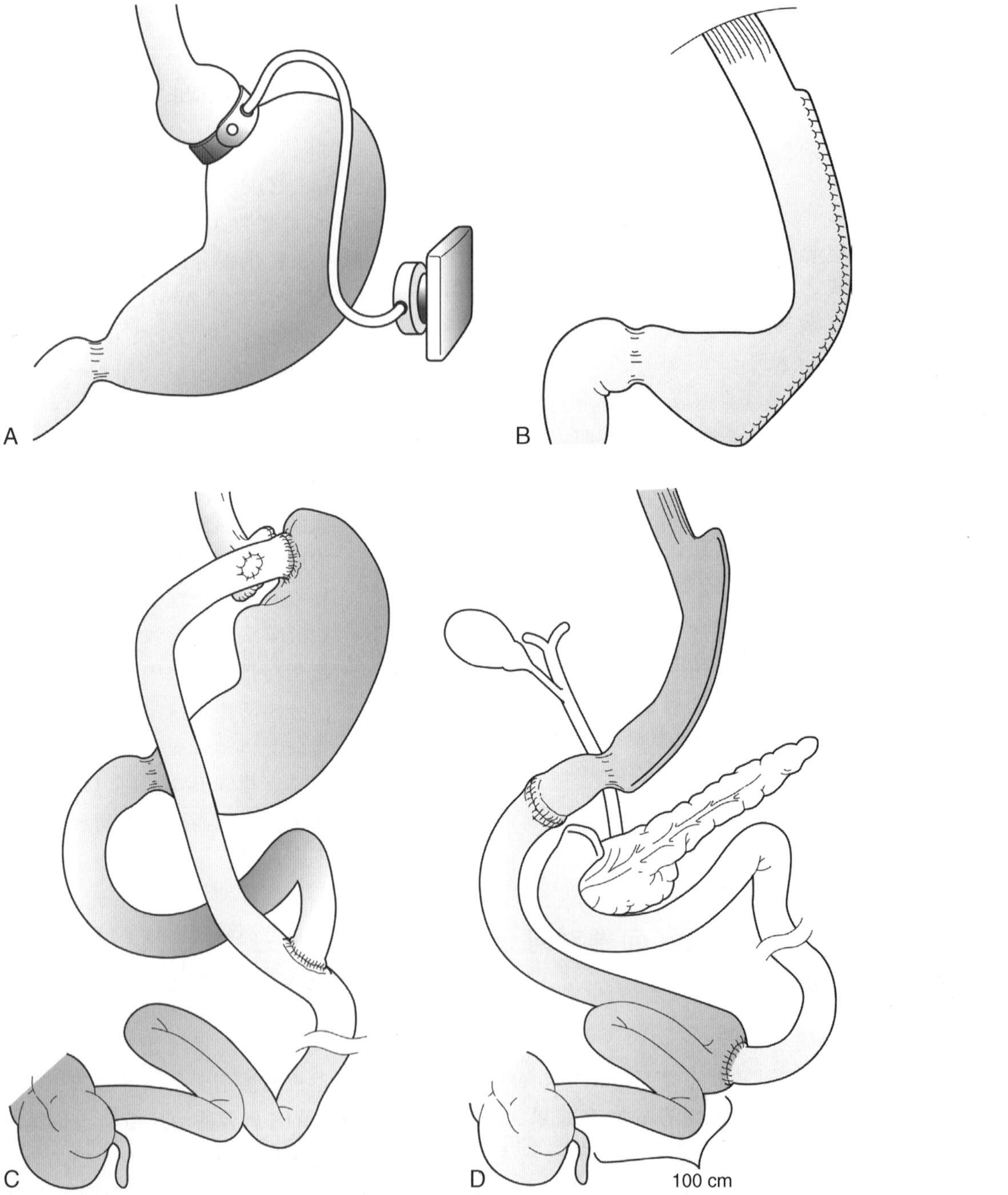

图37-2 腹腔镜下可完成的减肥手术。**A**，可调性胃束带手术；**B**，胃袖状切除术；**C**，Roux-en-Y胃旁路术；**D**，十二指肠转位术（From Miyano G，Garcia VF，Inge TH：Bariatric surgical procedures in adolescence. In：Holcomb GW Ⅲ，Murphy JP［eds.］：Ashcraft's Pediatric Surgery，5th edition. Saunders，Philadelphia，2010.）

择来决定。采用腹腔镜手术与开腹手术相比能够减轻术后疼痛，减少对身体的损伤，降低术后并发症并缩短住院时间。

胆胰旷置/十二指肠转位术

胆胰旷置/十二指肠转位术包括减容及吸收不良两部分。减容指切除近 70% 的胃。吸收不良需要重建小肠，创建两个不同的小肠环并最终排空到同一个腔道。其中短肠环是消化环，将食物由胃运送到最终的肠腔。较长的肠环为胆胰环，将胆汁从肝运送到两个肠环最终的共同肠腔。食物排空至大肠前与胆汁充分混合。这样就能够缩短小肠从食物中吸收能量的时间，同时选择性地限制了脂肪的吸收。胆胰旷置/十二指肠转位术容易导致营养代谢紊乱等并发症同时操作技术复杂，所以较少实施。

Roux-en-Y 胃旁路术

Roux-en-Y 胃旁路术将胃重新分成两部分：较小的那部分胃囊用于容纳食物，而较大的那部分胃囊不参与消化。较小的胃囊可以使患者在就餐时较早地获得“饱腹感”。小肠也被分为两部分，一部分与没有功能的那部分胃囊连接，另一部分的末端与小胃囊连接，被称为“Roux”。

腹腔镜胃袖状切除术

通过腹腔镜胃袖状切除术可以将胃容量减少至原来的 25%，类似于袖状。采取腹腔镜胃袖状切除术能够为患者后期实施 胆胰旷置/十二指肠转位术提供有利条件，因此通常情况下这种术式作为实施胆胰旷置/十二指肠转位术之前的一种术式。

腹腔镜可调控性胃束带术

腹腔镜可调控性胃束带术是通过在胃顶部放置一种充气式硅树脂材料的装置，从而可逆性地减小胃的尺寸。

9. 过度肥胖是清醒插管的指征吗？

并不是所有过度肥胖的患者都需要清醒插管。体重及 BMI 指数并不是清醒插管的指标。行清醒气管插管还是全身麻醉诱导后气管插管取决于术前对患者气道的评估。然而有时候这些评估会因为患者颈部过于肥胖导致甲颏距离、舌颏距离及胸颏距离无法测量。当采用传统的评估方法评估时存在困难气道指征时（见病例 43），清醒插管是一种非常必要的选择。对于任何可疑困难气道的患者，采用纤维支气管镜进行清醒插管是“金标准”，也可以考虑采用可视喉镜行清醒插管。

大多数肥胖患者在全身麻醉诱导之后容易出现面罩通气困难，所以在诱导之前应该准备好替代性的通气装置。当气管插管失败并且面罩通气困难时，可以选择声门上通气装置进行通气和给氧。三代喉罩（Laryngeal 喉罩）优于其他装置，它可以使反流的胃内容物从喉部被移除，并可以插入胃管。喉罩和其他声门上装置对于肥胖的患者属于相对禁忌，但是紧急情况下可以使用。

10. 对过度肥胖患者气管插管的最佳体位是什么？

对于肥胖患者，“斜坡”位有利于对患者声门的暴露（图 37-3）。要获得“斜坡”位，可以在患者头部、肩部以及上身放置毯子或者一个体位垫，以使患者的胸骨切迹与外耳道在同一水平。这种体位也可以减少腹部器官对膈肌的压迫，从而有利于患者的通气。

11. 麻醉需要注意哪些方面？

气道管理

肥胖患者发生面罩通气困难及气管插管困难从

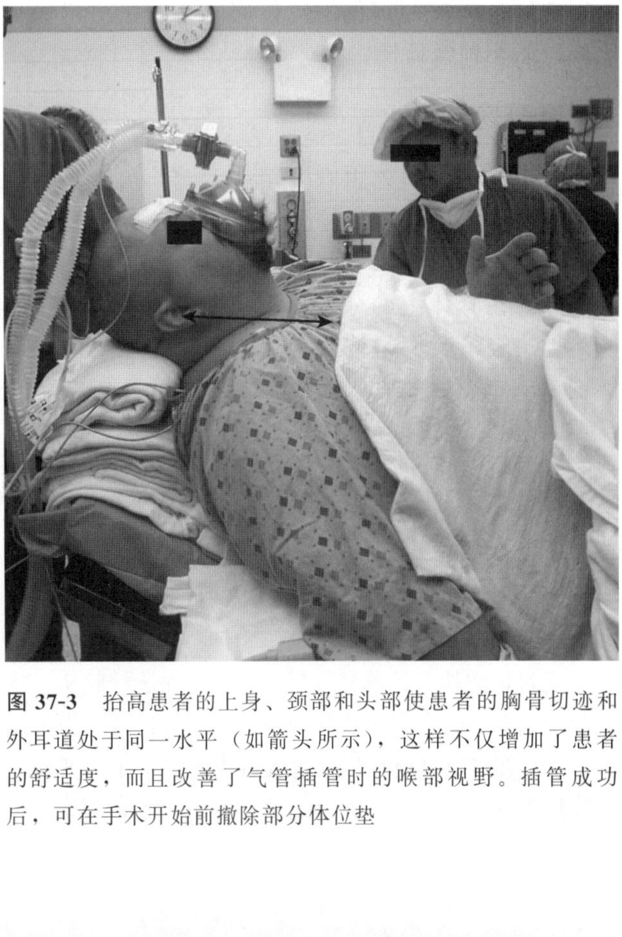

图 37-3　抬高患者的上身、颈部和头部使患者的胸骨切迹和外耳道处于同一水平（如箭头所示），这样不仅增加了患者的舒适度，而且改善了气管插管时的喉部视野。插管成功后，可在手术开始前撤除部分体位垫

而导致低氧血症的风险高，因而术前需要进行气道评估以决定采用清醒气管插管还是全麻诱导后气管插管。当确认需要采用快速顺序诱导方案时，上述评估尤为重要。与传统观点相反的是，肥胖并不是发生反流误吸的独立危险因素，仅当患者合并有其他危险因素时我们才需要对反流误吸采取预防措施。诱导之前应该将可能用到的气道设备（多种型号的喉镜片、可视喉镜、纤维支气管镜）准备好，以便随时能够立即使用。在我们医疗机构，通常这种情况下需要两名麻醉主治医师来进行气道管理，这样能够保证一名医师遇到问题时另一名医师能够给予帮助。应该使用短效的全麻药和肌松药，这样当发生气道管理困难时，患者能够很快苏醒并恢复自主呼吸。除非患者合并禁忌证，对于肥胖患者，琥珀胆碱（司可林）是经典的选择。当发生既不能通气又无法插管时，需要采用外科手段建立有效的气道。

体位

改变患者体位前需要移除插管时所使用的装置。头高脚低位能够通过改善肺顺应性增加功能残气量从而改善患者的通气。患者的双腿被分成“V”字形，并通过使用脚垫来防止患者从手术床上滑落。需要注意的是，在合拢患者的双腿前要将脚垫移走。手术期间患者可能向脚垫方向移动，从而有可能导致患者膝部及臀部压力增加，导致损伤。手术过程中所有压力增加的部位均应使用软垫，并注意保护上肢以防止神经损伤。

麻醉药物

并没有明确的理想麻醉用药方案。掌握药物的药理学特性有助于我们计算出合适的药物剂量。肥胖患者由于绝对体水含量及脂肪组织增加，脂溶性高的药物在其体内的分布容积会发生改变。药物的脂溶性决定了我们是按照实际体重还是理想体重计算剂量（框 37-1）。麻醉维持可以采用吸入麻醉药（例如：异氟烷，七氟烷，地氟烷），静脉麻醉药（如丙泊酚）或者两者相结合。但是这些方案的选择与患者术后苏醒的速度无关。应该通过监测肌松指导肌松药的使用。

通气参数

通过理想体重计算潮气量，同时增加通气频率。推荐使用低水平的呼气末正压（5～10 cm H_2O）。为了增加氧合，在气管插管后以及通气过程中每半小时实施一次肺复张（吸气压力达到 40 cmH_2O 并持续 30 s）。

框 37-1 静脉用药剂量

实际体重
咪达唑仑
硫喷妥钠
丙泊酚（推荐输注）
芬太尼
琥珀胆碱
顺阿曲库铵

理想体重
丙泊酚（诱导）
瑞芬太尼
维库溴铵
罗库溴铵

气腹

气腹能够显著的降低呼吸系统静态顺应性并增加呼吸阻力。这些改变不会导致肺泡-动脉血氧分压的改变，通常情况下肥胖患者这一指标会增大。气腹期间肥胖患者有效通气减少（如：正常情况下每增加 100 ml 通气量能够降低 $PaCO_2$ 5.3 mmHg，而对于肥胖患者仅减低 3.6 mmHg），PaO_2 仅受体重影响。

感染和深静脉血栓

肥胖患者，尤其是合并有糖尿病的肥胖患者容易发生感染及形成深静脉血栓。必须及时恰当的给予抗生素，同时预防静脉血栓栓塞。

血流动力学监测

病态肥胖并不是实施有创血流动力学监测的指征。同其他患者一样，合并其他疾病的情况决定了对病态肥胖患者是否需要实施有创监测。当使用袖带无法获得可靠的血压监测时，可以采取动脉内置管直接测压。

12. 如何安全地拔除气管插管？

极度肥胖的患者术后早期容易发生相关并发症，尤其是呼吸系统。应该在手术结束并满足所有拔管标准后拔出气管插管。肌肉松弛药作用残留是导致拔管失败或重新插管的最常见原因。应该将患者置于坐位时再实施拔管，这样能够使患者的呼吸力学参数达到最佳状态。

拔管标准包括以下几条：

- 清醒，反射恢复并能够听从指令。
- 潮气量达到 5 ml/kg（理想体重）。
- 用力吸气负压达到 40 cm H_2O。

- 能够抬头持续 5 s。

麻醉医师应该随时做好面罩通气或者再次插管的准备，诱导时所准备的控制气道的相关设备应继续准备好。在我们医疗机构，如果患者 BMI 指数达到 60 或以上，则在拔管时需要两名麻醉主治医师在场。

13. 术后应该注意的问题有哪些？

拔管后的患者最好在手术室内观察几分钟，待确认患者安全稳定后，由转运小组将患者由手术床转移至一张宽大的转运床。对极度肥胖的患者使用机械升降装置能够提高转移的安全性。在麻醉后恢复室期间应该将患者置于坐位进行护理。鼓励患者用力呼吸以防止肺不张。一些临床医生习惯使用 CPAP 或 BiPAP 来预防术后气道阻塞及肺不张的发生。良好的术后镇痛有利于降低术后呼吸系统并发症的发生率。患者由于疼痛会减少深呼吸次数，从而引发肺不张。此外，良好的术后镇痛有利于对患者进行激励性用力呼吸并早期下床活动。这些都有利于呼吸力学功能的改善并防止静脉血栓的发生。为了减少阿片类药物的应用进而减少由此而引发的呼吸抑制，术前及术后对患者采取多模式镇痛方案是有益的。该方案包括静脉使用对乙酰氨基酚、非甾体抗炎药、氯胺酮，使用局部麻醉药对手术切口浸润以及采用患者自控镇痛方案。使用患者自控镇痛时，应设定好阿片类药物基础输注速度，避免引发呼吸抑制。

患者是否能离开 PACU 转运回病房取决于其需要的监测指标。不管患者是否确切诊断了阻塞性睡眠呼吸暂停，都推荐使用 BiPAP 和 SpO_2 的监测。接受患者自控镇痛的患者应置于监护室观察。麻醉患者安全基金会（The Anesthesia Patient Safety Foundation）鼓励持续监测呼气末 CO_2 和 SpO_2。

对肥胖通气不足综合征患者要谨慎采取氧疗，因其有可能减少患者的分钟通气量（详见问题 8）。

推荐阅读

Brodsky JB, Lemmens HJM, Brock-Utne JG, et al.: Morbid obesity and tracheal intubation. Anesth Analg 94:732, 2002.

Chau EHL, Lam D, Wong J, et al.: Obesity hypoventilation syndrome: a review of epidemiology, pathophysiology, and perioperative considerations. Anesthesiology 117:188, 2012.

Collins JS, Lemmens HJ, Brodsky JB, et al.: Laryngoscopy and morbid obesity: a comparison of the "sniff" and "ramped" position. Obes Surg 1:1171, 2004.

Donati F: Tracheal intubation: unconsciousness, analgesia and muscle relaxation. Can J Anesth 50:99, 2003.

Eknoyan G: Adolphe Quetelet (1796-1874): the average man and indices of obesity. Nephrol Dial Transplant 23:47, 2008.

Freid EB: The rapid sequence induction revisited: obesity and sleep apnea syndrome. Anesthesiol Clin North Am 23:551, 2005.

Kirkham L, Thomas M: Anaesthesia in obese patients. Br J Hosp Med 729:515, 2011.

Lebowitz PW, Shay H, Straker T, et al.: Shoulder and head elevation improves laryngoscopic view for tracheal intubation in nonobese as well as obese individuals. J Clin Anesth 24:104, 2012.

Moore AR, Schricker T, Court O: Awake videolaryngoscopy-assisted tracheal intubation of the morbidly obese. Anaesthesia 67:232, 2012.

Murphy GS, Szokol JW, Marymont JH, et al.: Residual paralysis at the time of tracheal extubation. Anesth Analg 100:1840, 2005.

Silva GE, Vana KD, Goodwin JL, et al.: Identification of patients with sleep disordered breathing: comparing the four-variable screening tool, STOP, STOP-Bang, and Epworth Sleepiness Scales. J Clin Sleep Med 7:467, 2011.

Sprung J, Whalley DG, Falcone T, et al.: The impact of morbid obesity, pneumoperitoneum and posture on respiratory system mechanics and oxygenation during laparoscopy. Anesth Analg 94:1345, 2002.

Sprung J, Whalley DG, Falcone T, et al.: The effects of tidal volume and respiratory rate on oxygenation and respiratory muscle mechanics during laparoscopy in morbidly obese patients. Anesth Analg 97:268, 2003.

病例38

机器人前列腺切除术

Daniel M. Gainsburg，MD，MS
（隋海静 译 薄玉龙 校）

问题

1. 机器人辅助下腹腔镜前列腺根治术（RALP）的优点是什么？
2. 简要描述手术过程。
3. RALP 中的主要麻醉问题是什么？
4. 描述在显著的头低脚高位下，气腹对脑血管、呼吸和血流动力学的影响。
5. 描述 RALP 中气腹和显著的头低脚高位可能引起的并发症
6. RALP 患者麻醉前评估有哪些？
7. 讨论 RALP 的麻醉方法。
8. RALP 中体位、通气及液体管理的注意事项有哪些？

患者，男，62 岁，体重 77 kg，患前列腺癌，拟行机器人辅助下腹腔镜根治性前列腺切除术（robotic-assisted laparoscopic radical prostatectomy，RALP）。既往有高血压和高脂血症病史。手术过程平顺，术中静脉输液 2500 ml，失血 50 ml。气管拔管后转入麻醉后恢复室（postanesthesia care unit，PACU）。不久，患者出现呼吸困难及脉搏氧饱和度下降。因此决定再次行管插管，置入喉镜后发现患者有严重喉头水肿。

1. 机器人辅助下腹腔镜前列腺根治术（RALP）的优点是什么？

RALP 因具有可视性强和精确分离细小血管和神经等优点，现已逐渐取代了开腹和腹腔镜前列腺癌的外科治疗技术。与开放手术相比，RALP 能够更好地保持前列腺神经血管束的完整性，并缩短患者排尿功能和性功能的恢复时间。其他优点还包括：减少术中出血，降低输血率、减轻术后疼痛、缩短 PACU 停留时间和住院时间。

2. 简要描述手术过程。

实施 RALP 手术时，全麻诱导后，患者取截石位，双臂固定于身体两侧，从头到脚覆盖手术单。但是，过多的覆盖会妨碍麻醉医师对患者的观察与判断，所以铺手术单前，应将所有的管道、监护设备和患者的防护装置合理放置并加以固定。铺好手术单后，开始 CO_2 气腹，患者取 30°～45°头低脚高位。此体位期间应密切注意气管导管是否扭曲或脱出。外科医生另穿一孔用于“停靠”（连接）机器人的手臂。当机器人置于患者上方并将其手臂置入患者腹壁孔道后，患者将固定不动。如果手术过程中需要心肺复苏，则第一时间分离并移走机器人。

术中外科医生坐在机器人控制台。一名助手位于患者身旁负责引导机器人手臂。分离膀胱颈、输精管、精囊，游离前列腺，并尽可能地保护神经组织。前列腺游离完成后，将其置于腹腔其他位置，然后，外科医生完成膀胱尿道吻合。剥离盆腔淋巴结后，留置膀胱引流管。机器人的手术步骤完成后，将其移开。

将前列腺组织装入一个塑料标本袋内，通过患者腹壁切孔将其取出。然后将患者改为头低脚高位，拔除其余切孔内器械，缝合腹壁切口，恢复截石位至平卧，唤醒患者。根据不同外科医生操作熟练程度和手术难度的不同，平均手术时间为 160～296 min，平均失血量为 50～287 ml。

3. RALP 中的主要麻醉问题是什么？

RALP 中的主要麻醉问题包括以下几个方面：

- 头低脚高位下行气腹对患者生理的影响
- 患者旁放置的大量手术设备，妨碍接近患者
- 预防和治疗因气腹和显著的头低脚高位而产生的并发症

4. 描述在显著的头低脚高位下，气腹对脑血管、呼吸和血流动力学的影响。

气腹和显著的头低脚高位会使脑血管的生理发生显著变化（框 38-1）。气腹开始后，腹腔内压力增高，导致颅内压（intracranial pressure，ICP）增高。头低脚高位也会通过增加脑静脉压力，减少脑静脉回流、增加脑血容量及潜在性地增加脑脊液容量，使 ICP 增高。虽然 RALP 对脑灌注并无显著影响，但 ICP 的过度增高会带来灾难性的后果，尤其是对于患有脑缺血和脑血管疾病的患者。

在 RALP 中，应用近红外光谱学所测得的局部脑氧饱和度（rSO_2）可用来评估术中脑血流的变化情况。气腹和显著的头低脚高位时 rSO_2 会升高，表明 RALP 不会导致脑缺血的发生。但是采用近红外光谱学监测 rSO_2，以此来反映脑氧供需平衡是有缺陷的，这是因为 rSO_2 仅能反映大脑额叶皮层局部的脑氧含量，而非全脑的氧饱和度。另外，当 $PaCO_2$ 升高时 rSO_2 也增高，但高碳酸血症会引起脑血容量增多，最终导致 ICP 增高，因此，应保持患者的 $PaCO_2$ 在正常范围内。

气腹和显著的头低脚高位对呼吸也有显著影响。气腹使腹内压增高，引起气道峰压和平台压的升高，使肺的顺应性下降、潮气量减少。气腹再加上显著的头低脚高位，将腹内容物推向膈肌，导致肺储备功能及肺顺应性降低，并诱发肺不张。肺血流和作用于纵隔上的重力的增加，会进一步加重肺储备功能和肺顺应性的下降。为此，应增加气道峰压来维持分钟通气量。但提高吸气峰压，会增加气压伤的风险。可通过降低潮气量、增加呼吸频率及最低水平的容许性高碳酸血症等方法，来避免此潜在危险的发生。我们还需要注意显著的头低脚高位的另一个不良影响，就是当大部分肺组织位于左心房下部时，会导致间质性肺水肿的发生。

框 38-1　气腹和显著头低脚高位对脑血管、呼吸和血流动力学的影响

脑血管

- ↓脑静脉回流 →CBV↑和 CSF↑
- ↑颅内压

呼吸

- ↑气道平台压和峰压
- ↓肺顺应性
- ↓功能残气量

血流动力学

- ↑↓平均动脉压
- ↑↓心率和心排血量或无变化
- ↑中心静脉压和全身血管阻力
- ↑每搏作功指数

CBV，脑血容量；CSF，脑脊液

有一些关于 RALP 中气腹和显著的头低脚高位对血流动力学影响的观察性研究。其中一项较大的、1500 例的回顾性研究指出，术中平均动脉压、心率和心排血量均有所下降。较少患者参与的前瞻性研究表明，仅在气腹开始阶段，平均动脉压、中心静脉压和全身血管阻力有所升高。其原因可能是增高的腹内压使主动脉受压，主动脉的压迫可导致后负荷增加，体液因素可能会进一步增加此影响。另有研究表明，气腹时中心静脉压无变化，而气腹后显著的头低脚高位，可以使中心静脉压升高。

针对心率和心排血量的报道各有不同，有的增加、有的不变、有的减少。在 RALP 中，气腹开始时，牵张腹膜会刺激迷走神经，导致严重的心动过缓。通过对右心和左心每搏作功指数进行监测，发现在气腹和显著的头低脚高位的双重因素作用下，心脏的张力或做功是增加的。其可能机制是由于充盈压的增加。对于心脏储备功能尚佳的患者，能很好地耐受上述情况。但是对于心功能受损的患者，则可能因前负荷的增加导致心力衰竭。

5. 描述 RALP 中气腹和显著的头低脚高位可能引起的并发症

CO_2 气腹和显著的头低脚高位引起的非手术性并发症，包括从轻度的皮下气肿（subcutaneous emphysema，SCE）到严重的缺血性视神经病变（框 38-2），其他潜在的并发症包括角膜擦伤、喉头水肿、臂丛神经损伤和静脉气体栓塞等。

CO_2 SCE 是腹腔镜手术中意外地将气体注入腹膜外而引起的常见并发症。其危险因素包括：$P_{ET}CO_2>50$ mmHg、6 个以上操作切口、手术时间超过 200 min 及老年患者。SCE 的程度取决于 CO_2 的注入压力，停止注气后，SCE 可很快消失。虽然 SCE 是相对无害的，但严重时可导致高碳酸血症的发生。轻度的 SCE，麻醉医师可在手术结束掀开手术单后，发现患者颈部或胸部发生肿胀。常见的表现是捻发音，即气体进入皮下而触及到的特有的噼啪声。严重者会因颈部过度肿胀而影响气管拔管；重度高碳酸血症使呼吸做功极度增加。对此建议进行控制通气，直至重度捻发音消失和高碳酸血症得以纠正。

如果充气压力过高，SCE 则可进入筋膜前平面，引起危及生命的并发症，如气胸、纵隔积气和心包

框 38-2 RALP 时气腹和显著的头低脚高位的并发症

- CO_2 SCE
  - 捻发音
  - 高碳酸血症
  - 气胸
  - 纵隔积气
  - 心包积气
- 静脉气体栓塞
  - 突发心血管虚脱
  - CO_2 描记术波形改变
- 体位
  - 向头侧滑下手术台
  - 臂丛神经损伤
  - 周围神经损伤
- 颜面、喉部和咽部水肿
  - 拔管困难
  - 再次插管可能困难
- 眼损伤
  - 角膜擦伤
  - 缺血性视神经病变

CO_2，二氧化碳；SCE，皮下气肿

积气。如果这些并发症没有被及时发现，就可能出现明显的呼吸和血流动力学紊乱。

另一个潜在的、威胁生命的并发症就是气腹导致的静脉气体栓塞。临床表现取决于气泡的大小和进入循环的速度。当患者突然出现不明原因的心血管虚脱并伴有 $ETCO_2$ 波形改变时，应高度怀疑静脉气体栓塞这种罕见并发症的发生。在 RALP 中，CO_2 气体栓塞与以下两个阶段密切相关，即充气初期和分离前列腺背侧深部静脉时。通过经食道超声心动图的研究表明，栓塞事件仅发生在横断前列腺背侧深部静脉时，但是并没有明显的临床症状。RALP 时通常使用 CO_2 来实施气腹，而 CO_2 极易溶于红细胞中，因此，与空气栓塞相比，CO_2 栓塞很少致命。

若手术过程中出现了明显的气体栓塞时，处理方法包括立即停止气腹、移开机器人、维持显著的头低脚高位，并置患者于左侧卧位，以阻止大量气泡通过右心进入肺循环。此外，吸入 100%氧气并行过度通气，有助于纠正低氧血症。如果应用氧化亚氮，此方法也有助于减小气栓大小，并促进 CO_2 尽快排出。如果以上方法均不奏效，则可考虑通过中心静脉导管来抽出气泡，但其成功率很低。必要时需行心肺复苏。

RALP 时，应密切注意患者的体位。当患者由平卧位或截石位改为显著的头低脚高位时，可能会向头侧滑动，甚至跌落床下。可采用多种方法预防跌落，但每种方法均有弊端。用于固定患者肩部的带子可将第一肋压向臂丛神经上干或将肱骨压向腋窝，引起牵张性损伤。用“X”形交叉胸带将患者固定于手术台上，会降低肺顺应性，特别是显著的头低脚高位时，肺顺应性会更明显降低。本作者所在单位使用马蹄形托肩带，小心地固定于患者肩锁关节部位，此法可有效地防止向头部滑落和臂丛神经损伤。另外，还需注意患者上肢和大腿受压的部分，以免造成尺神经和股外侧皮神经的损伤。

在气腹和显著的头低足高位时，患者可能发生颜面、咽部和喉头水肿。大量静脉输液、气腹引起头部静脉回流的减少，以及采用显著的头低脚高位，都可导致咽部和喉头水肿。因此，限制输液量和尽量缩短头低脚高位的时间，将有助于预防这种并发症的发生。若手术结束时发现患者颜面或结膜水肿，则应怀疑可能有气道水肿的发生。此时，应考虑拔除气管导管前进行气囊检漏或导管周围呼吸实验，虽然此方法并非确切有效。当发生严重水肿时，应考虑保留气管插管，并将患者置于直立体位。如果患者拔管后出现喘鸣或呼吸困难，即使可能面临因气道水肿而导致的插管困难，也须立即再次气管插管。也可考虑拔除气管导管并置入换管导蕊、或其他能快速建立气道的方法。

眼损伤的严重程度可从常见的角膜擦伤到罕见的缺血性视神经病变不等。报道指出，即使使用眼贴或塑料贴膜，RALP 时角膜擦伤率仍为 3%～13.5%。导致眼损伤的原因还有球结膜肿胀或水肿、暴露性角膜病变（眼睑闭合不全导致角膜下部过于干燥引起），以及仪器设备或患者自己手指的触碰。这些症状最早在 PACU 期间就可被发现，因其时间短，容易处理。处理措施包括：术前告知患者结膜和角膜擦伤的风险，在 PACU 期间避免触碰眼部，损伤发生时限制静脉输液量，全麻诱导后立即用眼贴或透明敷贴覆盖保护双眼。

RALP 时，缺血性视神经病变是一种罕见但非常严重的并发症，常见于术中发生明显低血压和失血的俯卧位脊柱外科手术患者。文献曾报道过一例 RALP 中发生缺血性视神经病变的病例。此患者术中出现低血压、失血、大量输液、输血，并较长时间地处于头低脚高位。在 RALP 中就观察到了患者眼压增高，并伴有 $ETCO_2$ 的显著改变。显著的头低脚高位可能会升高头部和颈部的静脉压，使毛细血管发生泄漏，引起组织间液积聚，静脉回流减少，最终导致视神经灌注减少。$ETCO_2$ 的增高，反映了体内 $PaCO_2$ 的增高，$PaCO_2$ 的增高引起脉络膜血管

扩张和眼压的增高。综上所述，视神经损伤可能有以下几种机制：静脉回流减少引起的静脉性梗死，软脑膜小动脉供血不足导致的神经缺血，以及眼部组织间隙压升高直接压迫造成的损伤。

6. RALP 患者麻醉前评估有哪些？

接受 RALP 的男性患者平均年龄约为 60 岁。术前应针对心血管、呼吸、代谢及其他系统进行综合评估。这类患者不仅并存冠脉疾病的概率增高，也可因前列腺肥大导致肾功能异常。

已知或可能存在气道问题的患者，术中如发生气道水肿，则术后出现并发症的风险明显增加。对于患有周围神经疾病的患者应加以注意，如有必要，则应在清醒状态下摆好体位再行麻醉诱导，避免加重原有的神经病变。目前没有证据表明青光眼和其他眼科疾病患者行 RALP 时，缺血性视神经病变的发生率会提高。

患有严重心脏疾病者应进行进一步评估。根据其严重程度，需进行超声心动图、运动负荷试验和心脏灌注情况的检查。对于已接受药物洗脱心脏支架治疗的患者，因有支架置入术后血栓形成的危险，需特殊注意。应在心血管内科医生会诊后，方可停止抗血小板治疗，在整个围术期改用阿司匹林每日 81 mg 通常是安全的。

接受 RALP 的患者，术中往往需要相对较高的气道峰压。虽然这不是禁忌，但对于患有重度慢性阻塞性肺疾病的患者，则需特别注意。由于有破裂的潜在危险，因此患有肺大疱者为 RALP 的相对禁忌证。

对于肥胖患者（体重指数＞30 kg/m^2）而言，则面临更大的挑战，因其合并冠心病、肺功能异常和糖尿病的概率都显著增高。给此类患者摆显著的头低脚高位时要特别注意，应避免神经损伤和向头侧滑落。

7. 讨论 RALP 的麻醉方法。

由于 RALP 时需要联合使用气腹和显著的头低脚高位，因此需采用气管内插管全身麻醉，并进行控制呼吸。气腹可导致气管缩短，所以气管插管时应注意导管的定位，以避免造成支气管内插管。目前并没有特别推荐的麻醉用药方案，但应根据患者的心血管状态及其他并存疾病进行适当的选择。为达到最佳的气腹条件，良好的肌肉松弛（肌松）是非常必要的。由于 RALP 与开放手术相比，术后不适大幅度减轻，所以不推荐采取硬膜外镇痛。另外，根据不同术者的经验水平和患者的医疗条件，还可采用相应的监测和输液管理措施。由于机器人就位后很难靠近患者，因此，如必要，应在机器人就位前就安放好这些设备和物品。

8. RALP 中体位、通气及液体管理的注意事项有哪些？

体位对行 RALP 的患者而言至关重要。术中我们必须确保患者不会滑向头侧或跌落手术台。为防止此情况发生，通常采用“X”形胸部固定、蛋架形泡沫或豆袋状床垫，以及各种肩部固定带，将患者妥善固定于手术台上。摆体位虽然只是术前准备之一，但小心谨慎地实施、防止损伤是十分重要的。

随着充气时腹内压的增大，患者气道压逐渐升高。对于患有慢性阻塞性肺疾病和限制性肺疾病的患者，实施通气可能存在困难。针对任何一个患者，我们可以尝试使用不同的通气模式，直至达到最佳的呼吸力学和气体交换。当吸气峰压＞50～60 cmH_2O 时，可能会造成气压伤。

术中尽量采取最小量输液（＜2000 ml），以免产生过多的尿液，导致膀胱尿道吻合时手术野的模糊。通过限制输液量还可以减少颜面部、咽部和喉头水肿的发生。作者推荐在完成膀胱尿道吻合前最多输入 800 ml 液体，之后，在手术结束前再输注 700～1200 ml 液体，以确保避免液体量不足。

推荐阅读

Awad H, Santilli S, Ohr M, et al.: The effects of steep Trendelenburg positioning on intraocular pressure during robotic radical prostatectomy. Anesth Analg 109:473, 2009.

Chang CH, Lee HK, Nam SH: The displacement of the tracheal tube during robot-assisted radical prostatectomy. Eur J Anaesthesiol 27:478, 2010.

Danic MJ, Chow M, Alexander G, et al.: Anesthesia considerations for robotic-assisted laparoscopic prostatectomy: a review of 1,500 cases. J Robotic Surg 1:119, 2007.

Falabella A, Moore-Jeffries E, Sullivan MJ, et al.: Cardiac function during steep Trendelenburg position and CO_2 pneumoperitoneum for robotic-assisted prostatectomy: a trans-oesophageal Doppler probe study. Int J Med Robotics Comput Assist Surg 3:312, 2007.

Gainsburg DM, Wax D, Reich DL, et al.: Intraoperative management of robotic-assisted versus open radical prostatectomy. JSLS 14:1–5, 2010.

Haas S, Haese A, Goetz AE, et al.: Haemodynamics and cardiac function during robotic-assisted laparoscopic prostatectomy in steep Trendelenburg position. Int J Med Robotics Comput Assist Surg 7:408, 2011.

Halverson A, Buchanan R, Jacobs L, et al.: Evaluation of mechanism of increased intracranial pressure with insufflation. Surg Endosc 12:266, 1998.

Hong JY, Kim WO, Kil HK: Detection of subclinical CO_2 embolism by transesophageal echocardiography during laparoscopic radical prostatectomy. Urology 75:581, 2010.

Kalmar AF, Foubert L, Hendrickx JFA, et al.: Influence of steep Trendelenburg position and CO_2 pneumoperitoneum on cardiovascular, cerebrovascular, and respiratory homeostasis during robotic prostatectomy. Br J Anaesth 104:433–439, 2010.

Lestar M, Gunnarsson L, Lagerstrand L, et al.: Hemodynamic perturbations during robot-assisted laparoscopic radical prostatectomy in 45° Trendelenburg position. Anesth Analg 113:1069, 2011.

Mavrocordatos P, Bissonnette B, Ravussin P: Effects of neck position and head elevation on intracranial pressure in anesthetized neurological patients. J Neurosurg Anesthesiol 12:10, 2000.

Park EY, Koo BN, Min KT, et al.: The effect of pneumoperitoneum in the steep Trendelenburg position on cerebral oxygenation. Acta Anaesthesiol Scand 53:895, 2009.

Phong SVN, Koh LKD: Anaesthesia for robotic-assisted prostatectomy: considerations for laparoscopy in the Trendelenburg position. Anaesth Intensive Care 35:281, 2007.

Piegeler T, Dreessen P, Schlapfer M, et al.: Impact of intraoperative fluid management on outcome in patients undergoing robotic-assisted laparoscopic prostatectomy—a retrospective analysis. Eur J Anaesth 28:6AP1, 2011.

Slutsky AS: ACCP consensus conference: mechanical ventilation. Chest 104:1833, 1993.

Weber ED, Colyer MH, Lesser RL, et al.: Posterior ischemic optic neuropathy after minimally invasive prostatectomy. J Neuroophthalmol 27:285, 2007.

肾和胰腺移植

Andrew M. Perez，MD · Samuel DeMaria，Jr.，MD
（高 伟 译 崔晓光 丁文刚 校）

问题

1. 慢性肾病如何分类？
2. 如何选择肾-胰腺联合移植的患者？
3. 肾-胰腺移植手术的麻醉主要应注意哪些问题？
4. 如何管理持续胰岛素皮下输注患者的术中胰岛素应用？
5. 阐述酸中毒与高钾血症的关系。
6. 肾-胰腺移植的液体管理的讨论。
7. 腹横肌平面阻滞在腹部手术中的作用有哪些？

患者，女，44岁，患1型糖尿病（diabetes mellitus，DM），高血压，甲状腺功能减退，5期慢性肾病（chronic kidney disease，CKD），正等待供体以接受肾移植。

1. 慢性肾病如何分类？

CKD是根据肾损伤情况和肾小球滤过率进行分类（表39-1）。肾损伤表现为病理学改变或血液、尿液及影像学的异常。晚期肾病称为5期CKD。

表39-1 慢性肾病的分类

级别	肾小球滤过率［ml/(min·1.73 m^2)］
1	＞90
2	60～89
3	30～59
4	15～29
5	＜15或透析

2. 如何选择肾-胰腺联合移植的患者？

单独的胰腺移植适用于严重的以及难以控制的1型DM患者，不伴有肾功能障碍。在极少数情况下，DM继发慢性胰腺炎或囊性纤维化可行胰腺移植。适合移植的标准视情况而定，影响因素包括：年龄、是否感染人免疫缺陷病毒（human immunodeficiency virus，HIV）和体重指数。

C肽是在胰岛素生物合成时产生，并随胰岛素释放进入门脉系统。C肽水平可反映出胰岛素缺乏或分泌不足。当C肽水平＜0.3～2 ng/ml时表明需要胰腺移植。此外，不耐受胰岛素治疗或低血糖病史但未出现典型症状（如出汗、头痛、精神异常或意识混乱等）的患者也可行胰腺移植。

肾移植的对象是4～5期CKD患者。目前在美国，CKD和肾移植的最常见的病因学是糖尿病肾病。当患有Ⅰ型DM合并CKD时，50%～60%的患者需行胰腺-肾联合（simulataneous pancreas-kidney，SPK）移植或肾移植后再行胰腺移植。SPK可实现预期的最佳结果。

2010年美国有多于828例患者行SPK移植。虽然40多例是活体供体，但多数患者接受的是尸体供体。美国器官共享联合网络数据库负责尸体器官的分配。器官的匹配主要依据人类白细胞抗原（human leukocyte antigen，HLA）及血型（ABO）。受体和供体的血细胞需行交叉配型实验，以观察受体是否会产生抗供体抗原的抗体。早前，对于器官配型，HLA匹配需优先考虑，然而，新型免疫抑制剂对预后的改善减弱了HLA匹配的重要性。

3. 肾-胰腺移植手术的麻醉主要应注意哪些问题？

SPK移植患者的评估和管理的目的在于优化和调节DM和CKD相关的器官功能障碍或代谢异常。DM患者的术前评估和麻醉管理，见病例26。

术前评估大致包括病史、物理检查、心电图（electrocardiogram，ECG）和实验室检查。这些检查足以评估大多数患者的术前状态，但对于 1 型 DM 合并 5 期 CKD 的患者还需进一步评估心脏功能，因为此类患者冠状动脉（冠脉）斑块形成较快。其中 87%的患者至少有一条冠脉血管存在明显的狭窄。多巴酚丁胺负荷超声心动图有助于 SPK 移植前患者心脏功能的测定，因为多数患者运动平板实验并不能达到预期的心率。对于实验结果阳性的患者，需做冠脉血管造影。一些医疗中心，所有年龄大于 45 岁或患有 1 型 DM 25 年以上的患者在 SPK 移植前均常规行冠脉造影检查。该检查可发现血管是否有明显狭窄，并考虑行冠脉介入治疗。

实验室检查包括血清钠离子、钾离子、血糖、红细胞比容和 pH。最后一次血液透析的时间和生命体征是术前非常重要的信息，有助于判断患者的容量状态、尿毒症的严重程度和血小板功能障碍。

1 型 DM 表现为胰岛素缺乏，如果没有适当的胰岛素治疗，有发生高血糖和酮症酸中毒的风险。如果控制不良，DM 可影响多脏器功能，导致外周和自主神经病变。自主神经病变可延缓胃排空，增加全麻诱导期间反流误吸的风险。在全麻快速-顺序诱导和气管插管前给予枸橼酸钠、H_2 阻滞剂和甲氧氯普胺可降低肺误吸的风险。神经病变可使患者心肌缺血时不能感知心绞痛的发作；同时也可导致心率和血压的极度不稳定或顽固的心动过缓，即使在机体需要心率加快的情况下，也很难发生变化。这些改变可增加围术期心律失常和心血管不良事件的风险。

很多患者患有高血压，并服用不同类别的抗高血压药物来降压。同时，由于促红细胞生成素合成的减少可导致贫血，并且尿毒症可损害血小板功能。图 39-1 列出糖尿病和尿毒症以及它们之间的相互作用对全身多系统的影响。

SPK 移植手术需数小时才能完成，术中需要完善的肌肉松弛来满足从大的正中切口充分暴露术野，所以常常选择全身麻醉。没有一种麻醉是最完美的。而且，重要的是要了解并存疾病，特别是肾衰竭，对药理学以及各种药物和佐剂的影响（框 39-1）。鞘内注射吗啡、硬膜外置管或腹横肌平面阻滞（transversus abdominis plane，TAP）可缓解术后疼痛，但并不作为主要的麻醉方法。硬膜外麻醉可导致器官低灌注，过多的晶体液输注可引起供体胰腺的肿胀。胶体溶液与晶体液相比具有一定优势，可减轻胰腺肿胀，减少移植脏器功能方面的并发症。

除了美国麻醉医师协会（American Society of Anesthesiologists，ASA）推荐的标准监测之外，推荐进行有创的动脉置管，以便于及时观察患者的血压并进行动脉血气分析。中心静脉置管不但可以替代静脉通路的建立，还可以输注血管活性药物以及监测中心静脉压变化。

术中测量动脉血气分析结果可以反应患者机械通气情况、氧含量、酸碱平衡、电解质水平、红细胞压积和血糖浓度。术中，多种情况可以导致患者血糖浓度剧烈波动，如使用甲泼尼龙（引起血糖升高）和移植胰腺血管吻合后（血糖降低）。对于敏感型糖尿病患者（血糖不稳定的糖尿病患者），应该每小时监测一次血糖水平。当胰腺血管吻合成功并开放

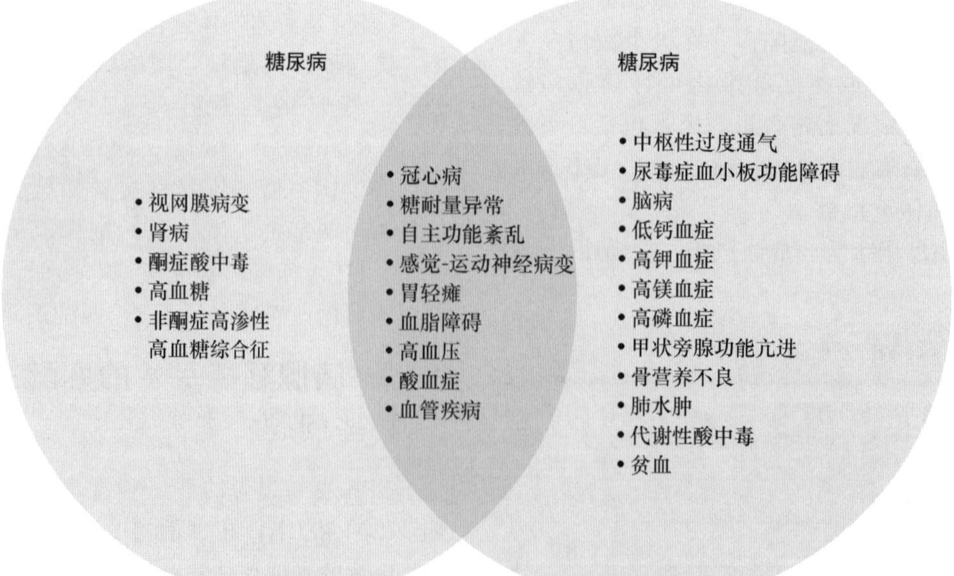
糖尿病
• 视网膜病变
• 肾病
• 酮症酸中毒
• 高血糖
• 非酮症高渗性
高血糖综合征
• 冠心病
• 糖耐量异常
• 自主功能紊乱
• 感觉-运动神经病变
• 胃轻瘫
• 血脂障碍
• 高血压
• 酸血症
• 血管疾病
糖尿病
• 中枢性过度通气
• 尿毒症血小板功能障碍
• 脑病
• 低钙血症
• 高钾血症
• 高镁血症
• 高磷血症
• 甲状旁腺功能亢进
• 骨营养不良
• 肺水肿
• 代谢性酸中毒
• 贫血

图 39-1 糖尿病和尿毒症对多系统的影响

框 39-1　胰腺-肾移植的主要麻醉考虑

术前考虑
- 电解质异常
  - 低钠血症<131 mEq/L 或高钠血症>150 mEq/L
  - 低钾血症<2.5 mEq/L 或高钾血症>5.9 mEq/L
  - 高磷血症，高镁血症，低钙血症
- 血糖
  - 药物治疗史——胰岛素和口服降糖药
  - 使用胰岛素泵、基础代谢率、24 h 胰岛素用量
  - 内分泌会诊
- 贫血
  - 贫血多继发于慢性促红细胞生成素减少
- 凝血功能异常
  - 尿毒症引起的血小板功能异常；透析治疗
- 透析
  - 干体重的知识；近期内透析易引起相对血容量不足
    - 诱导期易出现低血压
  - 相反地，数天内未透析可以导致血容量过多
    - 可以引起心血管系统前负荷过重或肺水肿
- 心血管风险
  - 确定是否存在冠状动脉疾病并评估其严重程度

术中注意事项
- 苯二氮䓬类药物
  - 低蛋白血症可能增加苯二氮䓬类药物作用
- 胃轻瘫
  - 采用快速顺序诱导并警惕反流误吸
- 高钾血症
  - 钾离子超过 5.5 mEq/L 禁用琥珀胆碱
  - 做好治疗高钾血症引起的心跳骤停准备
- 凝血功能异常
  - 避免使用椎管内麻醉
  - 腹横肌平面阻滞可以减轻术后疼痛
- 动脉置管以指导术中输液、胰岛素使用以及机械通气参数设置
  - 持续监测血压
- 静脉通路
  - 避免在动静脉瘘或分流处建立静脉通路
  - 特殊情况下需要建立中心静脉通路
- 输液
  - 生理盐水可能诱发高氯血症酸中毒
  - 复方电解质注射液（勃脉力）或乳酸盐林格溶液适合非高钾血症患者
  - 1/2 张力氯化钠（生理盐水）75 mEq/L 碳酸氢钠
    - 可能改善 pH 和碱不足
  - 胶体液可能使用，但未证实其益处
    - 减少晶体液的使用
    - 减轻供体胰腺的水肿、改善胰腺微循环
- 麻醉诱导药物
  - 蛋白结合类药物：异丙酚、依托咪酯、巴比妥酸盐类
    - 肾衰竭、低蛋白血症患者酌情减量
- 挥发性麻醉药
  - 推荐使用异氟烷和地氟烷
    - 地氟烷麻醉后残留物少
  - 七氟烷
    - 七氟烷释放的游离氟离子对移植肾功能没有影响
- 阿片类药物
  - 哌替啶
    - 导致去甲哌替啶和活性代谢产物的蓄积；降低癫痫发作阈值
  - 吗啡
    - 导致吗啡-6-葡糖苷酸和活性代谢产物蓄积
  - 芬太尼和瑞芬太尼
    - 药物代谢动力学无明显改变
- 肌肉松弛药
  - 琥珀胆碱
    - 可以导致血钾增加 0.5～1.0 mEq/L
  - 顺阿曲库铵
    - 霍夫曼消除（肾衰竭患者不蓄积）
  - 罗库溴铵
    - 主要经肝代谢，作用时间轻度延长
  - 维库溴铵
    - 主要经肝和胆道代谢，作用时间轻度延长
- 类固醇类药物
  - 甲泼尼龙
    - 切皮之前给药可能引起高血糖症
- 免疫抑制剂
  - 抗淋巴细胞血清
    - 甲泼尼龙给药后 1 h 注射抗淋巴细胞血清；过敏反应
  - 术后给予其他免疫抑制剂如麦考酚酯，西罗莫司，环孢素和他克莫司
- 血管活性药物
  - 去甲肾上腺素，肾上腺素，去氧肾上腺素，麻黄碱和垂体后叶素
    - 收缩血管药物；可能会影响移植器官的微循环；血液成分流向第三间隙
    - 多数研究不支持某一血管收缩药物优于其他药物
  - 多巴胺
    - 扩张肾小动脉，降低肾血管阻力，改善肾血流
    - 无证据证明多巴胺具有肾保护作用
  - 非诺多泮
    - 多巴胺激动药，改善肾血流，无 β 肾上腺素受体激动作用
  - 硝普钠
    - 含氰化物，最终代谢为硫氰酸盐；硫氰酸盐经肾排泄，有神经毒性
- 肾血管吻合前液体负荷
- 利尿剂
  - 甘露醇和呋塞米
    - 其应用因外科医生和机构而异

血管夹后，应每 30 min 监测一次血糖。术中需要维持 pH、PaO_2、$PaCO_2$、碱剩余、Na^+ 浓度和 K^+ 浓度在正常水平。

术中需使用甲泼尼龙、抗胸腺细胞球蛋白（antithymocyte globulin，ATG）和巴利昔单抗预防急性器官排斥反应。ATG 是从兔血清中经过巴氏消毒提取的丙种球蛋白，可引起过敏反应或细胞因子释放综合征等副作用。对于兔蛋白过敏或者 ATG 副作

用病史的患者绝对禁忌使用ATG。巴利昔单抗是一种鼠/人单克隆抗体，可以抑制激活T淋巴细胞表面的白细胞介素（interleukin，IL）-2受体α亚单位的活性，也容易出现过敏反应。但是，由于没有细胞因子释放综合征作用，临床中更多的是使用巴利昔单抗而非ATG。

证据表明，肾移植患者术后并发症可能主要源于拔管后出现的急性代谢性酸中毒和呼吸性酸中毒。因此，我们建议在拔管前30 min测量动脉血气，当患者pH<7.25或者碱剩余>7 mEq/L，考虑给予机械通气支持。另外，拔管期间还要注意患者是否存在液体量过剩，血流动力学不稳定，高钾血症，低氧血症以及高碳酸血症。伴有慢性阻塞性肺疾病（chronic obstructive pulmonary disease，COPD）或者阻塞性睡眠呼吸暂停（obstructive sleep apnea，OSA）的患者更加敏感。

常规的液体管理包括给予5%葡萄糖和0.45%氯化钠注射液以40 ml/h速度输注，而0.45%氯化钠注射液则根据每小时尿量的毫升数来补充。肾移植患者容易出现术后少尿、无尿或多尿现象。当患者出现血糖升高时，应停止输入葡萄糖，直至血糖恢复至正常水平。胰岛素输注应贯穿于整个围术期。如果患者发生酸中毒，将碳酸氢钠（75 mEq）加入到1 L浓度为0.45%氯化钠注射液中输注。第三间隙液体丢失可以通过输注晶体、胶体或晶/胶混合液体，以维持器官末端灌注压。

4. 如何管理持续胰岛素皮下输注患者的术中胰岛素应用？

使用皮下胰岛素输注的患者术中对胰岛素的需求量有很大差异，有的患者采用间歇式、自控式短效或长效胰岛素输注，有的则采用持续皮下胰岛素输注（continuous subcutaneous insulin infusion，CSII），又称胰岛素泵。不同的机构对术前置入胰岛素泵患者围术期应用胰岛素治疗原则不尽相同。对于非胰腺移植手术患者，尤其是短的不固定的操作过程，一般允许继续使用胰岛素泵，而其余则坚持停用胰岛素泵。然而，对于SPK移植的患者，停止CSII能使麻醉医师更好地控制术中可能突然变化的胰岛素需求量。当然，关闭CSII也同时消除了由于CSII障碍引起的高血糖症的隐患。另外，当胰腺移植成功并开放血管夹后，移植的胰岛β细胞则开始分泌胰岛素并引起受者血糖下降，其降幅每小时可达到50 mg/dl。受者血糖和C肽水平被认为是评判移植胰腺功能的重要指标。血糖升高同时C肽水平下降提示移植胰腺功能障碍，而血糖和C肽水平正常则代表移植胰腺功能正常。大多数医生会在胰腺移植过程中以及术后同时输注葡萄糖和胰岛素，从而避免酮症以及降低新的胰岛β细胞活性。有的治疗中心也使用奥曲肽来减少胰腺外分泌活性。

关于胰腺移植后胰岛素的应用，目前有2种策略：

（1）完全替代法：根据患者的生理需求，使用外源性胰岛素完全替代移植胰腺分泌胰岛素，从而使移植的胰岛β细胞得到3～4天的休息，然后再改为间歇性注射胰岛素。

（2）按需给药法：根据测量外周血中C肽水平，判断移植胰腺的功能，从而给予不同剂量的胰岛素，来满足患者的生理需求。尽管供体胰岛β细胞分泌内源性胰岛素，术后仍会发生持续性的高血糖。其原因可能与使用免疫抑制剂和高剂量的糖皮质激素引起的胰岛素抵抗有关。

不管患者是否佩带皮下CSII，必须高度重视围术期血糖的管理。患者的血糖水平应该每小时监测，并在开放移植胰腺血管后每30 min监测一次。应该通过术中及术后持续输注胰岛素来调整患者血糖水平。已有即使患者的血糖正常也发生酮症酸中毒的报道，因此在整个围术期也须应用葡萄糖。

5. 阐述酸中毒与高钾血症的关系。

合并肾衰竭和1型糖尿病的患者是酸中毒和高钾血症的高风险人群，尤其是在血液透析中出现失误时。由于透析和肾移植的移植时机未必匹配，在手术当天应当监测患者的血钾和pH，异常者需要在移植前再次血液透析。

酸中毒可以继发于酮症酸中毒、大量输注含氯晶体液（详见问题6）以及硫酸盐、磷酸盐和尿酸蓄积等情况。pH降低可使镇静催眠药和阿片类药物的非解离状态增多，增强该类药物的作用，从而降低气道反射，导致呼吸抑制。监测并改善患者的酸碱平衡状态，可以有效地预防酸中毒引起的后果。根据连续动脉血气分析结果，麻醉医生可以通过调节分钟通气量，从而在一定程度上缓解代谢性酸中毒。然而，患者拔管后的呼吸抑制可以导致快速的高碳酸血症和酸中毒，这才是麻醉医生面临的真正挑战。拔管后呼吸抑制是由多种因素共同导致的，如吸入性麻醉药、肌肉松弛药、阿片类药物的残余作用，由束缚带引起的膈肌活动受限等。患有阻塞性睡眠呼吸暂停或慢性阻塞性肺疾病的患者更容易发生呼吸抑制。术后呼吸抑制引起的高碳酸血症和酸中毒主要发生在麻醉后恢复室（postanesthesia care unit，PACU）。在 PACU 可以通过给患者头高位 30°、镇痛（既要预防束缚带引起的通气不足，还要避免呼吸抑制）以及对阻塞性睡眠呼吸暂停患者实施持续气道正压通气来改善患者的呼吸功能。

与酸中毒相关的是危及生命的高钾代谢紊乱。细胞外酸中毒 pH 每降低 0.1，会导致血浆中 K^+ 水平升高 0.5～0.8 mEq/L。这是因为，为了保持电中性，当细胞外大量 H^+ 通过浓度梯度进入细胞内，引起细胞内 K^+ 大量外流，从而导致高钾血症。随着 K^+ 水平升高，会引起心电图相应的变化：

- K^+ 水平达到 6 mEq/L——T 波高尖
- K^+ 水平达到 7 mEq/L——P-R 间期延长
- K^+ 水平达到 8～9 mEq/L——P 波缺失，QRS 波增宽，接着迅速引起心室颤动

术中治疗高钾血症的首要目标即保持心肌细胞的膜电位稳定并促进 K^+ 向细胞转移（表 39-2）。

6. 肾-胰腺移植的液体管理的讨论。

麻醉医生在 SPK 移植中的角色主要是协调两科医生的需求：肾病学家希望肾组织“湿”，即液体量尽可能的多些，保证肾的灌注；而肺病学家希望患者肺组织“干”，即肺内循环血流量少些。根据术前患者的容量状况，术中的液体输注量可能要限制，其关注点为容量负荷能否使肺和心血管的负担过重而导致低氧血症和心肌收缩力受损。相反，如果过度限制液体输注，则可能会导致患者麻醉诱导后低血压，增加移植器官功能延迟的风险和终末器官灌注不足。因有众多可供选择的晶体液和胶体液，这种平衡作用更加复杂。

给予 SPK 患者液体治疗时应考虑所用混合液体的 pH，K^+ 浓度和含糖量。如患者伴有高钾血症，应尽量避免使用复方电解质注射液（勃脉力）或乳酸盐林格溶液（两者均含有 K^+：勃脉力的 K^+ 浓度为 5 mEq/L，乳酸盐林格溶液的 K^+ 浓度为 4 mEq/L），而使用 0.9%氯化钠溶液。但是，由于 0.9%氯化钠溶液 pH 低（5.0）且含有大量的氯离子（154 mEq/L），容易导致高氯性代谢性酸中毒。我们医院在肾移植液体管理过程中（表 39-3），主要以避免发生酸碱失衡为主。术中一般给予 2.5～5 L 液体，并且术中至少每小时进行一次动脉血气分析，以监测患者的酸碱平衡。

近来，很多学者开始关注胶体液在胰腺移植中的作用。胰腺移植过程中，输注过量晶体液可能会引起胰腺水肿、微循环障碍，进而导致再灌注后早期移植胰腺炎。此外，移植胰腺的保存方法和供体的治疗方式也是胰腺移植后微循环障碍的原因之一。理论上，输注胶体可以减少晶体液的使用，减轻晶体液对胰腺的损伤。但胶体液的短期或长期益处尚未可知。

器官移植的液体管理目标应着眼于保持心脏功能处于最佳状态，从而保证移植器官足够的血液供应。尽量慎用缩血管药物，但可以用来维持平均动脉压在 65～70 mmHg 以上。

7. 腹横肌平面阻滞在腹部手术中的作用有哪些？

腹横肌平面（Transversus abdominis plane，TAP）阻滞一般被认为是在解剖标记引导下在 Petit 三角实施的阻滞。Petit 三角包括髂嵴为下边，腹外斜肌的边缘为前边，背阔肌边缘为后边围成的区域。腹横肌平面阻滞起初为一个盲探技术，即以腹横肌和腹内斜肌之间的筋膜层为经典的标记进行阻滞（图 39-2）。其体表投射为 T10 至 L1 水平，即脐部以上至髂嵴上缘。SPK 移植常常要延长至 T10 水平以上，而肾移植经常在左下腹斜切口下进行。SPK 移植往往需要双侧腹横肌平面阻滞，且其阻滞范围仍未必能达到手术切口范围，而单侧腹横肌平面阻滞即可满足单纯肾移植切口镇痛。盲穿法由于穿刺针误入肝、腹膜或肠管内，从而导致相关并发症。超声

表 39-2　高钾血症的处理

作用机制	治疗
稳定心肌细胞膜电位	静脉注射氯化钙 500～1000 mg
促进 K^+ 内流	通气过度 碳酸氢钠 1 mEq/kg 胰岛素 5～10 U 和 50%葡萄糖 10～25 g

表 39-3　肾移植患者的液体管理原则

实验室检查	结果	处理
碱不足	>3 mEq/L	0.45%氯化钠溶液和 75 mEq/L 碳酸氢钠*
	<3 mEq/L	确定的 K^+ 浓度
K^+	<4.5 mEq/L	勃脉力或乳酸盐林格溶液
	>4.5 mEq/L	0.9%氯化钠溶液

* 当患者出现严重酸中毒或碱不足时，可选用 5%葡萄糖水溶液（D5W）（1 L）加入 150 mEq 碳酸氢钠；如果呼吸机参数保持不变，使用碳酸氢钠可能会导致氧运输障碍和呼吸性酸中毒。因此，碳酸氢钠治疗酸中毒还存在争议

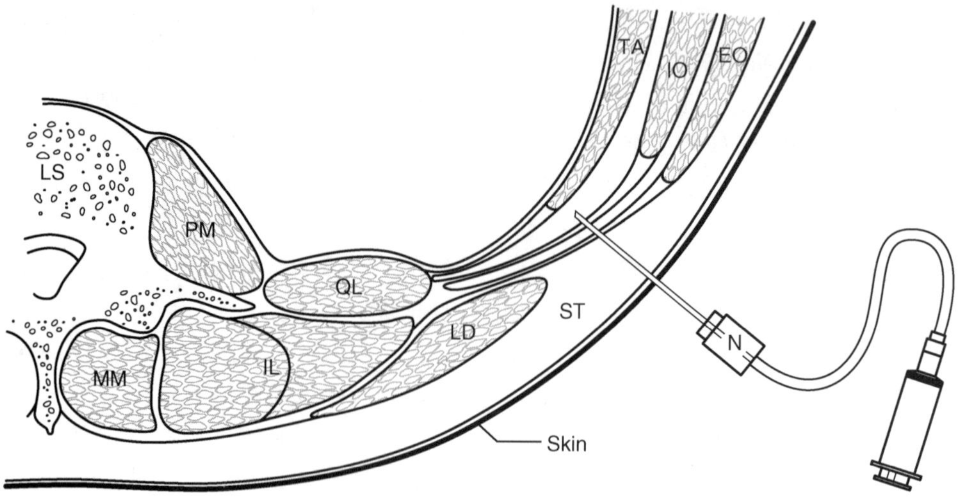

图 39-2 腹横肌平面阻滞的筋膜平面。EO，腹外斜肌；IL，最长髂肋肌；IO，腹内斜肌；LD，背阔肌；LS，脊柱；MM，多裂肌；N，50 mm 钝穿刺针；PM，腰大肌；QL，腰方肌；ST，皮下组织；TA，腹横肌；Skin，皮肤（From McDonnel JG, et al. The analgesic efficacy of transversus abdominis plane block after cesarean delivery：a randomized controlled trial. Anesth Analg 106：186，2008.）

引导下腹横肌平面阻滞可以通过实时可视化观察局麻药在目标区域扩散，从而大大降低了并发症的发生率。

准备好操作区域、铺好无菌单，将超声探头覆盖无菌膜并在 Petit 三角涂无菌耦合剂，探头放置于腋中线上的 Petit 三角处，并使探头方向在侧腹壁横断面上。观察各种筋膜及腹膜后，引导穿刺针穿过腹外斜肌和腹内斜肌到达腹横肌平面。将 2 ml 盐水或局部麻醉药（局麻药）注射到腹内斜肌与腹横肌之间。确定穿刺针位置后，注入 20～30 ml 局麻药。所使用的局麻药的容量（而非浓度）是重要的因素，即 TAP 阻滞是“容量”阻滞。0.25%～0.5%布比卡因或 0.5%～0.75%罗哌卡因作用持续时间较长，但要注意用药量避免超过局麻药推荐的极限量。局麻药注射过程中，应通过向头、尾、内、外等方向滑动探头，密切监测药物的扩散程度。成功的腹横肌平面阻滞可以减少患者术后 48 h 内吗啡的用药量。

推荐阅读

Abdallah FW, Chan VW, Brull R: Transversus abdominis plane block: a systematic review. Reg Anesth Pain Med 37:193, 2012.

Freise CE, Narumi S, Stock PG, et al.: Simultaneous pancreas-kidney transplantation: an overview of indications, complications, and outcomes. West J Med 170:11, 1999.

Gruessner AC, Sutherland DE: Pancreas transplant outcomes for United States (US) and non-US cases as reported to the United Network for Organ Sharing (UNOS) and the International Pancreas Transplant Registry as of June 2004. Clin Transplant 19:433, 2005.

Koenhtop DE, Beebe DS, Belani KG: Perioperative anesthetic management of the kidney-pancreas transplant recipient. Curr Opin Anaesth 13:341, 2000.

Nassar AA, Boyle ME, Seifert KM, et al.: Insulin pump therapy in patients with diabetes undergoing surgery. Endocr Pract 18:49, 2012.

Schmied BM, Muller SA, Mehrabi A, et al.: Immunosuppressive standards in simultaneous kidney pancreas transplantation. Clin Transplant 20(Suppl 17):44, 2006.

Yost CS, Niemann CU: Anesthesia for abdominal organ transplantation. pp. 2155–2184. In Miller RD, Erikkson LI, Fleisher LA, et al. (eds.): Miller's Anesthesia, 7th edition. Churchill Livingstone, Philadelphia, 2010.

第7部分

眼、耳、鼻和喉

病例40

开放性眼外伤和眼内压

Patrick L. Sittler，MD

（姚立农　宗茜　译　熊利泽　校）

问题

1. 如何维持正常眼内压？
2. 修复开放性眼外伤的麻醉注意事项是什么？
3. 开放性眼外伤中琥珀胆碱是否禁忌使用？
4. 哪些非麻醉药物可降低眼内压？
5. 如何判断开放性眼外伤修补手术是否紧急？

患者，男，5岁，在家庭烧烤聚餐中被玩具枪射中。既往其他方面健康，曾于全麻下行双侧鼓膜切开与置管术，无麻醉并发症。

1. 如何维持正常眼内压？

眼内压（intraocular pressure，IOP）的正常范围是10～20 mmHg，双眼间最多有5 mmHg的压力差异。昼夜压差变化在2～3 mmHg，与瞳孔散大、仰卧位和睡眠时眼睑压力有关。如仰卧位可以增加IOP 1～6 mmHg。IOP由房水动力学（最重要的因素）、脉络膜血容量、中心静脉压（central venous pressure，CVP）和眼外肌（extraocular muscle，EOM）来维持。

房水动力学

眼部被虹膜分成前房和后房。眼内约有250 μl房水，1/3在前房，2/3在后房。房水对正常的光折射是必需的，以形成视觉。此外，它提供氧气和葡萄糖给无血管的晶状体与角膜。

房水由后房睫状体的脉络膜毛细血管通过渗出、滤过和主动分泌产生。通过虹膜周围由后房流入前房。并通过Fontana间隙和位于虹膜角膜角的Schlemm管被吸收。由于眼球顺应性差且被坚固的眼眶所包裹，眼内流体动力学的变化可引起IOP的显著改变。如应用散瞳药，减少Fontana间隙和Schlemm管的横截面积，可增加IOP。甚至动脉搏动也可引起可测量的IOP变化。

脉络膜血流量

全身血压突然升高、CVP增加可导致脉络膜血流量增加，由于消除过程相对变慢，引起IOP升高。尽管脉络膜血管缺乏自动调节功能，但是改变脑血流的因素仍影响眼内血容量。高碳酸血症、低氧血症和基础代谢率增加都引起脉络膜血管扩张。与脑血流一样，动脉血二氧化碳分压（$PaCO_2$）和血流量之间存在线性联系。$PaCO_2$ 增高导致的通气不足，可致IOP升高。

中心静脉压

CVP的明显升高可以暂时抑制房水通过Schlemm管，从而会引起IOP升高。

眼外肌张力

眼外肌不同于骨骼肌。与骨骼肌相比，眼外肌可以快速、精确地控制收缩和松弛并抵抗疲劳。骨骼肌由每根肌纤维中部的单个轴突支配。眼外肌由单个和多个神经元支配，以便于聚焦性收缩。增加眼外肌张力可致IOP升高。

2. 修复开放性眼外伤的麻醉注意事项是什么？

开放性眼外伤修复术麻醉的主要目的，是避免IOP突然升高而导致的玻璃体外溢。动静脉压力升高、咳嗽、呛咳、Valsalva动作、$PaCO_2$ 升高、仰卧位等都会导致IOP升高。以下方法可以降低或防止IOP升高：

- 降低IOP
  - 抬高头部以增加静脉引流。
- 防止IOP升高
  - 尽量减少术前镇静，以避免镇静过度和通气

不足导致 $PaCO_2$ 增高。

- 插管前和手术中应过度通气，确保进行气道操作前患者处于深麻醉状态，尽量减轻喉镜检查和插管时的血流动力学反应变化。
- 喉镜检查和插管时，保持足够的麻醉深度和肌肉松弛以最大限度地减少呛咳和咳嗽的发生。
- 精心设计麻醉方案，确保平稳苏醒，当未拔除气管内导管时，尽量避免发生咳嗽和呛咳。

为充分暴露术野，常选用经口 RAE 导管确保气道通畅。声门上的气道可选择可弯曲的喉罩。眼科手术中气道不易掌控，对人工气道的安全性应给予足够重视。

框 40-1 概述全身麻醉不同阶段的注意事项。

框 40-1　开放性眼外伤手术中的麻醉注意事项

饱胃状态下警惕反流误吸
抬高床头
妥善放置麻醉面罩
确保最佳插管条件避免咳嗽与呛咳
诱导药物
　丙泊酚降低 IOP
　氯胺酮
　　是否升高 IOP 研究结果不一致
　　眼睑痉挛及眼球震颤也许妨碍手术
　　增加 PONV 的发生率
　依托咪酯
　　降低 IOP
　　肌阵挛会导致眼损伤
　　增加 PONV 的发生率
　神经肌肉阻滞药
　　琥珀胆碱
　　可能不会升高 IOP
　　没有玻璃体外溢的证据
　　在最短时间达到最佳插管条件
　非去极化神经肌肉阻滞药
　　罗库溴铵是批准用于快速序列诱导的唯一药物
　　延长面罩通气时间可能会发生面罩导致的眼压伤
　　等待最佳插管条件前气道处于无保护状态
喉罩通气
　“饱胃”的患者禁忌应用
　通气不能直达气道
　对浅麻醉时喉痉挛和误吸无保护作用
维持
　维持深麻醉状态以降低 IOP
　　使用神经肌肉阻滞剂以确保术野静止
　　低碳酸血症，低氧舒张脉络膜循环引起 IOP 升高
苏醒
　促醒药物对 IOP 无影响
　苏醒平稳（例如无呛咳和咳嗽）
预防 PONV

IOP，眼内压；PONV，术后恶心呕吐

3. 开放性眼外伤中琥珀胆碱是否禁忌使用？

大多数开放性眼球手术对于创伤患者来说是紧急的，所有这类患者都被认为是“饱胃”。因为大多数手术采用全身麻醉，快速顺序诱导（rapidsequence induction，RSI）以减少误吸的风险是经常选用的诱导技术。琥珀胆碱或双倍剂量的罗库溴铵都可用于 RSI，均有各自的优缺点。

琥珀胆碱已经成为近年来争议的话题。传统关注集中在给予琥珀胆碱后理论上存在眼内容物外溢的风险。眼外伤后患者反射性地用手按压眼球，导致眼睑痉挛，两者挤压均易导致玻璃体外溢。也就是说，在到达手术室前，损害已经产生了。应避免琥珀胆碱理论上导致眼内容物外溢促成的没有科学依据的陈旧教学理念。以前报道的玻璃体外溢均发生在“浅”麻醉状态下。目前大多数研究报告证实琥珀胆碱与玻璃体外溢无必然联系。

注射琥珀胆碱后 1 min 内 IOP 升高，6 min 内 IOP 达到峰值 9 mmHg。这种峰值压力的升高明显低于哭叫、咳嗽或呛咳（如插管条件不佳）引起的 IOP 升高。如果插管条件良好，琥珀胆碱导致的 IOP 升高无不良临床后果。

虽然琥珀胆碱注射后 IOP 升高的机制尚不明了，但有许多假设的理论。有人认为 IOP 升高的原因是琥珀胆碱引起眼外肌张力性收缩。但该观点被一项关于选择性眼球摘除术的研究所质疑。当所有眼外肌从患眼分离后，给予琥珀胆碱并测量 IOP。眼外肌切除和眼外肌完整时的 IOP 升高无显著差异。

进一步研究表明，IOP 升高可能是由于脉络膜血管扩张或 CVP 升高导致引流减少的结果。CVP 升高一过性抑制房水通过 Schlemm 管流动。

Kresge 眼科研究所创建了一套适用于开放性眼外伤患者的插管方案。该方案考虑了控制气道的难度以及 RSI 的重要性，以确定是否应用琥珀胆碱。如果预测为困难气道并需要 RSI，用预处理方式给予琥珀胆碱以减少 IOP 升高的发生。预处理方式由以下一种或多种药物组成：阿片类药物、利多卡因、硝苯地平或去肌颤剂量的非去极化神经肌肉阻滞药（表 40-1）。一项眼开放手术的回顾性综述表明，该方法不增加玻璃体外溢的发生，也无其他琥珀胆碱使用后的并发症。

非去极化神经肌肉阻滞药罗库溴铵被用于 RSI 的剂量为 1.2 mg/kg。其优势是 IOP 升高明显小于琥珀胆碱。缺点是在插管和面罩通气有困难时可能产生麻烦，作用时间可能会长于手术时间。

表 40-1 减轻琥珀胆碱导致眼内压升高的预处理方案

利多卡因	削弱 IOP 升高 降低气管插管术的气道反应性和血流动力学反应
阿片类药物	减轻单独使用琥珀胆碱的 IOP 升高 可能的作用机制是降低 SVR、CVP 或两者同时
硝苯地平	削弱 IOP 升高 降低 SVR
去肌颤剂量	对肌束震颤导致 IOP 升高有潜在优势 研究结果具有多样性

CVP，中心静脉压；IOP，眼内压；SVR，体循环阻力

在不考虑“饱胃”的情况下，任何一种非去极化神经肌肉阻滞药都可使用。然而，如果喉镜检查时插管条件不佳或者进行面罩通气时等待非去极化神经肌肉阻滞药的效应达到峰值时，都可见 IOP 显著升高。为避免不确定的“饱胃”，无防护气道的处理时间应延长。

最终，使用哪种神经肌肉阻滞药取决于以下因素：

- 患者 NPO“禁食”状态
- 困难气道的识别
- 优化插管条件
- 减小面罩通气升高眼内压的程度

如果琥珀胆碱被认为可以提供最佳插管条件就不应禁忌使用，毕竟显著增加 IOP 引起玻璃体外溢仅是理论上未被证实的理念。通常的使用禁忌证是高钾血症、恶性高热等，必要时可用其他神经肌肉阻滞药替代。

4. 哪些非麻醉药物可降低眼内压？

甘露醇是一种渗透剂，增加血浆胶体渗透压并减少房水生成。乙酰唑胺是碳酸酐酶抑制药，干扰房水的生成。

5. 如何判断开放性眼外伤修补手术是否紧急？

手术是否紧急取决于眼科医生对患侧眼部存活能力的评估。如果眼睛不能存活，延迟饱胃患者的手术是合理的，直到误吸的风险降到最小。如果可存活，也应有同样的考虑。眼科专家需要权衡失明与误吸的风险。如果延期手术对眼部能否存活有更大的风险，尽管存在误吸可能，手术仍需进行。麻醉护理团队和眼科医师共同讨论相关风险非常重要，做出明智决定，决断最佳手术时机。

大多数开放性眼外伤是全身广泛性创伤的一部分，在进行开放性眼外伤修补手术前，有必要对患者的全身状况进行系统的回顾。可能还有其他创伤部位需要更及时的关注，需要优先考虑。例如，如果有颅内创伤的依据，就需要在眼外伤手术前处理。

推荐阅读

Chidiac EJ, Raiskin AO: Succinylcholine and the open eye. Ophthalmol Clin N Am 19:279, 2006.
Kohli R, Ramsingh H, Makkad B: The anesthetic management of ocular trauma. Int Anesthesiol Clin 45:83, 2007.
Vachon CA, Warner DO, Bacon DR: Succinylcholine and the open globe. Anesthesiology 99:22, 2003.

病例41

视网膜剥脱

Patrick L. Sittler, MD

（姚立农　刘　晨　译　熊利泽　校）

问题

1. 视网膜剥脱的分型有哪些？
2. 简要描述不同类型的视网膜剥脱修复术。
3. 哪类患者是视网膜脱离的高危人群？
4. 全身麻醉、局部麻醉在视网膜脱离修复术中的优缺点有哪些？
5. 有哪些局部麻醉方式可供选择？
6. 全身麻醉所要考虑的问题有哪些？
7. 什么是眼心反射，以及如何处理？
8. 向眼内注入“气泡”的影响是什么？

患者，男性，36 岁，棒球击中眼部，拟行视网膜剥脱修复术。既往体健，无手术史。

1. 视网膜剥脱的分型有哪些？

视网膜剥脱分为 3 种类型：孔源性视网膜剥脱，渗出性视网膜剥脱、牵拉性视网膜剥脱。其中孔源性视网膜剥脱为最常见的类型，这类视网膜剥脱是由视网膜损伤所致，使流动的房水进入视网膜下腔隙。渗出性视网膜剥脱少见，是由于渗出性液体在视网膜下腔隙蓄积所致，一般没有明显的视网膜损伤。牵拉性视网膜剥脱是由视网膜层面以下的肿瘤所致，例如脉络膜黑色素瘤，该肿瘤使得纤维形成、使纤维管组织造成损伤或炎症，从而使得视网膜与视网膜下层分离剥脱。

2. 简要描述不同类型的视网膜剥脱修复术。

视网膜剥脱修复术的手术方式主要有 3 种：巩膜扣压术、充气性视网膜固定术及玻璃体切割术。在此类情况下，多种修复方式联合是治疗中所必需的。所有手术操作的目的在于修复中断的视网膜，让视网膜色素上皮组织与视网膜黏附，防止剥脱的再发生。

手术操作步骤的变化有赖于手术方法的选择。充气性视网膜固定术及玻璃体切割术均属眼内操作，而巩膜扣压术则属眼外操作。充气性视网膜固定术是在给玻璃体腔注入“气泡”后进行视网膜冷冻固定或激光光凝以封闭视网膜裂隙。操作完成后，患者需调整体位以使“气泡”紧邻修复区，例如，如果剥脱膜位置在 12 点方向，患者需要保持直立体位 3～5 天。

巩膜扣压术的目的在于通过外部操作去改变眼球内部轮廓，外层组织向内移位缩紧视网膜裂孔，组织液化的玻璃体流入视网膜下腔隙。术中是否引流视网膜下积液仍有争议。支持者认为引流可降低眼内压并有助于向内复位，同时有利于视网膜松弛易于再黏附。玻璃体切割术是切除玻璃体凝胶缓解视网膜裂孔处的张力。有时这种缓解尚不足以满足视网膜再黏附，需要注射硅油或“气泡”，以恢复正常眼压。根据视网膜脱离的大小和位置，气动性视网膜也可能是必要的。

3. 哪类患者是视网膜脱离的高危人群？

易患视网膜脱离的患者有以下几种因素。与视网膜脱离相关眼科因素中，高度近视（＞6.0 屈光度）者比正常人视网膜脱离的发病率高 3 倍。视网膜脱离也是白内障手术中众所周知的并发症。获得性免疫缺陷综合征（acquired immunodeficiency syndrome，AIDS）患者的巨细胞病毒性视网膜炎，也是易感因素。视网膜脱离中有 10%～15%是由于眼外伤造成的，眼外伤也是儿童视网膜脱离的最常见病因。另一种儿童视网膜脱离常见原因是早产儿视网膜病。若患者单侧眼因眼病导致视网膜脱离，则该患者对侧眼发生视网膜脱离的风险极高。

4. 全身麻醉、局部麻醉在视网膜脱离修复术中的优缺点有哪些？

任何视网膜修复手术都应根据医疗条件及预期

的治疗目标，个体化地为患者选择合适的麻醉方式。与眼科医师就手术需求及患者对手术的期望进行沟通，也有助于决定哪一种麻醉方式是最佳选择。

局部麻醉（球后神经阻滞、眼球表面麻醉、眼球筋膜囊下神经阻滞）或同时辅助镇静可充分满足手术操作条件。然而，一些复杂的视网膜修复手术时间可长达 2 小时以上，患者不能耐受长时间平卧，有必要给予全身麻醉以保证患者安全、舒适且为良好的手术效果创造条件（表 41-1）。

表 41-1 全身麻醉及局部麻醉的优缺点

	优势	缺点
全身麻醉	• 患者制动 • 可提供长时间麻醉	• 气道维护困难 • 影响手术修复效果 咳嗽和呛咳 恶心和呕吐 • 手术开始时间↑ • 延长苏醒时间↑ • PACU 时间↑
局部麻醉	• 手术室内时间↓ • 应激反应↓ • 恢复速度快 • 避免恶心和呕吐的发生 • 易感患者认知障碍的发生风险↓	• 患者动眼运动造成视觉损伤 • 不能保证气道安全的风险 • 术中镇痛不全 • 手术时间可能超过神经阻滞作用时间

PACU，麻醉后恢复室

局部麻醉的优点：

- 缩短手术室时间
- 缩短术后恢复时间
- 减少应激反应
- 避免全身麻醉的不良反应（如术后恶心呕吐）

局部麻醉的缺点：

- 难以建立安全气道且难以维持气道的通畅
- 难以配合的患者持续镇静后可能发生呼吸抑制
- 镇痛不完善
- 手术时间超过镇痛时间
- 术中患者体动造成眼损伤

局部麻醉技术并非没有风险。次要风险包括角膜擦伤和水肿，更严重的问题包括由眼球穿孔（特别是在近视患者）、视神经损伤以及球后出血导致的永久性视力丧失。局部麻醉药（局麻药）误入血管或沿视神经鞘硬膜扩散到脑脊液可发生局部麻醉药全身毒性（local anesthetic systemic toxicity，LAST）反应，表现为嗜睡、对侧眼一过性失明、癫痫发作，以及呼吸和心脏停搏。LAST 反应的处理详见病例 52。

全身麻醉的优点：

- 创造理想的操作条件，使得患者在手术期间保持制动。
- 根据手术需要可以持续延长麻醉时间。

全身麻醉的缺点：

- 尽管能够保证气道通畅，但气道难以维护
- 影响手术修复效果
  - 苏醒和拔管时咳嗽或呛咳
  - 术后恶心呕吐
- 延缓手术开始前的准备时间
- 延迟苏醒时间
- 增加在 PACU 的时间

5. 有哪些局部麻醉方式可供选择？

可供选择的局部麻醉方式有球后阻滞、球周阻滞和眼球筋膜下阻滞。球后阻滞、球周阻滞是最常用的局部麻醉方式。球后、球周阻滞通过阻滞三叉神经眼支的眶内感觉达到麻醉效果。这些阻滞方法之间的差异是进针的位置有所不同。球后阻滞进针部位在眼球后眼外肌形成的中心部。球周阻滞的注射部位在眼外肌中心部之外，阻滞效果有赖于麻醉药物的浸润。眼球筋膜囊下阻滞穿刺通过眼结膜及 Tenon 筋膜囊，眼内注射少量局部麻醉药。阻滞方式的选择基于操作者个人经验，三种局部麻醉方式都是有效的。

6. 全身麻醉所要考虑的问题有哪些？

没有确切证据表明哪种全身麻醉方法更有利于视网膜手术。然而，在选择适当麻醉方式时，有几个问题仍须考虑（表 41-2）。

气道

要满足术野无障碍，经常选择经口 Ring-Adair-Elwyn（RAE）管和可弯曲型喉罩（laryngeal mask airways，LMA）确保呼吸道通畅。但术中气道难以随时保持通畅，故应注意正确、充分地固定人工气道。

氧化亚氮

需要眼内注入“气泡”时，避免使用氧化亚氮（N_2O）麻醉是非常重要的（详见问题 8）。根据部分文献的研究结果，术后恶心呕吐（postoperative nausea and vomiting，PONV）的发生与 N_2O 的使用相关。建议避免对术后恶心和呕吐的高危患者使用 N_2O，以免呕吐导致眼内压升高影响手术修复效果。

表 41-2 全身麻醉中需要考虑的问题

问题	并发症	解决方案
进入术野	视野受限	经口型 RAE 管或可弯曲型 LMA
气道不可用	断开或移位	确定人工气道位置良好、固定 保证气道通畅
N_2O	“气泡”膨胀	丙泊酚 TIVA
术中咳嗽或呛咳	手术修复终止	丙泊酚 TIVA
PONV	修复手术失败 延迟 PACU 转出时间 患者满意度下降	丙泊酚 TIVA 多种方式联合止吐

LMA，可弯曲型喉罩；N_2O，氧化亚氮；PACU，麻醉后恢复室；PONV，术后恶心呕吐；RAE，Ring-Adair-Elwyn；TIVA，全凭静脉麻醉

苏醒

苏醒和拔管（或 LMA）过程中避免咳嗽或“呛咳”是重要的，因为它可能会影响手术修复效果。有很多不同的方法可避免苏醒期躁动，丙泊酚全凭静脉麻醉（total intravenous anesthesia，TIVA）可能有所帮助。

恶心呕吐

避免恶心呕吐也是一项重要因素。术后恶心呕吐不仅导致 PACU 时间延长和患者满意度降低，更重要的是呕吐或干呕可能影响手术修复效果。减少术后恶心呕吐的策略包括多模式的止吐治疗和丙泊酚 TIVA。

7. 什么是眼心反射，以及如何处理？

眼心反射由以下几个部分组成：

- 传入支——三叉神经眼支
- 半月神经节
- 传出支——迷走神经

眼心反射的触发通常发生在手术前及手术中。术前球后或球周组织对眼外肌的压迫可诱发反射。术中对眼球的压迫或牵引也能诱发眼心反射。最常见的表现是严重的心动过缓。但是，眼心反射引起的心律失常包括交界性心律、房性异位心律、房室传导阻滞、室性二联律、多源性室性期前收缩、游走性节律、室性自主心律、室性心动过速、心脏停搏等。

眼心反射的处理方式包括预防性或对症性地应用抗胆碱药。此外，立即停止手术刺激直到心律失常得到控制。

8. 向眼内注入“气泡”的影响是什么？

N_2O 因其可溶性易被“气泡”吸收并导致气泡体积增加，这将增加眼内压并影响视网膜循环。眼内注入“气泡”的手术中应避免使用 N_2O。注入的“气泡”可在眼内停留 10～28 天，在这段时间内的任何后续全身麻醉都不应使用 N_2O。如果需要手术，患者应配有可识别的腕带以标识，避免使用 N_2O。

推荐阅读

Kreissig I: Surgical techniques for repair of primary retinal detachment, part I: review of their development during the last 80 years. Folia Med (Plovdiv) 51:5, 2009.

Kumar C, Dowd T: Ophthalmic regional anaesthesia. Curr Opin Anesthesiol 21:632, 2008.

Moster MR, Azuara-Blanco A: Ocular anesthesia in the new millennium. Ophthalmol Clin North Am 13:131, 2000.

Yanoff M, Duker J (eds.): Ophthalmology, 3rd edition. Mosby, St. Louis, 2008.

病例42

鼓室乳突切除术

Cheryl K. Gooden，MD，FAAP

（齐 鑫 张 惠 译 熊利泽 校）

问题

1. 为什么要实施鼓室乳突切除术？
2. 鼓室乳突切除术的术前麻醉关注事项有哪些？
3. 鼓室乳突切除术术中要求是什么？
4. 鼓室乳突切除术中应优先使用吸入麻醉还是静脉麻醉？
5. 氧化亚氮在鼓室乳突切除术中禁忌使用吗？
6. 进行鼓室乳突切除术的患者需要单一或联合使用止吐药物治疗吗？
7. 鼓室乳突切除术后在麻醉后恢复室需要关注什么？

患者，女性，28岁，慢性传导性听力受损病史，拟行右鼓室乳突切除术。

1. 为什么要实施鼓室乳突切除术？

当咽鼓管功能障碍时，在中耳会形成一个真空环境。这种真空环境通常与慢性上呼吸道感染以及过敏反应有关。真空环境造成了对鼓膜的吸附，而鼓膜在反复感染过程中已经变得很脆弱。结果是可能产生胆脂瘤——一种原发性皮肤细胞异常增生，最终可以导致鼓膜穿孔。对耳周围临近骨的破坏所产生的结果同胆脂瘤相似。相关症状包括进行性听力受损、眩晕、面神经损伤，以及感染扩散至大脑造成中枢神经系统的感染。鼓室乳突切除术就是切除胆脂瘤和中耳内感染的骨质。

手术治疗过程包括行耳后切口，打开乳突，暴露中耳，切除胆脂瘤以及感染的组织，修复鼓膜，外耳道包扎。

2. 鼓室乳突切除术的术前麻醉关注事项有哪些？

鼓室乳突切除术的术前麻醉评估与基本的麻醉评估没有太大不同。然而，中耳疾病所面临的特殊问题需要解决。听力减退以及助听器的使用给交流带来挑战。常见的中耳相关性疾病包括眼球震颤、眩晕、恶心和呕吐。既往有眩晕病史以及术后恶心呕吐（postoperative nausea and vomiting，PONV）病史，是在麻醉计划中需要重点考虑的内容。

3. 鼓室乳突切除术术中要求是什么？

手术相关的解剖部位很小，因此需要放大。手术部位的出血使显微镜下的手术视野不清，所以，减少术中出血至关重要。

由于面神经的损伤是需要重点考虑的问题，因此鼓室乳突切除术中可能使用面神经肌电图。这种监测要求患者在不使用神经肌肉阻滞药的条件下保持静止不动。

在手术过程中，手术台的头部旋转90～180°，远离麻醉机，此外，患者的头部和颈部旋转到和手术区域相反的位置。确认以下几点非常重要：

- 麻醉回路以及监护仪的导线应足够长
- 颈部没有过度伸展
- 对侧的眼和耳没有受到过度的压力

4. 鼓室乳突切除术中应优先使用吸入麻醉还是静脉麻醉？

对于中耳手术，选择吸入麻醉或是全凭静脉麻醉（total intravenous anesthesia，TIVA），以及何者更具有优势，仍存在争论。无论是静脉麻醉还是吸入麻醉，在术中的血流动力学变化都是相似的。理论上的优势是，使用丙泊酚的TIVA更可能减少恶心呕吐的发生。

5. 氧化亚氮在鼓室乳突切除术中禁忌使用吗？

在鼓室乳突切除术中，最好避免使用氧化亚氮

(nitrous oxide，N_2O)。N_2O 在血液中的溶解度(血气系数 0.47）是氮气（血气系数 0.015）的 31 倍。因此，N_2O 弥散入封闭空间（例如：肠，气胸）的速度快于氮气弥散出封闭空间的速度，造成气体空间的膨胀。由于中耳是一个天然的气体空间，当 N_2O 作为部分麻醉气体被吸入时，中耳内的压力会增大。当咽鼓管阻塞时，这种情况就会很成问题。在此过程中，鼓膜移植物会被增高的中耳压力顶出。另一个考虑术中避免使用 N_2O 的原因是 N_2O 与 PONV 以及出院后恶心和呕吐的发生有一定的关系。

6. 进行鼓室乳突切除术的患者需要单一或联合使用止吐药物治疗吗?

止吐药物治疗在中耳手术中起着重要的作用，因为其和 PONV 密切相关。所有接受中耳手术的患者都从预防性治疗中受益。发生 PONV 的危险因素包括以下几点：患者、麻醉药物以及手术过程。止吐药物治疗的选择经历了很多变化，而这个过程中，联合用药治疗被证明是一种有效的方式。

7. 鼓室乳突切除术后在麻醉后恢复室需要关注什么?

在麻醉后恢复室（postanesthesia care unit，PACU）中，鼓室乳突切除术后的患者遇到的最常见的问题是恶心、呕吐以及眩晕。虽然患者在 PACU 的恢复过程中会感受到疼痛，但与 PONV 以及眩晕相比，疼痛并不是主要问题。最疼痛的经历发生在术中，而不是恢复期。在 PACU 中的护理应当满足每一个患者的个体需求。护理包括液体治疗、药物治疗、镇静，以及避免快速升高患者病床的头部。

推荐阅读

Fujii Y: Clinical strategies for preventing postoperative nausea and vomiting after middle ear surgery in adult patients. Curr Drug Saf 3:230, 2008.

Jellish W, Leonetti J, Murdoch J: Propofol-based anesthesia as compared with standard anesthetic techniques for middle ear surgery. J Clin Anesth 7:292, 1995.

Le T, Gan TJ: Update on the management of postoperative nausea and vomiting and postdischarge nausea and vomiting in ambulatory surgery. Anesthesiol Clin N Am 28:225, 2010.

Nader N, Simpson G, Reedy R: Middle ear pressure changes after nitrous oxide anesthesia and its effect on postoperative nausea and vomiting. Laryngoscope 114:883, 2004.

病例43

困难气道

Allan P. Reed, MD

（齐 鑫 张 惠 译 熊利泽 校）

问题

1. 面罩通气困难的预测指征是什么？
2. 请讨论困难插管的危险因素。
3. 插管困难的危险因素就是插管困难可靠的预测指征吗？
4. 怎样处理预测到的困难插管？
5. 一例面罩通气良好的患者在麻醉诱导后，意外地无法用 Macintosh 弯喉镜进行插管，请描述应采取的处理措施都有哪些？
6. 麻醉诱导之后不能利用面罩通气和插管，应采取哪些有效措施呢？
7. 如何确认气管插管成功？
8. 困难插管的患者术后如何拔管？

患者，男，76 岁。拟行鼻内窥镜下声带注射术。数年前曾接受全身麻醉，无已知的麻醉不良反应，无法获取过去的记录。该患者下颌关节活动受限，气道检查在正常范围。

1. 面罩通气困难的预测指征是什么？

困难气道最重要的一个预测指征就是有困难气道的既往史。但没有这样的既往史也不一定就不会发生通气困难。没有困难气道的病史预示着较为安全，但这种安全并不能保证。许多导致通气困难的因素都是不断累积变化的。像这样的例子包括类风湿关节炎和肥胖症。对所有的患者都应该询问气道史。回顾以前的麻醉记录通常是很有帮助的。记录中可能会描述之前遇到的困难，失败的方法以及成功解决的措施。

由于面罩封闭不严、大量气体泄漏或者是通气存在巨大阻力，而使操作者无法给患者提供足够换气，这时就会发生面罩通气困难。这种情况的发生率为 0.08%～5%，之所以有这么大的变化范围大概是因为对面罩通气困难的定义存在争议。面罩通气困难的危险因素（框 43-1）包括：满面胡须、宽大下颌、牙列缺失、皮肤敏感（烧伤、大疱性表皮松解症、新鲜移植皮肤）、面部敷料、肥胖症、年龄超过 55 岁以及存在打鼾病史。还有其他可能促使发生面罩通气困难的情况包括：巨舌症、咬肌肥大、阻塞性睡眠呼吸暂停史、寰枕关节伸展受限、某些咽部病变，面部烧伤以及面部畸形。多种咽部问题均可导致面罩通气困难。它们包括舌扁桃体肥大、舌扁桃体脓肿、舌根部甲状腺以及甲状腺舌管囊肿。这当中有许多无法通过常用气道检查方法来诊断。任何一个因素的出现都预示着可能发生面罩通气困难。同时出现的因素越多，发生困难的可能性也就会越大。下颌骨舌骨距离增加已确认与阻塞性睡眠呼吸暂停有关，而阻塞性睡眠呼吸暂停的病理生理又与面罩通气困难密切相关。

框 43-1 面罩通气困难的预测指征

肥胖
络腮胡
无牙颌
打鼾病史
阻塞性睡眠呼吸暂停病史
敏感性皮肤（烧伤、大疱性表皮松解症、新移植皮肤）
下颌宽大
下颌肌肉肥厚
年龄 55 岁以上
舌体大
寰枕关节伸展差
咽部病理性改变
- 舌扁桃体肥大
- 舌扁桃体脓肿
- 舌甲状腺
- 甲状舌管囊肿

面部异常
- 面部敷料包裹
- 颜面部烧伤
- 面部畸形

传统的面罩通气措施通常是安全有效的，当在一些罕见的病例中不能起效时，气管内插管可作为备选方案。虽然这样的措施在大多数情况下可以很好实施，但是依旧有大约 15% 的气管插管困难患者伴有面罩通气困难。

2. 请讨论困难插管的危险因素。

嗅物位

困难气管内插管的定义并不涉及气道是否存在病理改变，只要插管时需多次尝试，就称为困难气管内插管。传统的喉镜检查是为了看清喉部开口。喉镜操作者位于患者头部上方，若想看清气道，光线必须能连续直接自喉部传入检查者的眼睛，为满足这一要求试用了许多技术。

气道包括 3 个视轴，即口、咽及喉轴。在正中位时，3 个轴相互形成锐角和钝角。而正常情况下，光线不能在这些成角处转折。为了能够将此 3 个轴更好地对位成线，Magill 提出“嗅物位”。正确的嗅物位要求颈部屈曲和寰枕关节伸展。曲颈可使咽和喉轴靠近。寰枕关节伸展将口腔轴线与其余二者更好地重叠。正常的寰枕关节可伸展 35°。经过气道视轴的最佳重叠后，便可经气道看到喉部开口。寰枕间隙缩窄或者 C_1 棘突明显突出时，若用力伸展寰枕关节会使喉部向前，造成气管弯曲，从而会影响喉镜检查。

不能做出嗅物位是插管困难的一个指征。妨碍嗅物位的原因有：颈椎关节炎、颈部强直性脊柱炎、不稳定性颈椎骨折、颈椎间盘突出、寰枢关节半脱位、颈椎融合、颈托和环状支架。病态肥胖患者有时有颈后脂肪垫会妨碍寰枕关节伸展。

能否完成嗅物位很容易检测：让患者弯曲下部的颈椎并伸展寰枕关节，如果有疼痛、麻木感，或者不能做出这些动作，则提示插管困难。

嗅物位插管的众多优点已被当作信条而推崇了 70 余年。最近，Chou、Wu（2001）和 Adnet（2001）等分别对这一方法的有效性提出了质疑。

张口度

张口度很重要，因为它决定了放置和操作喉镜及气管导管的可用空间。张口度过小可能导致无法完成这些操作。张口也便于明视气道最上段。张口度取决于颞下颌关节（temporomandibular joint，TMJ），它有两种运动方式：铰链式运动和滑动，其中滑动也称为平动。而铰链式运动使下颌骨以上颌骨为轴心移动。下颌骨摆动离开上颌骨幅度越大，张口越大。张口度可通过测量中切牙间距来判断。在无其他因素合并的情况下，切牙间距达 3 cm 即可提供足够的插管空间。这一宽度近似于两指宽。可将检查者第 2 和第 3 指放在患者中切牙之间，如果可放下，则说明应会有足够的喉镜操作空间；如果不行，那么喉镜操作可能有困难。

影响张口度的因素包括咬肌痉挛、TMJ 功能障碍和多种皮肤疾病，如烧伤后瘢痕挛缩以及全身性硬皮病。咬肌痉挛可通过麻醉和使用肌松剂缓解。而 TMJ 的力学问题不能通过药物解决。一些患者清醒时有足够的张口度，但麻醉诱导后则不够，这一问题通常可通过将下颌骨向前拉开而解决。首次麻醉操作时张口充分，但颞部神经外科手术后可能会造成张口受限。

牙列

在气道中进行仪器操作可能损伤牙齿。许多问题都是因牙齿损伤导致的。牙齿可能脱落或者断裂。这些牙齿不能再用于咀嚼，还有可能出现疼痛，并需要昂贵的修补费用。除了这些问题以外，断裂的牙齿可能落入气管，进一步入肺，从而诱发肺脓肿。不良牙列在张口和插入喉镜时易受到损伤。用手指即可轻松拔除的牙齿应在术前拔除。牙列不良时，在进行喉镜检查中，应格外注意避免在上切牙上施加力。否则，喉镜检查操作时体位不够理想，使得声门也暴露不佳。

上切牙前突也可从另一方面影响喉镜检查。这些切牙突出进入口腔，可阻挡观察喉部的视线。为了克服这个问题，喉镜检查者必须重新调整他们的视线，其眼睛应调到更高的位置上，才能避开突出的上切牙，由此在调整的视线上产生新的两点，从而形成一条新的直视线，并使检查者更易观察到咽喉后部，这将导致视野落在喉的后部，结果看不清喉部，造成喉镜检查困难。依此类推，没有牙的患者插管比较容易，因为检查者可以调整视线到更方便的视角。

舌头

舌头占据了口腔和咽腔的空间。舌根部接近声门口。在传统直视喉镜下，舌根向后堵塞着声门的视线，要看清喉部必须把舌根向前推，以便更清晰地看到声门。常用一种手提式的硬质喉镜把舌头推开，这种硬质喉镜通常配有 Macintosh 和 Miller 喉镜片。用喉镜把舌头向前推，这样，可以在下颌骨的空间里把它从向后的阻塞位置移到一个新的向前的非阻塞位置。下颌骨空间位于下颌骨的两个分支之间，即使在把舌头最大限度地放置在下颌骨空间，喉部暴露仍然不够充分。

通常，正常大小的舌头可以很容易地与一个正常大小的下颌骨空间相配，而较大的舌头则适配较差。在填满下颌空间后，较大的舌头还会占据一些口咽部的气道，造成阻塞。因此，大舌头也提示困难插管。同样，一个正常大小的舌头会难以适配在一个小的下颌空间，它同样也会占据口咽气道，从而阻塞视线。因此，小下颌提示困难插管。实质上，只要舌头与口腔、咽喉和下颌比较相对较大，就会过多地占用口咽部空间，干扰视线。

舌根与喉位置很近，若不能充分将其前移，就会引发另一个问题。因舌根下垂覆盖喉部，声门被掩盖不可见。声门口在解剖学上位于舌根前面，因此有一个术语："anterior larynx"。在此情况下，喉在舌根前方，并被舌盖住看不到。声门和声门上肿块将舌根向后压迫也可以产生插管困难。可能遇到的肿块包括舌扁桃体，会厌囊肿和甲状舌管囊肿。

当舌体占满下颌空间时，应在喉镜片上施加压力将下颌前提。在这一调整过程中下颌移位依赖于TMJ。除铰链运动外，TMJ也能够做滑动。正是滑动使得下颌能够横过上颌向前移动。如果关节不能滑动，下颌不能前移，舌头就不能移出视线。

在意识到舌头大小关系到喉镜操作成功与否后，Mallampati等和Samsoon、Young分别在1985和1987年应用此理念建立了一种分类系统来预测困难喉镜操作。当看不到声带的任何部位时会发生插管困难。Mallampati和Samsoon详尽论述了张口后明视可以鉴定出大舌头。两个分类系统都把舌体大小与口咽结构联系起来。正常大小的舌体能够允许看到一定的口咽结构，随着舌体体积增大，一些结构就会看不到。于是，基于此两位研究者都提出了分类系统。

这两个分类系统应用起来简单而无痛。患者取正中坐位，最大限度地张口，舌头尽量前伸。软腭上抬发音受阻，从而可以看到更多的结构。检查者寻找特定的解剖标志，有咽峡、咽柱、悬雍垂和软腭。Mallampati分类系统分为3级，Samsoon分为4级（图43-1）。两个系统都说明随着舌体增大，可看到的结构逐渐减少，喉镜检查的困难随之增加。怀孕者Mallampati评分高于非怀孕的患者。

正如舌体大小可评估，下颌大小也可评估。这可通过让患者头后仰，并确定下颌骨颏突和甲状软骨来进行。甲状上切迹是颈部最表浅的结构并可作为很好的甲状软骨标记。声带刚好位于甲状上切迹的尾端。甲状软骨到下颌颏突的距离测量可以采用下面的3种方法之一：1组间隔器，1个小型的口袋尺或检查者的手指。正常的甲颏距离是6.5 cm，若距离大于6 cm预示着较容易插管；若等于或者小于6 cm预示着困难插管。身边常常没有尺子，这时可用手指测量甲颏距离。若知道中间三指的宽度（通常为6 cm），可用手指来比较甲颏距离。用此种方法检查患者来预测插管难度时，临床相关的近似值也可做参考。基于甲颏距离预测插管难度的方法的有效性已经受到了挑战。Rocke等1992年的论文和El-Ganzouri1996年的论文中的数据均显示了甲颏距离能预测到的插管困难仅有7%甚至更少。Chou在1993和Brodsky在2002年描述了一些患者甲颏距离大于6.5 cm但仍然插管困难。

用舌骨和下颌骨以及胸骨和颏骨也可做类似的测量和预测。Chou和Wu（2001）提出下颌与舌骨间距大预示舌体大，位于咽下部，这可能在喉镜检查时会隐藏声门，从而使得插管困难。因舌体连接于舌骨上，因此下颌舌骨间距大提示尾端平躺的舌体。由于舌根位置更低，会在口咽气道中占据更大的空间。结果就会阻挡检查者的视线。舌骨比甲状软骨更难触知，而且常常难以定位。胸骨和颏骨很

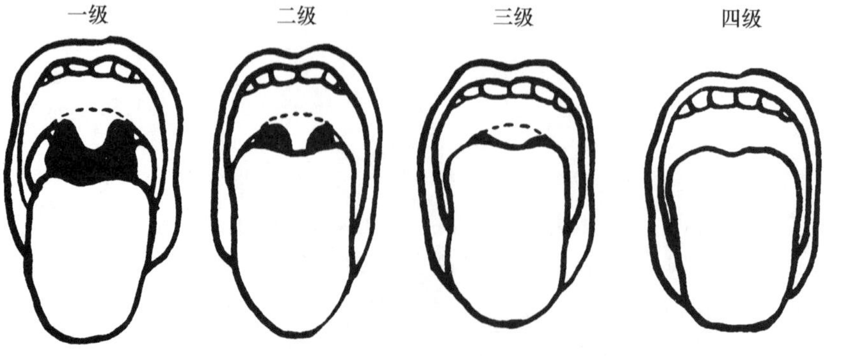

图43-1 Samsoon咽部结构分级（From Samsoon GLT，Young JRB：Difficult tracheal intubation：a retrospective study. Anaesthesia 42：487，1987.）

容易找到，但还没有其他研究者证明胸-颏距离是一个较好的预测因素。

平动 TMJ 的能力可在诱导前轻松评估。让患者将下颌骨切牙放在上颌骨切牙的前方。若不能完成这一简单的指令，原因可能有两个：第一，TMJ 不能平动，因此预示困难插管；第二，一些患者难以协调动作，此情况并不提示插管困难。

咬上唇检查法也可用于检查 TMJ 移位。检查方法为要求患者将下切牙抬高至上唇，此动作类似于咬嘴唇。下切牙能接触到上牙或上唇沿表示喉镜下暴露可能充分。若不能接触上唇沿则提示喉镜下视野不佳。TMJ 平动检查和咬上唇检查都是评估 TMJ 的平动能力，TMJ 平动在喉镜检查中非常重要。表 43-1 总结了预测插管难度的快速、简单方法。

表 43-1　困难插管的预测指征

指征	提示困难插管的因素
既往史	困难插管史
上切牙的长度	相对较长
上下切牙间距	小于 2 指或小于 3 cm
覆合牙	上切牙覆盖下切牙
颞下颌关节活动度	下切牙不能向前伸展到上切牙前方
下颌空间	小、坚硬、肿物侵入
颈椎活动范围	颏部不能触到胸部或不能伸展颈部
颏甲距离	小于 3 指（小于 6 cm）
Mallampati/Samsoon 分级	Mallampati Ⅲ/Samsoon Ⅳ，舌体相对较大，不能看到悬雍垂
颈部	短、粗
腭部外形	高尖形、很狭窄

Adapted from American Society of Anesthesiologists Task Force on Difficult Airway Management：Practice guidelines for management of the difficult airway. Anesthesiology 118：251，2013.

3. 插管困难的危险因素就是插管困难可靠的预测指征吗？

尽管气道评价将直觉性指标转化成了具体可实施的方法，并且可获得最佳医疗实践，但它经常达不到预期目标。对众多基于公认预测标准的评价系统进行了调查研究，发现很多都有重复的问题。

第一个问题是概念。直到 1993 年“困难气道”的定义才正式出现。当时它被解释为：经过正规培训的麻醉医师所遇到的面罩通气困难、气管插管困难或两者皆有的情况。多年以来，不同的研究者在每次进行研究时都需要建立他们自己对于“困难插管”的定义。因此他们的研究结果与这个领域的其他研究者都无法进行比较，因而无法进行比较分析。1993 年美国麻醉医师协会（ASA）在困难气道管理方面的治疗指导方针中给困难气道一个普遍被接受的定义。10 年后这个定义有了轻微的改动。在 2013 年“困难气管插管”是指任何一种需要多次尝试的插管。这是一种较好的临床定义但不够精确，不能满足科学研究的要求。例如一些临床操作者可能进行单次的喉镜检查，根据暴露情况选择放弃进一步的尝试。这样的病例可能会用声门上通气装置、局部麻醉或其他技术来处理。事实上，当进行更多的尝试时这种状况并不满足困难插管的定义。因此，ASA 的定义在临床中能很好地被理解，但从科学研究的角度来说缺乏缜密性。插管失败是一个较容易理解的定义，当放弃喉镜检查，承认传统的插管并不成功时就是插管失败。明确这一点后，插管失败发生的概率在产科患者为 1∶280，普通外科患者为 1∶2230。

第二个问题是识别困难插管的早期指征。这些特征往往是从已经被证明是困难插管的患者身上发现的。但这种方法的问题是对易于插管患者的这些指标所知甚少。正如 Turkan 指出的，我们甚至并不知道很多预测指标的正常值。一个较好方法是采用前瞻性方法运用多元分析来进行预测。这种方法下，可以对比某单一因素是困难还是容易的插管。各种各样的评价系统试图将多元预测整合到一个公式中，但至今这些系统都不能让人满意。

第三个问题是当检验公布后，确认检验。在同类患者人群中确认检验通常是令人误解的。这就如同用一个特殊的邮箱里信封的数量去预测所有邮箱的信封数量，然后用同类的邮箱里的信封数量去证实预测结果。应该通过多个不同类型邮箱里的信封来完成确认任务。同样的，证实困难插管的预测也应该在不同的困难插管患者中进行，被纳入试验的患者样本不能被用来验证试验结果，得需要不同的样本人群去进行验证。

第四个问题是试验操作。操作者个体差异和临床实践已经表明：一个插管困难的特殊患者可能在换另一个喉镜检查者后能成功地插入气管导管。这种情况下，试验设计中用多个操作者会带来一些变异因素，也会影响既定的试验条件。依赖于单个操作者避免了这个问题，但是限制了可纳入个体研究的患者数量。另一个试验误差来源是观察的差异。不同的试验者得到的观察资料存在差异，是引入错误数据的另一个来源。最好的解决方法是所有的观察资料由一个试验者提供。但这也会过多地限制在个体研究中所纳入的患者数量。

评价标准有效性的统计学检验包括敏感性检验和阳性预测值。敏感性检验是在全部患者人群中的所有困难插管患者中，能正确地识别出困难插管患者的比例。例如：抽出一个患者人群，其中包含5名困难插管患者。如果某个困难插管的预测因素能鉴别所有这5名困难插管的患者，那么它的敏感性是100%；如果只能正确鉴别5人中的2人，它的敏感性就是2/5或40%。阳性预测值是被检测到的困难插管患者出现插管困难的概率。如果预测5名患者插管困难，并且这5名患者确实插管困难，那么阳性预测值就是100%；如果预测有10名患者是困难插管，但实际上只有5名存在，那么它的阳性预测值时5/10或50%。然而把诸如敏感性和阳性预测值这样的统计学检验应用于经典预测标准中结果不尽如人意。

1984年Cormack和Lehane描述了一个比较喉镜下显露视野的分级系统，如下：

1级——可以看到声门全貌。

2级——只能看到喉头的后部结构，但是不能看到前面部分。

3级——只能看到会厌，但是不能看到喉头。

4级——只能看到软腭，但是不能看到会厌。

早期证据表明Mallampati/Samsoon分级和喉镜分级之间有良好的相关性。换句话说，对于任何患者，随着Mallampati/Samsoon分级的增加，相应的喉镜分级也在增加。这种概念奠定了使用Mallampati/Samsoon分级去预测困难插管的基础。1992年，Rocke等反驳了这种关系。他和他的同事研究了很多经典的困难插管预测指征并且宣布他们所研究的预测指征中没有一个是可靠的（图43-2）。最近，此两人也完全同意此观点。经典的预测标准在本质上与表面解剖学有关。预测标准反映了和困难插管技术相关联的因素，但却没有进行其他方面的研究。一些潜在的问题隐藏于表面解剖学检查。声门下的，声门的和声门上的异常状况，比如气管狭窄、扁桃体肥大或会厌下垂到声门口，这些不能通过标准的体格检查来诊断困难插管。病理生理的因素例如活动的颞下颌关节盘或关节盘碎片在麻醉诱导后会严重的限制张口，而这些病理生理因素以前并不存在。

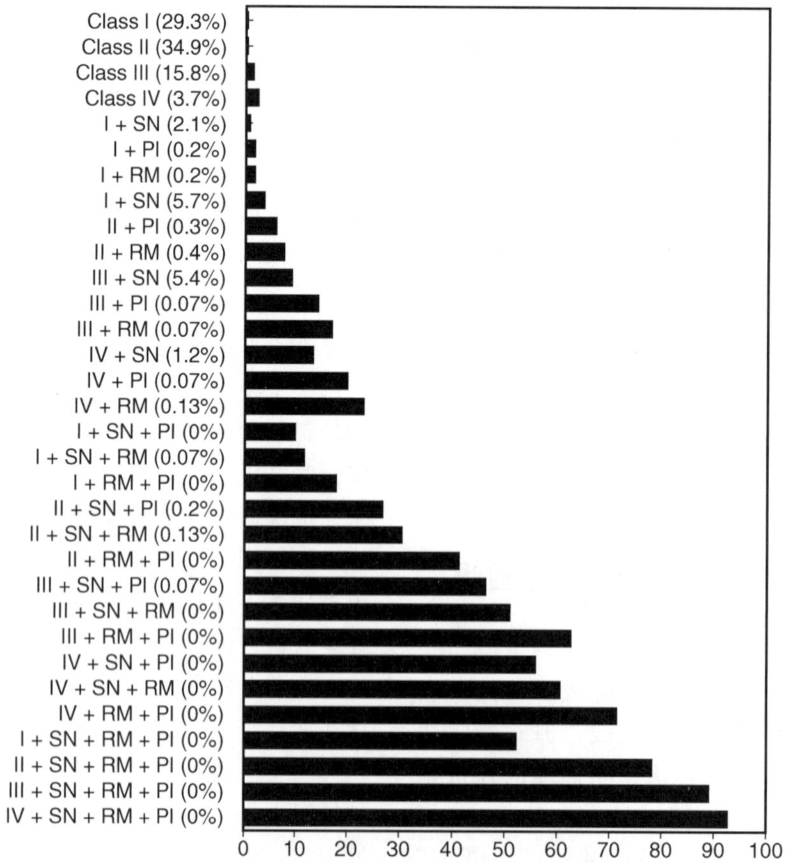

图43-2 多种危险因素并存的困难插管的可能性及其实际发生率（%）。PI，上颌前突；RM，下颌后缩；SN，短颈（From Rocke DA，Murray WB，Rout CC，Gouws E：Relative risk analysis of factors associated with difficult intubation in obstetric anesthesia. Anesthesiology 77：67，1992.）

精确测量寰枢关节运动有时候也不能预测困难插管。这些因素和其他问题并不能被标准检测所识别，但是复杂插管可以。截止本文书写时，尚无某个因素能可靠地预测困难插管，多种指征同时出现在同一患者身上，插管困难的可能性会增加。

4. 怎样处理预测到的困难插管？

对于已证实的困难插管或者怀疑面罩通气困难的患者，最安全的处理方法是让患者清醒并保留自主呼吸。气管插管前适当的气道准备是非常重要的，应当在患者进入手术室 1 h 前就开始应用止涎药物。这些药物可以在使用表面麻醉剂前使黏膜干燥。黏液层就像一个天然的屏障阻止局麻药和黏膜的接触，两者未直接接触，会导致气道麻醉不充分，使患者易于咳嗽、呕吐、躲避。此外，大量的分泌物会影响可弯曲喉镜的视野观察。如果之前存在严重气道损害，忌行术前镇静。

在充分的止涎药物作用后，喷入 4 ml 的 4%利多卡因即可达到气道表面麻醉，将相同的药物雾化后喷入也可收到同样效果。有时候还需要阻滞喉上神经和经气管壁的神经。如果选择经鼻腔插管，局部应用 0.5%去氧肾上腺素、4%可卡因或者 0.05%羟甲唑啉（阿佛林）可以使鼻腔出血的概率降至最低。如果鼻部没有局部病变，光纤引导经鼻气管内插管与经口气管插管的操作难度相似。

在达到满意的气道麻醉后，大部分的插管方法都比较容易成功。盲插、可弯曲喉镜（喉镜片前端可弯曲）或者纤维支气管镜都是常规采用的方法。易碎的肿瘤、脓肿和压迫气道的肿瘤，往往需要在患者清醒状态下行气管造口术。

5. 一例面罩通气良好的患者在麻醉诱导后，意外地无法用 Macintosh 弯喉镜进行插管，请描述应采取的处理措施都有哪些？

对患者进行了全麻诱导后发现困难插管，这时急需保持氧合和通气，而这可以通过面罩和吸入纯氧实现。在控制通气过程中充分的氧合以及在插管过程中氧饱和度下降都要通过脉搏血氧仪监测。在经典的喉镜检查中，喉向外后方或侧方移位才能看到，改良的嗅物位可能更好。

有许多不同长度和形状的弯喉镜，可以用于移开视线前方的舌根和会厌。最为人们所熟悉的类型就是 Macintosh 弯镜片和 Miller 直镜片。使用 Macintosh 弯喉镜经常出现的一个难题就是它的尖端不能抬高舌骨，从而间接抬高会厌。通常，直喉镜片可以抬高松软的会厌，而弯镜片却不能做到这点。使用直喉镜片经常出现的问题就是会碰及牙齿。上呼吸道水肿或脂肪组织有时会阻碍传统的弯喉镜所暴露的右侧视野。

在麻醉术间应备有各式各样的细探条、空心探条或涂胶的弹性探条等设备。

如果未准备可弯曲的纤维喉镜的情况下应保留自主呼吸经鼻盲探气管内插管。这种情况下，强烈建议使用鼻黏膜血管收缩剂、选择小直径（6 mm）的经鼻气管导管和在导管前端涂抹大量润滑剂。如果预先计划使用可弯曲的纤维喉镜插管，因为可能鼻出血，一般不采用经鼻插管，因为鼻出血可能严重影响面罩通气和喉镜检查的视野。

与各式各样的喉镜和细探条相比，可弯曲的纤维喉镜在解决困难插管中取得了巨大成功。可弯曲的纤维喉镜可以用于麻醉及清醒的患者。对于麻醉状态下的患者，插管时可用面罩间断控制通气，比如用传统的硬质喉镜，也可以选择通过配备自动封闭隔膜的麻醉面罩来进行实时控制通气而完成。可弯曲的纤维喉镜插管在肌松麻痹的患者身上的操作一般比在能够自主呼吸的患者身上的操作起来困难，因为患者在麻醉状态下的咽前壁容易向咽后壁塌陷而阻碍视线。并且，喉部处于更靠前的位置，妨碍了对喉的识别。大量出血以及分泌物会严重影响可弯曲的纤维喉镜（FFL）的视野，FFL（操作系统）包含吸引管道，但与肺病学家使用的支气管镜吸引管道不同，FFL 的吸引管道的效果较差。因此，运用标准大孔径的吸引设备能更好地吸除血液和分泌物，比如一般用于传统硬质喉镜检查的吸引设备。通过 FFL 的操作通道输氧可将血液和分泌物吹开，防止形成气雾，并提高患者的有效吸入氧分数（fraction of inspired oxygen，FiO_2）。嗅物位可使会厌进一步向后方移位，这也会阻碍视线。因此，在纤维支气管镜检查中，将（患者）头部放平、颈部伸展是比较可取的。

有很多方法有助于 FFL 插管。但须注意保持经口气道处于中线以阻止纤维镜向侧方移位而增加插管困难。目前的经口插管方法不能做到使舌根充分抬高，因此这样做十分重要。在进行纤维喉镜检查前经鼻插入气管导管会增加鼻出血的风险，此外，将经鼻气管导管置得太深会使得导管和喉之间没有足够的空间进行喉镜操作。如果气管插管的前端触到右侧杓状软骨将会使其通过喉部时出现困难。这时可将气管插管退回 1～2 cm 并逆时针旋转 90°以解决这个问题，这种操作可以使（插管的）前端向前，避开右侧杓状软骨。

在尝试了各项技术后，简单重复已经失败的方法似乎已没有多大成功的可能，而且反复操作也会造成患者咽喉水肿从而阻塞气道。另可选择的方法列举至框 43-2。气管切开的使用指征包括喉部骨折以及气道脓肿。ASA 困难气道处理原则是有用的指南（图 43-3）。

框 43-2　全身麻醉下传统气管内插管失败后的替代方法

- 通过面罩继续麻醉
- 通过其他声门上装置继续麻醉
- 区域麻醉
- 保留自主呼吸清醒插管（通常用纤维支气管镜插管）
  - 当日
  - 气道水肿吸收数天之后
- 气管切开术
- 环甲膜切开术

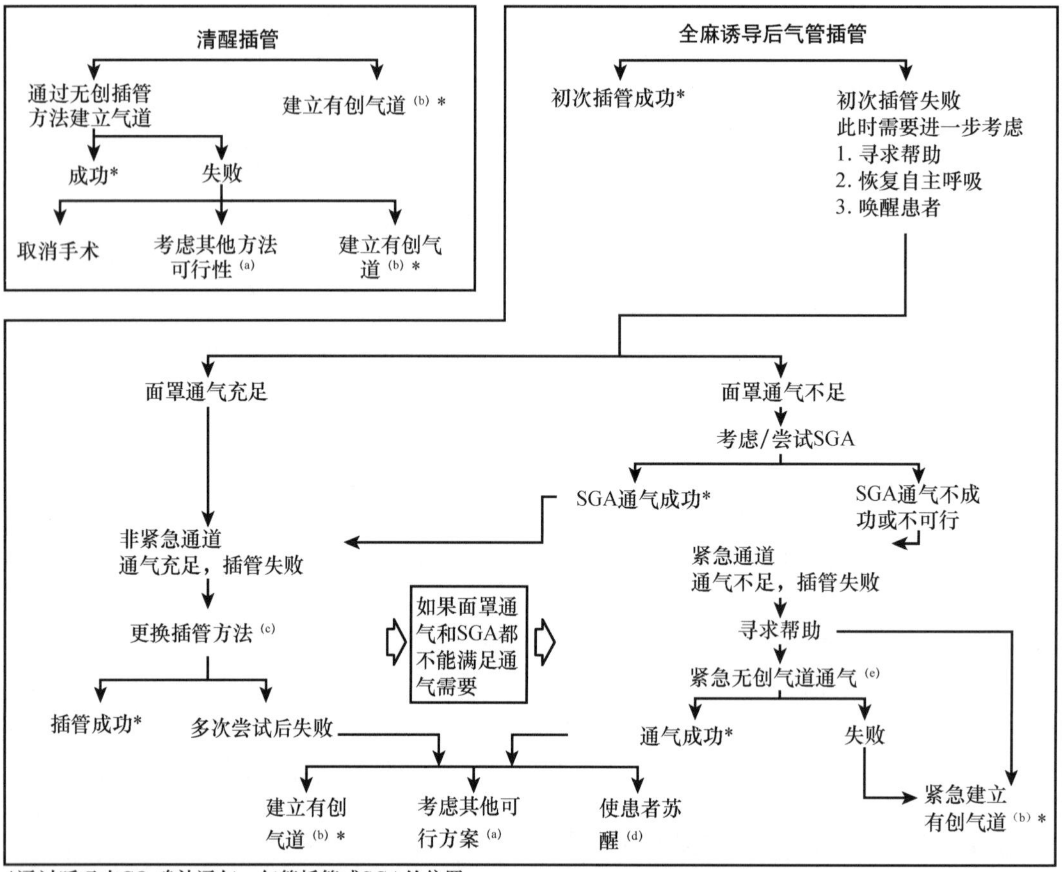

*通过呼吸末 CO_2 确认通气、气管插管或SGA的位置。

a.其他的选择包括（但不限于）：通气面罩或声门上通气（supraglottic airway，SGA)麻醉，（例如：LMA, ILMA，喉管），局部麻醉或区域神经阻滞。选择这些方法通常意味着面罩通气并没有问题。因此，如果是在需要进行紧急气道处理流程中，以上方式的收效将很有限。

b.有创的气道建立包括外科经皮气道，喷射通气以及逆行引导插管。

c.可供选择的困难插管处理包括（但不限于）：可视喉镜、可更换喉镜片、SGA（例如：LMA或者 ILMA）插管（使用或不使用纤维光学镜引导）、纤维支气管镜插管、更换插管方法或插管型号、光棒、经口或经鼻盲探插管。

d.考虑重新准备患者清醒插管，或取消手术。

e.紧急无创气道通路包括SGA。

图 43-3　美国麻醉医师学会的困难气道处理原则。这被作为困难气道管理的实践指南。麻醉医师可以根据患者的个体情况适当调整方案（From American Society of Anesthesiologists Task Force on Difficult Airway Management: Practice guidelines for management of the difficult airway—an updated report by the American Society of Anesthesiologists Task Force on Management of the Difficult Airway. Anesthesiology 118: 251, 2013.）

6. 麻醉诱导之后不能利用面罩通气和插管，应采取哪些有效措施呢？

既不能插管也不能通气，虽然罕有发生，但可导致悲惨结果。有一些处理措施可供选择，多种经口或环状软骨穿刺的办法可以解决这些困难。

在经口技术中，全世界应用最广泛的是喉罩。喉罩的一端附着有罩子的接管，其周围有一个可以充气的球囊。当球囊未充气时，喉罩可以放入口中通过气道，直到遇到阻力为止。喉罩在此位置时位于食管的头侧包绕喉部。将气囊充气，使喉的周围产生一个密闭的空间。接管从口腔延伸出与麻醉呼吸环路相连接。

喉罩有适用于成人和小儿的不同型号，在 90%～98%的病例中都能很好完成。这 2%～10%的失败概率远远大于通气和插管失败的概率，即便如此，它已被成功用于一些择期外科手术的气道管理，以及一些可预计到或不可预计到的困难插管的病例中。LMA 已经用在那些通过硬质喉镜检查无法看到喉部的患者，用于辅助盲探插管和 FFL 引导下的插管。

如果 LMA 的可充气囊没有处于合适的位置，在面罩周围将会有大量气体泄漏，从而影响通气，而且漏气会随着膨胀压力的增加而加重。气囊的错位会增加胃内容物误吸入肺的风险。如果置入喉罩时舌和会厌被推到喉的上方，则将会阻碍气流，出现放置 LMA 困难的概率是 18%，放置失败的概率为 3%。如果出现气道狭窄和解剖学上的变异，那便不可预知。LMA 有很多不同的种类，图 43-4 显示的是经典的 LMA。另外还有很多种类的喉罩。一次性使用喉罩的优点在于降低单个的成本，同时避免交叉感染，而重复利用的喉罩可出现不够清洁及灭菌不严的情况。插管式 LMA 可使气管导管易于通过声门。尽管它能很好地保持上呼吸道的通畅，但能否使气管导管准确对准气管尚存疑问。偏离理想位置会阻碍气管导管的置入。许多喉罩远端都带有小孔，小孔刚好头侧朝向食管，可以让潴留在咽部的胃内容物流出。一根导管使小孔与外部相通。经过适当的调整，可将胃管通过 ProSeal LMA 插入胃中以清除胃内容物。另外还有一些声门上装置。

其他有创的技术包括经环甲膜穿刺气管通气。经气管通气的成功运用依赖于紧急情况出现之前的准备。设备都必须安装好并在需要用时能很好地派上用场，并且要存放于麻醉以及一切有可能进行插管的地方。基本设备包括 1 根带有路厄锁卡（Luer-

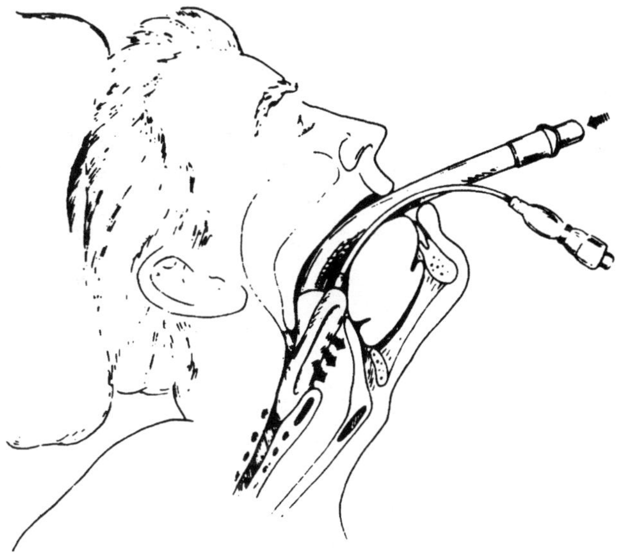

图 43-4 LMA 放置于喉的后方（From Cork R，Monk JE：Management of a suspected and re-suspected difficult laryngoscopy with the laryngeal mask airway. J Clin Anesth 4：231，1992.）

Lok）接头的 14 G 套管针，不可被挤压的氧气导管，标准 15 mm 接头和 1 个压缩氧源（图 43-5）。该系统以极高压力传输氧气并有可能使没有固定紧的部位断开。麻醉机需要另一个装置使其与通常的 15 mm 出气口相适配。图 43-6 展示的装置使 50 psi 的压缩空气压强下降至大约 20 psi。

患者处于仰卧位，头部伸展以暴露颈前部。手指触到甲状软骨后向下移直至感觉到 1 个凹陷（环甲膜）。在凹陷尾侧可触及另一个硬物（环状软骨）。将一根 14 G 穿刺针垂直刺入，直至穿破环甲膜，如能顺畅回抽出气体来确认已进入气管，然后取出针头，将导管留置在气管中。将装置与静脉穿刺导管相连，正压给予 100%的氧气。用一个 15 mm 接头连于麻醉机上的一般气体出口，利用氧气阀控制气流，这将会非常方便。不是所有的麻醉机在这种环境下都能良好工作。在通气系统中将减压阀插入高压氧源之间，如墙上中心供氧和氧气瓶，并将其连接于环甲膜穿刺的导管。由于产生的压力越高，导管移动可能性越大，所以必须用一个特定的支架固定器来确保导管处于正确位置。氧气通过 14 G 导管进入时，呼出的气体进入天然气道。因此，重要的是保证上呼吸道的开放。如果上呼吸道出现梗阻，气体无法排出，进而出现胸部膨胀，导致发生气胸的风险。

如果因为组织侵入气道而影响插管和通气，硬质支气管镜可以提供紧急抢救性的通气和给氧，或者可以行紧急气管造口术。由麻醉医生团队实施的

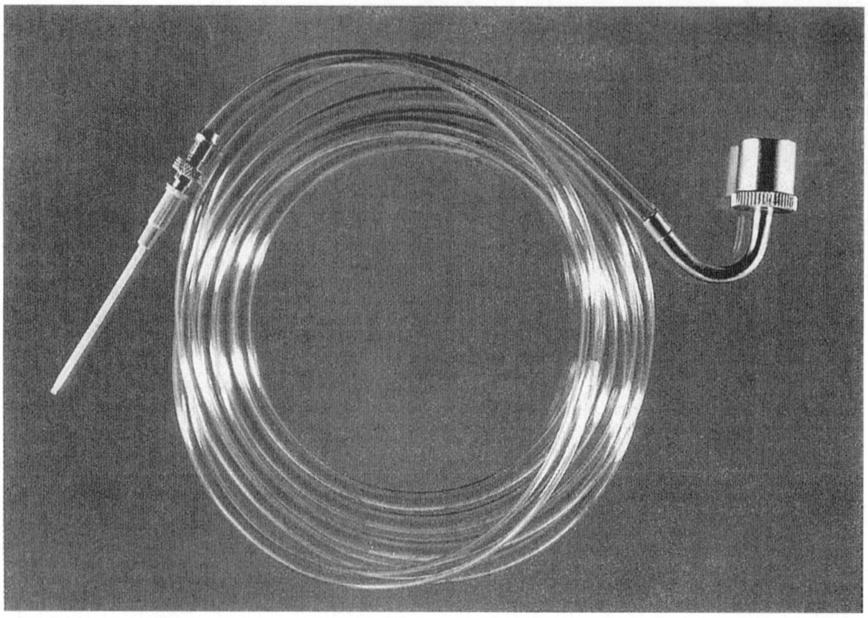

图 43-5 环甲膜穿刺通气装置（经气管内通气）。大部分基础设备都能够与常规麻醉机的出气口以及复苏气囊相适配。该设备包括一根带有路厄锁卡接头的 14 G 套管针，不可被挤压的氧气管道，标准 15 mm 接头和一个压缩氧源（高压氧源未展示）

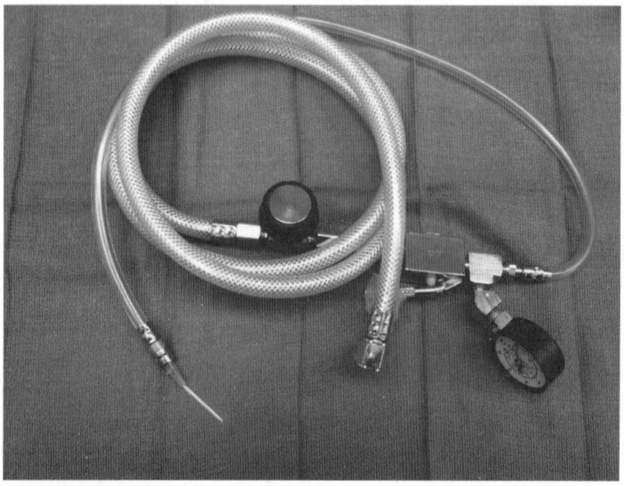

图 43-6 环甲膜穿刺经气管刺通气设备。高压系统以及压力控制阀适配装置

紧急气管造口术有较高的失败率，而由专业外科医生实施的紧急气管造口术有较高的成功率。

7. 如何确认气管插管成功？

最可靠的证实插管成功的方法是用传统的硬质喉镜进行直接喉镜检查，并且看到气管导管位于声门中间，下压颈部喉头也可以改善视野。另外，可将纤维喉镜插入气管导管，从而确认气管软骨环及隆凸。另外两种确定方法是监测呼气末二氧化碳浓度和食管球形膨胀指示器，但可靠性都稍差。呼气末二氧化碳浓度的检测可以是定量的或者是定性的，这些方法通常提供可读取数字、波形或者色度指示器。食管球形膨胀指示器附带在气管导管上，如果导管被正确地放入气管，它会迅速地膨胀；如果放入食管，它通常不会膨胀或者膨胀得非常缓慢。第三种判定导管正确位置的方法较上述方法可靠性低，列于框 43-3 中。

8. 困难插管的患者术后如何拔管？

拔管时需要评估术后气道的水肿程度。在插管和手术过程中反复地操作都会造成舌根和喉部的肿胀。气道水肿在呼吸道阻塞时达到高峰。

框 43-3 确认气管导管放置在正确位置的方法

最可靠方法
- 直接明视看到气管导管在声带之间
- 用纤维支气管镜经气管导管观察隆凸

比较可靠方法
- 用比色法或二氧化碳波形检测仪检测呼气末二氧化碳
- 食管检测器装置

可靠方法
- 听诊呼吸音
- 在吸入和呼出过程中观察胸廓起伏
- 在呼吸时听诊上腹部并观察胃部是否膨胀
- 导管通过时由助手触诊确认
- 自主呼吸时呼吸囊充气和缩小
- 呼吸囊与呼吸相顺应并自动再充气
- 压胸部时从气管导管内有呼出气
- 在呼吸时有凝结和蒸发的水汽
- 在胸骨上切迹可触到气管导管套囊
- 支气管内插管
- 脉搏氧测定
- 胸片

有水肿风险的患者最好延长气管导管放置时间或者气管造口术。一旦水肿消除，就可以考虑拔除气管导管或气管套管。

对可能水肿的气道，在拔管前将气管导管套囊放气，可以观察到从管子周围溢出的气体。能够观察到气体溢出有助于判断气道状况，但并不能完全确诊气道有无水肿。通过留置气管内探条的方法拔管。探条的种类多种多样。纤维支气管镜可在拔管同时观察气道内情况，当观察到气道坍塌时可以通过操作通道输氧；发生呼吸困难时，可以沿着仍然留在气道内的 FFL 来插入气管导管重新开放气道。一个喷射针或气管导管换管器也许有同样的作用。喷射针和导管换管器都有一些潜在的并发症。两者都要置于声带之间，由此引发的喉痉挛会引发两个问题。首先，在出现上呼吸道通气阻塞时，喷射通气会导致胸部膨胀，因为没有气体从肺部流出，肺内压的增加又会导致气胸。其次，自主呼吸作用对抗关闭的声门会产生负压而造成肺水肿，通常急需解除阻塞，辅助供氧，利尿，并应用吗啡。无论是喷射针或是换管器，如果延伸超出气管导管，都会引起其他并发症。气管后壁是膜性的，很容易损伤并导致纵隔气肿和纵隔炎。刺激气管隆凸会导致血压升高，心动过速，剧烈咳嗽和干呕。即使这些装置都就位，气管导管也可能无法通过声门，因为还要牵涉到舌体、喉软骨以及声带等。

推荐阅读

Adnet F, Borron SW, Dumas JL, et al.: Study of the “sniffing position” by magnetic resonance imaging. Anesthesiology 94:83, 2001.

Apfelbaum JI, Hagberg CA: Practice guidelines for management of the difficult airway—an updated report by the American Society of Anesthesiologists Task Force on Management of the Difficult Airway. Anesthesiology 118:251, 2013.

Aslani A: Accuracy of identification of the cricothyroid membrane in female subjects using palpation: an observational study. Anesth Analg 114:987, 2012.

Brodsky JB, Lemmens HJ, Brock-Utne JG, et al.: Morbid obesity and tracheal intubation. Anesth Analg 96:732, 2002.

Buckland RW, Pedley J: Lingual thyroid: a threat to the airway. Anaesthesia 55:1103, 2000.

Cook TM, Woodall N, Frerk C: Major complications of airway management in the UK: results of the fourth national audit project of the royal college of anaesthetists and the difficult airway society. Part I: anaesthesia. BJA 106:617, 2011.

Khan ZH, Kashfi A, Ebrahimkhani E: A comparison of the upper lip bite test (a simple new technique) with modified Mallampati classification in predicting difficulty in endotracheal intubation: a prospective blinded study. Anesth Analg 96:595, 2003.

Kheterpal S, Han R, Tremper KK, et al.: Incidence and predictors of difficult and impossible mask ventilation. Anesthesiology 105:885, 2006.

Langeron O, Cuvillon P, Ibanez-Esteve C, et al.: Prediction of difficult tracheal intubation—time for a paradigm change. Anesthesiology 117:1223, 2012.

Langeron O, Masso E, Huraux C, et al.: Prediction of difficult mask ventilation. Anesthesiology 92:1229, 2000.

Lundstrom L: Avoidance of neuromuscular blocking agents may increase the risk of difficult tracheal intubation. Br J Anaesth 103:23, 2009.

Mallampati SR, Gugino LD, Desai SP, et al.: A clinical sign to predict difficult tracheal intubation: a prospective study. Can Anaesth Soc J 32:429, 1985.

Reed AP, Han D: Preparation of the patient for awake fiberoptic intubation. Anesthesiol Clin North Am 9:69, 1991.

Rocke DA, Murray WB, Rout CC, et al.: Relative risk analysis of factors associated with difficult intubation in obstetric anesthesia. Anesthesiology 77:67, 1992.

Samsoon GLT, Young JRB: Difficult tracheal intubation: a retrospective study. Anaesthesia 42:487, 1987.

Shiga T, Wajima Z, Inoue T, et al.: Predicting difficult intubation in apparently normal patients—a meta-analysis of bedside screening test performance. Anesthesiology 103:429, 2005.

Stefanutto TB, Feiner J, Krombach J, et al.: Hemoglobin desaturation after propofol/remifentanil-induced apnea: a study of the recovery of spontaneous ventilation in healthy volunteers. Anesth Analg 114:980, 2012.

Yentis SM: Predicting trouble in airway management. Anesthesiology 105:871, 2006.

Yentis SM: Predicting difficult intubation—worthwhile exercise or pointless ritual? Anaesthesia 57:105, 2002 (editorial).

病例44

喉镜下激光手术

Allan P. Reed，MD
（路志红 译 熊利泽 校）

问题

1. 术后发音质量是否值得被纳入麻醉医师的考虑中？
2. 应采用哪些指征评估气道？
3. 阐述喉部微创手术麻醉需考虑的要点。
4. 描述喉部微创手术的麻醉。
5. 内镜下喉部手术应采用何种通气模式？
6. 对歌手和其他专业用声的患者有哪些特殊考虑？
7. 激光与自然光有何区别？
8. 医疗中最常用的激光有哪些类型？
9. 喉镜下激光操作的危险是什么？
10. 如何处理激光气道火灾？
11. 讨论喉部手术后可能发生的术后问题。

一名50岁的歌手拟行喉镜下激光手术。她患有声带结节，但无其他疾病。

1. 术后发音质量是否值得被纳入麻醉医师的考虑中？

麻醉管理小组通常主要关注危及生命的议题。术前和术后声嘶往往被次之考虑。然而，在需要专业用嗓的患者看来，声音的问题反而更重要一些。嗓音外科学一直致力于恢复发音的质量。歌手、演员、教师、牧师、律师、政治家等许多人士在职业中需要用嗓。他们都尽力让自己的嗓音质量达到最佳。尤其是歌手，他们对喉部的操作器械特别是气管插管会很担忧。他们会立即想起那些在短时或长时间插管后不能再唱歌的病人。插管对声带的损伤往往是由于解剖结构的破坏或神经运动功能的损伤。解剖破坏的例子包括声带撕裂、插管肉芽肿、杓状软骨脱位和声襞水肿。长时间插管还可导致喉部硬化、插管沟形成、环杓关节固定和肉芽肿。神经运动功能损伤包括声襞麻痹或由于持续充气的气管导管套囊压迫喉返神经而导致的局部麻痹。考虑到全麻下操作数量庞大，插管后声带麻痹还是很少见的。

有些患者的声音几乎不可能恢复到能正常交流的状态。对这些患者来说，声嘶或声音低毕竟要好过没有声音。因此，麻醉相关的发声并发症可能使这些患者无法讲话，这对其有显著影响，需要麻醉医师纳入考虑。

2. 应采用哪些指征评估气道？

许多国家的麻醉学会都推荐重点通过病史和体表标志的体格检查来进行气道评估。然而，这些推荐意见忽略了很多气道本身的问题。病理性气道病变的位置和大小对气道管理有显著影响。对于食管病变，例如阻塞性病变和胃肠道出血，应当分析误吸的风险。吸气性喘鸣提示气道狭窄至直径大约4 mm。但是，没有喘鸣并不代表气道直径正常，若狭窄严重的话，可能反而没有喘鸣。即使狭窄特别严重，衰竭的患者也可能无力吸入足够的气流来产生喘鸣音。声嘶等发声的改变没有特异性，常常是由小的、非阻塞性的病变导致，也可能由纵隔病变引起。吞咽困难提示声门上有梗阻。不能平卧、需要端坐和呼吸时需频繁变换体位是严重气道梗阻的表现。

声门上和声门包块可在清醒、自主呼吸下行鼻咽镜检查来评估。声门下和气管的问题采用胸部X线、计算机断层扫描术（computed tomography，CT）或磁共振成像（magnetic resonance imaging，MRI）来检查。这些问题常表现为吸气和呼气喘鸣。外科医生最好对气道影像进行阅读和讨论。既往麻醉记录可能显示曾有面罩通气、喉镜显露、出血或拔管方面的问题。

3. 阐述喉部微创手术麻醉需考虑的要点。

在喉部微创操作中，手术医师和麻醉医师同时共用同一空间。他们必须分享气道。口与咽只能提供相对较小的空间给硬质支撑喉镜等器具，手术视野显露和手术操作的空间也较小。毫米级的空间也可能决定手术成功还是失败。因此，需尽可能地缩小麻醉设备占用的空间。常使用的是小号的气管导管或喷射通气。

气道手术刺激强，需要较深的麻醉，但时间相对较短。在手术结束时，刺激会立即消失，而此时患者仍处于深麻醉状态。苏醒的目标是快速清醒、无咳嗽和呛咳。咳嗽或呛咳会使咽部创口被擦伤，因为此时声带会紧压在气管导管或邻近的声带上。咳嗽和呛咳还会导致缝线的移位和出血。许多患者术后需禁声以避免切口血肿进而影响愈合。需要以阿片类药物加以短效麻醉药物。阿片类药物可以抑制咽部感觉神经，从而使苏醒平稳。

气道手术拔管后气道故障风险最高。在拔管前确认肌力是否充分恢复非常重要。笔者个人偏好于清醒拔管，而非深麻醉或深度镇静下拔管。足够的肌张力可以使气道扩张，从而保证上气道通畅。能够有意识地保持气道开放有助于成功拔管。

4. 描述喉部微创手术的麻醉。

喉显微外科一般需在全麻下进行。使用小号气管导管和充分的肌松有利于对气道和呼吸消化道进行外科操作。若无肌松，则需达到很深的麻醉深度。支撑喉镜刺激很强，可导致高血压和心动过速。常采用充足的麻醉深度，以及能有效抑制交感刺激的药物，如瑞芬太尼和（或）β受体阻滞药。大多数此类手术时间很短，因此合理应用肌松药和短效麻醉药物很有帮助。手术床常需旋转 90°或 180°，因此呼吸回路和导线需要足够长。激光手术还有其独有的风险，将在后文讨论。

活动性声门上病变在正压通气下可能阻塞通过咽部的气流，并在喉镜检查时盖住声门。通常会厌炎的患者可先全麻再置入喉镜插管。但有的声门上病变可能需清醒插管。

喉部病变，如大的声带息肉和乳头状瘤，可能在麻醉诱导后部分阻塞气道。它们很少导致气道的完全阻塞，但可能引起面罩（或其他声门上气道）通气困难。与传统教科书所述相反，与面罩正压通气的麻醉患者相比，自主呼吸的麻醉患者常常梗阻更重。自主呼吸为负压通气，当膈肌和肋间肌收缩的时候，胸膜腔内压是下降的。胸膜腔内压降至大气压以下时常被认为是负压。负压传至上气道，将咽部组织拉向气道。就像软组织涌向上气道一样。咽部扩张肌的作用为维持气道开放，但全麻降低了肌张力，使得软组织向内塌陷。正压通气可将气道打开，因此在这些病例中更为有效。若维持自主呼吸，可采用正压辅助通气或使用口咽/鼻咽气道。

自主通气有利于评估气道动力。气管软化就是个典型的例子。在这一病例中，采用七氟烷混合100%氧气进行吸入诱导。当麻醉深度足够时就可以喉镜探查呼气与吸气时的气道了。

声门下病变不会影响喉部显露，但会影响将气管导管通过喉部置入气管。若存在声门下病变，应准备不同型号的小号气管导管和高频通气设备，以获得最佳的手术视野显露和操作。对于成年患者，5.5 mm 的导管常可满足这一需求并获得充足的气体交换。对于体型较大的患者是否使用这种小号导管还存在争议。若想通过这种小号导管获得充足的分钟通气量，则气道压值往往较高。这对临床并无显著影响，因为小号导管可起到电阻器的作用，在通过小号气管导管的过程中压力会显著下降。实际的气管内压和使用大号气管导管时是近似的。因此小号气管导管造成气压伤的风险并不比大号导管更高。降低吸气压常用的技术是将吸呼比（I∶E）从 1∶2 调节到 1∶1，这使得吸气时间延长，降低获得足够潮气量所需的吸气压。其他通气模式（如压力控制容量模式）也可能有用。

对非梗阻性的气道病变，标准的诱导、麻醉和通气技术都没问题。常在喉镜显露时局部喷以局麻药，这可以减少术后的咳嗽和喉痉挛。同时，在不使用肌肉松弛药时，表面麻醉的声带有利于声带固定。喉部-气管麻醉常使用 2%或 4%的利多卡因。

声带固定对于喉部手术很关键。常使用肌肉松弛药来使声带固定，但也有其他方法可供选择。对于大多数短小手术，减量使用中效去极化肌肉松弛药更为适当。不应使用负荷量的肌肉松弛药。需进行神经肌肉监测来确定是否需拮抗肌松，以及肌力恢复是否充分可以拔管。气道手术拔管后呼吸困难风险较高。若肌力充足可以降低这一风险。

使用肌肉松弛药的替代方法之一是深度麻醉，这常可通过使用大剂量瑞芬太尼＞0.2 μg/(kg·min）全凭静脉麻醉或瑞芬太尼-吸入麻醉剂的平衡麻醉来获得。较大剂量的瑞芬太尼可使声带不动。不用肌肉松弛药避免了这类药物带来的过敏和肌松残余问题。大剂量的阿片类药物抑制了对喉镜检查和插管的交感反应，但它们易于使声带内收，从而不利于面罩通气，同时易于在插管时造成声带损伤。

麻醉苏醒时可伴有咳嗽与身体紧绷，在上气道手术后都可能造成伤害。无论插管与否，声带的强力收紧都可加重手术部位组织的损伤，从而导致恢复受损，声带瘢痕和永久性不良发声改变。因此，可采用在气道操作期间和苏醒时给予喉部表面麻醉，并且维持充足的阿片血药浓度。瑞芬太尼镇痛强度大，作用时间短，是不错的阿片类药物选择。此外，也可考虑深麻醉拔管以避免苏醒时咳嗽。但是，气道手术后局部常存在血液和残渣，深麻醉拔管有误吸的风险。大剂量阿片类药物使得患者可以带管舒适地苏醒，当气道保护作用恢复拔除气管导管（框44-1）。

5. 内镜下喉部手术应采用何种通气模式？

喉部手术的通气技术是相当复杂的。它们可分为紧闭系统和开放系统，各有优缺点（表44-1）。紧闭系统的优点有：麻醉人员对其更为熟悉，对误吸的预防最好，可进行正压通气，减少手术室污染。但是，它们也存在缺点：限制了手术的能见度，干扰手术操作，存在气管内导管相关喉部损伤的风险，在使用激光时根据所用气管导管的类型可能起火。

表44-1 紧闭与开放麻醉系统的优缺点

	优点	缺点
紧闭系统	麻醉医师熟悉 最佳预防误吸 可行PPV 最小的OR污染	手术视野受限 感染手术操作 有ETT相关喉部创伤的风险 激光手术中有着火的风险
开放系统	最佳的手术视野 最佳的手术操作 降低ETT相关喉部创伤的风险 降低激光手术中着火的风险	需要特殊的知识、培训和设备 无误吸保护 无法实施PPV

ETT，气管导管；OR，手术室；PPV，正压通气

开放系统下可以获得最大的喉部视野，降低气管导管相关损伤的风险，激光起火的风险也降到最低。有些类型的开放系统通气需要特殊的知识、培训和设备。而且，开放系统无法保护气道不误吸。应根据病变的位置、大小、活动性和血供情况选择开放系统或是紧闭系统。有的手术中可能还要在两种系统间进行变换。例如，若有气管导管时无法对病变进行操作，那么就需要在术中将使用气管导管的紧闭系统更换为开放系统。反之，若出血或组织残渣较多，可能引发误吸性肺炎，则需要将喷射通气更换为紧闭系统。

开放技术包括自主呼吸，呼吸暂停氧合和喷射通气。自主呼吸时需要通过面罩、鼻咽气道、喉镜或支气管镜的侧孔来给予强效吸入麻醉剂维持麻醉。自主呼吸吸入强效吸入麻醉剂的缺点包括：咳嗽、呛咳、呼吸暂停、喉痉挛、声襞活动、血流动力学波动、无法预防误吸，以及麻醉气体对手术室的污染。静脉药物有助于解决其中部分问题。瑞芬太尼和丙泊酚是最常用的辅助药物。

呼吸暂停氧合可用于异物取出和非阻塞性声门和声门下病变。在呼吸暂停期间进行手术操作。通过麻醉面罩或气管导管给氧。这一技术最适合功能残气量正常的患者。给予100%纯氧以使潮气末氧浓度>90%。呼吸暂停期和手术操作可持续至脉搏血氧饱和度（SpO_2）出现降低持续90 s。用静脉药物或强效吸入麻醉剂或二者复合维持麻醉。手术操作的时间受氧合血红蛋白去饱和作用的限制。

框44-1 喉部微创手术

一般考量

- 手术床旋转90°或180°
  - 长的呼吸回路
  - 足够长的监测导线
- 小号气管导管（5.5 mm内径）
- 通气
  - 吸呼比1∶1，以降低所需的气道峰压
  - 考虑喷射通气
- 减弱交感刺激
  - 深度麻醉
  - 阿片类药物
  - β受体阻滞药
- 声带固定
  - 减量使用中效肌肉松弛药
  - 阿片类药物
  - 深度麻醉
- 苏醒
  - 避免咳嗽和呛咳

病理学考量

- 气道动力学（如气管软化）
  - 为了诊断目的而维持自主通气
- 喉部病变
  - 正压通气下梗阻较轻
  - 可能会造成面罩通气或声门上气道设备通气困难
- 声门下病变
  - 可能气管导管通过困难
  - 考虑喷射通气

喷射通气需要经套管或钝针以大约 20 磅/平方英寸（psi）的压力给予 100%纯氧。喷射通气无法给予强效吸入麻醉剂，因此需要给予全凭静脉麻醉。常用 0.05～0.2 μg/(kg·min）的瑞芬太尼和 50～100 μg/(kg·min）的丙泊酚。

声门上（近端）喷射通气是通过将喷射针固定在支撑喉镜或硬质支气管镜上来实施的。喷射针对准喉部从而使氧气可以进入气管。声门上喷射通气的优势在于不会影响手术视野，也降低了激光起火的风险，因为不需要使用聚氯乙烯（PVC）材质的气管导管，而且所喷射的氧气是被空气稀释了的。空气的稀释作用可以通过文丘里（Venturi）原理解释。可能出现的问题包括氧合差，气体进入胃内，血、烟和组织残渣的误吸，声带活动和气压性损伤。

声门下喷射通气需将 2～3 mm 直径的喷射导管置入气管。氧气直接喷入气管。与近端喷射通气相比，声门下喷射通气的主要优点是声带固定性好；缺点包括略阻塞了手术区域，以及可能导致气压性损伤。

近端与声门下技术都可以提供充足的氧合和通气。Sander 氏手动通气阀适合正常的呼吸频率。高频通气呼吸器每分钟可给予近 110 次的通气。高频通气下气道持续有气体流出，能够将血液和组织残渣带出，也降低了气道平均压和峰压，从而减少了通气相关性低血压。通气频率、吸气时间百分比和驱动压都对动脉血二氧化碳分压（$PaCO_2$）有影响。持续正压和吸入氧浓度（FiO_2）则对氧合有利。

喷射通气需要气道在开放状态，以便气体的进出。若上气道梗阻，肺内气体无法逸出，则可能引起气胸和纵隔气肿。通过抬头举颏、托下颌或置入喉镜可以开放气道。

由于文丘里原理，高频通气时大量的气体被带入肺内，从而放大了高频通气本身提供的小的氧脉冲。通过脉搏血氧测定法可以监测氧合是否充足。用 CO_2 测定仪可以无创监测通气是否充足。开放系统可以定量监测潮气末 CO_2（$ETCO_2$），通过有无 $ETCO_2$ 来显示是否有通气。但 $ETCO_2$ 的定量监测对开放系统没有临床价值。通气的临床征象包括胸壁起伏和呼吸音。

6. 对歌手和其他专业用声的患者有哪些特殊考虑？

大部分术后有声音改变的患者都被这个问题所困扰。而职业中需要用到声音的患者则认为这个问题是一种灾难。对这些患者，要特别注意细节和高级技巧。麻醉诱导必须为插管提供最佳条件。因此需要深度麻醉和深度肌松。二者结合可使声门充分开放并向后垂，从而更易于看到，而且声带也可外展。外展状态下，声带远离声门中线，从而降低了气管导管通过时造成损伤的风险。内收的声带易于在插管时发生撕裂和形成血肿。气管导管应从声门后部通过，不要碰到任意一侧的声带。尽可能不要使用管芯。经纤维支气管镜插管置入气管导管时很可能碰到声带。盲探插管也同样不建议使用。当放入喉镜片时，最好从近向远小心寻找声门，以免喉镜片伤及杓状软骨。苏醒时应避免咳嗽和呛咳。拔管时，气管导管套囊应充分放气，并在吸气时拔除导管。

对于短小操作，5.5 mm 内径的气管导管对喉部的损伤是最小的，可提供良好的气体交换和极佳的手术视野。对于较长的手术，对大部分成人而言 6.0 mm 和 6.5 mm 内径的气管导管都可以。

声门上设备（如喉罩）避免了气管插管和其相关风险。但它们也存在问题。声门上设备无法防止误吸，并因干燥的麻醉气体使得喉部黏膜干燥，而且可能引起杓状软骨脱位和神经损伤。

7. 激光与自然光有何区别？

“激光（laser）”这一词是缩写，代表受激辐射式光频放大器（light amplification by stimulated emission of radiation）。激光是以平行光束发出的单一频率的辐射光。它的光点大小不会因距离而改变；自然光则随着距离光源的远近不同而变化。激光是单频单色的；而自然光为广谱，由一系列代表不同颜色的波长组成。

8. 医疗中最常用的激光有哪些类型？

喉镜下激光手术最常用的是二氧化碳（CO_2）激光，它的激光能量可被所穿过的前几层细胞的胞液完全吸收。CO_2 激光可产生精确的爆破汽化而最大限度地减少对周围组织的损伤。CO_2 激光光束是不可见的，因此需要氦氖目标光束来显示激光的指向。Nd-YAG 激光用于出血性病变的凝血，如坏死的呼吸系统肿瘤和消化道血管曲张。红宝石和氩激光可被色素细胞如血红蛋白吸收。

9. 喉镜下激光操作的危险是什么？

喉镜下激光操作最为人所知的危险是气道火灾。麻醉管理应尽量降低火灾的风险。混合气体的配方应尽量降低燃烧的可能性，同时又能维持充足氧合。

氧气和氧化亚氮（N_2O）都是易燃的。可给予30%的吸入氧浓度，在需要改善氧饱和度时再上调。喉镜下激光操作应避免使用N_2O。若气管导管套囊封闭不好或被激光打漏，则吸入气体会漏至喉部。一旦高浓度的氧和N_2O溢至喉部，再使用激光就极易起火了。许多激光手术所用气管导管都配有双气囊。若上部气囊不慎被打漏，下部气囊还可继续提供封闭。

激光手术的问题还包括大气污染、邻近组织不慎穿孔、能量传输不当以及栓塞（大多发生在妇科操作中）。大气污染是最常见的激光手术并发症。激光使细胞内水分气化，释放出烟雾。这一烟雾中含有致癌物和病毒颗粒。污染物释放入大气中后，与患者和手术室人员裸露的皮肤直接接触。还可被手术室人员吸入。应对患者进行全身覆盖，手术室人员应使用特殊的可以滤过激光烟雾污染物的口罩。烟雾抽气装置也需要应用。喉部手术时可能发生食管穿孔。能量传输不当可能误伤患者和手术室人员，例如气管导管或手术敷料着火。在启动激光前先将光束瞄准可降低这一风险。

通过用胶带黏合眼睑和（或）覆盖湿润的金属网纱眼罩可以减少眼睛损伤的风险。在患者头颈部周围包绕湿毛巾可降低激光光束造成失火的风险。包绕式护目镜可保护患者与手术室人员免受眼睛损伤。透明塑料或玻璃护目镜可阻挡CO_2激光，但其他诸如Nd-YAG激光和氩激光可能需要特定颜色的护目镜。

激光可能损害麻醉设备。激光可点燃气管导管。PVC气管导管可被激光穿过。在激光穿过时会产生火焰，PVC降解成为有毒物质。火焰着向气管，引起气管损伤和肺部烧伤。在实验室模拟这一场景时，冲出气管导管的火焰让人想起了喷灯。金属导管不存在起火的问题，但它是抗激光的，而非防激光的。金属导管上的套囊在激光损伤时易于起火。因此需向套囊注入水。若套囊被烧穿时，套囊内溢出的水可能将小的火焰浇灭。用浸透生理盐水的纱布包裹气管导管套囊有助于降低烧穿和起火的风险。框44-2列出了喉镜下激光操作的麻醉注意事项。

框 44-2 喉镜下激光操作的麻醉注意事项

混合气体
- 避免使用N_2O
- 使用能耐受的最低FiO_2（目标值30%）
- 空气/氧气混合或氦/氧混合较佳

全凭静脉麻醉
- 丙泊酚输注
- 瑞芬太尼输注

通气系统
- 闭合回路系统
- 低频（手持式）喷射通气系统
- 高频喷射通气系统

10. 如何处理激光气道火灾？

即使很谨慎地采取措施，也不能完全防止气道激光火灾的发生。一般都是手术医师先发现。一旦发现起火，应立即中止供氧，并取出起火的气管导管或棉片。第一步应中止供氧，这样取出着火的物体时就不会使火焰蔓延至气道的上部。若患者的组织仍着火，应向气道内泼水来浇灭火焰。因此，手术室护士操作台上应备有易于拿到的一碗或一瓶水。当火扑灭后，可重新经面罩或新的气管导管给予氧气，然后对气道进行检查。为预防将来气道水肿和引起梗阻而进行预防性的气管插管是很谨慎的，但较难实施。如果估计有肺部烧伤，则推荐行气管插管。若刚开始就有插管困难，那么拔管可能不是最好的选择。在手术操作和火灾后重新插管可能会更困难。如果原来的气管导管可用，则继续保留。必要时可行气管切开。一旦确认已控制好气道，应使用气管镜和支气管镜来诊断气道烧伤。对吸入性或烟雾性损伤可能需进行灌洗，给予大剂量激素、抗生素和正压机械通气。

11. 讨论喉部手术后可能发生的术后问题。

喉部手术术后常伴有上气道问题。气管拔管后，喉上神经分布区域的血液、分泌物、组织残渣和疼痛都有可能导致喉痉挛，从而引起部分或全部的气道梗阻。喉痉挛的预防措施包括表面麻醉、静注利多卡因和充分的镇痛。处理措施包括吸引气道、面罩给予纯氧、正压通气以打开气道，以及小剂量的琥珀胆碱（10～20 mg）。此外，诱导用药如丙泊酚也可应用。其他拔管后喘鸣的原因包括喉软化、气管软化、声带麻痹、气道水肿、血肿、软组织阻塞和异物残留（如棉球和咽部填塞物）。纤维喉镜有助于诊断。

上气道梗阻的体征之一就是喘鸣。喘鸣常为气道发出的尖锐的吸气性噪音。它是由气道部分梗阻或接近全部的梗阻引起的。处理措施包括：面罩吸入纯氧、坐位和给予激素。雾化吸入消旋肾上腺素对某些患者可能有用。对有些患者，吸入氦/氧混合气体可以改善通过狭窄气道的气流量。喘鸣音消失，既可能是因为梗阻好转，也可能是因为梗阻加重，通过狭窄处的气流更少了。

推荐阅读

Barker I, Bull PD: Tubeless anaesthesia for microlaryngoscopy. Paediatr Anaesth 9:94, 1999.

Gaitini LA, Fradis M, Vaida SJ, et al.: Pneumomediastinum due to Venturi jet ventilation used during microlaryngeal surgery in a previously neck-irradiated patient. Ann Otol Rhinol Laryngol 109:519, 2000.

Hunsaker DH: Anesthesia for microlaryngeal surgery: the case for subglottic jet ventilation. Laryngoscope 104:1, 1994.

Jaquet Y, Monnier P, Van Melle G, et al.: Complications of different ventilation strategies in endoscopic laryngeal. Anesthesiology 104:52, 2006.

Kundra P, Kutralam S, Ravishankar M: Local anaesthesia for awake fibreoptic nasotracheal intubation. Acta Anaesthesiol Scand 44:511, 2000.

Maktabi MA, Smith RB, Todd MM: Is routine endotracheal intubation as safe as we think or wish? Anesthesiology 99:247, 2003.

Mencke T, Echternach M, Kleinsschidt S, et al.: Laryngeal morbidity and quality of tracheal intubation. Anesthesiology 98:1049, 2003.

Mevorach DL: The management and treatment of recurrent postoperative laryngospasm. Anesth Analg 83:1110, 1996.

Postma GN, McGuirt WF Sr, Butler SG, et al.: Laryngopharyngeal abnormalities in hospitalized patients with dysphagia. Laryngoscope 117:1720, 2007.

Santos PM, Afrassiabi A, Weymuller EA Jr: Risk factors associated with prolonged intubation and laryngeal injury. Otolaryngol Head Neck Surg 111:453, 1994.

Simpson CB, Amin MR, Postam GN: Topical anesthesia of the airway and esophagus. Ear Nose Throat J 83:2, 2004.

Stenqvist O, Sonander H, Nilsson K: Small endotracheal tubes—ventilator and intratracheal pressures during ventilation. Br J Anaesth 51:375, 1979.

Tanaka A, Isono S, Ishikawa T, et al.: Laryngeal resistance before and after minor surgery. Anesthesiology 99:252, 2003.

Vila J, Bosque MD, Garcia M, et al.: Endoscopic evolution of laryngeal injuries caused by translaryngeal intubation. Eur Arch Otorhinolaryngol 254:S97, 1997.

Werkhaven JA: Microlaryngoscopy-airway management with anaesthetic techniques for CO(2) laser. Paediatr Anaesth 14:90, 2004.

病例45

功能性内窥镜鼻窦手术

Alan J. Sim，MD · Adam I. Levine，MD
（聂 煌 译 熊利泽 校）

问题

1. 什么是功能性内窥镜鼻窦手术？
2. 功能性内窥镜鼻窦手术会导致哪些相关并发症？
3. 列举麻醉关注点和目标。
4. 术前评估时需获取哪些信息？
5. 描述 Samter 三联征以及麻醉的影响。
6. 阐述"控制"或"精准"降压麻醉技术。
7. 阐述精准降压的利弊。
8. 描述多种优化术野的手术方式和麻醉相关技巧及用药。
9. 哪些技术可减轻功能性内窥镜鼻窦手术的术后疼痛并最大限度地加速康复。

患者，女性，25 岁，患慢性鼻窦炎，拟行功能性内窥镜鼻窦手术（functional endoscopic sinus surgery，FESS)。既往哮喘病史，鼻息肉，反复发作的鼻窦感染，激素和抗生素治疗无效。自述对阿司匹林有严重过敏史，对术后疼痛非常焦虑。全麻诱导后，血压为 70/40 mmHg。术者抱怨出血增多，要求降低血压改善手术视野。

1. 什么是功能性内窥镜鼻窦手术？

FESS 是一种无需经皮切口即可窥见鼻旁窦和鼻腔的内窥镜技术。自 20 世纪 70 年代晚期 Messerklinger 和 Stamberger 提出以来，FESS 在过去 30 年发展迅速，现在已成为耳鼻喉科手术中最常用的门诊技术。因其成功率高，出现严重并发症的风险小，FESS 已经成为鼻窦炎，鼻息肉，鼻出血，细菌性、真菌性、复发性、急慢性鼻窦等疾病的主要手术技术。囊括不同性别、种族、年龄的人群，每年美国约有 3.5 千万人感染慢性鼻窦炎，门诊人数约 1.16 千万。慢性鼻窦炎对生活质量影响明显，堪比冠心病和哮喘。近些年，功能性内窥镜鼻窦手术因其并发症发生率低，还扩展到包括颅底手术、经鼻蝶窦垂体瘤切除和血管畸形手术在内的其他术式。

2. 功能性内窥镜鼻窦手术会导致哪些相关并发症？

通常 FESS 是一种风险低、安全系数大的术式。然而，也有报道包括死亡在内的灾难性的并发症发生。比如大出血、直接的脑损伤、视觉和视神经损伤导致的失明、嗅觉缺失（嗅觉受损）、脑脊液漏以及颅内感染。表 45-1 列举的这些并发症可分为三大类：眼内、颅内和鼻内。导致这些并发症的原因主要是鼻旁窦和鼻腔紧邻许多重要的解剖结构，如颈内动脉、眼窝、视神经和颅内腔隙（图 45-1）。

由于内窥镜视野局限，当术中出血无法控制或大量血涌入术野导致重要解剖结构无法显露时，主要并发症的风险就会上升。术中出血及手术视野不佳不仅增加并发症的发生，而且会延长手术时间，导致肿瘤组织切除不全而需要再次手术。许多与患者并发症及用药相关的因素、手术方式、麻醉技术都可能导致继发于术中大量出血而致的手术视野不佳。

3. 列举麻醉关注点和目标。

对积极性高的轻度或局限性鼻窦疾病患者，简单的鼻窦手术可在局部浸润麻醉、神经阻滞麻醉合

表 45-1 功能性内窥镜鼻窦手术相关的主要并发症

眶内	颅内	鼻内
眶内出血	脑脊液漏	粘连
脓肿（感染）	脑膜炎	嗅觉缺失
失明（视神经损伤）	脑脓肿	嗅觉减退
	颅内出血	泪道损伤

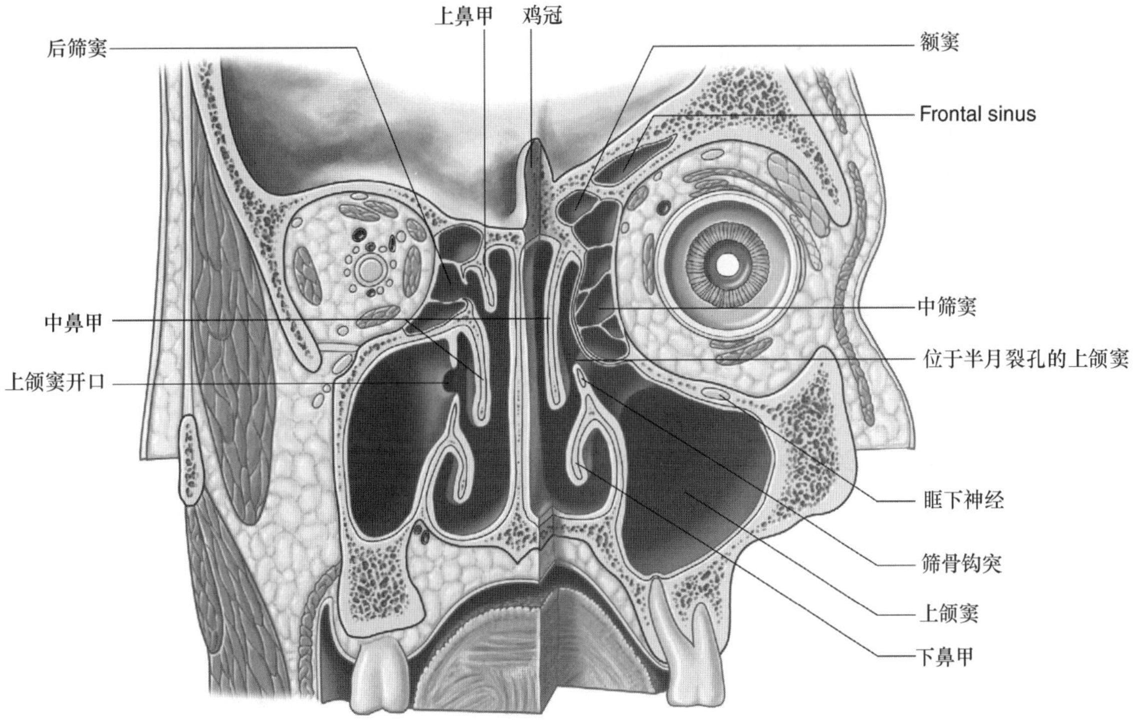

图 45-1　包括脑和眼眶在内临近鼻窦手术区域的重要结构（From Standring S［ed.］：Gray's Anatomy：The Anatomical Basis of Clinical Practice，40th edition. Churchill Livingstone，Philadelphia，2009.）

用血管收缩剂时完成，或者在清醒镇静下完成。这时，各方（术者、麻醉医师和患者）之间的良好沟通对于创造最佳的手术条件尤为重要。但在下列情况下采用清醒镇静时需谨慎：不合作（儿童或智力低下成人）、可能存在困难气道（如阻塞性睡眠呼吸暂停、肥胖、气道病理性改变）、误吸风险（如胃食管反流）或手术时间过长。急性感染期、广泛窦炎症以及巨大肿瘤可能与出血量增加有关。

基于之前提到的原因，创造一个“少血”的手术视野是基本原则。表 45-2 还列举了其他一些重要的 FESS 麻醉关注点和目标，包括：气道保护、预防血液和组织误吸、患者制动以及麻醉苏醒拔管时避免呛咳。因为咳嗽和压力增长可增加术后出血。此外，因为 FESS 经常在门诊完成，所以快速苏醒也是必需的。避免术后恶心呕吐（术后干呕也会增加出血）和提供完善的术后镇痛同样重要。

表 45-2　功能性内窥镜鼻窦手术的目标

耳鼻喉科医生	麻醉医师	患者
术野改善	掌控气道、预防误吸	镇痛完善
出血减少	安全降压	减少术后恶心呕吐的发生
术野静止	安全和平稳的苏醒	
经鼻入路保留		尽早离开 PACU

PACU，麻醉后恢复室

4. 术前评估时需获取哪些信息？

麻醉医师管理 FESS 患者时需时刻权衡患者的多种并发症与通过扰乱生理状态［如降低心排血量（cardiac output，CO）和控制性低血压］优化术野（如减少术中出血）的措施带来的风险之间的利弊。每位 FESS 患者都应接受详尽的、在美国麻醉医师协会（ASA）指南指导下的术前评估。

“控制性降压”并非没有风险。存在明显的心脏或血管疾病，包括瓣膜病、充血性心力衰竭和动脉硬化患者都可能无法耐受明显的平均动脉压（mean arterial pressure，MAP）下降，导致终末脏器功能受损。通过了解活动耐量和物理锻炼时的症状可评估患者的生理储备和对“精细降压”的耐受程度。如果患者主诉在爬 1～2 层楼（如大于 4 代谢当量）时出现气短、胸痛、心悸或头晕，或者在休息时也偶发上述症状，则提示需要行进一步心血管检查，比如心电图、超声心动图、应激试验或冠脉造影。

FESS 中常用可卡因或肾上腺素等血管收缩剂。存在明显冠状动脉疾病或心律失常的患者可能无法耐受因体循环儿茶酚胺增多导致的心动过速和高血压，可卡因或肾上腺素应慎用于这些患者。抗血小板或抗凝治疗应根据现行指南决定是否在术前停用，尤其是已行冠脉支架植入的患者。根据 2010 版指南，植入药物洗脱支架且正在服用氯吡格雷和阿司匹林的患者1年内应避免择期手术，停止抗血小板治疗至少在植入支架1年后，重新用药时机需要与心内科医师协商。美国心脏病学会/美国心脏学会（ACC/AHA）建议，如果可能，即使药物释放支架已植入1年以上，也应在围术期持续服用阿司匹林。术前1天，术者、麻醉医师及患者的心内科医师共同讨论抗凝治疗方案是非常重要的。可能提供帮助的术前检查包括凝血酶原时间、活化凝血酶原时间、血小板计数和全血细胞计数。

5. 描述 Samter 三联征以及麻醉的影响。

接受FESS的患者可能合并一些需要麻醉医师特别关注的病症。FESS患者的术前诊断和适应证包括鼻息肉、慢性鼻窦炎、反复发作的鼻窦感染、良性或恶性肿瘤以及既往手术史（如脑脊液漏、瘢痕形成）。合并哮喘或气道高反应和鼻息肉的患者约20%～30%。Samter三联征，或称阿司匹林诱发并恶化的呼吸性疾病，包括气道高反应性、慢性鼻炎和鼻息肉以及阿司匹林高反应性。由于花生四烯酸级联反应的异常导致白三烯生成过量，阿司匹林阻滞了前列腺素生成，促使白三烯的生成，从而引发类过敏效应，如支气管痉挛、荨麻疹或过敏性反应。其他非甾体抗炎药（NSAIDs）如酮咯酸、布洛芬，同样抑制前列腺素合成，应避免用于上述患者，但对乙酰氨基酚通常是安全的。

难治性哮喘或高反应性气道疾病的患者常需行FESS。这些患者应根据病史和症状在术前就诊，优化状态。术前口服或吸入β_2受体激动药（如沙丁胺醇）、抗胆碱药（如异丙托溴铵）、抗白三烯药（孟鲁司特）、类固醇皮质激素以及抗生素也是必要的。术中应用β受体阻滞药（包括β_1受体阻滞药，如美托洛尔、艾司洛尔）行控制性降压时，需警惕其有诱发支气管痉挛的风险。

表 45-3 功能性内窥镜鼻窦手术患者的常见并发症汇总

心脏	呼吸	内分泌
冠心病	慢性鼻窦炎	长期应用激素
心房颤动（长期服用抗凝药）	鼻息肉和过敏	糖尿病
瓣膜病变（如主动脉瓣狭窄）	哮喘或气道高反应性疾病	甲状腺功能亢进（甲亢）
	阻塞性睡眠呼吸暂停综合征	垂体病变（颅底手术）
	COPD	

COPD，慢性阻塞性肺疾病

长期激素治疗也是常用于FESS患者的预防性措施。虽然对于常规激素治疗慢性鼻窦炎尚存争议，但术前激素治疗可通过抗炎、减轻水肿的作用优化鼻窦炎和多发性息肉患者的手术条件。而且围术期应用激素的另一优点在于其预防恶心呕吐的特性。肾上腺或垂体功能可能不足，但只要患者术前服用每日维持量或在术中给予等量药物静脉注射，则这一问题尚不足虑。

6. 阐述“控制”或“精准”降压麻醉技术。

假如血小板功能正常且不伴凝血障碍，FESS术中的出血量主要取决于鼻和窦黏膜的广泛血供。术中出血也反映了鼻腔内主要血管和毛细血管血流量的功能。血流大小受MAP和局部或中心静脉压的影响。“控制性”降压是一种通过显著降低MAP来减少出血和改善术野的精准麻醉技术。

通常认为ASA Ⅰ级的患者可以安全耐受低于基础值30%的MAP或绝对值下降50 mmHg的血压。然而，精准低血压本身不能用具体的数字、百分比或血压测量来定义。每位患者精准或控制性降压的程度应个体化，根据所需效果来确定（如干净或少血的手术野），而不是事先设定一个数值。在考虑“少血”术野获益的同时，也应衡量是否维持了脑和冠脉血流以保证组织的充足氧供。

MAP等于全身血管阻力（systemic vascular resistance，SVR）和CO的乘积：

$$MAP = SVR \times CO$$

SVR、CO或二者均降低可以达到降低MAP的效果。但是近期的研究显示，FESS中以降低CO为目标的措施比以降低SVR为目标的措施对于术野的改善作用更佳。通常用血管扩张药来降低SVR，包括钙通道阻滞药，硝酸盐，肼屈嗪或强效吸入麻醉药。此外，α-受体阻滞药物（如拉贝洛尔或酚妥拉明）也导致SVR明显下降。然而，除非低血压非常明显（MAP<50 mmHg），降低SVR改善术野的作用并不明显，而且有证据显示过度的扩血管反而增加出血和毛细血管血流。

如前所述，降低CO可以有效降低MAP。影响CO的生理因素包括前负荷、后负荷、心肌收缩力、心率和心脏节律。通过美托洛尔、拉贝洛尔、艾司洛尔等药物阻滞β受体可降低心率和心肌收缩力。大量试验证明了心动过缓和术野改善之间的关系。而且，主要采用β受体阻滞药来降低CO可以在相对高的MAP（大于65 mmHg）水平下获得最佳术野条件。输注短效β受体阻滞药艾司洛尔较血管扩张药硝普钠改善术野的作用更大，而后者需要更低的MAP（50～54 mmHg）才能获得满意的术野条件。这些研究提示“精准降压”或者单纯的降低全身血压并不是减少术中出血的决定因素，而通过降低心率和心肌收缩力的“精准降低CO”才是关键所在。

7. 阐述精准降压的利弊。

前已提及，诱导低血压并非没有风险。围术期β-受体阻滞药的应用尚存争议。目前的研究显示，如果对不需要的患者围术期应用β受体阻滞药，将会增加死亡率和并发症。合并高风险心血管疾病且术前没有服用β受体阻滞药者术后发生不良反应的风险较高。对于低风险心血管疾病患者围术期应用β受体阻滞药的病死率和并发症发生率尚不清楚。许多接受FESS的患者存在气道高反应性病变，应禁用β-受体阻滞药。无论应用β受体阻滞药还是血管扩张药，精准降低CO都可能存在问题。低血压引起脏器明显缺血而致功能减退的发生率约0.6%。所以，上述少血术野的获益可能是以牺牲重要器官组织灌注和氧供为代价。“控制性”降压对某些特殊人群［例如已知心血管疾病患者，瓣膜病变（如主动脉狭窄和颈动脉疾病）患者］尤其具有挑战性。这一技术需要谨慎地根据每位患者的需求和限制实施。

8. 描述多种优化术野的手术方式和麻醉相关技巧及用药。

无论采取何种技术，FESS麻醉管理的重要目标就是最大限度地减少术中出血。因为鼻腔和窦的空间有限，即使是少量出血也会明显影响术野暴露。通过精准降压实现术野少血并非总是可行。一旦成功运用，少血的手术区域可改善手术视野、缩短手术时间，降低手术风险。虽然造成术中出血的原因是多方面的，但在围术期仍有很多技术可用于减少出血和炎症。

术前用药

有几项术前技术可减少术中出血。考虑纠正凝血功能障碍（是或非诱导性）。有必要与患者的主诊医师或心血管内科医师进行讨论，尤其当患者停止抗血小板或其他抗凝治疗可能面临心血管系统风险时。耳鼻喉科医师可以开具皮质激素处方，以减少炎症和水肿。

局部应用血管收缩剂是耳鼻喉科医师减少术中出血的另一措施。向鼻窦内浸润注射血管活性药物可减少黏膜充血和出血，维持血流动力学稳定。与局部麻醉剂合用还可提供术中和术后镇痛。表面麻醉也常与浸润麻醉合用。羟甲唑啉，去氧肾上腺素，可卡因和肾上腺素是FESS中常用的血管活性药。它们经全身吸收后，可能带来相关风险。已报道的严重副反应包括心动过缓、不稳定的快速心律失常、高血压危象、心肌缺血、卒中以及心源性休克。上述药物对明确心脏病患者应限制或避免使用。去氧肾上腺素和肾上腺素所致的高血压持续时间短，常可自行缓解，无需特殊用药；但高血压持续时，单独给予β-受体阻滞药会产生或加重α-受体激动药的活性，引起后负荷显著增加，此时应用直接的血管扩张药、混合性α和β受体拮抗药或单纯的α-受体拮抗药才是合适的。

体位

FESS中手术野和患者体位对减少术中出血影响很大。推荐在FESS中采用反Trendelenburg位以减少出血和改善术野条件。头高至少15°可以减少静脉回流，减轻静脉窦充血和水肿。然而，由于血压测量平面是在心脏水平，考虑到血液的重力作用，脑和Willis环的血压可能被过高估计。当采用精细低血压技术时，这种血压的下降将进一步加重。此外，手术平面高于心脏平面，可能导致不常发生但极为危险的空气栓塞，类似病例已有报道。

气道管理

FESS中主要的气道管理方式是气管内插管（endotracheal tube，ETT）全身麻醉，包括经口的RAE管（Ring，Adair and Elwyn）或加强型管。也可选用喉罩（laryngeal mask airway，LMA）。最终气道管理选择ETT还是LMA取决于多个因素，比如麻醉医师的经验和对设备的偏好、外科医师的优选术式、手术时间和难易程度以及（最为重要）患者的并发症以及误吸风险的高低。对于存在明显胃食管反流疾病、肥胖、食管裂孔疝或有矫形手术史者，都不提倡使用LMA。LMA不能像带套囊的ETT一样有效预防误吸。

麻醉维持

在作者所在医院，FESS中的麻醉维持常选用全凭静脉麻醉（total intravenous anesthesia，TIVA），而非强效吸入麻醉剂。与吸入麻醉剂加镇痛药的标准给药方式相比，基于瑞芬太尼复合丙泊酚输注的麻醉可以提供更好的术野，并减少术中出血。TIVA

和吸入麻醉技术都能实现 MAP 小于 60 mmHg 的精准降压，但是只有采用丙泊酚和瑞芬太尼的 TIVA 可明显减少失血。造成这种差异的原因可能是 TIVA 主要降低心肌收缩力和心率，而强效吸入麻醉剂引起明显的血管扩张，SVR 降低。

单独而言，瑞芬太尼对于持续改善术野功不可没。相较于其他阿片类药物如芬太尼、阿芬太尼和舒芬太尼，瑞芬太尼在 FESS 中改善术野的效果最佳。当应用瑞芬太尼和一种吸入麻醉剂如七氟烷时，可以获得与瑞芬太尼复合丙泊酚 TIVA 技术相似的手术条件。造成瑞芬太尼这一独特优势的原因尚不清楚。类似于其他阿片类药物，瑞芬太尼抑制交感神经张力，增强副交感神经张力，产生剂量依赖性的心率减慢和心排血量降低。这一特性对实现 FESS 中的控制性降压至关重要，瑞芬太尼的表现更为明显。瑞芬太尼的主要优势还在于其药代动力学，极短的血浆消除半衰期使得应用强效阿片类药物后几乎不用为停药后的残余作用而担心。

改良氧化亚氮（笑气）-阿片类技术是联合应用笑气（50%～70%）吸入和瑞芬太尼 0.1～0.5 μg/(kg·min) 或丙泊酚 25～50 μg/(kg·min) 输注。这一技术在 FESS 中有几个优点。联用瑞芬太尼和丙泊酚可致相对的心动过缓和心肌收缩力下降，容易实现控制性降压和心排血量下降。这两种药物便于调节，因此可快速调控血压和心率。此外，笑气对心血管系统的作用也有一些益处。高浓度吸入笑气可产生负性肌力的轻度心脏抑制作用。但它对血管张力的效应是拟交感的，常与心肌抑制作用抵消。心肌收缩力下降以及血管收缩效应有利于减少鼻窦的血流，改善术野。笑气的 N-甲基-D-天冬氨酸（NMDA）受体阻滞作用可减少瑞芬太尼输注相关的术后痛觉过敏。

由于三种药物均迅速消除，这一技术保证了可靠和平稳的麻醉苏醒。如前所述，应用瑞芬太尼可减轻咳嗽和紧张。丙泊酚输注减少 PONV。虽然笑气可轻度增加 PONV 的发生率，但这一风险可通过应用昂丹司琼、氟哌利多或地塞米松而降低。表 45-4 列举了精准降压的常用技术和参数。

通气选择

代谢产生的二氧化碳具有许多生理效应。高碳酸血症常引起心动过速和血管扩张，导致 FESS 中出血增加，术野不佳。因此，FESS 中常提倡轻度的低碳酸血症或过度通气以收缩鼻窦血管，最大限度地减少出血。尽管如此，在应用改良笑气-阿片类技术时，过度通气与正常或高碳酸血症相比并不能改善术野或减少出血。原因可能是正压通气对中心静脉压的影响。正压通气时，中心静脉压升高，头颈部静脉回流减少，术野的血流量增加。而当瑞芬太尼输注速度大于 0.05 μg/(kg·min) 时，自主呼吸就会受到抑制，因此很难维持自主呼吸。大剂量的瑞芬太尼输注理论上会带来比保留自主呼吸更大的优点。类似的，采用呼气末正压通气也可减少静脉回流，导致静脉充血，不利于 FESS。

表 45-4 创造无血术野的参数和变量及其贡献

参数	变量	
↓MAP	↓HR	↓SVR
	++++	+
↓HR	瑞芬太尼	β受体阻滞药
	++++	+++
技术	TIVA	吸入麻醉药
	++++	+
通气	正常二氧化碳	低二氧化碳
	++	++
术后镇痛	局部	静脉
	++	++

HR，心率；MAP，平均动脉压；SVR，全身血管阻力；TIVA，全凭静脉麻醉；+，低效；++，效果不确定；+++，中效；++++，强效

苏醒

FESS 的苏醒应该尽可能平稳，避免呛咳或紧张，因为可引起静脉压力升高和出血。相比于 ETT 全麻，LMA 全麻可能带来更平稳的苏醒，但是如前所述，在大多数病例中 LMA 全麻都不适合。

9. 哪些技术可减轻功能性内窥镜鼻窦手术的术后疼痛并最大限度地加速康复。

功能性内窥镜鼻窦手术后的疼痛为轻到中度。常采用多模式镇痛。瑞芬太尼代谢迅速，无法提供持续的术后镇痛作用。非选择性的 NSAIDs（如酮咯酸）在 FESS 中通常避免使用，因为与鼻息肉、阿司匹林敏感和气道高反应性联系密切。此外，非选择性 NSAIDs 对血栓素 A_2 的抑制作用会损伤血小板聚集功能。现有资料表明，在 FESS 中单独应用局麻药、选择性环氧化酶-2 或环氧化酶-3 抑制剂类 NSAIDs 或阿片类，镇痛效果相当。常规做法是在术前采用长效局麻药（如布比卡因）行神经阻滞，术中或术后即刻给予非阿片类镇痛药（如对乙酰氨基

酚或选择性环氧化酶-2 抑制剂），长效阿片类药物（如芬太尼）作为麻醉恢复室中的补救药。

功能性内窥镜鼻窦手术的术后局部麻醉技术

三叉神经（V_2）的上颌分支支配面中部的感觉，包括下睑、上唇、上颌窦、鼻腔、软腭和硬腭。尤其是眶下神经、蝶腭神经节以及上颌神经的分支都是 FESS 中局部麻醉的阻滞目标。

眶下神经支配面颊、上唇、眼睑以及鼻侧面的感觉。神经走行于眶下孔，在角膜缘中点垂直线的 1 cm 处。用指尖沿眶下缘滑动可轻易触及眶下孔。阻滞可选择经鼻或经口入路。经鼻阻滞时，非优势手示指置于患者眶下（图 45-2）。取 25 G 长 1.5 英寸（3.81 cm）的针从同侧鼻孔刺入，向标记眶下孔的示指方向推进，回抽无血后注入 0.5%～0.75%的布比卡因 2 ml。当患者存在前鼻腔或鼻前庭病变时（如鼻息肉，动静脉畸形）应避免选择这一入路。

翼腭神经节或蝶腭神经节支配唾液腺，鼻旁窦，鼻腔、咽部的黏膜、齿龈以及硬腭的黏膜。经腭大孔可阻滞神经节。患者取平卧位，伸颈，腭大孔位于硬腭后部，一般靠近第一或第二臼齿齿龈线。气管内插管后，采用弯曲喉镜片有利于充分显露和确认。取 25 G 长 1.5 英寸（3.81 cm）的针，在 1.5 cm 处折弯，进入孔内，向上 45°稍后方向推进，回抽无血后注入 1.5～2 ml 含 1∶100 000 肾上腺素的利多卡因。加入肾上腺素减少了这一血管丰富区域的药物全身性吸收。这一技术可能的并发症包括血管内注射、眶下神经或视神经损伤或暂时性复视。我们团队在已发表的随机双盲试验中证实了接受两种阻滞方法的患者在 PACU 所需阿片类药物更少，并且比未接受浸润阻滞的患者平均早 40 min 出院。

在 FESS 中耳鼻喉科医生越来越经常地使用术中计算机断层扫描术（computed tomography，CT）引导技术。眶下神经浸润阻滞可能改变面部皮肤深度和形态而影响 CT 的结果，对患者需校准确认（图 45-3）。

对所有的门诊手术而言，缩短 PACU 滞留时间无疑是有益的。确保患者几乎没有残余麻醉效应及时回家非常重要。然而，许多耳鼻喉科手术都面临术后更高的气道梗阻和出血风险，导致气道阻塞和

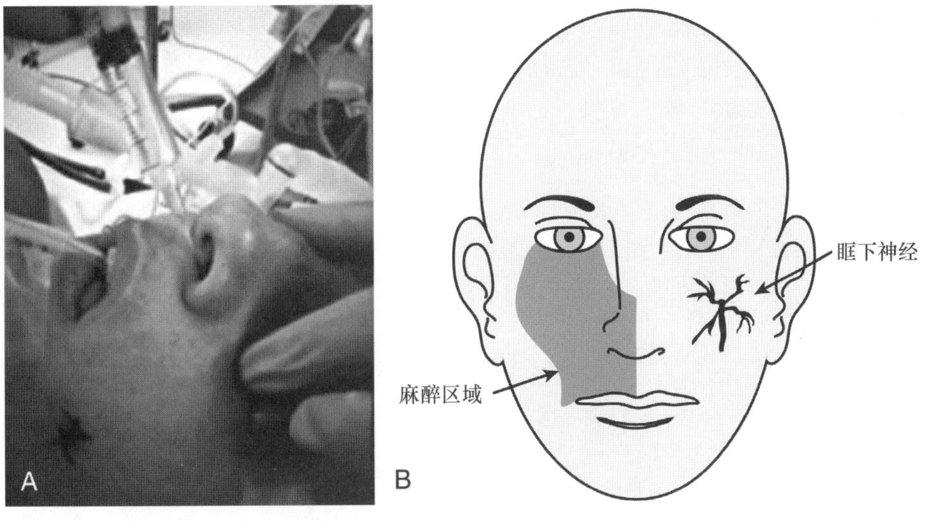

图 45-2　**A**，经鼻眶下神经阻滞。**B**，阻滞所致麻醉区域的解剖分布

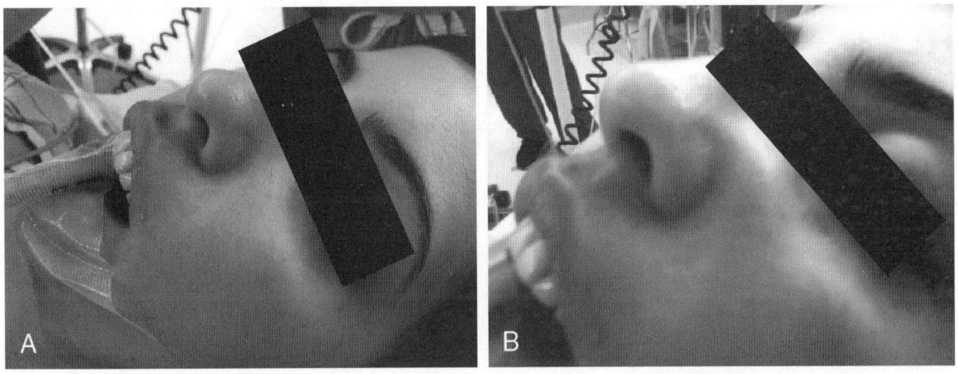

图 45-3　**A**，眶下神经阻滞前的形态。**B**，注射局部麻醉药后面部形态的改变

呼吸抑制。术后需密切观察和高度警觉，因为许多患者都有鼻腔填塞导致部分或完全的鼻腔阻塞。鼻腔填塞还可能迁移至下咽，引起下咽部梗阻。轻度并发症（如鼻出血）的发生率不高，1%～1.6%。需要输血或手术探查的大出血发生率约0.19%。支气管哮喘发生率约1.8%，与鼻出血相似，而且二者常同时发生。

PONV是FESS另一个值得关注的问题，因为干呕和呕吐会加重术后出血，且延长恢复时间，耗费额外的资源。PONV是由多因素导致的，如麻醉药、阿片类药物，上呼吸道炎症或胃内的血液都可能导致PONV。拔出气管导管前行胃肠减压可能有助于降低PONV风险。采用丙泊酚代替吸入麻醉药，联合局部神经阻滞以减少长效阿片类药物的应用也可降低PONV风险。此外，除非存在禁忌，应常规给予大剂量激素如地塞米松（10～12 mg），昂丹司琼（4 mg）或氟哌利多（0.625～1.25 mg）予以预防PONV。对于极高危患者还可采用东莨菪碱，但可能导致苏醒延迟和术后谵妄。

推荐阅读

Baker AR, Baker AB: Anaesthesia for endoscopic sinus surgery. Acta Anaesthesiol Scand 54:795, 2010.

Benninger MS, Ferguson BJ, Hadley JA, et al.: Adult chronic rhinosinusitis: definitions, diagnosis, epidemiology, and pathophysiology. Otolaryngol Head Neck Surg 129:S1, 2003.

Cafiero T, Cavallo LM, Frangiosa A, et al.: Clinical comparison of remifentanil-sevoflurane vs. remifentanil-propofol for endoscopic endonasal transphenoidal surgery. Eur J Anaesthesiol 24:441-446, 2007.

DeMaria S Jr, Govindaraj S, Chinosornvatana N, et al.: Bilateral sphenopalatine ganglion blockade improves postoperative analgesia after endoscopic sinus surgery. Am J Rhinol Allergy 26:23, 2012.

Douketis JD, Berger PB, Dunn AS, et al.: The perioperative management of antithrombotic therapy. American College of Chest Physicians Evidence-Based Clinical Practice Guidelines (8th Edition). Chest 133:299S, 2008.

Eberhart LH, Folz BJ, Wulf H, et al.: Intravenous anesthesia provides optimal surgical conditions during microscopic and endoscopic sinus surgery. Laryngoscope 113:1369, 2003.

Ko MT, Chuang KC, Su CY: Multiple analyses of factors related to intraoperative blood loss and the role of reverse Trendelenburg position in endoscopic sinus surgery. Laryngoscope 118:1687, 2008.

Lee B, Lee JR, Na S: Targeting smooth emergence: the effect site concentration of remifentanil for preventing cough during emergence during propofol-remifentanil anaesthesia for thyroid surgery. Br J Anaesth 102:775, 2009.

Nekhendzy V, Lemmens HJ, Vaughan WC, et al.: The effect of deliberate hypercapnia and hypocapnia on intraoperative blood loss and quality of surgical field during functional endoscopic sinus surgery. Anesth Analg 105:1404, 2007.

Pavlin JD, Colley PS, Weymuller EA Jr, et al.: Propofol versus isoflurane for endoscopic sinus surgery. Am J Otolaryngol 20:96, 1999.

Shen PH, Weitzel EK, Lai JT, et al.: Intravenous esmolol infusion improves surgical fields in sevoflurane-anesthetized endoscopic sinus surgery: a double-blind, randomized, placebo controlled trial. Am J Rhinol Allergy 25:e208, 2011.

Waldman SD: Atlas of interventional pain management, 2nd edition. Saunders, Philadelphia, 2004.

Wormald PJ: Endoscopic sinus surgery: anatomy, three-dimensional reconstruction, and surgical technique, 2nd edition. Thieme, New York, 2008.

第 8 部分

血　液

病例46

输血反应

Barry J. Segal，MD
（朱萧玲　译　熊利泽　校）

问题

1. 该病例是否诊断为输血反应？
2. 输血反应都是输血后立即发生的吗？
3. 血液制品都能引起输血反应吗？
4. 输血反应的病因及临床表现是什么？
5. 不同输血反应该如何处理？
6. 输血反应可以预防吗？

患者，女性，67岁，脊椎麻醉（腰麻）下行右股骨骨折复位内固定术。手术进行45 min后，失血1200 ml，输注了1 U异体红细胞。输血开始后几分钟，患者出现寒战，主诉发冷、恶心及呼吸困难等不适。心率由84次/分升至128次/分，心电图出现ST段压低，血压由124/72 mmHg降至82/46 mmHg，尿液颜色由清亮变为粉红色。

1. 该病例是否诊断为输血反应？

患者当时的临床表现及症状、体征表明患者出现了急性溶血性输血反应。急性溶血性输血反应是最严重的、发生速度最快的输血反应，但发生率很低。以前数据表明，在血液制品管理中急性溶血性输血反应的发生率为1∶10 000～1∶50 000。新近数据表明其发生率为1∶250 000～1∶500 000。

一项加拿大血液监控研究发现，接受138 605 U红细胞治疗的2000名患者中，其有11名患者发生了急性溶血性输血反应。在输注不兼容的ABO血液时，输血量<1000 ml时，死亡率为25%；输血量>1000 ml时，死亡率为44%。

2. 输血反应都是输血后立即发生的吗？

即刻性输血反应，发生在输血后24 h以内包括急性血管内溶血性输血反应（acute intravascular hemolytic transfusion reaction，AIHTR）、急性血管外溶血性输血反应、过敏性输血反应（轻微的、过敏的、类过敏的）、非溶血性发热性输血反应（febrile nonhemolytic transfusion reaction，FNHTR）、低血压输血反应、细菌污染或脓毒症的输血、输血相关性肺损伤（transfusion-related lung injury，TRALI）、热诱导的红细胞溶血、输血相关性循环超负荷（transfusion-associated circulatory overload，TACO）。

迟发性输血反应，指发生在输血24 h以后的输血反应。通常发生于输血后3天至数月。迟发性输血反应，包括迟发性血管外溶血、异体免疫、移植物抗宿主疾病（graft-versus-host disease，GVHD）和感染（病毒、寄生虫和细菌）。

3. 血液制品都能引起输血反应吗？

血液制品都可引起输血反应。输血反应的类型取决于血液制品的管理。只有输注不兼容的红细胞时才会发生血管内或血管外溶血性输血反应。过敏反应是最常见的输血反应（占所有输血反应的1%～3%），输注红细胞、血浆及血小板时均可发生。过敏反应通常是由特异性抗体作用于血浆蛋白造成的。IgE可介导过敏相关的反应，可引起过敏反应。发热反应可由聚集的白细胞释放白介素（IL）-1（内源性热原）增多，或IgA或IgA亚型缺陷患者生成抗IgA抗体造成。聚集的血小板中可发现IL-6、IL-1β、肿瘤坏死因子（TNF）-α等内源性热原增多。

4. 输血反应的病因及临床表现是什么？

即刻性输血反应

急性血管内溶血性输血反应

急性血管内溶血性输血反应（AIHTR）多发生于血管内。供血者及部分受血者的被破坏的红细胞释放血红蛋白及被破坏的红细胞基质，使组织释放细胞因子及趋化因子，激活补体，降低携氧能力，并引起电解质失衡。这种反应可造成灾难性的后果。发病率和死亡率取决于输血量及抗原和抗体的类型及数量。

AIHTR 最常见的原因是 ABO 血型不匹配。受血者高滴度 IgM（抗-A，抗-B）抗体作用于供血者红细胞抗原。抗体包被的供血者红细胞被称为调理红细胞。这些细胞的破坏以及补体的激活导致急性血管内溶血。

过敏反应的发生大多与 ABO 抗体相关，但 Rh 抗体，Duffy 抗体，Kell 抗体，Lewis 抗体，Kidd 抗体同样具有破坏性。对于一个 O 型阳性（具有抗-A 抗体和抗-B 抗体）患者，最常见的抗体为抗-A 抗体。抗-Rh 通常是由 IgG 介导的不激活补体的抗原抗体反应。红细胞上的抗原位点，数量多少不等。多者如 ABO 抗原，每个细胞上有 $2\times10^5\sim8\times10^5$ 个抗原位点；少者如 Kell 抗原，每个细胞上有 $3\times10^3\sim6\times10^3$ 个抗原位点。该抗原的数量越多，补体活化的可能性越大。

IgM 抗体的附着引发了补体激活的级联反应，促进细胞因子、趋化因子（TNF-α，IL-1，IL-6）和激肽的生成，凝血酶的产生，组织因子的表达，血小板的活化。IgM 抗体诱导的补体活化同 IgG 抗体诱导的补体活化一样，可致包括补体片段 C3a、C4a 和 C5a 等过敏毒素的产生。补体成分 3、4 和 5（尤其是 C3 和 C5）的活化可致细胞裂解、肥大细胞生成、组胺释放、平滑肌收缩、细胞毒性氧自由基生成和白细胞趋化。

调理红细胞主要被巨噬细胞吞噬，少量被单核细胞吞噬。这些细胞脱颗粒释放组胺、5-羟色胺、促炎性细胞因子和趋化因子（包括 TNF-α 和激肽释放酶）及活化的缓激肽。此过程可致低血压和毛细血管渗透性增加，产生直接的和反射性的心动过速、肾功能障碍及呼吸窘迫。溶血过程中产生的 TNF-α，也可致内皮组织因子释放和外源性凝血级联反应的激活（发生在凝血级联反应后）、凝血酶的产生、血小板的活化。这可促使 AIHTR 中的弥散性血管内凝血（DIC）发生。

游离血红蛋白结合内皮型一氧化氮，抑制内皮舒张因子，致使肾血管收缩。由于缓激肽、5-羟色胺和组胺导致的低血压促使去甲肾上腺素释放，进一步导致血管收缩。破坏的红细胞基质进一步诱导血管的收缩及毛细血管的阻塞。也可产生 IL-1、IL-1 受体拮抗物和 IL-6 基因活化，导致红细胞的抗体及同种抗体的产生，这在一定程度上导致了迟发性溶血性输血反应，并且加重血管外溶血的程度。

急性血管外溶血性输血反应

急性血管外溶血性输血反应通常是由非 ABO 抗原簇所引起，通常是由 Rh 抗原簇的不兼容性导致。C3a 或 C5a 受体不被激活时，补体不能被激活也不能单独结合 C3b 受体。红细胞降解反应不发生在血管内。血管外调理红细胞的降解发生在脾（C3b）或肝（IgG）内。抗体结合不兼容红细胞可使直接抗体反应（direct antibody test，DAT）阳性（与 AIHTR 中发生的一致）。血细胞比容和触珠蛋白水平下降缓慢，但血红蛋白血症和血红蛋白尿是罕见的。低热可能是通过细胞因子的释放或 IL-1 的生成造成的。

非溶血性发热性输血反应

非溶血性发热性输血反应（FNHTR）是输血反应中最常见的类型，是由于血制品（特别是红细胞及血小板）中含有供血者白细胞造成的。通常情况下，输血后体温可升高 1℃（通常＜2℃）。体温升高＞2℃，常与输注了细菌污染的血液制品相关。

FNHTR 可在输血后立即出现或输血后几小时内出现（通常在 4 h 内），并在 48 h 内消退。发热反应中常伴有畏寒、寒冷感或寒战。这些症状可在体温不升高时出现。该症状也可在其他情况中出现，比如 AIHTR、急性血管外溶血性输血反应、过敏反应、类过敏反应、TRALI。也可出现其他症状，包括头痛、肌痛、恶心及干咳。

FNHTR 是由受血者同种抗体作用于供血者白细胞所介导。这些白细胞释放细胞因子和血小板释放促炎细胞因子（IL-1、IL-6、IL-8、TNF-α），作用于下丘脑的体温调节中枢造成发热反应。

少白红细胞及单采血小板显著降低了 FNHTR 的发生率。在应用少白红细胞之前，输血后体温升高发生率为 43%～75%。出现过发热反应的患者再次发生发热反应的可能性为 12.5%，应给予滤除白细胞的血液制品。

过敏性输血反应

过敏性输血反应在所有输血反应中的发生率约为 1%。临床表现有最常见的温和的反应（例如：荨麻疹、瘙痒、红肿、皮疹），也有比较少见的过敏反应和类过敏反应。过敏反应是由于供血者的血浆蛋白接触敏感患者肥大细胞上的特异性 IgE 或 IgG 抗体，造成组胺释放引起的。组胺也可出现在储存的血液制品中。过敏反应更可能出现于输注新鲜冰冻血浆后。当然，输注红细胞及血小板后出现过敏反应是由于在该血液制品中含有血浆。

过敏反应包括：支气管痉挛、严重的低血压、心动过速、荨麻疹和喉头水肿。清醒的患者可诉呼吸困难、胸痛、恶心及呕吐等。常发生于IgA缺乏的患者，这些敏感体质的患者由于前次输血或者怀孕暴露在“外来”的IgA蛋白中，或者发生于缺乏像触珠蛋白这样的血浆蛋白的患者。过敏反应的发生与输血量相关，输血反应的严重程度与输血量成正比例关系。

低血压性输血反应

低血压性输血反应是指在输血后几分钟内出现收缩压或舒张压下降至少30 mmHg。它是由于接触到生成并活化（内源性凝血途径）的缓激肽类物质造成的。感染性输血反应、过敏反应、输血相关性急性肺损伤和急性溶血性输血反应也可出现该临床表现。清醒的患者，可出现面部潮红、恶心、腹痛、休克和呼吸窘迫。

缓激肽作用于血管内皮细胞的激肽受体，导致低血压及细胞内液渗出所致的组织水肿。由于血管紧张素转换酶可以分解缓激肽，所以上述反应常发生于服用血管紧张素转换酶抑制药的患者。接触活化的发生与血液加温器及白细胞过滤器的使用有关，还与前列腺释放激肽原有关。

细菌污染或感染性输血

由于病毒检测技术的改进，大多数感染性输血反应是由于细菌污染了输注的血液制品。患者可出现轻度的发热，严重者直接因脓毒血症出现低血压、呼吸窘迫、急性肾衰竭、DIC和循环衰竭。感染性输血常伴有体温升高，体温升高多>2℃。但该反应不出现血红蛋白血症（和血红蛋白尿），此现象可用来与急性血管内溶血性输血反应（AIHTR）相鉴别。

血液制品的污染可由于无症状的病菌携带者的供血者导致，可由于供血者皮肤上的菌群对血液收集系统的传播，或由于采血袋的污染以及随后造成的抽血污染，也可因解冻成分输血的水浴细菌污染。体温>37.5℃或者近期出现上呼吸道感染、腹泻等感染症状的患者应尽量避免作为供血者。

存储在室温22℃的血小板比存储在1～6℃的红细胞发生细菌感染的可能性更大。存储的时间越久（>5天），细菌感染的风险越大。虽然美国食品药品管理局（U. S. Food and Drug Administration）规定血小板存储时间限制在5天，但血小板仍是血源性细菌感染最常见的原因。输注任何污染的血液制品都可造成脓毒症。

某些细菌，例如假单胞菌属、肠杆菌属和耶尔森菌可在贮存红细胞的低温环境中生存。金黄色葡萄球菌、表皮葡萄球菌、链球菌、革兰氏阴性菌也可污染血液制品。沙门菌也曾被报道作为污染物出现在血小板制品中。

单独或同时输注细菌或内毒素可导致败血症，同时使前炎症因子及白介素（IL-1、TNF-α）释放、补体活化，出现败血症的临床表现。白介素及细胞因子作用于血管内皮平滑肌产生一氧化氮，导致败血症期间的顽固性低血压。清醒患者突发的低血压和寒战及麻醉患者出现的低血压和DIC症状，可考虑为细菌污染的输血反应。目前常规使用细菌监测系统能发现血制品的氧耗，从而降低感染性输血的发生率。

输血相关性肺损伤

输血相关性急性肺损伤（TRALI）在输血中的发生率为1∶1000～1∶4500。尽管少见，但TRALI是输血反应发病的首要原因，占输血相关性死亡的47%。尽管它的发生主要由于输注血小板及血浆，但输注任何血液相关性制品都可造成上述情况。输注来自多子妇女（因为他们接触到多个胎儿的血液）或曾多次接受输血的供血者的血液，TRALI发病率更高。尽管有支持措施和有创通气支持，但仍有5%～10%死亡率。

TRALI是输血后6 h内出现的非心源性肺水肿。它可表现为畏寒、低氧血症和发热。胸部X线片可见双肺浸润影，以及严重的肺功能不全可能进展为类似成人呼吸窘迫综合征的表现。较轻的病例中，可出现呼吸困难，该症状可自行消退。大多数患者（约70%）需要气管插管和机械通气。肺损伤通常是短暂的，多在72～96 h内恢复至输血之前的氧合水平，偶尔可能需要一周的时间才恢复。全身麻醉下，很难区分TRALI与急性溶血性输血反应、低血压反应、过敏反应、感染性输血和输血相关性循环超负荷。

TRALI的发生包括两个步骤。在许多病历中，TRALI多发生于有近期手术、肿瘤、感染等前期状况的患者。这些前期状况使中性粒细胞成为预致敏的中性粒细胞，并聚集在肺血管周边。输注的血液激活这些预致敏的白细胞及细胞毒性颗粒释放时，TRALI的第二步就发生了。细胞毒性物质破坏血管内皮细胞造成肺间质和肺泡水肿。该发生机制为输注的脂质、粒细胞、大部分抗体、血小板衍生的促炎介质（CD40）作用于受血者隐匿的白细胞发生的反应。但是，TRALI也可在输注不具有细胞成分的新鲜冰冻血浆时发生。

输血相关性循环超负荷

快速地输注血液制品可导致输血相关性循环超负荷（TACO）。既往患有心脏疾病或肾功能不全的患者发生 TACO 的风险较高。TACO 患者临床表现同充血性心力衰竭，可表现为呼吸困难、氧饱和度下降、循环超负荷、颈静脉怒张、中心血管压力升高（中心静脉压、肺毛细血管楔压）和心动过速。

对于一个非出血患者，输血速度应限制在 2～3 ml/(kg・h)，而对于有心血管损害的患者，输血速度应控制在更慢。TACO 易发生在使用快速输血装置时，特别是当活动性出血停止仍有大量血液输注时。

其他急性输血反应

高钾血症　快速输注大量库存红细胞可导致血管内高钾血症。该情况常出现在输注大量接近有效期的血液制品时。一项美国伊拉克战地患者的病历回顾研究证实，7 U 红细胞可使血钾浓度快速升高至 $>$5.5 mEq/L。随着红细胞存储时间延长，上清液中 K^+ 浓度呈线性升高。使用枸橼酸磷酸葡萄糖（citratephosphate-dextrose，CPD）保存液的红细胞，存储时间超过 42 天时，其 K^+ 浓度由 2 mEq/L 升高至 45 mEq/L。加拿大和英国多使用钠-腺嘌呤-葡萄糖-甘露醇（Sodium-adenine-glucose-mannitol）保存液。枸橼酸磷酸葡萄糖或添加腺嘌呤的枸橼酸磷酸葡萄糖保存液多用于美国。

诱发高钾血症的其他因素，包括低血容量、患者身材较小、大量输血、输注的血液制品先前被照射过。输血后 K^+ 浓度的升高是暂时的，常在输血后数小时内恢复正常。限制 K^+ 浓度升高的技术包括（输血过程中）使用 K^+ 清除过滤器、使用洗涤红细胞（通过血库或者更快速的血液回收装置）、使用大口径静脉输液导管和行胰岛素-葡萄糖处理。

枸橼酸盐中毒　血液中枸橼酸浓度增加与大量输血相关。枸橼酸常在肝代谢。输注大量的红细胞、肝灌注或功能降低以及低体温都使枸橼酸的代谢率下降，致使血液中枸橼酸浓度增加。枸橼酸结合血液中的钙离子及镁离子导致低钙血症及低镁血症，造成心功能损害及凝血功能障碍。

迟发性输血反应

迟发性溶血性输血反应

迟发性溶血性输血反应（delayed hemolytic transfusion reaction，DHTR）常发生于输血后 3～10 天，症状较轻。DHTR 常发生于血管外，但也可发生于血管内。DHTR 通常是因遗忘型的抗原-抗体反应造成的。受血者曾接触红细胞抗原（以前输血或妊娠）可产生相应抗体，该抗体滴度随着时间延长逐渐降低，至下一次交叉配血时可检测不到。当受血者再次接触红细胞抗原，二次免疫反应被触发，与第一次免疫反应相比，二次免疫反应中抗体水平增长得更快，反应更加显著，导致供血者的红细胞溶解。该反应常发生在脾及网状内皮系统，其严重程度较轻，是自限性反应。最常发生在 Rh 抗原簇。最常见的临床表现是低体温、胆红素升高、不能解释的血红蛋白降低。可诊断为新发的 DAT 阳性。

移植物抗宿主病

移植物抗宿主病（GVHD）可出现在输血后 8～10 天，尽管它更多见于骨髓移植的患者。GVHD 多发生于免疫功能低下的患者，因有活性供体淋巴细胞在患者体内攻击受体的组织所造成。它常见于器官移植的患者及接受换血术治疗的新生儿。也可发生于输注一级亲属血液制品的免疫功能正常的患者。GVHD 的机制是供体及受体具有相似的人类白细胞单倍型抗原。受体接收供体的淋巴细胞，但供体的免疫细胞可将受体的细胞识别为外来细胞，并产生免疫应答。辐照是降低 GVHD 发生率唯一有效的方法。

骨髓异常通常会造成再生障碍性贫血。肝及皮肤是否参与发病还不能确定。数周内，患者常死于出血及感染。

迟发性获得性输血传播性感染

迟发性获得性输血传播性感染包括乙型肝炎病毒、丙型肝炎病毒、巨细胞病毒和人类免疫缺陷病毒（HIV）的感染。血库采用的现代筛检技术显著减少了这些输血传播的感染的发生率。目前，美国血库协会（the American Association of Blood）报告指出由于输血获得乙型肝炎病毒的风险是 1∶137 000；获得丙型肝炎病毒的风险是 1∶11 000 000；获得 HIV 的风险是 1∶1 900 000。

5. 不同输血反应该如何处理？

快速地识别及治疗输血反应是提供良好预后的保证。清醒的患者可诉以下症状，包括：畏寒、发热、寒战、头痛、背部和腰部痛、胸痛和痉挛、头晕、心跳加速、呼吸困难、皮肤瘙痒和濒死感。麻醉状态下患者的输血反应表现为低血压、休克、氧饱和度下降、支气管痉挛、荨麻疹、凝血功能障碍、出血增多、静脉穿刺处皮下渗血和血红蛋白尿。

急性输血反应的处理在于迅速解除病因以及评估气道、呼吸和循环状况。迅速停止输血，去除血液制品。静脉输液管道是否需要一起去除目前没有定论。理论上讲，去除静脉输液管道是有益的，可防止静脉管道里的血液进一步进入患者体内。但是，这项操作可导致患者失去静脉通路，对于需要紧急救助的低血压患者可造成严重后果。

在此期间，需建立通畅的气道，确保充足的氧合及通气，并提供血流动力学支持。对于清醒的患者，应给予吸氧。如果患者氧饱和度降低或者出现休克（如：AIHTR、过敏性输血反应、TRALI 或 TACO）应行气管插管和呼气末正压通气以保持氧合。对于在手术室中处在麻醉状态下已插管的患者，增加吸入氧浓度至 100%。增加的呼气末正压通气可保证肺泡的稳定性及肺泡的扩张，同时需增加分钟通气量。这些经验对于 TRALI 及其相关的成人呼吸窘迫综合征的治疗有明显作用。部分数据表明，激素对于 TRALI 的治疗也有帮助。利尿剂可用于 TACO 的患者，但不能用于 TRALI 的患者。

升压治疗也是必要的。去氧肾上腺素、去甲肾上腺素和肾上腺素常作为升压药物使用（尤其在处理过敏反应或类过敏反应时）。处理顽固性低血压，特别是低血压性输血反应时，必要时可注射血管升压素，偶尔可注射亚甲蓝。

应指定一名医护人员：

- 核对血液制品的标识信息及患者的名字以排除笔误。
- 将患者的血液样本及去除的血液制品送往血库行重新录入和交叉配血（兼容性测试）实验和 DAT 实验（直接抗球蛋白试验）。
- 将血液样本送到实验室行血细胞计数、凝血、游离血红蛋白水平、结合珠蛋白浓度、电解质、血尿素氮及肌酐 DAT 检测，行动脉血气分析。送尿液样本，检测尿液中血红蛋白含量。
- 行血液制品培养，以明确血液制品是否被细菌污染。

如果存在血红蛋白血症及血红蛋白尿，需行肾功能保护治疗。该治疗包括通过液体管理增加尿量，使用利尿剂（如呋塞米、甘露醇），输注碳酸氢钠（将 75 mEq 碳酸氢钠加入 1 L 0.5 倍的生理盐水中，输注速度为 125 ml/h）以碱化尿液。

过敏反应的治疗可用苯海拉明 25～50 mg 和法莫替丁 20 mg 静脉注射。组胺 H_1 和 H_2 受体拮抗药比单纯的组胺 H_1 受体拮抗药的抗过敏作用更有效。肾上腺素是过敏反应治疗中重中之重的药物。

广谱抗生素对于感染性输血的治疗效果不确切。升压治疗是必要的。发热反应的治疗可使用对乙酰氨基酚或者非甾体抗炎药或者两者同时使用，同时给予支持治疗。

6. 输血反应可以预防吗？

输血反应的发生率可被显著降低但不能被消除。最重要的预防措施是合适的患者和正确的血液样品鉴定。限制多子的妇女、既往有输血相关反应的不合格个体献血，取消指定供血者以及使用安全的血库技术等做法都有助于安全输血。

合理地选择输注的血液及血液制品可有效地降低输血反应的发生率。去白细胞处理可降低发热反应、非溶血性输血反应和 TRALI 的发生率。使用辐照的血液制品可降低 GVHD 的发生率。输注盐水洗涤细胞可减少过敏反应的发生。输注洗涤的红细胞、冰冻去甘油红细胞或来自 IgA 缺乏的供血者的红细胞可减少过敏反应的发生。

输注采自单一供血者的血小板比输注来自多个供血者的血小板发生输血反应及感染的可能性更小。输注新鲜冰冻血浆比输注冷沉淀发生 TRALI、过敏反应、循环容量超负荷和 TACO 的风险更高。但是输注冷沉淀发生感染的可能性更高，因为采集冷沉淀需要 10 名供血者，采集血浆仅需要 4 名供血者。

推荐阅读

Choate JD, Maitta RW, Tormey CA, et al.: Transfusion reactions to blood and cell therapy products. In Hoffman R, Benz EJ Jr, Silberstein LE, et al. (eds): Hematology: Basic Principles and Practice, 6th edition. Saunders, Philadelphia, 2013.

Davenport RD: Pathophysiology of hemolytic transfusion reactions. Semin Hematol 42:165, 2005.

Domen RE: Adverse reactions associated with autologous blood transfusion: evaluation and incidence at a large academic hospital. Transfusion 38:296, 1998.

Gilliss B, Looney M: Experimental models of transfusion-related acute lung injury. Transfus Med Rev 25:1, 2011.

National Healthcare Safety Network (NHSN): Biovigilance Component. Centers for Disease Control and Prevention, Atlanta, GA, 2011.

Roback JD, Grossman BJ, Harris T, et al. (eds): Technical Manual, 17th edition. American Association of Blood Banks, Bethesda, MD, 2011. Shirey RS, King KE, Ness PM: Hemolytic transfusion reactions: acute and delayed. p. 668. In Hillyer CD, Silberstein LE, Ness PM, et al. (eds): Blood Banking and Transfusion Medicine, 2nd edition. Churchill Livingstone, Philadelphia, 2007.

Stramer SL, Hollinger FB, Kleinman S, et al.: Emerging infectious disease agents and their potential threat to transfusion safety. Transfusion 49(Suppl 2):1, 2009.

Tinegate H, Birchall J, Gray A, et al.: Guideline on the investigation and management of acute transfusion reactions. Prepared by the BCSH Blood Transfusion Task Force. Br J Haematol 159:143, 2012.

Vraets A, Lin Y, Callum JL: Transfusion-associated hyperkalemia. Transfus Med Rev 25:184, 2011.

病例47

围术期凝血障碍

Edward R. Mathney, MD

（候丽宏 译 熊利泽 校）

问题

1. 哪些患者术前需要凝血功能评估？
2. 什么实验室检查可用于诊断术前凝血障碍？
3. 术前最常见的凝血障碍是什么？
4. 如何诊断围术期凝血障碍？
5. 如何治疗围术期凝血障碍？

患者，男性，56岁，患丙型肝炎性肝硬化、肝细胞性肝癌侵袭Ⅱ、Ⅲ段，拟行左半肝部分切除术。术前实验室检查提示血红蛋白9.8 g/dl；血小板102×10^9/L；凝血酶原时间（prothrombin time，PT）16 s（正常PT范围11～15 s），国际标准化比值（international normalized ratio，INR）1.3；部分凝血活酶时间（partial thromboplastin time，PTT）49 s（正常PTT范围25～39 s）。

1. 哪些患者术前需要凝血功能评估？

术前凝血功能评估的目的是判断能够影响围术期的患者血栓及抗血栓形成趋势，进而最大限度地保证患者安全。目前循证医学提出的更新一些的术前评估和检测指标是凝血功能。越来越多的证据显示常规实验室检查有很多不足，而在术中凝血障碍的目标导向性管理中，实时精确的凝血功能监测仪器的使用越来越普遍。

常规的术前凝血功能检测并没有用处。患者的临床表现（如没有拔牙后出血过多）不提示需要这样的检测，那么这些患者的血小板计数、PT、PTT的结果很少是异常的。这些筛查性检测结果的异常很少会影响术中失血，但是可能导致进一步的不必要的检查，增加患者血液制品使用量。与常规实验室检查不同，所有的术前凝血功能评估应该基于患者个体的、家族的出血病史、药物使用史和体格检查，目的是鉴别出需要进一步检查的患者（表47-1）。当问及患者用药史时，一些患者会忽略提及可能影响凝血功能的顺势治疗或天然制剂药物。

当发现异常因素后，应该进一步检查以确诊特异性的凝血功能异常，然后可以设计围术期管理策略。如果患者没有出血病史，但是择期手术可能伴随灾难性的（如颅内手术）或高风险的（如肝切除）出血，则需要讨论一下是否需要术前凝血功能检测。当患者无法提供病史（如不清醒的患者）且要进行高风险的手术时，术前凝血功能检测也可能是需要的。然而，术前凝血功能异常可能无法反映术中凝血障碍的原因。

2. 什么实验室检查可用于诊断术前凝血障碍？

PTT最初是用于监测肝素对内源性凝血级联反应的作用（图47-1）。PTT对凝血因子Ⅰ、Ⅱ、Ⅴ、Ⅷ、Ⅸ、Ⅹ、Ⅺ、Ⅻ的变化，肝素，纤维蛋白原降解产物，获得性或先天性凝血因子抑制剂、低体温和低纤维蛋白原血症敏感。PT用于监测维生素K拮抗剂的药物疗效（尤其是华法林）以及它们对外源性凝血级联反应的作用。PT对凝血因子Ⅰ、Ⅱ、Ⅴ、Ⅶ、Ⅹ的变化敏感。为了克服不同实验室间因为试剂不同而导致的PT差异，引入了国际标准化比值INR。不同的预设变量能够影响PT和PTT的结果。自动化PT/PTT检测仪可受到升高的血细胞比容（>55%，导致凝血时间延长）、脂血症导致的血浆混浊（在非禁食患者中）、溶血、或胆红素水平升高的影响。样本收集与PTT检测的时间间隔（如>4 h）可引起错误的凝血时间延长，因为Ⅷ因子不稳定。

血小板对于止血至关重要。组织损伤后暴露了细胞外的基质蛋白，血小板以von Willebrand因子（vWF）作为桥梁黏附于这些蛋白上，然后血小板被激活；同时被释放的纤维蛋白原、凝血因子Ⅴ、Ⅷ、

表 47-1 术前评估

个人和家族史

- 已知凝血障碍
  - 出血性
  - 血栓性
- 鼻出血
  - 过度
  - 无明显原因
- 血肿，淤点
  - 反复发生
  - 无明显原因
  - 不常见的部位（如躯干）
- 伤口延迟愈合
- 出血时间延长（如拔牙后）
- 上次手术后非正常需要血液制品
- 肝功能异常
- 肾功能异常
- 妇产科
  - 月经过多
  - 反复发作的自然流产
  - 宫内死胎
- 营养不良
- 既往输血史
- 输血不良反应
- 脑卒中
- 心脏疾病
  - 冠状动脉疾病
  - 心肌梗死
- 胃肠道出血
- 自身免疫性或胶原血管病
- 淀粉样变性
- 骨髓增殖性疾病
- 淋巴组织增生性疾病

体格检查

- 淤点
- 血肿
- 淤斑
- 肝脾大
- 黏膜出血
- 自身免疫性或结缔组织病的体征
  - 面颊疹
  - 关节畸形
  - 毛细管扩张
  - 手足发绀

用药

- 抗血栓药
  - 维生素K拮抗药（如华法林）
  - 普通肝素
  - Ⅹa因子抑制剂
    - 肠内
      - 利伐沙班
      - 阿哌沙班
      - 艾多沙班
    - 胃肠外
      - 低分子肝素
      - 达肝素
      - 依诺肝素
      - 磺达肝素
  - 直接凝血酶抑制剂
    - 肠内
      - 达比加群
    - 胃肠外
      - 阿加曲班
      - 比伐芦定
      - 来匹芦定
- 抗血小板药物
  - 阿司匹林
  - 非甾体抗炎药
  - 氯吡格雷
  - 普拉格雷
  - 替格瑞洛
  - 噻氯吡啶
  - 替罗非班
  - 阿昔单抗
  - 依替巴肽
- 非处方药（顺势治疗的，天然的，营养补充剂）
  - 大蒜
  - 银杏
  - 人参
  - 生姜
  - 野甘菊
  - 维生素E
- 口服避孕药

实验室检查

- 全血细胞计数
- 凝血酶原时间
- 部分凝血活酶时间
- 混合实验
- 肝功能
- 肌酐清除率
- 特定因子分析
- 狼疮抗凝物

vWF、二磷酸腺苷、三磷腺苷、钙离子、血清素、组织胺和肾上腺素等募集并激活其他的血小板，同时激活血浆介导的凝血过程。暴露的血小板糖蛋白Ⅱb/Ⅲa受体为纤维蛋白交联提供连接位点。

血小板异常可以是数量上的或质量上的。血小板数量异常可通过血小板计数检测，大多数情况是使用自动化仪器；数值异常低时，可能需要手工计数。血液稀释、EDTA诱导的血小板凝集是导致错误性血小板计数降低的常见原因。通常，血小板计数$>100\times10^3/\mu l$可保证足够的止血功能。虽然没有

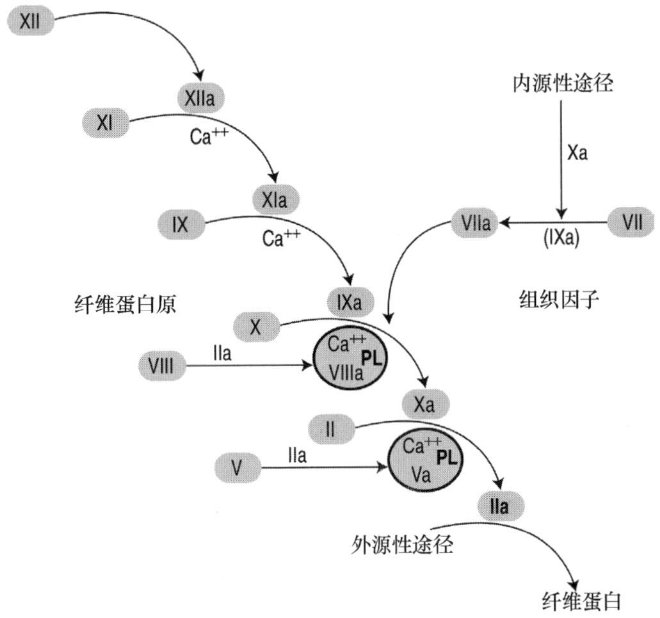

图 47-1　凝血级联反应（From Porwit A，et al. [eds]：Bone Marrow Pathology. Churchill Livingstone，Philadelphia，2011.）

明确的指南，但如果血小板计数<$10\times10^3/\mu l$，或者正在出血或围术期的患者血小板<$50\times10^3/\mu l$，应该考虑输注血小板。输注血小板必须要权衡病毒或细菌感染、输血相关性肺损伤、脑卒中及死亡的风险。

即便血小板数量正常，血小板也可能存在质量异常［如尿毒症、von Willebrand 病（vWD）、抗血小板治疗］。血小板功能分析仪可以检测血小板的质量异常（进一步内容见问题 4）。血小板质量异常的治疗取决于病因。例如，尿毒症的患者可能需要透析，vWD 患者需要使用去氨加压素（DDAVP）。正在抗血小板治疗的患者，如果能安全地中断治疗，择期手术应推迟至抗血小板药物作用消失。

内源性和外源性凝血级联反应中，纤维蛋白原是主要的凝血因子。凝血酶作用于纤维蛋白原形成纤维蛋白条索，后者交联成不可溶解的纤维蛋白凝块。Clauss 方法即利用这种反应机制来测定纤维蛋白原浓度。在患者血浆中加入凝血酶，血液凝固时间可以反映纤维蛋白原浓度。当使用胶体溶液扩容时，Clauss 法测定的纤维蛋白原浓度可能人为的偏高。

如果术前凝血功能检查结果异常，且排除了样本错误、药物、系统性疾病等原因，则需要进一步的检查以明确潜在病因。采用混合法测试（即将患者的血浆与正常人的血浆混合）可以区别患者是凝血因子缺乏还是存在先天性或获得性抑制剂。混合后如果 PT/PTT 得到纠正，说明患者凝血因子缺乏；但如果不能纠正说明可能存在凝血因子抑制剂。有必要通过进一步的检测来判断患者是凝血因子缺乏（通过特异性因子测定）或存在特异性抑制剂（如狼疮抗凝物）。如患者术前凝血障碍较复杂，谨慎的做法是咨询血液科医生。

3. 术前最常见的凝血障碍是什么？

常见的术前凝血障碍（表 47-2）包括继发于大量输血后的稀释性凝血障碍、血小板功能障碍、获得性或先天性凝血因子缺乏或存在凝血因子抑制剂、纤溶亢进、弥散性血管内凝血（disseminated intravascular coagulation，DIC）、肝素过量和血栓形成。

大量输血后稀释性凝血障碍

在成人，大量输血的定义为 24 小时内输血超过 10 个单位浓缩红细胞。其他定义包括 12 小时内输血≥6 个单位浓缩红细胞或 24 小时内超过 50 个单位血液制品（浓缩红细胞＋新鲜冰冻血浆＋血小板）。与单个因子缺乏不同，大量输血引起的凝血障碍是多因子的。开始阶段Ⅷ因子与 vWF 在应激激素的作用下急剧升高，脾和肺中储存的血小板被释放出来。纤维蛋白原作为急性期反应物，不会降低至低于临界阈值 1 g/L，除非失血达到 150%的循环血容量。失血达到 200%的血容量时，一些因子和血小板仍能保持在临界值以上。促凝血因子随着血液稀释而降低，天然抗凝血因子如抗凝血酶也降低。这些变化可以暂时维持凝血功能。此外，血液稀释后促进纤溶，因为组织纤溶酶原激活物抑制剂被稀释，而在应激激素作用下额外的组织纤溶酶原激活物被释放。同时，低体温减慢凝血酶的形成，酸中毒妨碍凝血酶的产生。

表 47-2 围术期凝血障碍

凝血障碍	病因	实验室检查	治疗
稀释性凝血障碍	大量出血 容量复苏中血浆有限	↑PT，↑PTT ↓纤维蛋白原 血小板减少	FFP 冷沉淀或纤维蛋白原浓缩物 抗纤溶药物（ε-氨基己酸，氨甲环酸） 血小板 考虑 PCC，rFⅦa
先天性或获得性因子缺乏	肝疾病	↑PT，↑PTT	FFP，冷沉淀，纤维蛋白原浓缩物
	维生素 K 拮抗药/营养不良	↑PT，PTT 正常	维生素 K，PCC，FFP，rFⅦa
	内源性途径因子缺乏（如血友病）	PT 正常，↑PTT	特异性的血浆来源的因子浓缩物，PCC，rFⅦa，FFP，冷沉淀，纤维蛋白原浓缩物
	因子Ⅶ缺乏	PT 正常，↑PTT	
	共同途径因子缺乏（如无纤维蛋白原血症）	↑PT，↑PTT	
	达比加群		血液透析
	利伐沙班		PCC
先天性或获得性血小板功能障碍	先天性（如 von Willbrand 病，Bernard-Soulier 综合征，Glanzmann 血小板功能不全） 抗血小板药物	血小板功能降低（可能血小板计数正常）	如果血小板计数＜50×10³/ul 或怀疑血小板功能障碍，考虑输注血小板
	CPB ECMO	血小板减少	
	肝或肾疾病 使用胶体	↑出血时间	DDAVP
获得性抑制剂	自身免疫性疾病 恶性肿瘤 产后 药物（青霉素，磺胺类药物，苯妥英，干扰素） 使用因子浓缩物 局部使用牛凝血酶	PT 正常，↑PTT 存在Ⅶ因子抑制剂时：↑PT，PTT 正常	根据抑制剂的种类，可给予下列药品：DDAVP，FEIBA，rFⅦa，PCC，FFP，激素，IVIG，环磷酰胺，血浆置换
纤维蛋白溶解（纤溶）	稀释性凝血障碍 弥散性血管内凝血 组织缺血 前列腺、脑、眼部手术 肝疾病	↑PT，↑PTT	ε-氨基己酸，氨甲环酸 维持纤维蛋白原浓度
弥散性血管内凝血	脓毒症 创伤 烧伤 恶性肿瘤 产科处理（如人工流产） 主动脉动脉瘤 变态反应 免疫反应（如输血反应）	↑PT，↑PTT 血小板减少 ↑FDP	FFP 冷沉淀，纤维蛋白原浓缩物 血小板（目标是术中＞50×10³/μl） 抗纤溶药物（如果纤溶很明显）
肝素过量	给予肝素 肝素拮抗不足	↑PTT ↑ACT	鱼精蛋白
血栓形成	弥散性血管内凝血 肝素诱发的血小板减少 天然抗凝物缺乏 抗磷脂综合征 Ⅴ因子 Leiden 恶性肿瘤 肝疾病（↓天然抗凝物） 制动	↑出血时间	血栓清除术 溶栓治疗 抗凝剂浓缩物（抗凝血酶，蛋白 C） 长期抗凝

ACT，活化凝血时间；CPB，心肺转流术；DDAVP，去氨加压素；ECMO，体外膜式氧合；FEIBA，Ⅷ因子抑制旁路活性；FFP，新鲜冰冻血浆；IVIG，静脉用免疫球蛋白；PCC，凝血酶原复合物；PT，凝血酶原时间；PTT，部分凝血活酶时间；rFⅦa，重组活化Ⅶ因子；FDP，纤维蛋白降解产物

血小板功能障碍

获得性血小板功能障碍的病因包括：

- 疾病状态，如肝或肾功能不全
- 抗血小板药物
- 心肺转流术后
- 体外膜式氧合器
- 肝素诱发的血小板减少症

先天性血小板功能障碍的原因包括人群中 1%的 von Willebrand 病，少见的血小板聚集、黏附及颗粒释放障碍，如 Bernard-Soulier 综合征（糖蛋白Ⅰb、Ⅸ因子、Ⅴ因子受体异常）与 Glanzmann 血小板功能不全（糖蛋白Ⅱb/Ⅲa 受体异常）。

先天性或获得性因子缺乏

先天性因子缺乏几乎可能发生在凝血级联反应的任何部分，包括但不局限于血友病 A、B、C（因子Ⅷ、Ⅸ、Ⅺ），Ⅶ因子缺乏，无纤维蛋白原血症。获得性因子缺乏可能与疾病状态或药物效应有关。营养不良或使用华法林可表现为维生素 K 依赖的因子不足。肝疾病与Ⅱ、Ⅴ、Ⅶ、Ⅸ、Ⅹ、Ⅺ、Ⅻ因子和纤维蛋白原不足有关。使肝疾病表现复杂化的原因是抗凝因子如蛋白 C、蛋白 S 和抗凝血酶的产生减少。骨髓增殖性疾病中的凝血障碍可能源于Ⅴ因子不足，而淀粉性变性中是因为Ⅹ因子缺乏。

获得性因子抑制剂

因子抑制剂是抑制特定因子活性的抗体，几乎可以影响凝血级联反应中的每个因子。自身免疫性疾病（如系统性红斑狼疮、类风湿关节炎）、恶性肿瘤及产后期都与不同的因子抑制剂有关，但是Ⅷ因子抑制剂最常见（也称作获得性血友病 A）。药物如青霉素、苯妥英和局部用牛凝血酶（以前术中用的局部止血剂）与获得性因子抑制剂的产生有关。

纤溶亢进

麻醉医师经常会在一些情况下遇到纤溶亢进，但常常漏诊。纤溶亢进的主要机制是纤溶酶原激活，其次是纤溶酶原激活物清除减少或纤溶酶原抑制剂水平降低。稀释性凝血功能障碍和弥散性血管内凝血都会导致纤维蛋白溶解。纤维蛋白溶解也可见于肝病、组织缺血、脑部和眼部的手术以及前列腺癌。

弥散性血管内凝血

弥散性血管内凝血的特点是全身凝血功能激活，导致微血管血栓形成、器官衰竭、凝血因子和血小板消耗，发生临床上的出血。弥散性血管内凝血可发生于脓毒症、创伤、烧伤、恶性肿瘤、产科不良事件、主动脉瘤以及过敏和免疫反应。弥散性血管内凝血的病理生理学通常涉及促炎细胞因子的释放，以及通过外源性凝血途径导致的组织因子和凝血酶的广泛表达和大量生成。正常的抗凝途径（抗凝血酶Ⅲ、C 蛋白、组织因子途径抑制剂）发生紊乱也会导致微血管血栓的形成。一些能够导致稀释性凝血功能障碍的情况可能会加重弥散性血管内凝血。在这些情况下，自身的抗凝因子和纤维蛋白原被稀释，导致纤维蛋白原聚合不足，并且促使凝血酶和活化因子 x 从损伤部位释放到全身循环中，从而引起微血管血栓的形成。

肝素过量

有意或无意地（药物错误）给予普通肝素可发生肝素过量。在体外循环或血管手术中，没有监测而给予经验性的肝素或拮抗药（如鱼精蛋白）剂量可能导致体内肝素残留。

血栓形成事件

先天性或获得性血栓形成异常通常表现为静脉血栓形成。在使用过肝素的患者中有 5%可发生肝素诱导的血小板减少。血小板减少发生在开始肝素治疗的 5～14 天后，继发于血小板激活和聚集，可能是肝素诱导的血小板减少的最初症状。天然抗凝物质（抗凝血酶、蛋白 C 和蛋白 S）缺乏也可使患者易于发生血栓。此外，制动、怀孕、恶性肿瘤和围术期都与血栓事件风险增加有关。

4. 如何诊断围术期凝血障碍？

常规的凝血检查（如 PT、PTT、血小板计数）在围术期的价值有限，原因如下：

- 至少 30～60 min 内无法得到结果。
- 异常结果（如 PTT 延长）并不能诊断出凝血障碍的根本原因（例如因子缺乏、纤维蛋白原缺乏、低体温和肝素化都表现为 PTT 延长）。
- 不能检测低体温的影响，因为实验室检查是在 37℃的血浆中进行。
- 不能显示血凝块随时间的物理性能变化，因为 PT 和 PTT 都在低凝血酶水平、纤维蛋白聚合之前就中止了。
- 常规检测提示中度异常的临床预测价值很弱。

与血浆水平的凝血实验室检查不同，POC 仪器可判断全血水平的止血功能。关于 POC 仪器的证据主要表明其在术中凝血障碍病理机制的诊断价值，可以做到对缺乏的凝血成分的靶向治疗。已证明在心脏、肝、创伤和产科手术中，目标导向治疗使用 POC 仪器可以减少血液制品用量。一些医院已经制定了基于 POC 检测的输血流程，并且有一些成功报道。

血栓弹力图（TEG，Haemonetics，Braintree，MA）检测全血的黏弹性，从纤维蛋白形成开始，至最大强度血小板凝块，并包括纤溶过程（图 47-2）。血样放置在检测杯中，检测杯缓慢旋转以激活凝血。下面的五个数值代表血凝块形成中的不同机制：

- *r* 值——开始至初始纤维蛋白形成的时间
  - 数值增加说明凝血因子缺乏或存在抑制剂
- *K* 值——从 R 时间结束至振幅达到 20 mm 的时间
  - 反应血凝块动力学
  - 使血凝块形成变慢的任何变量（如凝血因子缺乏，肝素）都可影响它
- *α* 角——*K* 到达 20 mm 时曲线的切线
  - 反应血凝块形成和交联的动力学
  - 使血凝块形成变慢的任何变量都可影响它（如，凝血因子缺乏，肝素）
- MA（最大振幅）
  - 提示血凝块的强度
  - 取决于血小板数量和功能，以及足够的纤维蛋白原水平
- 成熟血凝块的溶解——在 30 min 和 60 min 时测量
  - 反应纤溶的程度
  - 如果异常，暗示有过度的纤溶酶原活性

图 47-3 展示了在不同的凝血功能障碍时的 TEG 结果。

在 TEG 测量中可以使用不同的添加剂来提高诊断能力。加入肝素酶可鉴别因为肝素过量而导致的凝血障碍。如果检测发现过度纤溶，给予抗纤溶药物来评估治疗效果。c7E3 Fab 段（ReoPro）是可结合于血小板糖蛋白Ⅱb/Ⅲa 受体的单克隆抗体，能去除 TEG 结果中的血小板活性，剩余的最大振幅测量结果则仅代表纤维蛋白原活性，也因此判断出血小板对总体血凝块强度的贡献。血小板图修饰分析可以识别血小板抑制药物。

旋转式血栓弹力测定法（ROTEM，Tem Innovations GmbH，Munich，Germany）是另一种凝血时的黏弹性检测仪，在欧洲使用更为普遍，但是自 2011 年已经得到美国 FDA 批准在美国使用（图 47-4）。血样放置在检测杯中，不同于检测杯的旋转（像 TEG 那样），ROTEM 是检测杯中的传感器杆旋转。ROTEM 以全血为标本所提供的凝血方面的信息与 TEG 相似。检测参数如下：

- 凝血时间——从反应开始到振幅为 2 mm 的时间
  - 反映血浆水平的凝血缺陷（如，因子缺乏，肝素）
- 血块形成时间——振幅达 2～20 mm 的时间
  - 包括纤维蛋白聚合和血块稳定
  - 受血小板功能影响，在一定程度上也受纤维蛋白原、凝血因子影响
- 最大血块强度——描记图的最大振幅
  - 反映血小板数量、血小板功能和纤维蛋白原浓度
- 最大溶解度——血块坚固性的减少百分比
  - 识别纤溶亢进

ROTEM 的优化可以鉴别术中凝血障碍的病理原因（表 47-3）。

血小板 POC 检测在止血目标导向治疗中的应用没有凝血的黏弹性检测那么成功。血小板功能分析仪（PFA-100，Siemens Healthcare Diagnostics，

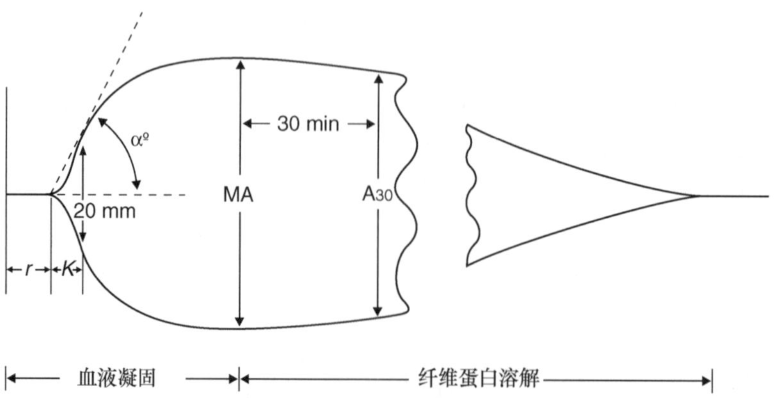

图 47-2　血栓弹力图（见文中解释）（From Deakin C：Clinical Notes for the FRCA. Churchill Livingstone，Philadelphia，2011.）

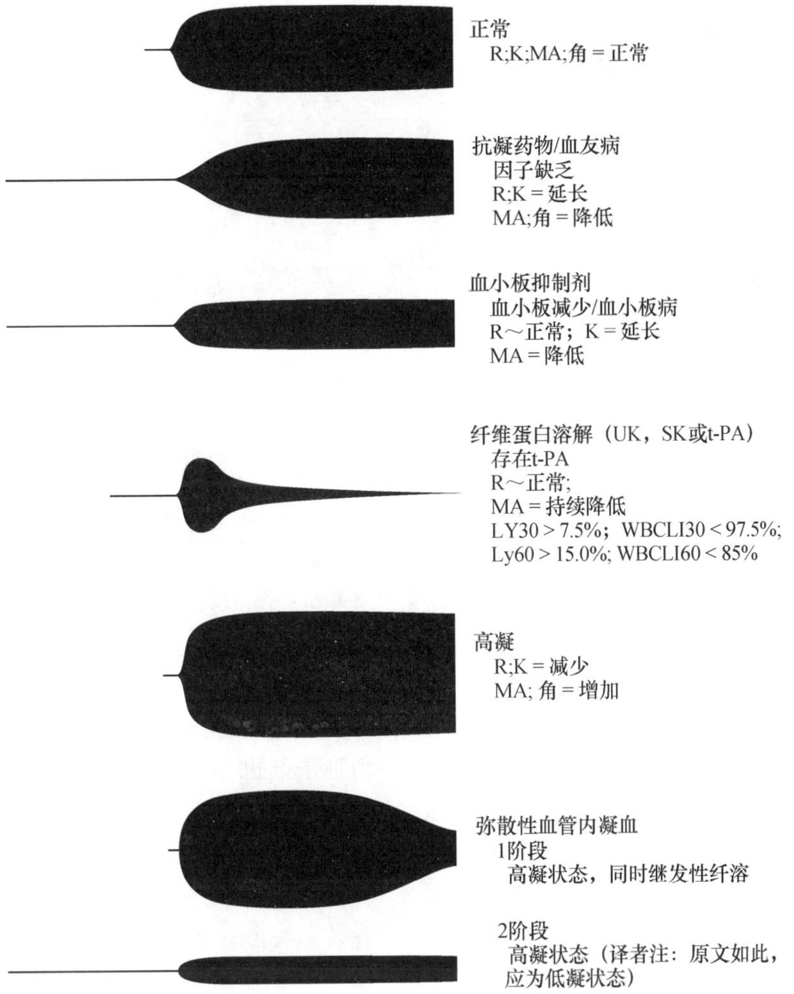

图 47-3　正常和异常血栓弹力图结果（From Deakin C：Clinical Notes for the FRCA. Churchill Livingstone，Philadelphia，2011.）

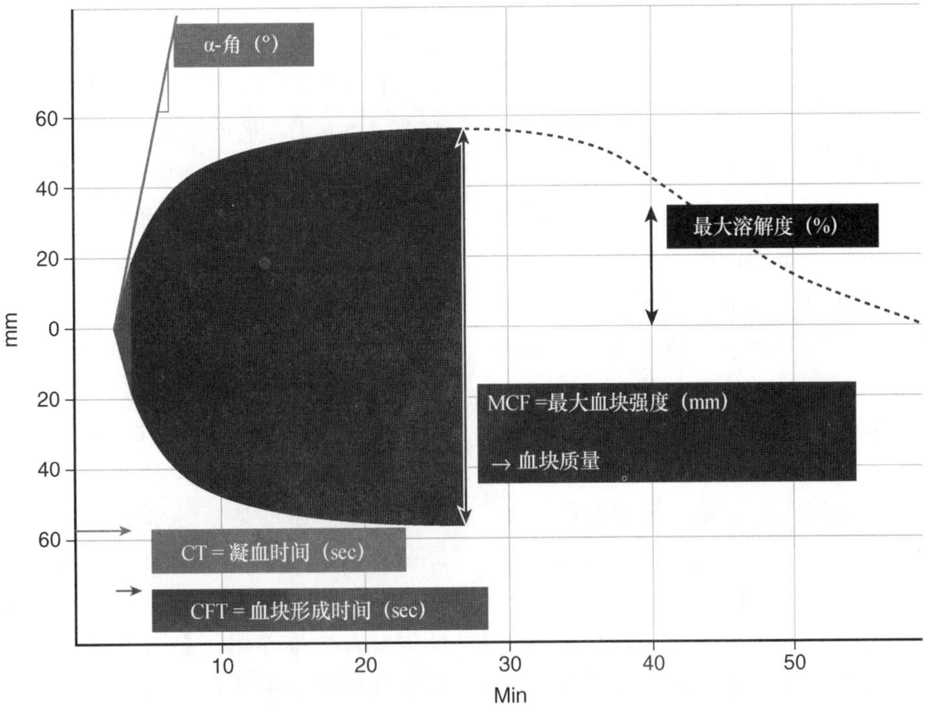

图 47-4　旋转式血栓弹力测定法（From Armstrong S，Fernando R，Ashpole K，et al.：Assessment of coagulation in the obstetric population using ROTEM thromboelastometry. Int J Obstet Anesth 20：293，2011.）

表 47-3 旋转式血栓弹力测定法优化

检测	原理/添加剂	异常	处理
INTEM	激活内源性途径	凝血因子 血小板 纤维蛋白原 肝素	新鲜冰冻血浆 凝血因子 纤维蛋白原 血小板
HEPTEM	使用肝素酶的 INTEM 检测	证实肝素的存在是凝血障碍的原因	鱼精蛋白
EXTEM	激活外源性途径	外源性凝血因子 血小板 纤维蛋白原	新鲜冰冻血浆 凝血因子 纤维蛋白原 血小板
FIBTEM	消除血小板对血块形成的作用 Cytocholasin D—肌动蛋白聚合的强抑制剂	纤维蛋白原缺乏 纤维蛋白原聚合障碍	纤维蛋白原
APTEM	用抑肽酶抑制纤溶	纤溶亢进 判断是否需要纤维蛋白原或血小板	抗纤溶治疗 纤维蛋白原 血小板

Deerfield，IL）在血小板激活剂存在时通过真空使血样输入孔隙中，在体外测定出血时间。进一步的研究显示血小板功能分析仪的使用需要血小板计数$>100\times10^3/\mu l$和血细胞比容$>30\%$。在止血障碍的病因分析中它的阴性率高、阳性率低，限制了其在输血流程中的应用。Plateletworks（Helena Laboratories，Beaumont，TX）是比较血小板活化和聚集后对照样本中的血小板计数，得出激活血小板的百分比。Plateletworks 已经显示出其与标准的实验室血小板计数方法有相关性，能检测出糖蛋白Ⅱb/Ⅲa受体抑制和与体外循环相关的血小板功能障碍。

5. 如何治疗围术期凝血障碍?

围术期凝血障碍的治疗包括纠正凝血物质的不足及清除病因。输注浓缩红细胞可以提高携氧能力，同时也在促进止血中发挥作用，因为红细胞可以促进血小板边集至血管壁附近或血管损伤的部位。此外，红细胞在剪切力作用下释放二磷酸腺苷，这有助于血小板的活化。

新鲜冰冻血浆包含人体血浆中的所有凝血成分，包括因子、抗凝剂和天然抗纤溶剂。最新数据显示，大量输血时早期给予新鲜冰冻血浆干预以及保持新鲜冰冻血浆/红细胞的输注比值更高一些（≥1∶1）可以降低患者死亡率。目前还没有指南来规范理想的新鲜冰冻血浆/红细胞比值。在考虑血浆输注的益处时，必须权衡输注后病毒感染、输血相关急性肺损伤和容量过负荷的风险。存在因子抑制剂时（如获得性血友病、肝素、直接凝血酶抑制剂或因子Ⅹa抑制剂），新鲜冰冻血浆对治疗或预防出血无效，因为抑制剂也会拮抗其中的因子。当因子缺乏并有持续丢失时，为维持足够的因子浓度需要大剂量的新鲜冰冻血浆（15～30 ml/kg）。新鲜冰冻血浆在纠正轻度升高的 PT、PTT 和 INR（<1.6）时不是那么有效。轻度异常的凝血检查结果不能很明确地预测围术期失血量。在纠正华法林和肝疾病相关的凝血障碍时，新鲜冰冻血浆仅部分有效。

大量输血时，新鲜冰冻血浆不足以提高血浆中的纤维蛋白原水平，则需要给予冷沉淀。30 ml/kg 新鲜冰冻血浆估计可以将血浆纤维蛋白原提高 1 g/L，而 15 ml（1 单位）/10 kg 的冷沉淀可将血浆纤维蛋白原提高 0.5 g/L。最近，第一个纤维蛋白原浓缩物可在美国使用，但是美国 FDA 仅允许其用于无纤维蛋白原血症和低纤维蛋白原血症。现在的证据正倾向于维持更高水平的纤维蛋白原，以保证足够的纤维蛋白凝块聚合。在围术期出血时，目前所有的推荐建议纤维蛋白原>1 g/L，欧洲的一些指南建议>1.5～2 g/L。已经有意见认为，高浓度的纤维蛋白原（>3 g/L）甚至可以代偿血小板缺乏。

凝血酶原复合物包括Ⅱ、Ⅸ和Ⅹ（在欧洲含有Ⅶ）因子，浓度是新鲜冰冻血浆中的 25 倍。凝血酶原复合物避免了给予新鲜冰冻血浆的弊端，如容量超负荷、血液稀释、感染和交叉配血的必要。凝血酶原复合物推荐用于拮抗华法林的作用，可以治疗特异性的因子缺乏；在稀释性凝血障碍和大量输血中的作用仍然不甚清晰。在使用时必须考虑到抗凝血物质被稀释后凝血酶原复合物有导致血栓的风险。

Ⅷ因子抑制物旁路活性（factor eight inhibitor bypass activity，FEIBA）含有Ⅱ、Ⅸ、Ⅹ和活化Ⅶ因子，对产生抑制剂的血友病 A、血友病 B 患者有效。

重组活化因子Ⅶ被认为是可以结合于血管损伤部位的组织因子，促进凝血酶产生。像凝血酶原复合物一样，血液稀释时使用重组活化因子Ⅶ的作用仍不明确，可能只有在纤维蛋白原浓度足够的基础上才有效。必须权衡理论上可导致血栓形成的风险与继续出血的风险。已有大量报道证实，对于常规处理无效的危及生命的出血，超说明书使用重组活化因子Ⅶ有效。

血小板计数＜50×10^3/ml 时通常考虑输注血小板，但是那时体内血小板边集且潜藏的血小板释放出来，所以输注血小板的临界值并不清楚。如果怀疑血小板功能障碍，输注血小板可以恢复循环中血小板的功能。

去氨加压素（DDAVP）是 V-2 受体激动剂，可以促进 vWF 从内皮细胞中释放，提高可用的因子Ⅷ。除了血友病 A（Ⅷ因子缺乏）和血管性血友病，DDAVP 被认为可以提高血小板在血管壁的黏附性，促进高凝状态和纤维蛋白的形成。已经发现 DDAVP 可以减少围术期失血，但是并没有减少围术期输注浓缩红细胞。已经接受外源性血管加压素治疗的危重患者，DDAVP 的作用有限。

如前面所述，一些条件下易于发生纤溶亢进，在创伤、心脏、骨科和肝手术中，抗纤溶药物（如 ε-氨基己酸和氨甲环酸）可有效减少失血和浓缩红细胞输注。当考虑使用这些药物时必须权衡血栓形成的风险与抗纤溶治疗的益处。

围术期凝血障碍的成功处理依赖于凝血缺陷的诊断与给予合理的替代成分治疗。持续监测与评估是重要的，因为凝血障碍变化后可能需要不同的处理策略。

推荐阅读

Kamal A, Tefferi A, Pruthi R: How to interpret and pursue an abnormal prothrombin time, partial thromboplastin time, and bleeding time in adults. Mayo Clin Proc 82:864, 2007.

Kozek-Langenecker SA: Perioperative coagulation monitoring. Best Pract Res Clin Anaesthesiol 24:27, 2010.

Levi M, van der Poll T: Disseminated intravascular coagulation: a review for the internist. Intern Emerg Med 8:23, 2013.

Levy JH, Faraoni D, Spring JL, et al.: Managing new oral anticoagulants in the perioperative and intensive care unit setting. Anesthesiology 118:1466, 2013.

Seicean A, Schiltz NK, Seicean S, et al.: Use and utility of preoperative hemostatic screening and patient history in adult neurosurgical patients. J Neurosurg 116:1097, 2012.

Slaughter TF: Coagulation. In Miller RD, Eriksson LI, Fleisher LA, et al. (eds): Miller's Anesthesia, 7th edition. Churchill Livingstone, Philadelphia, 2009.

Sniecinski RM, Karkouti K, Levy JH: Managing clotting: a North American perspective. Curr Opin Anaesthesiol 25:74, 2012.

Tinmouth A: Evidence for a rational use of frozen plasma for the treatment and prevention of bleeding. Transfus Apher Sci 46:293, 2012.

Warner DS: Pathophysiology and treatment of coagulopathy in massive hemorrhage and hemodilution. Anesthesiology 113:1205, 2010.

病例48

血液替代

Mark Gettes，MD
（朱萧玲　译　熊利泽　校）

问题

1. 循环系统如何进行氧输送？
2. 描述机体失血的代偿机制。
3. 机体可耐受的最低血红蛋白浓度（输血指征）是多少？
4. 列举自体血的可能来源。
5. 解释急性等容血液稀释（AIHD）。
6. 概述 AIHD 的生理反应。
7. AIHD 如何实施？
8. 哪些患者是 AIHD 的适应人群？
9. 什么是术中自体血回收？现代自体血回收装置如何工作？
10. 概述自体血回收所得血液的特点。
11. 描述使用术中自体血回收的适应证及其好处。
12. 解释使用术中自体血回收的相关争议及其禁忌证。
13. 什么是术前自体献血（PABD）？
14. PABD 的适应人群和禁忌证是什么？
15. PABD 的缺点和风险是什么？
16. 描述术后自体血回收。
17. 阐述不同来源自体血的优点和缺点。

患者，男性，70 岁，体重 70 kg，择期行全髋关节置换翻修术。患者既往患高血压病及 2 型糖尿病，高血压病行药物治疗。其他方面健康状况良好。初始血红蛋白（Hb）和血细胞比容（Hct）分别为 13 g/dl 和 40%。患者预存自体血 2.0 U，并称希望术中仅输自体血。

1. 循环系统如何进行氧输送？

循环的主要功能之一是将氧输送至组织，以供代谢之用。氧供（氧输送或 $\dot{D}O_2$）是由两个因素共同作用的结果：血流或心排血量（CO）以及血中携氧量或动脉血氧含量（CaO_2）：

$$\dot{D}O_2 = CO \times CaO_2$$

当血氧含量下降时，相应增加 CO 可维持氧供不变。

氧在血液中以两种方式存在。被 Hb 结合或者溶解于血浆中。100 ml 血液中的氧含量可用公式表示为：

$$CaO_2 = (Hb \times 1.34 \times SaO_2) + (PaO_2 \times 0.0031)$$

其中，CaO_2 指 100 ml 动脉血中含氧的毫升数，SaO_2 指被氧合的 Hb 百分比，PaO_2 指动脉血氧分压。

正常情况下（即：无肺部疾病，Hb 正常，生理性分流为 2%～3%），氧合血红蛋白饱和度约为 97%，溶解的氧的氧分压约为 100 mmHg。CaO_2 可按以下公式计算：

$$\begin{aligned} CaO_2 &= (15\ g/dl \times 1.34 \times 0.97) + (100\ mmHg \times 0.0031) \\ &= 19.5 + 0.31 \\ &= 20\ ml\ O_2/100\ ml\ 血液 \end{aligned}$$

以上计算说明，与 Hb 携带的氧（19.5 ml/100 ml 血液）相比，溶解于血浆中的氧（0.31 ml/100 ml 血液）可忽略不计。

由于正常情况下氧合系数（1.34）和 SaO_2（0.97）恒定不变，CaO_2 与 Hb 浓度几乎呈线性相关。特殊情况下，如肥胖和妊娠终末期，麻醉诱导期的 SaO_2 骤降可导致 CaO_2 立即下降，由此引起的心率增快可能不足以维持正常的 DO_2。

2. 描述机体失血的代偿机制。

失血时，由于 Hb 丢失，造成血容量的减少和携氧能力的下降。当血容量减少时，代偿性的血管收缩，心率增快，以维持原有 CO。当血容量继续减少时，可造成 CO 降低，进而出现组织氧供减少。按照与失血量 1∶1 的比例输注胶体液，或按 3∶1 的比例输注晶体液补充血容量，可使 CO 恢复正常，维持血流动力学稳定。

携氧能力下降时，机体可有以下反应机制：首先，通过恢复血容量来增加 CO，可使氧供维持不变或有所增加。其次，在组织水平上，可增加氧气摄取能力。正常混合静脉血氧饱和度约为 75%。提示仅有 25%的氧被有效利用。组织具有大量的氧储备，当携氧能力下降时，增加组织的氧摄取能力即可。

3. 机体可耐受的最低血红蛋白浓度（输血指征）是多少？

如果术中持续失血，尽管可维持血容量不变，携氧能力仍可下降至不能维持新陈代谢的需要，此时需要输注红细胞。Hb 的最低安全浓度，或者说输血指征，是一个饱受关注的问题。由于输血医学的进展及血库安全性的提高，规定常规输血患者的输血指征为 Hb>10 g/dl 和 Hct>30%。然而，由于意识到输血在获得性免疫缺陷综合征（AIDS）传播中的作用，人们对输血相关性疾病发病率的认识也在不断提高。为了确定更科学的输血指征（必须输注红细胞的 Hb 浓度），人们做了不断的尝试。

通过动物模型和其他健康耶和华见证会成员的经验可知，如果血容量保持正常，Hct 低至 5%～6%（Hb 2 g/dl）也可存活。其他慢性贫血患者，例如肾衰竭的患者，Hct 低至 20%也可耐受。从以上数据可得知，显然过去推荐的输血指征 Hb 10 g/dl 和 Hct 30%并非绝对严格。

决定输血指征的尝试一直被重视，特别是对有心脏疾病风险因素的患者。机体氧供最大的压力在于心脏，与躯体平均 25%的有效氧摄取相比，心脏的氧摄取为 70%。如果 CaO_2 下降，可增加氧气摄取的储备是不足的，唯一有效的代偿机制就是增加冠状动脉血流量。有冠状动脉疾病的患者，冠脉血流量增加受限，Hct 的临界值（输血指征）可能会大大提高。同时，与因肺部疾病限制了 CaO_2 的患者和氧摄取明显增加的高代谢状态患者一样，有明显瓣膜性心脏病或心室功能低下的患者，输血指征也应提高。

尽管没有制定明确的输血指征，一些研究同意先前 Hb 10 g/dl 和 Hct 30%的输血指征是不必要的偏高。危重病急救输液需求（transfusion requirements in critical care，TRICC）的实验发现，随机分配患者，相对于输血指征为 7 g/dl 组，输血指征为 10 g/dl 组的治疗效果没有明显差异。且输血指征为 10 g/dl 组发生并发症（如心肌梗死、充血性心力衰竭）的概率较高。同样的，一项对于行髋部骨折手术的有心脏风险因素的患者的输血阈值的对比研究发现，相比于输血阈值为 8 g/dl，输血阈值为 10 g/dl 的治疗效果没有明显改善。

最安全的输血是不输血。然而，如果没有“不输血”这一选项，则可通过使用患者自己的血液，而不是献血者的血液来减少输血潜在并发症。

截至目前，美国麻醉医师协会（American Society of Anesthesiologists，ASA）关于围术期输血的实践指南指出，先前建议的将 Hb 为 10 g/dl 作为输血阈值是过高且没有必要的。但输血指征的精确数值尚未确定。ASA 的输血指南中指出：“当血红蛋白低于 6 g/dl 时需输注红细胞，……和当血红蛋白高于 10 g/dl 时输血是不必要的。”当患者要求或者倾向于自体血时，指南也支持使用提前采集的自体血、急性等容血液稀释和术中自体血回输。

4. 列举自体血的可能来源。

在公众不愿输血的压力与日俱增的同时，医生也认识到异体输血的种种危害，这就使自体血的利用逐渐增加。自体血的来源有：

- 预存式自体输血
- 急性等容血液稀释（acute isovolemic hemodilution，AIHD）
- 术中自体血回收
- 术后自体血回收

上面列举的自体血来源在避免异体输血方面发挥作用。

5. 解释急性等容血液稀释（AIHD）。

AIHD 是指在围术期抽出全血的同时，通过输注晶体或胶体液使血容量维持正常的操作过程。抽取的全血保存在含有抗凝剂的标准血袋中，供术中或术后回输给患者。通过这种方式，含红细胞、凝血因子和血小板的自体全血得以保存。AIHD 的优点总结见框 48-1。

6. 概述 AIHD 的生理反应。

为了解如何安全实施 AIHD，须先了解其生理反

框 48-1　急性等容血液稀释的优点

- 减少单位毫升内手术出血的红细胞丢失量
- 为需要输血时提供新鲜全血
- 降低血液黏度，改善组织灌注

应。正如前文所述，$\dot{D}O_2$ 是 CO 和 CaO_2 共同作用的结果。等容血液稀释时，全血被抽出，红细胞从循环中分离，血液中 CaO_2 下降。因此，预期中 $\dot{D}O_2$ 可能下降。然而，当 Hct 下降至 30%时，$\dot{D}O_2$ 较基础值有所上升（框 48-2）。这是因为血液稀释改变了血液的流变特性。血液稀释降低了血液黏稠度，有效地降低了全身血管阻力，使静脉血液回流增加，每搏量增加。CO 增加的幅度适当地大于 CaO_2 降低的幅度和 $\dot{D}O_2$ 增加的幅度。进一步来说，如果血容量维持不变，不增加心率也可实现 CO 增加。血液稀释至 Hct30%，可使 CO 上升 30%～50%。Hct 下降至接近 20%时，$\dot{D}O_2$ 才需要控制。此外，在等容血液稀释过程中，局部组织氧合维持不变，并因毛细血管血流分布更加均匀而有所提高。采用组织电极的研究发现，等容血液稀释期间不会出现微环境低氧。

7. AIHD 如何实施?

AIHD 在围术期早期即开始实施，常在麻醉诱导后立即开始。血液经大口径静脉管道抽出，并保存在包含抗凝剂的标准血袋中。动脉导管也可用来收集自体血，但我们发现效果并不满意。同时，通过另一个大口径静脉留置针，按 3∶1 输注晶体或者按 1∶1 输注胶体（白蛋白、羟乙基淀粉或右旋糖酐）。抽血量可通过任何用于计算允许失血量的公式来计算。我们通常用以下公式：

$$抽血量(ml)=(Hct_A-Hct_B)/([Hct_A+Hct_B]/2)\times EBV$$

公式中 Hct_A 指初始 Hct；Hct_B 指血液稀释的目标 Hct；EBV 指估计血容量。

通常，多用 25%～27%作为目标 Hct，既允许了充分的血压稀释，又可保证术中开始失血时有一定安全空间。在该病例中，$Hct_A=40\%$，$EBV=70\ kg\times 70\ ml/kg=4900\ ml$，我们选择 $Hct_B=27\%$。代入公式：

$$抽血量(ml)=(40-27)/([40+27]/2)\times 4900 =13/33.5\times 4900=1900\ ml$$

框 48-2 急性等容血液稀释的生理反应

- $\dot{D}O_2$ 保持不变或增加
- CaO_2 因红细胞被抽取而降低
- CO 增加不伴随心率增加
  - 降低的全身血管阻力
  - 增加的血液回流
- 有益的毛细血管血流再分布

根据该公式，可抽取患者 3～4 U 血液以备回输。当若干单位的血液被抽出时，将抽出的血液贴上标识并按顺序编号，回输血液时按抽血的反向顺序进行。抽出的第一个单位血液稀释程度最低，所含的红细胞、凝血因子和血小板最丰富，应当最后回输。等容血液稀释时，抽出的血液在手术室室温条件下最长可保存 6 h。术后剩余的自体血可保存在血库冰箱内，以备将来使用。

在等容血液稀释中，有创血流动力学监测（如：动脉导管、中心静脉导管）并非必需，但有助于连续测定 Hct，并为液体替代治疗提供指导。因 AIHD 中 CO 增加并不伴有 HR 增快，术中 HR 增快可能提示低血容量并需要血液回输。经导尿管监测尿量是有助于检测血容量的指标之一。当以 3 倍体积的晶体液代替自体血时，有利尿作用（框 48-3）。

8. 哪些患者是 AIHD 的适应人群?

AIHD 的适应证和禁忌证见框 48-4。使用 AIHD 的基本前提是术中预计失血量超过 1000 ml，并且初始 Hct≥36%。AIHD 已常规用于很多手术，包括泌尿外科大手术、骨科手术、妇产科手术、整形外科手

框 48-3 急性等容血液稀释的实施

监测技术
- ±有创血流动力学监测
- 留置导尿
- 连续监测红细胞比容
- 心动过速是血容量不足的警示信号

采血技术
- 两根大口径静脉导管
  - 一根静脉导管可由动脉导管代替
- 同步输注晶体（3∶1）和胶体（1∶1）

回输技术
- 按采血的逆向顺序回输

框 48-4 急性等容血液稀释的患者选择

- 适应证
  - 预计失血＞1000 ml
  - 初始 Hct＞36%
- 禁忌证
  - 贫血
  - 冠状动脉疾病
  - 左室功能减低
  - 瓣膜性心脏病
  - 肾疾病
  - 肺部疾病
  - 颈动脉狭窄

术、神经外科手术（脑和肿瘤切除术），以及心胸外科手术等。据报道，AIHD 使异体血的使用量减少 18%～90%。年龄本身并非等容血液稀释的禁忌证，血液稀释已被用于老年和小儿患者。

因等容血液稀释主要代偿机制是增加血流，所以等容血液稀释对于全身或冠脉血流增加受限的患者是禁忌的。AIHD 对于贫血、颈动脉狭窄、冠状动脉硬化性心脏病、左心室功能障碍和主动脉瓣或二尖瓣瓣膜狭窄的患者是禁忌的。由于涉及液体出入量，AIHD 禁用于患有肾或肺部疾病的患者。

术前有明显心脑疾病的患者对等容血液稀释也是禁忌的，因其主要相关并发症为心肌缺血和脑缺氧。血液稀释可加重因凝血因子减少引起的凝血障碍。

9. 什么是术中自体血回收？现代自体血回收装置如何工作？

术中自体血回收技术是指收集手术中丢失的血液，并使它可以回输给患者本身的一种操作过程。现代自体血回收装置工作程序分为如下四步：

采集：血液从术野吸出，在吸引管内与含有肝素或枸橼酸的抗凝剂混合。自体血回收系统中所用吸引压力应低于 100 mmHg，以避免收集的血液发生溶血。收集的血液通过滤器除去碎片，储存于贮血罐中，直到有足够的容量以行进一步处理。

浓缩：经过吸引器收集的血液、抗凝剂及冲洗液的混合液被传送到离心机，其中较重的红细胞被保留，较轻的成分被分离丢弃。

洗涤：大量生理盐水通过离心机，进一步清除非细胞成分及细胞碎片，留下红细胞悬浮于盐水中。

回输：红细胞/生理盐水混合液从离心机泵入标准塑料输液袋，该血液可回输给患者。在快速失血时，现代自体血回收装置每 3 min 就能处理并回收 1 U 血液。

10. 概述自体血回收所得血液的特点。

自体血回收所得的自体血同血库的血液及其他来源的自体血在很多方面存在差别。自体血回收所得的自体血基本上是悬浮于生理盐水中的红细胞悬浮液。其 Hct 的范围取决于从术野中收集的血液的量，但通常在 50%～60%。一旦经过处理，回收的血液基本上不含凝血因子和血小板。如使用大量自体血液代替术中丢失的血液，会导致稀释性血小板减少症和凝血因子水平降低。但回收的血液不会像库存血那样出现储存方面的损害（表 48-1），回收血液中的 2,3-二磷酸甘油酸酯（2,3-DPG）水平是正常的，并不会出现库存血 pH 偏低、高钾和微聚合物形成等情况。铬标记研究显示，回收的红细胞回输后的生存时间正常。并且，相比于库存血，回收血液的抗渗透阻力等红细胞生存指数较高。

表 48-1 回收自体血与库存血的比较

	回收自体血	库存血
2,3-DPG	正常	降低
K^+	正常	升高
pH	正常	降低
微聚合物	不含	含有
抵抗渗透压能力	正常	降低

11. 描述使用术中自体血回收的适应证及其好处。

术中自体血回收被用于多种外科手术，该技术能够减少异体血的使用已获得广泛认可。术中自体血回收用于术中预计失血超过 1000 ml 的手术。虽并非全部，但部分耶和华见证会成员愿意接受自体血回收的血液。当患者为罕见血型或体内存在多种抗体，很难获得异体血时，也可使用术中自体血回收。自体血回收的理想病例是术中出血局限于单独的区域，大范围的缓慢出血，血液很难收集。大多数情况下，由于术野和处理回收过程中血液的丢失，仅有大约 50%可被回输给患者。某些手术血液回输的比例可能更高，例如腹主动脉瘤切除术，其出血范围非常局限。术中自体血回收对血管外科、骨科和心脏外科意义重大（框 48-5）；也常用于泌尿外科、创伤外科、移植外科以及神经外科手术。

术中自体血回收技术降低了异体血的平均需要量。一项对血管外科患者的研究提示，不需要异体血的患者的百分比从 4%升至 68%；另一项来源于某

框 48-5 术中自体血回收的适应证

- 预计失血量>1000 ml
- 耶和华见证会成员：部分人接受
- 难以获得异体血
  - 罕见血型
  - 多种抗体
- 手术出血部位局限
  - 血管手术
  - 骨科手术
  - 创伤手术
  - 心脏手术

大型研究中心的研究证实，该中心全部红细胞需要量的17%来自术中自体血回收。

12. 解释使用术中自体血回收的相关争议及其禁忌证。

术中自体血回收的主要争议在于其在肿瘤手术和感染性创伤手术中的应用。在以上两种情况中，人们关注于通过使用自体血回收造成以下两种有害物质血管内播散的可能性：一种为肿瘤细胞，另一种为微生物。

肿瘤细胞可在自体血回收过程中存活，同红细胞一起，保存并悬浮在生理盐水中。因此，肿瘤细胞可被回输给患者。一些专家质疑肿瘤患者使用自体血回收的可行性。然而，并无证据证明恶性细胞回输会导致肿瘤播散。在许多肿瘤疾病中，肿瘤细胞可在血中存活但不发生血行播散。在肿瘤手术中，避免使用异体血有一个特殊的原因。输注异体血已被证明可产生免疫抑制作用，在某些癌症中，可导致早期肿瘤复发和减少患者生存时间。术中自体血回收在以下患者中的使用可能是有利的。一组研究观察了泌尿外科肿瘤手术中使用自体血回收的患者的愈后，目前无证据说明这些患者发生了肿瘤的血行播散，或其肿瘤复发率增高。自体血回收是被推荐用于这些情况的。该折中的方案也是可行的，如在切除无瘤区域时使用血液回收吸引器，而在切除肿瘤实质时使用另一吸引器进行收集并舍弃所收集物质。即便如此，要完全解决这一问题，仍需更多的临床研究。

腹部创伤时，流出的血液常常被肠内容物污染。因为细菌和红细胞黏附在一起，所以细菌经过自体血回收装置处理后仍可存活，并被回输给患者。回输污染的血液是否增加患者的病死率尚存疑问。许多专家认为，腹部创伤患者由于创伤本身，已接受了大量细菌，预防性使用抗生素可明显降低发生脓毒血症的风险。因此，回收血液中的细菌几乎没有其他危险，患者承受的危险与输异体血的危险相当。一些学者认为，回收污染血液只能在没有其他可用血源的情况下，作为救命措施使用。这个问题的最后回答仍有待进一步的临床研究。

当使用局部止血剂、聚维酮碘、多黏菌素、杆菌肽以及与冲洗液合用的外用抗生素时，不能使用自体血回收。流出的血液被羊水污染后，禁止使用自体血回收。

现代自体血回收技术需经过专业训练的人员来操作。这些人员在处理自体血回收过程中不得参与其他操作，因此，除了麻醉医生之外的医护人员应当接受这项职责。

13. 什么是术前自体献血（PABD)?

术前自体献血（preoperative autologous blood donation，PABD）是指在手术前患者捐献自己的血液。该血液被储存，并可能在术中或者术后回输给患者。1987年的一项全国性的多中心研究显示，择期手术全部输血量的10%可由PABD获得。当时，人们对PABD越来越感兴趣的背后，是由于对输血引起的病毒传播的关注，特别是对人类免疫缺陷病毒（human immunodeficiency virus，HIV）传播的关注。1992年，PABD的使用达到高峰，占全美国采血量的8.5%。近年来PABD的使用逐渐下降。1999年，通过PABD提供的血液仅占全部采血量的4.7%以及输注红细胞总量的3%。PABD明显降低了患者暴露于异体血的风险。

14. PABD的适应人群和禁忌证是什么?

PABD仅限于围术期可能需要输注红细胞的患者。术中预计失血量≥1000 ml时可使用PABD。手术出血概况可作为是否需要输血的指导。术中大出血的可能性不大时，不应鼓励患者提前预存自体血。

对行自体血贮备的要求没有无偿献血那样严格。贮备自体血的患者抽血前需要Hb≥11 g/dl，或Hct≥33%。一个体重>50 kg的患者，每次捐献的全血量为450 ml。体重<50 kg的患者，抽血的量应与体重成正比，可用以下公式计算：

抽血量（ml)/450 ml=贮血者体重（kg)/50 kg

PABD需要在决定手术的日期和实施手术的日期之间有适当的时间间隔。血液的储存日期为35天。因此，预存自体血必须在术前5周内。根据贮血者的Hct，可以每隔3天采1U血液，但通常每隔7天采1U血液。采集的血液在术前可贮存3天。如果手术推迟，必要时可将血液冷冻保存以防过期。

在极少数情况下，需收集大量自体血，血液可被冷冻保存，并贮存相当长一段时间。患者一旦决定预存自体血，需开始口服铁剂治疗。预存自体血前使用重组促红细胞生成素可增加预存自体血时可利用的血细胞数目，以及缩短两次抽血之间的时间间隔，这对贫血患者、需要大量自体血的患者，以及术前时间间隔较短的患者可能是有益的。文献报道的促红细胞生成素疗法价格昂贵，截至目前仍处于试验阶段。

PABD 有以下几种禁忌证。因为细菌可在血液保存期间增殖，所以菌血症是自体血贮备的绝对禁忌证。缺少静脉通路也无法进行自体血贮备。

HIV 或者乙肝表面抗原（HBsAG）阳性的患者可术前贮备自体血。这些血液需要被标示并隔离处理，以保护可能误输该血液的患者以及接触该血液的工作人员。回输该自体血要按照患者主管医生特定的要求。

和输血治疗的其他方面一样，心脏疾病患者代表着风险方面的灰色地带。大多数中心都把患有不稳定型心绞痛、主动脉狭窄及左冠状动脉主支疾病的患者排除在 PABD 的适应证之外，但稳定性冠状动脉疾病患者可行自体血贮存。一些研究者同意在对高危患者采集自体血时，监测生命指征（血压、心电图、脉搏和氧饱和度），管理输液，并需在医生监护下进行。需要将来进一步的研究来精确定义以上患者的风险。和输注异体血相比，既往肿瘤病史不是 PABD 的禁忌证（框 48-6）。

15. PABD 的缺点和风险是什么？

输血相关的风险（如由于临床或管理失误造成的 ABO 血型不合、细菌污染）并没有因 PABD 而消除。因此，常有人争论输注 1.0 U 自体血的标准（即输血指征）应当与输注 1.0 U 异体血的标准相同。但另有人认为，相对于输注异体血来说，由于输注自体血相关的风险较低，风险/利益比由此发生改变，所以输注自体血的标准应当放宽。

框 48-6　术前自体献血

适应证
- 失血＞1000 ml

患者标准
- Hb＝11 g/dl
- Hct＝33％
- 年龄不是限制因素

禁忌证
- 菌血症
- 无静脉通路
- 心脏疾病
  - 不稳定型心绞痛
  - 主动脉狭窄
  - 左冠状动脉主支病变

非禁忌证
- HIV
- HBsAg
- 恶性肿瘤病史

矛盾的是，使用 PABD 可使患者处于较低的 Hct 水平。Hct 减低是由于术前预存自体血的患者在手术前间隔时间内没有足够的时间完全再生出等同于抽出数量的血细胞。这些患者在手术时实际上是处于血液稀释状态的。

因此，在一个分析投入-产出比的时代，PABD 的使用已经受到挑战。特定手术中（例如：全关节置换），使用 PABD 可使患者需要输注异体血可能性降低约 70％。其他手术中（例如：子宫切除术），很少有患者需要输血，PABD 收集的血液被舍弃的百分比较高。提高 PABD 投入-产出比的因素包括选择合适的病例（如极有可能需要回输血液的病例），在预存血液和手术之间提供足够长的时间间隔以允许红细胞再生。PABD 合用促红细胞生成素治疗在理论上是有意义的，但仍处于研究阶段。

从患者的角度来看，多次到医院或血液中心献血很不方便，反复扎针也不舒服。2％～5％的患者会出现血管迷走神经反射，其中 0.3％的患者可能发生意识丧失，0.03％的患者发生惊厥。在一项研究中，1∶16 783 的自体血捐献的患者因不良事件需要住院治疗，比例高于正常志愿者的报道数据（框 48-7）。

采集的自体血和异体血需要进行同样的检测。但如果不使用的话，自体血不能归入普通血库，而应当舍弃，因为预存自体血的患者不能看做是真正的志愿献血者。

16. 描述术后自体血回收。

术后自体血回收系统操作简单，价格低廉并高度有效地降低了异体血的需求。该系统由一个与手术伤口的引流管相连的容器构成。以这种方式收集的

框 48-7　PABD 的缺点及风险

与贮血者相关
- 血管迷走反应
  - 意识丧失
  - 惊厥
- 不方便
  - 多次往返
  - 重复穿刺
- 多次抽血后贫血

输血相关
- 输血反应
  - 标记或管理失误
- 由于细菌污染造成的脓毒血症
- 容量负荷过多造成的充血性心衰

血液除去了纤维蛋白原，即使不用抗凝剂也不会凝集。当收集了足够多血液的时候，回收容器被悬挂起来，血液经过滤器到达一套普通的血液管理系统。尽管回输的血液中纤维蛋白降解产物含量很高，但可安全使用，不会引起弥散性血管内凝血（DIC）。然而，近来推出的机器就像术中血液回收装置一样，在血液回输给患者之前也要经过洗涤。术后自体血回收系统最常用于心脏手术和大型骨科手术。

17. 阐述不同来源自体血的优点和缺点。

使用自体血的最佳途径的争论很多，但达成统一较少。尽管使用哪一种方法更优越尚不清楚，但每种方法都有其优点。每种方法相对的优势及缺点有赖于当时具体的临床环境（表 48-2）。

表 48-2 几种可用自体血的比较

	术前需要数日至数周	耶和华见证会成员的接受度	价格	用于急诊手术的可能性	肿瘤手术的适用性	含有血小板及凝血因子	提供的血液量
术前自体血贮备	是	否	高	不可能	是	是	受预存量限制
急性等容血液稀释	否	可能接受	低	可能	是	是	受初始 Hct 限制（一般 2～3 U）
术中血液回收	否	可能接受	高	不可能	?	否	受回收血量限制
术后血液回收	否	可能接受	低	可能	?	含纤维蛋白降解产物	受术后回收血量限制

PABD 的弊端在于价格昂贵，患者有与输注异体血相同的风险（如管理失误、贮存损伤），但在采血日期和手术日期之间需要足够长的时间间隔。如果采血日期距离手术日期太近，无充足的时间使红细胞重新合成，以代偿抽取数量的血液，患者在手术时就可能相对贫血，与对照组相比出院时患者的 Hct 水平偏低。但是，如术前采血的时间间隔适当，红细胞充分生成，PABD 是一种避免患者暴露于异体血的有效方法。近来在 1000 个医院的调查发现，PABD 是最常用的血液保护的方法。它被患者广泛接受，在美国加利福尼亚州，对可能输血的所有手术，PABD 作为知情同意的一部分，须告知患者。

AIHD 的优点在于价格低廉，是一种“床旁即时”介入手段。它避免了需提前数周计划，消除了与库存血有关的管理失误的风险。与 PABD 和自体血回收相比，AIHD 相对更有效，且花费更低。但是，AIHD 可收集的红细胞数量非常少，临床意义不大。AIHD 要对临床有效，患者必须能够安全耐受低 Hct 和术中大量失血。许多作者已经关注中到重度血液稀释对既往未诊断心脏病患者造成的医源性风险。由于这些考虑，AIHD 对老年人的益处可能有限。AIHD 用于诊断心脏疾病可能性较低的婴幼儿和年轻成人、无贫血患者和预计大出血的手术患者是争议最少，益处最多的。

术中自体血回收是一种使用广泛、并有效减少患者暴露于异体血风险的方法，对于大出血患者，该方法可迅速提供回输的自体血。对术中血液回收的批评主要基于投入-产出比的角度，认为收集 2 U 血甚至是赔本的。但是，费用昂贵可通过以下办法限制：开始时仅安装整套设备的收集部分（吸引器），再装存储部分，等收集到足够的血后再安装机器的较贵重部分。通过这种办法，就能降低血液回收的不必要支出。关于自体血回收用于血液可能受到恶性肿瘤细胞或细菌污染的病例，虽有理论上的考虑，但临床和实验研究均未提示肿瘤转移率及细菌感染率升高。术中自体血回收是血液保护课题的一个重要部分。

过去的 10 年，科学进步使通过输血传播病毒疾病（如 HIV 和丙型肝炎病毒）的可能性大幅度降低。尽管如此，避免输血仍受到公众极大的关注，被认为是患者决定到哪儿就医的最重要因素之一。新出现疾病如西尼罗河病毒（West Nile virus）、严重急性呼吸综合征（severe acute respiratory syndrome，SARS）和海绵性脑病对血源安全性的潜在影响，是公众和医学界共同关注的重点。受以上因素影响，所谓不出血的手术项目目的在于减少或尽可能降低异体血暴露的风险，越来越受欢迎，在美国约有 100 个医学中心开展这样的手术项目。

一项降低异体血暴露风险的全面计划，就是利用本章中提及的所有技术。减少出血的其他因素还包括精细的手术技术、维持正常体温和使用区域麻醉，以及对个别患者采用控制性降压全身麻醉等。再结合恰当的输血指征，这些技术都有助于减少患者暴露于异体血的风险。

推荐阅读

American Society of Anesthesiologists: Practice guidelines for perioperative blood transfusion and adjuvant therapies. Anesthesiol 105:1, 2006.

Brecher ME, Goodnough LT: The rise and fall of preoperative autologous blood donation. Transfusion 41:1459, 2001.

Gillon J: Controversies in transfusion medicine—acute normovolemic hemodilution in elective major surgery: con. Transfusion 34:270, 1994.

Goodnough LT: Risks of blood transfusion. Crit Care Med 31:S678, 2003.

Goodnough LT: The role of recombinant growth factor in transfusion medicine. Br J Anaesth 70:80, 1993.

Klinberg IW: Autotransfusion and blood conservation in urologic oncology. Semin Surg Oncol 5:286, 1989.

Murray DF, Gress E, Weinstein SL: Coagulation after reinfusion of autologous scavenged red blood cells. Anesth Analg 75:125, 1992.

Pomper GJ, Wu YY, Snydre EL: Risks of transfusion-transmitted infections: 2003. Curr Opin Hematol 10:412, 2003.

Rossi EC, Simon TL, Moss GS (eds.): Principles of transfusion medicine, 2nd edition. Lippincott, Williams & Wilkins, Philadelphia, 1995.

Shan H, Zhang P: Viral attacks on the blood supply: the impact of severe acute respiratory syndrome in Beijing. Transfusion 44:467, 2004.

Shander A: Surgery without blood. Crit Care Med 31:S708, 2003.

Simpson P: Perioperative blood loss and its reduction: the role of the anaesthetist. Br J Anaesth 69:498, 1992.

Stehling LC, Zauder HL: Acute normovolemic hemodilution. Transfusion 31:857, 1991.

Toy PT, Strauss RG, Stehling LC, et al.: Predeposited autologous blood for elective surgery: a national multicenter study. N Engl J Med 316:517, 1987.

Williamson KR, Taswell HF: Intraoperative blood salvage: a review. Transfusion 31:663, 1991.

病例49

耶和华见证会成员患者

Cheryl K. Gooden，MD，FAAP
（聂 煌 译 熊利泽 校）

问题

1. 什么是脊柱侧弯？	6. 关于耶和华见证会成员未成年人输血，有何医学法律上的关注点？
2. 脊柱侧弯如何分类？	7. 叙述脊柱侧弯患者的术前评估内容。
3. 如何评估脊柱侧弯患者的弯曲度？	8. 叙述行后路脊柱融合术时麻醉需要考虑的内容。
4. 在血液输注问题上，耶和华见证会成员所拒绝和接受的条款有哪些？	9. 什么是“唤醒试验”？
5. 耶和华见证会成员就诊时会对医护人员提供哪些文件？	10. 叙述脊柱侧弯矫正术术后的麻醉关注点。

患者，女性，13岁，诊断为特发性脊柱侧弯，择期行后路脊柱融合内固定术。既往病史无特殊，无手术史，患者为耶和华见证会成员（Jehovah's Witness，JW）。

1. 什么是脊柱侧弯？

脊柱侧弯的特点是脊柱一处或多处向侧方弯曲。侧弯和椎骨旋转有关，可导致胸廓畸形。侧弯分为结构性和非结构性两类：结构性脊柱侧弯的曲度不能通过向凸侧弯曲矫正（或改善）；非结构性脊柱侧弯的曲度具有弹性，可通过向凸侧弯曲得以矫正。

2. 脊柱侧弯如何分类？

特发性脊柱侧弯是脊柱侧弯中最常见的一种。其中可能有遗传因素，但正如其名称所提示的，真正病因尚不清楚。特发性脊柱侧弯可分为三种不同类型：婴幼儿型、青少年型和青春期型。

- 婴幼儿型特发性脊柱侧弯见于0～3岁儿童，男孩多见。绝大部分无需治疗，可自愈。该型被认为继发于胚胎形成时期。
- 青少年型特发性脊柱侧弯见于4～10岁儿童，男女发病率大致相等。
- 青春期型特发性脊柱侧弯见于10岁至骨骼成熟期患者，女性多见。

脊柱侧弯的发生有许多诱因及相关条件。分类见框49-1。

3. 如何评估脊柱侧弯患者的弯曲度？

Cobb法（图49-1）是最常用的测定脊柱侧弯弯曲度的方法。此方法中，在弯曲的上界和下界各画一条平行线。从这两条平行线画垂线，垂线的交角即为弯曲的度数。

4. 在血液输注问题上，耶和华见证会成员所拒绝和接受的条款有哪些？

守望台圣经和宗教出版会（Watchtower Bible and Tract Society，WTS）关于血液的规定是建立在耶和华见证会成员（JW）长老对圣经部分章节的解释基础之上。他们认为输血违背了上帝制定的法律。JW坚信，从体内流出的血必须舍弃。许多JW拒绝接受全血和它的主要成分，包括红细胞、白细胞、血小板和血浆。JW可能会接受获取自血液成分的制品（图49-2）。

JW不接受术前自体血采集，他们青睐非血代用品的使用。某些JW可能接受术中等容稀释或血液回收，但通常需要维持持续的回路。

每例患者麻醉前都应制定明确的清单，包括可接受及拒绝的血液输注技术和成分。对某人适用的准则未必适用于他人。每位JW患者都必须做出决定是否拒绝使用以上血液成分或操作。

框 49-1 脊柱侧弯分型

- 先天性
  - 脑脊膜膨出
  - 半椎体畸形
- 结缔组织病
  - Ehlers-Danlos 综合征
  - Marfan 综合征
  - 成骨不全
  - 风湿性关节炎
- 特发性
  - 婴儿型（小于 3 岁）
  - 青少年型（3～10 岁）
  - 青春期型（大于 10 岁）
- 神经肌肉疾病
  - 肌病
    - 关节挛缩
    - 肌营养不良
  - 神经病理性
    - 大脑性瘫痪
    - Riley-Day 综合征
    - 脊髓灰质炎
    - 脊髓肿瘤
- 神经纤维瘤
- 创伤
  - 骨折
  - 后肋切除

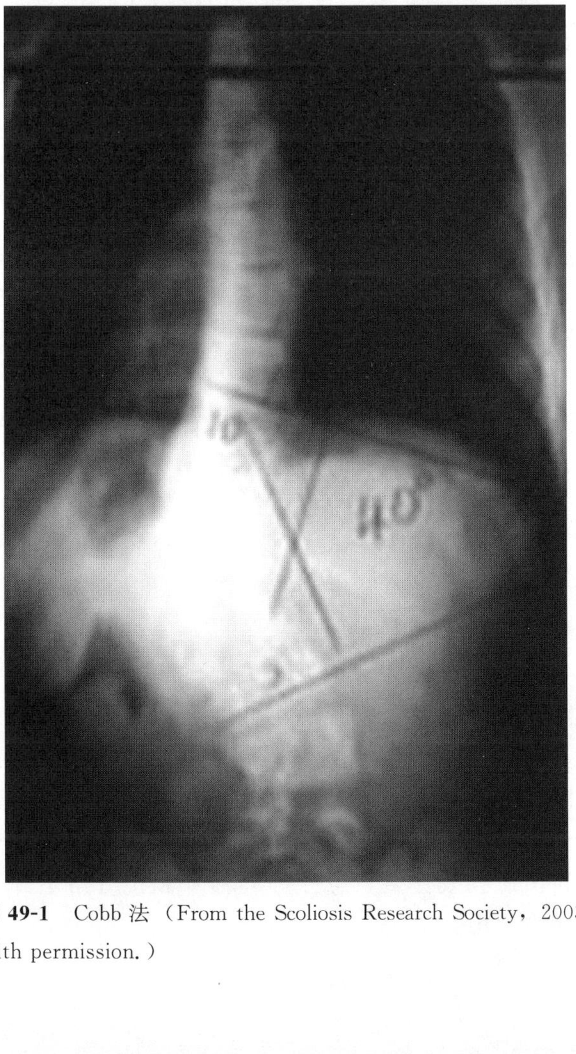

图 49-1 Cobb 法（From the Scoliosis Research Society，2003；with permission.）

5. 耶和华见证会成员就诊时会对医护人员提供哪些文件？

近期，JW 就诊时会提供一份持久授权书。以前，JW 在任何情况下都会携带一份记录其拒绝输血的高级医疗导向/释放卡。在许多方面，新的文件类似于一份健康保健委托书，在美国不同的地区以及美国以外的地区措辞也有不同。某些年长的孩子和青少年（未成年人）可能提供持久授权书。

6. 关于耶和华见证会成员未成年人输血，有何医学法律上的关注点？

WTS 解释说 JW 父母并非拒绝对他们孩子提供的医疗救助，他们只是遵循自己的信仰教义。WTS 可以通过医院信息服务中心和医院联络委员会向医护人员提供替代输血治疗的建议。当患者紧急就诊时，某些资源可于术前在 WTS 网站获得。多数情况下，如果需要在紧急手术前马上获得相关资源，信息最好以表格呈现以便在短时间内查阅。

当 JW 未成年人有生命危险时，即使直接违背了患者父母的宗教信仰，法庭也会介入干预，允许输血。要取得给未成年 JW 输血的许可，其步骤包括：向法官递交陈述书，宣称患者为“被忽视的孩子”，并由法庭任命监护人。只要由医生说明输血的医疗必要性，法庭所任命的监护人就有权同意或拒绝输血。但如果年长儿或青少年（未成年人）提供了拒绝一切血制品的持久授权书，则法庭无权干涉。

法庭对于 JW 未成年人的立场随着择期手术的术式和输血有所不同。基于 JW 父母的宗教背景，有些法庭的规定向其宗教信仰倾斜，而另外一些则相反。目前，就择期手术输血尚未达成一致意见。对 JW 未成年人行择期手术究竟输不输血尚有待更多个案的积累。

7. 叙述脊柱侧弯患者的术前评估内容。

详细询问病史和全面的体格检查是术前评估必不可少的一部分。一般来说，术前评估主要着重于与麻醉管理有关的脊柱侧弯的病因和指征。评估应包括脊柱侧弯的程度、有无心血管功能不全以及是否合并其他疾病等。框 49-2 列出了可作为术前评估的检查项目。视脊柱侧弯的严重程度，可选择进行其中的几项或全部检查。

肺功能测定对确定行后路脊柱融合术患者的麻醉管理起着重要作用。限制性肺部疾患是脊柱侧弯患者最常见的肺部异常。需要特别指出的是，如果肺

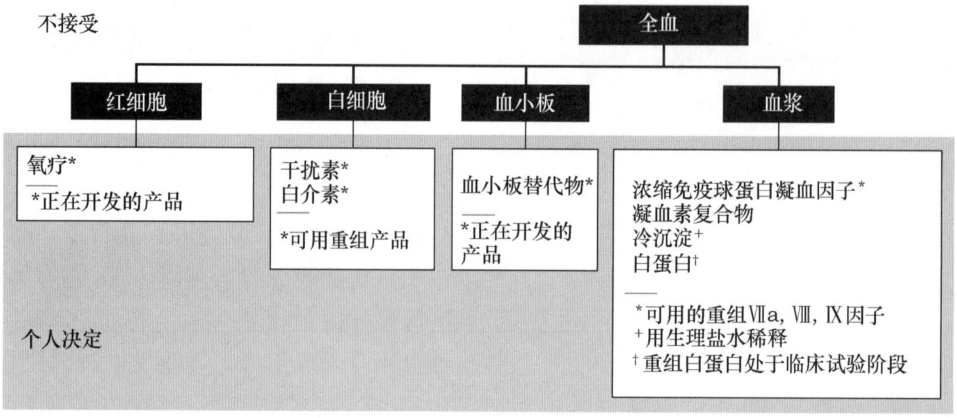

图 49-2　耶和华见证会成员接受的血液成分（Reprinted with permission from Bodnaruk ZM，Wong CH，Thomas MJ. Meeting the clinical challenge of care for Jehovah's Witnesses. Transfus Med Rev 2004；18：105-16.）

框 49-2　脊柱侧弯患者的术前评估

- 脊柱侧弯的病因学/症状
- Cobb 角
- 全血细胞计数，血小板计数
- 血型和交叉配血
- PT/PTT，INR
- 胸片
- 心电图
- 肺功能试验（存在限制性或阻塞性肺病时）
  - 肺量测定法（FVC，FEV_1，FEV_1/FVC）
  - 肺容量（TLC，FRC，RV，FRC/TLC，RV/TLC）
- 动脉血气（存在严重肺疾病）
- 心血管功能不全的评估
- 合并疾病

PT，凝血酶原时间；PTT，部分凝血活酶时间；INR，国际标准化比值；FVC，用力肺活量；FEV_1，第 1 秒用力呼气量；TLC，肺总量；FRC，功能余气量；RV，余气量

活量仅为预计的 30%甚至更低，往往提示术后很可能需要机械通气。肺功能测定还有助于了解阻塞性疾病患者对支气管扩张剂的反应。

心血管功能不全在脊柱侧弯患者并不罕见，二尖瓣脱垂是此类患者最常见的心血管畸形。严重的限制性肺疾病可引起肺血管改变，导致肺动脉高压。肺动脉高压可致右侧心力衰竭或肺源性心脏病。肺源性心脏病的临床表现包括 S_4 心音、颈静脉充盈、肝大、下肢水肿和胸骨左缘抬举性搏动。

8. 叙述行后路脊柱融合术时麻醉需要考虑的内容。

如果计划进行唤醒试验，则必须在术前访视时向患者解释这一特殊的技术。对于绝大部分患者来说，可行术前镇静。但是必须牢记：部分脊柱侧弯患者存在明显呼吸功能不全，术前镇静可能是禁忌。术前镇静引起的呼吸抑制可导致低氧血症、高碳酸血症和酸中毒。

吸入或静脉诱导均可用于儿科患者。如果进行感觉和动作诱发电位监测，异氟烷、七氟烷或地氟烷的浓度应低于 0.5 MAC。监测诱发电位时最佳的麻醉方案是采用一种催眠药如丙泊酚和一种阿片类药物如瑞芬太尼联合输注。如需监测动作诱发电位，应避免使用任何肌松药（详见第 18 章）。

术中除了标准监测外，还应放置动脉内导管、中心静脉导管和导尿管。动脉内导管不仅可实时监测动脉血压，还便于采集血样。大部分病例并非必需放置中心静脉导管，是否放置取决于麻醉医生。经食道超声监测可用于严重心肺疾病患者。

搬动患者和摆体位时需要特别小心。尤需防止患者的眼球受压。有报道患者行俯卧位后路手术后发生视网膜动脉阻塞和失明。还应避免耳、鼻和前额受压坏死。头位应当放置正确，便于检查患者的面部。胸、腹和骨盆区域应当放松，平行放置在适当形状的卷形垫或其他物体上，防止压迫腋窝、乳房及外阴部。双臂放松置于身体两侧，肘部屈曲，肩部外展角度小于 90°，防止牵拉臂丛神经。

由于大面积裸露，脊柱手术中体温可能明显下降。应采取措施防止术中低体温。预防措施包括使用充气保温毯、静脉输液保温系统，以及调节手术室温度等。

后路脊柱融合术中大量失血并不少见。有多种技术可将出血量控制到最小并减少同型血输注的需求（框 49-3）。术中专门的技术包括血液回收、控制性降压、手术技巧，以及局部应用肾上腺素等等。最后这种方法有助于减少局部出血，但对减少总体外科出血收效甚微。急性等容稀释和抗纤溶治疗相对较少应用。

框 49-3 避免输注异体血的措施

- 术前应用促红细胞生成素
- 急性等容血液稀释
- 药物治疗（如氨甲环酸，氨基己酸）
- 术中血液回收并回输
- 麻醉技术（控制性降压）
- 手术技术

关于最大限度地减少出血量的各种技术不在本章讨论范围内。表 49-1 总结了控制性降压的技术。为保证足够的脊髓灌注和脑血流，平均动脉压（mean arterial pressure，MAP）应维持在 50 mmHg 以上。一般来说，理想的 MAP 为 50～60 mmHg。此外，术中还应监测动脉血气。控制性降压的禁忌证包括术前合并主要终末器官功能不全、血红蛋白病、红细胞增多症和颅内压增高。

9. 什么是"唤醒试验"?

唤醒试验正如其名，患者在术中被唤醒测试运动传导通路，试验完成后，加深麻醉。麻醉中知晓会对某些患者造成困扰。如果计划进行唤醒试验，应在诱导前与患者讨论。许多患者事后表示不记得试验过程。大多数记得这一过程的也未诉不适。

唤醒试验测试的是脊髓前角（运动）传导通路，并不能反映脊髓后角（感觉）传导通路的功能。唤醒试验在术中脊柱内固定后进行，手术医生应提前告知麻醉医生，以配合"减浅麻醉"的时机，使患者的意识恢复到适当水平，能够接受指令。唤醒试验是对麻醉医生的一项挑战，既要使患者能够进行某种程度的运动，又不能使患者有过多的动作。

唤醒试验在开始时先要求患者握麻醉医生的手，评估患者的理解力。如果患者可以接受，接下来就请患者活动双脚，如果患者的脚不能动，则必须减少松解的椎骨数目，再重复此试验。过度松解有可能影响脊髓血流，引起脊髓缺血，可导致术后瘫痪。唤醒试验完成后，加深麻醉使患者重新进入全麻状态。

唤醒试验有其局限性。它只能在单个时间点评估患者的运动功能，无法延续至唤醒后的时间，而唤醒之后仍存在脊髓损伤可能。唤醒试验不适用于较小儿童和认知障碍患者。患者额外的动作有可能导致自行拔管、出血、空气栓塞和脊柱内固定损坏。

现在，几乎所有的脊柱手术都采用神经功能监测，唤醒试验的使用日趋减少。体感诱发电位（somatosensory evoked potential，SSEP）和运动诱发电位监测具有术中连续监测的优点。

表 49-1 控制性降压麻醉

分类	药物	建议
挥发性麻醉剂	异氟烷 七氟烷 地氟烷	复合用药时最为有效 在神经功能监护时应用受限
催眠药	丙泊酚	最常用的 GABA 受体介导的静脉麻醉药 恢复快
阿片类药物	瑞芬太尼	强效 非常短效
α_2 受体激动药	可乐定	术前 1 h 应用 可单独用作降压药或与其他药物合用
	右美托咪定	相对选择性 有镇静、镇痛、交感阻滞作用
β 受体阻滞药	拉贝洛尔	起效快 兼有 α、β 的作用
	美托洛尔	与拉贝洛尔相比，用于允许起效缓慢、维持时间长的情况下
血管扩张药	硝普钠	起效迅速，作用可滴定，停止输注后作用消失快 可能需要处理反射性心动过速
钙通道阻滞药	尼卡地平	用于希望起效快、维持时间中等的情况

GABA，γ-氨基丁酸

10. 叙述脊柱侧弯矫正术术后的麻醉关注点。

对绝大部分患者而言，脊柱侧弯矫正术术后的目标是在手术室内苏醒并拔管。但部分患者可能会延迟拔管，原因和其他全麻的病例一样。此外，与脊柱侧弯患者特异相关的原因包括患者可能有潜在的肺功能不全、持续肌肉收缩无力以及与其他合并疾病相关的问题。

术后麻醉关注的要点为后路脊柱融合术常见并发症，包括出血、气胸、肺膨胀不全、呼吸窘迫、神经功能障碍等。另一方面是疼痛治疗，术后初期的镇痛可使用阿片类药物行静脉患者自控镇痛（patient-controlled analgesia，PICA）。对小儿或认知功能障碍患者，则建议持续静脉输注阿片类药物。脊柱侧弯矫正术后的绝大部分患者都会进入重症监护病房（intensive care unit，ICU）行后续治疗。

推荐阅读

Benson K: The Jehovah's Witness patient: considerations for the anesthesiologist. Anesth Analg 69:647, 1989.
Bodnaruk Z, Wong C, Thomas M: Meeting the clinical challenge of care for Jehovah's Witnesses. Tranfus Med Rev 18:106, 2004.
Galloway G, Zamel K: Neurophysiologic intraoperative monitoring in pediatrics. Pediatr Neurol 44:161, 2011.
Lin ES, Kaye AD, Baluch AR: Preanesthetic assessment of the Jehovah's Witness patient. Oschner J 12:61, 2012.
Tobias J: Strategies for minimizing blood loss in orthopedic surgery. Semin Hematol 41(Suppl 1):145, 2004.

病例50

镰状细胞病

Richard Y. Marn, MD

（侯丽宏　译　熊利泽　校）

问题

1. 哪类患者属于镰状细胞特征和镰状细胞病的风险人群？
2. 镰状细胞病的基因缺陷是什么？它如何导致细胞呈镰刀状？
3. 镰状细胞病的表现？
4. 镰状细胞病患者的围术期注意事项？
5. 每个镰状细胞病患者都应该在围术期维持血红蛋白 10 g/dl 吗？
6. 镰状细胞病患者术后有哪些注意事项？
7. 对于镰状细胞病患者，区域麻醉比全身麻醉更安全吗？应该避免使用止血带吗？

一个地中海血统的 10 岁男孩，1 岁时被诊断为镰状细胞病，入手术室拟行腹腔镜胆囊切除术。8 岁时曾因血管闭塞性疼痛急症入院治疗 3 天。目前他没有服用药物，既往无手术史。

1. 哪类患者属于镰状细胞特征和镰状细胞病的风险人群？

异常的血红蛋白 S（hemoglobin S，HbS）基因的无症状杂合携带者可出现镰状细胞特征。在赤道附近的非洲和地中海地区，如西西里岛、意大利南部、希腊北部、土耳其、沙特阿拉伯、亚洲西南部和印度中心地区，10%～30%的居民存在镰状细胞特征。这些地区疟疾有区域流行性，据估计 HbS 可能对疟疾有抵抗力。然而，这些地区居民的后代更易于发生镰状细胞病。约 8%的非裔美国人有镰状细胞特征，而 0.3%～1.3%的非裔美国人有镰状细胞病。

2. 镰状细胞病的基因缺陷是什么？它如何导致细胞呈镰刀状？

镰状细胞病是血红蛋白 β 链的遗传性多样性疾病，呈多系统异常，可在儿童期或成年期发病，在发病年龄和严重性方面有明显的多样性。

通常大部分正常成人的血红蛋白（96%～98%）由血红蛋白 A 构成，血红蛋白 A 由两条 α 珠蛋白链和两条 β 珠蛋白链组成。然而，HbS 有一条异常的 β 珠蛋白链，因为 β 珠蛋白链第 6 位点的谷氨酸被一个缬氨酸替换。杂合携带状态 HbAS（即一条异常的和一条正常的 β 珠蛋白链基因）被称为镰状细胞特征。镰状细胞特征的基因构成可保护一些暴露于致疟疾寄生虫 *Plasmodium falciparum* 的个体。

纯合子基因型 HbSS（即两条异常的 β 珠蛋白链）引起镰状细胞病，有溶血和出现相应并发症的可能。镰状细胞病的表现源于 HbS 的脱氧作用，导致血红蛋白不稳定，降低分子的可溶性。长时间的脱氧，细胞内不可溶的 HbSS 条索（凝胶化）开始形成不可逆的聚合；这激活了镰刀样变化，即细胞膜扭曲、细胞变形，使红细胞在显微镜下表现为镰状细胞。镰刀形的红细胞导致其更慢和难以或者不能通过血管。红细胞聚集、溶血、生存期缩短、血管系统淤积、内皮损伤、血管阻塞或闭塞、炎症反应等多因素过程最终导致在问题 3 中所讨论的一些临床表现。因为慢性溶血，镰状细胞病患者的基础血红蛋白通常为 5～9 g/dl。

3. 镰状细胞病的表现？

- **急性血管闭塞性（疼痛）危象**　是最常见的主诉，因镰状细胞导致血管闭塞，引起炎症介质释放，随之骨髓内压力增加并刺激伤害感受器，因此表现为骨骼疼痛。疼痛可发生在幼龄（6 个月）患儿的手与足部（即手-足综合征），长大后发生在长骨（如肋骨、脊柱、臀部）。每年疼痛发作超过 3 次说明病情严重，有早期死亡的风险。对这些患者的有效处理措施包括镇痛药物（如患者自控镇痛）、补液、保暖、休息、安慰、抗生素，也可能使用类固醇激素。

- **急性胸部综合征** 是一种医学急症，患者表现为胸痛、低氧和呼吸窘迫。急性胸部综合征是镰状细胞疾病患者死亡和入院的首要原因。处理方法包括给氧、持续气道正压或机械通气、抗生素、支气管扩张剂、输液，也可能使用类固醇激素。肺梗死和肺纤维化是潜在的并发症。
- **溶血危象** （或再生障碍性危象）虽然罕见，但是当红细胞快速死亡、正常红细胞生成被大量抑制时会发生。通常有伴发的感染（如细小病毒B19，EB病毒）。如果治疗得当，那么骨髓功能在10天内恢复，这种危象有自限性。
- **脾隔离危象** 典型地发生在儿童期，是脾隔离了大量红细胞的结果。它可能是轻微的，或是严重的事件。必要时需要输血和择期脾切除术。

因为镰状细胞病是多系统疾病（表50-1），这类患者可能表现为肝功能不全、黄疸、胆结石、卒中、颅神经病变、镰状视网膜病、发育受限、孕期并发症、骨髓梗死、心脏肥大、血尿、肾梗死、肾衰竭或阴茎异常勃起。脾的自发梗死使这些患者处于功能上脾功能低下或无脾症，对内藏的细菌微生物（如肺炎链球菌、脑膜炎双球菌、流感嗜血杆菌）感染敏感。镰状细胞病患者应预防性使用抗生素。

表50-1 镰状细胞病的临床表现

器官系统	表现
中枢神经系统	急性疼痛 卒中 颅神经病变 外周神经病变
眼部	镰刀视网膜病
呼吸系统	梗死 肺炎 急性胸部综合征
心血管系统	肺高压 心脏肥大 心肌病 冠脉综合征
肝胆系统	胆石症 肝功能不良
肾	血尿 等渗尿 梗死 乳头坏死 肾小管酸中毒 肾髓样癌
泌尿生殖系统	阴茎异常勃起
免疫系统	感染 脾隔离危象 脾自发梗死 内藏的细菌感染敏感
肌肉骨骼系统	无菌性坏死 骨骼梗死
血液系统	溶血性贫血 黄疸

4. 镰状细胞病患者的围术期注意事项？

术前评估包括获取镰状细胞病患者既往临床表现、住院史、输血史、输血反应和对所有器官系统的全面评估。还要获得用药史，重点是镇痛药物、类固醇激素、支气管扩张药和抗生素。基础生命体征包括吸空气时氧饱和度，特别是有急性胸部综合征病史的患者。病史和体格检查决定了是否需要进一步的检查，例如肺功能、超声心动图、动脉血气、肾功能和神经系统影像。

虽然计划手术前应获得患者血液科医师的近期评估，但大多数情况下，明确HbS浓度的临床益处不大。血液科医师、主管医师、外科医师和麻醉医师的沟通对于维持治疗的持续性是至关重要的。要获取基础血红蛋白浓度、类型和扫描的数据。根据手术风险和基础实验室检查决定使用血液制品。在手术前输血纠正贫血可能是必需的。

镰状细胞病患儿围术期并发症的发病率和死亡率增加。围术期可能发生血管内镰变和淤滞，因为发生疼痛、低体温、低氧、酸中毒、低灌注、脱水和贫血的风险增加。这些风险因素应该避免，在围术期应该积极处理。围术期预防镰变的目标在框50-1中。

镰状细胞病患者进行手术很常见，因为这些患者有慢性或急性的系统功能障碍。常见的手术包括胆囊切除术（继发于慢性溶血的胆红素水平升高，导致胆石症发生率增加）、脾切除术（脾功能亢进、脾将镰刀细胞隔离、脾梗死）、骨科手术（感染、缺血性坏死）和耳鼻喉手术。患者个体差异和手术风险不同，镰状细胞病患者的术后并发症发生率可能为52%。

5. 每个镰状细胞病患者都应该在围术期维持血红蛋白10 g/dl吗？

围术期输血是有争议的。输血的益处包括纠正贫血和稀释HbS红细胞。然而，输血的缺点包括免疫反应（10%）、输血反应（7%）、感染、容量过负荷和经济成本。

框 50-1 预防镰状化的围术期目标

- 氧合
  - 密切关注气道管理
  - 脉搏血氧饱和度≥95%
- 组织灌注
  - 血容量正常
    - 避免禁食时间过长
    - 积极补充液体或血液丢失量
    - 有心脏或肾病的患者要小心补液
- 调控酸碱
- 维持温度
- 血液系统
  - 考虑输血将血红蛋白提高至 10 g/dl（细节见问题 5）
  - 避免血红蛋白浓度过高，这可能导致血液黏度增加和淤滞
  - 高风险手术和高风险患者考虑置换输血将 HbS 降低至<30%
- 感染
  - 抗生素治疗
- 术后镇痛
  - 尽可能区域麻醉
  - 多模式镇痛

一些观察性和非随机化研究支持在术前临时性输血，尤其是中等风险至高风险的手术，以降低术后急性胸部综合征的发生。一项前瞻性随机研究比较了积极型输血（置换性输血将 HbS 降低至<30%）与保守型输血（输血维持血红蛋白=10 g/dl）。虽然这两种方法的术后急性胸部综合征的发生率相同，但更积极的输血使患者发生输血反应的概率增加。美国国立卫生研究院推荐“应该施行手术前单纯输血以维持血红蛋白在 10 g/dl，但最低风险的手术除外。”高风险手术包括心胸外科手术、神经外科手术、开腹手术、扁桃体切除术和骨科手术。

对于高风险手术和高风险患者，应考虑置换性输血以将 HbS 降低至<30%。在这种情况下，与患者的医疗团队沟通是必要的。

6. 镰状细胞病患者术后有哪些注意事项？

除了上面提到的围术期目标，早期活动和强化吸气锻炼是重要的。在术后阶段，与镰状细胞病的其他临床表现相比，急性胸部综合征（10%）和血管闭塞危象（7%）更有可能发生。急性胸部综合征这种潜在的危及生命的并发症，可能在 1～3 天内发生。感染、卒中和溶血性贫血也是潜在的并发症。

7. 对于镰状细胞病患者，区域麻醉比全身麻醉更安全吗？应该避免使用止血带吗？

镰状细胞病患者需要更多的阿片类药物，因此区域麻醉是有益的选择，可以降低阿片类药物的用量。比较区域麻醉与全身麻醉的研究结果有争议，没有研究形成一致的结论说明哪种麻醉方法能够降低或增加围术期并发症。硬膜外麻醉和镇痛可改善氧合，因为足够的镇痛和减少阿片类诱发的呼吸抑制可以减轻呼吸系统的功能受限。如果血管闭塞性危象中因血管收缩导致疼痛，区域麻醉的扩血管效应可以减轻疼痛。

止血带已经可以成功地使用至 2 小时。一些研究显示止血带是安全的，前提是在使用过程中，维持理想的酸碱状态和氧合。

推荐阅读

Firth PG: Anesthesia and hemoglobinopathies. Anesthesiol Clin 27:321, 2009.

Marchant WA, Walker I: Anaesthetic management of the child with sickle cell disease. Paediatr Anaesth 13:473, 2003.

National Institutes of Health: The Management of Sickle Cell Disease, 4th edition. NIH Publication 02-2177. Bethesda, MD, National Institutes of Health, 2002.

Vichinsky EP, Haberkern CM, Neumayr L, et al.: A comparison of conservative and aggressive transfusion regiments in the perioperative management of sickle cell disease. The Preoperative Transfusion in Sickle Cell Disease Study Group. N Engl J Med 333:206, 1995.

第9部分

骨科学

病例51

全髋关节置换

Yan H. Lai，MD · Meg A. Rosenblatt，MD
（曾 毅 译 熊利泽 校）

问题

1. 对于冠状动脉内植入药物洗脱支架的患者，如果目前正在服用抗血小板药物，术前麻醉评估有哪些注意事项？
2. 是否有充分的证据显示桥接治疗能够降低早期停用噻吩并吡啶类药物治疗所导致的支架内血栓形成风险？
3. 对于此类患者早期进行髋部手术的风险及益处；这是经过深思熟虑的手术方式吗？你会继续进行这个手术吗？
4. 总结目前针对抗凝治疗患者进行区域阻滞麻醉的相关指南，抗凝治疗常使用的药物、中草药及新型药物。
5. 对于此类患者，你会选择何种麻醉方式？区域麻醉对预后有什么确切的好处？
6. 讨论可选的术后疼痛管理方式，阐述持续腰丛及股神经阻滞的作用。

患者，女性，85 岁，2 天前摔伤，拟行全髋关节置换术。该患者患有骨性关节炎并存严重的臀部疼痛，曾计划行全髋关节置换术。6 个月前因冠状动脉疾病植入两枚药物洗脱支架。目前服用的药物包括美托洛尔 50 mg，辛伐他丁 20 mg，阿司匹林 325 mg，及氯吡格雷 75 mg。

1. 对于冠状动脉内植入药物洗脱支架的患者，如果目前正在服用抗血小板药物，术前麻醉评估有哪些注意事项？

老年患者行骨科手术，常合并心肺疾病。要考虑到患者可能发生的围术期不良事件，包括心肌梗死（myocardial infarction，MI），急性支架内血栓形成及死亡。所有心脏风险相关的评估与方案优化对患者的存活都是非常重要的。

经皮冠状动脉介入治疗，包括气囊血管成形术及在梗死冠状动脉处植入支架，是治疗有症状冠状动脉性心脏病的有效且普遍的方法。早期植入的支架作为异物是血栓形成的病灶。阿司匹林联合噻吩并吡啶衍生物（如氯吡格雷），组成双重抗血小板治疗，有助于降低支架内血栓形成风险。一段时间后，支架植入逐渐进入冠状动脉内皮，其血栓形成风险会明显降低。然而，择期、急诊或急救手术随时可能遇到支架术后各种抗凝阶段的患者。

2009 年，美国麻醉医师协会（ASA）发表了一项实践警告，关于冠状动脉支架植入术后患者的围术期管理（详见病例 2）。对于这些患者，最重要的术前评估包括支架的类型、时机、数量及位置。通过心脏科会诊及超声心动图，评估心肌灌注情况、心室功能及是否需要术前再次进行冠状动脉支架植入术。目前对此类患者的管理推荐总结如下：

- 对于以下时间段有出血风险的患者可以推迟择期的非心脏手术：
  - 金属裸支架——最少 1 个月（如果是紧急手术或计划提前，常选择药物洗脱支架）
  - 药物洗脱支架——12 个月
- 所有手术（包括限期及紧急手术），应在围术期持续服用阿司匹林。
- 超过这个时间段，可在术前停用氯吡格雷 7 天或停用噻氯匹定 14 天，术后充分止血治疗后尽快恢复抗凝治疗。

2. 是否有充分的证据显示桥接治疗能够降低早期停用噻吩并吡啶类药物治疗所导致的支架内血栓形成风险？

2007 年，包括美国心脏协会（AHA）及美国心脏病学院（ACC）在内的机构召开并发表了关于早期停用抗凝治疗的两篇文章。AHA/ACC 指南强调，由于早期停用抗凝治疗，围术期发生危及生命的支架内血栓形成及急性心肌梗死的风险增加。AHA/ACC 得出结论是：采用包括华法林、肝素在内的抗凝药物及其他抗血栓形成药物实施桥接治疗不能够对降低支架内血栓形成产生明确的益处。

3. 对于此类患者早期进行髋部手术的风险及益处；这是经过深思熟虑的手术方式吗？你会继续进行这个手术吗？

同很多困难的临床决策一样，患者与围术期手术团队在手术风险及益处方面应进行知情沟通，对确保最优化管理是至关重要的。在这个病例中，手术主要的风险包括早期停用氯吡格雷等抗凝药物造成围术期心脏事件发生，持续抗血小板治疗导致手术出血增加。临床决策是一把双刃剑。根据 2007 年 AHA/ACC 推荐，植入药物涂层支架患者早期停用抗血小板药物治疗与 25%～29% 支架内血栓形成有关。这项数据来自于两个大型观察性研究，观察对象是内科患者急性心肌梗死后，再次行经皮冠状动脉介入治疗。研究中早期停用抗凝治疗的主要原因是贫穷患者无法持续使用。推测这些调查结果不能完全符合围术期患者实际情况，但缺乏明确的证据。在手术人群上常引用两项分别纳入 40 名患者及 47 名患者的研究表明支架血栓形成的发病率为 15%～17%（每组有近 7 名患者）。两项回顾性研究均为后续行非心脏手术的患者，在裸金属支架植入术后 2 周停用阿司匹林、噻氯匹定，或两者均停用。其中一项研究中，术前抗血小板药物至少停用 5 天，另一项研究持续使用抗血小板药物至术前 2 天，甚至手术当天。研究中，7 名支架内血栓形成患者中的 6 名死亡，支架内血栓形成的患者致死率为 86%。围术期持续使用抗血小板药物的 20 名患者中，只有 1 名患者术后死亡。研究者解释，紧张、促凝血治疗及手术促炎性因子释放均可能进一步加剧支架内血栓形成。非随机试验研究了术中的出血风险。研究中植入药物涂层支架后服用氯吡格雷的患者，在进行心脏手术时可能会增加出血风险。

考虑到心脏问题及可能的出血风险，推迟手术也是情有可原的。然而，对于老年人，推迟髋部手术的决定并没有那么简单。首先，髋部骨折的老年人 30 天及 1 年的病死率分别为 5%～10% 及 12%～37%。在两项独立的大样本 meta 分析中，Simunovic 等（2010）及 Shiga 等（2008）指出，如果髋部手术在骨折后 72 小时进行，可以降低 19%～40% 病死率。这些 meta 分析根据大量临床试验，累及患者数量 250 000。降低病死率需要评估及调整无数个围术期混杂因素。早期行髋部手术的其他益处包括降低肺炎及压疮的发生率，改善长期卧床患者的生活质量。总之，这些益处是强有力的论据，早期手术干预降低病死率，髋部骨折手术不能简单地归类于绝对的择期手术。

如前所述，解释风险及收益的最好的方式是与患者进行知情同意沟通。一方面，在术前突然停用氯吡格雷会导致患者发生两种截然不同的风险：支架内血栓形成（发生率及病死率接近 15%）及出血。如前所述，大型前瞻性临床研究不可能预测每个个体的风险。另一方面，推迟手术对患者来说，病死率（37%）会增加，患者可能发生肺炎及压疮，总的来说降低了生活质量。紧急及复杂的临床情况需要使用所有相关的医疗资源做出多学科的整合，根据个体情况做出重要的术前评估。

4. 总结目前针对抗凝治疗患者进行区域阻滞麻醉的相关指南，抗凝治疗常使用的药物、中草药及新型药物。

表 51-1 总结了 2010 年发表在美国区域麻醉及疼痛医学协会的指南，此指南以证据为基础，指出“文章里的所有推荐均有差异，应根据麻醉医师的判断选择性采用”。

常规抗凝患者进行区域阻滞麻醉管理，几个经常涉及的内容如下：

- 回顾患者病史，确保没有使用增加椎管内血肿风险的抗凝药。
- 对接受抗凝治疗的高风险患者，在进行区域阻滞麻醉及镇痛过程中（如椎管内，植入或拔出硬膜外导管，植入或拔出深部阻滞及导管），应该加强神经系统监护及警惕性护理检查（至少每 2 h 一次），区域阻滞能够最低限度地减少感觉及运动阻滞（在表 51-1 中通过 MONITOR 一词进行强调）。
- 在髋关节置换术中，为预防血栓而在围术期皮下注射低分子肝素的剂量如下：
  - 每天两次：每 12 h 给予 30 mg，术后 12～24 h 内给予初次剂量
  - 一天一次：每次 40 mg，术后 9～15 h 给予初次剂量

表 51-1 2010 年美国区域麻醉及疼痛医学协会区域阻滞麻醉及伴随抗凝治疗推荐

药物	ASRA 指南	停用抗凝药物与穿刺的间隔时间	最后穿刺或拔出导管到初次抗凝治疗时间
噻吩并吡啶衍生物	由于缺乏临床试验，确切的风险不可知	氯吡格雷——7 天 噻氯匹定——14 天 普拉格雷——5～7 天	尽快重新开始 完成手术止血治疗
华法林*	如果给予初次剂量＞24 h 或术前给予多于 1 次剂量，检查 INR 值	初次治疗：INR＜1.5 或在 48 h 内给予初次剂量 停用长期治疗：持续 5 天正常 INR	因为华法林达到峰值效应大于 24 h，所以不需要等待
肝素	一天两次 5000 单位每天大于 10 000 单位或一天三次剂量：监护进行† 使用肝素治疗持续 4 天以上时需给血小板计数检查，可能发生肝素诱导的血小板减少症	肝素停用 2～4 h 静脉注射或一天三次的剂量，应考虑在穿刺后进行监护	1～2 h
低分子肝素（如依诺肝素，达肝素，亭扎肝素）	没有证据提示需要常规检查抗Ⅹa 因子水平 女性、老年、肾功能不全及合用抗凝药物与椎管内血肿风险的增加有关	预防剂量需要 12 h 大剂量需要 24 h（如联合治疗，深静脉血栓治疗，术后预防）	出血或困难放置后 24 h 一天两次：初次剂量 24 h；在术后 22 h 后拔出导管 每天剂量：术后大于 8 h，然后在之后 24 h 进行第二次 在最后剂量给予超过 12 h 后，且在下次剂量之前 2 h 拔出导管
非甾体抗炎药	单用：没有附加风险	无禁忌证	无禁忌证
糖蛋白Ⅱb/Ⅲa 拮抗药	手术 4 周内禁用 区域阻滞麻醉风险不可知	阿昔单抗 24～48 h 依非巴特及替罗非班 4～8 h	不明确
凝血酶抑制剂：阿加曲班，地西卢定，来匹卢定，比伐卢定；达比加群（口服）‡	没有矫正方法或逆转 避免区域麻醉技术	在发表的指南上没有推荐时间 大部分 ASRA 专家最近建议：达比加群 5～7 天 欧洲人经验：8～10 h	关于安全性没有充分的证据 欧洲人经验：2～4 h
Ⅹa 因子抑制剂：磺达肝素；利伐沙班（口服）§	未知风险；如果是无创伤，一次穿刺成功的，可以进行	未知 欧洲人经验： 磺达肝素-36～42 h	试验时 2 h 德国磺达肝素：6～12 h
溶纤维蛋白药/溶血栓药	不能进行手术，除非是非常特殊的情况	没有证据：如果可以应避免穿刺 如果区域阻滞必须进行，至少要等 10 天	没有数据提示安全性及时机 如果可以，在穿刺后避免用药
草本药物	大蒜，银杏叶及人参均会增加出血，但缺乏临床试验	单用无影响	单用无影响

ASRA，美国区域麻醉及疼痛医学协会；INR，国际标准化比值

* 见“国际标准化比值”部分

† 监测＝增强神经监测，积极的护理检查（至少每 2 h 一次），使用最低感觉和运动阻滞的局麻药溶液

‡ 见“达比加群”部分

§ 见“Ⅹa 因子抑制剂”部分

- 高剂量低分子肝素举例
  - 依诺肝素，每 12 h 1 mg/kg，每天 1.5 mg/kg
  - 达肝素，每 12 h 120 单位/kg，每天 200 单位/kg
  - 亭扎肝素，每天 175 单位/kg

没有数据表明由出血、困难以及创伤性穿刺或使用抗凝药物的导管拔除等因素需要取消手术。然而，手术团队应讨论是否继续进行手术，及适当的术后抗凝治疗。

为了更好地理解抗凝时机与区域阻滞之间的复杂关系，需要进一步明确一些关键的问题。回顾表 51-1 有助于对以下相关部分的理解。

国际标准化比值

因为华法林在临床及药理学中作用多变，使用国际标准化比值（INR）来指导区域阻滞技术还存在争议。与中止长期华法林治疗（如心房颤动治疗）相比，华法林治疗的初始阶段（如用于术后预防血栓）的效应是不同的。分析华法林所拮抗的四种维生素 K 依赖性凝血因子与 INR 之间的关系非常重要。

- Ⅶ，Ⅸ，Ⅹ及Ⅱ（凝血酶）因子都有各自的合成半衰期
  - Ⅶ因子＝6 h
  - Ⅸ，Ⅹ及Ⅱ因子＝24～80 h
- INR 对Ⅶ因子水平敏感而对Ⅱ因子水平不敏感，而这也能反映急性期因子水平的更新
- INR 为 1.5 时，与Ⅶ因子正常止血的水平有关（因子活性为 40％），较高的 INR 水平反映了因子活性的下降及更高的出血概率。

术后前两天，华法林的初始治疗适合于深静脉血栓的预防。当华法林初次使用时，尽管其他凝血因子有正常的活性，但由于Ⅶ因子（半衰期短）被华法林拮抗，会引起 INR 快速升高。初次使用华法林的过程中，如果 INR＜1.5 考虑为未达到治疗剂量，那么拔出区域阻滞导管也是合理的。然而，也应该评估其他危险因素，如对亚治疗剂量的华法林患者再次给予华法林时，华法林治疗的持续时间及其他合用的抗凝治疗。华法林初始治疗＞48 h，由于Ⅸ及Ⅱ因子（INR 不能反映）活性可能下降到出血水平，因此增加硬膜外血肿的风险。

当为了准备手术或区域阻滞麻醉而需中断华法林的长期治疗时，凝血因子的活性水平可根据各自半衰期通过相同的方式得到恢复。虽然其他三种因子的数值可能还对应于临床出血的范围内，但正常Ⅶ因子的快速合成能够导致 INR 接近正常水平。所有因子的全面正常化是不可预知的，可能需要 5 天时间才能达到。因此 ASRA 指南推荐除了正常 INR（理想值＜1.2），应在术前 5 天停用华法林。

达比加群

达比加群（达比加群酯）是新型可直接口服的凝血酶拮抗药，给药后 2 h 可达到血药浓度峰值。单次给药半衰期为 8 h，多次给药半衰期为 17 h。它的效应可通过凝血酶时间来监控。该药物的 80％通过肾排泄，因此肾衰竭患者慎用；对未确诊肾功能不全的老年患者也应特别注意。临床试验中，有证据表明该药与每日一次的依诺肝素有相似的药效及出血风险。目前还没有达比加群与区域阻滞麻醉的相关研究。根据该药的制造商解释，达比加群禁忌用于留置硬膜外导管的患者。然而，欧洲指南（来自德国及比利时）则表示在非常规的情况下可以应用，但仅作参考。

Ⅹa 因子抑制剂

ASRA 推荐Ⅹa 因子抑制剂，如磺达肝素（戊聚糖钠），只有在与最初的临床研究相似的条件下才可以进行区域阻滞麻醉。在这些临床研究中，减少穿刺针头带来的不良影响以及在给予随后的剂量前 2 h 拔出导管，区域阻滞即可实现一次成功。同样，磺达肝素也可用于术后以预防血栓的形成。当然在临床实践中，一次性的穿刺成功是很难满足或保证的。另外一种口服Ⅹa 因子抑制剂，利伐沙班，可在 1～4 h 达到血药浓度峰值，半衰期 12 h。肝衰竭患者禁用，老年及肾功能不全患者需调整剂量。由于缺乏证据，因此 ASRA 推荐为“慎用”。

5. 对于此类患者，你会选择何种麻醉方式？区域麻醉对预后有什么确切的好处？

没有临床研究调查过服用氯吡格雷的手术患者进行区域阻滞麻醉的风险。根据服用氯吡格雷或噻氯匹定的非手术患者发生自发性椎管内血肿的病案报道，ASRA 推荐如果没有严重的气道及肺部问题，对该病例采用全身麻醉是稳妥的。停用氯吡格雷可将手术出血及术中使用的额外血制品（如浓缩红细胞及血小板）降至最低限度。

区域阻滞麻醉对老年患者的益处数不胜数。Liu 等人（2007）发表了一篇最全面和现代的关于围术期镇痛在大手术术后预后的综述。其明显的优势在

于，死亡率与不同手术的胸段硬膜外镇痛的使用有关。一项大于9000名患者参与包括多于140项随机对照试验的大型meta分析及临床登记资料均支持这些结果。而其他meta分析及随机对照试验没有报道令人信服或有显著意义临床预后结果。尽管如此，胸段硬膜外镇痛还是显示出在大血管及骨科手术后，可以降低急性心肌梗死发生率及术后肺炎及呼吸衰竭风险的优势。高质量的硬膜外镇痛还有其他一些值得注意的优点，包括减少术后肠梗阻的发生率，降低休息及术后4天活动过程中的整体疼痛评分，提高患者整体满意度。

硬膜外镇痛不是仅有的改善预后的区域阻滞技术。一项2006年meta分析比较了复合全身阿片类药物与连续外周神经镇痛，发现连续外周神经镇痛能在48～72 h内提供更好的镇痛效果，门诊手术也有更广的适应证，对于骨科手术能够明显减少住院时间及副作用（如恶心、瘙痒、镇静作用）。

应该慎重考虑麻醉方案，平衡出血风险与区域疼痛管理在改善大手术预后方面的优势。

6. 讨论可选的术后疼痛管理方式，阐述持续腰丛及股神经阻滞的作用。

如果这名患者进行全身麻醉，应该考虑多模式术后镇痛以改善预后。区域阻滞技术提供了足够的镇痛，降低术后心血管风险的发生概率。另外，严重钝性疼痛可以进行必要的理疗，以达到最佳的运动范围。术后疼痛管理主要依靠静脉注射芬太尼、吗啡或氢化吗啡酮的患者自控式镇痛。然而，如前所述，为达到理想的预后，区域阻滞技术（特别是硬膜外镇痛）要优于全身性阿片类药物。

用于多模式镇痛的药物包括对乙酰氨基酚、非甾体抗炎药，γ氨基丁酸类似物（GABA），N-甲基-D-天冬氨酸（NMDA）受体拮抗药（如氯胺酮，美沙酮），长效椎管内阿片类药物及外周区域阻滞。2010年，食品及药品管理局批准在美国使用静脉用对乙酰氨基酚。静脉用对乙酰氨基酚能有效降低骨科手术后的疼痛评分，但受到价格、临床经验及肝功能不全患者禁用等方面的限制。服用氯吡格雷、非甾体抗炎药，椎管内阿片类药物及放置椎管内导管的患者禁用。GABA能药物及NMDA受体拮抗药有辅助作用，可以考虑用于这名患者。然而，疗效的不确切及不良反应限制了这些药物在临床中的广泛应用。

传统上，腰丛阻滞包括单次注射或留置导管，已证明其镇痛效果可以与硬膜外技术相媲美。这项技术不仅有单方面的优势而且不用放置导尿管。阻滞的实施将在病例53详细讲述。在2010年ASRA指南中，腰丛阻滞归类为深部区域阻滞，需要与区域阻滞麻醉相同的预防措施。术后用依诺肝素预防深静脉血栓会阻碍留置导管，不利于术后疼痛的管理。而这名患者需要围术期抗血小板治疗，因此这项技术的作用就很小。

股神经阻滞在术后疼痛管理方面与腰丛阻滞同样有效，具有其优势，且不是深部阻滞。但这种阻滞的缺点在于会引起运动阻滞的发生，干扰步行及理疗。应该建立适当的神经监护、加强患者及护士教育及采取相应的预防措施。这种方法仍需要辅助其他镇痛药物。

推荐阅读

American Society of Anesthesiologists Committee on Standards and Practice Parameters: Practice alert for the perioperative management of patients with coronary artery stents: a report by the American Society of Anesthesiologists Committee on Standards and Practice Parameters. Anesthesiology 110:22, 2009.

Fleisher LA, Beckman JA, Brown KA, et al.: ACC/AHA 2007. Guidelines on Perioperative Cardiovascular Evaluation and Care for Noncardiac Surgery: Executive Summary: a report of the American College of Cardiology/American Heart Association Task Force on Practice Guidelines (Writing Committee to Revise the 2002 Guidelines on Perioperative Cardiovascular Evaluation for Noncardiac Surgery): developed in collaboration with the American Society of Echocardiography, American Society of Nuclear Cardiology, Heart Rhythm Society, Society of Cardiovascular Anesthesiologists, Society for Cardiovascular Angiography and Interventions, Society for Vascular Medicine and Biology, and Society for Vascular Surgery. Circulation 116:1971, 2007.

Grines CL, Bonow RO, Casey DE Jr, et al.: American Heart Association; American College of Cardiology; Society for Cardiovascular Angiography and Interventions; American College of Surgeons; American Dental Association; American College of Physicians: Prevention of premature discontinuation of dual antiplatelet therapy in patients with coronary artery stents: a science advisory from the American Heart Association, American College of Cardiology, Society for Cardiovascular Angiography and Interventions, American College of Surgeons, and American Dental Association, with representation from the American College of Physicians. Circulation 115:813, 2007.

Horlocker TT, Wedel DJ, Rowlingson JC, et al.: Regional anesthesia in the patient receiving antithrombotic or thrombolytic therapy: American Society of Regional Anesthesia and Pain Medicine Evidence-Based Guidelines (Third Edition). Reg Anesth Pain Med 35:64, 2010.

Ilfeld BM, Mariano ER, Madison SJ, et al.: Continuous femoral versus posterior lumbar plexus nerve blocks for analgesia after hip arthroplasty: a randomized, controlled study. Anesth Analg 113:897, 2011.

Liu SS, Wu CL: Effect of postoperative analgesia on major postoperative complications: a systematic update of the evidence. Anesth Analg 104:689, 2007.

Shiga T, Wajima Z, Ohe Y: Is operative delay associated with increased mortality of hip fracture patients? Systematic review, meta-analysis, and meta-regression. Can J Anaesth 55:146, 2008.

Simunovic N, Devereaux PJ, Sprague S, et al.: Effect of early surgery after hip fracture on mortality and complications: systematic review and meta-analysis. Can Med Assoc J 182:1609, 2010.

病例52

臂丛麻醉

Lucas Bejar，MD · Meg A. Rosenblatt，MD

（曾 毅 译 徐咏梅 熊利泽 校）

问题

1. 描述臂丛解剖结构。
2. 臂丛的终末分支有哪些？其神经支配什么？
3. 手术部位如何影响臂丛阻滞解剖入路的选择？每一种阻滞可能或预期的效果是什么？
4. 如何实施锁骨上神经阻滞？
5. 超声在臂丛神经阻滞中的作用？
6. 如何诊断局部麻醉全身毒性？
7. 如何治疗局麻药全身中毒？

患者，女性，53岁，60 kg，左侧鹰嘴骨折，需行切开复位内固定术。有高血压及中度劳力性呼吸困难。术前1个月进行了心脏放射性核素应激测试阴性，射血分数为65%。使用超声引导进行持续锁骨上臂丛神经阻滞，用18 G 50 mm Tuohy针经平面内入路法由中间到横向进行穿刺。20 G导管超过针尾部置入5 cm，通过导管注入2%利多卡因40 ml。全身麻醉诱导可以让患者在侧卧位时感到舒适，使用4号喉罩保持气道通畅。2 h后给予0.375%布比卡因20 ml通过导管注入，患者血流动力学不稳定，心电图上显示为心室颤动。

1. 描述臂丛解剖结构。

$C_5 \sim T_1$ 腹支形成臂丛。臂丛提供除斜方肌及腋窝皮肤以外的上肢运动及感觉神经。这两个区域由 C_3 及 C_4 的腹支和肋间臂神经支配。

$C_5 \sim T_1$ 神经根在脊髓动脉后方穿出横突。此后，C_5 及 C_6 神经根联合形成臂丛上干。C_7 形成中干，C_8 及 T_1 形成下干。这三个干穿过前中斜角肌间。三个干穿过第一肋，分为臂丛的前后支，提供上肢腹侧及背侧的神经支配。

穿过第一肋后，在锁骨下这些分支再次合并形成三束，根据与腋动脉的位置关系进行命名：后束（$C_5 \sim T_1$），外侧束（$C_5 \sim T_7$）及内侧束（$C_8 \sim T_1$）。后束由三个干的后支联合形成，包含组成臂丛的神经根的所有神经。外侧束由上干及中干的前支组成。内侧束是下干前支的延续。这些束支分成不同的神经以支配上肢（图52-1）。

2. 臂丛的终末分支有哪些？其神经支配什么？

臂丛的5个主要终末分支分别是肌皮神经、腋神经、桡神经、正中神经及尺神经。发源于臂丛的神经及他们的感觉运动神经支配见表52-1。

3. 手术部位如何影响臂丛阻滞解剖入路的选择？每一种阻滞可能或预期的效果是什么？

臂丛包含了由椎前筋膜包绕的 C_5 到 T_1 神经根。椎前筋膜由脊柱延伸到达上肢。这些神经在不同位置分开并穿出臂丛。如果一个神经已经穿出臂丛之后实施阻滞，那么这个神经不会被阻滞。臂丛麻醉可以通过肌间沟、锁骨上、锁骨下或腋路进行。一般神经阻滞部位在解剖学上远离脊髓，可以以近端阻滞为代价提供更好的上肢远端阻滞。

最好的近端阻滞是肌间沟神经阻滞。在 C_6 水平进行，位于前中斜角肌间。肌间沟阻滞最适用于肩部、上臂及肘部手术及远端锁骨手术术后疼痛的缓解。肌间沟法常不能覆盖 C_8 及 T_1 神经根，这对手内侧手术（尺神经分布）很关键。肌间沟神经阻滞并发症包括单侧膈神经麻痹。尽管超声引导可以降低风险，但是当使用神经刺激仪进行神经阻滞时，单侧膈神经麻痹发生率几乎达到100%。这种阻滞会导致单侧Horner综合征（上睑下垂、瞳孔缩小、无汗）及同侧鼻孔鼻塞。其他可能的不良反应很少发

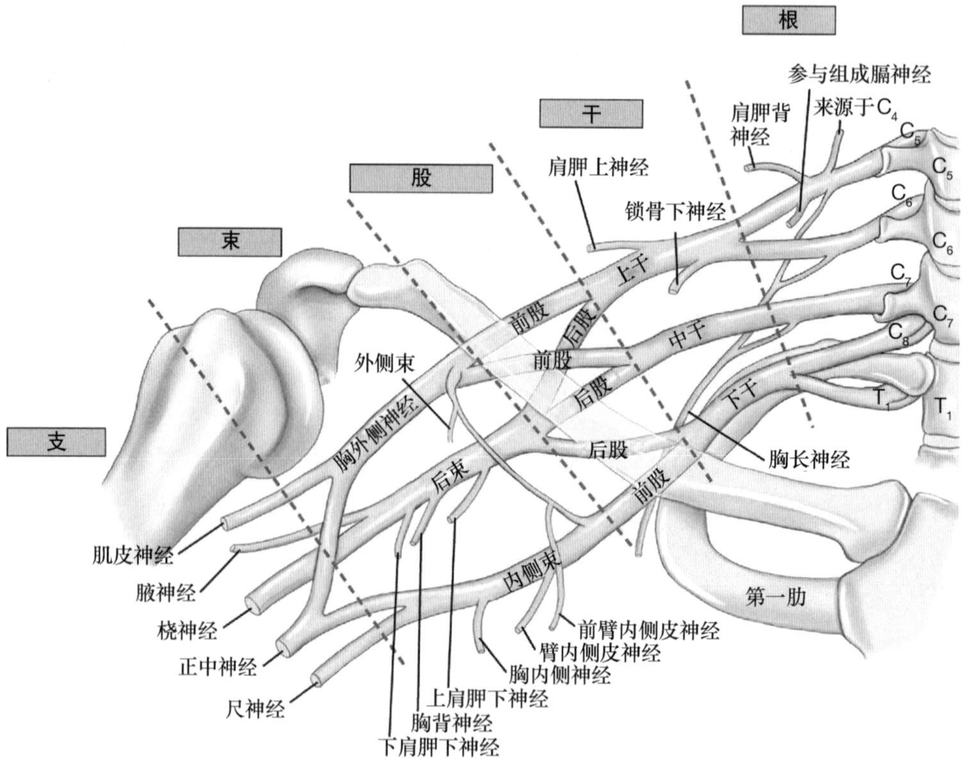

图 52-1 臂丛的解剖结构（From Neumann D：Shoulder complex. In：Kinesiology of the Musculoskeletal System：Foundations for Rehabilitation，2nd edition，Mosby，St. Louis，2010.）

表 52-1 臂丛终末分支

神经	臂丛来源	运动神经支配	感觉神经支配
肌皮神经	外侧束（C_5～C_7）	喙肱肌 肱二头肌 肱肌	前臂外侧（通过前臂外侧皮神经）
腋神经	后束（C_5～C_6）	三角肌 小圆肌	上臂后面 三角肌
桡神经	后束（C_5～T_1）	上臂、前臂及手的伸肌	上臂及前臂后面（通过前臂后侧皮神经） 手背侧（外侧3指半）
正中神经	来源于外侧束及内侧束（C_5～T_1）	前臂及手的屈肌* 手掌鱼际	手掌面皮肤（外侧3指半）
尺神经	内侧束（C_8～T_1）	固有的手部肌肉† 尺侧腕屈肌 指深屈肌（内侧两个肌肉）	内侧1指半和对应的手背 内侧1指半和对应的手掌

* 在前臂内侧尺侧屈腕肌由尺神经支配
† 大鱼际肌均由正中神经支配

生，包括刺破椎动脉，刺破蛛网膜下腔，硬膜外阻滞及喉返神经阻滞（表 52-2）。

锁骨上神经阻滞位于锁骨上缘，锁骨下动脉侧面。在这一水平，神经根联合形成前、中及后干。在这个位置上集束成干可以获得上肢极好的阻滞。锁骨下阻滞提供远端 2/3 的手臂到手的手术麻醉，包括止血带反应，可以认为是“上肢的椎管内麻醉”。并发症包括同侧膈肌瘫痪（膈神经麻痹），当使用神经刺激仪进行阻滞时发生率在 50%。最近的研究表明当锁骨上神经阻滞在超声引导下进行时，即使使用相同容量的局麻药，膈神经麻痹的发生率也会大幅度降低。膈神经麻痹的发生率的差别与两种技术不同的进针路径及进针点有关。对呼吸储备功能差的患者应避免使用锁骨下法与肌间沟法，要考虑具有潜在膈肌瘫痪，特别是还要使用神经刺激仪的患者。其他少见的不良反应包括星状神经节阻滞

表 52-2　臂丛神经阻滞的阻滞区域及不良反应

位置	可能或确切的不良反应	可能的不良反应	阻滞区域
肌间沟	同侧膈神经麻痹* Horner 综合征 上睑下垂 瞳孔缩小 无汗 鼻塞	刺穿椎动脉 刺穿蛛网膜下腔 喉返神经阻滞 神经损伤	肩部到肘部
锁骨上	同侧膈神经麻痹*	同侧气胸 刺穿锁骨下动脉* Horner 综合征 喉返神经阻滞 神经损伤	远端 2/3 手臂包括手
锁骨下		同侧气胸 刺穿腋动脉 Horner 综合征† 同侧膈神经麻痹† 神经损伤	肘以上远端手臂包括手
腋路		刺穿腋动脉 血肿 神经损伤	前臂及手 肌皮神经必须单独阻滞用于阻滞前臂外侧

* 超声引导可减少此并发症
† 比肌间沟阻滞更少发生

引起的 Horner 综合征及喉返神经阻滞引起的声嘶。

锁骨下神经阻滞只在高于喙突及喙突内侧实施，大约在锁骨下 3 cm。在这个解剖定位上，臂丛在腋动脉附近分为内侧、后侧及外侧束。锁骨下阻滞适用于远侧手臂、肘部、手腕及手部的手术。根据分布锁骨上及锁骨下定位相似。然而，与锁骨上阻滞相比，特别是如果在神经刺激仪下完成时，锁骨下阻滞极少影响呼吸功能，Horner 综合征发生率也低。

腋路神经阻滞是臂丛最远端的阻滞，可以通过超声引导、神经刺激仪及经动脉技术实施。在这个解剖位点上，神经到达了终末分支（如肌皮神经、桡神经、正中神经及尺神经）。在这一水平上实施阻滞，可以为前臂及手的手术提供完美的麻醉。然而，肌皮神经从臂丛穿出存在变异并且常常出现在临近水平。因此应该单独阻滞肌皮神经。在肌皮神经通过喙肱肌腹侧时注射 5 ml 局麻药进行阻滞。如果需要止血带，胸 2 也需要单独阻滞，可以通过在腋路阻滞同水平用，5 ml 局麻药环形阻滞。腋路神经阻滞不良反应有限。刺破腋动脉可能是误伤，也可能是采用穿透血管法进行神经阻滞故意而为。另一种并发症是局麻药误入血管。

4. 如何实施锁骨上神经阻滞？

锁骨上神经阻滞可以通过两种不同的技术实施：神经刺激仪定位技术或可视化超声引导。对于神经刺激仪，患者仰卧位，需监护心电图、脉搏氧饱和度及血压，使用咪达唑仑以达到轻到中度镇静及抗焦虑作用。患者头部转向阻滞侧的对侧。从颈部外侧到肩峰及锁骨下均为无菌区域。确定锁骨上胸锁乳突肌，锁骨边缘。22 G 2 英寸绝缘针垂直穿入，连接神经刺激仪传递 1 mA 电流。如果手指屈曲或伸展，将神经刺激仪电流调小到 0.4～0.5 mA。如果仍可见活动，回抽以排除穿刺针位于血管内，40 ml 局麻药在回抽确认无误后注射 5 ml。如果没有引出肌肉抽搐，穿刺针向头侧小范围改变方向，达到 30°，也可以向尾侧。必须注意避免锁骨下动脉内注射。

超声引导技术，患者保持同样体位。超声常用来确定颈内静脉及颈动脉。在锁骨上通过对这个位置的连续横向扫描，旁边的主要血管可以确定为锁骨下动脉，臂丛在动脉外侧。使用平面内法，50 mm 穿刺针由外侧向中间方向成 30°角穿入。当置入导管时，从外侧向中间实施阻滞，置管时远离锁骨下动脉。在任何情况下，在注射局麻药前及每注射 5 ml 均需要进行回抽，对避免血管内注射很有必要。通常使用 30～40 ml 局麻药来进行阻滞。

如果神经阻滞是为了术后镇痛，全部使用 0.25%布比卡因。然而，如果采用神经阻滞麻醉用来代替全身麻醉，则需要快速起效，那至少有一半应是1.5%甲哌卡因或者1.5%～2%利多卡因。甲哌卡因碱化后起效快，每20 ml甲哌卡因可以加入2 ml碳酸氢钠。短小手术的阻滞可以单独使用甲哌卡因或利多卡因以最低限度地减少术后疼痛。

5. 超声在臂丛神经阻滞中的作用?

外周神经阻滞需要依靠解剖体表标记，神经刺激会产生感觉异常及肌肉收缩，说明靠近了目标神经。随着便携式超声的增加，更多的医师使用这项仪器代替神经刺激仪。超声应用于外周神经阻滞的潜在好处包括减少穿刺的时间及减少全身并发症的发生率，特别是与刺穿血管相关的并发症。

许多研究将神经刺激仪与超声引导下臂丛神经阻滞进行了对比。大部分研究发现超声引导引起感觉阻滞起效得更快及提高阻滞的成功率。许多研究也显示可以减少阻滞时间、减少刺穿血管发生率及减少穿刺次数。然而，许多研究没有明确在阻滞前进行超声扫描是否包括在操作时间里，对于这个话题还存在争论。神经刺激仪组的刺穿血管发生率逐渐增加及针穿过神经数量增加，并没有增加并发症的发生率或影响患者满意度。

在并发症方面，有证据表明与神经刺激仪技术相反，通过超声引导进行锁骨上阻滞时，注射相同剂量的局麻药可以避免横膈肌麻痹。同样的，研究显示使用更小剂量的局麻药可以减少与肌间沟阻滞相关的横膈肌麻痹。当使用超声引导神经阻滞时可以使用低剂量的局麻药。神经损伤是不能通过超声引导避免的并发症。多个研究证明使用神经刺激仪或者超声引导进行阻滞在神经损伤发生率方面没有差别。

最后，多个研究证明，与神经刺激仪相比，住院医生在实施超声引导阻滞时能够更快并且成功率更高。增强便携式超声机器的可用性及降低其成本，有助于提高这项技术的应用及区域阻滞麻醉的复兴。

6. 如何诊断局部麻醉全身毒性?

局部麻醉全身性毒性（local anesthesia systemic toxicity，LAST）是局部麻醉药（局麻药）血管内积累后综合征。这种积累是通过局麻药的直接血管内注射或者来源于在实施神经阻滞时给予大剂量局麻药后吸收。在回顾1979到2009年LAST的93个病例后发现，原有心脏及神经系统疾病的患者发生LAST后心脏及神经症状的高风险性。

清醒患者最初全身中毒症状包括中枢神经系统症状，患者会主诉有耳鸣、口中有金属味、口周麻木及躁动。这些症状很快发展为意识丧失、惊厥及呼吸停止。前述的回顾研究显示，神经及心脏体征及症状可能同时出现，特别是发生血管内注射时。但是有89%的病例中枢神经系统仍为主要症状。

早期心血管症状包括心动过缓、降低心肌收缩力、分布性休克及室性心律失常。最初表现为中枢神经系统症状的病例有一半进展为心脏症状。典型的心脏毒性之前是中枢神经系统毒性。然而，局麻药意外血管内注射可能加速症状的进展，患者可能同时表现心脏及中枢神经系统症状。另外，全身麻醉或深度镇静可能掩盖中枢神经系统症状，不会对即将发生血流动力学紊乱起到预警作用。

近似一半的病例在50 s内发生LAST，25%病例在5 min内进一步发作。这些病例看起来是偶然的血管内注射。LAST也可以持续发展很长时间；25%上述回顾的病例在5 min后开始，在注射后60分钟以内发生。由于这些原因，必须在神经阻滞后有至少1小时对患者进行严密监护。

当剂量足够高时，尽管所有局麻药均可能引起中枢神经系统毒性，但布比卡因及其他脂溶性药物比其他局麻药有更高的心脏-中枢神经系统毒性概率，而且更有可能引起心脏事件。由布比卡因引起的细胞毒性治疗困难。与其他局麻药的毒性相比，布比卡因在心肌细胞动作电位过程中持续阻滞未激活的钠离子通道，阻滞细胞复极化。引起房室结传导阻滞及减低心肌收缩力。

7. 如何治疗局麻药全身中毒?

LAST治疗（框52-1）应该集中在气道管理，终止惊厥及循环支持。惊厥的治疗通过静脉注射苯二氮䓬类药物或巴比妥类药物（作为一线药物）来提高惊厥发作的阈值。尽管同时发生心脏抑制可能会有问题，但全身麻醉使用丙泊酚诱导仍是合适的备选，气道管理可以避免缺氧及高碳酸血症，是避免加重心血管毒性最重要的措施。在这种环境下，特别是同时发生心脏毒性时，尽快进行气管插管术。

心脏毒性可能很严重，常见心脏骤停。维持心脏灌注压及试图稀释局麻药很重要。然而，动物实验证明大剂量肾上腺素预后差，目前推荐最初剂量为10～100 μg少于正常剂量肾上腺素。另外，使用血管加压素预后差，因此并不推荐。室性心律失常可使用胺碘酮进行治疗。

心脏毒性的基础治疗是20%脂肪乳剂，脂肪乳剂的作用被认为是脂质池可引起局麻药脱离心脏钠离

框 52-1 局部麻醉全身性中毒（LAST）的药物治疗

- 寻求帮助
- 最初关注点
  - 气道管理：100%纯氧通气
  - 惊厥抑制：首选苯二氮䓬类药物，心血管不稳定症状患者**避免**用丙泊酚
  - 警惕最近的**心肺转流术**设备的可用性
- 心律失常管理
  - 基础及高级心脏生命支持需要药物调整及后续努力
  - **避免**使用血管升压素，钙通道阻滞药，β受体阻滞药或局麻药
  - **减少**个体肾上腺素剂量<1 μg/kg
- 脂肪乳剂（20%）治疗（括号内的值是针对体重为 70 kg 的患者）
  - 单次剂量 1.5 ml/kg（去脂体重）静脉注射超过 1 min（大约 100 ml）
  - 持续静脉注射每分钟 0.25 ml/kg（大约 18 ml/min）
  - 对于持续性心血管系统衰竭可反复冲击剂量一次或两次
  - 如果血压持续低，则需要加倍静脉注射 0.5 ml/kg
  - 达到循环稳定后持续注射至少 10 min
  - 推荐最高上限：超过 30 min 大约 10 ml/kg 脂肪乳剂
- 将 LAST 事件登记于 www.lipidrescue.org，脂肪乳的使用报告于 www.lipidregistry.org

Adapted with permission from Neal JM, Mulroy MF, Weinberg GL: American Society of Regional Anesthesia and Pain Medicine checklist for managing local anesthetic systemic toxicity: 2012 version. Reg Anesth Pain Med 37: 16, 2012.

子通道再分布至磷脂双分子层。最初治疗包括单次剂量 20%脂肪乳剂 1.5 ml/kg，之后每分钟 0.25 ml/kg 静脉注射。如果最初治疗没有恢复血流动力学稳定，可以进一步单次剂量及增加至每分钟 0.5 ml/kg 静脉注射。丙泊酚的脂质浓度不能用于治疗 LAST。

推荐阅读

Di Gregorio G, Neal JM, Rosenquist RW, et al.: Clinical presentation of local anesthetic systemic toxicity: a review of published cases, 1979 to 2009. Reg Anesth Pain Med 35:181, 2010.

Jeng CL, Rosenblatt MA: Considerations when performing ultrasound-guided supraclavicular perineural catheter placement. J Ultrasound Med 29:1481, 2010.

McCartney C, Lin L, Shastri U: Evidence basis for the use of ultrasound for upper-extremity blocks. Reg Anesth Pain Med 35:S10, 2010.

Neal JM, Bernards CM, Butterworth JF 4th, et al.: ASRA practice advisory on local anesthetic systemic toxicity. Reg Anesth Pain Med 35:152, 2010.

Neal JM, Brull R, Chan VW, et al.: The ASRA evidence-based medicine assessment of ultrasound-guided regional anesthesia and pain medicine: executive summary. Reg Anesth Pain Med 35:S1, 2010.

Renes SH, Spoormans HH, Gielen MJ, et al.: Hemidiaphragmatic paresis can be avoided in ultrasound-guided supraclavicular brachial plexus block. Reg Anesth Pain Med 34:595, 2009.

病例53

下肢麻醉

Rachel E. Outterson，MD · Meg A. Rosenblatt，MD

（董 辉 译 徐咏梅 熊利泽 校）

问题

1. 描述下肢感觉神经的分布。
2. 进行前交叉韧带手术时会影响哪些神经？
3. 前交叉韧带手术应选择什么麻醉？
4. 股神经鞘内置管的优点是什么？
5. 如何实施股神经阻滞？如何进行股神经鞘内置管？
6. 股神经置管后你会选择何种局麻药？你会通过股神经管持续输入何种液体？
7. 股神经阻滞、三合一阻滞、髂筋膜阻滞和腰丛阻滞有什么不同？
8. 你将如何处理术后严重的后膝关节疼痛？
9. 第五跖骨骨折行切开内固定术你会选择何种区域麻醉？

患者，男，29岁，拟行关节镜下右膝前交叉韧带（anterior cruciate ligament，ACL）撕裂修补术。实施股神经和坐骨神经阻滞镇痛后患者出院回家。当天傍晚在浴室跌倒后又被送回急诊室。X线检查结果显示左侧第五跖骨骨折，拟行切开复位内固定（open reduction and internal fixation，ORIF）。

1. 描述下肢感觉神经的分布。

支配下肢的神经来源于腰丛和骶丛，有时统称为腰骶丛（图53-1）。腰丛位于腰大肌和腰方肌筋膜之间，由 L_1～L_4 神经的腹侧支和 T_{12} 神经的一部分组成，其分支包括髂腹下神经、髂腹股沟神经、生殖股神经、股外侧皮神经（也称为大腿外侧皮神经）、闭孔神经和股神经。隐神经是股神经的最大分支。腰丛的神经分布如表53-1所示。

骶丛由 L_4～S_4 神经的腹侧支组成，分支为臀上神经、臀下神经、股后皮神经、会阴神经和坐骨神经。坐骨神经由胫神经和腓总神经组成，共同被包裹于同一鞘内。胫神经的分支包括足底内侧和外侧神经。腓总神经的分支为腓浅神经和腓深神经。胫神经和腓总神经的分支共同组成了腓肠神经。骶丛的神经分布如表53-2所示。

2. 进行前交叉韧带手术时会影响哪些神经？

前交叉韧带修复术后疼痛来源于皮肤切口，胫骨骨膜，炎症，关节处肿胀和肌腱移植处（如果使用自体移植物）。涉及以下神经：

- 股神经：临近膝关节肌腱处的皮肤切口
- 胫神经：胫骨骨膜
- 股神经，闭孔神经和坐骨神经的分支：膝关节内部
- 自体移植：
  - 股神经：髌腱
  - 闭孔神经：股薄肌腱
  - 胫神经：半肌腱

表53-1 腰丛感觉分布

神经	脊髓节段	感觉分布
髂腹下神经	L_1	臀部上外侧和大腿
髂腹股沟神经	L_1	大腿近端前内侧
生殖股神经	L_1～L_2	腹股沟区和大腿近端前内侧
股外侧皮神经	L_2～L_3	从股骨大转子到膝以上的大腿外侧
闭孔神经	L_2～L_4	大腿内侧
股神经 隐神经	L_2～L_4	大腿前面和远端大腿内侧 小腿内侧和足

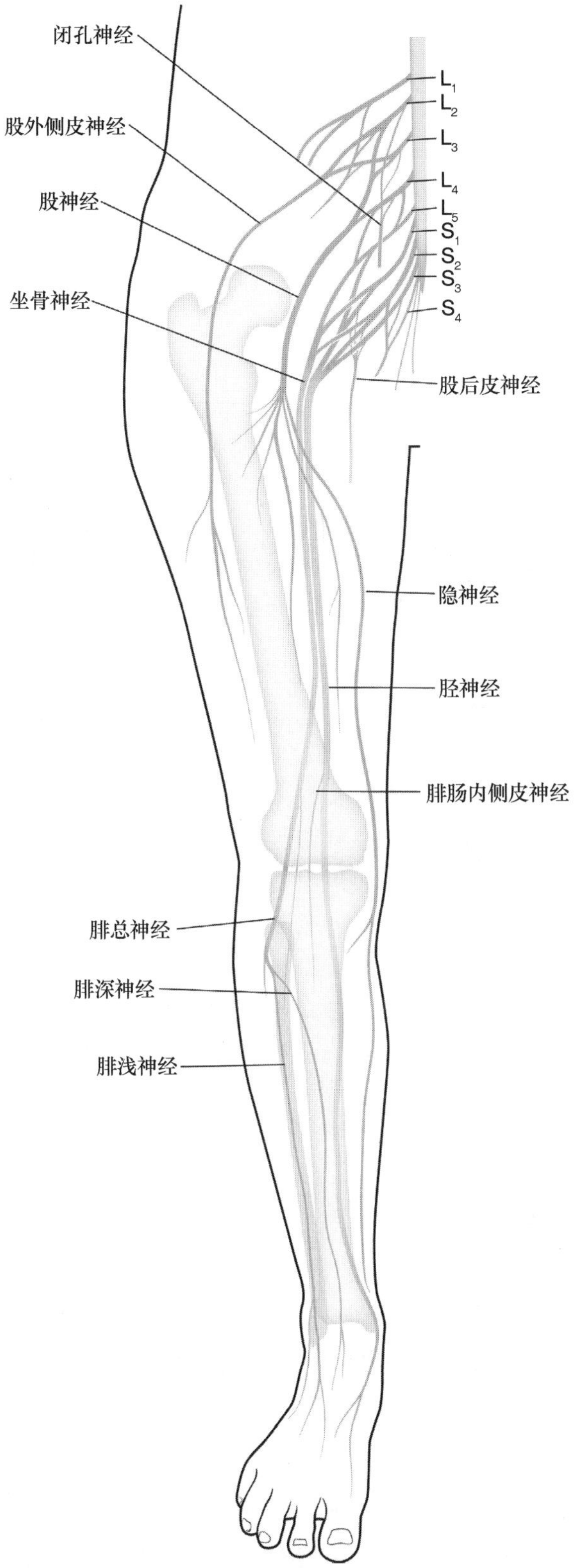

图 53-1　发自腰骶丛神经的分布。坐骨神经（分为胫骨部分及腓骨部分），股神经和闭孔神经（From Miller MD, Chhabra AB, Hurwitz SR, et al., editors. Orthopaedic surgical approaches. Philadelphia: Saunders; 2008. p.434.）

表 53-2　骶丛感觉分布

神经	脊髓节段	感觉分布
臀上神经	$L_4 \sim S_1$	无
臀下神经	$L_5 \sim S_2$	无
阴部神经	$S_2 \sim S_4$	会阴
股后皮神经	$S_1 \sim S_3$	大腿后面和腘窝
胫神经	$L_4 \sim S_3$	小腿外侧和足，足跟和足底（通过内和外侧足底神经）
足底内侧神经		到第四脚趾的足底内侧
足底外侧神经		到第四脚趾的足底外侧
腓总神经	$L_4 \sim S_3$	
腓浅神经		小腿远端三分之一和足背
腓深神经		第一、二脚趾相对缘皮肤
腓肠神经	$S_1 \sim S_2$	腿部后外侧和足

3. 前交叉韧带手术应选择什么麻醉？

前交叉韧带手术能在全身麻醉，椎管内麻醉和外周神经阻滞下顺利进行。尽管全身麻醉在术中创造了良好的手术条件，但不能提供术后镇痛。术后镇痛可以静脉应用镇痛药，也可以进行股神经或腰丛神经阻滞，也可在手术前后放置导管。

脊椎麻醉（腰麻）或硬膜外麻醉能在术中提供充分的镇痛，但减轻术后疼痛的作用有限。尽管硬膜外置管能提供一段时间的术后镇痛，但并不适合长期使用。最佳的术后镇痛是腰麻和股神经鞘内置管相结合。股神经鞘内置管提供长时间的术后镇痛并且不影响非手术侧肢体的运动能力。

单纯的外周神经阻滞能够镇痛，有或者没有镇静作用。外周神经阻滞也能减轻术后疼痛，通过导管持续输注局部麻醉药（局麻药）或者在神经阻滞时应用长效局麻药。根据手术计划，可选择坐骨神经阻滞结合腰丛或者髂筋膜阻滞。

4. 股神经鞘内置管的优点是什么？

持续的外周神经阻滞能减轻疼痛和睡眠障碍，减少阿片类镇痛药的使用及阿片类药物导致的副作用。对于引起中等程度疼痛的上肢或者下肢整形外科手术后也能提高患者的整体满意度。与关节内或者髌腱注射、单纯静脉注射及使用安慰剂相比，在前交叉韧带修复后进行股神经鞘内置管能够提供更为满意的镇痛效果。关于全膝关节置换的研究表明，股神经鞘内置管能减轻疼痛同时减弱运动能力，需与理疗相结合才能达到理想的康复效果。

5. 如何实施股神经阻滞？如何进行股神经鞘内置管？

下面是本病例中描述的所有类型神经阻滞的标准步骤。进行生理监测并实施镇静，临床医生戴口罩，洗手，戴无菌手套后，使用氯已定对皮肤进行无菌准备。在插入阻滞针前先用局麻药进行局部浸润麻醉。确定进针到合适的位置并回吸无血液时可推注少量局麻药。每次推注局麻药之间应重复确认回吸有无血液。

实施股神经阻滞有很多方法，其均采用仰卧位。不同的技巧如下：

- **异感法**：在腹股沟韧带下 1～2 cm 的位置触到股动脉搏动。大约在股动脉外侧 1 cm 处，将穿刺针与皮肤呈 90°角进针，持续进针直到股神经分布区出现感觉异常（见表 53-1）。确定合适的进针位置后，推注 20 ml 局麻药。
- **神经刺激器法**：在异感法中确定的位置或者在腹股沟褶皱水平通常在股动脉搏动外侧，插入连接刺激器的穿刺针。刺激强度开始设为 1 mA，频率为 2 Hz，直到引出股四头肌刺激的反应，表现为“膝盖弹响”（看得到或摸得到的股四头肌收缩），然后将刺激强度减少到 0.2～0.4 mA，通常进针 2～3 cm。如果股四头肌反应仍然存在，确定位置合适，即可注入局麻药。缝匠肌抽搐（大腿肌肉横向收缩）是不正确的表现。如果缝匠肌抽搐被引出，应将穿刺针在旁边重新定位直到引出真正的股四头肌反应。
- **超声引导法**：将超声探头放到腹股沟褶皱处，生成一个轴位图像。在图中根据内外侧可以辨别出股静脉、股动脉和股神经。在平面内或平面外图像中都可以找到股神经。在平面内图像中，建议从外侧向内侧进针，这样可将针头置于股神经外侧一点。到达合适位置后，即可在直视下注入 10～20 ml 局麻药。在平面外图像中，可紧贴超声探头进针，直接越过股神经，并且我们建议当针尖到达预定注视部位（即股神经外侧一点）时，针尖应当在图像中能被看到，然后在直视下注入局麻药。

异感法很少使用，因为神经刺激指导和超声引导下的穿刺成功率更高。神经刺激法和超声引导都同样有效。超声引导下穿刺的优势是可以观察到局麻药的扩散情况，如有需要还可以在中途做出调整。超声引导下穿刺还可以避免局麻药入血。

通过上述的任意方法都可以成功放置神经阻滞导管。为了使导管容易通过，可使用一个更大的空心针以锐角刺入皮肤。用该针头注入局麻药形成皮丘后，导管从空心针头中穿过。当导管穿过针尖 5～10 cm 后，小心地将空心针从导管上拔出，然后覆以无菌敷料。另一种方法是用注射生理盐水代替注射局麻药来“开放空间”，以方便置入导管。通过导管注入局麻药以保证麻醉成功，并减少“二次阻滞失败”。

目前有两种类型的导管：可刺激导管和非可刺激导管。可刺激导管的优点是能通过诱发适当的肌肉反应来确定导管的位置。虽然有些麻醉医师更喜欢使用可刺激导管，但它们比不可刺激导管更加昂贵，置入更加费时，而且也不能提高阻滞成功率。

6. 股神经置管后你会选择何种局麻药？你会通过股神经管持续输入何种液体？

选择何种局麻药取决于预期达到的麻醉强度和术后麻醉持续时间。就起始推注的局麻药来说，长效局麻药（如布比卡因和罗哌卡因）更适合用来建立持续麻醉。短效局麻药（如利多卡因和甲哌卡因）也是合适的。因为心脏毒性更低，有的人更加喜欢使用短效局麻药。如果只有神经阻滞一种麻醉，那么就需要更高的局麻药物浓度来达到外科麻醉，比如 0.5%的布比卡因或者 0.75%～1%的罗哌卡因。如果神经阻滞只是作为全麻或腰麻的辅助麻醉，那么低浓度的长效局麻药就足够了，比如 0.25%的布比卡因或者 0.5%的罗哌卡因。

通过导管术后连续给药，长效局麻药是首选，因为即使在导管移除后它也能提供持续的镇痛作用。通常是 0.1%～0.2%的布比卡因或者 0.1%～0.3%的罗哌卡因以 5～10 ml/h 的速度输入。

7. 股神经阻滞、三合一阻滞、髂筋膜阻滞和腰丛阻滞有什么不同？

如前面所说的，股神经阻滞的目的是阻滞股神经这一条神经。而三合一阻滞的目的则是阻滞腰丛的三条主要神经即股神经、闭孔神经和股外侧皮神经。这三条神经在髂筋膜下同一平面穿过。完成三合一阻滞的操作方法和股神经阻滞几乎一样。相比于股神经阻滞，三合一阻滞需要更多的局麻药（如 25～30 ml）。在注射部位下 2～4 cm 处施压，以促进局麻药从近端流向神经丛。即使拥有完美的麻醉技术，三合一阻滞也不能充分麻醉这三条神经。虽然股神经和股外侧皮神经能够被可靠地阻滞，但阻滞闭孔神经却是不可靠的。有研究报道闭孔神经的阻滞成功率只有 4%～78%。

髂筋膜阻滞的穿刺点在股神经或三合一阻滞穿刺点的外侧。进针点位于腹股沟韧带中外 1/3 下方 1 cm 处。使用“两次突破法”或者超声引导法，穿刺针首先突破阔筋膜，然后突破髂筋膜。局麻药被注入髂筋膜腔隙。髂筋膜阻滞技术的原理是解剖上股神经和股外侧皮神经毗邻于髂筋膜后方。髂筋膜阻滞中，闭孔神经能够被阻滞，但在三合一阻滞中，闭孔神经则不能被可靠地阻滞。

腰丛阻滞是唯一一种能够可靠阻滞股神经、股外侧皮神经和闭孔神经的麻醉方法。而且腰丛阻滞也能够阻滞生殖股神经、髂腹股沟神经、髂腹下神经。腰丛阻滞麻醉是一种更深层次、操作难度更大的麻醉方法，它同时也伴随更高的局麻药入血的风险。腰丛阻滞需要患者健侧卧位。其次，在髂嵴的水平由外向内进针 3～4 cm。神经刺激器可用于引出第一脊椎旁肌肉抽搐，然后股四头肌肌肉抽搐。当神经刺激器电流降至 0.5～1 mA，股四头肌肌肉依然保持抽搐时，说明进针到达合适位置，可以注入 20～30 ml 局麻药。超声引导下阻滞时，将一个弯曲的 2～5 MHz 的超声探头置于腰大肌处以估测腰丛神经的深度。腰丛位于腰大肌肌肉的后 1/3 内（表 53-3）。

对于所有这些神经阻滞的方法，局麻药的选择取决于预期的阻滞强度和镇痛持续时间。

表 53-3　股神经阻滞、三合一阻滞、髂筋膜阻滞、腰丛阻滞的比较

阻滞方式	穿刺点	阻滞神经	局麻药用量（ml）
股神经阻滞	腹股沟折痕处或略下，股动脉外侧	股神经	10～20
三合一阻滞	腹股沟折痕处或略下，股动脉外侧，穿刺点下方使用止血带	股神经 股外侧皮神经±闭孔神经	25～30
髂筋膜阻滞	腹股沟韧带中外 1/3 下方 1 cm 处	股神经 股外侧皮神经±闭孔神经	30～40
腰丛阻滞	坐骨棘外侧 3～4 cm 髂嵴水平操作	股神经 股外侧皮神经 闭孔神经 生殖股神经 腹股沟神经 髂腹下神经	25～30

8. 你将如何处理术后严重的后膝关节疼痛？

后膝关节由不在股神经管麻醉范围内的坐骨神经分支支配。通过股神经管推注局麻药不能治疗这种疼痛。有效的方法包括静脉使用阿片类药物和坐骨神经阻滞。不论单点或持续的坐骨神经阻滞都能缓解这种疼痛，但它们都不能提供进一步的镇静及保留其他股神经置管所具有的优点。

坐骨神经阻滞可以经后入路或前入路完成。由后入路操作时，患者取健侧卧位，保持髋关节、膝关节屈曲。穿刺时神经刺激法或超声引导法都可以使用。如果采用神经刺激法，在股骨大转子和髂后上嵴连线中点下 4 cm 处垂直穿刺，给予频率为 1.5 mA 的刺激，当引出臀肌抽搐则通常继续进针 5～8 cm，当出现胫神经和腓神经刺激反应时说明达到坐骨神经阻滞位置。如果当刺激频率减小到 0.2～0.5 mA 后，胫神经和腓神经刺激反应依然存在，即可注入 15～20 ml 局麻药。

在超声引导下，可在臀大肌深面、坐骨表面外侧看到坐骨神经。为了能够更好地解剖定位，可以使用彩色多普勒超声分别定位与坐骨棘毗邻的阴部静脉及与坐骨神经毗邻的臀肌下动脉。坐骨神经可在横断面或短轴切面中成像。当感觉穿刺针有突破感或落空感时，表明已穿过臀大肌达到坐骨神经水平。此时可使用神经刺激器来调整确认继续进针的方向。理想状况下，我们能看到局麻药在坐骨神经周围扩散。

坐骨神经阻滞的前路方式相较于后路方式操作难度更大，它通常适用于不能耐受后入路的患者。在前路阻滞中，由于其越过股骨小转子，因此相较于后路而言，前路方式阻滞坐骨神经远端。前路阻滞不包括阻滞坐骨神经髋关节分支和股后皮神经。虽然前路适用于手术或者膝关节以下的疼痛，但是它不适用于放置止血带后的麻醉。

沿腹股沟褶皱中点做一垂直线，在此垂线上触及股动脉搏动，穿刺点位于股动脉搏动最明显处远端4～5 cm。连接神经刺激器，垂直于皮肤进针，直到引出小腿、脚和脚趾出现抽搐为止。通常穿刺深度为10～12 cm。当刺激频率减小到0.2～0.5 mA后，如果抽搐持续存在，即可注入20 ml局麻药。

9. 第五跖骨骨折行切开内固定术你会选择何种区域麻醉?

本病例中患者术后再次跌倒说明股神经阻滞后患者的安全是非常重要的。由于股四头肌肌肉力量的减弱及可能存在麻醉侧下肢受到意外的损伤，因此接受股神经置管或只接受单次注射阻滞后的患者都有跌倒的风险。患者应该被要求使用膝关节固定器以及在走动时使用拐杖。

对于第五跖骨行切开内固定术（open reduction internal fixation，ORIF）有4种区域阻滞方法可供选择。但下列神经必须要确保成功阻滞才能实施手术：

- 腓肠神经（足外侧）
- 腓神经浅支（足背）
- 胫神经跖支（足底）

可以选择腰麻和腰-硬联合阻滞。但这两种阻滞方法的阻滞区域远远大于手术的需要，还有使患者发生低血压的危险，并且延迟患者术后恢复活动的时间。

腘神经阻滞适用于此术。此技术是在腘窝水平阻滞坐骨神经。由于腓总神经和胫神经在腘窝水平分离，因而此技术能阻滞包括腓肠神经、腓神经浅支和胫神经跖支在内的腓总神经和胫神经的全部分支。可以使用神经刺激法和超声引导法来完成腘神经阻滞。

一般情况下取仰卧位操作腘神经阻滞，但如果因为患者问题（如疼痛和患者身体情况）导致在仰卧位腘神经阻滞困难的话，也可以在侧卧位完成。如果使用神经刺激法，分别标注股二头肌肌腱（外侧）、半腱肌肌腱（内侧）和腘窝折痕，在腘窝折痕上方7 cm两肌腱中点处进针，神经刺激器初始电流调为1.5 mA，如果进针位置正确，膝以上肌肉不会出现抽搐。当刺激电流减小到0.2～0.5 mA，如果足部活动如果持续存在，此时通常进针深度为3～5 cm，说明定位正确，即可注入30～40 ml局麻药。

如果使用超声引导法，可将超声探头放置于腘窝折痕外侧，即可产生一个腘窝轴向图。首先需要在图像中辨认出腘动脉。在腘动脉前外侧可以看到胫神经（有时被描述为“高回声结构”）。在其浅面是腓总神经。由于坐骨神经在此水平分叉，所以需要探查近端神经分叉点（通常位于腘窝褶皱上方7～10 cm）。因为如果坐骨神经分叉位置过高，可能导致不能同时阻滞腓总神经和胫神经。可采用平面内或平面外进针法。当针尖达到合适位置后，即可注入30～40 ml局麻药。在注入局麻药的过程中可能需要对穿刺针重新定位，以保证局麻药均匀的分散。

踝关节阻滞也适用于此手术。踝关节阻滞包括5个独立的神经阻滞：2个深部神经阻滞（胫后神经和腓深神经）及3个浅部神经阻滞（隐神经、腓肠神经和腓浅神经）。虽然这里叙述了踝关节阻滞所包括的全部5种神经阻滞，但对于第五跖骨复位术来说并不需要全部使用它们。腓深神经阻滞和隐神经阻滞在此手术麻醉中不是必须的。每种神经阻滞都需要注射约6 ml局麻药。踝关节阻滞通常不采用神经刺激法和超声引导法，它的疗效全部依赖于麻醉医生对患者体表标志的准确识别（表53-4）。

表53-4 踝关节阻滞所包含的神经阻滞

	阻滞区域	进针点	操作细节
腓深神经阻滞	第一、二脚趾相对缘皮肤	踝水平，拇长伸肌和趾长伸肌肌腱之间，足背动脉搏动处外侧一点	持续进针直到触及胫骨时，回退1～2 mm。可用扇形注射法在穿刺点周围注射
胫后神经阻滞	足跟和足底	内踝后，深到浅筋膜	持续进针直到触及胫骨时，回退1～2 mm。可用扇形注射法在穿刺点周围注射
隐神经	足内侧	内踝中间	从进针点开始分2次注入局麻药形成皮丘环，后至跟腱，前至胫骨嵴
腓浅神经	足背	胫骨嵴	从进针点开始打皮丘至外踝
腓肠神经	足外侧	外踝上方一点	从进针点开始打皮丘至跟腱

推荐阅读

Bigeleisen P, Orebaugh S, Moayeri N, et al.: Ultrasound-Guided Regional Anesthesia and Pain Medicine. Lippincott Williams & Wilkins, Philadelphia, 2009.
Gray AT: Atlas of Ultrasound-Guided Regional Anesthesia. Saunders, Philadelphia, 2010.
Hadzic A, Vloka JD: Peripheral Nerve Blocks—Principles and Practice. McGraw-Hill, New York, 2004.
Murray JM, Derbyshire S, Shields MO: Lower limb blocks. Anaesthesia 65:57, 2010.
Neal JM, Brull R, Chan VW, et al.: The ASRA evidence-based medicine assessment of ultrasound-guided regional anesthesia and pain medicine: executive summary. Reg Anesth Pain Med 35(2 Suppl):S1, 2010.

Web Resources

www.asra.com Accessed: January 23, 2013.
www.nysora.com Accessed: January 23, 2013.
www.ultrasoundblock.com Accessed: January 23, 2013.

第 10 部分

产科学

病例54

镇痛与分娩

Yaakov Beilin，MD

（孙焱芃　译　徐咏梅　熊利泽　校）

问题

1. 哪些方法可用于产妇分娩镇痛？
2. 对于产程和分娩不同的椎管内麻醉方法有什么优缺点？
3. 什么是“可行走的硬膜外镇痛”？
4. 阐述可用于剖宫产手术的椎管内麻醉方法。
5. 概述穿刺后头痛的治疗。
6. 全身麻醉用于剖宫产手术的优缺点是什么？
7. 阐述药物胎盘传递的要素。
8. 用于剖宫产术后镇痛的方法有哪些？
9. 产后出血的鉴别诊断是什么？
10. 说明宫缩乏力的危险因素、症状和治疗。
11. 阐述胎盘滞留的表现和治疗。

临产孕妇，27 岁，怀孕期间正常。经 L4～L5 椎间隙穿刺、置入硬膜外导管镇痛。经过充分的正常分娩尝试后，因胎儿头盆不称，产科医师决定实施剖宫产手术。通过硬膜外导管给药，使麻醉平面达到 T4 水平，开始剖宫产手术。胎儿娩出后，产妇随即发生了严重出血。

1. 哪些方法可用于产妇分娩镇痛？

用于减轻分娩疼痛的技术很多，除了全身用药，还可使用吸入麻醉、椎管内麻醉、催眠、心理疗法、针灸和经皮电刺激神经疗法。

全身给予阿片类药物可用于分娩镇痛，但是不能完全消除疼痛。常用的有阿片类药物哌替啶、吗啡、芬太尼和阿片激动-拮抗药布托啡诺，可以静脉推注或经静脉患者自控镇痛，其选择取决于各个医院和地区的经验。瑞芬太尼也可用于经静脉患者自控镇痛，其优势在于起效时间和作用时间比其他阿片类药物短，但是其药效很强，需要密切监测孕妇的呼吸，最好监测脉搏氧饱和度。

分娩时也可选择吸入麻醉，其目标是达到镇痛而不抑制气道反射，经典的方法是：在开始宫缩时让产妇利用手提式装置自行给予氧化亚氮（N_2O）。尽管这项技术可以提供良好的镇痛，但是因为产妇在深麻醉状态下存在误吸风险，并不经常使用。

硬膜外麻醉和腰-硬联合（combined spinal-epidural，CSE）阻滞因其安全性与有效性，已成为分娩镇痛中最常用的方法。

2. 对于产程和分娩不同的椎管内麻醉方法有什么优缺点？

合理使用椎管内麻醉有必要了解产程中疼痛的传导路径。产程一般分为 3 个不同的阶段（表 54-1）：

- 第一产程：从出现规律宫缩开始至宫口完全扩张；
- 第二产程：从宫口完全扩张至胎儿娩出；
- 第三产程：从胎儿娩出至胎盘娩出。

第一产程与 T_{10}～L_1 脊神经支配的子宫和宫颈的疼痛相关（图 54-1）。在硬膜外、脊椎或骶管给予局部麻醉药（局麻药）可阻断这些疼痛通路，而且在蛛网膜下腔给予阿片类药物和实施宫颈旁阻滞也有利于缓解第一产程的疼痛。骶管麻醉由于存在可能不慎刺伤胎儿头部及使胎儿体内局麻药浓度过高的风险，所以很少使用。

第二产程的疼痛与 S_2～S_4 脊神经支配的外阴和阴道扩张有关，硬膜外、脊椎或骶管麻醉均有效，此外，阴部神经阻滞也适用于第二产程镇痛。

硬膜外麻醉已成为分娩镇痛最常用的方法。这首先是由于其有效性，几乎可以使女性完全摆脱分娩之痛。在麻醉医师看来，置入硬膜外的导管有多种功能：在产程早期，低浓度的局麻药可用于镇痛；随着产程的进展，可能需要浓度更高的局麻药或加用辅助药，如阿片类药物。另外，硬膜外导管可以为

表 54-1 产程的三个阶段

产程	开始	结束	神经支配	麻醉方法
第一产程	出现规律宫缩	宫口完全扩张	T_{10}～L_1	E，S，C 蛛网膜下腔阿片类药物、宫颈旁阻滞
第二产程	宫口完全扩张	胎儿娩出	S_2～S_4	E，S，C 阴部神经阻滞
第三产程	胎儿娩出	胎盘娩出		

骶管麻醉很少使用。
E，硬膜外麻醉；S，脊椎麻醉；C，骶管麻醉

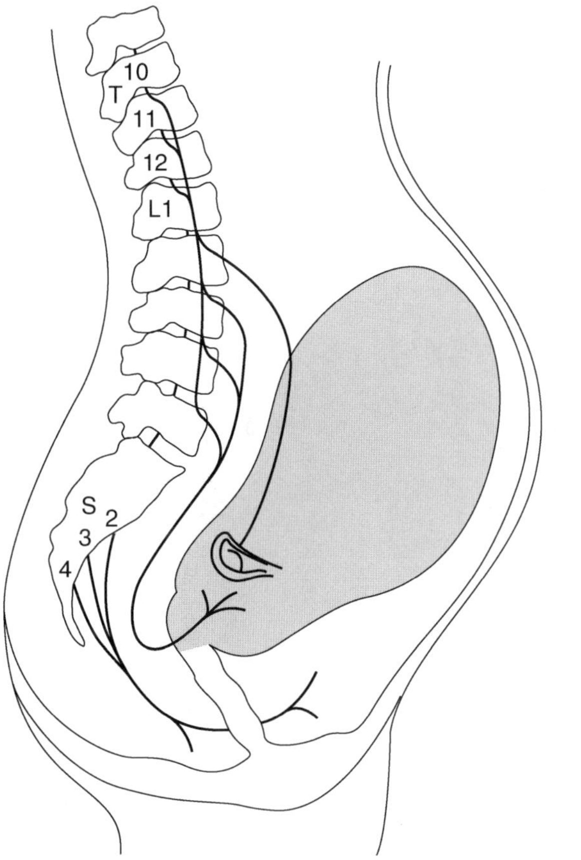

图 54-1 分娩疼痛传导示意图。第一产程的分娩疼痛是由于子宫收缩和宫颈扩张，子宫和宫颈的疼痛传入纤维伴随交感神经纤维进入 T_{10}～L_1 脊髓节段；第二产程的疼痛起源于阴道和会阴，阴道和会阴的疼痛传入纤维沿阴部神经传入 S_2～S_4（From Stoelting RK，Miller RD. Basics of anesthesia，3rd ed. New York：Churchill Livingstone；1994. p.364，with permission.）

分娩维持一个较低的麻醉平面（T_{10}～L_1），一旦需要，还可以将麻醉平面提高至 T_4 以满足剖宫产手术的要求。

患者自控硬膜外镇痛（patient-controlled epidural analgesia，PCEA）是一种允许患者自行给药，自己控制镇痛的技术。与连续输注或间断给予负荷剂量的技术相比，PCEA 具有以下优势：局麻药的使用总量减少，较少发生运动阻滞，麻醉医师的干预减少和患者的满意度大大提升，我们医院对所有患者常规使用 PCEA。

通常 PCEA 模式采用 0.0625%布比卡因，复合 2 μg/ml 芬太尼溶液：设置背景剂量为 10 ml/h，一次追加剂量为 5 ml，锁定时间是 10 min，每小时限定最多 4 次。PCEA 技术在理论上的风险，如平面过高或局麻药过量，在普通外科患者身上均有发生。药物过量是由于导管移位至蛛网膜下腔、患者自己或家人过度给药造成的。迄今为止，尚未有产妇分娩过程发生这类并发症的报道。

硬膜外分娩镇痛的诸多缺点促使人们寻找替代技术。其中一个缺点是达到镇痛需要一定的时间，即从硬膜外导管置入到患者满意的时间依据所使用局麻药的不同可长达 15～30 min；其他的缺点包括：产妇低血压、镇痛不完善（15%～20%的病例）及运动阻滞，甚至在局麻药浓度极低的情况下也有可能发生。

蛛网膜下腔给予阿片类药物能提供快速、强效的镇痛，并且对血压和运动功能影响很小，使用这项技术的患者大多数可以走动。阿片类药物通常作为 CSE 的一部分，这一技术使脊椎和硬膜外麻醉同时进行。常规定位硬膜外间隙后，将一根又长又细的脊椎穿刺针通过硬膜外针刺入蛛网膜下腔，通过此针注入单纯阿片类药物（一般为芬太尼 25 μg 或舒芬太尼 5 μg）或复合另一种局麻药，然后拔除脊椎麻醉针，置入硬膜外导管备用，这样可以在 3～5 min 内达到镇痛目的，并且维持 1～1.5 h（表 54-2）。

CSE 技术有一些优点，最主要是镇痛起效迅速（3～5 min），运动阻滞也相对较少，并且由于鞘内用药的主要成分是阿片类药物，低血压的发生可能也会减少。有关 CSE 技术的担心大多数只是理论上的猜测，如硬膜外导管向蛛网膜下腔移位的风险并未增加；针内针也未造成金属碎屑的产生；硬膜穿刺后头痛的发生率也未升高。脊椎给药即刻或随后可以

表 54-2　脊椎麻醉和硬膜外麻醉的优缺点

	脊椎麻醉	硬膜外麻醉
优点	起效迅速可靠	扩散平面易于控制 减缓血压急剧降低 作用时间不受限制
缺点	易导致低血压 扩散平面不易控制 作用时间有限 穿刺后头痛	达到外科手术麻醉的时间长 局麻药毒性反应

诱发与子宫张力过高有关的胎心缓慢，但硬膜外和脊椎麻醉后胎心减缓或急诊剖宫产的发生率没有显著差异。CSE 后子宫张力增加的可能机制是疼痛迅速减轻导致产妇体内儿茶酚胺含量骤降。循环中 β-肾上腺素能受体激动药的减少，使 α-肾上腺素活动占优势，引起子宫收缩。如发生这类情况，可皮下注射特布他林或静脉给予硝酸甘油处理。

3. 什么是“可行走的硬膜外镇痛”?

“可行走的硬膜外镇痛”这一术语已很普及，尤其是在非专业人员中，它是指任何允许产妇在待产时走动的硬膜外或脊椎镇痛技术。一些早期的回顾性数据显示产妇走动或保持直立位与缩短第一产程、减少产程早期疼痛和减少对镇痛的需求有关；但前瞻性和随机的研究并未证实走动有益于产程或分娩方式。

虽然患者并不希望走动，但减少运动阻滞却能提高产妇的满意度，就分娩方式而言也促进了产科患者转归，不论是采用低浓度局麻药和阿片溶液的硬膜外镇痛，或者 CSE 镇痛均可降低阴式分娩器械辅助的可能性。不管怎样，接受硬膜外或 CSE 镇痛后，产妇走动前应采取一些预防措施：首先应明确她是否需要间断监测胎儿心率；镇痛实施后应监测 30～60 min 的血压和胎心，并且此后至少每 30 min 再测量一次。因为即使蛛网膜下腔和硬膜外腔使用很小剂量的局麻药，也会导致运动障碍，所以应当评估产妇的运动功能，该项检查通过要求产妇做缓慢的深屈膝动作或阶梯运动来完成，并且她必须始终有人陪护。

4. 阐述可用于剖宫产手术的椎管内麻醉方法。

椎管内麻醉包括脊椎麻醉、硬膜外麻醉和腰-硬联合阻滞。采用椎管内麻醉产妇在分娩过程中可保持清醒，全身麻醉相关的误吸风险显著降低。椎管内麻醉也可以最大限度地降低母体用药对新生儿的潜在抑制。由于对母亲和胎儿来说椎管内麻醉均比全身麻醉安全，除非有明确的禁忌证，可用于所有择期剖宫产手术。

椎管内麻醉的绝对禁忌证相对较少，包括穿刺部位感染、严重的血容量不足、颅内压增高、患者拒绝接受和凝血功能异常。相对禁忌证包括如多发性硬化症等神经系统疾病、脊柱手术史或背痛以及全身感染（框 54-1）。

框 54-1　椎管内麻醉用于剖宫产手术的优点和禁忌证

优点
- 降低产妇误吸风险
- 最大限度地降低母体用药对新生儿的抑制

绝对禁忌证
- 局部感染
- 严重血容量不足
- 颅内压增高
- 患者拒绝接受
- 凝血功能异常

相对禁忌证
- 神经系统疾病（如多发性硬化症）
- 脊柱手术史
- 背痛史
- 全身感染

脊椎麻醉效果确切、迅速，在某些紧急情况下，它可以替代全身麻醉。其缺点包括可能造成低血压、不易控制麻醉平面、麻醉时间有限以及可能的穿刺后头痛。

连续硬膜外麻醉允许反复多次给予局麻药，能更好地控制麻醉平面，减轻血压的骤降，麻醉时间几乎不受限制。硬膜外麻醉可用于分娩及剖宫产手术，与脊椎麻醉比较，其主要缺点是穿刺置管需要时间和有局麻药中毒的可能。

CSE 阻滞也可用于剖宫产手术。脊椎麻醉的优点是麻醉起效相当迅速，硬膜外麻醉的优点是通过重复给药能延长阻滞（框 54-2）。

5. 概述穿刺后头痛的治疗。

硬膜穿刺后头痛（postdural puncture headache，PDPH）可以发生在硬膜穿刺的任何时间，持续性的脑脊液丢失减少了对大脑的支撑，使大脑缺乏脑脊液适当的缓冲，在颅内移动时引起血管紧张性疼痛。发生 PDPH 的危险因素包括穿刺针型号偏大、穿刺针类型（笔尖式穿刺针的风险较低）、穿刺针斜面垂

框 54-2　剖宫产手术椎管内麻醉流程

1. 检查麻醉机。准备急救设备和药物，包括不同型号的气管导管、喉镜、吸引器、诱导药物（丙泊酚、依托咪酯或氯胺酮）、琥珀胆碱、麻黄碱和去氧肾上腺素
2. 产妇子宫左倾位转入
3. 给予口服非粒子类抗酸药
4. 连接 ASA 标准监护，包括血压袖带、心电图和脉搏氧饱和度仪。鼻导管或面罩吸氧
5. 硬膜外：置入硬膜外导管后，给予 3 ml 2%利多卡因作为试验剂量，5 min 后观察有无局麻药入血或注入蛛网膜下腔指征；确认导管位置后，给予 5 ml 包含 1∶200 000 肾上腺素的 2%利多卡因、3%氯普鲁卡因或 0.5%布比卡因，每 5 min 重复给药直至麻醉平面达到 T4 水平。胎儿娩出后给予无防腐剂的硫酸吗啡 3～4 mg 用于术后镇痛。
6. 脊椎麻醉：使用小号笔尖式脊椎穿刺针。给予 1.5 ml 重比重 0.75%布比卡因，并包含无防腐剂硫酸吗啡 0.1～0.25 mg 用于术后镇痛
7. 第 1 个 15 min 内每 1～2 min 监测一次生命体征；如平稳，随后改为每 5 min 一次
8. 如发生低血压，给予 5 mg 麻黄碱或 50 μg 去氧肾上腺素以及 250～500 ml 晶体溶液，直至血压恢复正常

ASA，美国麻醉医师协会

直于硬膜纤维（使用非笔尖式穿刺针）、女性、妊娠和多次试穿。

PDPH 的典型定位在枕部或额部，通常伴有颈部紧张、耳鸣、复视、畏光、恶心和呕吐。PDPH 重要的特征性诊断是头痛随体位变化，坐位或直立位时症状加重，而仰卧位时症状改善。

PDPH 的治疗分为无创和有创两种措施。无创治疗包括服用镇痛剂、液体和咖啡因；有创治疗包括硬膜外血补片，即在无菌条件下向硬膜外腔注入 20 ml 自体血，治疗成功率达 70%～75%，偶尔也需要进行第二次。曾提出预防性血补片，即在分娩后导管拔出前向硬膜外腔注血，但近期许多数据表明并无益处。

6. 全身麻醉用于剖宫产手术的优缺点是什么？

相对于椎管内麻醉，全麻的主要优点是术前准备时间短，没有交感神经抑制。缺点包括需要气管插管、产妇误吸可能性和新生儿抑制，另外全麻还妨碍母婴早期接触。

相比一般人群，产妇气管插管更为困难，困难气道是产妇死亡和发生并发症的主要原因，全麻开始和苏醒阶段需要密切关注，因为易发生气道灾难性事件。

吸入性肺炎是接受全麻产妇发病和死亡的重要因素，因此应在紧急情况下再考虑全麻。诱导前应仔细评估气道情况并给予抑酸剂，抑酸剂可以提高胃液 pH，即使出现误吸也能减少肺炎的发生及降低其严重程度；诱导前应避免使用非去极化肌松药的预注剂量，因为这可能会导致肌力减弱诱发误吸并使琥珀胆碱的起效延迟。

产妇预先吸氧后，可以采用基本的药物进行麻醉诱导，同时实施环状软骨压迫术。患者血流动力学平稳时常选择丙泊酚；而血流动力学不稳定或严重支气管痉挛的患者则常选择氯胺酮或依托咪酯。

现有的肌肉松弛药中琥珀胆碱起效最快，故适用于气管插管。与妊娠前比较，产妇体内假性胆碱酯酶水平降低，琥珀胆碱的作用时间可能会延长，但一般不超过 15 min，并无临床意义。肌肉松弛药离子化程度高、分子量大，不会通过胎盘。

50% N_2O-O_2 复合强效吸入麻醉剂维持麻醉。N_2O 可以通过胎盘，但如果胎儿在诱导后 20 min 内娩出，胎儿摄取的药物就不会对胎儿造成显著抑制；在胎儿娩出前使用低于最低有效浓度的强效吸入麻醉剂可避免母亲术中知晓，也不会引起胎儿抑制或子宫松弛。一旦胎儿娩出，就可以增加 N_2O 的浓度，并给予阿片类药物加深麻醉。

拔管遵循经典饱胃预防措施。采用抗胆碱酯酶药和解迷走神经药以拮抗残留的肌肉松弛作用，而且患者必须完全清醒（框 54-3）。

框 54-3　剖宫产手术实施全身麻醉的推荐方法

1. 检查麻醉机。准备急救设备和药物，包括不同型号的气管导管、喉镜、吸引器、诱导药物（丙泊酚、依托咪酯或氯胺酮）、琥珀胆碱、麻黄碱和去氧肾上腺素
2. 产妇子宫左倾位转入手术室
3. 给予口服非粒子类抗酸药
4. 连接 ASA 标准监护，包括血压袖带、心电图和脉搏氧饱和度仪和呼气末二氧化碳
5. 通过 3～5 min 100%氧气的预先给氧后，采用丙泊酚 1～2 mg/kg、依托咪酯 0.2～0.3 mg/kg 或氯胺酮 1～2 mg/kg 诱导患者入睡，随后给予琥珀胆碱 100 mg，并且实施环状软骨压迫。不要使用非去极化肌松药的预注剂量
6. 麻醉维持采用 50% N_2O-O_2 复合低于最低有效浓度的强效吸入麻醉药，直至胎儿娩出
7. 胎儿娩出后给予芬太尼 100 μg，提高 N_2O 浓度至 70%，保持吸入麻醉剂浓度低于 0.5 倍的最低有效浓度，避免子宫松弛
8. 手术结束后，给予新斯的明 0.07 mg/kg 和格隆溴铵 0.01 mg/kg 拮抗参与肌松作用
9. 患者完全清醒后拔管

7. 阐述药物胎盘传递的要素。

药物是通过扩散作用通过胎盘的，Fick 方程式反映了决定药物通过胎盘传递的各种因素

$$Q_d = K_d \cdot A \cdot [P_d(m) - P_d(f)]/b$$

其中：

Q_d 是每单位时间药物的转移量

K_d 是药物的扩散常数

A 是胎盘的表面积

P_d（m）是绒毛间间隙中母体血的平均药物浓度

P_d（f）是绒毛间间隙中胎儿血的平均药物浓度

b 是胎盘的厚度

麻醉医生能控制的因素是使用何种药物及其用量，而其他因素如胎盘的表面积和厚度，则不受麻醉医生控制。为了最大限度地减少到达胎盘的药量，就需要减少母体的用药。

药物之间的扩散常数是不同的，取决于 4 个主要方面：分子量、脂溶性、蛋白结合力和电负荷。分子量小于 500、脂溶性高、母体蛋白结合力小和电离程度低均会促进药物在胎盘的传递。因此非离子化、高脂溶性的小分子芬太尼容易通过胎盘；相反高电离的琥珀胆碱分子则不易穿过胎盘。

8. 用于剖宫产术后镇痛的方法有哪些？

静脉、肌内和椎管内注射阿片类药物均可用于剖宫产术后镇痛。硫酸吗啡硬膜外注射比静脉或肌内注射镇痛效果好，在蛛网膜下腔或硬膜外腔使用后可以提供长达 24 h 的镇痛，其中硬膜外吗啡剂量为 3～4 mg，蛛网膜下腔剂量为 0.1～0.25 mg。

9. 产后出血的鉴别诊断是什么？

绝大多数产后出血的原因是宫缩乏力，占所有分娩的 2%～5%。其他原因包括胎盘滞留、侵入性胎盘、宫颈和阴道裂伤、子宫倒置以及凝血功能紊乱，如羊水栓塞和先兆子痫。产后出血的处理是病因治疗，通常在针对特殊病因的治疗后凝血功能紊乱会得到改善（框 54-4）。

框 54-4 产后出血的鉴别诊断

- 子宫收缩乏力
- 胚胎滞留
- 胎盘粘连、胎盘植入以及穿透性胎盘植入
- 宫颈和阴道裂伤
- 子宫倒置
- 凝血功能紊乱
- 先兆子痫
- 羊水栓塞

10. 说明宫缩乏力的危险因素、症状和治疗。

任何引起子宫过度扩张的情况，如多胞胎、羊水过多或巨大儿，都是宫缩乏力的高危因素。其他还包括多胎、胎盘滞留、滞产、以前使用过宫缩抑制剂、β-受体激动药、长时间使用强效吸入麻醉、子宫破裂和绒（毛）膜羊膜炎。

宫缩乏力表现为产后持续的无痛性阴道出血，无宫缩的子宫大而疲软。产科处理应增加子宫肌力，初期可以经腹壁或直接经阴道按摩子宫来诱导宫缩，如按摩无效，则应给予催产素、麦角素和前列腺素 F_{2a}。

大量失血会导致休克。麻醉处理首先针对母体复苏。静脉输入晶体、胶体液或血液，可能也需要补充凝血因子。用于止血的阴道检查和缝合均需要麻醉，然而对于血容量不足这种情况应谨慎。可采用静脉注射小剂量芬太尼、氯胺酮或咪达唑仑进行镇静；如镇静不充分，则需要快速顺序诱导插管全麻来降低误吸的风险。

持续性的出血可能需要在全麻下结扎髂内动脉或切除子宫，麻醉处理与前置胎盘相同（参见第 56 章）。通常在放射线下进行的盆腔动脉栓塞有时能减少出血，避免切除子宫。虽然不需要全身麻醉，但必须继续对产妇进行容量复苏，严密监测其生命体征，并且必须备有可用的复苏设备。

据报道，术中自体血回输已成功应用于产科手术。但此应用的主要问题是有可能羊水栓塞。建议在使用自体血回收机收集血液前，清除手术野的所有液体。这项技术可用于无其他血源，或是患者拒绝接受异体血（如耶和华见证会成员）的情况。

11. 阐述胎盘滞留的表现和治疗。

胎盘滞留的发病率约占分娩总数的 1/300，其特征是胎儿娩出后阴道无痛性出血。治疗目标主要是人工剥离阻碍子宫收缩的胎盘，可能需要实施扩张宫颈及刮宫术来清宫。

子宫非正常植入如侵入性胎盘、植入性胎盘和穿透性胎盘，可能使胎盘难以清除。子宫切除、髂内动脉结扎或动脉栓塞可能是救命的手段。

对麻醉医生而言，母体的复苏是首要的。静脉镇静通常可满足清宫术，而子宫切除、髂内动脉结扎通常需要在全麻下进行，处理方法如前所述。

推荐阅读

Beilin Y: Advances in labor analgesia. Mt Sinai J Med 69:38, 2002.
Dresner MR, Freeman JM: Anaesthesia for caesarean section. Best Pract Res Clin Obstet Gynaecol 15:127, 2001.
Halpern SH, Carvalho B: Patient-controlled epidural analgesia for labor. Anesth Analg 108:921, 2009.
Marx GF, Joshi CW, Louis RO: Placental transmission of nitrous oxide. Anesthesiology 32:429, 1970.
Mhyre JM, Riesner MN, Polley LS, et al.: A series of anesthesia-related maternal deaths in Michigan, 1985–2003. Anesthesiology 106:1096, 2007.
Nageotte MP, Larson D, Rumney PJ, et al.: Epidural analgesia compared with combined spinal-epidural analgesia during labor in nulliparous women. N Engl J Med 337:1715, 1997.
Reisnner LS, Lin D: Anesthesia for cesarean section. p. 465. In Chestnut DH (ed): Obstetric Anesthesia, Principles and Practice, 2nd edition. Mosby, St. Louis, 1999.
Scavone BM, Wong CA, Sullivan JT, et al.: Efficacy of a prophylactic epidural blood patch in preventing post dural puncture headache in parturients after inadvertent dural puncture. Anesthesiology 101:1422, 2004.
Sivan E, Spira M, Achiron R, et al.: Prophylactic pelvic artery catheterization and embolization in women with placenta accreta: can it prevent cesarean hysterectomy? Am J Perinatol 27:455, 2010.
Snegovskikh D, Clebone A, Norwitz E: Anesthetic management of patients with placenta accreta and resuscitation strategies for associated massive hemorrhage. Curr Opin Anaesthesiol 24:274, 2011.
Van de Velde M: Neuraxial analgesia and fetal bradycardia. Curr Opin Anaesthesiol 18:253, 2005.

病例55

先兆子痫

Yaakov Beilin，MD
（王 强 译 熊利泽 校）

问题

1. 试述妊娠高血压综合征的分类。
2. 先兆子痫的发病率和危险因素如何？
3. 试述先兆子痫的病因。
4. 试述先兆子痫的病理生理。
5. 概述先兆子痫的产科处理。
6. 如何防止先兆子痫发展为子痫？
7. 试述如何处理与先兆子痫有关的高血压。
8. 有先兆子痫的患者行硬膜麻醉时，潜在的并发症是什么？
9. 叙述先兆子痫患者行剖宫产术的麻醉选择。
10. 概述预计与先兆子痫相关的产后问题。

患者，15岁，初产妇，妊娠35周，出现宫缩，主诉头痛，血压为145/95 mmHg，并伴有水肿。

1. 试述妊娠高血压综合征的分类。

将妊娠高血压综合征分为四类：即慢性高血压、先兆子痫-子痫、慢性高血压并发先兆子痫，妊娠高血压（框55-1）。

高血压的定义为：

- 收缩压＞140 mmHg或大于基础值30 mmHg
- 舒张压＞90 mmHg或大于基础值15 mmHg

框55-1 妊娠高血压综合征的分类

- 慢性高血压
  - 妊娠20周前出现
- 先兆子痫-子痫
  - 妊娠20周前出现
  - 伴有蛋白尿和水肿
- 慢性高血压并发先兆子痫
- 妊娠高血压
  - 妊娠20周后出现，但无相关症状

测量血压时，患者应处于静息状态、左移子宫，并且最少6 h后可重复测出相同的血压。

在妊娠第20周前血压升高可诊断为慢性高血压。慢性高血压是发生在妊娠前的一种疾病状态。由于正常情况下妊娠期间血压降低，因此舒张压大于80 mmHg的临产妇可怀疑有慢性高血压。

先兆子痫-子痫是孕妇独有的高血压疾病。合并蛋白尿的高血压是先兆子痫的特征，水肿已不再作为诊断的标准。除非合并有葡萄胎，妊娠20周前不会出现先兆子痫性高血压。蛋白尿的定义是24 h收集的尿液中蛋白质含量大于0.3 g或试纸分析超过1个加号（+）。先兆子痫依高血压的程度、蛋白尿的程度或患者的主诉分为轻度和重度先兆子痫。当癫痫全身发作时，先兆子痫就发展为子痫（表55-1）。

妊娠高血压的定义是妊娠20周后仅有高血压而没有先兆子痫的其他症状，常常是由于妊娠而引起的原发性高血压。

表55-1 先兆子痫的症状和体征

		轻度先兆子痫	重度先兆子痫
高血压			
	收缩压	＞140 mmHg ＞基础值30 mmHg	＞160 mmHg
	舒张压	＞90 mmHg ＞基础值15 mmHg	＞110 mmHg
蛋白尿		+～++（试纸测定） ＞1 g/24 h	+++～++++（试纸测定） ＞5 g/24 h
患者症状			头痛 视觉障碍 上腹部痛 发绀

2. 先兆子痫的发病率和危险因素如何？

先兆子痫的发病率约为 5%～10%，子痫为 0.2%～0.7%。缺乏产前保健的年轻初孕妇是发生先兆子痫的高危人群。先兆子痫一般与子宫快速增大如葡萄胎、糖尿病和多胎妊娠有关。再次妊娠再次发生先兆子痫的可能性约为 33%。

3. 试述先兆子痫的病因。

尽管先兆子痫的病因不清楚，但是子宫胎盘缺血似乎是共同的因素。Beer（1978）提出，子宫胎盘缺血可能因免疫改变引起，如移植物抗宿主反应；也可能是胎盘血栓素和前列环素失衡导致先兆子痫。正常妊娠时胎盘产生等量的血栓素和前列环素，而并发先兆子痫时血栓素产生相对增加，从而增加血管收缩、血小板聚积和子宫活动，同时减少子宫胎盘血流。这些效应在先兆子痫的患者中都可出现。

子宫胎盘缺血导致类似肾素和促凝血酶原激酶产生。肾素引起血管紧张素和醛固酮释放，导致高血压和水肿。凝血活酶可以引发凝血紊乱，如弥散性血管内凝血（disseminated intravascular coagulation，DIC）。

4. 试述先兆子痫的病理生理。

先兆子痫的标志是由于循环中肾素、醛固酮、血管紧张素和儿茶酚胺类水平增高引起的血管痉挛。醛固酮还引起钠水潴留而导致全身性水肿。由于伴有先兆子痫的临产妇几乎每个器官系统都受累，因此在讨论先兆子痫的变化时，最好采取系统化处理方法（框 55-2）。

中枢神经系统

先兆子痫时脑水肿和血管痉挛引起中枢神经系统症状。有些患者颅内压增高而脑血流和氧耗量维持正常。与上面变化相关的临床症状包括头痛、反射亢进、视力模糊、眩晕、失明、癫痫和昏迷。脑出血是导致先兆子痫患者死亡的最主要原因。

框 55-2 先兆子痫的病理生理改变

中枢神经系统
- 脑水肿和脑血管痉挛
  - 头痛
  - 反射亢进
  - 视力模糊
  - 失明
  - 癫痫发作
  - 昏迷

呼吸系统
- 上呼吸道/喉头水肿
  - 气管插管困难
- 易发生上呼吸道感染
- 肺毛细血管渗漏
  - 肺泡-动脉梯度增加

心血管系统
- 血管收缩
  - 高血压
  - 组织灌注不足
  - 细胞缺氧
  - 心脏做功增加
- 体液转移
  - 全身水肿
  - 低血容量
  - 血液浓缩
- 血液黏稠度增加
- 左心室肥厚和功能不全

肾系统
- 肾血流减少
- 肾小球滤过滤减低
- 肌酐清除率减低
- 蛋白尿
- 与疾病严重程度相关的尿酸水平升高

肝系统
- 门静脉周围出血
- 被膜下血肿
- 肝功能异常

血液系统
- 血小板计数减少
- 血小板质量异常
- 凝血功能异常
- 弥散性血管内凝血
- HELLP 综合征*

子宫胎盘系统
- 绒毛间隙血流量减少
- 早产
- 小胎盘
- 子宫极度活跃
- 子宫对缩宫素敏感
- 胎盘早剥

* 溶血、肝转移酶升高和血小板计数降低

呼吸系统

喉头和上呼吸道水肿造成气管插管极度困难，分泌物增加和呼吸道充血易引起孕妇上呼吸道感染，肺毛细血管渗漏造成肺内分流并降低肺泡动脉（alveolar-arterial，A-a）血氧梯度。

心血管

全身血管收缩引起高血压、组织低灌注和细胞缺氧。由血管渗入组织间隙的液体导致全身水肿、血容量不足和血液浓缩。血容量与高血压程度呈负相关。血液浓缩导致血液黏稠度增加，从而进一步加重组织缺氧。尽管红细胞比容增加，但却存在着相对贫血，从而对失血耐受性差。血管痉挛导致体循环阻力增加而加重心脏做功。已经处于高动力状态的心血管系统负荷进一步增加，心排血量增加。随时间的延长，左心室肥大，引起左室功能紊乱。

肾

肾血流减少引起肾小球滤过率和肌酐清除率降低，几乎所有的肾功能检查均异常。尿酸升高的水平与疾病的严重程度相关，损害的肾小球造成蛋白质从肾丢失。

肝

血管痉挛导致肝门静脉出血和肝细胞损伤。由于被膜下出血引起肝包膜膨胀可能引起腹痛，也有引起肝破裂的严重病例报道。随着肝功能恶化，肝转氨酶升高。

血液

凝血功能异常同样会出现，最常见的是血小板减少，可伴或不伴凝血功能紊乱。已报道了一种溶血、肝功能异常和血小板计数减少（hemolysis，elevated liver function tests，and low platelet count，HELLP）的综合征。血小板功能异常而数量正常也时常发生。凝血酶原时间、凝血酶时间、部分凝血活酶时间延长，纤维蛋白原水平降低和可能出现明显的DIC。

子宫胎盘

先兆子痫时子宫胎盘的绒毛间血流量减少2～3倍，是胎儿发病率和死亡率的主要因素。胎盘灌注不足常引起早产，因为胎盘血流减少导致胎盘小且有过早老化的征象。子宫活动亢进，并对催产素的敏感性显著增加，患有先兆子痫的产妇发生胎盘早剥的危险性增加。

5. 概述先兆子痫的产科处理。

对于先兆子痫患者，产科处理的目的是控制病情和防止子痫的出现。患者应完全卧床休息，并将子宫向左推移，应连续测定血压、体重、肾和凝血功能以及中枢神经系统的兴奋性。不限制经口摄入水和钠，不再推荐常规使用利尿剂控制水肿。通过非应激实验、缩宫素激发或生物物理学的检查来监测胎儿健康。无论是因为胎儿还是母亲的原因，胎儿和胎盘的娩出被认为是先兆子痫的确定性治疗。胎儿指征包括胎儿宫内窘迫和停止发育；母亲的指征包括的先兆子痫恶化，应用药物不能控制。

6. 如何防止先兆子痫发展为子痫？

硫酸镁（$MgSO_4$）为一种中枢神经系统抑制剂和抗惊厥药，在美国是预防子痫的一线药物。硫酸镁的作用位点之一是在神经肌肉接头。给予硫酸镁后可看到反射亢进减弱，这是由于硫酸镁抑制神经肌肉接头处乙酰胆碱的释放、降低运动终板对乙酰胆碱的敏感性和肌膜的兴奋性。硫酸镁也具有轻微的扩张血管和降低子宫活动过度的作用，从而增加子宫血流。硫酸镁还扩张肾和肝血管床而改善它们的功能（框55-3）。

框55-3 硫酸镁的药理特性

- 中枢神经系统抑制剂
- 抗惊厥
- 神经肌肉接头
  - 抑制乙酰胆碱的释放
  - 降低运动终板对乙酰胆碱的敏感性
  - 降低肌膜的兴奋性
- 轻度扩张血管
- 出现纤维蛋白降解产物
- 减低子宫过度活跃
- 透过胎盘屏障
- 钙剂治疗其中毒

镁剂的治疗浓度为4～8 mEq/L，超过这一浓度对于母亲和新生儿都有副作用。镁可引起心电图改变，最终可导致心跳和呼吸骤停。然而，只有深肌腱反射消失后才会出现这些严重的副作用（表55-2）。因此，通过监测血清镁浓度和深肌腱反射可以避免这种严重副作用的发生。由于镁作用于神经肌肉接头，故镁可以增加母亲对去极化和非去极化肌松药的敏感性。

表 55-2 不同血浆水平镁离子的作用

血浆镁浓度(mEq/L)	全身效应
1.5～2	正常血浆水平
4～8	有效治疗范围
5～10	心电图改变：PR 间期延长、QRS 增宽
10	深肌腱反射减弱、呼吸抑制
15	呼吸停止、窦房和房室传导阻滞
25	心脏停搏

由于镁可透过胎盘，所以新生儿也可表现出镁中毒症状，包括呼吸抑制、呼吸暂停和肌张力减低。无论是新生儿还是产妇镁中毒均可以使用钙剂逆转。

静脉注射硫酸镁的负荷剂量为 2～4 g，注射时间应超过 15 min，随后以 1～3 g/h 静脉输注。镁主要由肾排泄，因此必须注意监测肾功能并依据肾功能不全的情况而相应地减少镁剂量。

7. 试述如何处理与先兆子痫有关的高血压。

对于先兆子痫的临产妇必须及时控制血压，因为急性血压升高可导致脑出血，这是致死的首要原因。患者的血压既不能急剧降低也不能降至其他临产妇的正常血压水平，因为低血压可影响子宫胎盘的血流。虽然硫酸镁可扩张血管，但不能有效地治疗高血压，通常需要选择其他的抗高血压药物。与其他高血压患者一样，她们对抗高血压药和升血压药的反应很敏感，因此开始使用这些药物时应该减少剂量，增加剂量前应注意患者对这些药物的反应。

最常用的抗高血压药物是肼屈嗪，它不仅能降低血压而且能增加肾和子宫胎盘的血流。使用肼屈嗪出现的心动过速可用 β-受体阻滞药普萘洛尔治疗，但在紧急情况下不能选择肼屈嗪，因为它起效需 10～20 min。

硝普钠是一种强效的动脉血管舒张药，通常要紧急控制血压。静脉输注给药容易控制以逐渐达到有效的治疗作用。然而，硝普钠可透过胎盘，已有孕妇经长时间的输注后胎儿出现氰化物中毒的报道。曲美芬是一种神经节阻滞药，也已成功地用于高血压的紧急状态。

硝酸甘油为静脉舒张剂，对需要长期严格控制血压时很有用。硝酸甘油的作用没有硝普钠强，但它容易控制剂量而且对胎儿影响很小。

普萘洛尔、二氮嗪、甲基多巴和卡托普利等，由于它们的副作用，一般不用于先兆子痫患者（表 55-3）。

表 55-3 妊娠毒血症的抗高血压治疗

药物	作用机制	优点	缺点
肼屈嗪	血管扩张药	约 10～20 min 起效、持续约 2 h、增加肾血流	心动过速
普萘洛尔（心得安）	β 受体阻滞药	增强肼屈嗪的抗高血压作用	胎儿心率减慢、胎儿低血糖
硝普钠	直接松弛平滑肌	1 min 起效、持续 1～10 min	胎儿氰化物中毒、增加母体颅内压
硝酸甘油	直接松弛平滑肌	1～2 min 起效、持续 10 min，改善子宫血流	增加母体颅内压
甲基多巴	α_2 受体激动药	持续时间长，良好的维持用药	新生儿震颤
拉贝洛尔	α、β 受体阻滞药	作用同甲基多巴，用于维持	不建议用于支气管狭窄疾病
利尿药	排出钠和水	一般不推荐使用	低血压
硝苯地平	钙通道阻滞药	子宫松弛、增加肾血流	与镁剂合用导致低血压
可乐定	α_2 受体激动药	缺乏资料、一般不推荐使用	胎儿缺氧、增加子宫张力（动物实验可减少子宫血流）一般不推荐使用

8. 有先兆子痫的患者行硬膜麻醉时，潜在的并发症是什么？

硬膜外麻醉对先兆子痫患者是有利的，减轻或消除疼痛可缓解过度通气、减少儿茶酚胺释放、减轻焦虑和增加子宫胎盘的血流量，也可避免应用本身具有误吸风险的全麻药。然而，在硬膜外麻醉前必须控制血压、维持循环血量和凝血功能正常。

椎管内麻醉前舒张压应低于 110 mmHg，麻醉期间需要频繁地监测血压，如果血压不稳，可能需要进行有创的直接测量血压。

高血压病的临产妇常常被限制液体，如果循环血量没有恢复到正常水平，患者可能产生严重低血压。监测尿量指导输液，如果尿量减少，应根据临床情况给予 500～1000 ml 等渗晶体液进行溶液冲击试验；如果尿量不增加，应该监测中心静脉压或者超声心动图。严重的先兆子痫可能需要肺动脉压监测而不是中心静脉压，因为患者可能有左心室功能紊乱和充血性心力衰竭。

补液应选择等渗晶体液或胶体液，不要输葡萄糖水溶液，因为有发生水中毒的危险，特别是在应用缩宫素情况下，而且也是新生儿低糖血症的危险因素。

先兆子痫一般伴有血小板消耗，可引起凝血因子消耗和 DIC，因此实施麻醉前必须检测血小板计数和凝血功能。通常在其他凝血指标延长前，血小板计数即减少。因此，可以先检测血小板计数，如果血小板计数少于 100 000/mm^3 时，再检测凝血酶原时间（prothrombin time，PT）、部分促凝血酶原激酶时间（partial thromboplastin time，aPTT）和纤维蛋白原。由于先兆子痫是一个动态过程，测定凝血参数应尽可能接近要进行的硬膜外麻醉时间。

9. 叙述先兆子痫患者行剖宫产术的麻醉选择。

一旦血压得到控制、血容量和凝血参数正常，即可安全地在硬膜外、脊椎或全身麻醉下行剖宫产术。鞘内麻醉的益处是避免了对有误吸风险的患者进行气道操作。而且先兆子痫产妇对喉镜检查过程中的血压升高非常敏感。腰麻和硬膜外麻醉过程血压通常能很好维持；作者常规使用腰麻。

在紧急情况下行剖宫产常要求全身麻醉。即使出现胎儿窘迫，也应在诱导前花时间充分地控制血压，因为喉镜刺激可使血压显著升高，而导致脑出血。充分给氧去氮后，压迫环状软骨进行快速诱导。如果患者使用硫酸镁，可延长琥珀胆碱和非去极化肌松药的作用时间，但由于需要迅速肌松，不应减少琥珀胆碱的剂量，同时应用神经肌肉监测以指导随后肌松药的用量。准备好喉镜、气管导管、喉罩和可视喉镜等，以便处理潜在的困难气道。

10. 概述预计与先兆子痫相关的产后问题。

虽然胎儿和胎盘的娩出是先兆子痫的确定性治疗，但症状完全消除可能需数小时到数天，患者仍有发生惊厥的危险。因此，监测血压和输注硫酸镁至少持续到分娩后 24 h。

推荐阅读

Aya AG, Mangin R, Vialles N, et al.: Patients with severe preeclampsia experience less hypotension during spinal anesthesia for elective cesarean delivery than healthy parturients: a prospective cohort comparison. Anesth Analg 97:867, 2003.

Beer AE: Possible immunologic bases of preeclampsia/eclampsia. Semin Perinatol 2:39, 1978.

Cotton DB, Gonik B, Dorman K, et al.: Cardiovascular alterations in severe pregnancy-induced hypertension: relationship of central venous pressure to pulmonary capillary wedge pressure. Am J Obstet Gynecol 151:762, 1985.

Duckitt K, Harrington D: Risk factors for pre-eclampsia at antenatal booking: systematic review of controlled studies. BMJ 330:565, 2005.

Jouppila P, Jouppila R, Hollmen A, et al.: Lumbar epidural analgesia to improve intervillous blood flow during labor in severe preeclampsia. Obstet Gynecol 59:158, 1982.

Lucas MJ, Leveno KJ, Cunningham FG: A comparison of magnesium sulfate with phenytoin for the prevention of eclampsia. N Engl J Med 333:201, 1995.

Visalyaputra S, Rodanant O, Somboonviboon W, et al.: Spinal versus epidural anesthesia for cesarean delivery in severe preeclampsia: a prospective randomized, multicenter study. Anesth Analg 101:862, 2005.

Wallace DH, Leveno KJ, Cunningham FG, et al.: Randomized comparison of general and regional anesthesia for cesarean delivery in pregnancies complicated by severe preeclampsia. Obstet Gynecol 86:193, 1995.

病例56

胎盘早剥与前置胎盘

Howard H. Bernstein, MD · Yaakov Beilin, MD

（王 强 译 熊利泽 校）

问题

1. 概述妊娠晚期出血的主要原因。
2. 胎盘早剥的概念和危险因素是什么？
3. 胎盘早剥的症状和体征是什么？如何诊断？
4. 叙述胎盘早剥的产科处理。
5. 叙述妊娠对凝血的影响。
6. 什么是弥散性血管内凝血，如何处理？
7. 如何诊断胎儿窘迫？
8. 患者尝试分娩，产科医生要求分娩镇痛，你需要考虑哪些问题，如何着手进行？
9. 分娩3 h时，产科医生发现阴道出血明显增加，孕妇血压为80/40 mmHg、心率为120次/分。FHR监测显示晚期胎心减速。假如患者未行硬膜外镇痛，要行急诊剖宫产，如何进行麻醉？
10. 什么是前置胎盘？
11. 前置胎盘的临床表现是什么，如何诊断？
12. 前置胎盘的产科处理是什么？
13. 前置胎盘的孕妇欲行剖宫产时，如何麻醉？
14. 产科大出血如何管理？

女患，25岁，孕37周，临产，主诉腹痛伴阴道出血。入院时血压110/60 mmHg、心率90次/min。宫缩间隔5 min，子宫口开3 cm。胎儿心率（fetal heart rate，FHR）监测显示胎儿有反应。

1. 概述妊娠晚期出血的主要原因。

“见红”（bloody show）是妊娠晚期出血最常见的原因。产程中出血是由于宫口的扩张和消失引起。多数妊娠晚期病理性出血是由于胎盘问题，而胎盘早剥和前置胎盘为主要原因。由宫颈息肉和宫颈癌引起的宫颈出血很少见。血管前置，即脐带血管移行于胎盘膜内和覆盖于子宫外口，是罕见的妊娠晚期出血原因。妊娠晚期出血的其他罕见原因可能是先兆子痫和胎儿宫内死亡引起的孕妇凝血功能障碍（框56-1）。

框56-1 妊娠晚期出血的鉴别诊断

见红
胎盘早剥
前置胎盘
血管前置
子宫破裂
宫颈病理改变
  息肉
  宫颈癌
  静脉曲张
母体凝血功能障碍
  先兆子痫
  宫内死胎
  凝血功能障碍的其他原因

2. 胎盘早剥的概念和危险因素是什么？

胎盘早剥是指在胎儿分娩前，胎盘过早与子宫分离。胎盘早剥发生率约为1/150～1/100，导致的围产期胎儿死亡率约为20%，随年龄增加早剥的发生率也增加，且美国黑人妇女的发生率更高。胎盘早剥与高血压（慢性或妊娠诱发的高血压）、经产妇、吸烟和滥用可卡因有关。有胎盘早剥史的孕妇较一般人群再次发生早剥的危险高10倍。

3. 胎盘早剥的症状和体征是什么？如何诊断？

经典的胎盘早剥为疼痛性出血，患者可突然出现撕裂样腹痛，随后出现阴道流血和产前阵痛，伴有子宫频繁收缩、子宫底张力增加的不规则产程模式。患者可能主诉感觉收缩从未停止。阴道出血量多少不一，与胎盘剥离的程度一般无关。如果剥离位于中央，因为大部分血液淤积在胎盘后面，阴道出血量较少；然而，当胎盘后出血量达 2000 ml 时，子宫底高度可能增加。血液渗入子宫肌层会导致呈现紫色的库弗莱尔子宫（子宫胎盘卒中）。严重出血可能导致孕妇低血容量性休克、胎儿窘迫或死亡。严重的胎盘早剥也可发生弥散性血管内凝血（DIC）。1967 年 Pritchard 和 Brekke 首次证实，胎盘后血凝块不能说明胎盘早剥时全身性低血纤蛋白原血症的程度。1985 年 Gilabert 等解释了凝血物质是如何通过剥离胎盘下面开放的静脉窦进入母体血液循环并激发 DIC 的。

临床评估可对胎盘早剥做出初步诊断。胎盘超声检查可明确胎盘后血凝块大小和胎盘从子宫壁分离的程度。分娩后，胎盘检查可确定黏附的血凝块，然而胎盘可能是正常的。

4. 叙述胎盘早剥的产科处理。

胎盘早剥一经诊断就要做出娩出胎儿的决定。如果是早产会有新生儿并发症或死亡。这种情况下，如果认为剥离较小，孕妇稳定（例如生命体征正常，血细胞比容和凝血稳定），可以保守处理进行观察。任何有剥离扩大的迹象通常都要立即进行分娩。

做出娩出胎儿（早产或足月）的决定后，还要决定分娩方式，阴道分娩或剖宫产。并不总是需要剖宫产。如果剥离较小，没有危害孕妇的迹象，可以尝试自然分娩或引产。如果对母体和胎儿有危险时，需要剖宫产。处理包括积极地对母体的液体复苏、输血、使用血液制品治疗凝血障碍。详见下面的章节。

5. 叙述妊娠对凝血的影响。

通常认为妊娠期处于高凝状态且与血栓病发生率增加有关。妊娠的特点是凝血因子的水平增加，特别是血纤蛋白原。凝血酶引起血纤蛋白原分解增加，其标志是纤维蛋白肽 A 水平升高。妊娠时血小板计数下降或维持正常。1988 年 Rolbin 等证实，妊娠期间血小板计数无显著的统计学改变，然而 2000 例患者中有 104 例血小板计数小于 $150 \times 10^9/L$。1983 年 Fay 等发现，妊娠最后 8 周血小板消耗增加导致血小板计数减少。另外，已证明分娩后凝血因子Ⅴ和Ⅷ活性增加、血纤蛋白原水平降低和部分促凝血酶原激酶时间（PTT）减少，引起短期的血液凝固性迅速增加（框 56-2）。

框 56-2 妊娠期间凝血功能变化

增加的凝血指标
- 纤维蛋白原
- 凝血因子Ⅴ
- 凝血因子Ⅶ
- 凝血因子Ⅷ
- 凝血因子Ⅸ
- 凝血因子Ⅹ
- 凝血因子Ⅻ
- 纤维蛋白裂解产物
- 血管假性血友病因子

没有变化的凝血指标
- 凝血因子Ⅺ
- 抗凝血酶Ⅲ
- 抗因子Ⅹa
- 血小板计数

减少的凝血指标
- 因子XIII
- 血小板计数
- 凝血酶原时间（PT）
- 部分促凝血酶原激酶时间（PTT）

6. 什么是弥散性血管内凝血，如何处理?

DIC 是以全身凝血系统激活导致凝血因子消耗和继发纤维蛋白溶解激活为特征，引起低纤维蛋白原血症、血小板减少症和纤维蛋白降解产物产生等一系列改变。临床表现为出血、血液不凝和所有穿刺部位如静脉穿刺点出血。实验室检查异常包括凝血酶原时间（PT）、部分促凝血酶原激酶时间（aPTT）延长，以及血小板计数、血纤蛋白原水平降低（框 56-3）。

有效地治疗 DIC 要求去除病因，即娩出胎儿和胎盘。另外，有必要通过需要输注新鲜冰冻血浆（fresh frozen plasma，FFP）、冷沉淀物以替代血纤蛋白原，以及给予血小板来治疗凝血功能障碍，直至病程开始好转。

框 56-3 弥散性血管内凝血（DIC）的诊断

临床可疑因素
- 血液不凝
- 不能控制的出血

实验室检查
- PT/PTT 延长
- 血纤蛋白原水平低
- 血小板计数低
- 出现纤维蛋白降解产物

7. 如何诊断胎儿窘迫？

20 世纪 60 年代开发出了连续电子胎儿心率（FHR）监测仪，以评估分娩期间胎儿健康状况。FHR 监测仪可以直接将电极放在胎儿头皮部位，或间接将超声波探头放在母亲腹部进行监测。胎儿心率模式的特征分为基线和周期特征（框 56-4）。

框 56-4　胎儿心率监测

基线：心搏间变异
　心率：110～160 次/分
　R-R 间期：3～5 次/分
长时间周期性心率增快
　10～15 次/分、持续 10～15 s
　每 20 min 内发生≥3 次

基线特征包括心率及其变异性。正常分娩中，胎儿心率是由支配胎儿心脏的交感和副交感神经之间的平衡来决定，正常胎儿心率在 110～160 次/分。胎儿心率变异性对判断胎儿健康是非常重要的。变异性的描述是这样的：中度变异 6～25 次/分；最小变异 1～5 次/分；变异消失。中度的心率变异性是正常现象。

周期性心率增快（periodic accelerations），即每分钟有至少 15 次的心搏增加，并持续 15 s，在正常分娩中同样可以被观察到（图 56-1）。FHR 描记证实，不伴有减速的中度心率变异性可作为Ⅰ类描记轨迹，提示新生儿酸碱状态正常。Ⅰ类描记轨迹同时也和娩出一个健康、活跃的新生胎儿，娩出 5 min 时的 Apgar 评分≥7 相关。缺乏心率间变异性可能提示胎儿缺氧（图 56-2）。

中度心率变异性的存在是胎儿健康的最敏感指标。然而，胎儿心率变异性差或者缺失并不总是由于胎儿缺氧。非快速动眼胎儿睡眠周期持续约 20 min，是导致变异性降低的最常见原因。先天性胎儿心脏疾病如心脏传导阻滞、先天无脑畸形也与心率变异性差有关。医源性的原因包括孕期使用阿片类药、局部麻醉药（局麻药）和阿托品。

依据下降速度和最低值出现与子宫收缩时间的相对先后，周期性胎心减速被分为早期、晚期和变异型（表 56-1）。

早期胎心减速

早期胎心减速过程持续 30 s 后使胎心率达最低值，此时正值子宫收缩高峰期。图像犹如子宫收缩镜像，被认为继发于胎头受压。早期胎心速伴有良好的心率变异性，与胎儿缺氧或酸中毒无关。

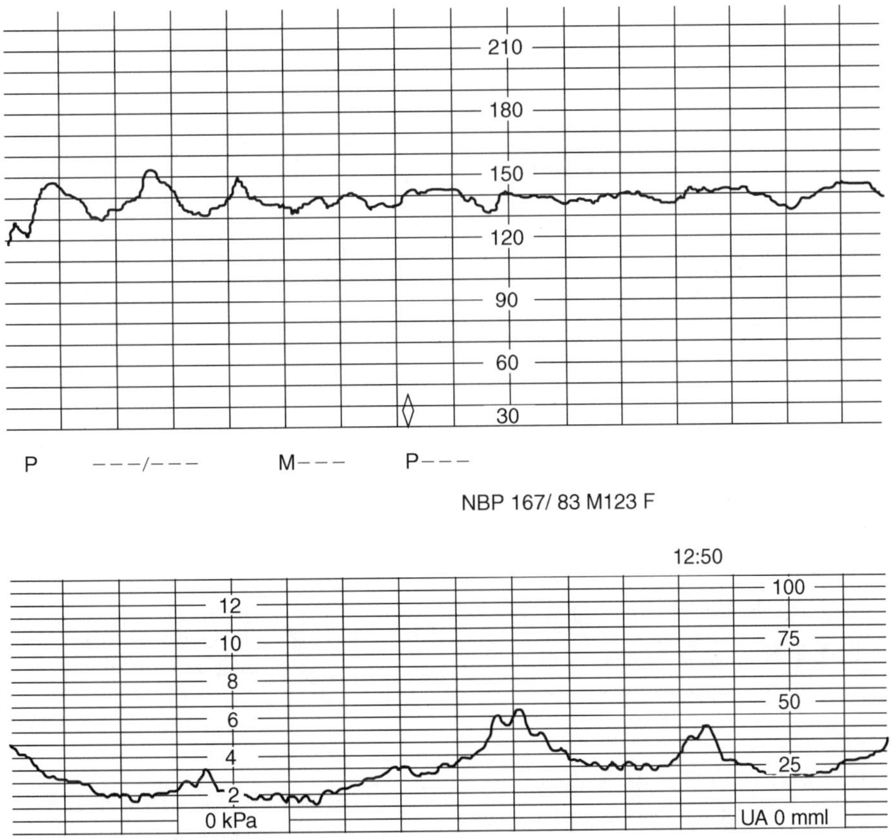

图 56-1　胎儿心率描记显示心率变异性好

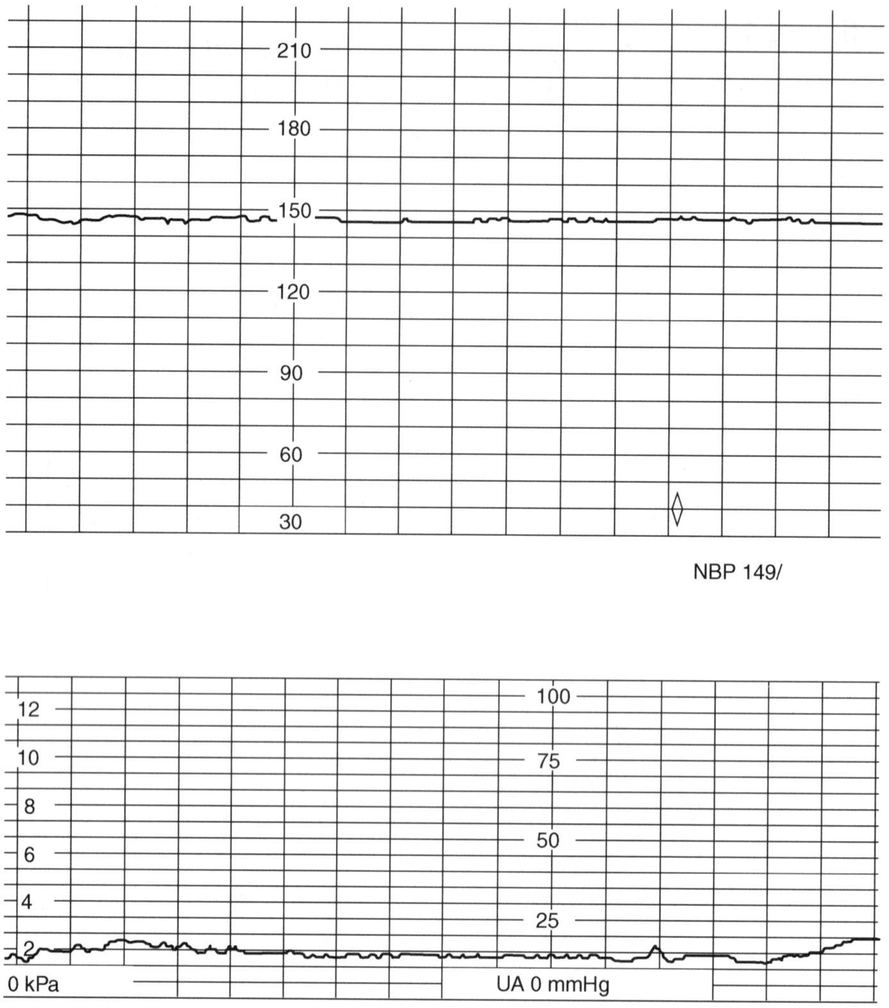

图 56-2 胎儿心率描记显示心率变异性差

表 56-1 胎儿心率减慢

类型	与宫缩的关系	意义
早期	宫缩开始	胎头受压
迟发性	宫缩之后	子宫胎盘功能不全引起胎儿缺氧
变异型	时间不定	胎儿脐带受压引起迷走神经反射

晚期胎心减速

晚期胎心减速在子宫收缩开始后出现，并持续 30 s 以上。晚期胎心减速通常与胎儿低氧血有关（图 56-3）。子宫胎盘功能不全时，胎儿的氧分压（pO2）显著降低引起迷走神经介导的胎心减慢。在解释明显的晚期胎心减速时，必须评估胎儿的心率变异性。胎儿心率变异性良好，表明没有发生严重的新生儿脑缺氧，预后良好。如果出现晚期胎心减速，并伴有心率变异性减低或消失，则预后不良。

变异型胎心减速

变异型胎心减速持续时间小于 30 s 达胎心最低值，其最低值与子宫收缩高峰不相关。变异型胎心减速与子宫开始收缩的时间无关（图 56-4）。变异型胎心减速是由于胎儿脐带受压而引起迷走神经反射的结果。心率减慢持续时间大于 30 s 且最低心率小于等于 60 次/分，被视为严重的变异型胎心减速。而轻到中度的变异型胎心减速很少与胎儿缺氧有关。然而，严重且再发的胎心减速可导致胎儿缺氧和酸中毒的发生。在这种情况下，FHR 描记也将证实变异性降低。

除了 FHR 监护，胎儿头皮刺激、数字测试或胎儿声刺激同样可以用于胎儿健康的评估。在头皮刺激后出现胎心加速提示胎儿 pH＞7.2。产时胎儿脉搏氧饱和度测量是一种可以提供优于传统监测的新技术，但目前没有被广泛使用。

当明确 FHR 描记结果不良时，应开始宫内胎儿复苏。纠正的病因包括母亲低血压、缩宫素（催产素）引起的子宫过度兴奋以及胎儿脐带受压。可以

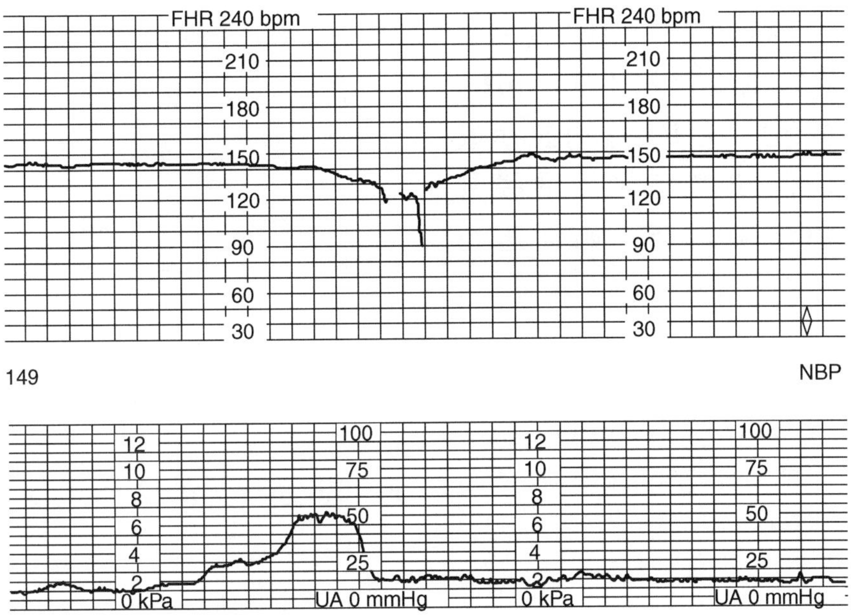

图 56-3　胎儿心率描记显示晚期胎心减速

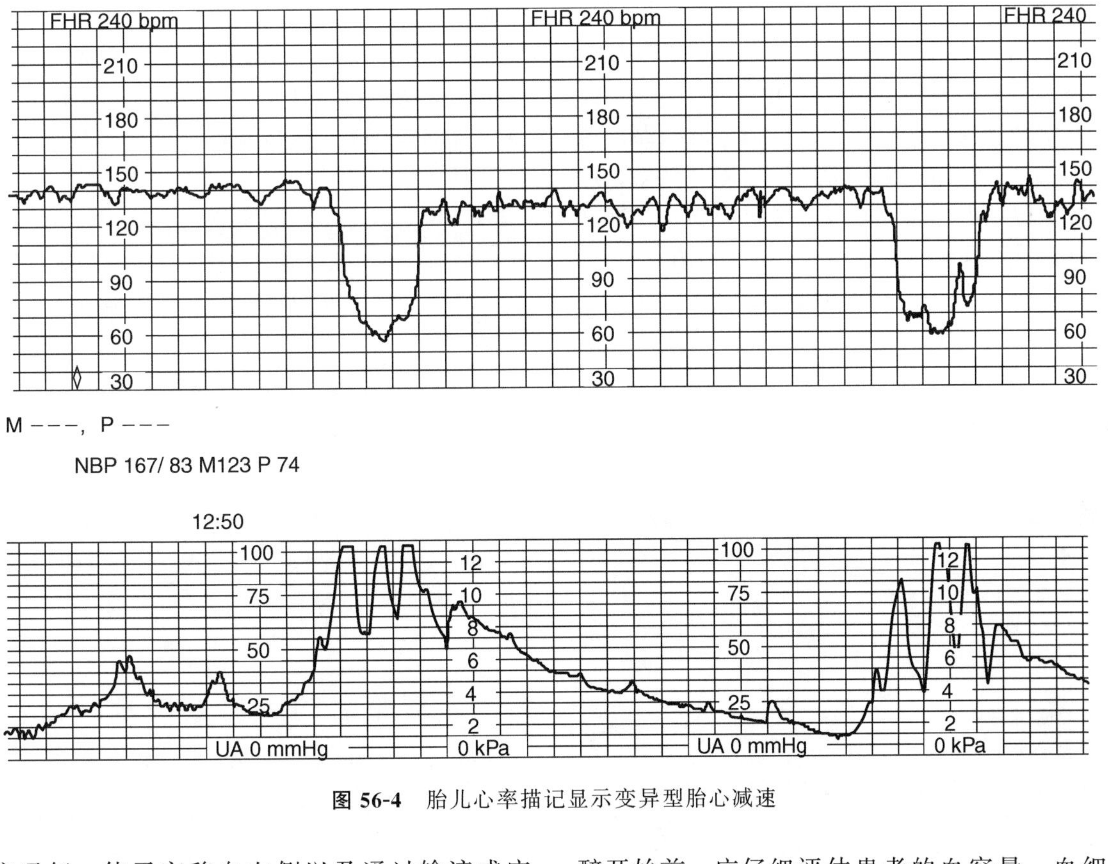

图 56-4　胎儿心率描记显示变异型胎心减速

通过母亲吸氧、使子宫移向左侧以及通过输液或应用升压药物提高母体血压等，来改善胎儿的状况。

8. 患者尝试分娩，产科医生要求分娩镇痛，你需要考虑哪些问题，如何着手进行？

出现疼痛性阴道出血可诊断胎盘早剥。局部麻醉开始前，应仔细评估患者的血容量、血细胞计数及凝血功能。早期的实验室检查包括血红蛋白含量、血细胞比容、血小板计数、PT 和 PTT、血纤蛋白原水平和纤维蛋白裂解产物，以评估出血程度和排除 DIC 形成。扩容应给予晶体液、胶体液或浓缩红细胞。如果出血不明显、且没有 DIC 的实验室证据，可以进行硬膜外镇痛。

9. 分娩3 h时，产科医生发现阴道出血明显增加，孕妇血压为80/40 mmHg、心率为120次/分。FHR监测显示晚期胎心减速。假如患者未行硬膜外镇痛，要行急诊剖宫产，如何进行麻醉？

决定麻醉方案，必须同时评估产妇和胎儿状况。在这个病例中，产妇和胎儿情况自入院后开始恶化，并且与胎盘早剥加重症状相一致，伴随明显的失血和胎儿窘迫。大量的出血可能隐藏在胎盘后，阴道的出血量其实少于实际出血量。应该用血红蛋白浓度变化来指导输血治疗。必须排除继发于胎盘早剥的产妇凝血紊乱如DIC。如果产妇和（或）胎儿病情不稳定，可在实验室检查出来以前实施剖宫产术。

尽管脊椎麻醉可为急诊剖宫产提供快速的外科麻醉，但是由于失血引起母体凝血功能紊乱和低血容量是区域麻醉的禁忌证。因此，实施剖宫产术应避免进行区域麻醉，而应选择全身麻醉。

全身麻醉诱导前，必须建立良好的静脉通路。应当采血测血型、交叉配血，检查血细胞比容、PT/PTT、血纤蛋白原水平和纤维蛋白降解产物。立即开始液体复苏。推荐实施压迫环状软骨的快速诱导插管。对于低血容量患者，静脉诱导药物可以给予依托咪酯0.1～0.3 mg/kg或氯胺酮0.5～1 mg/kg。由于丙泊酚比氯胺酮或依托咪酯诱导后更易发生低血压，故应避免使用。推荐应用琥珀胆碱以便气管插管（框56-5）。

框56-5 胎盘早剥时行剖宫产术

实验室检查
- 血型和交叉配血
- 红细胞比容
- 血小板计数
- PT/aPTT
- 血纤蛋白原水平
- 纤维蛋白降解产物

良好的静脉通路

液体复苏
- 晶体液
- 胶体液
- 有指征时选用血液制品

麻醉选择
- 存在凝血功能障碍或低血容量时禁用区域麻醉
- 推荐选用全身麻醉

诱导药物
- 依托咪酯0.1～0.2 mg/kg，静脉注射
- 氯胺酮1 mg/kg，静脉注射

快速程序诱导

10. 什么是前置胎盘？

前置胎盘是指低位胎盘覆盖于子宫颈内口，其发生率为1/200，易感因素包括经产、高龄和剖宫产史。

前置胎盘可分为边缘型、部分型和完全型。完全型前置胎盘的胎盘完全覆盖于子宫颈口，胎儿不能从阴道分娩；部分型前置胎盘是指胎盘不完全覆盖于子宫颈口；边缘型前置胎盘是指只有很少一部分胎盘覆盖宫颈口的部分型前置胎盘。低位胎盘是指胎盘植入子宫下段，但不覆盖子宫颈口。

11. 前置胎盘的临床表现是什么，如何诊断？

前置胎盘的出血不伴有腹痛，且可突然发生，出血量从少量、断断续续到大量，甚至危及生命。

一般通过超声检查胎盘位置与子宫颈口的关系而做出诊断。如果超声不能确定，可在手术室进行阴道检查（表56-2）。患者进入手术室，做好急诊全麻诱导准备，以防止阴道检查发现有大出血，需要急诊行剖宫产术。这就是所谓的“两手准备”。

表56-2 前置胎盘与胎盘早剥对比

	前置胎盘	胎盘早剥
疼痛	无痛性出血	疼痛性出血
出血颜色	鲜红色	暗红色
血凝块	有	无
出血	明显	隐匿在胎盘后
DIC	少见	可能发生
诊断	临床表现和超声	超声

DIC，弥散性血管内凝血

12. 前置胎盘的产科处理是什么？

前置胎盘的处理依据失血量、是否有进一步出血、前置胎盘的类型和胎龄而定。如果出血已经停止且孕妇、胎儿情况稳定，可选择保守治疗。建议孕妇卧床休息、监测胎儿，以让胎儿继续成熟。再次出血或出现胎儿宫内窘迫症状需要立即行剖宫产术。

13. 前置胎盘的孕妇欲行剖宫产时，如何麻醉？

同胎盘早剥一样，对患前置胎盘的孕妇必须评

估胎儿和母亲的情况，其多数可顺利度过产前过程。由于胎盘覆盖宫颈外口，故需行剖宫产术。孕妇无出血，可常规行区域麻醉，如脊椎麻醉或硬膜外麻醉。脊椎麻醉前应建立良好的静脉通路，并做好交叉配血，以便意外出血时应用。麻醉人员还必须准备在有明显出血且孕妇血流动力学不稳定时，改行全身麻醉。

有明显出血时，禁止应用椎管内麻醉，而应实施全身麻醉。诱导前应建立可靠的静脉通路，进行监测（如动脉内置管），麻醉诱导注意事项与胎盘早剥的诱导相同。

14. 产科大出血如何管理？

管理产科大出血的原则是管理创伤引起的继发性出血。到目前为止还没有对产科出血管理的临床对照试验。

一旦诊断为异常出血，需立即开通大的静脉通路（即≥16 号静脉导管）。同时，放置动脉导管也是很常用的做法，有利于血液采样和实时动脉血压监测。在发生出血性休克前，放置动静脉导管相对容易，而且如果紧急情况解除，这些装置也容易撤除。

大出血的管理需要多学科相互协作。产科大出血发生时应立即告知血库，以方便血库专员可以尽快备血。此外，应尽快进行外科会诊，以协助产科医师进行治疗。在许多机构，外科会诊医师应当是妇产科肿瘤学医师，但是如果不方便，应当立即呼叫普外科医生。如果患者出现凝血障碍，可以同时请血液科医师会诊。

人们已经根据来自创伤学的文献提出大量血制品输注流程。目前已经证实，输注同等数量的全血、FFP 和血小板可以大大提高存活率。大量血制品输注流程应在以下任何一种情况发生时启用：

- 估计失血超过一个人的血容量
- 发生持续低血压或酸血症（pH≤7.1 或 BE>−6）
- 发生凝血障碍和（或）血小板减少症

浓缩红细胞（packed red blood cells，PRBCs）和 FFP 按照 1∶1 输注。输注 4～6 单位的 PRBCs 和 FFP 后，可输注单供体血浆分离置换血小板。一单位的单供体血浆分离置换血小板相当于 6 单位混合浓缩血小板。

每个单位 FFP 可以增加大约 15 mg/dl 的血纤蛋白原。大量输注 FFP 才可能将血纤蛋白原水平保持在 100 mg/dl 以上。而冷沉淀，给予 5 单位混合浓缩液，容量比 FFP 小得多。在我们单位，当产科大出血流程被启动后，血库将不断准备和发放 4 单位 PRBCs、4 单位 FFP、1 单位单采机采血小板和 5 单位冷沉淀，直到该流程停止。

低体温可能导致凝血障碍和酸血症，这可以通过加热器输注 PRBCs 和 FFP 避免。一旦需要大剂量输注血液和血液制品，则需要使用快速输注系统，这需要在快速输注血液和血液制品的同时进行非常有效的加温工作。

细胞回收器也应当考虑使用，因为这可以大大节约血库库存。大量研究证明，自体血回收是安全的，没有发生羊水栓塞的报道。

如果预期可能出现大出血，可在手术前进行髂内动脉球囊放置。如果需要，可以膨胀球囊，减少子宫血流量。然而，这个球囊的功能由于子宫动脉分支回流的存在而被质疑。以下这些减少子宫张力、预防继发性出血的措施将减少子宫切除的概率：

- 子宫动脉栓塞
- 宫内球囊填塞
- 放置子宫紧缩缝合线（如 B-Lynch 缝合）

推荐阅读

American College of Obstetricians and Gynecologists: Intrapartum fetal heart rate monitoring: nomenclature, interpretation, and general management principles. ACOG Practice Bulletin No. 106. 2009.

Beard RW, Filshie GM, Knight CA, et al.: The significance of the changes in the continuous fetal heart rate in the first stage of labour. J Obstet Gynaecol Br Commonw 78:865, 1971.

Cunningham GF, Leveno KJ, Bloom SL, et al.: Williams obstetrics, 23rd edition. McGraw-Hill Medical, New York, 2009.

Fay RA, Hughes AO, Farron NT: Platelets in pregnancy: hyperdestruction in pregnancy. Obstet Gynecol 61:238, 1983.

Gilabert J, Estelles A, Aznar J, et al.: Abruptio placentae and disseminated intravascular coagulation. Acta Obstet Gynecol Scand 64:35, 1985.

King M, Wrench I, Galimberti A, et al.: Introduction of cell salvage to a large obstetric unit: the first six months. Int J Obstet Anesth 18:111, 2009.

Neal MD, Marsh A, Martino R, et al: Massive transfusion: an evidence-based review of recent developments. Arch Surg 147:563, 2012.

Pacheco LD, Saade GR, Gei AF, et al.: Cutting-edge advances in the medical management of obstetrical hemorrhage. Am J Obstet Gynecol 205:526, 2011.

Pritchard JA, Brekke AL: Clinical and laboratory studies on severe abruption placentae. Am J Obstet Gynecol 97:681, 1967.

Rebarber A, Lonser R, Jackson S, et al.: The safety of intraoperative autologous blood collection and autotransfusion during cesarean section. Am J Obstet Gynecol 179:715, 1998.

Rolbin SH, Abbott D, Musclow F, et al.: Epidural anesthesia in pregnant patients with low platelet counts. Obstet Gynecol 71:918, 1988.

Salamalekis E, Vitoratos N, Loghis C, et al.: Evaluation of fetal heart rate patterns during the second stage of labor through fetal oximetry. Gynecol Obstet Invest 48:151, 1999.

病例57

妊娠期间非产科手术的麻醉

Yaakov Beilin，MD
（董 辉 译 熊利泽 校）

问题	
1. 妊娠患者行非产科手术的发生率有多少？ 2. 妊娠患者麻醉时要考虑哪些问题？ 3. 请描述妊娠期间的生理学变化有哪些？它们对麻醉有何影响？ 4. 什么是致畸因子？已知哪些麻醉药有致畸作用？	5. 避免胎儿宫内窒息应采取哪些预防措施？ 6. 如何防止早产？ 7. 妊娠患者麻醉需采用哪些监测？ 8. 对腹腔镜手术有什么特殊的考虑？ 9. 对妊娠患者非产科手术实施麻醉时，总的指导原则是什么？

患者，女性，32岁，妊娠17周。主诉腹痛、恶心、呕吐，来急诊室就诊。查体后初步诊断为阑尾炎，并拟急诊行阑尾切除术。

1. 妊娠患者行非产科手术的发生率有多少？

妊娠期间行非产科手术的发生率为0.3%～2%。美国每年大约有400万妇女分娩，也就是说每年有8万孕妇需行非产科手术。由于有些手术是在临床诊断妊娠之前就已经实施，实际上孕妇行非产科手术人数可能还要高。阑尾切除术是妊娠期间最常见的非产科手术。目前，几乎各种类型的外科手术都已经在妊娠患者中得到成功实施，包括体外循环下心脏直视手术、需要控制性降压和低温的神经外科手术以及肝移植手术等。

2. 妊娠患者麻醉时要考虑哪些问题？

对孕妇实施麻醉时，麻醉医生必须同时考虑到两个患者。对于母体要考虑到妊娠所引起的生理学改变，这基本涉及所有的器官系统（表57-1）。为给妊娠患者提供安全的麻醉，麻醉医生不仅需要了解妊娠所引起的生理学变化，而且需要知道这些变化在妊娠期的什么阶段发生以及它们对麻醉管理的影响。对于胎儿的考虑包括麻醉药可能的致畸作用、避免胎儿宫内窒息以及预防早产。

3. 请描述妊娠期间的生理学变化有哪些？它们对麻醉有何影响？

呼吸系统

由于妊娠早期黄体酮水平升高，孕妇每分通气量增加50%，并持续整个妊娠期。每分通气量的增加导致动脉血二氧化碳分压（$PaCO_2$）降低至30 mmHg。由于肾排泄碳酸氢根离子代偿性增多，故动脉血pH保持不变。由于妊娠期间解剖死腔没有明显变化，足月时肺泡通气量增加70%。妊娠5个月后，妊娠子宫把膈肌向上顶，导致功能残气量、补呼气量和残气量减少约20%，但肺活量与妊娠前比较没有变化。

对麻醉的影响

孕妇肺泡通气量增加、功能残气量减少，使得吸入麻醉药的摄取和排出更快。功能残气量降低伴随心排血量、代谢率和氧耗量的增加，使孕妇在呼吸暂停和气道梗阻期间对动脉低氧血症更敏感。

水肿、体重增加和乳腺增大将增加气管插管的难度，需要准备一系列不同型号的喉镜片、镜柄及其他紧急气道管理用具。妊娠期间上呼吸道黏膜层毛细血管充血，要求选用较小号的气管导管，并更加注意气道管理。应避免采用鼻腔通气道和经鼻气管插管。

表 57-1　妊娠引起的生理学变化

呼吸系统	
每分通气量	增加 50%
潮气量	增加 40%
呼吸频率	增加 10%
氧耗量	增加 20%
PaO_2	增加 10 mmHg
死腔量	无变化
肺泡通气量	增加 70%
$PaCO_2$	降低 10 mmHg
动脉血 pH	无变化
血清 HCO_3^-	降低 4 mEq/L
功能残气量	降低 20%
补呼气量	降低 20%
残气量	降低 20%
肺活量	无变化
心血管系统	
心排血量	增加 30%～40%
心率	增加 15%
每搏量	增加 30%
总外周阻力	降低 15%
股静脉压	增加 15%
中心静脉压	无变化
收缩压	降低 0～15%
舒张压	降低 10～20%
血管内容积	增加 35%
血容量	增加 45%
红细胞容积	增加 20%
消化系统	
蠕动力	减低
胃的位置	进一步上抬，呈水平位
转氨酶	增高
碱性磷酸酶	增高
拟胆碱酯酶	降低 20%
血液系统	
血红蛋白	降低
凝血因子	升高
血小板计数	降低 20%
淋巴细胞功能	降低
肾	
肾血流量	升高
肾小球滤过率	升高
血清肌酐和尿素氮	降低
肌酐清除率	升高
尿糖	1～10 g/天
蛋白尿	300 mg/天
神经系统	
MAC	降低 40%
内啡肽水平	增加

BUN，尿素氮；HCO_3^-，碳酸氢盐；MAC，最低肺泡有效浓度；$PaCO_2$，动脉血二氧化碳分压；PaO_2，动脉血氧分压

心血管系统

妊娠早期心排血量增加 30%～40%，这主要与每搏量的增加（30%）有关，其次与心率的增加（15%）有关。心排血量在妊娠中期进一步轻度增加并持续至整个妊娠期。

妊娠期由于体循环阻力降低 15%，血压通常降低。接近足月时，10%～15%患者仰卧位时血压明显降低，通常伴有出汗、恶心、呕吐、肤色苍白以及精神活动的改变，这称为“仰卧位低血压综合征”，这是由于妊娠子宫压迫下腔静脉和主动脉所致。该综合征的其他表现包括因为压迫主动脉造成肾和子宫胎盘血流的减少。

妊娠期血管内容积增加 35%。由于血容量的增加（45%）大于红细胞容量的增加（20%），妊娠期间会出现相对贫血。尽管如此，血红蛋白浓度低于 110 g/L 仍属异常。

对麻醉的影响

心排血量的增加会加快静脉诱导的起效速度。同时，可使患者 15°～30°左侧卧位以改变子宫的位置，进而避免仰卧位低血压综合征和低血压的发生。

胃肠道系统

妊娠早期结束时，由于黄体酮水平的增高，胃肠道的排空时间延长。此外，解剖结构上的变化——增大的子宫使胃向上移位，会进一步减慢胃排空。但最新基于对乙酰氨基酚吸收（Wong，2002）的研究数据并不支持这一结论：他们的结论是直到分娩活跃期，胃排空时间才可能延长。虽然妊娠不会使胃排空时间延长，但因妊娠而增大的子宫会使胃内压力增高，进而引起胃酸增多及食道下段括约肌受损。

对麻醉的影响

虽然研究表明，妊娠不会增加误吸的风险，但

有胃酸反流（如胃灼热）这一妊娠期常见症状的妊娠妇女则应考虑误吸的危险。使用非粒子性抗酸药（H_2-受体阻滞药和甲氧氯普胺），以降低胃内容物的酸度和容量。全身麻醉（全麻）都应采取快速诱导、环状软骨压迫和气管插管。

肝系统

妊娠期间肝功能的检测值（血清谷草转氨酶，乳酸脱氢酶，碱性磷酸酶和胆固醇）通常升高，这并不一定表明肝功能异常。妊娠早期假性胆碱酯酶的活性降低20%，在以后妊娠期间平稳保持这一水平。

对麻醉的影响

拟胆碱酯酶的活性降低能延长琥珀胆碱的作用，但给予气管插管常规剂量的琥珀胆碱很少出现窒息的问题，同样使用酯类局麻药也很少出现作用时间延长。

血液系统和血液成分

妊娠并不明显改变淋巴细胞计数，但淋巴细胞的功能降低，这会降低母体对感染的抵抗力。上呼吸道感染的风险增加，这使全麻的气道管理变得复杂。

妊娠期间，血小板计数降低20%，但通常没有临床意义。凝血因子明显增加，导致妊娠期的高凝状态。

对麻醉的影响

上呼吸道感染的风险增加使全麻的气道管理变得复杂。血液的高凝状态使妊娠患者易于发生血栓栓塞，如肺动脉栓塞。对于妊娠患者，我们应在围术期考虑预防静脉血栓栓塞。

肾系统

妊娠早期，肾血流和肾小球滤过率增加，导致肌酐清除率增加、血清肌酐降低。妊娠晚期，由于增大的子宫压迫主动脉，肾血流和肾小球滤过率降低至妊娠前水平。由于黄体酮的作用，在妊娠第三个月肾盏和肾盂扩大。妊娠晚期，由于输尿管受压，肾盂和肾盏进一步扩大，可能导致尿潴留和尿道感染。

对麻醉的影响

留置导尿管可能会导致患者尿路感染，所以我们应尽可能避免给患者留置导尿管。虽然一般情况下和麻醉的关系不大，但我们还是应该避免给患者输入过多液体，以降低患者留置导尿管的风险。

中枢神经系统

妊娠期间吸入麻醉药的最低肺泡有效浓度（minimum alveolar concentration，MAC）可降低40%，这与黄体酮和内啡肽的作用有关。妊娠子宫压迫下腔静脉导致硬膜外静脉扩张，硬膜外静脉怒张减少了硬膜外腔和蛛网膜下腔的空间。

对麻醉的影响

MAC的降低和肺泡通气量的增加使妊娠患者发生麻醉药过量的风险增加。硬膜外静脉怒张引起的硬膜外腔和蛛网膜下腔空间的减少，可以解释为何要减少区域麻醉的用药量。另一种解释是，黄体酮增加了神经元对局麻药的敏感性，其依据在于椎管内麻醉所需药量的降低早于子宫增大。

4. 什么是致畸因子？已知哪些麻醉药有致畸作用？

致畸因子是指一种可诱发非偶然的某种特殊生理缺陷的物质。要诱发某种生理缺陷，在发育的临界点上，必须有足够剂量的致畸因子。在人类，发育的临界点处于器官发生期，相当于妊娠15～60天。然而，人类中枢神经系统直到出生后才发育成熟，因此该系统的临界点超出了妊娠阶段。

研究麻醉药或麻醉对妊娠患者影响的途径有3种：①动物研究；②研究长期置身于痕量浓度吸入麻醉剂的手术室工作人员；③研究接受手术的孕妇。

动物研究结果的价值有限，是因为：①种属间差异；②动物实验研究中麻醉药的剂量往往比临床上所用剂量大得多；③没有评估或控制其他因素，包括高碳酸血症、低温和低氧（已知的致畸因子）等。种属间差异是最重要的。沙利度胺（thalidomide）对大鼠没有致畸作用，已被美国食品和药品管理局（FDA）批准应用人类。但现在已证实沙利度胺对人有致畸作用。

FDA已经建立了风险分类系统，以帮助医生在选择孕妇的治疗药物时权衡风险和益处（表57-2）。多数麻醉药包括静脉诱导用药、局麻药、阿片类药物、神经肌肉阻滞药被定为B类或C类（表57-3）。

目前对于两种常用药物苯二氮䓬类药和氧化亚氮存在争议。一些研究者在回顾性研究中指出，妊娠

表 57-2 美国食品和药品管理局对妊娠期用药的分类

分类	
A	对照研究证实无风险 人群中良好的对照实验证实对胎儿无风险
B	无证据显示对人有风险 动物实验证实有风险但人体试验尚未发现有风险，或动物实验阴性但尚未经过充分的人体试验
C	风险不能排除 人体试验尚未充分开展，动物研究阳性或尚未开展有潜在益处，可以冒险试用
D	有潜在风险的证据 已证实对人体有风险。尽管已知该药有风险，但仍需用药，例如：在处理危及生命情况时没有其他药物可选择
X	妊娠期禁用 人或动物研究证实对胎儿有风险，该风险大大超过了药物对患者的任何可能益处

前 6 周内使用地西泮与腭裂发生有关。尽管前瞻性的研究结果质疑此发现，FDA 将地西泮及其他苯二氮䓬类药物定为 D 类药物（即发生风险高），应当避免使用。

氧化亚氮对哺乳动物是致畸药物，它能够快速穿过胎盘。这个推测基于动物研究显示，氧化亚氮对维生素 B_{12} 的氧化作用具有致畸作用。氧化的维生素 B_{12} 不能作为甲硫氨酸合成酶的辅酶，而甲硫氨酸合成酶对 DNA 合成的亚单位之一的胸苷的合成是必需的。然而，使用亚叶酸对吸入氧化亚氮的大鼠进行预处理，该方法可绕过 DNA 合成中甲硫氨酸合成酶的步骤，但这并不能预防先天性畸形的发生。另外，低浓度的氧化亚氮即可抑制甲硫氨酸合成酶，但此浓度在动物研究中被认为是安全的。尽管有这些实验依据，但并没有发现氧化亚氮与人类先天性畸形有关。有趣的是，FDA 并没有为氧化亚氮分类，因为氧化亚氮作为一种医用气体并不直接归 FDA 管理。

人们已经进行了一些流行病学研究，检测长期置身于麻醉气体引起的分娩缺陷和自然流产，所有的研究都得到相似的结果。美国麻醉医师协会发起了最大规模的调查，调查者发出 73 496 份问卷表给曾置身于麻醉气体中的人。调查群体包括：美国麻醉医师协会、美国麻醉护士协会、手术室护士协会、手术室技师协会的全体会员。调查表邮寄给这些工作人员（麻醉医生、护士等），收集他们置身于麻醉气体的程度以及他们的生殖情况。结果发现，手术室工作人员自然流产和出现胎儿先天性畸形的风险

表 57-3 美国食品和药品管理局对麻醉专科用药的分类

麻醉药	分类
诱导用药	
依托咪酯	C
氯胺酮	C
美索比妥	B
丙泊酚	B
硫喷妥钠	C
吸入麻醉药	
地氟烷	B
安氟烷	B
氟烷	C
异氟烷	C
七氟烷	B
局部麻醉药	
氯普鲁卡因	C
布比卡因	C
利多卡因	B
罗哌卡因	B
丁卡因	C
可卡因	X
阿片类	
阿芬太尼	C
芬太尼	C
舒芬太尼	C
哌替啶	B
吗啡	C
神经肌肉阻滞药	
阿曲库铵	C
顺-阿曲库铵	B
箭毒	C
米库氯铵（氯化米哇库铵）	C
泮库溴铵	C
罗库溴铵	B
琥珀胆碱	C
维库溴铵	C
苯二氮䓬类	
地西泮	D
咪达唑仑	D

增加。他们建议在所有手术室都应强制清除微量的麻醉气体，这也是当前的标准。然而，所有这些研究后来都被批评存在缺乏对照、调查表的低应答率、回忆偏差以及统计不准确等缺点。

也有很多关于妊娠患者接受手术的回顾性调查，以确定麻醉、手术与先天性畸形、自然流产、胎儿死亡之间是否有联系。所有的研究都得到相似的结果。在一个最大的研究中，Mazze 和 Kallen（1989）分析了 9 年期间（1973—1981 年）来自瑞典的医学出生登记、先天性畸形登记、医院出院登记等 3 个健康登记项目的资料。该研究分析 4 种不良结果的出现概率，包括：先天性畸形、婴儿娩出时已死亡、婴儿出生存活但于 7 天内死亡、婴儿出生体重低于 1500 g 和低于 2500 g。720 000 名受调查孕妇中有 5405 名在妊娠期间接受手术。多数手术发生在妊娠早期（41.6%），而在妊娠中期（34.8%）和妊娠晚期（23.5%）手术发生概率降低。在妊娠任何阶段手术都没有引起先天性畸形、婴儿娩出时已死亡发生率的增加。然而，婴儿出生体重低于 1500 g 和低于 2500 g，婴儿出生存活但于 7 天内死亡的概率在妊娠期间接受手术的妇女中发生率明显增高。这种现象在妊娠的 3 个阶段都存在。这种风险的增高与特殊的麻醉药或麻醉技术无关。多数手术在全麻下进行（54%），98%的全麻使用了氧化亚氮。必须实施的手术可列为引起胎儿风险增高的第一诱因，而又以妇科手术的风险最高。这些资料非常重要，因为这清楚地证明了麻醉药不致畸，最大的风险是低出生体重的早产儿。而且，这些资料强烈提示麻醉药与手术的主要并发症（即胎儿早产与胎儿发育不成熟）无关。

5. 避免胎儿宫内窒息应采取哪些预防措施？

避免胎儿子宫内窒息，要注意保持母体正常的动脉血氧张力（PaO_2）、$PaCO_2$ 和子宫血流量。母体低氧血症会导致胎儿缺氧甚至死亡。全麻对于孕妇尤其危险，因为气道管理会变得很困难，而且由于功能残气量的减少和氧耗量的增高，孕妇血红蛋白去氧合率增加。然而，实施区域麻醉同样也要非常小心，因为区域阻滞时引起高节段麻醉、局麻药的毒性反应、过度镇静都可导致低氧血症。吸入高浓度，甚至 100%氧气对胎儿无不利影响。

母体高碳酸血症和低碳酸血症对胎儿都是有害的。过度正压通气引起的低碳酸血症可增加平均胸膜腔内压、减少静脉回心血量，导致子宫血流量降低。此外，过度通气可引起母体碱中毒，通过直接的血管收缩作用减少子宫血流量，使母体氧离曲线左移而减少氧供。母体严重的高碳酸血症也是有害的，可导致胎儿酸中毒和心肌抑制。

药物与麻醉过程都会影响子宫血流量。胎盘血流量与通过绒毛间间隙的净灌注压呈正比，与通过绒毛间间隙的阻力呈反比。灌注压随血压降低而降低。造成低血压的原因有：硬膜外麻醉或腰麻、仰卧位对主动脉和腔静脉的压迫以及出血。使用 α-肾上腺素能药物、低 $PaCO_2$，或者由于疼痛、焦虑、浅麻醉引起的儿茶酚胺水平增高，都可引起血管收缩，增加血管阻力，减少子宫胎盘的血流。

6. 如何防止早产？

早产、出生婴儿体重小于 1500 g 对胎儿是最大的危险因素。使用具有 α 肾上腺素受体激动药性质的药物（如氯胺酮、去氧肾上腺素）会增加子宫紧张度，应尽量避免使用。强效吸入麻醉剂可降低子宫紧张度，抑制子宫收缩，可能是有益的。无证据表明哪种特定的麻醉药或麻醉方法与流产、未足月产发病率的高低有关。未足月产发生的最大风险在于子宫操作，通常发生在妇科手术之中。妊娠中期发生未足月产的风险最低。

7. 妊娠患者麻醉需采用哪些监测？

除了常规的术中监测外，如有可能应监测胎心率和子宫紧张度。妊娠 16 周后，使用多普勒装置可监测胎心率。如果子宫在脐水平或高于脐水平，可使用外置式分娩力计监测子宫紧张度。对于腹内手术或肥胖患者实施这些监测从技术上讲是困难的或不大可能的。要确保一个熟悉胎儿监测的人在手术过程中全程监测子宫/胎儿的状态。另外，还应制订发生胎儿窘迫时的预案。妊娠 23～24 周前，如胎儿活力不佳，可通过升高血压或增加吸入氧浓度使母体状态最佳，从而改善胎儿状态。妊娠 23～24 周后，除尝试改善子宫内环境外，要制订紧急剖宫产的预案。胎心率和子宫紧张度监测要持续至术后。

8. 对腹腔镜手术有什么特殊的考虑？

腹腔镜手术一度被认为是妊娠期间的绝对禁忌证，现在已在妊娠期内常规实施。接受腹腔镜手术和接受常规开腹手术的结果是一样的。腹腔镜手术的特殊考虑包括维持 $PaCO_2$ 正常，因为腹腔镜手术使用 CO_2 维持气腹。外科的考虑包括放置气腹穿刺针时要小心，另外要保持低气腹压力（<15 mmHg），

这样可保持子宫的灌注。

9. 对妊娠患者非产科手术实施麻醉时，总的指导原则是什么？

如果可能，应尽量避免在妊娠早期即胎儿器官形成时期实施手术和麻醉（框 57-1）。开始麻醉前，应由产科医生会诊，并记录胎儿心音。如果妊娠妇女有反酸的症状，我们就应通过给予非颗粒性口服抗酸药、H_2 受体阻断药以及甲氧氯普胺来注意防止误吸发生。尽量通过安慰而不是术前用药来缓解患者的焦虑。应告诉患者麻醉不会导致胎儿先天性畸形，但会增加流产或早产的风险。患者应采用子宫在左侧的卧位送至手术室以避免压迫主动脉-下腔静脉。

框 57-1　对孕妇行非产科手术的建议

- 妊娠早期尽可能避免手术
- 手术前记录胎心率
- 如果可能，术中、术后监测子宫张力和胎心率
- 避免麻醉前用药
- 运送患者采用左侧卧位
- 尽可能采用区域麻醉
- 妊娠早期后防止误吸
  - 非颗粒性制酸药
  - H_2 受体阻滞药
  - 甲氧氯普胺
- 如果实施区域麻醉：
  - 通过输液疗法、麻黄碱或去氧肾上腺素治疗低血压
- 如实施全麻：
  - 100%氧给氧去氮
  - 快速诱导，压迫环状软骨
  - 使用既往相对安全的药物
  - 充分的氧合
  - 保持正常的 $PaCO_2$

除常规的监测以外，应行胎心和子宫紧张度监测直至术后。麻醉选择取决于母体状态、手术部位和性质，以及麻醉医师的经验。全麻和区域麻醉所用麻醉药的剂量都要减少。除非有禁忌证，局麻和区域麻醉要比全麻安全，可以降低误吸的风险并减少胎儿对麻醉药的摄取。

脊椎麻醉（腰麻）和硬膜外麻醉最大的风险是会导致患者低血压，这将减少子宫胎盘灌注。预先输注液体不能有效降低此种低血压的发生率，所以我们想要预防这种低血压发生存在一定难度。如果发生了低血压，要立即处理，可给予麻黄碱或者去氧肾上腺素，而且使用去氧肾上腺素的效果可能会更好。处理此种低血压的关键是不论选择何种药物，都要及时快速地治疗。

如果患者需要急诊手术或者存在胃灼热症状，全麻实施之前要仔细评估气道，给氧去氮，快速诱导并行环状软骨压迫。由于气管插管可能有困难，所以需要准备一系列喉镜片、喉镜把柄以及其他紧急气道处理设备。避免使用鼻腔导气管和经鼻气管插管。吸入高浓度氧（至少 50%），$PaCO_2$ 保持在正常妊娠水平（30～35 mmHg）。呼气末二氧化碳分压（$P_{ET}CO_2$）能很好地反映孕妇体内的 $PaCO_2$，因为妊娠期间 $PaCO_2$-$P_{ET}CO_2$ 斜率降低。

心肺转流术、控制性低体温、控制性降压技术已在妊娠患者中成功实施，术中如有必要可以实施。

硬膜外或蛛网膜下腔注射阿片类药物是镇痛的首选，因为相比静脉内或肌内注射途径，硬膜外或蛛网膜下腔用药只引起轻微的镇静，而且用药量很少。避免使用非甾体抗炎药，因为它们会引起胎儿动脉导管提前关闭。

除了麻醉技术方面以外，保持围术期正常的子宫内生理环境，避免低血压、低氧血症、高碳酸血症、低碳酸血症和低体温是通向成功的关键。

推荐阅读

American Society of Anesthesiologists Ad Hoc Committee: Occupational disease among operating room personnel: a national study. Anesthesiology 41:321, 1974.

Brodsky JB, Cohen EN, Brown BW, et al.: Surgery during pregnancy and fetal outcome. Am J Obstet Gynecol 138:1165, 1980.

Fink BR, Shepard TH, Blandau RJ: Teratogenic activity of nitrous oxide. Nature 214:146, 1967.

Katz JD, Hook R, Barash PG: Fetal heart rate monitoring in pregnant patients undergoing surgery. Am J Obstet Gynecol 125:267, 1976.

Mazze RI, Kallen B: Reproductive outcome after anesthesia and operation during pregnancy: a registry study of 5,405 cases. Am J Obstet Gynecol 161:1178, 1989.

Mhyre JM, Riesner MN, Polley LS, et al.: A series of anesthesia-related maternal deaths in Michigan, 1985–2003. Anesthesiology 106:1096, 2007.

Ngan Kee WD, Khaw KS, Ng FF: Prevention of hypotension during spinal anesthesia for cesarean delivery: an effective technique using combination phenylephrine infusion and crystalloid cohydration. Anesthesiology 103:744, 2005.

Physician's Desk Reference, 54th edition. p. 345. Medical Economics Data Production Company, Montvale, (NJ), 1995.

Reedy MB, Kallen B, Kuehl TJ: Laparoscopy during pregnancy: a study of five fetal outcome parameters with use of the Swedish Health Registry. Am J Obstet Gynecol 177:673, 1997.

Safra MJ, Oakley GP: Association between cleft lip with or without cleft palate and prenatal exposure to diazepam. Lancet 2:478, 1975.

Society of American Gastrointestinal Endoscopic Surgeons (SAGES): Guidelines for laparoscopic surgery during pregnancy. Surg Endosc 12:189, 1998.

Wong CA, Loffredi M, Ganchiff JN, et al.: Gastric emptying of water in term pregnancy. Anesthesiology 96:1395, 2002.

病例58

妊娠期血小板减少症

Yaakov Beilin，MD

（孙焱芫　译　熊利泽　校）

问题

1. 如果血小板计数降低，放置硬膜外导管时应该注意什么？
2. 哪些人有发生硬脑膜外血肿的风险？
3. 就放置硬膜外导管而言，血小板计数低时应注意什么？为什么对最低“安全”血小板计数的选择尚有争议？
4. 妊娠期间正常血小板计数是多少？
5. 请叙述凝血过程以及血小板在此过程中的作用。
6. 妊娠期间血小板减少的原因是什么？
7. 什么检查可用于评估血小板功能？
8. 请叙述血栓弹力图及其局限性。
9. 请叙述血小板功能分析仪及其局限性。
10. 硬脑膜外血肿的总体风险是什么？
11. 是否有血小板减少的产妇合并硬脑膜外血肿？
12. 血小板计数低的患者安全实施硬膜外麻醉的依据是什么？
13. 如何评估血小板计数降低的患者？
14. 血小板计数低的产妇实施椎管内麻醉时切实可行的建议是什么？
15. 什么是低分子肝素？它与标准肝素有何不同？
16. 为什么某些孕妇使用低分子肝素？
17. 使用低分子肝素的患者实施椎管内麻醉的经验有哪些？
18. 使用低分子肝素的产妇麻醉时有什么特殊建议？

患者，女性，22 岁，妊娠 40 周时临产，伴有轻度子宫收缩。产科医生决定用催产素加速产程，并要求硬膜外麻醉行分娩镇痛。既往妊娠中有过流产，直至 2 周前，还一直注射依诺肝素，每天 2 次、每次 30 mg。该患者除血小板计数仅有 76 000/mm^3 外，其他实验室检查值均在正常范围。

1. 如果血小板计数降低，放置硬膜外导管时应该注意什么？

对于血小板计数低的患者，放置硬膜外导管时应注意穿刺针或导管可能会刺破血管，而血液不会凝结成块，从而导致硬脑膜外血肿。

2. 哪些人有发生硬脑膜外血肿的风险？

任何接受脊椎麻醉（腰麻）或硬膜外麻醉的人都有发生硬脑膜外血肿的危险。硬脑膜外血肿极罕见，通常与患者止血功能异常有关，合并临床活动性凝血功能障碍的患者被认为是区域麻醉的绝对禁忌证。然而存在许多模糊的情况，对血小板减少症的患者尤其如此。

3. 就放置硬膜外导管而言，血小板计数低时应注意什么？为什么对最低“安全”血小板计数的选择尚有争议？

硬脑膜外血肿是一种非常严重的并发症，可以导致永久性瘫痪。如患者发生这种并发症的风险增加，应采取保守的态度谨慎操作，避免硬膜外麻醉。1988 年，Cousins 和 Bromage 建议如果患者血小板计数＜100 000/mm^3，则不要实施硬膜外麻醉，但这种建议已被多方质疑。血小板减少症是妊娠期最常见的血液系统功能紊乱，确定一个绝对的血小板计数值，认为当低于该值时实施椎管内麻醉非常危险，迫使人们不得不选择对产妇也有其危险的全身麻醉。一项与妊娠相关死亡的回顾性分析发现，产妇在全身麻醉下行剖宫产手术的病死率明显高于椎管内麻醉。在阵痛和分娩过程中限制椎管内麻醉，至少会造成分娩疼痛；产程的后期孕妇有可能需要剖宫产，那时就必须实施全身麻醉。

4. 妊娠期间正常血小板计数是多少？

正常妊娠期间血小板计数降低大约 20%，大多数孕妇血小板计数＞150 000/mm^3；然而，约有 7% 的产妇血小板计数＜150 000/mm^3，0.5%～1%的产妇血小板计数＜100 000/mm^3。

5. 请叙述凝血过程以及血小板在此过程中的作用。

血液凝固过程被认为有两个阶段：原发性止血和继发性止血，原发性止血是形成初始血小板栓子，继发性止血是形成稳定的纤维蛋白凝块，血小板在这两个过程中扮演了重要的角色。通常情况下，血管通过释放一种强效的血管舒张因子（前列环素）来防止血小板黏附，血管壁受损后，前列环素水平降低、血小板黏附于血管壁；黏附作用致血小板激活、脱颗粒，释放腺苷二磷酸（ADP）、5-羟色胺和血栓素，从而使血小板进一步聚集，导致血小板栓子的形成。这种栓子是不稳定的，需要激活内源性和（或）外源性凝血系统形成纤维蛋白（继发性止血），血小板提供凝血级联反应的磷脂膜。妊娠期最常见的血液系统紊乱是血小板异常，它既可以是量的改变，也可以是质的改变。

6. 妊娠期间血小板减少的原因是什么？

绝大部分（99%）妊娠期血小板减少的患者与以下 3 个因素有关：高血压（如先兆子痫）。妊娠期血小板减少症或特发性血小板减少性紫癜（idiopathic thrombocytopenic purpura，ITP）。当评估血小板减少的产妇时，要考虑两个具体问题：第一个问题是这种病症是静态的还是动态的（表 58-1）。如果是静态的，像妊娠期血小板减少症或 ITP 患者，血小板计数通常是稳定的；如果是动态的，像先兆子痫患者，血小板计数可能变化迅速，进行连续血小板计数十分重要。第二个问题是血小板功能是否正常。妊娠期血小板减少症和 ITP 患者的血小板功能通常是正常的，而先兆子痫患者可能是异常的。

表 58-1　静态与动态血小板减少症

疾病	发生率	过程	血小板功能
妊娠期血小板减少症	74%	静态	正常
特发性血小板减少性紫癜	4%	静态	正常
先兆子痫	21%	动态	异常

7. 什么检查可用于评估血小板功能？

血小板异常的患者很难用一般实验室检查来评估，因为必须同时评估血小板的数量和质量，而血小板功能的检测很难实现，缺乏可重复性，其临床相关性也受到质疑。理想的检测试验应该是易于实施、价格便宜、不需要特殊设备，测试结果可重复且与预后相关。床旁凝血试验包括血栓弹力图（TEG；血液分光镜公司，Skokie，IL）和血小板功能分析仪（PFA-100；Dade Behring，Newark，DE）。

8. 请叙述血栓弹力图及其局限性。

血栓弹力图（thromboelastogram，TEG）是利用不到 1 ml 的全血标本来测量其凝血块的弹性切应力，从而测定各个阶段的凝血和纤溶状态。血液标本放入圆柱形量杯中振荡，观察悬吊在扭力丝上探针的运动，只有当纤维蛋白-血小板结合物将量杯和探针联结后，杯子旋转的力矩才能影响探针，血液逐渐凝结的力量会影响探针的运动，比如大凝血块可使探针与量杯同步运动而小凝血块则不能。这项检测的结果用来描述初期纤维蛋白链形成的时间、凝血块的动力、强度及其分解（图 58-1）。目前发现最大振幅（maximum amplitude，MA）与血小板功能最为相关。

1996 年，Orlikowski 等测量了健康孕妇和患有先兆子痫孕妇的血小板计数、TEG 参数以及出血时间，发现直到血小板计数下降至＜54 000/mm^3（95%可信区间为 40 000～75 000/mm^3），TEG 最大振幅 MA 仍然保持正常（53 mm）。基于此项研究，他们认为血小板计数值为 75 000/mm^3 时应该可以充分止血。然而，MA 正常与硬膜外麻醉安全之间的相关性尚无临床证据。

9. 请叙述血小板功能分析仪及其局限性。

血小板功能分析仪能特异性检测血小板功能以及产妇原发性血液疾病。这种仪器通过加速含枸橼酸盐的全血透过胶原膜上一个 150 mm 的孔道，来模拟血小板在体内的止血机制。胶原膜上涂有两种血小板活化剂中的一种：肾上腺素或 ADP。药筒以涂抹的血小板活化剂分别命名为 CEPI 或 CADP。小孔关闭所需时间称为关闭时间，CEPI 药筒的参考值是 78～199 s，CADP 药筒的参考值是 55～137 s。这种仪器被用于筛选未知的凝血功能障碍，并且对检测血管性血友病非常敏感。针对孕妇的研究集中在明

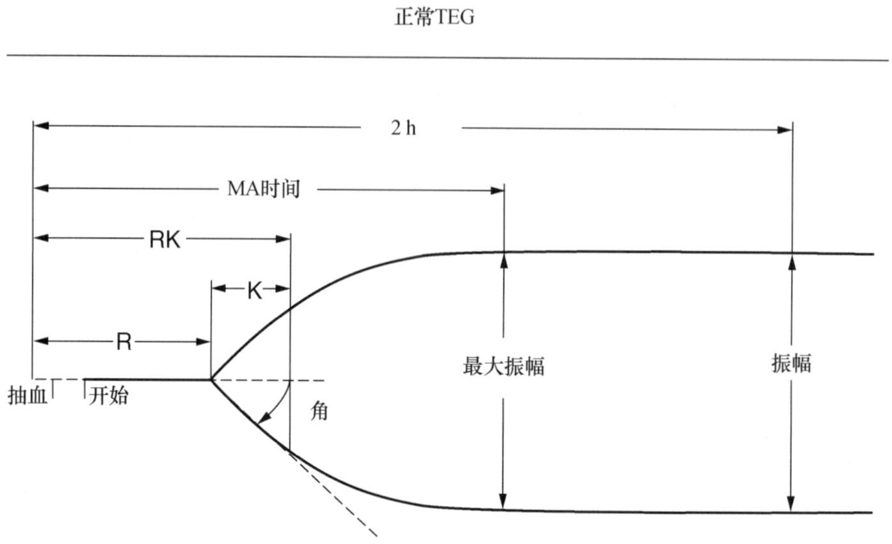

图 58-1 血栓弹性图（TEG）。R，至开始凝血的时间；K，至振幅达到 20 mm 所需的时间；角，从曲线到分流点的切线与描记水平线的夹角；MA，最大振幅值，测定血凝块强度，与血小板功能最相关

确 CT 的预期值以及是否某个 CT 值与血小板减少症相关。与血栓弹力图的局限性相似，特定 CT 值与硬脑膜外血肿之间的相关性尚缺乏临床研究。

10. 硬脑膜外血肿的总体风险是什么？

椎管内麻醉后脊椎和硬膜外血肿的总体风险为 1∶250 000～1∶150 000。1994 年 Vandermeulen 等对文献进行了回顾，共发现了 61 例与麻醉相关的硬脑膜外血肿，大多数硬脑膜外血肿（68%）都发生在凝血功能紊乱的患者，其中 75%的患者接受的是硬膜外麻醉而不是腰麻；在接受硬膜外麻醉的患者中，88%的患者置入了硬膜外导管，其中大约 50%在导管拔出后才发生硬脑膜外血肿。

11. 是否有血小板减少的产妇合并硬脑膜外血肿？

文献报道有一名血小板计数为 71 000/mm³ 的先兆子痫妇女剖宫产手术时接受硬膜外置管，并且发生硬脑膜外血肿。硬膜外导管置入顺利，该患者术后 1 h 在恢复室癫痫发作，但她的下肢没有抽搐动作，CT 扫描检查提示硬膜外血肿。导管置入 6 h 后行椎板切开术，硬膜外腔共排出 4 ml 血液，患者完全恢复。尚不可知 4 ml 血是否足以引起临床症状，有可能与残余局麻效应相关，但无法证实。

12. 血小板计数低的患者安全实施硬膜外麻醉的依据是什么？

血小板计数值＜100 000/mm³ 实施硬膜外麻醉的安全性受到三项回顾性研究的支持。其中最大的一项研究是 Beilin 等在 1997 年进行的，他们回顾了连续三年 15 919 例产妇的诊疗记录，在 80 例血小板计数值＜100 000/mm³ 的孕妇中，30 例接受硬膜外麻醉而没有任何后遗症，其中血小板计数值最低的是 69 000/mm³。这 30 例孕妇有某些共同特性，在放置硬膜外导管前后血小板计数没有降低，且没有出血的临床表现。此项研究中，有 5 例患者由于血小板计数值进行性降低、2 例患者因为有淤伤迹象，被拒绝实施硬膜外麻醉。

13. 如何评估血小板计数降低的患者？

常规血小板计数对一个健康的产妇是不必要的，应取决于患者的病史、体格检查和临床表现。如果发现血小板计数偏低，采用人工计数确认结果十分重要，机器计数并不可靠，尤其是血小板水平较低时。决定血小板减少症的产妇是否实施区域麻醉的关键因素是病史和体格检查，在生产前咨询血液科医生，也可以帮助评估血小板减少的病因，并确定血小板是否充分发挥作用。如果患者有容易出现淤伤病史或者有淤点、淤斑的迹象，则不建议采用区域麻醉；如果患者没有出血病史，在临近实施硬膜外麻醉前，至少应该复查一次血小板计数，以确保计数没有进一步降低，这一点对先兆子痫等疾病呈动态变化的患者十分重要。我们确实不能达到床旁检测血小板功能，也不能确定绝对的血小板计数临界值。一个血小板计数稳定在 50 000/mm³ 的患者（如特发性血小板减少性紫癜）可能比一个血小板计数为 75 000/mm³ 但迅速下降的患者（如先兆子痫）

发生硬膜外血肿的风险性更低。通常我会给血小板计数 75 000/mm^3 左右的妇女置入硬膜外导管，其他医师接受更低的血小板计数，尤其是对特发性血小板减少性紫癜患者。没有绝对的临界值，实施硬膜外或全麻的风险是个体化的，必须签署知情同意书。

14. 血小板计数低的产妇实施椎管内麻醉时切实可行的建议是什么？

如果决定实施椎管内麻醉，采用细的腰麻穿刺针行蛛网膜下腔阻滞要优于硬膜外麻醉；但并非总是如此，尤其是分娩时需要反复使用局麻药的孕妇。

硬膜外麻醉应采用正中穿刺，建议使用能提供镇痛但又保留运动功能的最低有效浓度。应每隔 1～2 h 对患者的运动阻滞进行一次评估，并持续到麻醉药效完全消退，拔出硬膜外导管之后。采用这种方法，如果患者的运动阻滞超出了预期的比例，或麻醉作用时间延长，可立即采用磁共振成像（MRI）来评定硬脑膜外血肿的发展，及时的评估非常必要，因为必须在 6～12 h 内急行椎板切除术，以保护神经功能，如果硬膜外留置导管的患者凝血障碍加重，只有等凝血参数改善后才可拔出导管。

15. 什么是低分子肝素它与标准肝素有何不同？

标准未分级肝素（UH）是一种线形多糖链混合物，分子量在 5000～30 000。作为抗凝剂，肝素是通过结合抗凝血酶Ⅲ和强化抑制Ⅱa（凝血酶）、Ⅸa、Ⅹa、Ⅺa、Ⅻa 因子发挥抗凝作用的。肝素链上特异性的戊多糖序列含有与抗凝血酶Ⅲ高度亲和的结合位点，仅有 30%的肝素分子包含这段序列。只有结合抗凝血酶Ⅲ的戊多糖序列才能促进抑制凝血因子Ⅹa；然而，只有包含高亲和力戊多糖序列和至少 13 个糖基附加链的肝素分子，才能促进抑制凝血因子Ⅱa。UH 硫酸化程度高并带有负电荷，因此与血浆和血管基质蛋白亲和力高，生物利用度<30%。低分子肝素（LMWH）是将标准肝素经化学或酶性降解，成为较短的 13～22 个糖基的多糖链，分子量在 4000～6000。LMWH 与标准肝素有相同的抗Ⅹa 因子活性，但抗Ⅱa 因子（凝血酶）活性较弱。LMWH 浓度参考国际标准，用每毫米抗Ⅹa 因子的单位数表示，分子量降低后，与血浆和内皮细胞蛋白的结合率下降，使皮下注射后生物利用度增加至大于 90%，血浆半衰期延长（4～6 h，标准肝素 0.5～1 h），剂量反应的预见性和重复性更好，不需要实验室监测。LMWH 抗Ⅹa 因子的作用高峰在皮下注射后 3～4 h 出现，12 h 后抗Ⅹa 因子活性大约为峰值的 50%，LMWH 几乎完全通过肾代谢，硫酸鱼精蛋白能中和 100%抗Ⅱa 因子活性，但只能中和 60%～70%的抗Ⅹa 因子活性，因此不能有效拮抗 LMWH 的作用。

16. 为什么某些孕妇使用低分子肝素？

妊娠导致机体处于高凝性状态，但血栓栓塞并发症很少发生。然而有些产妇（如凝血障碍、人工心脏瓣膜或静脉血栓的高危患者）在产前需要进行抗凝剂治疗；另外，曾因血栓形成倾向和高凝综合征导致胎儿流产的孕妇也应使用抗凝剂，如抗凝血酶Ⅲ缺乏、抗磷脂综合征以及蛋白 C 或 S 缺乏症。妊娠早期使用华法林会导致胎儿发育异常和先天性畸形，如鼻发育不良和骨骼发育异常，围产期用药也会增加母亲和胎儿出血的风险。UH 和 LMWH 不能透过胎盘，不会致畸，不太可能导致胎儿出血，LMWH 已广泛应用于孕妇，比 UH 更有优势。UH 和 LMWH 引起出血并发症的发生率和抗凝效应都相似，但是与 UH 相比，LMWH 不需要实验室监测，因为其反应是可以预测的，像肝素诱发的血小板减少症和骨质疏松症等严重并发症的风险也较低。

17. 使用低分子肝素的患者实施椎管内麻醉的经验有哪些？

LMWH 于 1993 年 5 月在美国上市并被广泛使用，向麻醉医生发出新的挑战。以前脊椎血肿或硬脑膜外血肿很少发生，据报道<1/220 000～1/150 000。依诺肝素是第一个由美国食品药品管理局（Food and Drug Administration，FDA）批准上市的 LMWH，已在欧洲使用多年，然而，与欧洲每日一次 40 mg（4000 U）相比，依诺肝素在美国的批准剂量是每 12 h 30 mg（3000 U）。在依诺肝素引入美国的一年中，通过医疗监测系统主动报告的硬膜外血肿就有 2 例。于是制造商修订了药物标签的警告条款，并向医生发信提醒他们，接受 LMWH 时实施椎管内麻醉的患者存在椎管内血肿的风险。虽然有这些警告，但从 1993 年 5 月到 1997 年 11 月间仍有主动报告 40 例使用 LMWH 的患者发生了围术期椎管内血肿，1997 年 12 月 FDA 出版了一份健康咨询报告。

对于实施椎管内麻醉时使用 LMWH 的患者，很难估计发生椎管内血肿的确切风险。可能有其他未报告的病例，已报道的使用 LMWH 患者蛛网膜下腔或硬膜外血肿的发生率，连续硬膜外麻醉大约是 1/3000，腰麻大约是 1/40 000。在 40 例与 LMWH

联合椎管内麻醉相关的蛛网膜下腔或硬膜外血肿患者中，2例接受硬膜外类固醇注射；6例接受腰麻，其中1例是连续腰麻；23例接受连续硬膜外麻醉；6例采用方法不确定；3例患者是尝试或椎管内麻醉失败后实施全麻。另外，一些患者合并其他发生椎管内血肿的危险因素，比如穿刺困难、使用抗血小板药或抗凝药，这些患者没有一个是孕妇。

18. 使用低分子肝素的产妇麻醉时有什么特殊建议？

如果确实遵循指南和预防措施，使用LMWH的患者可以安全实施椎管内麻醉。1998年美国区域麻醉与疼痛医学协会（ASRA）就椎管内麻醉召开了一次协商会议；2002年、2009年该委员会又召开了第二、第三次会议。在这些会议之后，就使用抗凝剂治疗的患者实施椎管内麻醉的建议被推广，这些建议总结在框58-1。

框58-1 美国区域麻醉与疼痛医学协会关于抗凝剂与椎管内麻醉及镇痛达成共识的总结

1. 决定使用LMWH的患者是否实施椎管内阻滞，必须根据特定患者的个体情况权衡椎管内血肿的风险与区域麻醉的好处。
2. 由于监测抗Ⅹa因子水平不能预测出血的风险，不推荐使用。
3. 同时应用可能增加出血的药物，如抗血小板药物或口服抗凝药物，会进一步增加椎管内血肿的风险。
4. 如穿刺或导管置入过程中见到出血，应将首次使用LMWH的时间推迟24 h。
5. 患者如术前使用LMWH，应在末次使用LMWH 10～12 h后实施椎管内麻醉。而接受高剂量LMWH的患者，如依诺肝素1 mg/kg每天2次，需等待更长时间（如24 h）。
6. 蛛网膜下腔单次给药技术可能是最安全的椎管内麻醉。
7. 椎管内麻醉后首剂LMWH应在24 h后给予，LMWH开始使用前应先拔出留置导管，并在导管拔出后2 h后再给药。
8. 如果使用LMWH的患者已经留置了导管，那么至少在末次给予LMWH后10～12 h内不要拔出导管。

推荐阅读

American Society of Anesthesiologists Task Force on Obstetric Anesthesia: Practice guidelines for obstetric anesthesia: an updated report by the American Society of Anesthesiologists Task Force on Obstetric Anesthesia. Anesthesiology 106:843, 2007.

Beilin Y, Bodian CA, Haddad EM, et al.: Practice patterns of anesthesiologists regarding situations in obstetric anesthesia where clinical management is controversial. Anesth Analg 83:735, 1996.

Beilin Y, Zahn J, Comerford M: Safe epidural analgesia in thirty parturients with platelet counts between 69,000 and 98,000 mm^{-3}. Anesth Analg 85:385, 1997.

Cosmi B, Hirsh J: Low molecular weight heparins. Curr Opin Cardiol 9:612, 1994.

Cousins MJ, Bromage PR: Epidural neural blockade. p. 335. In Cousins MJ, Bridenbaugh PO (eds): Neural Blockade in Clinical Anesthesia and Management of Pain, 2nd edition. Lippincott, Philadelphia, 1988.

Douglas MJ. Platelets: the parturient and regional anesthesia. Int J Obstet Anesth 10:113, 2001.

Hawkins JL, Chang J, Palmer SK, et al.: Anesthesia-related maternal mortality in the United States: 1979-2002. Obstet Gynecol 117:69, 2011.

Heit JA. Low-molecular-weight heparin: biochemistry, pharmacology, and concurrent drug precautions. Reg Anesth Pain Med 23:135, 1998.

Horlocker TT, Heit JA: Low molecular weight heparin: biochemistry, pharmacology, perioperative prophylaxis regimens, and guidelines for regional anesthetic management. Anesth Analg 85:874, 1997.

Horlocker TT, Wedel DJ, Rowlingson JC, et al.: Regional anesthesia in the patient receiving antithrombotic or thrombolytic therapy: American Society of Regional Anesthesia and Pain Medicine Evidence-Based Guidelines (Third Edition). Reg Anesth Pain Med 35:64, 2010.

Lind SE: The bleeding time does not predict surgical bleeding. Blood 77:2547, 1991.

Orlikowski CE, Rocke DA, Murray WB, et al.: Thromboelastography changes in pre-eclampsia and eclampsia. Br J Anaesth 77:157, 1996.

Scott DB, Hibbard BM: Serious non-fatal complications associated with extradural block in obstetric practice. Br J Anaesth 64:537, 1990.

Vandermeulen EP, Van Aken H, Vermylen J: Anticoagulants and spinal-epidural anesthesia. Anesth Analg 79:1165, 1994.

Yuen TS, Kua JS, Tan IK: Spinal haematoma following epidural anaesthesia in a patient with eclampsia. Anaesthesia 54:350, 1999.

第 11 部分

儿科学

病例59

腹壁缺损

Renee L. Davis，MD
（张 瑜 译 刘金锋 王国林 校）

问题

1. 腹裂和脐膨出有何区别？
2. 关于这两种腹壁缺损，术前准备应注意哪些方面？
3. 本病例中的新生儿患者，术中应如何管理？
4. 腹裂和脐膨出的治疗方法？

患儿，36孕周，出生体重3 kg，出生2日后因腹壁缺损入手术室接受外科修补治疗，该患儿缺损位于脐底且有腹膜覆盖。

1. 腹裂和脐膨出有何区别？

腹裂和脐膨出在胚胎学、发生位置和与其相关先天性畸形方面均有区别。妊娠早期的超声检查可区别两者。超声检查确诊腹裂和脐膨出的特异性高达95%，但灵敏度仅为65%～75%。如果孕妇甲胎蛋白（alpha fetoprotein，AFP）水平升高，可提示诊断腹裂或脐膨出畸形。而且，如果羊膜穿刺术检查发现AFP水平升高，这不仅与神经管畸形相关，也与腹壁畸形相关。

妊娠5～10周时，中肠被挤入胚外体腔。妊娠10周后，正常情况下，中肠将返回腹腔。脐膨出就是由于中肠不能由卵黄囊回到腹腔所致。脐膨出时，膨出物有腹膜覆盖，从而可保护腹腔内容物免于感染和细胞内液丢失。肠道形态及功能通常基本正常。脐膨出通常位于脐带底端，内容物不仅有肠道且通常含有部分肝和其他器官。脐膨出与许多先天性畸形相伴发，如心脏、头面部和泌尿系统缺陷及染色体异常。脐膨出若同时伴发有巨舌症、脏器肿大、低血糖和智力低下，则被称为贝-维综合征（Beckwith-Wiedemann syndrome）。脐膨出也与产妇高龄相关。大部分发现脐膨出的产妇年龄>30岁。

与脐膨出不同的是，腹裂发生于妊娠晚期，肠道返回腹腔之后，且有更高的早产发生率。肠系膜动脉阻塞引起腹壁各层缺血萎缩，进而发展为腹裂。此时，腹壁缺损常发生于脐带的右侧，且可引起腹腔脏器疝的发生。位于腹腔外疝出的程度由轻到重度不等。腹裂时，肠道缺少腹膜的覆盖，从而引起了细胞外液的丢失，同时也增加了感染的风险。此时，肠道水肿、扩张、红肿及功能异常。腹裂常伴发先天性肠旋转不良及肠扭转。腹裂属于新生儿急症，须立即或紧急手术干预。发生腹裂的危险因素包括：产妇年龄<20岁、吸烟史、违禁药物使用史、非处方血管活性药物使用史。尽管腹裂并不伴有先天性畸形，但可伴发先天性肠道异常，如：旋转不良、肠扭转和肠道闭锁（表59-1）。

2. 关于这两种腹壁缺损，术前准备应注意哪些方面？

对于患有腹壁缺损的新生儿，术前的主要关注点在于注意减少体液丢失，预防感染、低体温和脏器损伤的发生。应用温暖湿润的无菌巾覆盖暴露的脏器，且婴儿的下半身也应用无菌的塑料袋包裹以减少体温及液体丢失。

对于患有腹壁缺损的新生儿，应注意检测相关先天性畸形，尤其是心脏及泌尿系统问题。对于早产儿，应注意检测有无呼吸系统异常。应建立足够的静脉通道进行液体复苏。当需频繁采集血液样本时，可留置动脉导管，中心静脉导管也可用于帮助液体复苏的实施。术前也应注意纠正明显的电解质紊乱和体液不足。发生腹裂的新生儿，可能需要多次注射20 ml/kg的平衡盐溶液来补充蒸发的和第三间隙丢失的液体量。有时，也需白蛋白来扩充血管内容积。

表 59-1　脐膨出和腹裂的比较

	脐膨出	腹裂
病因	肠道未能由卵黄囊返回腹腔	肠系膜动脉闭塞
发生率	1∶10 000～1∶3000	1∶30 000～1∶15 000
流行病学	高龄产妇	低龄产妇
性别	男＞女	与产妇吸烟及药物使用史相关 男＝女
位置	脐带底端 有腹膜覆盖	脐周（常位于右侧） 无腹膜覆盖
相伴发的畸形	与先天性畸形高度相关 贝-维综合征 染色体异常	肠旋转不良 肠扭转 肠道闭锁

3. 本病例中的新生儿患者，术中应如何管理？

应注意手术间加温，手术床上应放置强力空气保温毯。首先进行符合美国麻醉医师协会标准的监测，然后为了防止腹胀和误吸，进行胃肠减压。插管方法应选择压迫环状软骨下快速静脉诱导后插管，或是清醒插管。应根据医疗条件及患儿容量情况选择静脉诱导药物。肌松药可选择使用琥珀胆碱或其 2 倍剂量的罗库溴铵（1.2 mg/kg）。新生儿交感神经系统发育尚不完善，在吸痰、麻醉诱导、喉镜置入和琥珀胆碱刺激下有发生心动过缓的风险，所以若选择琥珀胆碱为肌松药，许多麻醉医生会提前应用抗胆碱药物（如阿托品）进行干预。尽管在插管前可能因为患儿氧饱和度下降需要正压通气，但罗库溴铵可在 60～90 s 内使患儿满足插管条件。选择米勒 0 或 1 号喉镜镜片，选择 3.0～3.5 无套囊或 3.0 有套囊导管。导管周围轻度漏气，使气道压保持在 20～30 cmH_2O 为佳。

因为 N_2O 扩散进入肠道（封闭空间）的速度快于 N_2O 进入循环的速度，从而可引起肠胀气，所以应避免使用 N_2O。使用氧气和空气混合气体将脉搏氧饱和度控制在 95%～100%，而动脉血氧分压（PaO_2）＜100 mmHg。

术中液体管理应包括 3 个方面：维持量、第三间隙液体丢失量和术中失血补充量。维持液体量应根据患儿体重计算（表 59-2）。

表 59-2　维持液体需要量

患者体重（kg）	每小时液体需要量
＜10	4 ml/(kg・h)
11～20	40 ml＋2 ml/(kg・h)，kg＝实际体重－10
＞20	60 ml＋1 ml/(kg・h)，kg＝实际体重－20

手术时会伴有等渗溶液由血管内向非功能间隙转移。这种向非功能间隙的转移量即为第三间隙液体丢失量。应首先选择平衡盐溶液以 8～15 ml/(kg・h) 的速度来补充第三间隙液体的丢失，尽管患有脐膨出或是腹裂的患儿所需量可能远大于此量的 5～10 倍。虽然新生儿糖原储备量少且易发生低血糖，但仅维持量液体中含有葡萄糖即可，第三间隙液体丢失的补充仍选择平衡盐溶液。由于手术刺激可引起儿茶酚胺释放从而使血糖增高，因此术中可适当减少维持量中的葡萄糖含量。

麻醉维持可复合使用不同种类的静脉麻醉药物及挥发性麻醉剂。具体药物选择应由新生儿的身体状况及并存疾病决定。由于缺损部位的完善的Ⅰ期修补更为有益，所以能够使腹肌充分松弛显得尤为重要。

是否应输注血液制品应根据患儿的血容量（表 59-3）、术前血细胞比容和可耐受最大失血量来决定。机体可耐受的最大失血量是由患者的血容量、初始血细胞比容和参考了患者年龄及并发症确定的可耐受最低血细胞比容三者组成的函数计算出的数值，公式如下：

$$MABL=\frac{EBV\times(HCT_S-HCT_L)}{HCT_S}$$

其中，MABL＝可耐受最大失血量
EBV＝估计失血量
HCT_S＝初始血细胞比容
HCT_L＝可耐受最低血细胞比容。

表 59-3　估计血容量（EBV）

年龄	EBV（ml/kg）
早产	100
足月	90
婴儿	80
>1 岁	70

若选用晶体液补充血液丢失，则需要失血量 3 倍的晶体液来补充。而如果选择用血液来补充失血量，那么等量补充即可。在术中，应随时关注各种血容量状态指标，包括：临床检查、生命体征状态、尿量以及各种临床试验结果。

4. 腹裂和脐膨出的治疗方法？

腹裂和脐膨出的手术治疗方法均为Ⅰ期修补或延期修补。如果腹壁缺损较小，有完全修补和还原的可能。那么根据患儿并发症情况，可于修补术后拔除气管插管。而如果缺损较大，并且采用了Ⅰ期修补，那么肌肉松弛辅助下的机械通气则应持续至术后。机械通气可能需持续 3～7 天。

紧密的Ⅰ期修补可能增加腹内压并降低通气储备。因此关闭腹腔时，应密切关注气道峰压的变化。腹内压增加可减少肠道、肾和肝的灌注。而器官受损又可改变药物代谢，从而延长药物作用时间。术中尿量的减少可能继发于血容量减少或者是肾灌注减少。另外，下半身静脉回流也有可能减少。下肢视诊和足部脉搏血氧饱和度可帮助检测关闭腹腔期间的下肢循环情况。

胃内压的测量可帮助决定是否可采用Ⅰ期修补术。若胃内压<20 mmHg，缺损可成功修补且不会引起腹内压的增加。其他可帮助决定是否可采用Ⅰ期修补术的因素还包括：中心静脉压、气道峰压和呼气末二氧化碳的变化。

如果缺损较大，此时腹肌和腹膜则不发达，而这将不利于腹腔脏器返回腹腔，也不利于Ⅰ期修补术的进行。在本病例中，使用了一个体外的人工假腔来包裹暴露的脏器。在重症病房期间，人工假腔的大小以每 2～3 天为一阶段逐步缩小。而这种体外假腔逐步缩小的方法有利于腹腔逐步适应外在暴露脏器的返回，且不会导致腹内压增加到能引起通气障碍和脏器功能受损的程度。在大部分暴露的腹腔内容物返回腹腔之后，患者即可进入手术室接受进一步的缺损修补治疗。当缺损缝合后，若无明显并发症，即可拔除气管插管。

最近，越来越多的腹裂新生儿在新生儿监护病房就接受了人工体外假腔的安置。随着腹腔内容物每天的减少，最后将患儿送进手术室接受腹腔缺损修补即可。

推荐阅读

Ledbetter DJ: Gastroschisis and omphalocele. Surg Clin North Am 86:249, 2006.

Morton NS, Fairgrieve R, Moores A, et al.: Anesthesia for the full-term and ex-premature infant. p. 503. In Gregory GA, Andropuolos DB (eds.): Gregory's Pediatric Anesthesia, 5th edition. Wiley-Blackwell, West Sussex UK, 2012.

病例60

先天性膈疝

Francine S. Yudkowitz，MD，FAAP

（程 伟 译 曾因明 校）

问题

1. 描述先天性膈疝（CDH）的胚胎学和病理生理学。
2. CDH 的临床特征是什么？
3. 如何诊断 CDH？
4. CDH 新生儿的术前处理有哪些？
5. 何谓容许性高碳酸血症？
6. CDH 新生儿麻醉时应考虑哪些问题。
7. 术中及术后可能发生哪些问题？
8. 描述 CDH 胎儿手术技术。

一个经阴道自然分娩足月新生儿，体重为 3 kg。尽管吸入 100% 氧气和用力呼吸，患儿仍有发绀表现。仔细视诊发现婴儿为舟状腹。体检发现婴儿左肺呼吸音消失，且心音向右侧移位。婴儿行气管内插管后送入新生儿重症监护病房（neonatal intensive care unit，NICU）做进一步评估和治疗。

1. 描述先天性膈疝（CDH）的胚胎学和病理生理学。

活产婴儿先天性膈疝（congenital diaphragmatic hernia，CDH）的发生率为 1∶5000～1∶2000，常伴有先天性中枢神经、胃肠、生殖泌尿及心血管系统异常。在胎儿期，妊娠的第 1 个月出现单一的胸膜腹膜腔。在妊娠的第 2 个月，胸腹膜开始形成并分隔为胸腔和腹腔，最后形成的是胸腹膜的后外侧部分，右侧闭合较左侧早。在胚胎的第 1 个月，胎儿内脏位于胸腹腔外的卵黄囊内，在胎儿发育的第 2 个月回到腹腔内。若内脏不能在胸腹膜完全闭合前回到腹腔，可导致部分或全部腹腔内脏移行到胸腔内。内脏移位可以发生于以下 3 个部位：

- 后外侧［胸腹裂孔（Bochdalek 孔）］
- 前内侧（Morgagni 孔）
- 食管裂孔

最常见的膈疝是腹腔脏器通过后外侧部位进入胸腔（80%），左侧多于右侧。约 1% 的膈疝是通过前内侧部位的 Morgagni 孔，其余是通过食管裂孔（表 60-1）。

表 60-1 先天性膈疝分型

类型	位置	发生率
Bochdalek 孔	后中侧	80%
Morgagni 孔	前内侧	1%
食管裂孔		19%

在胎儿的生长过程中，由于腹腔内脏进入胸腔，使胎儿肺的发育受到损害。肺发育的损害程度受胸腔内腹腔脏器数量及出现移位的时间两方面的影响。胸腔内腹腔脏器移位出现越早、移位数量越多，出生时表现出的肺发育不良程度就越重。不仅同侧肺的发育受到影响，对侧肺的发育也会出现改变。这些改变包括：

- 支气管及肺泡的数量减少
- 肺动脉变小
- 不适当的肺动脉肌化
- 肺动脉分支的横断面积减小

这些生理改变导致二次肺发育表现为肺血管阻力（pulmonary vascular resistance，PVR）增加和持续肺动脉高压。肺血流减少和从卵圆孔、肺动脉导管的右向左的分流可以导致进行性缺氧和酸中毒。这些生理改变可以分为两个部分：①不可逆部分：由肺发育不良和肺血管异常引起。②可逆部分：由异常肌化的动脉导致血管收缩引起。不可逆部分越多，预后越差。到目前为止，尚无一种方法能准确评估以哪种成分为主。

尽管在胸腔内出现腹腔脏器使肺受压是有害的，但这并不是引起缺氧和酸中毒的主要原因。因此，

CDH 已不再被认为是急诊手术。这些新生儿初期管理的首要目标是改善通气和氧合。只有在新生儿的状态稳定后才能接受手术。对于生命体征稳定的新生儿，手术通常安排在 24～48 h 以后。

2. CDH 的临床特征是什么？

膈疝在新生儿期表现为呼吸窘迫，伴有呼吸急促和发绀（框 60-1）。视诊可发现舟状腹和桶状胸。体检可发现缺损侧的呼吸音缺如（左侧最为常见），心脏搏动向缺损侧的对侧移位（通常为右侧）。在缺损侧肺部听到肠音并不常见。

框 60-1 先天性膈疝的临床特征

- 呼吸急促
- 发绀
- 舟状腹
- 桶状胸
- 缺损侧的呼吸音缺失
- 心音转移到缺损区的对侧
- 胸廓肠鸣音（罕见症状）

呼吸系统症状出现的时间与肺发育不良的程度及预后有良好的相关性。症状出现得越早，表现出的肺发育不良的程度就越严重。在出生后 1 h 内出现呼吸症状的新生儿死亡率最高。

3. 如何诊断 CDH？

CDH 在产前或产后均可得到诊断。随着超声在产前检查中的普及，产前诊断 CDH 越来越普遍。符合诊断 CDH 的相关超声影像为：羊水过多、胎儿的胃位于胸腔内、纵隔向远离疝侧方向移位。如果肝出现在胸腔且肺/脑比例低，常常意味着预后不良。

若在出生后出现上述临床特征，则应考虑 CDH，通过胸部 X 线检查发现腹部脏器进入胸腔即可明确诊断。

4. CDH 新生儿的术前处理有哪些？

一旦在产房怀疑新生儿为 CDH，应避免面罩加压通气，以防止进入胸腔的腹腔脏器扩张，从而进一步影响新生儿的通气和氧合（框 60-2）。应行气管内插管，吸气峰压应限制在 40 cmH_2O 以内，以防止发生气胸。气胸最常发生于对侧肺，且对侧肺是气体交换的主要场所。应插入胃管以帮助胃排气。若不能及时将新生儿转入 NICU，应行有创动脉和静脉置管以指导治疗和用药。若有可能，动脉置管应选择右侧桡动脉，以监测动脉导管前的血液氧合状态。

框 60-2 产房处理措施

- 避免呼吸囊和面罩通气
- 进行气管内插管
- 保持气道峰压小于 40 cmH_2O
- 置入胃管
- 转入 NICU 稳定病情

为防止肺血管阻力进一步增加或促进肺血管阻力降低，应该制订增加肺血流的治疗措施。包括增加氧合、降低血二氧化碳、碱化血液、避免交感神经刺激和维持正常体温（框 60-3）。扩血管药物治疗是必要的。妥拉唑林是最常用的药物，然而使用该药可能出现全身性低血压，所以同时的容量替代和用药物提升收缩压是必要的。液体治疗应该审慎地进行，避免容量过负荷和肺水肿。吸入氧化亚氮作为一种特异性的肺血管扩张剂，已经用于该类患者的治疗，但效果并不确定。若采取以上措施后仍不能改善新生儿的状况，可以使用体外膜肺氧合（extracoporeal membrane oxygenation，ECMO）技术。ECMO 为新生儿提供足够的氧合，并且允许新生儿肺休息和成熟。

框 60-3 增加肺血管阻力的因素

- 低氧
- 高碳酸血症
- 酸中毒
- 低体温
- 交感神经刺激

5. 何谓容许性高碳酸血症？

容许性高碳酸血症是一种治疗新生儿 CDH 的替代性通气策略。常规机械通气时，为了获得足够的通气和氧合，需要较高的通气压力，从而导致肺的气压伤。在容许性高碳酸血症时，只要维持足够的氧合和酸碱平衡，动脉血二氧化碳分压（arterial carbon dioxide tension，$PaCO_2$）允许升高。这一技术的益处是较低的吸气峰压可以减少肺的气压性损伤。容许性高碳酸血症的目标是维持动脉导管前的血氧饱和度大于 90%。可以使用碳酸氢钠或三羟甲基氨基甲烷［Tris（hydroxymethyl）aminomethane，THAM］维持酸碱的平衡。这一技术并不能最大限度地降低肺血管阻力，但是其可以允许足够的肺血流入，并获得足够的氧供。如果上述目标不能达到，那么应该及时开始传统地降低 PVR 的治疗措施。

6. CDH 新生儿麻醉时应考虑哪些问题。

一旦患儿病情稳定就应准备手术。多数外科医师更倾向于选择经腹入路。腹腔脏器被还纳回腹腔，膈肌可以直接缝合或采用人工材料进行修补。在大多数病例，腹部可以一期缝合，但部分病例可能需要使用硅橡胶袋。

在过去的几十年，CDH 的胸腔镜下修补术越来越普遍。但是该方法手术时间长，并有较高的复发率。胸腔内吹入二氧化碳达 3 mmHg 压力可以明显减少胸内脏器进入腹腔。这种技术不会导致有明显临床意义的动脉血二氧化碳分压增高。

CDH 患者的麻醉管理（框 60-4）包括继续采取术前使用的改善通气和氧合及降低肺血管阻力的措施。为降低机械通气压力，小潮气量和快速的通气频率是必要的。如果已实施容许性高碳酸血症，那么这些措施应该在术中持续使用。应持续给予治疗药物。需要经常进行动脉血气分析，任何通气、氧合和酸碱平衡失调都应快速处理。重要的是避免低氧和酸中毒，因为低氧和酸中毒可以使肺血管阻力增加且很难逆转。在 CDH 患者采取措施避免低体温，同样也很重要。

框 60-4　麻醉管理

- 阻止 PVR 的增加
  - 足够的氧和
  - 过度通气
  - 碱血症
- 维持正常体温
- 持续给药
- 避免使用氧化亚氮

除了氧化亚氮，其他的麻醉剂均可以使用。氧化亚氮可以使肠道扩张，导致新生儿的进一步损害并影响腹腔闭合。然而，因为新生儿心血管的稳定性较差，对吸入药物的耐受差。对于大多数患儿，采用氧气-阿片药物-肌肉松弛药复合的麻醉方式将是理想的选择。

7. 术中及术后可能发生哪些问题？

对这类新生儿应特别注意维持充足的通气和氧合，但这使发生气胸的危险性增加，特别是在对侧肺。若发生气胸，可能危及患者的生命。应采取措施避免机械通气的压力大于 40 cmH_2O，防止气胸的发生。不要人为尝试膨胀对侧肺，因为这种尝试有潜在致命的风险。若新生儿的生命体征在术中突然发生改变，此时应考虑有可能发生了气胸。当怀疑诊断时，可在对侧胸腔插入针头，此操作既可以诊断气胸，又对气胸有治疗作用。一旦气胸诊断成立，应放置胸腔引流管。

这类患儿术后可能需要持续氧疗和通气支持。尽管已采取手术矫正，但患儿的肺动脉高压可能持续存在，病情可能继续恶化。导致病情恶化的原因为术前即已存在的严重肺发育不良和手术后肺力学的改变。

8. 描述 CDH 胎儿手术技术。

目前，两种 CDH 胎儿矫正技术仍在研究中。第一种技术为手术修补膈肌缺损，并将腹腔脏器还纳腹腔。若肝位于胸腔内，则不宜进行此类手术，因为肝还纳腹腔可导致脐静脉血流减少。第二种技术为气管阻塞法，此法可促进肺的发育。但这种技术还有许多问题有待解决，尚未普遍应用。

推荐阅读

Brett C, Davis PJ: Anesthesia for general surgery in the neonate. pp. 567-574. In Davis PJ, Cladis FP, Motoyama EK (eds.): Smith's Aneshtesia for Infants and Children, 8th edition. Mosby, Philadelphia, 2011.

Lansdale N, Alam S, Losty AP, et al.: Neonatal endosurgical congenital diaphragmatic hernia repair: a systematic review and meta-analysis. Ann Surg 252:20, 2010.

Roberts JD Jr, Romanelli TM, Todres ID: Neonatal emergencies. p. 757. In Cote CJ, Lerman J, Todres ID (eds.): A practice of anesthesia for infants and children, 4th edition. Saunders, Philadelphia, 2009.

Sluiter I, van de Ven CP, Wijnen RMH, et al.: Congenital diaphragmatic hernia: still a moving target. Semin Fetal Neonatal Med 16:139, 2011.

病例61

气管食管瘘

Michael Chietero，MD
（程 伟 译 曾因明 校）

问题

1. 何谓气管食管瘘。
2. 气管食管瘘患者典型的临床表现是什么？
3. 气管食管瘘患者术前应关注什么问题？
4. 气管食管瘘患者术中如何管理？
5. TEF 患者手术后需要注意哪些问题？

出生后 1 天、3.3 kg 新生儿，拟在手术室内行气管食管瘘修补术（tracheoesophageal fistula，TEF）。该患儿在妊娠 38 周经阴道自然分娩。

1. 何谓气管食管瘘。

TEF 是一种食管畸形包含食管闭锁（esophageal atresia，EA）、气管和食管之间有瘘管相连接。这种异常有不同的组合方式。气管食管瘘最常用的分类方法为 Gross 系统（图 61-1）。表 61-1 描述了 TEF 的各种类型及其发生率。最多见的类型是食管闭锁合并远端瘘管（Gross type C），占总病例数的 80%。

在新生儿，EA 和 TEF 的发生率大约为 1∶3000。从胚胎学上，气管和食管都起源于原始前肠的腹侧憩室，正常情况下由食管气管隔膜分开。由于气管位于食管前，因此瘘管位于气管的后壁，通常紧靠隆突。

2. 气管食管瘘患者典型的临床表现是什么？

和其他的先天性异常相比，很难在子宫内诊断 TEF。在子宫中，由于食管闭锁，胎儿不能吞咽羊水，因而常出现羊水过多。分娩时，经口置入的胃管不能通过食管进入胃部。典型的表现为胃管仅能进入距离齿龈约 10 cm。大多数患儿在第一次喂养时出现咳嗽、窒息及发绀［即所谓的 3C：咳嗽（coughing）、窒息（choking）和发绀（cyanosis）］就应高度怀疑此诊断。也可出现大量的唾液及呼吸窘迫。

放射学检查发现不透射线的胃管卷曲在食管近端囊可以证实诊断。影像学发现胃内及小肠内出现

表 61-1 食管闭锁和气管食管瘘的类型和发生率

类型	发生率（%）	特征
A	10%	食管闭锁，无瘘管
B	1%	食管闭锁伴食管近端食管气管瘘
C	80%	食管闭锁伴食管远端食管气管瘘
D	2%	K 型，食管闭锁伴食管近端、远端食管气管瘘
E	7%	H 型，气管食管瘘，无食管闭锁

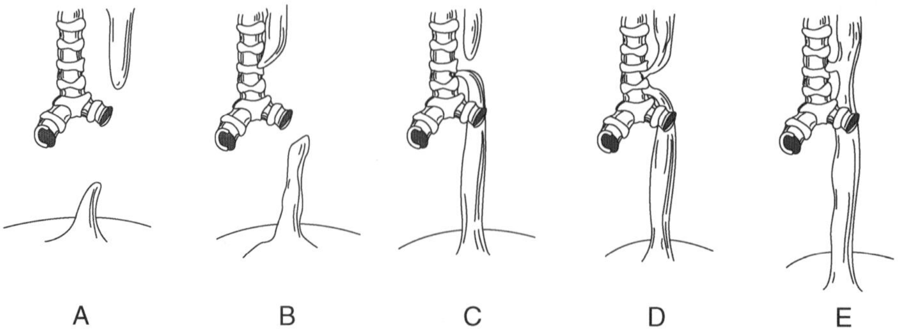

图 61-1 A～E，气管食管瘘的 Gross 分类（From Gregory GA. Pediatric anesthesia，4th ed. New York：Churchill Livingstone；2002.）

气体，可提示气管与食管远端存在瘘管（Gross type C 和 D）。胃内气体的缺失发生在食管闭锁但是远端无瘘管的类型（Gross type A 和 B）。“H”型管（TEF，不伴闭锁，Gross type E）通常症状出现较晚，就诊时最常见的症状是喂养时出现窒息和复发性肺炎。

3. 气管食管瘘患者术前应关注什么问题？

30%～50%的 EA 和 TEF 患者合并有其他异常。特别的并发症被描述为 VATER 联合征，或更精确的为 VACTERL 联合征（表 61-2）。

相关异常大致的发生率见表 61-3。因为常伴发先天性心脏病，所以术前心电图（ECG）和心脏超声检查很有必要。因为有肾功能异常的报道，所以肾功能的检查也有必要。最后因为可能存在椎骨发育异常，所以当出现骶骨凹陷时，腰椎的超声检查很有必要。

表 61-2 VACTERL 联合征

V	椎骨（椎骨畸形、偏侧脊椎发育不良）
A	肛门（肛门闭锁、中肠旋转不良、梅克尔憩室）
C	心（VSD，PEA，TOF，ASD、右位主动脉弓、主动脉缩窄）
T	气管（TEF）
E	食管（EA）
R	肾（肾发育不全、肾盂积水、分叶状肾）
L	四肢（桡骨发育不全、多指（趾）畸形、腕部异常）

ASD，房间隔缺损；EA，食管闭锁；PDA，动脉导管未闭；TEF，气管食管瘘；TOF，法洛四联症；VSD，室间隔缺损

表 61-3 相关异常发生率

异常	发生率（%）
心血管	35
骨骼肌	30
胃肠道	20
生殖泌尿系统	10
颅面部	4

对于麻醉医师来说，肺部的并发症尤其重要。因为胃部膨胀导致的肺膨胀不全和胃反流导致的误吸是常见的肺部并发症。这些都可以导致肺部的并发症和通气血流比例（V/Q）异常。TEF 患者术前管理主要是预防肺部并发症，应一直持续到手术前。具体措施包括：

- 停止喂养
- 患儿轻度头高位（30°），以减少经瘘管引起的胃内容物反流
- 对食管近端进行间断吸引

由于胃扩张引起的肺不张和胃内容物反流引起的误吸是常见的肺部并发症。早产儿的 TEF 发生率也在增加，特别是合并有其他畸形的患者。对于早产儿的关注，详见病例 64。

4. 气管食管瘘患者术中如何管理？

理想的外科手术方式是行一期修复，结扎瘘管，对食管的近、远端进行吻合。典型的手术方式是患者左侧卧位，经右侧行开胸术。存在右位主动脉弓时，可以行左侧开胸术。这些修复可以用胸腔镜进行。当闭锁的食管囊之间距离较远不适合一期修复时，需要二期修复。

麻醉管理包括对手术室的室内进行加温、使用加温毯。使用标准的 ASA 监测。如果入手术室时没有静脉通路，麻醉诱导前应放置静脉导管。对高危的婴幼儿或胸腔镜修复 TEF 患儿可能需要有创动脉置管。在左侧腋下应放置心前听诊器，以监测术中可能发生的气道梗阻；食管内吸引前，患者应预先氧合。静脉注射阿托品 0.02 mg/kg，预防喉镜暴露声门时出现心动过缓。

过去要求放置胃造口导管进行胃内减压，但这种操作产生了一个支气管皮肤瘘管，可能使患者在正压机械通气时进一步引起通气量的丢失。如果潮气量缺失过多，那么应该夹闭胃管。现在通常的做法是不放置胃造口导管，因为这种操作可以增加术后胃食管反流的发生率。若需要行胃造口术，一般于麻醉诱导前在局部麻醉下完成。放置胃造口导管有助于气管内插管（endotracheal tube，ETT）。若胃膨胀不影响通气，可在全麻诱导后进行胃造口术。

这类患者理想的麻醉管理是在结扎瘘管之前维持患者自主呼吸。应尽可能避免正压通气，特别是患儿有大的瘘管或肺顺应性低时，因为正压通气通过瘘管使胃扩张或通过胃造口使通气量丢失。胃膨胀可影响通气，并可能通过瘘管引起胃内容物的反流和误吸。然而在气管内插管、胸廓切开术、胸腔镜手术时，维持自主呼吸可能是个挑战。在很多情况下，手控维持柔和缓慢的正压通气可以不出现明显的胃胀。

清醒插管是最安全的方式。它可以维持气道反射和在无正压机械通气的情况下定位。在使用喉镜过程中，可以经由带有侧孔的特殊喉镜片（供氧喉

镜）进行辅助性供氧。然而，对健壮的婴儿，清醒插管比较困难，甚至引起损伤。可以选择吸入或静脉麻醉诱导，不使用肌肉松弛药，从而使患者保留自主呼吸。若使用肌肉松弛药，则应特别注意避免在正压机械通气时通过瘘管引起胃膨胀。

置入和固定气管导管是困难的。为了避免 ETT 插入位于气管后壁的瘘管，气管内插管时应将 ETT 的斜面开口向后。在插管后，应旋转 ETT（无 Murphy 孔型），使 ETT 的斜面开口向前，防止经瘘管通气。

由于瘘管通常靠近气管隆突（气管隆嵴）的位置，想要调整 ETT 的位置使气管导管既位于隆突上方，又能阻塞瘘管是困难的。一个常见的做法是将 ETT（无 Murphy 孔）插入右支气管，然后缓慢退出气管导管，直到左侧出现呼吸音为止。但这种方法并不能始终保证 ETT 能阻塞瘘管。若已放置胃造口导管，可以将导管远端放置在有水的烧杯中，若在通气时出现气泡，则证明气体经瘘管漏出。此时，将 ETT 缓缓插入，直到胃造口导管口无气泡出现，同时仍维持左肺有呼吸音。在手术过程中，胃造口导管可以留在水中，这样可以持续监测瘘管是否漏气。

更好的证实 ETT 位置的方法是使用纤维支气管镜。在气管内插管后，通过 ETT 插入纤维支气管镜并发现隆突。在退出支气管镜的过程中，若看不到瘘管，则证明 ETT 的位置恰当；若发现瘘管，则 ETT 应向前插入，但应使 ETT 的尖端在隆突上方。有时候，在支气管镜帮助下 ETT 可以被置入左主支气管，患者可以维持单肺通气。这种办法提供了一个良好的术野，尤其是在胸腔镜手术中。

有时，较大的瘘管位于隆突或远离隆突，通过调整 ETT 位置以避免机械通气时瘘管漏气是不可能的。在这种情况下，可以使用纤维支气管镜，从瘘管的上方用 Fogarty 气囊导管阻塞瘘管，或通过胃造口术从瘘管下方使用 Fogarty 气囊导管阻塞瘘管。

一旦定位后，Fogarty 气囊导管应该被妥善固定，因为其容易移位。患者左侧卧位后，需要重新确认 ETT 和 Fogarty 气囊导管的位置。

维持麻醉可以靠吸入麻醉药物完成，注意恰当地增加阿片类药物。应在瘘管被结扎后再使用肌松药。

手术继发的气道梗阻常导致术中呼吸音消失和呼气末二氧化碳（end-tidal carbon dioxide，$ETCO_2$）降低。气道梗阻的原因可能是由于分泌物或血液在 ETT 中聚集。然而，常见的原因是由于手术操作引起的导管扭曲。应立即通知手术医师解除牵拉（框 61-1）。

框 61-1 术中考虑

- 手术室准备
  - 保持室内温暖
  - 加温毯
  - 液体加温
  - 动脉导管（?）
- 气管内插管
  - 清醒 *vs.* 诱导后
  - 保持自主呼吸
  - ETT 定位
    - 靠近隆突，堵塞瘘管
    - 右主支气管内插管和回撤
    - 左主支气管内插管和单肺通气
  - 确认
    - 纤维支气管镜
    - 胃造瘘管接水密封瓶
- 堵塞瘘管
  - 经由气管或胃造口置入 Fogarty 导管
- 呼吸音和呼气末二氧化碳波形消失
  - 气管导管中有分泌物或血液
  - 外科操作导致导管扭曲

5. TEF 患者手术后需要注意哪些问题？

TEF 患者的术后管理取决于肺功能障碍的程度和并存的相关畸形。对于健康、强壮的婴儿，在手术结束时拔除插管不仅是可能的，也可以降低手术吻合口部位的张力。对于情况更差的患者（诸如先天性心脏病患者、术前肺部并发症患者、早产儿和低体重儿），可能需要术后气管内插管和通气。

可以使用神经阻滞或静脉内应用麻醉性镇痛药为手术后提供镇痛。如采取硬膜外镇痛，可以通过尾侧向头侧置入硬膜外导管到达胸段。在注入局麻药和麻醉性镇痛药之前，应通过影像学方法确定导管位置。健康婴儿手术后的成活率近 100%，但早产儿、肺功能障碍的严重性及相关异常影响成活率。

推荐阅读

Brett C, Davis PJ: Anesthesia for general surgery in the neonate. pp. 567-574. In Davis PJ, Cladis FP, Motoyama EK (eds.): Smith's Aneshtesia for Infants and Children, 8th edition. Mosby, Philadelphia, 2011.

Lansdale N, Alam S, Losty AP, et al.: Neonatal endosurgical congenital diaphragmatic hernia repair: a systematic review and meta-analysis. Ann Surg 252:20, 2010.

Roberts JD Jr, Romanelli TM, Todres ID: Neonatal emergencies. p. 757. In Cote CJ, Lerman J, Todres ID (eds.): A practice of anesthesia for infants and children, 4th edition. Saunders, Philadelphia, 2009.

Sluiter I, van de Ven CP, Wijnen RMH, et al.: Congenital diaphragmatic hernia: still a moving target. Semin Fetal Neonatal Med 16:139, 2011.

病例62

幽门狭窄

Francine S. Yudkowitz，MD，FAAP
（程 伟 译 曾因明 校）

问题

1. 何谓幽门狭窄？
2. 幽门狭窄的临床表现是什么？
3. 如何诊断幽门狭窄？
4. 和幽门狭窄相关的代谢紊乱有哪些？如何治疗？
5. 何谓幽门狭窄的手术治疗？
6. 麻醉需要考虑哪些问题？

一例4周婴儿拟行幽门肌切开术，患儿已有喷射状呕吐伴无胆汁病史3天。

1. 何谓幽门狭窄？

幽门狭窄是由于幽门括约肌肌层肥厚，可导致胃出口梗阻。通常发生于2～6周的婴儿，但有的出现得更早。男婴发生率较高。

2. 幽门狭窄的临床表现是什么？

症状最初表现为反流，逐步发展为无胆汁、喷射状呕吐。因为继发于肝葡萄糖醛酸转移酶的缺乏，约有5%的婴儿出现黄疸。经过治疗，黄疸通常可以消失。

3. 如何诊断幽门狭窄？

通过体检可以发现，患者上腹部正中线右侧可触及一个橄榄样包块。超声检查或吞钡试验可以证实诊断。然而，吞钡试验可增加围术期吸入性肺炎的危险。

4. 和幽门狭窄相关的代谢紊乱有哪些？如何治疗？

幽门狭窄患者的呕吐会导致血容量不足及低氯、低钾性代谢性碱中毒。由于呕吐物仅为胃内容物，因此可引起氢离子、钠离子、钾离子及氯离子的丢失。正常情况下，通过肾的调节可以维持酸碱平衡。由于血液中碳酸氢盐的负荷超过肾近曲小管的吸收能力，从而排出碱性尿。因为钠离子和碳酸氢盐是一起排出的，所以尿钠浓度作为间接测量容量状态的指标是不可靠的。在交换碳酸氢盐的过程中，氯离子被重吸收，进而导致了尿液中极低的氯离子浓度。

由于婴儿容易脱水，肾对脱水的反应是维持血管内容量。其机制是通过分泌醛固酮而发挥其保钠作用，但同时引起钾离子的进一步丢失。再者，在远曲小管其保钠作用是通过分泌过多的氢离子为代价，从而排出酸性尿。

对脱水程度的评估用于指导液体复苏。等张氯化钠溶液是液体复苏可供选择的液体。若患者出现休克表现，则需要使用生理盐水10～20 ml/kg快速纠正血容量不足，同样需要应用葡萄糖。这类患者肝内糖原储备可能已经耗竭，若不补充葡萄糖可导致患者低血糖。

应在手术前纠正患者血容量不足、电解质和酸碱失衡。血浆正常的氯离子水平提示充分的水和电解质复苏。

5. 何谓幽门狭窄的手术治疗？

可行腹腔镜下幽门肌切开术治疗幽门狭窄，手术时应将幽门环行肌层分开。偶可发生十二指肠穿孔，但容易缝合。这种并发症可轻度延迟术后经口喂养的时间。

6. 麻醉需要考虑哪些问题？

这类患者是医疗急症而非手术急症。因此，麻醉前应彻底纠正血容量不足、电解质及酸碱平衡紊乱。麻醉诱导前应经口插入大口径的胃管（14 F）对胃行吸引，同时置婴儿于仰卧、右侧或左侧位，以降低反流和误吸的危险。如果已经插入较小经口胃管或鼻胃管，应给予更换。

尽管有吸入麻醉药诱导用于这类患者的报道，但大多数麻醉医师仍将这类患者视为“饱胃”。因此一般选择环状软骨压迫下行快速诱导或采用清醒气管内插管。尽管清醒插管是个可行的选择，也要注意其带来的低氧血症、心动过缓、长时间插管和初次插管成功率减低的风险。没有证据表明其优于快速顺序诱导。麻醉维持可以使用吸入或平衡麻醉技术。肌肉松弛药并非必要。因为外科医生通常在外科创口浸润注射局麻药物能够提供足够的术后镇痛，所以阿片类药物并非必要。另外，阿片类药物可以增加继发于脑脊液 pH 改变和过度换气的术后呼吸暂停风险。手术过程中可能需要输注葡萄糖以避免低血糖。只有在患者清醒、保护性气道反射重新建立后才能拔除气管导管。

根据出生时新生儿在母体的孕龄，可能需要对新生儿的呼吸情况进行监测。

推荐阅读

Cook-Sather SD, Tulloch HV, Cnaan A, et al.: A comparison of awake versus paralyzed tracheal intubation for infants with pyloric stenosis. Anesth Analg 86:945, 1998.

Hammer G, Hall S, Davis PJ: Anesthesia for general abdominal, thoracic, urologic, and bariatric surgery. p. 690. In Davis PJ, Cladis FP, Motoyama EK (eds.): Smith's Anesthesia for Infants and Children, 8th edition. Mosby, Philadelphia, pp. 750-751, 2011.

Roberts JD Jr, Romanelli TM, Todres ID: Neonatal emergencies. p. 761. In Cote CJ, Lerman J, Todres ID (eds.): A Practice Of Anesthesia for Infants and Children, 4th edition. Saunders, Philadelphia, 2009.

病例63

先天性心脏病

Ingrid B. Hollinger，MD
（郭素倩　译　王国林　校）

问题

1. 先天性心脏病发病率是多少？
2. 收缩期杂音的鉴别诊断是什么？
3. 常见先天性心脏病全身麻醉注意事项有哪些？
4. 有哪些常见伴有由左向右分流的心内病变？
5. 由左向右分流的心脏病变麻醉注意事项有哪些？
6. 什么是常见由右向左分流且会减少肺血流量的心内病变？
7. 右向左分流且减少肺血量的先心病麻醉应该注意什么？
8. 什么手术方式可选择用于先天性心脏疾病？
9. 特殊先天性心脏病修复术相关后遗症的讨论。

5 周大的婴儿，拟行双侧腹股沟疝修补术。术前评估，该婴儿呼吸急促、心动过速，胸骨左缘可闻及第Ⅳ/Ⅵ期收缩期杂音。

1. 先天性心脏病发病率是多少？

先天性心脏病（congenital heart disease，CHD）在存活出生婴儿中比例接近 6‰～8‰。CHD 是最常见的先天畸形，由于现在对危重婴儿诊断技术的改进，对 CHD 意识增强，以及医疗手段的提升，CHD 发病率呈升高趋势。在美国，每年约有 4 万 CHD 患儿出生。最常见 CHD 表现为有收缩期杂音（表 63-1），严重 CHD 主要后果是充血性心力衰竭和发绀。

表 63-1　常见各种先天性心脏病变占总发病率的百分比

病变	%
室间隔缺损	25
房间隔缺损	12
动脉导管未闭	12
肺动脉狭窄	9
法洛四联症	8
主动脉缩窄	7
主动脉瓣狭窄	5
大动脉转位	5

2. 收缩期杂音的鉴别诊断是什么？

收缩期杂音可以是功能性的或是病理性的。功能性杂音无生理改变的为轻柔杂音；而病理性杂音响亮，出现在全收缩期或收缩晚期，且多伴有心脏畸形。引起婴幼儿收缩期杂音最常见的缺损是室间隔缺损（ventricular septal defect，VSD）和动脉导管未闭（patent ductus arteriosus，PDA）。这些患儿已有轻度的充血性心力衰竭表现（呼吸急促和心动过速），术前应进行心脏方面的评估。超声心动图可为大多数 CHD 患儿确立一个精准的解剖诊断，且是目前最快、最精准、侵入性最小的诊断工具。

3. 常见先天性心脏病全身麻醉注意事项有哪些？

注意心外缺损畸形

心外缺损畸形占 CHD 的 5%～50%。其中 17%～18%的缺损畸形是某种综合征或者染色体异常的某种表现。泌尿生殖系统是最常见的心外异常，在 CHD 患儿中发生率为 4%～15%。对全身麻醉有影响的 CHD 相关染色体疾病是唐氏综合征（Down syndrome，21 三体综合征）、特纳综合征（Turner syndrome）、努南综合征（Noonan syndrome）和迪格奥尔格综合征（DiGeorge syndrome）。

预防空气栓塞

有分流病变的患者（即肺循环和体循环有交通支的患者）无论是否具有肺流出道梗阻还是通常分流模式，都有发生体循环气栓的危险。分流往往是双向的，由于左心室比右心室舒张稍早，由左向右的分流可在心脏循环这一阶段瞬时逆转。另外，空气栓塞可造成突发的右室流出道梗阻，左向右的分流转变为右向左的分流。对待有分流的患者，可采取以下预防措施：

- 应仔细对静脉输液管排气，且待手术室升温后复查。因为温度升高可使液体中氮气逸出形成贴壁气泡。
- 应保证所有的静脉输液管道畅通。
- 应当清除所有注射器内的空气。在注射器连接静脉通路时，应回抽少量的液体去除针尖和接口处的空气。推荐方法，相对于小体积没有稀释药物而言，将药物稀释到 10 ml 注射器中，获得相应药物浓度，这样从静脉内吸入的液体到注射器内将不会明显改变药物浓度。

预防心内膜炎

根据美国心脏病学会/美国心脏学会（ACC/AHA）指南，对于预防心内膜炎，要求在任何手术、诊断、牙科操作前均要预防细菌性心内膜炎的发生，这些操作可能会导致下列患者发生菌血症：

- 未修复的发绀型患者（包括姑息分流术和导管术）
- 无论是经手术还是导管介入方法采用人工材料和元件进行完全修补术操作后六个月内的先天性心脏畸形患者
- CHD 患者术后存在残余缺损或在修补材料或者元件附近伴有其他病灶（其抑制内皮化）

气管插管和纤维支气管镜检查不需要例行预防心内膜炎。胃肠道（如食管胃十二指肠镜，结肠镜检查）和泌尿生殖道的诊断也不需要例行预防心内膜炎，除非患者有泌尿系统感染。牙科手术时仅在下列情况下给予预防心内膜炎：①操作过程涉及牙龈组织和根尖周区域牙的操作，或②口腔黏膜穿孔。

建议明确的 CHD 患者伴有呼吸道、皮肤结构、骨骼肌肉组织感染时，应当接受心内膜炎的预防。对于心内膜炎预防，当前药物治疗方案列于表 63-2。

4. 有哪些常见伴有由左向右分流的心内病变？

左向右分流的心内缺损包括各种形式的房间隔缺损（atrial septal defect，ASD）、室间隔缺损（ventricular septal defect，VSD）、动脉导管未闭（patent ductus arteriosus，PDA）和其他主动脉肺动脉的分流。分流大小和分流方向取决于流出道的阻力和缺损面积。但由于左心室和右心房存在较大压力差异，所以不受流出阻力和缺损面积的影响，分流始终存在。

表 63-2 心内膜炎预防治疗方案

用药途径	药物	剂量
口服	阿莫西林	50 mg/kg 最大剂量 2 g
	对青霉素过敏者：	
	头孢氨苄	50 mg/kg，最大剂量 2 g
	克林霉素	20 mg/kg，最大剂量 600 mg
	阿奇霉素或克拉霉素	15 mg/kg，最大剂量 500 mg
静脉注射/肌内注射	氨苄西林（氨苄青霉素）	50 mg/kg，最大剂量 2 g
	或	
	头孢唑林或头孢曲松	50 mg/kg，最大剂量 1 g
	对青霉素过敏者：	
	头孢唑林或头孢曲松	50 mg/kg，最大剂量 1 g
	克林霉素	20 mg/kg，最大剂量 600 mg

注：抗生素应在操作开始前 30～60 min 给予。若剂量不足，在手术操作结束后再使用 2 h。

Modifed from Wilson W，Taubert KA，Gewitz M，et al.：Prevention of Infective Endocarditis：Guidelines From the American Heart Association：A Guideline From the American Heart Association Rheumatic Fever，Endocarditis，and Kawasaki Disease Committee，Council on Cardiovascular Disease in the Young，and the Council on Clinical Cardiology，Council on Cardiovascular Surgery and Anesthesia，and the Quality of Care and Outcomes Research Interdisciplinary Working Group. Circulation 116：1736—1754，2007.

房间隔缺损

房间隔缺损（ASD）发生在卵圆窝（如继发孔型房间隔缺损），分流发生在低压循环中。尽管大量分流导致肺血流量明显增加，但肺动脉压多年内仍可保持较低。这些患者通常在儿童期和青春期无症状，但在 30～40 岁时可发展为轻度肺动脉高压。在这一病变过程中，右心室是容量超负荷的。对于无症状患者麻醉时，主要预防静脉注射形成的气栓和来自静脉输液管道内的碎片栓子。可在儿童期选用手术或者介入的方法治疗房间隔缺损，且介入已成为首选方法。目前的可用设备和输送系统不适用于体重小于 15 kg 的患者行经皮导管闭合缺损。术后由于设备与心脏壁的作用，有后期设备侵蚀的风险。

室间隔缺损

小的室间隔缺损（VSD）所致由左向右的分流量、血流动力学改变有限。大的室间隔缺损（缺损面积相当于同龄正常发育的主动脉瓣口的面积或者更大）对血流无限制作用，分流方向主要由肺血管阻力和全身血管阻力决定。在出生后的早期阶段，由于肺动脉压高，患者不表现出叹气等与全身血管阻力相关的症状。随后 2～3 周内，随着肺动脉压下降，由左向右的分流量增加，大量血液涌入肺循环，更多血液返回左心，造成左心室容量负荷增加，导致充血性心力衰竭（congestive heart failure，CHF）。存在 VSD 的先心病患者，其肺血管床承受过多的血流和体循环压力。

据估计有 25%～50%的轻中度 VSD 患儿在出生后一年内逐渐闭合。大多数室缺在发育中也逐渐变小，不出现任何症状。大型 VSD 患儿约 5%可自发闭合。手术是闭合 VSD 的基础手段，适用于伴有心力衰竭和使用药物治疗后仍无法正常发育的一周岁内患儿。若大型 VSD 未及时闭合将导致进行性肺血管阻塞性病变，在两周岁以后尤为明显。

在肺血管疾病发展之前，分流量可通过肺血管阻力和外周血管阻力进行调节。高吸入氧浓度、过度换气、碱中毒导致肺血管舒张引起左向右分流量增加。由于小婴儿心排血量受限，这种分流量的增加会导致严重系统灌注不足，心血管系统的崩溃。只要肺血管阻力小于外周循环阻力，后负荷增加就会增加由左向右的分流。因此，在术前大多数患者同时服用抗心力衰竭药物（如地高辛、呋塞米）和减轻后负荷药物（如血管紧张素转换酶抑制药）。

动脉导管未闭

大动脉导管未闭（PDA）患者与大 VSD 患者有相似的临床表现，需经手术或者介入方法治疗以保护肺血管床。为预防心内膜炎，小的 PDA 应采用经皮介入弹簧圈或者其他设备闭合。由于传输设备限制，经皮介入闭合方法不适合年龄小于 6 个月或体重小于 6 kg 的婴儿。因为早产儿与足月儿相比，对促进 PDA 的因素不敏感，所以早产儿动脉导管往往不会闭合。因此对于早产儿动脉导管未闭不认为是 CHD。药物闭合动脉导管，可选用前列腺素抑制剂（如吲哚美辛）。如果用药三次后关闭未成功或者患者有用药禁忌证，此时应选用手术治疗方法。

5. 由左向右分流的心脏病变麻醉注意事项有哪些？

左向右分流时吸入麻醉药的摄取影响轻微，只有当心排血量被抑制时吸入诱导会加速。静脉麻醉诱导则可因药物在肺内再循环而延迟。心肌储备有限的婴儿对心肌抑制药物耐受能力很差。大量左向右分流的婴儿因慢性肺充血顺应性下降，闭合气量增加，气道阻力增大，因此麻醉期间应保证气道安全和控制性通气。维持相对较高肺血管阻力对减轻肺充血很重要。吸入氧浓度应在维持血氧饱和度基础上保持最小，通气参数设定要保持正常或轻度高碳酸血症。预防空气栓塞进入循环也非常重要。左向右分流时，虽然轻度降低后负荷可增加外周心排血量降低左向右的分流量，但是在高肺血管阻力下的过度全身血管舒张可导致明显由右向左的分流发生发绀。氯胺酮、阿片类药物、肌松药和小剂量吸入异氟烷、七氟烷通常可以较好的耐受。ASD、VSD，以及 PDA 修补后 6 个月内或在纠正后六个月后在修补处或者修补附近仍有病灶者，必须预防心内膜炎的发生（框 63-1）。

6. 什么是常见由右向左分流且会减少肺血流量的心内病变？

法洛四联症

合并存在 VSD、肺动脉瓣或右心室漏斗部分狭窄、右心室肥厚和较大主动脉骑跨的先天畸形称为法洛四联症（tetralogy of Fallot，TOF），它是婴儿后期最常见的青紫型先天性心脏病，约占所有先天性心脏病的 10%。

框 63-1 由左向右分流病变麻醉注意事项

- 气道管理
  - 插管
  - 机械通气
- 预防反常性空气栓塞
  - 去除静脉通路中的气泡
  - 手术室变暖后检查静脉通路
  - 连接静脉管用液体冲出气泡
  - 注射器连接静脉通路后在注药前回吸，去除气泡
- 保持相对较高肺血管阻力
  - 吸入最小氧浓度，足以维持血氧饱和度即可
  - 维持正常二氧化碳分压或允许轻度高碳酸血症
- 预防明显体循环阻力下降
  - 氯胺酮
  - 阿片类药物和肌肉松弛药
  - 低剂量七氟烷和异氟烷
- 麻醉诱导
  - 对吸入麻醉诱导影响较小
  - 静脉诱导被延长
- 心内膜炎的预防
  - ASD、VSD、PDA 修补术后 6 个月内
  - ＞6 个月，如果修补处或附近仍有病灶

右心室流出道或肺动脉阻塞的程度决定了发绀的发生和严重程度。如果阻碍严重，在新生儿期动脉导管闭合后即出现发绀。在手术前应用前列腺素 E_1（使动脉导管开放）可缓解症状。许多患儿在 3～6 个月才出现症状，这些患儿甚至在安静时不出现发绀，一旦发作出现严重发绀伴通气过度和酸中毒，称为重度发绀缺氧发作（“tet” spells）。发绀的发作可能是由于静脉回流或外周阻力改变时导致流出道部心肌痉挛。限制外周血管张力增加可使血液容易进入体循环，从而减少了肺血流量。减少静脉回流可进一步减少肺血流量。在年长的患儿，蹲踞使静脉回心血量减少，减轻了心脏负荷，同时下肢动脉受压，体循环阻力增加，使症状得以改善。由于漏斗部的狭窄，高度发绀可发生在围术期，处理的主要目标是通过降低心肌收缩力，降低心率和增加前负荷来减少漏斗部痉挛；另一个目标是（特别是在固定右心室流出道梗阻）增加外周血管阻力，减少从右到左跨室间隔缺损分流。预防和治疗这些并发症的方法在表 63-3 中已列出。

表 63-3 严重发绀的管理

预防	处理
麻醉前适度镇静	预防和减轻气道梗阻
继续应用 β 肾上腺素受体阻滞药	吸入 100%氧气
维持足够的麻醉深度	加深麻醉/提供镇静
避免低血容量	加快输液
避免后负荷减少	增加体循环血管阻力：去氧肾上腺素 1～2 μg/kg
	艾司洛尔：100～200 μg/(kg·min)
	压迫主动脉

因为血液中的氧含量低，心排血量的维持是就显得至关重要了。因此 TOF 患者对心动过缓耐受较差。对于由体循环向肺循环分流的患者，除考虑降低心脏水平的右向左分流外，适宜的体循环压对于肺灌注也非常重要。TOF 患者的两个心室均在体循环压力下工作，但是不会出现容量过负荷，充血性心力衰竭少见。

对发绀型患者诱导时，动脉血氧饱和度可能会增加。这可能是由于麻醉过程中氧气消耗量的减少，以及静脉血氧饱和度的后续增加。

由于之前应用锁骨下动脉进行分流手术，有些患者监测动脉压力时会遇到问题。此时可使用对侧手臂行有创或者无创的方法监测。对于大型手术，动脉血压和中心静脉压应被直接监测。这样也便于血液采样和血气分析。TOF 患者主要心脏负荷在右心室，应用中心静脉压监测可用来评估右心功能。

患者在术前应良好地镇静。术前应缩短液体限制时间或通过静脉输液预防血液浓缩或者防止发生低血容量。平稳的麻醉诱导是预防需氧量增多和预防严重发绀发生的重要环节，应使用对外周血管舒张作用最小的药物。轻度抑制心肌是可行的，因为它可缓解漏斗部的梗阻。因此，对于 TOF 患者，氟烷被优选为吸入麻醉药。但由于氟烷现在不再常用，目前七氟烷可被认为是氟烷最好替代药物。如果应用静脉麻醉药物，一定要注意预防药物相对过量。静脉应用巴比妥类药物要求减半。氯胺酮可安全使用，因为它可维持外周血管阻力不引起突然加剧的发绀症状，对于非常虚弱的患

者尤为适宜。

如果 TOF 未被纠正或存在分流，或者无论是否进行修补术后仍有心内病灶，心内膜炎的预防仍是必要的。

大血管转位和其他复杂病变

在择期非心脏手术前，复杂病变和大动脉转位（the great arteries，TGA）的患者要进行修补术或者对症治疗减轻症状。这一部分将在随后部分讨论。

7. 右向左分流且减少肺血量的先心病麻醉应该注意什么？

和左向右分流的缺损一样，所有伴右向左分流的患者出现空气栓塞和血栓栓塞的风险增加。在年龄大些的伴有红细胞增多症的青紫患者，在择期手术前要采用等容血液稀释疗法将红细胞比容降低至小于 65%（目标值 55%～60%）。这样可增加患者心排血量，改善外周灌注和提高氧运输能力，红细胞增多症患者凝血功能也变得更好。但是当将红细胞比容稀释至正常水平将非常危险，因为氧运输能力将会被严重限制。不推荐常规应用血液稀释方法降低红细胞比容，因为它可引起铁缺乏继发小细胞贫血。

应当避免体内过度失水和长时间禁食，在手术 2 小时前或者建立静脉液体管理前可服用清亮液体。

无论心脏缺陷是否纠正，伴发绀的患者对缺氧均反应迟钝。肺血流量下降的患者通气/血流比例失衡。而正压通气会加剧这一现象，导致死腔通气量和动脉血二氧化碳（$PaCO_2$）分压增加。但在肺血流量严重下降情况下，为维持正常 $PaCO_2$，适度通气过度是必要的。呼出二氧化碳监测会低估 $PaCO_2$，因为心排血量中只有一部分血液到达肺循环进行气体交换。由右向左的分流量越大，$PaCO_2$ 与呼气末二氧化碳（$ETCO_2$）梯度越大。有时尽管 $ETCO_2$ 正常，但 $PaCO_2$ 明显增加。

使用难溶解的吸入麻醉药时，右向左分流可能会延长麻醉诱导过程。而手术导致的体循环向肺循环的分流会抵消这种延长现象。因为患者需要维持正常 $PaCO_2$ 进行适度过度通气，所以使用溶解度高的吸入麻醉药麻醉诱导时间与正常无明显差别。与此相对应的是，因为有相当一部分药物绕过了肺循环，应用静脉麻醉药物可加速麻醉诱导（框 63-2）。

框 63-2　由右向左分流病变麻醉注意事项

- 预防空气栓塞
  - 去除静脉通路中的气泡
  - 手术室变暖后检查静脉通路是否存在气泡
  - 连接静脉管用液体冲出气泡
  - 注射器连接静脉通路后在注药前回吸，去除气泡
- 避免过度失水
  - 手术 2 h 前服用清亮液体
  - 静脉给予维持液体
- 红细胞增多症
  - 稀释血液使红细胞比容<65%（目标 55%～60%）
- 心脏
  - 维持足够体循环血压
  - 非常不耐受心动过缓
- 肺
  - 发绀
    - 对缺氧反应迟钝
  - 通气/血流比值不正常
    - 正压通气会增加无效腔通气量
    - 适度过度通气维持正常 $PaCO_2$
    - $PaCO_2$ 和 $ETCO_2$ 梯度增大
- 诱导
  - 难溶性吸入麻醉药诱导过程延长
  - 静脉药物诱导过程加速

8. 什么手术方式可选择用于先天性心脏疾病？

CHD 类型由进行解剖修复（即恢复正常解剖心血管结构）或姑息修复（即尝试建立正常心血管生理学）方式决定。但即使经过手术修复，仍有可能残存缺损或者产生短期或长期的后遗症。

真正的解剖修复不需要进一步手术修补，包括 PDA 结扎术，ASD 修补术、简单的 VSD 修补术，主动脉狭窄切除后端-端吻合术，TGA 大动脉调转术也可获得正常解剖，但在有些患者中会伴随一些后期并发症。

在以下情况可尝试解剖修复，但是可能仍有残留病灶或者需要使用修复材料：

- TOF
- 房室管缺损
- 阻塞性瓣膜病变
- 相关动脉间（通常右心室和肺动脉）置入导管的缺损
- 瓣膜置换术

患者解剖修复不可行时可尝试姑息疗法，以建立正常血管生理。这包括用于大动脉转位（TGA）的 Mustard 和 Senning 修复术。在此过程中，肺静脉血被引到主动脉，体循环静脉血被引到肺动脉，

血流在心房水平改道（心房开关）。这类心内缺损畸形还包括只有一个心室维持肺循环和体循环的心脏病变，矫正这些畸形需要分几个不同阶段的手术，直到最后行 Fontan 术使体循环和肺循环分离。

CHD 术后最常见后遗症是心律失常（框 63-3），其中又以室上性心律失常为最常见。这种心律失常在某些情况下可危及生命（如 Fontan 术后心房扑动）。常出现于广泛心房缝合修补后或心房压力升高，或者两者同时存在的患者。房性心率失常可以是心动过缓或过速。这些心律失常往往用药物治疗无效，需要消融或者植入起搏器。TGA 患者在 Mustard 或 Senning 术后，5～10 年内，只有 20%～40%为窦性心律。直接心房-肺动脉吻合的 Fontan 术后发生房性心率失常的概率至少为 30%。无论是侧通道方法或者心外导管方法，以及较新的 Fontan 术都在尝试消除术后心律失常。继发孔型 ASD 修补术术后也可发生房性心率失常，其概率约为 5%～10%，年龄较大患者术后尤其容易发生，室上性心律失常猝死概率为 2%～8%。

框 63-3 CHD 术后心律失常

- 房性心律失常
  - Mustard 或 Senning 术后
  - Fontan 术
  - 继发孔型 ASD
- 室性心律失常
  - 右心室切开术
  - 右心室壁切除
  - 心腔内压力增高
- 伴有舒张功能不全的心肌病

室性心律失常虽然在术后不常见，但其意义重大。因为它意味着一个潜在的残余缺损或者是猝死的先兆。室性期前收缩可出现在右室切开或者切除，或室腔压力增高（伴有明显瓣膜狭窄），以及伴有心肌舒张功能降低的心肌病。心肌舒张功能不全可被视为手术后的心肌保护不完善或者由于术前心室存在较长时间的压力和容量负荷过重引起。

有时麻醉或者手术可激发潜在的节律紊乱。已行 TOF 矫正术的患者，在麻醉过程中观察到其出现新的室性期前收缩应及时请心内科医师会诊，以便及时进行处理。在长期观察中发现，行 TOF 术与室性心律失常和猝死关系最密切，并且过早或过晚行 TOF 矫正术的患者更易发生。为了防止这种并发症，植入心脏复律除颤器（implantation of a cardioverting defiberillator）是很有必要的。

9. 特殊先天性心脏病修复术相关后遗症的讨论。

房间隔缺损

继发孔型 ASD 患者中，术后二尖瓣脱垂的可能有 30%。其中 5%～10%患者可能发生二尖瓣反流或发生室性心律失常，对此类患者应进行随访。早期和晚期房性心律失常均有可能发生在 ASD 修补术后，尤其是年龄超过 20 岁进行手术的患者，而这类患者有时甚至在术前也会出现房性心律失常。应对阵发性心房颤动（房颤）或慢性房颤患者进行抗凝治疗以防止栓塞形成。如果在 10 岁前完成修复，晚期（即术后 25～30 年）发生心房扑动或者心房颤动的概率为 4%，而如果患者修复术在 40 岁之后完成，其发生率高达 58%。若术前存在较大的左向右的分流，对于远期发生房性心律失常是一个额外危险因素。静脉窦修复术后最常见心律失常是窦房结功能障碍以及病态窦房结综合征，其发生概率至少为 10%。

室间隔缺损

VSD 修补术后残留缺损发生概率低于 5%。动脉下型 VSD 可伴有主动脉发育不全，即使缺损很小也是手术闭合指征之一。其中 3%患者反流是进行性的。在 VSD 修复术后，许多患者（30%～65%）可表现有右束支传导阻滞（right bundle-branch block，RBBB)。年龄较大的患者进行右心室切开术后，严重室性心律失常非常多见，其发生概率至少为 34%，有 1%～2%的患者可能出现猝死。完全性心脏传导阻滞可发生在 VSD 修补术后，随着外科技术的改进，其发生率已低于 2%。完全性心脏传导阻滞也可见于用设备修补的膜周型 VSD 术后患者并可能导致猝死。在术后发生双束支传导阻滞（如 RBBB 和左前分支阻滞）者也可发展为完全性心脏传导阻滞。大多数 2 岁前病灶自动闭合的患者通常具有正常的心血管功能，但他们比正常人发生心律失常的概率更大。但若在年龄较大后实施 VSD 修补，术后则常出现心肌储备能下降以及渐进性的肺动脉高压。

主动脉缩窄

50%患有主动脉缩窄的患者还伴有其他的心脏损伤，其中 85%患者呈二叶主动脉瓣，3%～10%的患者可能在 Willis 动脉环有浆果样动脉瘤，35%的 Turner 综合征患者伴主动脉缩窄。

随着主动脉修复术不断改进，目前首选的外科技术是缩窄动脉切除和端端吻合。传统术式包括补片加宽动脉成形术、锁骨下动脉片主动脉成形术、人工血管转流术等。目前补片加宽动脉成形术已不再使用，因为其术后主动脉瘤发病率高，可引起主动脉破裂和患者死亡。锁骨下动脉片主动脉成形术偶尔使用，但术中左臂血压监测值往往不可靠。旁路移植术式则主要应用于年龄较大患者的复发狭窄患者。婴儿期修复后再狭窄概率为 15%～20%，其中大部分患者可通过球囊血管成形术进行有效治疗；但对新生儿原发型动脉狭窄，球囊血管成形术往往无效。对于年龄较大患者，则可在狭窄处放置一个支架维持管径。球囊血管成形术后的长期后遗症是在血管成形术部位形成主动脉瘤，发生率为 2%～14%。

主动脉缩窄修复术后存在高血压风险。修复年龄是该并发症发生的重要影响因素。25 年随访发现 5 岁以后修复的患者发生收缩期高血压的风险为 75%。长期生存患者罹患冠心病、心肌梗死或心律失常死亡风险增加。此外，由于二叶主动脉瓣发病率高，其中 7%～10%患者可发展为主动脉瓣疾病而需进行主动脉瓣置换术。虽然这些患者在静息时血压正常，但在围术期仍可由很小的刺激诱发显著高血压，提示该患者可能存在潜在的高血压病或未发现的动脉再缩窄。

房室间隔缺损

房间隔缺损是与 Down 综合征（唐氏综合征）有关的最常见的心脏缺陷。完全型可导致严重的心力衰竭和肺动脉高压。为防止阻塞性肺疾病的形成或减轻症状，需在婴儿期对病灶进行修复。除非有明显的二尖瓣反流，原发孔型 ASD 与继发孔型 ASD 症状相似。尽管二尖瓣缺裂在大多数患者多见，其心功能一般不受影响，但有 10%～15%患者在初次手术时已有二尖瓣反流。由于二尖瓣异常，在原发缺损和完全通道修补术后长期的二尖瓣关闭不全依旧是个严重问题。60%以上患者房室间隔修复术后经长期观察发现发生二尖瓣关闭不全，且终须进行二尖瓣置换。在婴儿期完全修复术后因二尖瓣关闭不全仍需介入治疗概率为 7%，修复后患者中有 50%可出现一度房室传导阻滞。随着年龄的增长，这些患者有发展为恶性心律失常的可能。

法洛四联症

由于肺动脉发育不全，较大年龄 TOF 患者术后可出现右心功能不全，并且由于切除右心室范围大，术后心律失常发生率高。右室流出道狭窄未能完全解除，表现为右室-左室收缩压比值大于 0.5，是修复术后晚期死亡的独立预测因子。因为需要为较大年龄患者使用大的流出道补片，所以此类患者远期死亡率也较高。大多数患者在修复后无症状，但在早期修复存活者中，每年仍有 6%或者 0.3%的患者猝死，以及至少 10%患者发生诱发室性心动过速需要植入除颤器。后期随访中，也有 1/3 患者发生可导致猝死的房性心动过速。这些患者在心电图上表现为 RBBB。

术前必须对室性心律失常患者进行严格评估，残余病灶、VSD、右室高压在术前均应明确。在右室压力升高情况下，交感神经过度兴奋和心室切开后陈旧瘢痕均可增加室性心律失常的概率。有明显肺动脉反流的患者不能耐受快速输入液体。对于先前进行过心血管手术的患者有时较难建立血管通路。存在残余分流的患者有反常栓塞的风险。

大动脉转位

TGA 在先天性心脏病中占 5%～7%，且是新生儿青紫型心脏病常见原因。在 TGA 中，主动脉源自右心室，肺动脉源自左心室，建立了两个平行的循环。除非两个循环间有混流，如有 PDA、ASD、VSD 等存在，否则这类新生儿不可能存活。如果缺乏充分的混合血流，病情严重和重度发绀的患儿应紧急进行球囊房间隔造口术，制造 ASD 使血液混合充分。如无外科手术干预，这类患儿有 90%会在一周岁内死亡。外科手术的目的是改善混流，使体循环和肺循环静脉流向肺动脉或主动脉，或进行解剖学矫正。初期生理修复的 Mustard 和 Senning 术是指应用心房内隔板使血液在心房水平进行转流。这种修复使右心室向体循环泵血，并在心房内进行大面积缝合。经过对手术患者术后 40 年的随访发现，此类患者 20 年存活率为 80%，仅 20%可维持窦性心律，其中 10%发展为右侧心力衰竭。对于右侧心力衰竭患者需进行心脏移植或者动脉调转术。在 10%～20%患者中，心内挡板导致体静脉回流受阻，此时颈内静脉测压监测可能会误导病情，并可导致上腔静脉（superior vena cava，SVC）综合征。有 5%～10%患者 Mustard 和 Senning 术后发生右肺静脉阻塞，该类患者由于单侧高肺静脉压需要再次进行手术。但是，最严重的术后并发症是严重的心律失常。窦房结功能不全或心房扑动（25%）可能会导致猝死。后期右心功能不全导致室性心动过速，患者可能需要同时接受多种抗心律失常药物或者植入心脏起搏器治疗来减少用药副作用。植入起搏器对病态窦房结综合征患者也是必需的。心动过速现在最常用的治疗方法是射频消融（如果满足适应证），但也可能需要植入抗心动过速设备。在 Mustard 和 Senning 术后，50%患者 30 岁前需植入心脏起搏器。

因为心房转位术（Swich 术）长期观察的结果令人失望，20 世纪 80 年代以来，在动脉水平的解剖纠正术一直是首选。它涉及横切主动脉和肺动脉，在肺动脉瓣和左心室以上重建主动脉，在主动脉瓣和右心室上重建肺动脉。同时需切断和再植冠状动脉。30 年随访发现，术后心律失常发生率较低，心功能有所改善、运动耐受能力也有所提升。初期发生瓣膜上肺动脉瓣狭窄需扩张或手术的概率为 10%。在改进术式后这种并发症已非常罕见。长期存活的患者可能发生主动脉瓣关闭不全并最终需瓣膜置换。此外，1%～3%患者在随后冠状动脉造影中发现无症状单支冠状动脉阻塞。心房转位术后患者心力储备有限。且此类患者获取中心静脉压不易，因为导管沿着挡板通过二尖瓣进入左心室和肺动脉，胸片上中心静脉导管也显示不正常。应对动脉调转术后患者的瓣膜上狭窄进行评估，此类患者有继发于冠状动脉狭窄发生心肌缺血的风险。此类患者在其他方面了类似于正常心脏结构者。

单心室和 Fontan 术

有些复杂的先天性心脏病患者通常只有一个功能心室来支持肺循环和体循环，或者只能通过手术使其获得单心室生理功能。需以这种方式“修复”的病变包括三尖瓣闭锁、左或右双入口心室、左心发育不全综合征（hypoplastic left heart syndrome，HLHS）、室间隔完整但右心室发育不全的肺动脉瓣闭锁。在婴儿期，这些患者可经过手术来平衡体循环和肺循环之间的血流，手术既可以建立主动脉至肺动脉的分流来提高肺灌注，也可以环缩肺动脉来限制肺血流过多。对于 HLHS 患者主动脉弓重建也在同期进行（Norwood 术第一阶段）。

新生儿阶段提倡混合血液的治疗方法，以避免分流术或 Norwood 第一阶段手术。对于需要主动脉肺动脉分流而存活的导管依赖型患者，可在导管室内植入导管内支架，避免外科手术。对于 HLHS，患者可通过胸骨正中切开行双侧肺动脉环缩，并放置导管内支架。对于 6 月龄患儿，为减轻单心室容量负荷，通过 SVC 与肺动脉直接吻合，上肢的静脉血直接回流入肺内（双向 Glenn 术）。肺动脉瓣或体内留置肺动脉束带（搏动 Glenn 术）。PDA 或主动脉肺动脉动脉分流被结扎。新生儿期行血液混合的操作后再行手术应在同期重建动脉弓。

因为所有血液在一个心室混合，这些患者术后依旧存在发绀。即使心排血量正常，氧饱和度仍在 80%～85%。Fontan 术最后阶段是通过转移下腔静脉（inferior vena cava，IVC）血液到肺动脉，使两个循环分开。Fontan 术在近几年有所改良。目前方法是应用心房侧挡板或心外导管将 IVC 血液引流至肺动脉。因为肺血流和心排血量主要依赖 CVP 和肺平均动脉压或胸膜腔内压的压力梯度，故应使肺血管阻力（PVR）保持较低，维持相对正常的心功能，避免发生 CVP 过高。因为通过静脉通路的血流受限，患者增加心排血量的能力是有限的。IVC 通道和右心房之间应进行开窗，以降低过高的静脉压。因开窗会造成由右向左分流，心排血量得以维持而氧合受损。

这些患者可能出现以下长期问题：

- 10 岁以上的患者中，有 5%～13%因为持续的 CVP 升高导致肠病性的蛋白质丢失。
- 持续胸腔积液。
- 心房内缝合线和心房扩张增加房性心律失常风险。心房扑动在术后 15 年内发生概率 40%～50%。
- 如果单心室是右心室，心室功能逐渐恶化。
- 手术修复 10 年后出现心功能异常概率为 50%。
- 15 年生存率为 60%～73%。
- 自发血栓风险，需长期低剂量抗凝药物治疗。
- 应用减轻后负荷药物对于保护心肌和降低左房压力是必要的。
- 窦性心律对于维持心排血量很重要。
- 运动耐受量降低。

麻醉管理需注意的问题：

- 术前对心脏进行彻底评估，包括心动超声以评估房室瓣功能和心室功能。
- 维持适当的前负荷和窦性心律非常重要。
- 避免使用心肌抑制药物。
- 尽可能保持自主通气，使胸腔内压力增加最小化。
- 控制通气时应调整呼吸参数使胸腔内正压达到最小。
- 只在有绝对指征下应用中心静脉导管，因为它会引起血栓和影响静脉回流。
- 谨慎使用椎管内麻醉，其可作为急性前负荷或后负荷降低时的备用方案。
- 存在分流和行开窗术时应预防心内膜炎。
- 在挡板泄漏或开窗时要预防反常栓子的发生。

一些特殊先天性心脏病修补手术和后遗症归纳在框 63-4 中。

框 63-4 先天性心脏病手术后并发症和后遗症

- 房间隔缺损
  - 相关疾病
    - 二尖瓣脱垂
  - 二尖瓣反流
  - 室性心律失常
  - 房性心律失常
    - 手术时年龄较大
    - 大的左向右分流
  - 静脉窦修复
    - 窦房结功能障碍
    - 病态窦房结综合征
- 室间隔缺损
  - 残余缺损
  - 右束支传导阻滞
  - 完全性心脏传导阻滞
    - 在手术技术提高后发病率降低
    - 使用器械闭合膜周部缺损
    - 术后右束支阻滞合并左前分支传导阻滞
  - 手术时年龄较大
    - 心肌储备降低
    - 渐进性肺动脉高压
- 主动脉缩窄
  - 相关疾病
    - 二叶主动脉瓣，发展为主动脉瓣膜病
    - Berry 动脉瘤
    - Turner 综合征
  - 复发缩窄
  - 球囊血管成形术
    - 在血管成形部位形成动脉瘤
  - 高血压
    - 手术时年龄偏大发病率增加
  - 冠状动脉疾病的风险增加
  - 心肌梗死
  - 早死
- 房室隔缺损
  - 相关疾病
    - 唐氏综合征
  - 二尖瓣反流
  - 一度传导阻滞
  - 恶性快速心律失常
- 法洛四联症
  - 晚期死亡率
    - 右心室左心室收缩压比大于 0.5
    - 手术时年龄较大
    - 使用大型流出道补片
  - 诱导型室性心动过速
    - 可能需要植入心脏除颤器
  - 房性心动过速
  - 右束支传导阻滞
  - 术前评估
    - 室性心律失常
    - 病灶残留
    - 室间隔缺损
    - 右心室高血压
  - 麻醉注意事项
    - 肺动脉反流，对快速输液耐受性差
    - 血管通路难以获得
    - 反常栓塞
- 大动脉转位
  - Mustard 和 Senning 术
    - 右心室衰竭，室性心动过速
    - 全身静脉回流受阻
    - 右肺静脉阻塞
    - 单侧肺静脉高压
    - 房性/室性心律失常
  - 动脉调转
    - 肺动脉瓣上狭窄
    - 主动脉瓣功能不全
    - 冠状动脉闭塞
- 单心室和 Fontan 手术
  - 中心静脉压升高
  - 蛋白质丢失性肠病
  - 胸腔积液
  - 房性心动过速
  - 自发血栓形成
  - 反常栓子

推荐阅读

Diaz LK: Anesthesia for non-cardiac surgery and magnetic imaging. p. 546. In Andropuolos DB (ed.): Anesthesia for Congenital Heart Disease. Wiley-Blackwell, Oxford, 2010.

Greeley WJ, Berkowitz DH, Nathan AT: Anesthesia for pediatric cardiac surgery. In Miller RD, Eriksson LI, Fleisher LA, et al. (eds.): Miller's Anesthesia, 7th edition. Churchill Livingstone, Philadelphia, 2009.

Miller-Hance WC: Anesthesia for non-cardiac surgery in children with congenital heart disease. p. 465. In Coté CJ, Lerman J, Todres ID (eds.): A Practice of Anesthesia for Infants and Children. Saunders, Philadelphia, 2009.

Odegard KC, DiNardo JA, Laussen PC: Anesthesia for congenital heart disease. p. 588. In Gregory GA, Andropoulos DB (eds.): Gregory's Pediatric Anesthesia, 5th edition. Wiley-Blackwell, West Sussex, 2012.

Wilson W, Taubert KA, Gewitz M, et al.; American Heart Association Rheumatic Fever, Endocarditis, and Kawasaki Disease Committee; American Heart Association Council on Cardiovascular Disease in the Young; American Heart Association Council on Clinical Cardiology; American Heart Association Council on Cardiovascular Surgery and Anesthesia; Quality of Care and Outcomes Research Interdisciplinary Working Group: Prevention of infective endocarditis: guidelines from the American Heart Association: a guideline from the American Heart Association Rheumatic Fever, Endocarditis, and Kawasaki Disease Committee, Council on Cardiovascular Disease in the Young, and the Council on Clinical Cardiology, Council on Cardiovascular Surgery and Anesthesia, and the Quality of Care and Outcomes Research Interdisciplinary Working Group. Circulation 116:1736, 2007.

病例64

早产儿

Scott D. Lipson，MD
（赵 亓 译 王国林 译）

问题

1. 早产如何影响生存率？如何分类？
2. 护理早产儿或足月儿需要特别注意什么问题？
3. 哪些特殊的医学问题会影响早产儿？
4. 对于早产儿和足月儿有什么必须考虑到的药理学差别？
5. 对病例中的早产儿应采取何种术中监测和体温调控措施？
6. 术中氧气管理的目标是什么？
7. 这个患者可否立即出院？
8. 区域麻醉患者是否可以早日出院？

孕龄为 25 周的早产儿于出生后第 20 周从新生儿重症监护治疗病房（neonatal intensive care unit，NICU）转来行右侧腹股沟疝修复术。

1. 早产如何影响生存率？如何分类？

在美国，每年有超过 50 万早产儿出生，相当于每 8 名新生儿中有 1 名以上早产儿。自 1980 年来，美国的早产儿出生率已增加了 35%以上。究其原因主要为不孕治疗增加所导致的多胎生产以及高龄产妇数量增加，而这些都可以引发早产。于 23 周孕龄的早产儿生存率为 11%～33%；于 25 周孕龄出生的早产儿生存率为 55%～75%。所有组别中幸存者的发病率仍约为 50%。

这期间 NICU 护理也有所改善，这就意味着早产儿的生存时间会延长。由于早产儿罹患多种先天或后天并发症的风险增加，因此在手术室中或之外的地方都需要麻醉护理。

按孕龄将新生儿分类如下：

足月儿	38～42 周
过期儿	＞42 周
早产儿	＜37 周
微小早产儿	＜26 周（或体重＜800 g）
极低孕龄儿（extremely low gestational age newborn，ELGAN）	23～27 周

早产儿出生体重＜1000 g 称为极低体重儿

2. 护理早产儿或足月儿需要特别注意什么问题？

循环

分娩后，新生儿循环系统发生多种改变，由胎儿循环转变为成人循环需要从出生第一天起持续几周时间（表 64-1）。出生后第一天，肺血管阻力迅速下降，肺血流增加。左心压力伴随着肺静脉回流增多以及外周血管阻力增加而升高。这些改变同高动脉氧分压一起促进了卵圆孔及动脉导管的功能性关闭，从而切断了左右循环的联系。解剖学上关闭需持续几周到几个月。在转变的过程中，循环系统在胎儿和成人之间互相转换，这是由于在特定情况下可以重新开启分流。在麻醉和手术中需要特别注意血流动力学的改变，因为这可以促发分流。许多因素都可以延长循环转换时间，包括早产、肺血管阻力增加、酸中毒、低体温、胎粪吸入以及先天性心脏病。

心血管

婴幼儿心肌僵硬，与年龄稍长的儿童相比由于收缩性细胞发育不全导致心肌顺应性差。由于每搏量相对固定导致主要由增加心率来提高心排血量。因为婴幼儿心脏位于 Frank-Starling 曲线顶部时可维持正常功能，意味着容量或后负荷改变后心肌耐受性差。术前禁食或围术期液体缺失要考虑上述因素。

表 64-1 解剖结构和生理学不同点以及其代表意义

器官系统	不同点	意义
心脏	心肌低顺应性	在 Starling 曲线顶部心肌功能维持正常 心搏量固定 无心力储备 高/低血容量时耐受性差
	心排血量	心率依赖性
	交感神经系统发育不全	"迷走神经张力过高"——低氧或行喉镜时心动过缓
	肌质网钙储存量下降	低钙或应用麻醉药时心脏抑制
肺	肺顺应性下降，胸壁顺应性增加	呼吸功增加
	闭合气量增加	维持正常潮气量时小气道关闭
	每分通气量增加	继发于呼吸频率增加
	耗氧量增加	窒息或气道梗阻时氧饱和度迅速下降
	V_A/FRC 增加	窒息或气道梗阻时氧饱和度迅速下降
	膈肌和肋间肌Ⅰ类纤维减少	呼吸功增加时较早产生呼吸疲劳（例如：气道梗阻，全身麻醉） 全身麻醉时气管插管
气道	枕后部大	颈部屈曲导致气道梗阻 应用肩垫
	舌相对较大	面罩通气困难 也许需要口腔导管
	咽喉靠近头端	声带可视性差 必要时应用直喉镜片
	会厌松软	破坏声带可视性 应用直喉镜片抬起会厌
	声带倾斜	气管插管悬于前交连处
	环状软骨为气道最狭窄部位	气管插管时行漏气试验 小于 30 cmH_2O 或大于气道峰压 拔管后喘鸣
肾	GFR 下降	排泄水盐能力下降 排泄药物能力下降
肝	葡萄糖贮存量下降	围术期血糖维持
	酶系统减少	药物代谢力下降
胃肠道	食管括约肌张力降低	胃食管反流
产热	非寒战产热	循环中去甲肾上腺增加进而增加 PVR
血液	胎儿血红蛋白	氧亲和力增加 向组织释放氧效率降低 输血阈值增加

GFR，肾小球滤过率；PVR，肺血管阻力；V_A/FRC，肺泡通气量与功能残气量之比

这名新生儿交感神经系统发育不全，因此在应激时无法通过改变心率、前负荷或后负荷来代偿。未发育完好的交感神经系统和发育良好的副交感神经系统所造成的非平衡状态会导致婴儿出现“迷走神经张力过高”。当婴儿出现低氧或受到刺激，如喉镜检查，他们首先表现为心动过缓。新生儿肌质网储钙能力降低，当钙水平发生改变或麻醉药物产生抑制作用时易发心脏抑制。

肺

在子宫内，肺的发育要晚于其他器官。直到 34～36 孕龄时，肺才能不依赖子宫独立行使功能，这时肺容量、用于气体交换的表面区域以及协助小气道开放的表面活性物质都已发育。分娩后，肺泡的发育继续进行，体积增大且数量增多，这个过程大约需要 8 年。新生肺泡数量及体积相对较小，导致了肺顺应性下降，小气道易于关闭。相较之下，软骨

性质的新生胸廓使胸壁具有高顺应性。因此，肋骨所提供的为维持肺泡开放的支持更少。随着呼吸，气道重新开放关闭所需的呼吸功增加。这些因素都导致了在潮气量正常的情况下随着小气道关闭，闭合气量增加。

由于与成人的每千克体重潮气量相同，而新生儿呼吸频率增加继而导致每分通气量（或肺泡通气量）高于成人。肺泡通气量增加，导致新生儿肺泡通气量与功能余气量之比增加（新生儿 5∶1 *vs.* 成人 1.5∶1）。此外，耗氧量增加了 2～3 倍。在窒息或气道梗阻时，这些因素会限制氧储备，增加需氧量，导致血红蛋白氧饱和度下降。

膈肌和肋间肌由两种类型肌纤维组成：Ⅰ类慢收缩抗疲劳纤维和Ⅱ类快收缩易疲劳纤维。新生儿Ⅰ类纤维较少，当气道梗阻时，呼吸功增加且较早产生疲劳。全身麻醉中，肌肉松弛，胸壁顺应性增加。呼气末，肺容量较低。最终在下一次呼吸时开放气道需要做更多功。由于这个原因，全身麻醉需行气管插管。

新生儿在低氧或高碳酸血症刺激下驱动呼吸的能力尚未发育，因此可引发呼吸抑制或呼吸暂停。

儿童气道

必须考虑这名新生儿气道解剖结构的不同。与成人相比，婴儿头和舌相对较大，气管和颈部相对较短。舌大导致面罩通气困难，为了缓解气道梗阻需应用口咽通气道。这名新生儿上气道易关闭，特别是当仰卧位时，枕后部较大所致头部屈曲。应用肩垫有助于开放气道暴露声门。新生儿咽喉（C_4 水平）较成人（C_5 水平）靠近头端，会厌短，呈 Ω 形，声门开放时成角。早产儿咽喉更为靠近头端，位于 C_3 水平。这些不同直接导致了新生儿期直喉镜片的应用。气道最狭窄的部分位于环状软骨，在有套囊或无套囊气管导管周围进行漏气试验是必要的，理想值小于 30 cmH_2O，但是应大于气道峰压。婴儿的声带前部较后部更为靠近尾端，而成人的声带与气管长轴垂直，当行气管插管时，经常悬于前交连处。当行鼻导管插管时，应尤为注意这种情况。当放置气管插管时，应尽量使其通过声带后下方。

肾

肾小球滤过率及肾小管功能在大约 5 月龄时发育成熟，早产儿更晚。新生儿肾小球滤过率大约为成人的 40%，由于与孕龄相关，早产儿肾小球滤过率更低。肾小球滤过率降低导致了新生儿肌酐清除率降低，稀释浓缩能力发育不全，对钠、糖及碳酸氢盐调控能力差。这些问题在早产儿中尤为明显。肾小球滤过率下降降低了对盐、水及药物的排泄功能。儿童 2 岁左右肾功能达到成人水平。

肝

胎儿肝糖原储备的建立主要于孕龄的最后 3 个月进行；这意味着早产儿会部分错过这一阶段，而极低孕龄儿几乎全部错过子宫内糖原储备阶段。尽管足月儿易于低血糖，但在早产儿中更应特别注意。围术期葡萄糖稳态调控是必要的。早产儿稳定的葡萄糖需量为 8～10 mg/(kg·min)，然而足月儿为 5～8 mg/(kg·min)。

肝是药物代谢的主要场所，新生儿代谢较慢，一部分原因是由于其肝血流相对较低。相对于一系列与氧化、还原、水解及药物结合相关酶类的缺乏，代谢降低是居于其次的。许多酶类仍需暴露于毒素或药物，它们刺激并诱发了酶促通路的进一步发展。

胃肠道

4～5 月龄时，婴儿发生胃食管反流的风险增加，早产儿由于食管括约肌张力降低，反流发生率尤其高。

体温调节

由于皮肤薄、脂肪储备少以及表面积与体重比值高，新生儿在环境中热损失尤其高。32 周孕龄后上皮组织才完全发育，导致早产儿通过皮肤大量丧失水及热量。每小时由蒸发损失的水分为 5～6 ml/kg。抗寒能力差，由于低温能增加耗氧量并导致酸中毒。与成人相比，新生儿无法通过末梢血管收缩及寒战维持或产热。新生儿通过线粒体丰富的棕色脂肪组织实现非寒战产热。棕色脂肪组织位于肩胛骨之间、腋下和纵隔膜，以及肾上腺周围。交感神经兴奋导致循环中去甲肾上腺素及棕色脂肪组织中去氧化磷酸化的甲状腺刺激素增加，进而产热。大约 25% 的心排血量流入棕色脂肪组织从而直接使血液升温。新生儿这一过程应用了至关重要的能量储备，消耗大量能量。循环中去甲肾上腺增加了肺循环阻力。新生儿暴露于室内空气中每分钟消耗 150 千卡热量。麻醉药物可负向调节非寒战产热。

血液系统发育

在子宫内，胎儿血中主要的血红蛋白为对氧具有高度亲和力的胎儿血红蛋白（fetal hemoglobin，HbF）。HbF氧饱和度为50%时氧分压（P_{50}）为19 mmHg，而成人血红蛋白（adult hemoglobin，HbA）的P_{50}为27 mmHg。在子宫内，HbF能有效地向缺氧组织释放氧。然而，在子宫外，当组织中氧水平升高时，HbF释放氧的效率低于HbA。血中主要含有HbF的婴儿输血阈值与血中血红蛋白已转化为HbA的婴儿相比要高。在NICU中接受全血输注的早产儿血中主要为HbA。应以HbA为基础判断输血阈值。

出生时正常血红蛋白值：

足月儿：	14～20 g/dl
早产儿，32～36周孕龄：	13～14 g/dl
早产儿，28～32周孕龄：	12～13 g/dl

生理性贫血发生于足月儿出生后9～12周，最低值为9～11 g/dl，早产儿出生后4～8周，最低值为7～9 g/dl。12周后，血红蛋白水平恢复到正常，大约为12 g/dl，持续2年。而对于早产儿来说，恢复到以上水平大概需要1年。在血红蛋白水平变化的过程中，氧释放并不与之相协调，这是由于在HbF向HbA转变的过程中，血红蛋白氧解离曲线右移。除此之外，2,3-二磷酸甘油酸水平增加，使血红蛋白氧解离曲线右移，从而促进氧更好地向组织中释放。

3. 哪些特殊的医学问题会影响早产儿？

心血管

早产儿更有可能患有先天性心脏病（congenital heart disease，CHD），特别是动脉导管未闭（patent ductus arterious，PDA），超过50%的极低孕龄儿发生PDA。通过PDA分流的程度取决于孔道的大小、血流状态、肺血管阻力与周围血管阻力之间的梯度。显著的从左向右分流使这些新生儿具有患充血性心力衰竭和肺水肿的风险。随之而来的体循环低灌注增加了胃肠缺血的风险导致坏死性结肠炎，同时增加了脑室内出血和肾功能不全的风险。

术前了解患有CHD婴儿心脏的解剖与生理对于控制术中血流动力学至关重要。知晓从左向右分流可以使血不经过肺部气体交换进入到大脑和冠状动脉循环同样重要。静脉置管时充分排气，谨慎注射药物等避免气体进入到静脉，这些都是避免严重事故的重要措施。

肺部疾病

新生儿呼吸窘迫综合征（infant respiratory distress syndrome，IRDS）一直以来被认为是一种透明膜疾病，发生于肺表面活性物质发育不全及肺间质损伤的早产儿。IRDS是导致早产儿死亡的首要病因。IRDS的发生与孕龄负相关，孕龄为26～28周的新生儿IRDS发生率为50%，相较之下，孕龄30周新生儿其发生率约为25%。IRDS于出生后不久发生，表现为进行性的呼吸衰竭，伴有呼吸急促、呼吸功增加、心动过速、发绀以及高碳酸血症。通常给予的治疗措施为通气支持，按需要依次为持续气道正压通气、气管插管同时给予外源性肺表面活性物质、高频振荡通气，极危情况下行体外膜肺处理。

在34～36周孕龄前，无论是否被划分为IRDS，大部分早产儿通常需要一定程度的呼吸支持。然而，这些生命支持措施通常会损伤肺发育，可能导致支气管发育不良（bronchopulmonary dysplasia，BPD）以及慢性肺疾病。轻度损伤情况下，出现肺泡以及血管生长损伤。更严重的情况下可见肺部炎症以及结痂，同时伴有肺泡隔膜损伤以及间质纤维化。可能会需要插管和给氧。然而，尽力限制这些干预能降低PBD的严重程度。在可能的情况下，持续性的正压通气可替代插管。早产儿麻醉通常需要插管和机械通气。可能的情况下，在麻醉过程中也应使用在NICU已采取的保护性肺通气措施。这些保护措施包括目标气道峰压值在14～18 cmH_2O，潮气量4～6 ml/kg，同时使呼吸频率轻微增加，以实现正常每分通气量。4～5 cmH_2O的呼气末正压通气也应同时给予。

许多早产新生儿不适宜在手术室中行气管拔管，尤其是当存在术后窒息的风险时。如果患儿需要从手术室转移到NICU，也不应该拔管。由于延长机械通气时间本身对儿童有害，因此麻醉方案应根据在NICU中拔管时间相应调整。

气道

经常行气管插管的新生儿可能会发展成为声门下狭窄，伴或不伴临床症状。对可能存在的声门下狭窄提高警惕是很重要的，特别是计划行气管插管时。放置更细的气管导管以避免过高的气管壁压力导致的水肿和拔管后喘鸣。

中枢神经系统

早产儿更易出现继发于大脑循环系统发育不全同时自主调节功能不全的脑室内出血（IVH）。灌注不足导致低氧和缺血，继而发展为血流缺失导致细胞死亡，血管壁破坏，最终发生出血。这些进程引发进一步细胞损伤，IVH 的发生标志着神经学的损伤。

早产儿在出生后 1 周易发 IVH，尽管它也可能发生于晚些时候的生理应激时。大脑自主调节功能不全使得维持稳定的血流动力学尤为重要。IVH 的发展以无明显诱因的临床表现突然恶化为标志。这些表现包括低血压、心率改变、神智改变或呼吸性酸中毒。根据出血位置以及出血量来分级 IVH。Ⅰ～Ⅱ级通常临床表现不显著，然而Ⅲ～Ⅳ级以出血为特征，可能会因此造成脑脊液循环阻滞，导致脑积水和长时程的神经损伤。

早产儿视网膜病变

早产儿视网膜病变（retinopathy of prematurity，ROP）是由视网膜血管狭窄与损伤造成的。纤维血管增生能导致出血、视网膜分离和失明。给予早产儿或孕后期（postconceptual age，PCA）小于 44 周的足月儿氧疗与 ROP 发展相关。PCA 的计算方法为孕龄加上出生后年龄。例如：于孕龄 32 周出生的新生儿，出生后 10 周时 PCA 为 42 周。然而，许多关于 ROP 的报道指出，ROP 也发生于从未给予氧疗的新生儿、足月儿以及患有发绀型心脏病氧疗但未造成氧过多的新生儿。这些报道表明 ROP 的发展是多因素的。其他关于 ROP 的可能原因包括先天易感性、孕妇糖尿病、心脏肥大、低血压以及暴露于氧水平波动的环境中。而单纯的氧疗干预，如手术室中是否会增加 ROP 风险性尚不明确。然而，考虑到一直以来氧气都被认为与发生于小于 44 周孕后龄期的早产儿的 ROP 相关，当临床需要时应谨慎限制氧浓度。然而，当确实需要或在缺氧高风险时期（如诱导、拔管）必须应用氧气。

4. 对于早产儿和足月儿有什么必须考虑到的药理学差别?

吸入麻醉剂的最低肺泡有效浓度随着儿科患者发育而不断变化。早产儿的最低肺泡有效浓度比足月儿更低。最低肺泡有效浓度的数值从早产儿出生到 3～6 个月一直增高，直至最高峰。随后其数值开始下降，在大约 1 岁的时候达到平稳的水平。此后，最低肺泡有效浓度每十年以微小的数量逐次下降。易挥发麻醉剂浓度在婴儿体内增长和下降的速度比在大龄儿童和成人体内变化的速度要快的多。有很多因素造成了这些不同，包括较高的呼吸频率和心脏指数。这些因子加上使吸入麻醉药蓄积的脂肪较少，即使在长时间吸入后药物排出仍然较快。

婴儿和个别早产儿有相对更高的总体含水量。脂肪和肌肉的含量相对较低但随着年龄的增长逐渐升高。这些因素对静脉注射药物的使用有很多临床意义。水溶性药物（例如，琥珀胆碱）需要加大按每千克体重计算的初始剂量以达到希望的血药浓度。依赖重新分布于脂肪储存库以终止效应的药物（例如，丙泊酚）临床效应延长。考虑到未成熟的新生儿肾功能和肝功能，复合较大的分布容积，会导致药物排出的延迟。对于新生儿特别是早产儿，缓慢的药物新陈代谢和蛋白结合率的改变会导致个体对药物反应的较大变异。这些条件导致了许多药物的作用持续时间变化范围大。因此，应当认真调节注入新生儿和足月儿体内的所有药物。

因为早产儿和足月儿“迷走神经张力过高”，在气管插管前，许多医师给予抗胆碱能药，常见的有阿托品。婴儿的阿托品剂量是 0.02 mg/kg，格隆溴铵 0.01 mg/kg。气道分泌物增加是新生儿气道阻塞的重要因素，抗胆碱药可以保持气道干燥。小于 6 月龄的儿童常用此预防剂量。

5. 对病例中的早产儿应采取何种术中监测和体温调控措施?

早产儿需要一个不同于美国麻醉医师协会监测指南的专用监测方法。早产儿的皮肤是非常脆弱的。如果患儿躺在监测仪的金属线上或者牵拉金属线经过患儿皮肤将有可能伤害到患儿的皮肤。如果监测仪的线拉得太紧，这将阻碍血液流动或牵拉四肢或手指脚趾。新生儿脉搏血氧测定和心电图导线运用了特殊的黏合剂材料，有限的皮肤连接在应用和移除中减少了对皮肤的损伤。如果患儿存在动脉导管未闭，需要在导管前和导管后位置监测血氧饱和度，来评估术中分流和循环的变化。对于正常心脏解剖结构监测导管前血氧饱和度的唯一位置是右上肢。然而，对非正常心脏解剖结构者也许需要一个不同的位置。导管后的血氧饱和度可以在其他任何一个四肢监测。应选择大小适宜并且是专为新生儿设计的血压计袖带，因为过高的充气膨胀压力会导致不完全硬化和钙化的骨发生骨折。低潮气量使潮气末二氧化碳和潮气量测量结果的精确度下降。应用最小无效腔量的二氧化碳监测接头，尽可能将其安置在靠近气管导管处会提高这些测量方法的精确度。行有创动脉或中心静脉置管必须考虑到婴幼儿操作上的困难，以及潜在的血管破裂导致远端末梢局部缺血的风险（框64-1）。

框64-1 早产儿监测注意事项

- 监测导线
  - 保持导线远离皮肤以避免擦伤和创伤
  - 导线过紧会影响灌注
  - 牵拉导线可造成足趾或四肢移位
- PDA
  - 应考虑监测导管前后氧饱和情况
- 血压
  - 合适的袖带尺寸
  - 限制充气压避免四肢创伤
- 潮气末二氧化碳及潮气量监测
  - 应用低无效腔连接物
  - 监测仪靠近气管内导管
- 动脉内或中心静脉置管
  - 综合评估优缺点

体温的监测与管理在足月新生儿的麻醉过程中极其重要，早产儿尤其如此。较薄的皮肤，有限的脂肪，没有寒战产热的能力或较低的耐寒力，以上因素决定了在麻醉过程中紧密调控体温的必要。麻醉药引起热量再分配和中央热损失，通过影响非寒战性发热而抑制体温调节。热辐射灯可用于患儿体表暴露面积较大时（例如诱导、放置导线时）。在手术中可以通过使用增温毯、使手术室温度升高到26.7摄氏度（80华氏摄氏度），保持婴儿暴露部位（包括头部）被覆盖，把热损失降到最低。吸入气体湿化可限制蒸发热损失，同时帮助减少肺不张。运送期间通过使用保温箱可以使热损失减小到最低（框64-2）。

框64-2 手术室中防止热损耗的方法

- 导热损失
  - 应用保温毯
  - 升高手术室中温度
- 对流损失
  - 应用保温毯
  - 覆盖患者暴露区域
  - 将热量传送到保温箱中
- 蒸发热损失
  - 吸入气加湿
  - 塑料膜包裹婴儿
- 辐射
  - 双层隔离运输
  - 诱导及手术中应用辐射供暖灯

6. 术中氧气管理的目标是什么？

在早产儿中，如使用脉搏血氧仪测出的动脉血氧饱和度（SpO_2）＞93%，与早产儿视网膜病变（retinopathy of prematurity，ROP）、支气管肺发育不良（broncho-pulmonary dysplasia BPD）和脑损伤神经发育受损有关。甚至简短的（几分钟）暴露于高氧都会增加长期并发症的发生概率。高氧导致氧化性应激并产生氧自由基。早产儿出生时缺少抗氧化酶系统并只有低水平的抗氧化剂，例如维生素C和维生素E。没有这些天然防御机制，早产儿在氧疗时高氧危险上升。当然，氧疗给麻醉监护的关键环节（例如插管、拔管）增加了安全性。在需要的时候不应该禁止氧疗。氧疗时如果使用氧气/空气混合气限制氧浓度，保持目的动脉血样饱和度SpO_2＜95%是安全的。

7. 这个患者可否立即出院？

孕后年龄小于55～60周的早产儿术后呼吸暂停风险增加。这种风险与出生时的胎龄成反比。呼吸暂停的发作可能是由于物理性的气道阻塞或者中枢性的呼吸暂停亦或两者的结合。之前所有的早产儿，择期手术（例如，需要麻醉的包皮环切术）时间应延迟至孕后年龄60周之后，或者应过夜监测呼吸暂停。然而，继续监测多长时间并不清楚；麻醉后超过12 h发生过呼吸暂停。最保守也是最安全的方法就是在这些易感人群中，所有孕后年龄小于60周的早产儿都应监测至少12 h。孕后年龄小于44周的足月儿，尽管术后发生呼吸暂停的风险相对较低，但也证实有风险。这些患者的择期手术也应延迟至孕后年龄的44周以后。如果是急症手术，对这些患儿的处理应当遵循与孕后年龄小于60周的早产儿相同的指南。

与呼吸暂停始终相关的唯一参数就是血红蛋白＜10 g/dl。如果根据血红蛋白水平来决定延迟手术，那么术前就应当获取血细胞比容。静脉注射咖啡因可能会降低术后窒息的发生率，这并不能解除对新生儿呼吸暂停风险监测的需要。

8. 区域麻醉患者是否可以早日出院？

脊椎麻醉适用于这个病例。脊椎麻醉对于有肺部疾病、支气管肺发育不良或声门下狭窄的早产儿能有效避免气管内插管和机械通气。它能够避免使用呼吸抑制的药物，并且理论上可以消除或者降低术后呼吸暂停的风险。然而，科克伦系统综述数据库表明，如果脊椎麻醉前使用镇静剂将不会降低呼吸暂停的风险。如果完全避免使用镇静剂，尽管不能完全消除呼吸暂停，但呼吸暂停显著减少具有统计学意义。事实上呼吸暂停仍有发生，尽管发生频率减少，这也证明术后呼吸暂停监测的合理性。然而，这种监测的需要并不能够否认区域麻醉在有慢性肺部疾病的早产儿和避免气管内插管的优势。

由于新生儿每千克体重脑脊液量大并且脑脊液循环更为快速，新生儿脊椎麻醉大约持续 60 min。持续的时间可能会略有不同，这取决于局部麻醉药的注射部位。由于麻醉持续时间相对较短，脊椎麻醉仅适用于在这段时间内能够全部完成的手术。为最大限度地利用时间，医生必须遵循以下程序，脊椎阻滞时外科医生必须到齐并且立即准备手术。

推荐阅读

Cote CJ: Pediatric anesthesia. pp. 2559–2597. In Miller RD, Eriksson LI, Fleisher LA, et al. (eds.): Miller's Anesthesia, 7th edition. Churchill Livingstone, Philadelphia, 2009.

Craven PD, Badawi N, Henderson-Smart DJ, et al.: Regional (spinal, epidural, caudal) versus general anaesthesia in preterm infants undergoing inguinal herniorrhaphy in early infancy. Cochrane Database Syst Rev (3):CD003669, 2003.

Gien J, Kinsella JP: Pathogenesis and treatment of bronchopulmonary dysplasia. Curr Opin Pediatr 23:305, 2011.

Insoft RM, Todres ID: Growth and development. p. 7. In Cote CJ, Lerman J, Todres ID (eds.): A Practice of Anesthesia for Infants and Children, 4th edition. Saunders, Philadelphia, 2009.

Mancuso TJ: Anesthesia for the preterm neonate. p. 601. In Holzman RS, Mancuso TJ, Polaner DM (eds.): A Practical Approach to Pediatric Anesthesia. Lippincott Williams & Wilkins, Philadelphia, 2008.

Nickel US, Meyer RR, Brambrink AM: Spinal anesthesia in an extremely low birth weight infant. Pediatr Anesth 15:58, 2005.

Sola A: Oxygen in neonatal anesthesia: friend or foe? Curr Opin Anaesthesiol 21:332, 2008.

SUPPORT Study Group of the Eunice Kennedy Shriver NICHD Neonatal Research Network; Carlo WA, Finer NN, Walsh MC, et al.: Target ranges of oxygen saturation in extremely preterm infants. N Engl J Med 362:1959, 2010.

病例65

腺样体扁桃体切除术

Francine S. Yudkowitz, MD, FAAP
（路志红　译　熊利泽　校）

问题

1. 腺样体扁桃体切除术的适应证是什么？
2. 阻塞性睡眠呼吸暂停的病理生理学是什么？如何诊断？
3. 腺样体扁桃体切除术的术前评估包括哪些方面？
4. 对此类患儿推荐术前用药吗？
5. 描述腺样体扁桃体切除术的术中管理。
6. 术后可能出现哪些问题？
7. 哪些患者术后需重新入院？
8. 腺样体扁桃体切除术术后出血的患者如何处理？

3岁女童，伴有阻塞性睡眠呼吸暂停，拟行腺样体扁桃体切除术（adenotonsillectomy，AT）。她有3天的流涕和咳嗽咳痰史。

1. 腺样体扁桃体切除术的适应证是什么？

儿童患者腺样体扁桃体切除术（AT）最常见的适应证是睡眠呼吸障碍。阻塞性睡眠呼吸暂停（obstructive sleep apnea，OSA）是睡眠呼吸障碍的一个极端例子。其他适应证还有反复的咽炎、扁桃体周围脓肿、吞咽困难、不对称的扁桃体肥大、口臭和移植后淋巴组织增生性病变。腺样体切除而扁桃体不切除的适应证为腺样体肥大、慢性鼻窦炎、腺样体炎和反复的中耳炎。

2. 阻塞性睡眠呼吸暂停的病理生理学是什么？如何诊断？

呼吸时胸壁扩张，膈肌下降，从而产生胸腔内负压。这一负压在上、下气道都有。咽部负压可将软组织向内拉，可能导致上气道梗阻。睡眠中，尽管咽部肌肉张力是下降的，但气道仍然维持开放。在神经肌肉无力或颅面部畸形，以及饮酒或使用镇静药物后这一情况则发生变化（框65-1）。扁桃体肥大从两方面加重了上气道的梗阻。一方面它横在气道中减小了气道的横截面积。另一方面当横截面积明显减小时，经过狭窄的咽部的气流会增加，由于Bernoulli效应使得咽部压力下降。咽部压力的进一步下降将软组织更多地拉向气道深处，从而加重上气道梗阻。神经肌肉疾病或颅面部畸形的患者OSA的风险增加，特别是在同时存在扁桃体肥大时。

气道梗阻导致低氧和高二氧化碳，可激发脑干唤醒反射，从而引起咽部张力增加。当咽部舒张肌收缩时，软组织从气道管腔移开，从而改善了气道开放性。在睡眠中这一过程会发生很多次，打断正常的呼吸循环。症状包括打鼾、呼吸暂停、喘气和使用辅助性呼吸肌。还可能发生遗尿和多汗。若睡眠循环被显著干扰，则会出现白天嗜睡。

慢性缺氧和二氧化碳蓄积会引起肺血管收缩和肺动脉高压。若OSA不及早处理，可发展为右房增大、右室肥厚，最终发展为右侧心力衰竭（肺源性心脏病）（图65-1）。慢性缺氧会引起红细胞增多症。

OSA诊断的“金标准”是多导睡眠图。多导睡眠图是一项过夜的睡眠检查，在这一过程中监测脑电图、肌电图、心电图、脉搏氧、气流以及胸腹部活动。通过被阻塞的呼吸次数、气流下降的百分比、氧饱和度下降的程度来确定是否存在阻塞性呼吸暂停或呼吸不足。阻塞性呼吸暂停是指即使用力呼吸，气流量仍减少90%以上。阻塞性呼吸不足的定义是即使用力吸气，气流量仍减少50%以上，而且氧饱和度下降3%以上。呼吸暂停-呼吸不足指数决定了OSA的严重程度。严重OSA定义为呼吸暂停-呼吸不足指数＞10，最低氧饱和度＜80%。没有多导睡眠监测的情况下，可根据患者所述症状或家庭睡眠录像来确定是否需行AT。

框 65-1 与阻塞性睡眠呼吸暂停有关的先天条件

- 肢端肥大症
- Apert 综合征
- Crouzon 综合征
- Goldenhar 综合征
- Hurler 综合征
- Hunter 综合征
- Pierre Robin 综合征
- Treacher Collins 综合征
- 唐氏综合征（21 三体综合征）

气道阻塞
↓
氧分压下降，CO_2分压下降
↓
肺血管收缩
↓
肺动脉高压
↓
右室肥厚
↓
右房扩大
↓
肺心病

图 65-1 OSA 的病理生理学

3. 腺样体扁桃体切除术的术前评估包括哪些方面？

术前应针对气道、心肺系统和出血既往史进行评估（框 65-2）。扁桃体肥大依据其阻塞咽部气道的比例来分级，如下：

+1=<25%

+2=25～50%

+3=50～75%

+4=>75%

分级为 3 级或 4 级的患者全麻诱导期间更易于发生气道梗阻。若存在颅面部畸形，则可能导致面罩通气和插管困难。必要时需使用其他气道管理设备。

对严重 OSA 患者需进行心肺评估。应考虑行以下检查：

- 胸部 X 线片——心脏扩大
- 心电图——右房扩大，右室肥厚
- 心脏超声——肺动脉高压，心脏功能
- 动脉血气——CO_2 蓄积
- 血红蛋白和血球比容——红细胞增多症

若怀疑存在肺动脉高压或肺心病，则应咨询儿科心脏医师。

框 65-2 严重阻塞性睡眠呼吸暂停患者的术前评估

- 气道
  - 扁桃体大小
  - 颅面部畸形
- 肺部
  - 动脉血气
- 心脏
  - 心电图
  - 心脏超声
  - 胸部 X 线片
  - 心脏会诊
- 血液系统
  - 血红蛋白与血球比容
- 出血既往史
  - 凝血检验
  - 血小板计数

应对出血既往史进行询问。除非患者既往史或家族史提示可能存在凝血异常（如割伤或拔牙后出血较重，易于形成淤青等），否则没有必要进行凝血功能检验。

应评估是否罹患或近期内（2 周内）曾患有上呼吸道感染（upper respiratory infection，URI）。URI 在儿童患者，特别是拟行 AT 的患儿中很常见。URI 的并发症包括喉痉挛、支气管痉挛、分泌物阻塞气管导管、拔管后喘鸣，以及在麻醉后监护室（post-anesthesia care unit，PACU）内氧饱和度下降。增加并发症风险的因素有咳嗽咳痰、流涕、父母感觉患儿状态不佳、哮喘病史、早产病史、被动吸烟以及使用气管导管。若患儿症状提示全麻并发症风险增加，则应考虑将手术推迟 3～4 周。但这些患儿可能反复 URI，以至于很难找到适合手术的时间窗。流涕和咳嗽咳痰等症状可能是慢性的，推迟手术不一定会降低风险。若仍决定行手术，则应与患儿父母讨论全身麻醉的风险并记录在病历中。读者可参阅对合并 URI 患儿的全身麻醉风险和如何识别有风险的患儿的完整讨论（Tait and Melviya 2005）。

4. 对此类患儿推荐术前用药吗？

对 OSA 患者应谨慎给予术前用药，或者压根儿就不要给。OSA 患者对镇静药物特别敏感，因此给药后可能发生明显气道梗阻。若给予了术前用药，则应监测脉搏氧饱和度，而且应备有能立即拿到的紧急气道设备。

5. 描述腺样体扁桃体切除术的术中管理。

全麻诱导使用吸入或静脉麻醉药物皆可。气道梗阻常常发生于全麻诱导期间，解决梗阻的方法包括在患者麻醉深度适当时置入口咽气道、对有自主呼吸的患者给予连续气道正压通气（continuous positive airway pressure，CPAP），或者对呼吸停止的患者给予正压通气。在严重OSA的患者中，诱导前就应建立静脉通道，以便必要时给予急救药物。

使用预成型气管导管进行插管是AT期间最常用的保护气道的方法。预成型气管导管与手术医师为手术显露而置入的张口器匹配良好，不会挡住手术医师的视野。而标准的气管导管可能会在放置张口器将气管导管从手术视野推开后打折。最好使用带套囊的气管导管，可以防止血液误吸入气道。在放置张口器和手术期间，有可能发生导管打折，或导管滑入右主支气管或滑出到咽部或食管。呼吸音和呼气末CO_2的监测对发现这些意外很重要。监测气道峰压也可在气管导管打折时警示麻醉医师。

气管插管的替代方法是使用声门上设备。声门上设备的问题是在放置张口器时易于移位或阻塞。

全身麻醉维持的方法效果都差不多。但应谨慎给予阿片类药物，因为这些患者对此类药物很敏感，手术结束时自主呼吸的恢复和拔管都有可能延迟。在手术中保留自主呼吸有利于根据患者呼吸频率对阿片类药物剂量进行滴定。这可以确保患者不会接受过多的阿片类药物，在手术结束时有利于拔管。可以使用肌肉松弛药，但对手术显露而言并非是必要的。

用于术后镇痛的术中给药包括非甾体抗炎药（NSAIDs），如酮洛酸和对乙酰氨基酚。对AT者给予NSAIDs尚存在争议，因为考虑到可能增加AT术后出血的风险。尽管有研究表明酮洛酸不会增加术后出血的风险，但很多手术医师仍然不愿意用NSAIDs。对乙酰氨基酚可经直肠（40 mg/kg）或静脉（15 mg/kg）给药。

AT后常发生术后恶心和呕吐（postoperative nausea and vomiting，PONV）。恶心和呕吐的原因包括使用阿片类药物、术中吞入了血液或气道的炎症。应当采取预防措施。常用来预防气道水肿的地塞米松（0.5～1.0 mg/kg）也可以预防呕吐。因为AT后PONV的风险高，术中还可以给予昂丹司琼（0.1～0.15 mg/kg）。此外，昂丹司琼也可以用作PACU内的补救措施。

手术结束时，手术医师会放入胃管吸引可能进入胃内的血液。若患儿清醒，自主呼吸充分，则可拔除气管导管。喉痉挛常常发生在拔管时，因此应特别注意维持气道开放。也可以采用深麻醉拔管，但有的麻醉医师认为这些患者应警惕饱胃，因为有血会被咽入胃中。深麻醉拔管后可能发生气道梗阻和喉痉挛。

AT后偶尔会发生梗阻后肺水肿。慢性气道梗阻突然解除后发生梗阻后肺水肿的机制与急性气道梗阻（如喉痉挛）不同。慢性气道梗阻时（如扁桃体肥大），会产生内在呼气末正压通气，引起胸膜腔内压升高，以代偿梗阻时吸气所产生的低的胸膜腔内压。插入气管导管解除了这一梗阻，降低了胸膜腔内压，引起静脉回流增加，肺部血容量增多。肺血的增多可能导致液体渗漏至肺组织，而这在手术结束拔管后明显表现出来。治疗包括吸氧、利尿，若需要给予CPAP或呼气末正压通气时还需重新插管。

送至PACU的过程中，应将患儿置于扁桃体体位（头低侧卧位）并给予吸氧。

6. 术后可能出现哪些问题？

应谨慎用阿片类药物镇痛。若手术室内未给予对乙酰氨基酚，则应术后给予。手术医师常常给予可待因（复合对乙酰氨基酚）用作术后镇痛。但可待因需依赖细胞色素P450 CYP2D6来转变为活性代谢物，因此其镇痛效果因人而异。基因突变可导致基因复制（更多的活性代谢物）或基因钝化（活性代谢物减少）。曾有可待因代谢迅速的患者死亡的病例报道。

AT后患者常发生吞咽时PONV和疼痛，因此在饮水时无呕吐后才能让这些患者出PACU。抗呕吐药物可能有效。AT后可能出血，这将在后文中予以讨论。

7. 哪些患者术后需重新入院？

术后呼吸系统并发症风险增高的患者应留院过夜以监测呼吸暂停，包括以下人群：

- ＜3岁
- 颅面部畸形
- 神经肌肉疾病

根据读者所在单位的情况，要监测呼吸暂停的话可能需转入重症监护病房（intensive care unit，ICU）。无法达到出PACU指征的患者也应转入ICU，包括如下情况：

- 需要持续吸氧
- 进食困难

- 持续呕吐
- 在 PACU 出现气道梗阻

8. 腺样体扁桃体切除术术后出血的患者如何处理？

出血可发生于 AT 后最初 24 h 内，更常见的是发生于术后 5～10 天焦痂脱落时。这些患者的术前评估应关注气道和容量状态（框 65-3）。在躁动患儿可能无法进行气道的完善评估，但气道外观的视诊和之前 AT 中气道管理的细节有助于判断。

框 65-3 腺样体扁桃体切除术后出血的术前评估

- 气道评估
  - 解剖学——视诊
  - 之前的麻醉情况
- 容量状态
  - 心率和血压
  - 静脉或骨内输液通道
  - 不含糖的等渗液体
  - 输血（根据血红蛋白和血细胞比容）

应迅速开始评估容量状态和液体复苏。失血量也可能不明显，因为许多出血都被咽下了。心率和血压有助于指导液体管理。若无法快速建立液体通道，可经骨内途径输液。若存在休克，应在 5～10 min 内给予 20 ml/kg 不含糖的等渗液体，若低血压持续，再按需重复给予。抽血以检测血红蛋白、完成血型检测和交叉配血、血小板计数检测以及凝血试验。如需紧急手术，不必等待这些检测结果，因为除非手术控制，否则出血无法停止。

手术室内应准备如下物品：

- 多种喉镜镜片
- 带管芯的气管导管
- 两根大口径的吸引管
- 备用气道设备
- 气管造口术设备

直到主治级手术医师在场并做好必要时手术开放气道准备，才可开始全麻诱导。这些患者应警惕饱胃（即：应采取按压环状软骨的快速顺序诱导）。若患儿躁动或气道有血，可能无法对困难气道行清醒纤维支气管镜下插管。若考虑有气道问题可实施面罩吸入诱导。患者置于头低右侧卧位。因为这一体位使血液聚积在口咽部，可降低误吸的风险。

诱导用药的选择取决于患者的血流动力学稳定性和容量状态。诱导前给予 20 ml/kg 的等张液可预防低血压。若仍担忧容量状态，可减量给予依托咪酯或氯胺酮，也可以选择减量给予丙泊酚。可给予琥珀胆碱或罗库溴铵。但是，若手术时间较短，罗库溴铵的作用时间会超出手术时间。若预计有困难气道，更适合选择作用时间短的琥珀胆碱。

血红蛋白和血细胞比容可以指导输血。若怀疑或实验室检查发现有凝血异常，可给予凝血因子。

推荐阅读

Cardwell M, Siviter G, Smith A: Non-steroidal anti-inflammatory drugs and perioperative bleeding in paediatric tonsillectomy. Cochrane Database Syst Rev (18):CD003591, 2005.

Guffin TN, Har-el G, Sanders A, et al.: Acute postobstructive pulmonary edema. Otolaryngol Head Neck Surg 112:235, 1995.

Schwengel DA, Sterni LM, Tunkel DE, et al.: Perioperative management of children with obstructive sleep apnea. Anesth Analg 109:60, 2009.

Tait AR, Melviya S: Anesthesia for the child with an upper respiratory tract infection: still a dilemma. Anesth Analg 100:59, 2005.

Williams PJ, Bailey PM: Comparison of the reinforced laryngeal mask airway and tracheal intubation for adenotonsillectomy. Can J Anaesth 40:1171, 1993.

Wilson MN, Long LS, Ved S, et al.: Younger paediatric adenotonsillar surgical patients exhibit more complications at mouth gag insertion with LMA use. Int J Pediatr Otorhinolaryngol 73:1173, 2009.

病例66

异物吸入

Michael Chietero，MD
（贾 真 译 王国林 校）

问题

1. 什么是异物吸入？它是如何发生的？
2. 异物吸入患者的典型表现是什么？
3. 异物吸入患者的术前关注点是什么？
4. 异物吸入患者术中如何管理？
5. 异物吸入患者术后关注点是什么？

一个 18 月龄男孩被父母带到儿科急诊室。2 小时以前，男孩儿吃饭时发生气道梗阻，梗阻期间他一直处于躁动状态，还间断性咳嗽。

1. 什么是异物吸入？它是如何发生的？

异物吸入即物体进入气管或支气管，因为有发生完全气道阻塞的可能，这是非常危急的情况，甚至是威胁生命的急症。异物吸入多见于 1～3 岁的儿童，因为他们总喜欢把物品放到嘴里，他们没有臼齿不能充分咀嚼食物，而且经常嘴里含着物品跑着玩耍。花生、种子和其他食物碎粒是最常见的吸入异物（图 66-1）。其他吸入频率较低的物品是塑料游戏币和小电池。此外，一些吸入物会刺激呼吸道黏膜引起水肿（比如油性的花生）或者腐蚀和坏疽（比如电池）。

异物还可以被吞咽到下咽、食管和胃。虽然经常不紧急或危及生命，但是这些病例仍面临重大挑战。这些孩子年龄大一些（1～6 岁），而且异物一般是硬币、骨头或者是塑料游戏币。

2. 异物吸入患者的典型表现是什么？

孩子出现发绀的时候父母可能注意到，之前有吃东西或者玩小物品时出现哽咽感、恶心、咳嗽或者喘息的情况。足够大的异物完全阻塞气管时需要立即处理：对婴儿选择拍打后背或者胸部按压，儿童则选择用力推挤腹部。很多时候，不完全性的气道阻塞患者也会出现在急诊室。

体格检查时，孩子很可能因为缺氧表现出躁动不安，常表现为呼吸急促或心动过速。典型表现是咳嗽，单侧呼吸音减弱和喘息。当急诊室有这个年龄段的孩子出现新发的喘息尤其是单侧，应高度怀疑有异物吸入。如果孩子表现出明显的呼吸系统损害，建议尽快送到手术室治疗。对于一个情况稳定的孩子诊断有疑问时，胸片也许有帮助。虽然大多数异物在 X 线下不显影，但是间接的影像特征：阻塞引起肺的过度膨胀，或者通气减少引起的肺不张可给诊断一些提示。充气过度很容易在呼气相的片子中看到，可是儿童不易获得。

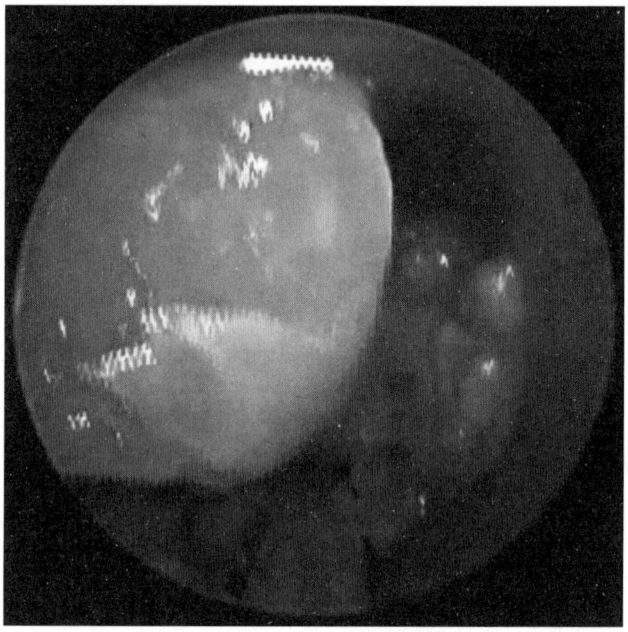

图 66-1 支气管中可见西兰花，注意黏膜有红斑和水肿

吞咽下异物的患者表现与上述略微不同，因为喉部对刺激比较敏感，初期有咳嗽和窒息感，紧接着有拒绝进食、唾液分泌增加、吞咽不适、呕吐的现象。和气道异物不同的是，这些异物大多射线下显影，胸片可以揭示异物的种类和位置，有助于诊

断。除了咽下有潜在毒性的物件（电池）或有潜在创伤性的物件（开放的别针），这些病例通常情况不紧急。（图 66-2）。

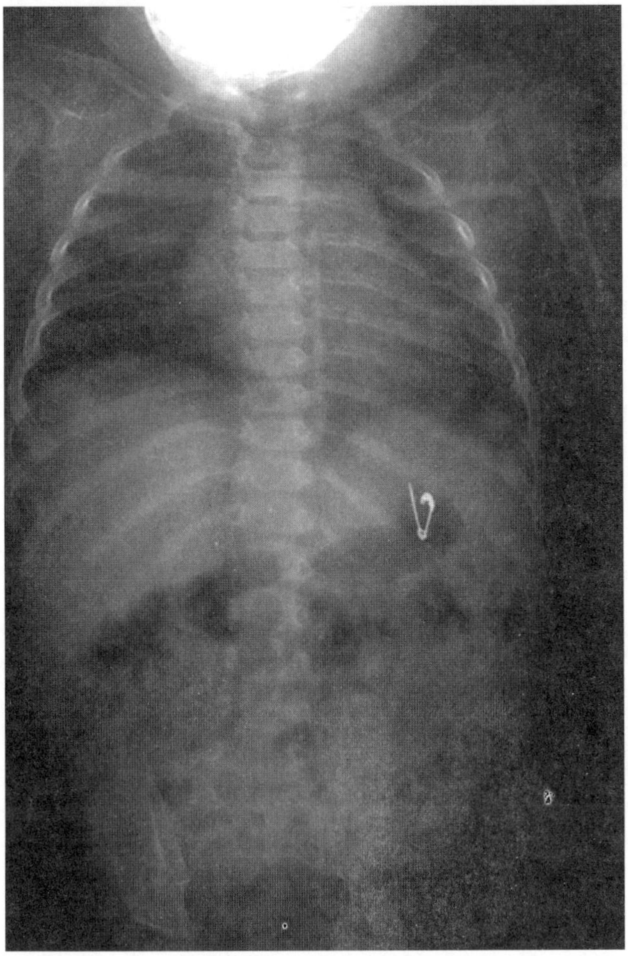

图 66-2 误食一枚开放的别针

3. 异物吸入患者的术前关注点是什么?

患者来手术室之前应该全面评估，尤其注意他们的呼吸状态和血氧饱和度。查明吸入异物的种类（比如食物碎渣或无生命的物体），它可能的位置以及完全阻塞气道的可能性。评估饱胃引起误吸的风险，需要和外科医生联系决定该操作能否安全地延迟到儿童禁食状态（未经口进食），协调出一个合适的时间。

密切的沟通、制订计划和儿科耳鼻喉医生或外科大夫合作对该操作的成功很重要。在着手处理病例时应讨论制订出一个管理方案。

4. 异物吸入患者术中如何管理?

麻醉诱导开始之前，应给患者连接标准的美国麻醉医师协会的监护仪以及静脉置管。静脉麻醉或吸入麻醉都可以。吸入麻醉时应吸入 100%的氧气和七氟烷。尤其是术前胸片看到有空气滞留的患者，避免吸入氧化亚氮。此外，皮质类固醇如地塞米松（0.5～1 mg/kg）经常用于预防可能出现的气道水肿。

术中处理吸入异物的患者时，使用硬质支气管镜而不用气管插管。选择维持自主通气还是正压控制通气，这取决于麻醉医师和外科大夫的个人喜好。理论上担心正压通气会将异物吹到气道更深处，所以许多麻醉医师会选择自主呼吸来避免其发生。然而，自主呼吸下很难维持足够的麻醉深度，在操作过程中患者可能移动或咳嗽。使用硬质支气管镜进行手术时允许自主呼吸或正压通气均有优点和缺点（表 66-1）。

硬质支气管镜有通气侧孔可以连接麻醉环路，然而侧孔漏出的麻醉气体对手术室的污染是一大问题。相反，全凭静脉麻醉可以提供深度麻醉且不污染手术室，还可以给外科大夫提供好的观察气管支气管分支的视野。用 4%的利多卡因（最大量 4 mg/kg）局部麻醉喉头和声带是有益的，因为它能减少咳嗽和喉痉挛的发生率。

当患儿达到足够的麻醉深度时，外科医生接管气道，将硬质支气管镜送入气管。当发现异物时，外科医师试图用医用钳取出。异物经常太大不能通过支气管镜取出，所以医用钳子和支气管镜须分别从气管撤出。这时最重要的是保持操作的稳定，因为患者活动或咳嗽都有异物掉落入主气道的风险。结果可能导致完全气道阻塞脱落到对侧主支气管。用医用钳夹住有机食物碎渣（尤其花生）时经常会碎裂，多次操作才能完全取出。异物取出之后，外科医师要再次清理气道分泌物，以及评估是否还有残余成分和气道水肿程度。该检查有利于指导术后管理，如果气道水肿很严重，可能会决定给患者行气管插管以及术后送到重症监护室（ICU）。

异物进入胃肠道，需要肠胃科医师通过光纤内窥镜行食管、胃、十二指肠镜检取出。应该考虑咽下的异物造成胃肠道梗阻、创伤或穿孔。吸入麻醉或全凭静脉麻醉下的气管插管是必需的，因为在取出异物时，有异物掉进气管或咽喉部发生完全阻塞气道的风险。如果患者刚进食，该操作应该延迟一段时间。如果患儿已经呼吸困难，该操作不能被延迟，应行快速诱导麻醉，减少肺误吸的风险。应谨慎使用按压环状软骨，如果选择按压，咽喉部的异物会刺激上呼吸道，异物可能被推到气管，或者对食管造成创伤。取出异物的并发症包括胃肠道的创伤或穿孔（表 66-1）。

表 66-1　硬质支气管镜下的自主呼吸和控制通气比较

自主通气		控制通气	
优点	缺点	优点	缺点
避免了理论上将异物推到气道更深处的风险 在取出异物过程中可以持续通气 异物取出之后可以立即充分地评估气道	很难维持足够的麻醉深度，在操作过程中患者有移动和咳嗽的风险	保证足够的麻醉深度，神经肌肉阻滞可以防止患者移动 保证足够的氧气和通气以及减少肺不张	窒息的时候血氧饱和度有下降风险 理论上担心正压通气将异物推向远侧，取出更困难

框 66-1　术中关注点

异物吸入
- 自主呼吸或控制通气是由麻醉医师和外科医生决定的
- 没有气管插管，和外科大夫共用一个气道
- 皮质类固醇减轻气道水肿
- 避免用氧化亚氮
- 深度吸入麻醉或全凭静脉麻醉，尤其是在取出异物时
- 完全阻塞气道的可能性
- 潜在的气道损害，即使异物已取出

异物误食
- 误吸风险
- 必要时谨慎的按压环状软骨
- 气管插管保护气道
- 胃肠道创伤的风险

5. 异物吸入患者术后关注点是什么?

气道异物取出后会有残留的黏性分泌液和黏膜水肿，术后一段时期一定密切监测呼吸系统状态。患者仍可能表现出喘息、喘鸣和低氧。吸入湿化的氧气可能有益。如果气道创伤和水肿很严重，患者应留置气管插管并送到重症监护室（ICU）。

异物吸入的并发症很少见，包括咽喉部、气管、支气管的创伤，气胸和肺炎。一小部分病例会出现支气管镜下不能取出异物，必要时重复硬质支气管镜检查，极少数需要纵隔镜检查或胸廓切开术。

推荐阅读

Benjamin B: Anesthesia for pediatric airway endoscopy. Otolaryngol Clin North Am 33:29, 2000.

Everett LL, Fuzaylov G, Todres ID: Pediatric emergencies. p. 774. In Cote CJ, Lerman J, Todres ID (eds.): A Practice of Anesthesia for Infants and Children, 4th edition. Saunders, Philadelphia, 2009.

Olutoye OA, Watcha MF: Eyes, ears, nose, and throat surgery. In: Gregory GA, Andropoulos DB, editors. Gregory's pediatric anesthesia, 5th edition. UK: Wiley-Blackwell; 2012. p. 792-795.

病例67

磁共振成像和唐氏综合征儿童

Cheryl K. Gooden，MD，FAAP

（胡 南 译 王国林 校）

问题

1. 什么是磁共振成像？
2. 什么是与磁共振成像相关的磁场问题？
3. 在磁共振成像房间中生理监测仪器和设备遇到的具体问题是什么？
4. 在磁共振成像中患者可能遇到的问题是什么？
5. 唐氏综合征的临床表现是什么？
6. 描述唐氏综合征儿童麻醉前的评估。
7. 行MRI的唐氏综合征患儿的麻醉选择是什么？
8. 唐氏综合征患儿行磁共振检查麻醉后需要考虑什么？

一名4岁男性患者，颅内肿物，欲行头部磁共振成像检查。既往史显示有唐氏综合征和癫痫，手术史为在2岁时在全身麻醉（全麻）下行腺样体扁桃体切除术，术后无并发症。

1. 什么是磁共振成像？

磁共振成像（magnetic resonance imaging，MRI）是将具有射频脉冲的静态和梯度磁场应用到人体产生图像。磁场强度范围为0.15～3.0特斯拉（tesla，T）。特斯拉是磁场强度单位（1 T＝10 000高斯）。磁场强度决定图像质量。

氢是MRI中最常用的元素，因为它在人体组织中含量最丰富并且可以被磁化。原子，比如氢原子，在MRI扫描仪内与大量未配对的质子或者中子产生反应或调整自身排列。

当患者被放置入周围是磁场的一个圆柱形的孔内以后，氢原子排列整齐形成一个稳定的状态。射频脉冲被引进后改变氢原子的方向，当其消除以后，氢原子回到原来方向。由于这些氢原子处于静止状态，发射出来的能量形成了图像。

2. 什么是与磁共振成像相关的磁场问题？

MRI磁体能够对铁磁性物品产生很大的吸力，会使铁磁性物品飞向它，从而造成患者或医务人员的损伤。因此一定要注意避免携带笔、剪刀、夹子、听诊器，非锂电池、铁磁压缩气缸等铁磁性个人物品。携带任何物品进入MRI检查室之前都要检查其是否MRI兼容。

植入磁性设备或物品的患者，包括心脏起搏器、具有金属端口的组织扩张器、植入型心律转复除颤器、植入式输液泵、植入人工耳蜗，以及特定类型颅内动脉瘤夹的患者，一般不对其进行MRI检查。MRI的磁场扫描能够潜在影响这些物品的功能和安全性。含有非铁材料的新型动脉夹是没有问题的。但是进行MRI检查之前需要对动脉夹进行彻底的调查。金属类的物质如眼妆或纹身在MRI扫描时会产生局部皮肤刺激（框67-1）。以下材料被认为安全，包括：不锈钢、钛合金、镍。在MRI中优先采用塑料设施。

框67-1 MRI中不安全的装置和物品

- 心脏起搏器
- 植入式心律转复除颤器
- 金属端口的组织扩张器
- 植入式输液泵
- 人工耳蜗植入
- 颅内动脉瘤夹（某些类型的）

3. 在磁共振成像房间中生理监测仪器和设备遇到的具体问题是什么？

在MRI室中使用常规心电图（electrocardiogram，ECG）会导致图形的扭曲失真，因为导线起到了天线的作用。此外心电图监护仪可能无法从背景稳定磁场和射频脉冲中区分心肌电位。导线中的电压能引起电休克损伤并灼伤患者。

MRI 扫描仪产生的磁场能够对常规手术室脉搏血氧仪造成干扰并且可能会使其丧失功能。应当采用非铁磁或光纤脉搏血氧仪。脉搏血氧仪探头最好置于肢体远侧端，尽可能远离扫描位置。这样能够将干扰和可能产生的扫描伪影降到最低。

在 MRI 室中最佳的无创血压监测的方法是示波法，因为该方法不受磁场干扰。光导纤维系统联合有创血压监测已经被成功地应用。此外，必要时可监测中心静脉压。有几种传感器是不含铁的，能够应用于 MRI 室。

一个带有长采样管的侧流二氧化碳图监测能够用来监测通气、麻醉气体浓度，以及 MRI 扫描过程中的环路断开。不过长采样管可能会在回路实际断开和被我们发现中间产生一个滞后时间。

一些 MRI 兼容的麻醉机器市场有售。只有铝制的氧气瓶、空气瓶、氧化亚氮气瓶在 MRI 室内可用。铁质的压缩气瓶会被磁场吸引，导致患者和其他人员受伤和死亡。输液泵也要检查是否可用于 MRI。

4. 在磁共振成像中患者可能遇到的问题是什么？

MRI 检查的环境使患者和麻醉医生直接产生了一个不可避免的距离。当患者被置于 MRI 扫描台上后，如果需要立刻接触患者进行处置，可能马上接触不到。在扫描仪台子上的患者有时可能会在我们的视线之外。一些 MRI 系统配备有闭路电视能够持续监测患者。

当射频脉冲存在的时候，线圈的震动产生梯度电流，该震动会导致噪音。噪音有时候会高达 95 分贝。对于行 MRI 的患者应给予耳塞来保护听力。

另一个可能与患者有关的问题是 MRI 过程中烧伤的风险。之前讨论过 MRI 扫描仪内的监测系统可能与烧伤有关。

钆喷酸葡胺（钆）是一种经肾消除的 MRI 常用的造影剂。这是一种婴幼儿比成人消除慢的低渗离子介质。报道过的副作用包括血栓性静脉炎、低血压、头痛、恶心、呕吐。2006 年爆出了更严重的并发症肾原性系统性纤维化，包括渐进性和严重的皮肤以及其他系统器官的纤维化。这在患有急慢性肾功能不全（肾小球滤过率＜30 ml/min/1.73 m^2）、终末期肾病、肝肾综合征以及肝移植术后的患者中有所得见。血液透析的患者需要在给进钆以后迅速接收透析——尽管不知这样做能否预防肾原性系统纤维化的发展。

最后，清醒患者可能会遭遇焦虑以及幽闭恐惧（框 67-2）。

框 67-2 MRI 患者相关考虑

- 患者的不可接近性
- 患者在视线之外
- 噪声
- 烧伤
- 钆相关
  - 副作用：血栓性静脉炎、低血压、头痛、恶心和呕吐
  - 并发症：肾源性系统性纤维化
- 焦虑，幽闭恐惧症（发生在清醒患者）

5. 唐氏综合征的临床表现是什么？

唐氏综合征（21 三体综合征）是最常见的常染色体显性遗传疾病，该染色体异常会造成智力发育迟滞。在活产儿中的比例是 1/800。唐氏综合征患儿会伴有相关的先天缺陷以及其他需要手术治疗的问题。此类患儿的麻醉管理是一大挑战。

唐氏综合征患儿在临床上需要麻醉医师特别关注的有以下几点：巨舌症、小颌畸形、阻塞性睡眠呼吸暂停、声门下狭窄和反复的肺部感染。其他需要麻醉医师注意的有：肌张力低下、寰枢椎不稳、癫痫、硬腭高拱和不同程度的智力低下。唐氏综合征患儿心脏缺陷发生率在 30%～50%。这些病变包括心内膜垫缺损、室间隔缺损、房间隔缺损、动脉导管未闭和法洛四联症，也可能出现肺动脉高压。表 67-1 为唐氏综合征患者做出系统概括。

6. 描述唐氏综合征儿童麻醉前的评估。

唐氏综合征患儿的麻醉前评估包括一个完整的病史和体格检查。麻醉评估侧重于唐氏综合征最常受累的器官。一个详细的系统性评估能够为潜在的术中事件做准备。对这些患者进一步的评估依赖于器官受累程度。

寰枢椎不稳是患儿围麻醉期需要关注的主要问题，该现象约占患儿 10%～20%。与寰枢椎不稳相关的几个神经功能缺损见框 67-3。寰枢椎不稳的 X 线检查包括屈曲、伸展和中立位的侧位颈椎 X 线片。寰齿前间隙经常被用来量化寰枢关节的运动。寰齿前间隙的测量是从第一颈椎前弓后缘到齿突前缘。儿童正常的寰齿前间隙≤4.5 mm。

推荐在 3～5 岁的时候进行寰枢椎不稳的筛选。接

表 67-1 系统回顾：唐氏综合征的患儿

系统	临床特征
气道	巨舌症 小嘴 高腭穹 小鼻 小颌畸形 声门下区小 短、宽颈 扁桃体和腺样体肥大
心脏	心内膜垫缺陷 动脉导管未闭 室间隔缺陷 房间隔缺陷 法洛四联症
肺	反复呼吸道感染 肺动脉高压（先天性心脏病相关） 阻塞性睡眠呼吸暂停 术后肺部并发症的风险增加
骨骼肌	肌张力低下 颞下颌关节松弛（和其他关节松弛） 寰枢椎不稳 颈椎病
神经	癫痫 精神发育迟滞
胃肠	十二指肠闭锁 先天性巨结肠症的发病率增加
免疫与血液	免疫反应改变 淋巴细胞和髓样白血病的发病率增加 频繁的感染（特别是呼吸道） 红细胞增多症（新生儿时期）

下来的 3 年里不建议行颈椎 X 线。获得完整的病史和神经功能评估是关键因素。对唐氏综合征患儿进行全身麻醉时必须采取所有预防措施确保中立位。

框 67-3 寰枢椎不稳相关的神经功能障碍

- 步态异常
- 颈痛
- 斜颈
- 中度四肢无力
- 反射亢进
- 强直状态

7. 行 MRI 的唐氏综合征患儿的麻醉选择是什么？

唐氏综合征患儿术前用药对于平顺的麻醉诱导是必要的。术前给药可考虑口腔或鼻腔内给咪达唑仑。肌内注射氯胺酮曾有成功先例。但本病例中由于患者还有癫痫因此氯胺酮是相对禁忌证。给药时父母在场很有帮助，但是不能把父母在场视为替代术前给药。

如果气道检查显示正常，无论吸入诱导还是静脉诱导都可行。全身麻醉气管内插管或喉罩都是很好的选择。也可以考虑输注丙泊酚或右美托咪定镇静。唐氏综合征患儿麻醉技术的选择与其他患者的决定是类似的。

8. 唐氏综合征患儿行磁共振检查麻醉后需要考虑什么？

MRI 的麻醉后考虑和手术室麻醉后考虑一样。唐氏综合征患儿应在麻醉后监护室或有监护仪以及护理人员的 MRI 附近的恢复区域内进行观察。只要患儿符合离室标准即可以立刻离开。因为许多 MRI 检查的进行都是在门诊进行的，所以家长应当被告知患儿离开后会出现的情况和观察他们什么指征。此外，必须给予家长一些指导，让他们知道一旦患儿出现不良反应，一定立刻联系医务人员。

推荐阅读

Gooden C, Dilos B: Anesthesia for magnetic resonance imaging. Int Anesthesiol Clin 41:29, 2003.

Mason K, Lerman J: Dexmedetomidine in children: current knowledge and future applications. Anesth Analg 113:1129, 2011.

Menon D, Peden C, Hall A, et al.: Magnetic resonance for the anaesthetist. Part I. Physical principles, applications and safety aspects. Anaesthesia 47:240, 1992.

Mitchell V, Howard R, Facer E: Down's syndrome and anesthesia. Pediatr Anesth 5:379, 1995.

Patteson S, Chesney J: Anesthetic management for magnetic resonance imaging: problems and solutions. Anesth Analg 74:121, 1992.

Peden C, Menon D, Hall A, et al.: Magnetic resonance for the anaesthetist. Part II. Anaesthesia and monitoring in MR units. Anaesthesia 47:508, 1992.

Williams J, Somerville G, Miner M, et al.: Atlanto-axial subluxation and trisomy 21: another perioperative complication. Anesthesiology 67:253, 1987.

第 12 部分

疼　痛

病例68

急性术后疼痛

Stelian I. Serban，MD
（杨晓艳　译　王国林　校）

问题

1. 这是一个合理的术前镇痛方案吗？
2. 耐受、躯体依赖、成瘾以及假性成瘾的区别。
3. 何为超前镇痛？在该患者中可以考虑应用吗？
4. 术后镇痛不足的临床并发症有哪些？
5. 疼痛如何分级？何为中枢敏化？
6. 静脉应用何种药物可以减少术后阿片类药物的用量？
7. 对于该患者应用椎管内镇痛及肠外阿片类药物分别有何优势？
8. 何为患者自控镇痛？
9. 应用于椎管内镇痛的主要阿片类药物之间有何区别？阿片类药物在硬膜外腔产生术后镇痛作用的主要机制是什么？
10. 比较应用于椎管内麻醉的各种局部麻醉药，并鉴别其作用机制的不同。
11. 该患者可选择的术后镇痛方式有哪些？
12. 该患者短期和长期的镇痛目标分别是什么？

患者，女性，28岁，诊断为骨肉瘤，于全身麻醉下行纵隔肿瘤切除术。患者既往2年前行左侧骨盆切除术，未诉其他重要病史。主要症状为左下肢的异常疼痛伴 S_1 节段的神经根性症状，以及左侧骨盆和髋部的躯体性疼痛。现阶段的用药主要包括：美沙酮，每4 h口服10 mg；同时，为控制爆发痛，予氢吗啡酮8 mg口服，每2～3 h一次。患者自诉需口服氢吗啡酮和羟考酮，药物来源是患者曾患背痛的姐姐。

1. 这是一个合理的术前镇痛方案吗？

长效和短效的阿片类药物应用于爆发性癌性疼痛的控制，是四十多年以来慢性恶性疼痛的主要治疗措施。这一概念的提出源于世界卫生组织（World Health Organization，WHO）提出的“分阶梯镇痛”，对于癌性疼痛，由轻度至重度，采用不同镇痛方案。由于其药物代谢动力学特点的限制，美沙酮每日给药2或3次可达到相应的镇痛效果，药物半衰期为72～96 h，生物利用度达98%左右，若每日用药3或4次以上，应对这些因素加以权衡。因为对于该患者，美沙酮的用法为每4 h一次，不仅导致如呼吸抑制等毒性反应提前出现，潜在的药物耐受和痛觉过敏也会快速发展。《内科医学年鉴》（Annals of Internal Medicine）中的许多最新的指南推荐，对于应用美沙酮治疗的患者，应进行基础的心电图检查和心功能评估，尤其对于有较多并发症或应用已知的延长Q～T间期的药物的患者。大量病例报道美沙酮的应用与致死性的心律失常相关。

爆发性癌性疼痛的治疗可根据不同个体阿片受体及CYP450代谢的基因特点，选择任意一种短效阿片类药物，如氢吗啡酮或羟考酮。在爆发性癌性疼痛的治疗中，最大的挑战在于保证快速有效的镇痛。大多数阿片类药物，如吗啡和氢吗啡酮，口服用药后15～20 min起效，在3 h内完全血浆代谢。当需要更快速的镇痛时，可考虑应用高脂溶性的制剂，如芬太尼（经口腔黏膜途径起效）。

2. 耐受、躯体依赖、成瘾以及假性成瘾的区别。

耐受是一种临床和分子生物学现象，以重复用药后临床疗效降低为特点。用药剂量的快速增加是异常用药行为的表现，对特定剂量药物的镇痛作用的耐受可在治疗一段时间后出现，但对阿片类药物副作用的耐受出现较快（如恶心、呕吐、镇静、便秘等）。交叉耐受是指对一种阿片类药物的耐受源于另一种药理作用相似的阿片类药物的应用。应用长效的阿片类制剂可以导致以痛觉过敏为主要特点的中枢敏化症状。

躯体依赖可发生在长期应用阿片类药物进行镇痛后。突然停药会出现撤药综合征，以高血压、心动过速、失眠、烦躁、幻觉和对药物的主观需要增加为特点。

成瘾是一种生物心理性症状，与对物质控制力受损有关（即尽管有害仍强制使用或渴求）。成瘾性受基因、社会和环境等因素影响，有时和其他形式的药物滥用难以鉴别，如自行用药降低压力、缓解抑郁、改善睡眠等。

假性成瘾作为一种常见的实例，正如在该临床方案中体现的，为达到充分的镇痛效果而提高阿片类药物剂量的需要，与成瘾行为无明确相关，当然，也不能排除成瘾的人格特点。

3. 何为超前镇痛？在该患者中可以考虑应用吗？

尽管尚未完全证明，超前镇痛的概念在大约 20 年前得到了发展。特定药物（可以降低外周或中枢伤害感受）的应用，可以明显降低术后阿片类药物的应用。这些药物包括加巴喷丁类（如加巴喷丁、普瑞巴林）、环氧合酶抑制剂（COX-2 抑制剂）（如塞来昔布、罗非昔布）以及非甾体抗炎药（NSAIDs）（如布洛芬、酮咯酸）。

据推测，抑制前列腺素和外周的炎症因子是 NSAIDs 和 COX-2 抑制剂产生超前镇痛的机制。加巴喷丁类通过抑制电压门控型钙离子通道而减少胶状质中的突触前谷氨酸分泌发挥镇痛作用。

在切皮前应用单一剂量的加巴喷丁（600～1200 mg）或对乙酰氨基酚（650～1000 mg）口服或静脉应用可使该患者从中获益，对于预期的高失血风险的患者在术前应用酮咯酸或塞来昔布有一定的挑战，会增加术中失血和急性肾损伤的风险，应与外科医生讨论后作为最后的选择。

4. 术后镇痛不足的临床并发症有哪些？

术后镇痛不足会导致各种并发症提前出现，一些患者中甚至会出现各种不良后果（见表 68-1）。疼痛会增加肾上腺髓质和突触前交感神经传入纤维的肾上腺素类分泌物（如肾上腺素、去甲肾上腺素），肾上腺素反应会导致强烈的血管收缩和持续的心动过速，导致心肌耗氧量增加，造成心脏节律异常，冠状动脉收缩以及外周和中枢灌注的减少。儿茶酚胺的释放会提高皮质醇水平，提高细胞因子和前列腺素水平，从而减弱炎症反应。另外，随着胰岛素水平降低，血糖水平升高，最终导致伤口愈合延迟。急性疼痛处理不当导致的应激增强可致高凝状态，以及固有免疫和获得性免疫损害。这些并发症导致静脉血栓栓塞性疾病和术后高感染风险。若不加处理，急性术后疼痛会延迟术后活动，进一步增加静脉血栓栓塞性疾病的风险，导致关节僵硬、康复延迟和住院时间延长。

表 68-1　术后镇痛不足的临床并发症

生理变化	作用	结果
肾上腺素类介质升高	心动过速 血管收缩 皮质醇水平增高 血糖增高	心肌耗氧量增高 心脏节律障碍 心肌缺血 减弱炎症反应 切口愈合不良
高凝性	深静脉血栓形成	肺栓塞风险增高
免疫力降低		术后感染
活动延迟	深静脉血栓形成 关节僵硬	肺栓塞风险增高 恢复延迟 住院时间延长
呼吸受限 肺血管收缩	潮气量降低 无效腔增加	肺不张 肺炎 低氧
胃肠道蠕动减弱	食物运输时间延长	肠梗阻 进食时间延迟
尿道括约肌张力降低	尿潴留	尿路感染
增加压力和焦虑		患者满意度降低

对呼吸运动的抑制作用是由于肋间和腹部肌肉的“夹板”作用引起的潮气量和呼吸储备功能减低，肺血管收缩会使无效腔量增加，最终导致肺不张和支气管分泌物增多，诱发气管支气管以及肺感染。

对胃肠道蠕动的抑制作用会导致食物运输时间延长（肠梗阻），肾上腺素反应引起局部黏膜缺血，尿潴留以及括约肌收缩引起膀胱排空异常，尿路感染高发。

除了对各器官系统的负性影响外，术后镇痛不足会使患者及其家属的压力和焦虑水平升高，导致总体上的不良体验，体现在不良预后和疼痛控制满意度评分降低上。

5. 疼痛如何分级？何为中枢敏化？

伤害感受是一个复杂的过程，包含伤害后在外周发生的一系列化学反应的转录和翻译机制，冲动信号由特定纤维的多种通路进行传导，最后在中枢进行整合（丘脑和大脑皮质）。损伤发生后，肥大细胞和血小板被激活释放多种介质，如前列腺素、细胞因子、白介素等，这些物质（通常被称为“炎症介质”）通过背根神经节传入纤维处（主要为Aδ纤维和C纤维）的神经元 Na^+ 内流进行化学转导。

疼痛根据来源不同可分为躯体痛和内脏痛（表68-2），其中躯体痛为急性术后疼痛的最常见原因。这两种疼痛可进一步划分为神经源性和非神经源性痛。神经病理性痛通常被描述为“一过性”（如胸廓切开术后的肋间神经痛），非神经病理性疼痛可分为交感神经介导的疼痛和非交感神经介导的疼痛。交感神经介导的疼痛较容易鉴别，存在异常疼痛（继发于非伤害性刺激的疼痛）、感觉过敏（对于非伤害性刺激的敏感性增高）以及痛觉过敏（继发于伤害性刺激的疼痛加重）。这种类型的疼痛不沿特定皮肤节段传播，与慢性持续性术后疼痛综合征相关。

表 68-2 疼痛的分类

类别	来源	特点	来源
躯体性	浅表组织结构（如皮肤、肌肉、韧带等）	刺痛 沿特定的皮肤节段分布	A-δ纤维
内脏性	深部结构，如空腔脏器（胃、肠等）	定位模糊 与皮肤节段无明确相关	C纤维至背角

中枢敏化的机制较为复杂，与控制介质分泌量、开放突触后膜通道的N-甲基-D-天冬氨酸（N-methyl-D-aspartate，NMDA）受体有关。人们相信这种特异性受体在“中枢敏化”中发挥主要作用，这也解释了外周的连续刺激冲动可使突触后膜通道持续开放一段时间，该理论出现于发现NMDA拮抗药（如美沙酮和氯胺酮）可减轻术后疼痛，尤其是对大剂量术前阿片类药物耐受的患者。

6. 静脉应用何种药物可以减少术后阿片类药物的用量？

对于耐受阿片类药物或成瘾的患者可以应用多种药物进行多模式镇痛。镇痛可开始于术前或术中，制剂包括抗炎药和NMDA拮抗药，在大型整形外科手术中静脉应用650～1000 mg对乙酰氨基酚可减少阿片类药物的应用。尽管无报告显示对乙酰氨基酚升高转氨酶水平，对既往肝损害或肝移植的患者应谨慎使用。目前有针对酮咯酸（一种直接的前列腺素抑制药）应用于胸腹部手术的研究，治疗剂量（30 mg）的酮咯酸镇痛效果与静脉应用10 mg吗啡的镇痛效果相似，但有抑制血小板聚集和急性肾小管坏死致肾衰竭的风险。大部分胸外科医生选择在切皮后24 h应用。无证据显示酮咯酸药物剂量减少至15 mg可明显减少并发症发生的风险，与其他阿片类药物相比，剂量增至45 mg～60 mg亦不能提高镇痛效果。

氯胺酮和美沙酮均为NMDA受体拮抗药，人们对于两者用于慢性癌性疼痛和非癌性疼痛（包括交感神经介导的疼痛）的治疗进行了广泛的研究。众所周知，美沙酮对于成瘾患者疗效较好，在术中静脉应用美沙酮5～10 mg作为长效阿片类制剂进行镇痛过程中，成瘾情况时有发生。由于其独特的药物代谢动力学特点（生物利用度超过95%），在第一个小时之内，美沙酮可达到与10 mg吗啡相似的镇痛效果。该药物对NMDA受体的作用联合长效 μ 受体激动药的β消除半衰期，降低脊髓背角的谷氨酸兴奋性活动，减少阿片类药物的用量。美沙酮可以较简单地以每天5 mg或10 mg的剂量延续整个术后阶段，每日2次，每次分别为2.5 mg和5 mg。由于该药物半衰期的不确定性，每日用量一般不超过2或3次。

氯胺酮常用作麻醉诱导药，在很长的一段时间内受到麻醉医生的欢迎。几项最近的研究显示氯胺酮在脊椎和胸腹部手术中用作麻醉诱导药、麻醉维持药或者既用于诱导又用于维持。氯胺酮以0.3～0.5 mg/(kg·h)的速度泵注，并持续至术后24～48 h，可以明显减少阿片类药物用量，但患者术后需要在监护病房进行观察，以避免心动过速、高血压、烦躁和幻觉等不良反应的发生。对由于心动过速和高血压引起的心血管疾病患者禁忌使用氯胺酮，烦躁和幻觉患者可应用苯二氮䓬类逆转（如地西泮、劳拉西泮等）。

7. 对于该患者应用椎管内镇痛及肠外阿片类药物分别有何优势？

研究显示在术后一段时间椎管内阿片类药物的镇痛效果并不优于肠外途径。但大部分研究显示椎管内阿片类药物（见表68-3）的应用可减少总的阿片类药物剂量，降低疼痛评分，减少呼吸抑制、恶心、瘙痒、便秘等副作用的发生，例如，硬膜外或蛛网膜下腔的吗啡剂量为肠外途径的 1/100～1/10。另一优势在于可以应用中长效局麻药（如布比卡因或罗哌卡因）辅助阿片类药物的作用。通过椎管内或肠外途径联合应用局麻药均可增强镇痛效果，减少阿片类药物的用量。椎管内局部麻醉的主要副作用为降低前负荷，诱发低血压。该副作用可通过液体治疗或血管收缩药或两者联用完全纠正。对于特定的患者，可予可乐定（一种 α_2 肾上腺素受体激动药）0.5～1 μg/ml 加入硬膜外输注。联用可乐定可减少术后阿片类用量，增加镇静和血管舒张水平。椎管内镇痛的优点见框 68-1。

表 68-3 椎管内镇痛及肠外阿片类药物的优点

椎管内途径	肠外途径
阿片类药物用量减少	无特定的技术要求
联用局麻药和可乐定减少阿片类用量	简单的滴定
	无椎管内血肿和感染
降低感染机会	不影响切口愈合（迷走神经输出）
降低阿片类相关的副作用	划算
提高满意度（?）	相似的满意度评分（?）

框 68-1 椎管内镇痛的优点

- 有效的镇痛水平
  - 降低“夹板”作用，改善呼吸功能
  - 降低肺不张和感染的发生率
- 局麻药的血管舒张作用
  - 降低后负荷
    - 降低心肌负荷，减少心血管事件的发生
- 提高胃肠道肌层的迷走神经输出
  - 缩短胃排空时间
  - 促进肠蠕动
  - 肠黏膜血管收缩
- 降低阿片类用量
  - 缩短膀胱排空时间
  - 促进适当的排尿
  - 减少膀胱尿潴留
  - 减少尿路感染
- 增强纤溶-凝固比例
  - 减少血栓栓塞事件的发生

尽管肠外镇痛方式切实可行，但对于药物耐受的患者剂量较大，治疗窗较窄，不良反应（如感觉中枢和呼吸抑制）的发生率较高。阿片类药物耐受或假性成瘾的患者单独应用肠外阿片类药物，通常需要联用苯二氮䓬类药物来降低患者的焦虑水平，并辅助应用肌肉松弛药，以缓解由于胸腹壁肌肉紧张导致的术后疼痛加剧。这些制剂可增加或逆转肠外阿片类药物的完全呼吸抑制作用。

尽管椎管内镇痛有诸多优点，也有一些风险，如椎管内血肿和感染。一些已发表的研究报道，硬膜外血肿发生率为 1/150 000，而蛛网膜下腔血肿为 1/220 000。指南中关于接受抗凝治疗的患者进行椎管内操作的建议需严格遵守（具体细节见病例 51），在不同的解剖位置放置导管需要专业知识。

8. 何为患者自控镇痛?

患者自控镇痛（patient-controlled analgesia，PCA）是指患者通过镇痛泵自主控制阿片类药物的泵注。持续泵注的基础速率可以在单次注射量的基础上预先设定，其剂量和时间频率（通常为 6～10 min）由医生决定。PCA 是通过按钮来给予预设剂量的药物，由于预置剂量和时间频率的存在，减少了用药过量发生的风险。PCA 开始前，建议首先达到理想镇痛水平所要求的血浆药物浓度。

在临床实践中常用于缓解术后疼痛的阿片类药物及其推荐剂量见表 68-4。阿片类药物的选择由药物代谢动力学（如脂溶性）、副作用、从业者的熟悉度、有效性及成本多种因素决定。例如吗啡具有促进组胺释放的作用，通常不作为阻塞性肺疾病（如哮喘、肺气肿）患者的首选药物。氢吗啡酮对脊椎和脊椎水平上的 μ 阿片受体具有较高的亲和力，恶心、呕吐等副反应的发生较少，可作为对其他阿片类耐药的患者的首选。

表 68-4 成人 PCA 的常规阿片类药物剂量

药物	基础速率（mg/h）	单次注射量（mg）	锁定（min）
芬太尼	0.01～0.015	0.01～0.02	6～10
氢吗啡酮	0.1～0.2	0.1～0.3	6～10
吗啡	1	0.4～1.8	6～10

患者是否受益于术后即刻的基础速率的镇痛，仍有争议。初步研究证实，术后以最小的基础速率镇痛可以明显降低疼痛评分，减少阿片类药物用量。然而，随后的研究显示，当以基础速率泵注术后镇痛药时，嗜睡、呼吸抑制、恶心、呕吐等的发生率提高了 3 倍，这可归因于术后 24 h 起伏波动的手术疼痛。常见的药物，如苯二氮䓬类以及抗组胺药，可明显增加嗜睡、呼吸抑制等副作用的发生。这一

情况对于阻塞性睡眠呼吸暂停的患者更应引起注意，这类患者应用阿片类制剂后更易出现呼吸抑制，尤其是联用其他镇静药物时。在一些存在睡眠呼吸暂停但未诊断的患者，基础速率镇痛是否应用更加具有争议，一旦应用，也应同时进行术后第一个 24 h 的监护。

9. 应用于椎管内镇痛的主要阿片类药物之间有何区别？阿片类药物在硬膜外腔产生术后镇痛作用的主要机制是什么？

椎管内阿片类药物可激动脊髓背角神经胶质中的 μ 受体，而硬膜外的阿片类药物可通过硬脑膜进行转运，转运速度取决于药物亲脂性的高低。镇痛作用的发挥与亲脂性和阿片类剂量直接相关。芬太尼和舒芬太尼的脂溶性较高，穿过硬脑膜的速率明显高于低脂溶性制剂（即吗啡和氢吗啡酮）。由于其高脂溶性的存在，大部分芬太尼和舒芬太尼可进入硬膜外血管内。研究显示，芬太尼在硬脑膜内外的浓度梯度越高，起效越快，以较少的药物即可达到相对较高的血浆浓度。

与高脂溶性分子相比，低脂溶性者（即吗啡和氢吗啡酮）在穿过硬脑膜前更易停留在硬膜外腔，这也解释了两者对于神经胶质中 μ 受体的延迟激动作用（吗啡在用药 30～60 min 后开始发挥镇痛作用）。同时，血管内吸收的速率也有所延迟，主要取决于阿片类药物剂量以及硬膜外血管的复杂程度。这类药物的另一重要的作用机制为在硬膜外腔和蛛网膜下腔之间的头向转移，结果是延迟了脊椎镇痛的时间以及副作用尤其是呼吸抑制的发生。吗啡的头向转移发生于用药后 12～18 h，因此，这些患者应在术后至少 24 h 进行连续的脉搏血氧监测以避免呼吸抑制等副作用的发生。氢吗啡酮与吗啡的药物代谢动力学特点相似，监护要求也是相似的。

蛛网膜下腔应用阿片类药物的特点与硬膜外腔相似，但所需剂量更小，例如蛛网膜下腔吗啡用量为硬膜外途径的 1/10，氢吗啡酮剂量为硬膜外途径的 1/5；而对于脂溶性制剂，蛛网膜下腔芬太尼用量为硬膜外途径的 1/4，舒芬太尼用量为硬膜外途径的 1/5。

对于阿片类耐药的患者而言，可选择氢吗啡酮（强 μ 受体激动药）或芬太尼（起效迅速）作为硬膜外镇痛的首选药，常用的用药方案为氢吗啡酮 10～15 μg/ml 或芬太尼 2～5 μg/ml。阿片类联用局部麻醉药或其他佐剂并不能达到更好的镇痛效果，但是能减少阿片类药物剂量。最常用的佐剂为 0.0625%～0.125%的布比卡因，也可同时加用 0.5～1 μg/ml 的可乐定。

10. 比较应用于椎管内麻醉的各种局部麻醉药，并鉴别其作用机制的不同。

常用局部麻醉药辅助硬膜外阿片类药物输注来提高镇痛平面，减少阿片类用量，但镇痛效果相似。局部麻醉药可分为长效、中效和短效三类，作用机制为抑制神经鞘膜的 Na^+ 门控通道，通过提高膜去极化阈值，减少输送到中枢神经系统的刺激信号，随局部麻醉药物浓度增高，作用增强，同时受神经纤维外膜髓磷脂数量的影响。细小的有髓 A-δ 纤维和无髓 C 纤维（主要传导伤害感受）先被阻滞，粗大的有髓 A 纤维次之。

局部麻醉药作用强度取决于 pK_a（使 50%的分子处于非电离状态的生理 pH）和脂溶性。由于只有非电离状态的分子可穿过神经细胞膜，Na^+ 通道阻滞药的作用主要取决于在特定 pH 下非电离状态分子的数量。所有局部麻醉药的 pK_a 不同程度的高于生理 pH，在生理 pH（7.4）状态下，大部分局部麻醉药呈离子状态，不能自由通过神经细胞膜。比较不同局部麻醉药的起效时间，局部麻醉药的 pK_a 越低（即接近生理 pH），非电离状态的分子数目越多，起效时间越短，在局部麻醉药中加入 $NaHCO_2$ 以提高 pH，起效时间可进一步缩短（见表 68-5）。由于亲脂性不同，布比卡因和罗哌卡因 pK_a 相等，起效时间

表 68-5 局部麻醉药的理化性质

麻醉药	pK_a	起效（h）	半衰期（h）
酰胺类			
布比卡因	8.1	0.3～0.5	3.5
依替卡因	7.7	0.3～0.5	2.6
利多卡因	7.9	0.1～0.3	1.6
甲哌卡因	7.6	0.1～0.3	1.9
罗哌卡因	8.1	0.1～0.3	1.9
酯类			
氯普鲁卡因*	8.7	0.01～0.1	0.11
普鲁卡因*	8.9	0.1～0.3	0.14

* 氯普鲁卡因和普鲁卡因 pK_a＞8，但两者起效时间和维持时间较短。

这似乎是意想不到的。因氯普鲁卡因和普鲁卡因的应用浓度明显高于其他局部麻醉药的浓度，所以局部麻醉药分子数量也明显高于其他常用局部麻醉药（如布比卡因）

和维持时间却不同。

在相似的阿片类镇痛方案中，局部麻醉药的脂溶性决定了起效速度，脂溶性越高，药物分子对脊髓背角的传入和传出纤维的阻滞作用越快。

硬膜外和硬膜下血管对局部麻醉药的再摄取决定了消除和代谢速度，局部麻醉药可经肝细胞色素酶代谢（如布比卡因、罗哌卡因和利多卡因）或经血浆酯酶代谢（如氯普鲁卡因、普鲁卡因和可卡因）。

11. 该患者可选择的术后镇痛方式有哪些?

例如本例患者，在术前应用了大剂量阿片类药物，即为术后应用多模式镇痛的理想人选。加巴喷丁类（即加巴喷丁、普瑞巴林）和 NSAIDs（即酮咯酸）可降低阿片类用量。加巴喷丁的初始剂量为 300 mg，每日 3 次，对于高龄或肾功能不全的患者，应减量至 100 mg，每日 2 或 3 次。加巴喷丁的剂量可每 24～72 h 逐渐加量，直至 600～800 mg，每日 3 次。普瑞巴林的初始有效剂量为每天 50 mg，分两次服用。在常规术后护理中，加巴喷丁的单次剂量不应超过 1200 mg，普瑞巴林不应超过 150 mg。这些药物应避免突然停药，以免导致癫痫发作。当严重的术后疼痛得到缓解后，应在 2 周内逐渐停药。

NSAIDs 通过抑制外周和中枢的前列腺素来发挥镇痛作用。酮咯酸单次剂量 15～30 mg，每 6 h 服药一次可达到满意的镇痛效果，同时对肾实质和胃黏膜的影响最小。剂量超过 30 mg 并不能改善疗效，还会诱发肾髓质的急性肾小管坏死。由于酮咯酸具有引起血肿的潜在风险，大部分胸和结直肠外科医生同意在切皮后 24 h 应用。

作为一种中枢介导的抗炎药，对乙酰氨基酚在脊柱和结直肠手术中的静脉注射应用引起了外科医生的兴趣。尽管对乙酰氨基酚的作用机制尚未清晰，在术后即时与小剂量阿片类联合应用时却显示出相当的疗效。对于超过 50 kg 的患者，对乙酰氨基酚的用法为每 4 h 一次，每次 650 mg，或者每 6 h 一次，每次 1000 mg，可有效降低术后疼痛评分，减少阿片类用量。静脉注射对乙酰氨基酚的主要不良反应为肝毒性，但如果剂量应用合理，遵循美国食品药品管理局（FDA）的建议，肝毒性则不具有临床意义。静脉应用对乙酰氨基酚的成本高于减少阿片类药物所节约的成本，但这种过高的成本可通过其减少大剂量阿片类不良事件（尤其是呼吸抑制）的作用抵消。

12. 该患者短期和长期的镇痛目标分别是什么?

短期目标为在适当的常规术后护理的基础上提供最佳的围术期镇痛。对于本例患者这类病情复杂者，可向疼痛治疗专家进行咨询，多模式镇痛方案应包括以下药物：

- 美沙酮 2.5 mg，每日 3 次
- 氢吗啡酮或吗啡通过 PCA 泵应用
- 加巴喷丁 300 mg，每日 3 次
- 去甲替林 10 mg，睡前口服
- 对乙酰氨基酚静脉注射，每 6 h 服药一次
- 酮咯酸 30 mg 每 6 h 服药一次

长期的镇痛目标应考虑药物耐受和成瘾的问题，在临床医生、患者和家属之间应进行相关的开放性对话，并咨询疼痛治疗专家、顾问和心理学家等，以解决该患者的术后疼痛难题。

在急性疼痛期后，可以考虑应用各种干预措施，如乙醇或苯酚进行神经毁损，对躯体或交感神经纤维行射频消融术。一种新型的镇痛措施，通过刺激脊髓背角或鞘内治疗来实现神经调节，可以在这些患者中应用，尤其是姑息性治疗。考虑到蛛网膜下腔内阿片类用量远远少于肠外途径的用量，这种镇痛模式的应用可以减少每日的阿片类用量，将副作用的发生率降到最低。另一优势为可以联用局部麻醉药（如布比卡因和罗哌卡因）及其他佐剂（如可乐定）。最近可以增大单次剂量的装置加入到鞘内注射泵上，当患者出现爆发痛时，可以自行增加单次的镇痛剂量。这一附加功能更加完善了该镇痛模式，在其他镇痛措施无效、患者仅进行姑息治疗时，效果较好。

推荐阅读

Bang EC, Lee HS, Kang YI, et al.: Onset of labor epidural analgesia with ropivacaine and a varying dose of fentanyl: a randomized controlled trial. Int J Obstet Anesth 21:45, 2012.

Boussofara M, Mtaallah MH, Bracco D, et al.: Co-analgesic effect of ketorolac after thoracic surgery. Tunis Med 84:427, 2006.

Brogan SE, Winter NB: Patient-controlled intrathecal analgesia for the management of breakthrough cancer pain: a retrospective review and commentary. Pain Med 12:1758, 2011.

Chang AK, Bijur PE, Baccelieri A: Efficacy and safety profile of a single dose of hydromorphone compared with morphine in older adults with acute, severe pain: a prospective, randomized, double-blind clinical trial. Am J Geriatr Pharmacother 7:1, 2009.

De Oliveira GS Jr, Agarwal D, Benzon HT: Perioperative single dose ketorolac to prevent postoperative pain: a meta-analysis of randomized trials. Anesth Analg 114:424, 2012.

Gottschalk A, Cohen SP, Yang S, et al.: Preventing and treating pain after thoracic surgery. Anesthesiology 104:594, 2006.

Gottschalk A, Durieux ME, Nemergut EC: Intraoperative methadone improves postoperative pain control in patients undergoing complex spine surgery. Anesth Analg 112:218, 2011.

Hagle ME, Lehr VT, Brubakken K: Respiratory depression in adult patients with intravenous patient-controlled analgesia. Orthop Nurs 23:18, 2004.
Horlocker TT, Wedel DJ, Rowlingson JC: Regional anesthesia in the patient receiving antithrombotic or thrombolytic therapy: American Society of Regional Anesthesia and Pain Medicine Evidence-Based Guidelines (Third Edition). Reg Anesth Pain Med 35:64, 2010.
Korkmaz Dilmen O, Tunali Y, Cakmakkaya OS: Efficacy of intravenous paracetamol, metamizol and lornoxicam on postoperative pain and morphine consumption after lumbar disc surgery. Eur J Anaesthesiol 27:428, 2010.
Liu SS, Bae JJ, Bieltz M, et al.: A prospective survey of patient-controlled epidural analgesia with bupivacaine and clonidine after total hip replacement: a pre- and postchange comparison with bupivacaine and hydromorphone in 1,000 patients. Anesth Analg 113: 1213, 2011.
Loftus RW, Yeager MP, Clark JA, et al.: Intraoperative ketamine reduces perioperative opiate consumption in opiate-dependent patients with chronic back pain undergoing back surgery. Anesthesiology 113: 639, 2010.
Parikh HG, Dash SK, Upasani CB: Study of the effect of oral gabapentin used as preemptive analgesia to attenuate post-operative pain in patients undergoing abdominal surgery under general anesthesia. Saudi J Anaesth 4:137, 2010.
Sinatra R: Causes and consequences of inadequate management of acute pain. Pain Med 11:1859, 2010.
Sinatra RS, Jahr JS, Reynolds L, et al.: Intravenous acetaminophen for pain after major orthopedic surgery: an expanded analysis. Pain Pract 12:357, 2012.
Sinnott CJ, Garfield JM, Thalhammer JG, et al.: Addition of sodium bicarbonate to lidocaine decreases the duration of peripheral nerve block in the rat. Anesthesiology 93:1045, 2000.
Urban MK, Ya Deau JT, Wukovits B, et al.: Ketamine as an adjunct to postoperative pain management in opioid tolerant patients after spinal fusions: a prospective randomized trial. HSS J 4:62, 2008.

病例69

腰痛

Joel M. Kreitzer，MD · Gordon M. Freedman，MD · Vinoo Thomas，MD

（乔 佳 译 王国林 校）

问题

1. 腰痛的发病率是多少？
2. 可引起腰痛的疾病有哪些？
3. 腰痛患者的评估。
4. 腰椎间盘突出症患者的典型临床表现有哪些？
5. 腰椎间盘突出症及腰椎管狭窄症的鉴别诊断。
6. 肌筋膜综合征（触发点）的发病机制是什么？如何治疗？
7. 骶髂关节疾病的临床表现有哪些？如何治疗？
8. 腰椎小关节是什么？其病变的典型表现有哪些？
9. 硬膜外甾体类药物注射治疗的机制是什么？
10. 椎间盘破裂的发病机制是什么？如何诊断及治疗？
11. 治疗腰痛的口服药有哪些？
12. 腰椎手术失败综合征的定义及管理。

一位42岁的男性患者向疼痛科医师主诉，提重物后出现腰腿疼痛。疼痛起始于腰中部，并向下放射至右腿后侧及右侧足底，且服用对乙酰氨基酚及卧床休息后疼痛不缓解。腰椎磁共振成像（magnetic resonance imaging，MRI）示：$L_5 \sim S_1$节段腰椎间盘突出，并压迫S_1神经根。患者既往体健，余无不适。

1. 腰痛的发病率是多少？

腰痛，伴或不伴神经根病变（压迫或激惹脊神经引起的疼痛及神经功能异常）是患者第二大常见的就诊原因，并占住院患者总人数的3%。80%的美国人在他们的一生中都有过腰痛的体验，且在任一时间都约有15%的人存在腰痛。腰痛在各年龄段均有发生，老年患者腰痛更为严重且病程更长。

2. 可引起腰痛的疾病有哪些？

很多病理过程均可引起腰痛，其中大多为肌源性及脊柱源性。许多腹内及下胸部疾病也可引起腰痛，包括胰腺癌、肺下叶炎症及主动脉瘤。

诊断脊柱源性疼痛，必须具备以下几个条件，即该部位有神经分布，神经可能受到损伤及刺激，且在理论上疼痛能为局部麻醉阻滞而缓解。肌筋膜疼痛或肌源性疼痛为腰痛最常见的类型。其他腰痛常见类型包括：椎间盘破裂（internal disk disruption，IDD）、骶髂（sacroiliac，SI）关节痛及椎间小关节病变引起的疼痛。腰椎管狭窄症，其狭窄的椎管是背痛常见的原因，尤其在存在腰椎间盘退行性病变及腰椎关节僵硬的老年人中。其他较为少见的骨性原因包括代谢性（骨质疏松症），肿瘤性（原发性或继发性），感染性（骨髓炎，硬膜外脓肿），创伤性（骨折）和先天性（脊柱侧弯）。类风湿关节炎及其他类型的炎症性关节炎也能引起腰痛。

椎间盘突出（髓核突出）常常引起腰部及向下放射至腿部的疼痛及其他神经功能失调。其他腰腿疼的神经性原因包括：脊柱骨赘引起的神经刺激，骨盆及脊柱周围肿瘤，神经轴索疾病［如炎症（带状疱疹）及新生物（硬膜外及硬膜下肿瘤）］。

正因为腰痛的病因很多，全面的检查及评估对明确腰痛病因十分必要。尽管排除一些引起腰痛的因素比较容易，但是确定腰痛尤其是非神经根性痛的准确病因仍然是困难的。

3. 腰痛患者的评估。

我们应该像对待其他症状一样认真的评估和管理腰痛。虽然大多数腰痛的病例都采取保守治疗，但是持续时间超过1个月的腰痛需要完整的临床评估，包括一整套病史、体格检查及实验室检查数据。病史应该着重于疼痛的部位、性质、缓解因素及伴随症状，包括下肢无力、膀胱及胃肠功能的改变。完整的内外科诊疗经过和系统回顾也十分必要。为了鉴别引起疼痛的不同病因，体格检查应注重于腰部及下肢。在行任何介入治疗之前，应行腰骶部MRI和计算机断层成像（computed tomography，CT）检查，以明确诊断和排除较少见的疼痛原因，如恶性肿瘤和硬膜外脓肿。

4. 腰椎间盘突出症患者的典型临床表现有哪些？

腰椎间盘突出症患者平均年龄为30～50岁。髓核突出（椎间盘突出）通常发生在创伤如提重物之后，也可在没有任何外界刺激事件下发生。疼痛的皮区分布范围取决于受累的神经根，可以在大腿后侧（低位腰椎间盘）或腹股沟区及大腿前侧（中高位腰椎间盘）。疼痛和偶尔伴发的神经功能失调可由神经根受机械压迫引起，也可由退行性的椎间盘释放的物质（如，磷脂酶A，缓激肽，组胺）引起的化学炎症引起。腰痛通常在弯腰、咳嗽或打喷嚏时加重，在休息或卧床后缓解。胃肠及膀胱功能异常较为少见。CT及MRI在确诊腰椎间盘突出症上有极大的价值。但是影像学表现必须结合临床症状，因为影像学的阳性表现可能与症状是不相关的。约30%的无症状的成人在腰椎MRI上有异常表现。

体格检查表现为腰骶丛受到牵张时疼痛加剧。“弓弦征”（髋关节屈曲，膝关节伸展时压迫腘窝引出的神经根性痛）和Lasègue试验（继发于腿伸直时足部背屈的神经根性痛）阳性提示神经受到刺激。

受累神经分布的皮区也可表现为感觉缺失。L_4神经根病可表现为膝部反射减弱，而S_1神经根病表现为踝部反射减弱。神经根病也可引起相应区域的运动障碍，例如，L_5神经根病可引起足背屈力弱。

5. 腰椎间盘突出症及腰椎管狭窄症的鉴别诊断。

腰椎管狭窄症，常见于老年患者，通常由中央椎管或侧部椎间孔狭窄引起。引起椎管狭窄的原因包括：后部腰椎小关节增大、骨关节炎形成的骨赘、黄韧带肥大及椎间盘纤维环膨出。患者由于上述结构侵及神经根或马尾神经而产生典型的神经根性痛，也可表现为非神经根性腰痛。部分椎管狭窄的患者可能有神经源性跛行，即行走时出现腿痛而坐下或休息时缓解。神经源性跛行不同于血管源性跛行，在于前者坐位时症状缓解，而后者在停止行走后缓解。

椎管狭窄症引起的疼痛，与椎间盘突出症引起的疼痛的不同之处在于，前者在腰椎屈曲时缓解，而后者的典型表现是在平躺时缓解而腰椎屈曲时加重。另外一个不同之处在于，椎管狭窄时因为该病的弥漫特性疼痛及神经功能障碍覆盖多个取皮机；而腰椎间盘突出症病变分布取皮机较为局限。腰椎管狭窄症引起的腰痛往往为慢性，不适程度较弱且病程迁延；相反，腰椎间盘突出症疼痛的特点为急性，程度较为剧烈（表69-1）。

通过CT和MRI可以做出明确诊断。但如在问题4中提到的，影像学表现与临床症状相符在确诊疾病中最有意义。

表 69-1 腰椎管狭窄症 *vs*. 腰椎间盘突出症

腰椎管狭窄症	腰椎间盘突出症
疼痛在脊柱屈曲时缓解	疼痛在平躺时缓解 疼痛在屈曲时加重
疼痛及神经功能障碍覆盖多个皮区	分布皮区较为局限
慢性轻度不适 病情较为迁延	急性且较为剧烈

6. 肌筋膜综合征（触发点）的发病机制是什么？如何治疗？

超过50%的人群中都存在肌筋膜触发点。急性肌肉拉伤或慢性的重复性动作都可引起组织损伤及肌质网钙离子释放，从而导致局限性，持续性的肌纤维痉挛。肌筋膜综合征表现为清晰的、定位明确的某区域疼痛、压痛，且压迫拉紧的肌束时常引起疼痛（跳动征）。

肌筋膜综合征有多种治疗模式。比较常见的包括氯乙烷喷疗及牵引技术，触发点注射局部麻醉药（可注射或不注射甾体类药物），按摩疗法，经皮神经电刺激及针刺疗法。尽管肉毒菌素也有应用，但其在肌筋膜综合征所引起疼痛中的治疗效果还没有被临床试验证明。

7. 骶髂关节疾病的临床表现有哪些？如何治疗？

骶髂（SI）关节引起的疼痛占慢性、非神经根性腰部疼痛的20%。SI关节是被许多强劲的韧带包绕的滑膜关节。SI关节拉伤及退行性变可引起腰部疼痛及活动受限。SI关节病变引起的疼痛不局限于关节，可放射至同侧臀部及股后侧，偶可引出反跳痛。Faber试验（髋关节屈曲、外展、外旋位引起的单侧腰痛）阳性提示SI关节性疼痛。

SI疾病可通过荧光透视引导下关节周围甾体类药物注射治疗。该种治疗造成的缓解往往是一过性的，偶有达到长期缓解的案例。SI关节的神经分布未完全清楚，仍然存在争议，一些长期缓解技术，如射频损毁术效果变化较大。物理治疗及恰当的药物治疗对缓解疼痛有所帮助。

8. 腰椎小关节是什么？其病变的典型表现有哪些？

腰椎小关节病变在老年及年轻腰痛患者中均常见。腰椎小关节是每个脊椎节段都有的成对真滑膜关节。腰椎小关节滑膜炎及退行性变引起受累关节压痛及臀部、大腿后侧疼痛，偶在脊柱伸展时加重。

腰椎小关节病变、骶髂关节炎及腰骶神经根性病变引起的疼痛十分相似。腰椎小关节病变的这一诊断依靠于病史、体格检查及影像学检查。唯一的确诊方法是，通过阻滞支配腰椎小关节的内侧支神经的诊断性治疗。确诊后，神经射频损毁是可长期缓解疼痛最好的方法，腰椎小关节局部麻醉剂和甾体类药物注射也可长期缓解疼痛。

9. 硬膜外甾体类药物注射治疗的机制是什么？

神经根性痛多由化学刺激导致的神经炎症引起，少数由神经受到的直接压迫引起。相比于口服甾体类药物，注射到硬膜外腔内的甾体类药物可以在神经根处达到更高的浓度产生抗炎作用。硬膜外甾体类药物注射（epidural steroid injections，ESIs）的应用疗程要根据患者的反应；传统的“食谱”疗法，即每两周3次注射的方法不再是操作规范。典型的ESIs治疗方案包括80 mg甲泼尼龙，12～18 mg的倍他米松，或40～80 mg的曲安西龙。如果患者的疼痛有显著但不完全的缓解，注射可在3～4周内重复。如果没有缓解，应当考虑更换硬膜外甾体注射的路径。最常用的路径有椎间孔入路、尾椎入路及腰椎间隙入路，且无论选择哪个路径，都应在荧光透视引导下应用造影剂进行硬膜外注射。对比增强荧光透视镜确保注射针头置入适宜的位置，以达到注射至目标位置并减少血管内注射的风险。

近期更多研究显示经椎间孔的ESIs在治疗根性疼痛方面有获益，包括减少疼痛、恢复功能及减少外科手术的概率。经尾椎的ESIs在根性痛及腰椎管狭窄症和腰椎间盘退行性变引起的非根性痛的治疗中都显示了作用。更早的关于椎间隙注射的研究结论差异较大，但其中多数实验都有设计上的瑕疵。

年轻患者及疼痛病程小于6个月的患者往往对ESIs治疗反应效果更好。大量的应用都证明了这项技术是相对安全的，已经被认定但少见的并发症包括：硬膜刺伤、水钠潴留、充血性心力衰竭、高血糖、硬膜外脓肿和硬膜外出血。椎间孔入路有造成甾体复合物注射入神经根动脉的风险，而造成脊髓前动脉栓塞及麻痹。

10. 椎间盘破裂的发病机制是什么？如何诊断及治疗？

椎间盘破裂（IDD）是引起腰部轴性痛（非神经根性痛）的常见原因。慢性重复性动作或急性牵拉造成的椎体软骨终板骨折，往往会引起纤维环不同程度的撕裂而造成IDD。神经末梢会生长进入内环（该结构正常情况下无神经分布），并受到撕裂造成的髓核释放的化学物质的影响而变得敏感。临床上，IDD往往表现为轴向的带状背痛。腰骶部MRI对诊断IDD有所帮助，但与影像学表现及临床表现均相关的有创椎间盘镜检查在诊断IDD上更具敏感性及特异性。

口服镇痛药及理疗都是IDD的一线治疗方法。针对IDD的介入治疗还存在争议，且没有得到广泛的应用。ESIs尽管有所应用，但少有证据表明其效果。椎间盘内电热凝固技术（intradiscal electrothermocoagulation，IDET）得到了许多疼痛科医师的拥护，但其效果还未在大规模研究中得到证实。IDET技术是指，将一根灵活的探针经皮刺入椎间盘纤维环后产生热凝固作用。IDET技术的作用机制被认为是，它能够切断腰椎间盘的神经支配，使致敏的化学物质变性，凝固腰椎间盘中的胶原以愈合撕裂，及通过凝集破坏痛觉感受器。此外将热损毁改为射频损毁也可用于治疗纤维环撕裂。此外，对IDD表现不稳定的患者，脊椎融合术是十分必要的。

11. 治疗腰痛的口服药有哪些？

口服镇痛药和理疗在大多数腰痛病例的治疗中都应当作为基石。非甾体抗炎药（nonsteroidal anti-inflammatory drugs，NSAIDs）常用于缓解腰痛，既起到抗炎作用也起到镇痛作用。前列腺素增加痛觉感受器对疼痛刺激因子的敏感性，并加强缓激肽的致痛作用。NAISDs通过抑制环氧化酶从而抑制前列腺素的合成，起到抗炎镇痛的作用。NSAIDs的副作用包括：胃肠刺激、肾功能不全、血小板抑制、高血压及耳鸣。常用的NSAIDs包括双氯芬酸75 mg每天2次，美洛昔康7.5 mg每天2次，依托度酸200～400 mg每天3次（最大剂量每天1000 mg)。选择性环氧化酶-2抑制剂（塞来昔布每天200 mg）既可以产生抗炎镇痛作用，又能减少消化性溃疡及出血等NSAIDs类药物的有害副作用。

近年来，抗惊厥药物（加巴喷丁，普瑞巴林）也用在神经性源性腰痛的治疗中。这类药物的镇痛作用的机制仍不明确，有假说提出，抗惊厥药是通过减少钙内流从而减少神经递质的释放起到镇痛作用。这类药物一个有益的副作用是镇静，因此常常在夜间大剂量使用以帮助患者睡眠。抗惊厥药物从低剂量开始使用（加巴喷丁100～300 mg每天3次，普瑞巴林25 mg每天3次）并逐渐加至有效量。其副作用包括镇静、眩晕、体重增加，尤其是在用量较大的情况下。

尽管不常用，三环类抗抑郁药（tricyclic antidepressants，TCAs）也可作为镇痛药物。TCAs（如阿米替林和去甲替林）减少5-羟色胺和去甲肾上腺素（起抑制脊髓痛觉下行传导通路作用）的再摄取。TCAs的镇痛作用不依赖其抗抑郁作用。TCAs对疼痛治疗的有益的副作用包括：镇静（促进夜间睡眠），加强阿片类药物的镇痛作用和提升情绪。

肌肉松弛药（如，环苯扎林5～10 mg，美他沙酮800 mg，替扎尼定2～4 mg，所有药物均每天3～4次）可短期应用于肌肉痉挛导致的疼痛。这类药物最常见的副作用是镇静。环苯扎林的缓释制剂可睡前应用15～30 mg，以减少肌痉挛造成的疼痛和促进良好睡眠（表69-2）。

表69-2 腰疼治疗方案

类型	药物	剂量（口服）	副作用
NSAIDs	双氯芬酸 美洛昔康 依托度酸 塞来昔布	75 mg bid 7.5 mg bid 200～400 mg tid（最大剂量每天1000 mg） 200 mg qd	胃肠刺激 肾功能不全 血小板抑制 肝功能不全 心肌梗死风险增加 耳鸣
抗癫痫药	加巴喷丁 普瑞巴林	100～300 mg tid* 25 mg tid*	镇静 眩晕 体重增加
肌肉松弛药	环苯扎林 美他沙酮 替扎尼定	5～10 mg tid 或 qid 15～30 mg hs（加量）+ 800 mg tid 或 qid 2～4 mg tid 或 qid	镇静

bid，一天2次；hs，睡前；NASIDs非甾体抗炎药；qd，一天1次；qid，一天4次；tid，一天3次。

* 起始低剂量逐渐加至有效量。

+ 睡前服用以减少肌痉挛引起的疼痛及促进睡眠

尽管阿片类药物在急性疼痛的短期治疗中被大多数医师承认和使用，但在慢性疼痛中阿片类药物的长期应用依然存在争议。一些研究指出了其安全性和益处，包括镇痛和改善功能；但另有研究指出与阿片类药物应用相关的副作用，包括：恶心和便秘，药物耐受而导致的药物使用量增加，成瘾，呼吸抑制，皮肤瘙痒，痛觉过敏，欣快感及烦躁不安。此外，长期应用阿片类药物还会导致免疫及内分泌功能缺陷。医师应仔细考量患者是否能长期应用阿片类药物，且使用时应遵循美国疼痛介入医师协会出版的指南。

12. 腰椎手术失败综合征的定义及管理。

腰椎手术失败综合征（failed back syndrome，FBS）是指在腰椎手术后，出现的持续腰痛，通常伴功能减退的综合征。FBS的发病率为30%～50%。

FBS 的病因包括手术并发症（手术瘢痕），所谓“手术失误”（如，错误的诊断），但不包括足够广泛的手术或新发的病变。

由于引起 FBS 的原因很多，因此治疗种类较多且应把重点放在病因治疗上，尽管病因往往很难确定。可用于治疗 FBS 的技术包括，应用局麻药和甾体类药物的选择性神经根阻滞；手术瘢痕周围的经尾椎或腰椎间隙硬膜外腔注射甾体类药物（ESIs）；硬膜外松解术，即解除硬膜外腔粘连的技术；以及硬膜外镜，可用于直视下行粘连松解及甾体类药物注射。脊髓刺激正逐渐成为难治性 FBS 的重要治疗手段，这项技术是将一组电极置入硬膜外腔，当电刺激产生时起到镇痛作用。电极和电源/电池通过外科手段被放置于皮下以不影响自由活动。应先试验性地经皮置入电极，当至少有 50％的疼痛缓解和镇痛药量减半时，方可植入永久电极。

长期的镇痛药物可联合上述侵入性技术应用于 FBS 患者，理疗及积极地生活方式也是十分必要的。

推荐阅读

Abdi S, Datta S, Lucas LF: Role of epidural steroids in the management of chronic spinal pain: a systematic review of effectiveness and complications. Pain Physician 8:127, 2005.

Botwin K, Brown LA, Fishman M, et al.: Fluoroscopically guided caudal epidural steroid injections in degenerative lumbar spinal stenosis. Pain Physician 10:547, 2007.

DePalma MJ, Ketchum JM, Saullo T: What is the source of chronic low back pain and does age play a role? Pain Med 12:224, 2011.

Furman MB, Kothari G, Parikh T, et al.: Efficacy of fluoroscopically guided, contrast-enhanced lumbosacral interlaminar epidural steroid injections: a pilot study. Pain Med 11:1328, 2010.

Ghahreman A, Ferch R, Bogduk N: The efficacy of transforaminal injection of steroids for the treatment of lumbar radicular pain. Pain Med 11:1149, 2010.

Manchikanti L, Cash KA, McManus CD, et al.: Preliminary results of a randomized, equivalence trial of fluoroscopic caudal epidural injections in managing chronic low back pain: part 1—discogenic pain without disc herniation or radiculitis. Pain Physician 11:785, 2008.

Manchikanti L, Singh V: Interventional techniques in chronic spinal pain. ASIPP Publishing, Paducah KY, 2007.

McGuirk BE, Bogduk N: Acute low back pain. p. 1094. In Fishman SM, Ballantyne JC, Rathmell JP, (eds): Bonica's management of pain, 4th edition, Lippincott Williams & Wilkins, Philadelphia, 2011.

McGuirk BE, Bogduk N: Chronic low back pain. p. 1105. In Fishman SM, Ballantyne JC, Rathmell JP (eds): Bonica's Management of Pain, 4th edition, Lippincott Williams & Wilkins, Philadelphia, 2011.

Trescot AM, Boswell MV, Atluri SL, et al.: Opioid guidelines in the management of chronic non-cancer pain. Pain Physician 9:1, 2006.

病例70

疱疹后神经痛

Yury Khelemsky，MD

（舒瑞辰　译　王国林　校）

问题

1. 什么是疱疹后神经痛？
2. 疱疹后神经痛的病理生理过程怎样？
3. 疱疹后神经痛的临床表现是什么？
4. 疱疹后神经痛发生的风险因素是什么？
5. 疱疹后神经痛能被预防吗？
6. 什么药物能用来治疗疱疹后神经痛？
7. 什么干预措施能用来治疗疱疹后神经痛？

一位82岁的老年女性患者，因严重右胸壁疼痛就诊于疼痛科。5个月前开始疼痛，在相同区域的水疱皮疹爆发以前就出现；然而，病变愈合后痛苦仍持续。疼痛从背部向前胸部放射，性质呈刺痛和灼痛。

1. 什么是疱疹后神经痛？

疱疹后神经痛（postherpetic neuralgia，PHN）是一种慢性疼痛综合征，发生在水痘-带状疱疹病毒的急性爆发后，也称为带状疱疹。在急性带状疱疹后，颅神经节或背根神经节的休眠病毒再次活化，引起一个或多个皮节的疼痛和特征性皮疹。典型的表现是疼痛在急性带状疱疹临床治愈后约1个月消失，然而大约10%的患者出现持续性疼痛，从出疹开始一旦疼痛超过4个月将其列为PHN。

2. 疱疹后神经痛的病理生理过程怎样？

疱疹神经痛急性发作时，疼痛是继发于病毒颗粒沿神经游走引发的炎症以及神经结构的损伤。脊髓背角初级传入神经元的持续活动可诱导刺激的时程增强，被称为中枢敏化。中枢敏化伴随神经元变性可能是PHN的病理生理机制。正在进行的病毒复制似乎并不是PHN发生的原因。

3. 疱疹后神经痛的临床表现是什么？

PHN患者的典型表现为胸椎、颈椎或三叉神经的分布区域的刺痛、灼痛，疼痛区域伴随愈合的皮疹。极少数情况下，患者可能直接出现神经分布性疼痛，没有前导皮疹。异常性疼痛，定义为正常非疼痛刺激引发的疼痛，如轻触皮肤即引发疼痛，普遍发生于PHN患者。也可能会出现对疼痛、触摸、温度、振动的敏感性降低或缺失。PHN会引发严重的心理障碍，降低生活质量，特别是老年患者。

4. 疱疹后神经痛发生的风险因素是什么？

老年、严重皮疹、急性疼痛剧烈、初始出现深部疼痛、女性、眼部位置、焦虑抑郁和异常性疼痛是预测PHN发生的风险因素。

5. 疱疹后神经痛能被预防吗？

多种策略已经被用于预防PHN，包括疫苗接种、抗病毒药物、三环类抗抑郁药、加巴喷丁类药物、椎管内阻滞和周围神经阻滞。带状疱疹不能在个体之间传播。然而，水痘带状疱疹病毒能从急性患者传染给未患过水痘的人，引发水痘但并非带状疱疹。疫苗接种是最有效的预防性干预，使PHN的发病率降低66.5%。发病时应用各种抗病毒药物，都能在出疹72 h内降低急性疼痛的程度和PHN的持续时间。在出疹48 h内使用阿米替林（一种三环类抗抑郁药），并持续使用2个月，能降低PHN的发病率。在一项非对照性研究中发现加巴喷丁联合抗病毒药物治疗可有效预防PHN的发生。但硬膜外或鞘内注射局部麻醉药、糖皮质激素或两者同时应用能否预防PHN仍尚未明确，因为这方面的研究结果混杂。星状神经节和椎旁阻滞可能用于预防PHN（框70-1）。

框 70-1 疱疹后神经痛的预防

- 疫苗接种
- 抗病毒药物
- 三环类抗抑郁药（如阿米替林）
- 硬膜外类固醇注射
- 加巴喷丁
- 星状神经节阻滞
- 椎旁阻滞

6. 什么药物能用来治疗疱疹后神经痛？

阿片类药物、加巴喷丁类药物、三环类抗抑郁药、利多卡因贴剂、曲马多、辣椒碱和双丙戊酸钠可用于治疗 PHN。虽然目前认为联合不同作用机制的两种或以上药物能提供更有效的镇痛，但任何单一或联合用药的证据仍较弱。目前的指南建议三环类抗抑郁药、加巴喷丁类药物和局部应用 5%利多卡因贴剂作为一线治疗，局部使用辣椒碱和阿片类药物作为二线治疗。

三环类抗抑郁药物治疗 PHN 的效果良好。然而，这些药物会引起明显的抗胆碱能副作用。去甲替林和地昔帕明可能比阿米替林更易耐受。加巴喷丁类药物、普瑞巴林和加巴喷丁的疗效类似。头晕、嗜睡是最常见的副作用。曲马多的疗效比阿片类镇痛药小，但副作用也较少。

5%利多卡因贴剂提供局部治疗而不引起系统性副作用。其他局部治疗，如 0.075%辣椒碱乳膏和 8%辣椒碱贴剂，可能被采用；然而，由于容易出现用药部位反应使这些治疗被划分为二线治疗。为了防止用药部位烧灼，使用 8%的辣椒碱贴剂前必须进行表面麻醉。如果使用恰当，单一药物治疗可以提供 12 周的镇痛（框 70-2）。

7. 什么干预措施能用来治疗疱疹后神经痛？

鞘内注射类固醇可能有效治疗 PHN；然而，这种方式的使用是有限的。脊髓刺激和周围神经刺激已经被报道成功用于急性带状疱疹和 PHN 治疗，但仍缺少随机对照研究。鞘内注射乙醇是用于治疗顽固性 PHN 的最后选择（框 70-3）。

框 70-2 药物治疗

- 阿片类药物
- 加巴喷丁类药物
- 三环类抗抑郁药
- 利多卡因贴剂
- 曲马多
- 辣椒碱贴剂
- 丙戊酸钠

框 70-3 介入治疗

- 鞘内类固醇注射
- 脊髓刺激
- 外周神经刺激
- 鞘内乙醇注射

推荐阅读

Argoff CE: Review of current guidelines on the care of postherpetic neuralgia. Postgrad Med 123:134-142, 2011.

Benzon HT, Chekka K, Darnule A, et al.: The prevention and management of postherpetic neuralgia with emphasis on interventional procedures. Reg Anesth Pain Med 34:514, 2009.

Delaney A, Colvin LA, Fallon MT, et al.: Postherpetic neuralgia: from preclinical models to the clinic. Neurotherapeutics 6:630, 2009.

Edelsberg JS, Lord C, Oster G: Systematic review and meta-analysis of efficacy, safety, and tolerability data from randomized controlled trials of drugs used to treat postherpetic neuralgia. Ann Pharmacother 45:1483, 2011.

Harke H, Gretenkort P, Ladleif HU, et al.: Spinal cord stimulation in postherpetic neuralgia and in acute herpes zoster pain. Anesth Analg 94:694, 2002.

Iseki M, Morita Y, Nakamura Y, et al.: Efficacy of limited duration spinal cord stimulation for subacute postherpetic neuralgia. Ann Acad Med Singapore 38:1004, 2009.

Kanbayashi Y, Onishi K, Fukazawa K, et al.: Predictive factors for postherpetic neuralgia using ordered logistic regression analysis. Clin J Pain 28:712, 2012.

Pickering G, Leplege A: Herpes zoster pain, postherpetic neuralgia, and quality of life in the elderly. Pain Pract 11:397, 2010.

Sampathkumar P, Drage LA, Martin DP: Herpes zoster (shingles) and postherpetic neuralgia. Mayo Clin Proc 84:274, 2009.

Upadhyay SP, Rana SP, Mishra S, et al.: Successful treatment of an intractable postherpetic neuralgia (PHN) using peripheral nerve field stimulation (PNFS). Am J Hosp Palliat Med 27:59, 2012.

Wallace M, Pappagallo M: Qutenza: a capsaicin 8% patch for the management of postherpetic neuralgia. Expert Rev Neurother 11:15, 2011.

Watson CP, Evans RJ, Watts VR, et al.: Post-herpetic neuralgia: 208 cases. Pain 35:289, 1988.

病例71

复杂性区域疼痛综合征

Vinoo Thomas，MD · Gordon M. Freedman，MD · Joel M. Kreitzer，MD

（王春艳 译 王国林 校）

问题

1. 复杂性区域性疼痛综合征1型和2型的定义？
2. 关于复杂性区域疼痛综合征病因的病理生理学相关理论是什么？
3. 描绘复杂性区域疼痛综合征的不同阶段特点。
4. 复杂性区域疼痛综合征的症状和体征是什么？
5. 如何诊断复杂性区域疼痛综合征？
6. 有哪些神经阻滞方法可用于复杂性区域疼痛综合征的诊断和治疗？
7. 治疗复杂性区域疼痛综合征的其他方法有哪些？

女性患者，39岁，秘书职业，既往健康，于一年前在工作中摔倒，导致右上肢受伤。伤后10日起，患者于晨起后出现手掌到前臂严重的烧灼痛。并开始出现手臂肿胀，间歇性地苍白和潮红。患者主诉前臂有严重的触痛，无法穿长袖衬衣，无法使用手臂，情绪抑郁。

1. 复杂性区域性疼痛综合征1型和2型的定义？

复杂性区域性疼痛综合征（complex regional pain syndrome，CRPS）是一种疾病的过程，表现为连续性疼痛，疼痛性质多为灼痛，通常由外伤或伤害性刺激所引起。CRPS常表现为不同程度的自主神经系统和神经营养功能的改变，并伴有感觉和运动功能障碍。

CRPS 1型以前被称为反射性交感神经营养不良，而CRPS 2型则被称为灼性神经痛。改变名称是依据这些疾病的可能病因而除去旧的理论。

CRPS 1型和2型有相似的体征和症状。在CRPS 2型患者，通常有显著的神经损伤的病史，如外伤性截肢；而CRPS 1型诱因可能是轻伤，也可能永远无法确定病因。

2. 关于复杂性区域疼痛综合征病因的病理生理学相关理论是什么？

在过去的十年里，人们对CRPS的理解已大幅增加。3个主要的病理生理途径已经确定：异常的炎症机制、血管舒缩功能障碍和适应不良的神经可塑性。CRPS的临床异质性表现为伤害性刺激后被激活的上述病理生理途径在患者中的变异。

即使是轻微的组织损伤也可以充分放大创伤组织的伤害信号，导致长期的外周超敏反应。然而，这一过程中免疫系统和神经系统相互作用的方式，特别是在骨骼、肌肉和结缔组织中，还没有完全理解。

血管舒缩功能障碍在CRPS是常见的。受影响的四肢，在初期通常是比健康四肢温度高，稍后会比健康四肢温度低。这种温度的转变表明，缩血管神经元活动性在CRPS是随着时间的推移而变化的。

在持续性疼痛的患者中，中枢神经系统会发生功能和结构变化，而这些变化对于CRPS患者，同样被认为是特别重要的。一个重要的潜在机制是痛觉过敏的启动。根据这一理论，一个短暂的刺激引发初级传入伤害性感受器发生持久的变化，进而促使它们未来对通常不会引起疼痛的轻度刺激产生高反应性。

其他的理论包括：假突触的存在或可能由于损伤导致的躯体和交感神经系统的神经短路。这些连接是客观的结构连接还是受神经递质影响的化学连接，目前还不清楚。这些假突触可以解释CRPS的临床表现。那些受自主神经系统调控的刺激，如对情感、体温、天气的反应，通过躯体神经系统改变路径，引起疼痛。那些由受躯体神经支配的刺激，如轻抚摸，通过自主神经系统改变路径，引起不协调的交感神经反应。

3. 描绘复杂性区域疼痛综合征的不同阶段特点。

CRPS 通常包括 3 个的不同阶段（表 71-1）。

表 71-1　复杂性区域疼痛综合征阶段

阶段	名称	时间	临床表现
1	急性充血	数天到数周	严重烧灼或针刺样疼痛 皮肤红色、温暖、干燥 痛觉过敏 痛觉异常
2	营养不良	数周至数月	皮肤苍白、发绀、发凉 痛觉过敏 痛觉异常
3	萎缩	数月至数年	皮肤光滑 毛发脱落 指甲变脆 肌肉萎缩 骨骼脱钙（Sudek 萎缩）

阶段 1：急性充血阶段

阶段 1 发生在初始损伤的数天至数周。其突出的特点是严重烧灼或针刺样疼痛。这是交感神经阻滞的显著迹象；受影响的区域是发红、温暖和干燥的。痛觉过敏（对刺激反应过大）和痛觉异常（对非疼痛刺激呈现出疼痛反应）是该阶段最明显的症状。在阶段 1 进行治疗，其预后最佳。

阶段 2：营养不良阶段

阶段 2 发生于初始损伤的数周至数月。这个阶段的症状和体征与交感神经过度兴奋引起的症状和体征一致。所涉及的区域特点为苍白、发绀和发凉。与痛觉过敏和疼痛异常相关的烧灼样疼痛是很常见的。虽然在这个阶段的治疗可以成功，但症状持续时间越长，预后越差。

阶段 3：萎缩阶段

阶段 3 发生于初始损伤的数月至数年。由于交感神经异常放电，引起长期的血管收缩，进而导致所涉及的区域组织发生萎缩。烧灼感和痛觉过敏变得不那么突出，营养变化占主导地位。该区域的皮肤变得光滑和薄弱，毛发开始脱落。指甲变脆，肌肉萎缩。在该部位的骨骼 X 线片上呈现出典型的片状脱钙，被称为 Sudek 萎缩。在此阶段，疼痛缓解和功能性恢复的预后都很差。

通常，患者并不经历该综合征所有的 3 个阶段。阶段可能被跳过，或者适当的治疗可能会阻止病情发展。

4. 复杂性区域疼痛综合征的症状和体征是什么？

CRPS 1 型患者通常有很小的创伤史，或患者可能不记得有受伤的病史。而 CRPS 2 型患者有较为主要的伴有明显神经损伤的受伤史。很少情况下，脑血管意外或心肌梗死可并发 CRPS。最常见的 CRPS 症状是烧灼样疼痛。尽管 CRPS 通常发生在四肢，但它可以发生在身体的任何地方，包括脸或主要的关节，如膝盖或肩膀。由于其不典型表现，发生于关节的 CRPS 诊断是非常困难的，在排除了其他病理学的诊断后，临床医生在高度怀疑基础上才能诊断。由于该综合征受交感神经支配，受影响的区域表现为非脊神经皮区分布。神经系统异常，如疼痛异常和痛觉过敏是 CRPS 的常见症状，但可发生于躯体神经病变。根据疾病的不同阶段，所涉及区域的颜色、温度、出汗和营养变化情况可能存在不同程度的改变。少见的表现包括运动和感觉障碍。

5. 如何诊断复杂性区域疼痛综合征？

CPRS 的临床诊断通过询问病史和体格检查完成。诊断 CPRS 可基于国际疼痛研究协会发布的 Orlando 标准，或者基于其修改版本，称为 Budapest 标准，总结如下：

a. 持续性疼痛，与刺激不成比例；
b. 必须具备下面“d”中 3 个类别中的至少一种症状；
c. 必须具备下面“d”中 2 个或更多类别中的体征；
d. 其他诊断标准不能更好解释的症状和体征；
  ⅰ. 感觉：痛觉过敏或痛觉异常；
  ⅱ. 血管舒缩性：体温不对称，皮肤颜色变化，或皮肤颜色不对称；
  ⅲ. 汗腺调节神经或水肿：水肿、发汗的变化或发汗不对称；
  ⅳ. 肌肉运动或营养：运动范围减少，运动功能障碍（肌无力、震颤或肌张力障碍），或营养变化（毛发、指甲、皮肤）。

最常用的诊断测试是阻断相关区域的交感神经支配，记录临床症状的改善。

6. 有哪些神经阻滞方法可用于复杂性区域疼痛综合征的诊断和治疗?

诊断和治疗 CRPS，最常见的两种交感神经阻滞是星状神经节和腰交感神经阻滞。星状神经节由靠下的颈交感神经节和第 1 胸交感神经节融合形成。在解剖结构上，它位于 C_7 或 T_1 的横突附近，它的轴突来自于 T_1～T_5 脊髓水平交感神经细胞体。轴突通过星状神经节支配头部、颈部和上肢的交感神经。

虽然星状神经节位于 C_7～T_1，但传统上星状神经节阻滞选择在 C_6 横突水平，即 Chaissagnac 结节所在位置。在这个水平上进行注射的好处包括降低气胸的风险和减少血管内注射的发生率。大多数患者的椎动脉位于 C_7 横突前部和穿 C_6 横突孔。虽然多年来操作只是依照解剖标志进行，但目前大多数操作由透视引导在 C_6 或 C_7 水平进行。透视引导和造影剂的使用，增加了 C_7 水平操作的安全性和阻滞成功的可能性。头部和颈部区域交感神经阻滞成功的表现是：出现 Horner 征（上睑下垂、瞳孔缩小和无汗症）。上肢交感神经阻滞成功的标志是手臂血管扩张或温度增加。星状神经节阻滞的并发症包括声音嘶哑、血管内（椎动脉）注射引起的惊厥发作、气胸、心动过缓、膈肌麻痹、鞘内或硬膜外注射、手臂无力、出血和感染。

腰交感神经阻滞涉及下肢 CRPS。应该经透视与造影剂引导确定适当的进针位置后再进行这些阻滞操作。针应该放在 L_2、L_3 或 L_4 水平腰椎体的前面，通常是在 L_3 水平。下肢交感神经阻滞成功的标志是腿部血管舒张或温度增加。并发症包括腹股沟痛、选择性神经根阻滞、血管内注射、脊麻或硬膜外麻醉、肾损伤和椎间盘内注射。

7. 治疗复杂性区域疼痛综合征的其他方法有哪些?

在与其他治疗方法相结合的情况下，针对 CRPS 的防止营养变化的物理治疗是至关重要的。治疗成功的关键似乎主要在于尽早治疗。心理治疗有时是一种有效的辅助治疗方法。

药物治疗 CRPS 的目的是使患者更加舒适，以方便物理治疗、减轻疼痛并减少神经元放电。由于目前为止对 CRPS 的病因仍然缺乏了解，药物治疗的价值颇受质疑。然而，药物选择应以减少炎症、抑制神经异位放电、控制交感神经电流流出为目标。降钙素、双膦酸盐、自由基清除剂、类固醇和加巴喷丁等药物中，目前只有双膦酸盐治疗显示出改善效果。口服的抗交感神经药，如 β-受体阻滞药在降低交感神经放电的同时也可引起全身性的副作用，特别是与心血管系统相关的副作用。三环类抗抑郁药和抗心律失常药物也被报道用于 CRPS 的治疗。阿片类药物由于存在成瘾和滥用的风险，所以在治疗 CRPS 上存在争议。

区域性静脉内阻滞可以结合或代替交感神经阻滞。7 项比较区域性静脉内阻滞与安慰剂的随机对照试验目前正在进行中。可以使用混合的躯体和交感神经阻滞，如硬膜外麻醉或脊椎麻醉，但缺乏诊断特异性。对于难治型 CRPS，在第 2 年脊髓刺激呈现更好的统计结果；然而对于 5 年以上的预后，目前无统计学差异。

推荐阅读

Marinus J, Moseley GL, Birklein F, et al.: Clinical features and pathophysiology of complex regional pain syndrome. Lancet Neurol 10: 637, 2011.

Stokes LT, Goebel A: Complex regional pain syndrome in adults: concise guidelines. Clin Med 11:596, 2011.

Tran DQ, Duong S, Bertini P, et al.: Treatment of complex regional pain syndrome: a review of the evidence. Can J Anaesth 57:149, 2010.

病例72

癌性疼痛管理

Gordon M. Freedman, MD · Joel M. Kreitzer, MD · Vinoo Thomas, MD

（李伊泽　译　王国林　刘金锋　校）

问题

1. 癌性疼痛的发生率是多少？
2. 器官系统的癌性疼痛的流行病学是怎样的？
3. 癌症患者疼痛的病因是什么？
4. 什么是世界卫生组织阶梯治疗？
5. 制订癌性疼痛的长效镇痛方案的参考指南有哪些？
6. 阿片类药物定量缓释镇痛管理的优势是什么？
7. 什么是爆发痛？如何治疗？
8. 描述腹腔神经丛的解剖结构。
9. 实施腹腔神经丛阻滞的适应证是什么？
10. 如何完成腹腔神经丛阻滞？可能会发生的并发症有哪些？
11. 酒精神经破坏性阻滞和苯酚神经破坏性阻滞的区别？
12. 什么情况下可应用鞘内或硬膜外镇痛管理癌性疼痛？

一名57岁男性患者向疼痛管理专家咨询上腹部疼痛放射到后背部的问题。患者巩膜轻度黄染。磁共振成像（magnetic resonance imaging，MRI）显示胰头部肿物。

1. 癌性疼痛的发生率是多少？

美国的癌症新发病例数是每年200万。其中，50％中期癌症患者和75％晚期癌症患者有疼痛症状。癌性疼痛的发病例数大约为每年100万。

2. 器官系统的癌性疼痛的流行病学是怎样的？

不同器官系统相关的癌性疼痛有可变性。胰腺癌是导致疼痛最常见的癌症。骨癌是第二常见可引起癌性疼痛的恶性疾病。这两种癌症可导致＞80％的患者有疼痛症状。乳腺、肺、结肠癌患者中有疼痛症状的占＞70％。淋巴瘤和白血病患者有疼痛症状的占60％。

3. 癌症患者疼痛的病因是什么？

癌性疼痛有很多诱因。接近65％的患者疼痛原因是由于直接侵犯，累及神经或神经轴，内脏梗阻或远处转移灶。25％癌症疼痛由抗癌治疗引起。抗癌治疗相关疼痛的诱因包括手术、诊断措施、化疗副作用和放射治疗并发症。在肿瘤患者中，10％的疼痛原因是与癌症无关的综合征。癌症患者同时也会有常见的非癌性疼痛综合征，比如背部疼痛和头痛。

4. 什么是世界卫生组织阶梯治疗？

世界卫生组织（the World Health Organization，WHO）制订了治疗疼痛的阶梯疗法（框72-1）。这个方案允许使用镇痛效果较弱的药物用于初发疼痛患者（第一阶梯），随后加入强效药物，按照逐步增加阶梯的方式（第二阶梯和第三阶梯）直至患者感到舒适。根据WHO统计，大约85％的癌症患者可以使用此治疗方案保证舒适度。

在WHO的阶梯治疗中，第一阶梯药物包括非阿片类镇痛药，如非甾体抗炎药（nonsteroidal anti-inflammatory drugs，NSAIDs），抗抑郁药和抗惊厥药。第二阶梯药物包括“弱阿片类药物”，由于其与对乙酰氨基酚或NSAIDs联合用药，因而有封顶剂量。第三阶梯止痛药包括所有的单一阿片类制剂，包括短效制剂和缓释制剂。尽管应用了大剂量的第三阶梯阿片类药物，第一阶梯非阿片类药物应继续应用，这可以通过不同的作用机制发挥镇痛作用。同时必须掌握不同阿片类药物的等效剂量转换。

WHO阶梯治疗可以在临床上进一步推广，包括微创技术。口服镇痛药是第一次尝试，随后静脉内阿片类药物、硬膜外置管镇痛、植入镇痛设备（例如，鞘内输液泵）和最终的神经毁损也将推广阶梯治疗理念。

框72-1 癌痛的阶梯管理

- WHO阶梯治疗
  - 第一阶梯——非阿片类镇痛药
  - 第二阶梯——“弱阿片类药物”（联合应用对乙酰氨基酚或NSAIDs）
  - 第三阶梯——纯阿片类药物
- 硬膜外置管
- 植入镇痛设备
- 神经毁损治疗

5. 制订癌性疼痛的长效镇痛方案的参考指南有哪些?

通常大多数指南推荐，治疗癌性疼痛使用不同类镇痛药物的组合，以尽量减少任何一种药物的副作用。该药物组合应作用在不同的疼痛通路，充分利用他们的联合和协同效应，具体如下：

- 阿片类药物应有设定剂量和缓释机制（表72-1），可作用于在脑和脊髓的阿片受体。
- NSAIDs通过抑制前列腺素合成可引起周围疼痛受体脱敏。
- 抗抑郁药通过抑制再摄取血清素和去甲肾上腺素，从而激活脊髓下行抑制疼痛通路。
- 抗惊厥药（可选）可用于治疗神经病理性疼痛。
- 快速起效镇痛药可作为一种按需给药（“prn”）的主要成分处理突然发生的爆发痛。

表72-1 常用的长效阿片类药物

名称	给药间隔时间（小时）	等效剂量（相当于吗啡10 mg IV）
缓释盐酸氢吗啡酮（Exalgo；马林克罗特制药，黑兹尔伍德，MO）	24	8 mg po
缓释口服吗啡（美施康定；普渡制药LP，斯坦福，CT）	8～12	30 mg po
缓释吗啡（Avinza；辉瑞公司，纽约州）	24	30 mg po
缓释口服吗啡（Kadian；阿特维斯美国，帕西帕尼，新泽西州）	12～24	30 mg po
缓释口服羟考酮（奥施康定；普渡制药LP，斯坦福，康涅狄格州）	8～12	20 mg po
缓释口服羟吗啡酮（ER Opana；远藤健康解决方案公司，马尔文，巴拿马州）	12	10 mg po
缓释他喷他多（Nucynta ER；杨森制药，泰特斯维尔，新泽西州）	12	100 mg po
左啡诺	6～8	4 mg po/2 mg IV
美沙酮	6	20 mg po/10 mg IV
贴剂		
连续释放芬太尼贴剂（多瑞吉；杨森制药，泰特斯维尔，新泽西州）	72	100 μg/h＝吗啡3 mg/h IV
丁丙诺啡透皮贴剂（Butrans；普渡制药LP，斯坦福，康涅狄格州）	1周	5 μg/h＝吗啡每天30 mg po

IV，静脉注射；po，口服

6. 阿片类药物定量缓释镇痛管理的优势是什么?

设定缓释剂量的阿片类药物与短效镇痛药相比，随着时间的延长，前者在治疗窗内维持镇痛药血药浓度更稳定。治疗窗是指预期临床效果的血药水平范围，在这种情况下可达到镇痛效果。如患者的血药水平超出治疗窗，则会出现药物副作用。而治疗窗以下的血药水平将无镇痛效果，并且导致患者承受疼痛之苦。相反，按需给药（“prn”）的剂量可在大约三分之一的时间中维持镇痛药的血药浓度在治疗窗内，而设定缓释剂量的药物提供更好的镇痛并且使整体的副作用较少。缓释阿片类药物的新剂型具有减少滥用风险的优势。

7. 什么是爆发痛? 如何治疗?

爆发痛是指有基础疼痛且长期接受阿片类药物治疗的患者，突发的短暂加重的疼痛。在癌症患者中约 64%会发生爆发痛，平均每天发作 4 次，发作时间为<3 min，持续时间约 30 min。爆发痛可以是由于每次长效镇痛药给药间隔的末期产生的突发疼痛，伴非自主症状（咳嗽，打喷嚏，胀气），也可以是自发性的。

爆发痛的处理主要是应用快速起效的短效镇痛药。一类新的突破性镇痛药（表 72-2）可用于处理急性癌性疼痛，被称为快速起效阿片类药物。在这类镇痛药物中可以选择芬太尼（高亲脂性）。其起效时间约 5～15 min，且其药代动力学曲线反映了与急性疼痛有关的时间框架。现在需要通过生产快速起效阿片类药物的厂家来完成风险评估和缓解策略（risk evaluation and mitigation strategies，REMS）。该 REMS 的目的是要尽量减少这些快速起效阿片类药物误用和滥用的风险。该战略强调有关正确临床使用快速起效阿片类药物的教育工具发放到执业医师、药剂师和患者。所有参与者必须掌握其风险与收益，以便能够开具此类药物。

表 72-2 速效阿片类药物（芬太尼）

	吸收部位	剂型
Abstral（ProStrakan 公司，加拉希尔斯，英国）	舌下	片剂
Actiq（梯瓦制药，佩塔提科瓦，以色列）	口腔	锭剂
Fentora（梯瓦制药，佩塔提科瓦，以色列）	口腔	片剂
Lazanda（阿基米德制药的美国公司，旧金山，加拿大）	鼻内	喷雾
Onsolis（梅达制药，萨默塞特，新泽西州）	口腔	贴片
Subsys（INSYS 治疗公司，钱德勒，阿塞拜疆）	舌下	喷雾

8. 描述腹腔神经丛的解剖结构。

腹腔神经丛是交感神经系统的一部分，并且是由腹腔、肠系膜、主动脉肾神经节组成。穿过腹腔神经丛的神经纤维源于 T_5～T_{12}的胞体，穿出脊髓后在椎旁神经节中无突触联系。这些交感神经纤维形成较大、较小和最小的内脏神经，在腹腔动脉周围大约 L_1 水平合并。在此处，它们与节后纤维形成突触，支配隔膜以下大肠以及脾曲以上的腹腔器官，包括胃、小肠、大肠、胰腺、肝胆系统、肾、肾上腺、脾和网膜。腹腔神经丛包含内脏传入和传出纤维以及一些副交感神经纤维。

9. 实施腹腔神经丛阻滞的适应证是什么？

腹腔神经丛阻滞的 3 个主要适应证：

- 为了治疗腹腔内器官疼痛（由腹腔神经丛支配），特别是继发于恶性肿瘤的疼痛，这是用于进行腹腔神经丛阻滞最常见的原因（该方法也可用于非恶性疼痛）；
- 为了增加腹部绞痛患者血液流向内脏血管；
- 为了增加胃肠道运动障碍综合征患者的肠蠕动，如糖尿病或硬皮病。

10. 如何完成腹腔神经丛阻滞？可能会发生的并发症有哪些？

腹腔神经丛阻滞通常在透视或计算机断层扫描术（computed tomography，CT）下进行。患者呈俯卧位，除非腹水或其他腹腔内问题不能耐受该体位。腹腔神经丛位于主动脉前和腔静脉后。穿刺针从身体的两侧向 L_1 椎体的两侧的前方进针。注入染料确认针在腹膜后的位置。无论是局部麻醉的诊断性阻滞（通常为 0.25%布比卡因）或神经破坏剂（见问题 11）治疗性阻滞，最多注入 40 ml 药液。

腹腔神经丛阻滞可发生并发症，包括：低血压，伤及临近脏器（如肾、胰腺、胸膜、肺、主动脉、肠），下肢感觉迟钝或运动功能障碍，血管内注射，腹膜后血肿，以及鞘内、硬膜外、腰大肌内或骨内注射（框 72-2）。与任何侵入性操作的情况相同，必需严格无菌技术，避免感染，尤其是患有癌症的患者可能存在免疫抑制。

框 72-2 腹腔神经丛阻滞并发症

- 低血压
- 损伤肾、胰腺、胸膜、肺、主动脉、肠
- 下肢感觉迟钝或运动功能障碍
- 血管内注射
- 腹膜后血肿
- 硬膜外、鞘内、椎间盘、骨内、腰大肌内注射

11. 酒精神经破坏性阻滞和苯酚神经破坏性阻滞的区别？

神经破坏性阻滞可通过多个模式实现，包括酒精或苯酚（表 72-3）。酒精神经破坏性阻滞通常在

表 72-3 酒精神经破坏性阻滞和苯酚神经破坏性阻滞的区别

	酒精	苯酚
作用机制	提取神经胆固醇、磷脂和脑苷脂脂蛋白和黏蛋白的沉积	神经细胞蛋白质的凝固
注射	疼痛	局部麻醉作用（?）
蛛网膜下腔	低比重	高比重
效力	较大（?）	较小（?）
作用时间	长效	短效
外周血管注射	安全	可能引起血管壁坏死

50%～70%的浓度下使用。它通过提取神经组织中的胆固醇、磷脂和脑苷脂以及使脂蛋白和黏蛋白沉积从而产生神经毁损效果；这导致施万细胞及轴突的损伤。临床上，注射酒精会导致疼痛，如果用于鞘内注射，酒精是低比重的。与苯酚相比，酒精可以产生更长的作用持续时间。

苯酚的主要神经破坏作用是通过蛋白质凝结。这也导致非选择性神经组织的损伤。苯酚可能具有继发性局部麻醉作用。苯酚经鞘内给药是重比重的。苯酚对于血管组织有很大的亲和力，因此必须要考虑使用后会损伤相邻血管。由于这个原因，许多疼痛专家喜欢用酒精（而不是苯酚）做腹腔神经丛阻滞。射频损毁、冷冻消融和甘油是用于神经毁损的其他方式。

12. 什么情况下可应用鞘内或硬膜外镇痛管理癌性疼痛？

硬膜外和鞘内镇痛系统允许应用多种阿片类药物，局部麻醉剂和佐剂（例如，可乐定，巴氯芬）直接进入中枢神经系统。与口服和静脉给药方式相比，硬膜外和椎管内镇痛系统需要的药物剂量小且副作用较少。特别是，局部麻醉药能强化镇痛且可能产生阿片节约效应。

永久鞘内镇痛储液器比硬膜外输注系统放置更昂贵，但在长期使用的情况下较便宜。如果患者的预期寿命是>3～4个月，有内部泵的鞘内镇痛系统是比较经济的选择。

推荐阅读

De Leon-Casasola OA (ed): Cancer pain. Saunders, Philadelphia, 2006.
Gordon DB, et al: American Pain Society recommendations for improving the quality of acute and cancer pain management. Arch Intern Med 165:1574, 2005.
Portenoy RK: Treatment of cancer pain. Lancet 377:2236, 2011.
Ripamonti CI, Bandieri E, Roila F: Management of cancer pain: ESMO Clinical Practice Guidelines. Ann Oncol 22(Suppl 6):69, 2011.
Yan BM, Myers RP: Neurolytic celiac plexus block for control in unresectable pancreatic cancer. Am J Gastroenterol 102:430, 2007.

第 13 部分

门诊麻醉

病例73

门诊手术

Laurence M. Hausman MD · James M Koppel MD
（陈 齐 张 野 译 李爱民 校）

问题

1. 门诊手术有何优点？
2. 哪些患者可以考虑接受门诊手术？
3. 哪些患者不适合门诊手术？
4. 糖尿病患者适合门诊手术吗？
5. 门诊手术的类型？
6. 门诊手术术前禁食时间多久合适？
7. 麻醉前是否应该使用药物促进胃排空或者改变胃液酸度和胃液容量？
8. 如何进行门诊手术的麻醉前评估？
9. 门诊手术术前所需实验室检查？
10. 是否每个门诊手术前都需要内科评估？
11. 门诊手术术前是否可以应用抗焦虑药物？哪些药物适合？
12. 最终取消或者推迟手术的原因有哪些？
13. 门诊手术理想的麻醉药是什么？
14. 在门诊条件下，有无实施全身麻醉的相对或者绝对禁忌证？
15. 对门诊患者实施区域阻滞麻醉的优缺点有哪些？
16. 门诊患者实施神经阻滞技术的优缺点有哪些？
17. 描述四肢手术时采用的静脉区域麻醉技术（Bier 阻滞）。
18. 哪些镇静药可以用来强化区域麻醉？
19. 对门诊患者实施神经阻滞麻醉时需要特别关注的并发症是什么？
20. 是否所有的门诊麻醉都需要气管插管？
21. 门诊手术中丙泊酚作用如何？
22. 何为全凭静脉麻醉？其有何优缺点？
23. 何为“适度镇静”？何时应用？相对全身麻醉其有何优缺点？
24. 是否能够避免琥珀胆碱引起的肌痛？
25. 相对过量的苯二氮䓬类药物能否用拮抗药安全处理？
26. 新型吸入麻醉药相对于旧的吸入麻醉药有优势吗？
27. 恶心和呕吐的原因有哪些，如何防治？
28. 解决门诊手术术后疼痛的最佳方案是什么？
29. 门诊手术患者的出院标准是什么？
30. 门诊手术出现计划外住院的原因有哪些？
31. 全身麻醉后患者何时能驾驶机动车？
32. 对于门诊手术患者术后治疗中心的作用是什么？
33. 如何保证并不断改进门诊麻醉的质量？

患者，女性，38 岁，拟下午 3 时在门诊行盆腔镜诊断性检查。患者于术前 1 h 携其 11 岁的儿子到门诊，表现出极度焦虑不安。患者既往存在无症状性食管反流病；有长期哮喘病史，经吸入拟交感神经药和类固醇药物控制良好；患有Ⅰ型糖尿病，目前每天早晨给予 25 U 中性鱼精蛋白锌（neutral protamine Hagedorn，NPH）和 6 U 短效胰岛素，每天晚上给予 10 U NPH 和 3 U 短效胰岛素进行控制。

1. 门诊手术有何优点？

门诊手术优点很多。首先，患者可以尽快地回到熟悉的家庭环境中，这对于小儿和老年患者特别重要。门诊手术可以降低医源性感染的风险，也能降低开错药、拿错药的风险。

总体医疗费用大大降低。费用节省的部分原因是减少了实验室检查项目、医疗会诊和药物的使用。当然还有避免了住院费和使用住院相关医疗设施的费用。

再者，其他优点包括手续的简化；以及由于门诊手术是由一个小的相对固定的团队来完成，因此可以更好地保护患者的隐私。

2. 哪些患者可以考虑接受门诊手术？

适合门诊手术的患者应该有相对稳定的身体状况。但是，现在一些医学中心也为美国麻醉医师协会（American Society of Anesthesiologists，ASA）Ⅲ级甚至ASA Ⅳ级的患者在门诊进行一些相对非侵入性的治疗和检查。通常来说，身体状况差的患者，只适合进行一些创伤很小的门诊手术，而ASA Ⅰ～Ⅱ级的患者可以行相对创伤较大的门诊手术。有心血管疾病的患者发生围术期并发症的风险明显增加，不适合行某些门诊手术。患有严重的身体或精神疾病的患者不适合行门诊手术。患者本人和照顾患者的人必须理解并遵循术后注意事项。

门诊手术比较适合儿童患者。通常儿童手术比成人手术时间更短、费用更低、创伤更小。儿童门诊手术的好处包括：不改变儿童的饮食安排，减少儿童与父母分离的时间，儿童暴露于陌生和令其恐惧的医院环境的时间大大减少。因为像鼓膜切开术、包皮环切术、腹股疝修补术等儿童常见的手术术后所需恢复的时间很短，患儿术后尽早回家是可行的。

对于有疑问或者有问题的患者，外科医师和麻醉医师在手术前进行沟通和协商十分必要。外科医师、患者、患者家属都必须同意进行门诊手术。然而，保险公司的保险计划可能不予部分患者报销，因为在门诊可以完成的手术如果住院治疗，那么住院的花费通常是不予报销的。必须提出医疗上需要住院治疗的无可争议的理由，才能得到术后住院治疗的批准。

3. 哪些患者不适合门诊手术？

孕后期＜55～60周的早产儿不适合行门诊手术。这些患儿在镇静或麻醉后12 h甚至48 h内可能发生致命性的呼吸抑制和心动过缓。因此建议术后住院监护。基于相同的原因，孕后期＜44周的足月新生儿只有在住院后才实施手术，并且术后进行至少12～18 h的呼吸监护。如有可能，任何需要镇静和麻醉的手术或者诊断性操作，均应该推迟，直到新生儿渡过这个危险期再进行。

4. 糖尿病患者适合门诊手术吗？

糖尿病患者行门诊手术对麻醉医师来说是个挑战。因为糖尿病患者糖代谢平衡的形势严峻，所以对于体质虚弱的糖尿病患者需要住院行手术。术前必须仔细估计糖尿病患者是否存在靶器官损害。心血管疾病、自主神经功能紊乱、肾功能不全以及胃肌轻瘫，都可能导致围术期潜在问题的发生。

为了避免高血糖和低血糖两种极端情况以及酸中毒的发生，Ⅰ型糖尿病患者的手术最好安排在手术日第一台或者第二台。无论禁食与否，延迟给予胰岛素可能发生酮症酸中毒。因此，患者一到达门诊，就应持续给予胰岛素和葡萄糖。胰岛素的给药途径包括皮下注射或者静脉注射。与皮下注射1/3～1/2剂量的长效胰岛素相比，持续静脉给予短效胰岛素没有明显优势。另一种方案，清晨手术的患者术后即刻注射常规剂量的长效胰岛素同时改变进食的时间和相应未来注射胰岛素的时间。

依靠口服降血糖药控制血糖的糖尿病患者，必须通过指尖血糖或者实验室方法严密监测血糖。有些口服降糖药（例如氯磺丙脲）半衰期可达到60 h。Ⅱ型糖尿病患者很少发生酮症酸中毒，但是出现明显高血糖和脱水时，Ⅱ型糖尿病患者也会发生高渗性非酮症性昏迷。

出院前，必须确认糖尿病患者能够进食，无恶心、呕吐，从而无能量摄入不足的顾虑。

5. 门诊手术的类型？

以前门诊手术的时间限于1.5 h内，因为以前只有长效麻醉药，长时间应用明显影响患者苏醒，从而影响出院时间。然而，新型的可以快速清除的全麻药物，能够安全地应用于长时间的全麻手术患者。

具体的门诊手术类型取决于门诊手术室是真正的独立单元（例如地理位置远离医院）或者门诊手术室就在院内还是与住院患者共用手术设施。院内的门诊手术室通常可以接受比较严重的患者，开展较复杂的手术。当发生无法预计的大出血时，院内门诊手术室可以及时获得血库的支持。当然，可以预见的大出血，独立的门诊也可以预先准备好血液制品以便及时输注。也可以为患者准备1 U以上的自体血，以便术中或者术后应用。可能需要输血的手术包括大范围吸脂术和乳房整形术。放射科和其他亚专科的及时协助诊治以及方便的夜间住院转诊使院内门诊手术室可以开展更复杂、创伤更大的手术。

理想的门诊手术所带来的液体转移和血液丢失引起的生理变化影响应该相对较小。涉及各个专科及亚专科的手术，包括白内障摘除术、乳房小手术、整形外科手术、宫颈扩张和刮宫术、宫腔镜检查、流产、腹腔镜和关节镜检查、腹股沟疝和脐疝修补术等。所有这些手术的共同点是仅有轻到中度的术后疼痛，而且通过口服镇痛药得到良好的控制。

在早期的门诊手术中，扁桃体切除术是需要留院过夜观察的手术之一。如今，尽管术后观察的时间相对较长，但是很多中心的门诊都开展扁桃体切除术。恶心和呕吐是扁桃体切除术最常见的并发症之一。术后出血通常可能发生在术后 6 h 内。因此，让平素身体健康、居住地距离门诊手术中心不远、家中有能负责的成年人照顾并且术后饮水不引起恶心和呕吐的扁桃体手术患者术后回家是安全的。患者扁桃体切除术后早期饮水可能会引起咽痛，因此，出院前充分补液十分重要。

6. 门诊手术术前禁食时间多久合适？

门诊手术患者术前禁食、禁水时间与住院手术患者完全一致。ASA 指南推荐禁固体食物 8 h、禁易消化食物（烤面包和茶）6 h、禁母乳 4 h、禁清亮液体 2 h。一般认为 8 盎司（约 0.234 L）不含果肉的橙汁和不含牛奶的咖啡不会增加胃内容量。禁食可以使胃内容量和胃酸度明显降低，从而降低反流误吸的发生率和后果的严重性。

缩短术前禁食时间可带来其他好处。由于推迟手术或者接台手术等待过程中，患者喝些清亮液体可能感觉会更舒适、口渴感消失、饥饿感减轻。摄入含糖溶液可以使低血糖发生率降低。降压药、改善心功能的药物可以在术前 1 h 左右用 1 盎司（0.029 L）的水送服。

禁食指南不应仅局限于手术的每个病例中，而应该作为在医疗设施或医疗机构指南的一部分。

7. 麻醉前是否应该使用药物促进胃排空或者改变胃液酸度和胃液容量？

住院和门诊患者静态胃容量差异的研究结果存在争议。没有证据支持所有患者麻醉诱导前都应接受液态非颗粒抗酸药物（0.3 mol 枸橼酸钠，30 ml）治疗的观点。可溶性（非颗粒）的抗酸药替代了传统非吸收性的含有铝、镁或氢氧化钙的抗酸药，从而避免了传统抗酸药吸入后产生的化学性损伤。其他的药物包括 H_2 受体阻滞药（雷尼替丁或法莫替丁），可以抑制胃酸的分泌、减少胃容量。有报道老年患者静脉给予西咪替丁后可能发生谵妄。与西咪替丁相比，雷尼替丁效能更强、特异性更高、作用时间更长。甲氧氯普胺（胃复安）能够增加食管下段括约肌张力，促进胃排空，但是不能保证胃的完全排空。甲氧氯普胺与 H_2 受体阻滞药联合应用可能比单独应用更加有效。然而，目前不推荐给没有特殊风险的患者常规应用以上药物。此外，尽管非颗粒抗酸药物能够立即起效，但是静脉给药后 30 min 才能达到作用高峰。

糖尿病患者（常伴有自主神经功能紊乱或胃肌轻瘫）、已经明确有症状的食管裂孔疝、胃食管反流病、妊娠、显著肥胖、急腹症、正在使用或者滥用阿片类药物，都能增加麻醉诱导、全麻苏醒期以及深度镇静时反流和误吸的发生率。以上情况，推荐给予预防性用药。术前联合 H_2 受体阻滞药、可溶性抗酸药和甲氧氯普胺三种药物预防并没有更多获益。如果选择应用 H_2 受体阻滞药，应术前晚上和手术当日早晨两次给药。另一种有效的预防反流误吸的用药方案是手术当日早晨给药甲氧氯普胺，手术前即刻给药非颗粒性的抗酸药。

尽管给予药物和禁食处理，但胃内仍然可能存在大量酸性内容物。然而，误吸的发生率相对较低。如果患者出现误吸，在呼吸空气的情况下咳嗽、喘鸣和低氧血症的症状在 2 h 内没有加重，那么发展成为严重呼吸并发症的可能性很小。身体其他情况健康病情稳定的患者在麻醉后恢复室（postanesthesia care unit，PACU）观察几小时后可以考虑出院回家，但是必须保证一旦出现症状，患者能够及时联系到医师。

8. 如何进行门诊手术的麻醉前评估？

理想的情况是患者与其麻醉医师通过电话预约在术前一天会面，建立联系、取得信任，采集病史和进行体格检查。适当的实验室检查可以进行，如有必要进行相应会诊，所有的医疗信息全部记录在案。

为避免患者和其家属不必要的奔波，一些医疗机构由护士或者麻醉医师在术前几天进行电话会诊。通过电话会诊可以了解既往史，给出一般或者有针对性的医嘱，并且进行一些安慰。这样，必要的实验室检查包括心电图、放射性检查和其他病史采集部分可以在手术前执行。根据事先制订的标准和患者现有疾病决定最终需要的检查项目。手术当日，麻醉医师必须和患者核对所有的相关信息，进行相应的体格检查并签署知情同意书。

手术医师应该对患者术前准备负主要责任，因为外科医师可能是术前唯一见到过患者的医师。除了详细的采集病史和体格检查外，外科医师需要提起必要的会诊。为了使检查更加顺利，外科医师可以根据医疗机构制订的指南选择实验室和其他检查流程。而且应当建立外科医师办公室和实验室无障碍信息交流机制，以便及时获得不正常的监测结果以及其他各种报告结果。

麻醉医师术前访视应该提前安排时间、远离手术室，以一种轻松、悠闲、富有人文关怀的气氛中进行。患者脱去衣服躺在手术床上进行麻醉访视和检查是很不合适的。外科医师和护士的等待以及器械的准备对麻醉医师实施麻醉也会造成一定的压力。

麻醉医师不应忘记询问患者是否应用违禁药。在某一个患者群体中，有 25%的患者尿检违禁药呈阳性。应该根据滥用药物的情况做出适当处理，改变患者治疗计划甚至取消手术。另外应用违禁药可能降低患者术后遵从医嘱的能力和注意力。

9. 门诊手术术前所需实验室检查？

对于医院附属的或者靠近医院的门诊手术室，其临床实验室检查指南应该与相应的医院要求一致。目前认为全面的非选择性的实验室检查、放射性检查以及其他的检查异常情况的检出率很低，对患者管理的意义不大。患者的术前检查应该有选择性，应该依据患者的病史和体格检查的结果进行。随意的检查可能带来严重有害的潜在风险。为了解释异常检查结果，又需要进一步检查。有些有创检查是有其内在风险的。异常结果往往被简单的忽视，但是存在可能的医学法理责任。随意的检查项目往往能发现一些不正常结果，但是与手术方案和麻醉计划都不相关。一些医学中心应用掌上电脑采集患者病史，树状图分布的系列问题会根据患者先前回答的结果收集更多的信息。根据交互式会诊的结果，电脑会提供一份详细的病史和需要的术前检查项目的报告。一些门诊手术中心对<40～50 岁的健康男性和女性的浅表手术患者，不进行任何检查项目。

10. 是否每个门诊手术前都需要内科评估？

门诊手术患者应该和住院患者一样进行完整术前评估，规则和标准是相同的。不论什么时候，当患者的病情存在问题时，都要进行内科和专科医师的会诊。虽然，有些门诊手术对生理干扰小，但是麻醉没有大小。完整的书面病史和体格检查是麻醉和手术前所必须的病史的一部分。如果患者没有需要内科医师或专家会诊的并发症，病史和体检应该由外科医师完成。

11. 门诊手术术前是否可以应用抗焦虑药物？哪些药物适合？

门诊手术麻醉目标是让患者早期出院回家，所以应该考虑到所给的抗焦虑药和镇痛药虽然是短效药，也可能延迟麻醉苏醒时间和延长在麻醉恢复室停留的时间，以及延迟患者出院时间。许多患者手术前即刻会有焦虑不安，给药物预防治疗都是十分合情合理的。如果有必要，术前 1～2 h 口服地西泮 5～10 mg 或者在静脉通道建立后注射咪达唑仑 1～2 mg 都可以减轻焦虑。静脉注射咪达唑仑的麻醉效能很强，如果患者在见到手术医师之前就被静脉注射咪达唑仑，患者可能会无法记得是否见过外科医师。咪达唑仑也可以口服给药，但是由于肝的首过效应，剂量要大些（0.5～1.0 mg/kg）。术前给予阿片类药物可能增加术后恶心和呕吐（postoperative nausea and vomiting，PONV）发生率。可乐定，一种 α_2 受体激动药，术前口服给药可以产生镇静、减少麻醉药用量、降低全麻诱导期和维持期高血压和心动过速的发生率，其副作用包括口干、低血压和术后镇静。

应该在手术前教患者学会放松，这有利于降低焦虑水平。教这些术前放松技术需要时间和患者本人的动机，通常只是用于那些有严重恐惧症的患者。长效麻醉药和手术本身会延迟恢复时间、会耽误出院时间。尽管通过一些措施处理后，这些麻醉药（包括术前用药和术中麻醉用药的技术）对出院时间影响不大，但还是影响对指令的协调性以及快速反应时间。

12. 最终取消或者推迟手术的原因有哪些？

门诊手术最后时刻延期或取消手术的概率大于住院手术的取消概率，原因是多方面的。例如，外科医师再次体检发现病变消失；患者忘记需要禁食而在来医院前进食了固体或者液体食物；术前检查的异常结果没有被提前发现而在手术前发现等。外科医师和麻醉医师就异常检查结果进行及时沟通可以减少最后时刻取消手术的发生率。最后时刻取消手术不仅将患者和医师置于尴尬境地，还降低了门诊手术室的利用率。另外的情况还有发现了新的症状或者之前没有问出的病史，麻醉医师最后体格检查发现不能保证麻醉安全的情况，如发现了上呼吸道感染或者支气管肺部疾病。也可能因为患者迟到或者没有护送患者回家的人员而取消手术。

13. 门诊手术理想的麻醉药是什么?

没有哪一种麻醉药对所有手术都是理想的。当然，门诊手术麻醉的目标是让患者术后尽快出院，那么理想的全身麻醉（全麻）药就应该具备快速起效、快速恢复意识和平衡能力快，而且对循环系统和呼吸系统影响小，最好同时还具有遗忘、镇痛、肌肉松弛以及抗呕吐作用。目前不存在这样理想的麻醉药（表 73-1）。为了减少全麻药的副作用，局部麻醉技术，包括区域阻滞、静脉区域麻醉（Bier 阻滞）、各种入路的臂丛阻滞、踝部阻滞、脊椎麻醉以及硬膜外麻醉都可以用来替代全身麻醉的而成为患者麻醉的备选方案。

表 73-1 门诊手术麻醉用药

药物	分类	作用	给药剂量	潜在副作用
咪达唑仑	苯二氮䓬类药物	镇静/催眠	1～40 mg/70 kg	呼吸暂停、与阿片类药物合用有降血压作用
丙泊酚	双异丙基酚类	麻醉诱导、镇静/催眠	2.0～2.5 mg/kg；0.1～0.2 mg/(kg·min) 持续输注；10～20 mg 负荷剂量	注射痛、低血压、呼吸抑制、呼吸暂停
芬太尼	阿片类药物	镇痛	1～3 μg/kg	呼吸抑制、呼吸暂停、恶心、呕吐、抑制咳嗽、心动过缓、低血压
瑞芬太尼	阿片类药物	镇痛	0.5～1 μg/kg 负荷剂量；持续输注 0.02～0.3 ug/(kg·min)	呼吸抑制、呼吸暂停、恶心、呕吐、抑制咳嗽、心动过缓、低血压
雷尼替丁	H_2 受体抑制药	抗组胺药	术前 150 mg 口服或 50 mg 静脉推注	头痛、虚弱、困倦、头晕、恶心、呕吐
纳洛酮	阿片类拮抗药	竞争性拮抗	20～40 μg 负荷剂量、滴定到有效应	戒断症状、高血压、心动过速、心律失常
氟吗西尼	咪唑苯二氮䓬类	特异性苯二氮䓬类拮抗剂	0.2 mg/min 直到总量 1.0 mg，可 20 min 后重复再用	中枢神经系统兴奋、惊厥、恶心、呕吐、急性脱瘾性脑综合征
氟哌利多	丁酰苯类药物	止吐	10～20 μg/kg；0.625～1.25 mg/70 kg	烦躁不安、椎体外系征、镇静、低血压、淡漠、紧张征、QT 间期延长、尖端扭转型心动过速，FDA“黑匣子”警告
昂丹司琼	5-HT_3 受体	止吐	4 mg/70 kg 缓慢推注>2.5 min	注射痛、皮疹、头痛
地塞米松	类固醇药物	止吐、抗炎	4～10 mg	会阴烧灼感、高血糖
经皮东莨菪碱	抗胆碱药	止吐、抗晕动病	1.5 mg 缓释片	口干、烦躁不安、镇静
拉贝洛尔	α_1-和 β-受体阻滞药	降血压	5～20 mg 负荷剂量，每 5 min 可重复给药总量可达 80 mg	支气管痉挛、传导延缓、心动过缓
艾司洛尔	相对选择性 β_1 受体阻滞药	降血压，抗心律失常	10 mg 负荷剂量，必要时每 3 min 增加一次给药总量可以达到 300 mg；也可以按 50～200 μg/(kg·min) 持续输注	心动过缓、传导延缓、低血压、支气管痉挛、充血性心衰
地氟烷	醚类药物	全身麻醉药	最低肺泡有效浓度 6%	心肌抑制；呼吸抑制；刺激气道

FDA，美国食品药品管理局；IV，静脉注射；5-HT_3，5-羟色胺

14. 在门诊条件下，有无实施全身麻醉的相对或者绝对禁忌证？

有时如有可能，尽量避免实施全麻。例如，患者有严重的没有控制好的哮喘病史或者有大泡性肺气肿病史，不应该接受全麻。这些患者接受全麻可能引起严重并发症，这时就不应该过分纠结硬膜穿刺后头痛（postdural puncture headache，PDPH）的风险了。当然，这些患者不同于普通患者，最终麻醉方式的选择需要结合患者情况以及麻醉医师的意见。此外，如果患者没人陪同独自来门诊做一个很小的手术，用局部麻醉而不要用镇静药可能就满足了手术需要，这样患者可以独自回家无需陪伴。但是，有时候需要静脉给予镇静药来补充局麻的不足，这种情况下必须有人员陪同。

15. 对门诊患者实施区域阻滞麻醉的优缺点有哪些？

对门诊手术患者实施区域阻滞麻醉有不少好处，比如术中镇静药需要量很小或者根本不需要，术后仅有轻微的“宿醉感”或者没有。对失去意识感到恐惧或者担心全麻后失控的患者倾向于选择区域阻滞。有些行关节镜手术的患者强烈希望保持清醒，以便观察手术。

然而，脊椎麻醉和硬膜外麻醉都有缺点。有人担心门诊术后 PDPH 发生率增加。然而，经验表明，门诊手术和住院手术患者术后 PDPH 发生率相当，但是术后有较长时间的卧床会延迟 PDPH 的出现时间。进行脊椎麻醉时，选择比传统型号小的或者新型设计的穿刺针（如 Greene，Sprotte，Whitacre），可以显著减少 PDPH 的发生率。笔尖式的 Greene 针、圆锥形的 Sprotte 针或者侧开口的 Whitacre 针劈开（而不是切割）硬膜外纤维，都可以减少脑脊液的外漏，减轻 PDPH。控制 PDPH 的发生率理想目标是减少到 1%～2%或者更少。使用各种针发生的技术失败也要计算在内。

必须告知门诊手术患者术后 PDPH 的风险，因为门诊手术患者都希望术后快速恢复到正常活动。另外，减少 PDPH 的建议包括穿刺是保持穿刺针斜面与身体长轴和硬膜外纤维走行平行，这样做是以期能够分离硬脊膜而减少对硬脊膜纤维的切割作用。避免多次穿刺也有效。建议保持术中和术后足够的液体输注，避免术后过度运动和抬头。有持续的 PDPH 的患者需要进行硬膜外血液补片治疗，因此术后 24～48 h 电话询问任何可能存在的问题变得很重要。门诊手术患者 PDPH 的保守治疗包括给予传统的镇痛药、补液和卧床休息。如果患者有严重的甚至不能忍受的头痛或者必须尽快回到工作岗位或者需要照顾孩子，需要早期考虑采用硬膜外血液补片治疗。

为了避免年轻患者发生 PDPH 的可能，如果需要进行区域阻滞或者是适应证，可以采用硬膜外麻醉。硬膜外麻醉相对于脊椎麻醉来说，需要更复杂的技术也更费时间。进行硬膜外置管可以根据手术的时间延长追加局麻药。此外，短效的局麻药可以使阻滞作用在手术后短时间内消退。但是，粗大的硬膜外针穿刺硬脊膜引起的 PDPH 发生风险。据报道，门诊手术患者全麻后头痛的发生率高于区域麻醉，这种头痛是能够忍受的而且有自限性，有假说认为它是由于术中及术后的饥饿和脱水造成的。

使用布比卡因和丁卡因的脊椎麻醉在恢复室停留时间达 6～8 h，这个情况必须在麻醉实施前考虑到，尤其是在当天晚些时候进行的手术。另外一个不利因素是运动神经恢复后自主神经还要被阻滞 1～2 h，这可能导致尿潴留而需要留置导尿管，表明交感神经阻滞时间的延迟与尿潴留的发生率增加相关。

16. 门诊患者实施神经阻滞技术的优缺点有哪些？

神经阻滞技术对于外科手术有很多好处，可以提供完善的术后镇痛，有利于患者早期出院回家。然而，只有在实施神经阻滞和手术时所给予的镇静药物是正确又是适量的，患者才可能很快恢复到术前的清醒状态和分辨能力。如果静脉仅给予很小剂量的阿片类药物，可以降低术后早期恶心的发生率，甚至完全避免。这有助于早期进食，并迅速恢复正常工作。

门诊手术实施神经阻滞也有一些缺点。神经阻滞的实施和起效时间长于全麻，有时神经阻滞实施和起效时间长于手术时间。臂丛阻滞和其他神经阻滞技术都有一定的失败率，麻醉无效和麻醉不完善都会延长等待手术开始的时间。有些患者因为不能忍受任何不适而需要在操作过程中使用很大剂量的镇静类药物，很显然这与实施区域阻滞麻醉的一些优点背道而驰。

手术当日之前没有见到麻醉医师，以为需要全麻的患者对实施其他麻醉没有心理准备。外科医师的偏好也会影响患者接受神经阻滞，偏好区域麻醉和神经阻滞麻醉的外科医师会在术前讨论中向患者介绍其好处和实用性。

17. 描述四肢手术时采用的静脉区域麻醉技术（Bier 阻滞）。

静脉区域麻醉技术，即 Bier 阻滞，是一种易于实施并且容易达到预期效果的四肢手术麻醉技术。特别适合肘关节以下的上肢手术，也可以用于下肢远端手术。它操作简单，只是需要在手术四肢的远端区域放置一个静脉针。它起效迅速，大部分手部手术的麻醉效果达到100%，整个手术过程中只略有不适。在手臂用弹力绷带驱血后，止血带加压到超过收缩压 100 mmHg，然后去除绷带。从预先留置的静脉针注入 0.5%利多卡因 50 ml，约 10 min 后可以手术。

因为给予的局麻药中相当一部分要进入血液循环，麻醉医师必须警惕中枢神经系统（central nervous system，CNS）的改变。如果给药后不久止血带失效，可能造成惊厥。

通常情况下无需辅助或仅需辅助较少的镇静药，松开止血带后麻醉作用很快消退。因此，Bier 阻滞常用于术后疼痛较小的手术，很适合用于腱鞘囊肿切除、扳机指修复、异物取出和腕管松解等手术。

18. 哪些镇静药可以用来强化区域麻醉？

麻醉医师和患者之间的信任关系是最好的抗焦虑药，然而这种关系很难在门诊中心快速建立起来。经验表明，麻醉医师的术前访视就是一剂强有力的镇静药。

从药理学上讲，静脉给予咪达唑仑有很好的镇静和抗焦虑作用（表 73-1）。它是水溶性的，对血管无刺激，给药时无痛，起效快，具有良好的遗忘作用，很容易被患者接受。地西泮静脉注射会引起明显不适感，很多病例出现静脉炎。因此，静脉应用地西泮已经不是现在麻醉实施的用药范围了。相对于地西泮，咪达唑仑的半衰期为 1～4 h，相对较短，恢复时间明显变短。因为起效快，静脉给药最好每 2 min 追加 1～2 mg 确保滴定的效果确切。给予小到中等剂量的咪达唑仑作用通常可持续 20～30 min。较强的遗忘作用会干扰患者的配合和听从指导，因此术中可能变得不合作。一些患者用药后出现定向障碍，完全不能合作，甚至具有攻击性。此时，有必要加深镇静深度、进行药理学拮抗或者改为全麻。

当神经阻滞出现疼痛或者出现阻滞不全、需要追加短效阿片类药进行镇痛时，瑞芬太尼是很好的选择。可以静脉给予负荷剂量或者持续输注，负荷剂量为 0.5 μg/kg，可以反复追加直到达到满意效果。静脉输注时，剂量范围是 0.02～0.3 μg/(kg·min)。然而所有的阿片类药物都具有恶心、呕吐、呼吸抑制的副作用。因为瑞芬太尼没有再分布，快速被血浆酶清除，所以不能提供术后镇痛作用。可以选择芬太尼 25～50 μg 进行补偿镇痛。相对于瑞芬太尼，芬太尼有再分布现象，半衰期约 180 min，适合用于术后镇痛。

丙泊酚也用于镇静，可以负荷给药（10～20 mg）或者静脉持续输注 0.05～0.1 mg/(kg·min) 滴定到预期镇静效果。丙泊酚具有抗恶心、呕吐作用，特别适合门诊手术。

19. 对门诊患者实施神经阻滞麻醉时需要特别关注的并发症是什么？

锁骨上、锁骨下以及肌间沟径入路行臂丛神经阻滞时，气胸是潜在风险。从这个角度看，腋路是更好的选择。一旦发生气胸，需要放置胸腔引流管并且需要延长观察时间。从耳鸣到惊厥程度不同的 CNS 毒性，可能导致手术时间推迟甚至取消手术。脂肪乳剂应该能够随时取用，静脉注射应用于处理局麻药的心脏毒性作用。

20. 是否所有的门诊麻醉都需要气管插管？

门诊手术患者相对于住院患者是否胃容量更大仍有争议。既往身体健康、行择期手术患者，误吸的发生率较低，故不要求对每位患者行气管插管。对于发生误吸风险高的患者，必须行气管插管。如果需要与外科共用气道或者用声门上气道装置不能保证气道安全，也需要进行气管插管。

自 1991 年被美国食品药品管理局（Food and Drug Administration，FDA）批准应用以来，喉罩被证明可以安全用于住院患者和门诊患者手术。如今，有各种型号的喉罩被生产，广泛应用于新生儿至成人患者。全麻诱导后，喉罩在患者伸头嗅花位被盲插入咽部，放置喉罩需要足够的麻醉深度。套囊充气后，形成低压密闭可以进行正压通气或者自主呼吸通气。当患者恢复正常反射，能够按照指令反应并能张口时，可以轻轻地拔出喉罩。

喉罩使用得当，可以解放麻醉医师的双手，用来麻醉记录、调节监护或其他任务。喉罩使用后咽痛发生率低于气管插管。因为使用喉罩可以不用肌松药，所以可以避免琥珀胆碱相关性肌痛。还可以避免使用普通面罩和口咽通气道造成的眼球损伤和口腔损伤。没有牙齿的患者，面罩通气往往很困难，喉罩能够解决这个问题。喉罩不影响咽部以及声门的功能，放置后还可以进行有效的咳嗽。

喉罩通气时有发生误吸的报道，喉罩不能确保气道安全。具有高误吸风险的患者不能应用喉罩。然而，喉罩在紧急或急症困难气道管理时都推荐使用。喉罩禁忌证包括，口腔疾病、肺顺应性低、张口受限以及高误吸风险等情况。

21. 门诊手术中丙泊酚作用如何？

丙泊酚可以用于区域麻醉时的镇静，也可以用于全麻的诱导，还可以用于全麻的维持。丙泊酚是一种不溶于水、高蛋白结合力、亲脂性的化合物。具有快速再分布、能通过肝内和肝外（肺）代谢、能够快速恢复意识的特点。与传统短效巴比妥类相比，能够减少患者手术后镇静和困倦感。对 CNS 的抑制呈剂量依赖性，表现从轻度镇静到完全无意识。它既无逆行性遗忘作用，也无顺行性遗忘作用。用于全麻诱导，可以单次给药（2～2.5 mg/kg 慢推），其作用可以通过持续静脉输注来维持 0.1～0.15 mg/(kg·min)。虚弱患者和老年患者减量。对于区域麻醉镇静，可以单次给药 10～20 mg（0.3 mg/kg）或持续输注。和其他静脉全麻药一样，丙泊酚有明确的血药浓度和治疗效应关系，其提供手术麻醉的靶浓度是 3～6 μg/ml。

单独应用丙泊酚不能提供 100％的遗忘作用，有发生术中知晓的报道。通常和氧化亚氮、挥发性麻醉药以及咪达唑仑合用。对于全凭静脉麻醉（total intravenous anesthesia，TIVA)，短效的阿片类药物（如瑞芬太尼）可以和丙泊酚一起持续输注。单次追加丙泊酚可以快速地加深麻醉。另外一个好处是，丙泊酚可以大大减少术后恶心和呕吐的发生。丙泊酚的镇吐作用有利于患者早期出院。与硫喷妥钠诱导异氟烷和氧化亚氮维持相比，用丙泊酚诱导和维持 1 h 左右时长手术的麻醉，麻醉恢复速度一样快。丙泊酚麻醉患者恢复后会具有积极的情绪，恢复平衡力和运动的速度更迅速，术后需要镇痛药量较小，可能与其麻醉恢复质量较高有关。

丙泊酚的两大缺点是没有镇痛作用和产生注射痛。对于前一点，可以联合丙泊酚和阿片类药物（如瑞芬太尼或芬太尼）。对于注射痛，可以选择粗大的静脉注射或者提前预注射利多卡因。提前注射利多卡因 10～25 mg 或者将其加入丙泊酚溶液，可以解决绝大多数患者的注射痛问题。利多卡因加入丙泊酚可能产生沉淀，注意小的沉淀可能引起肺栓塞。

丙泊酚有诱发感染的风险，因为其溶媒是大豆油和卵磷脂混合的乳剂，后者是良好的细菌培养基。使用前即刻抽药并且注意无菌操作很有必要，另外必须在每位患者使用后扔掉注射器。全天候同一注射器用于不同患者，可能导致群发性细菌性败血症。

22. 何为全凭静脉麻醉？其有何优缺点？

TIVA 是一种通过静脉分次给予负荷剂量或者持续给药进行麻醉诱导与维持的技术（框 73-1）。全

框 73-1 全凭静脉麻醉的实施

尽可能靠近静脉导管近端给药
不使用氧化亚氮和吸入性麻醉药
建议持续输注药物
- 单独使用丙泊酚
  - 诱导剂量：2.0～2.5 mg/kg
  - 维持剂量：0.5～2.0 mg/(kg·min) 持续输注
    - 对于 70 kg 的患者，输注速率和异氟烷使用的百分数大致相同
  - 单用此药不提供遗忘作用，故可能发生术中知晓
- 丙泊酚和其他辅助药物合用
  - 丙泊酚＋镇静药（咪达唑仑）＋阿片类（瑞芬太尼或芬太尼）
  - 如果不希望患者术中体动，可加用肌肉松弛药
  - 出现浅麻醉体征时（高血压、心动过速、出汗、流泪、体动）
    - 增加丙泊酚输注速率，而不是阿片或者
    - 给予丙泊酚负荷剂量 10～40 mg
  - 如果血压和心率按照指南剂量难以控制
    - 推荐用 β-受体阻滞药（艾司洛尔或拉贝洛尔）和血管舒张药
    - 考虑使用麻醉深度监测
- 手术结束前停止输注阿片类药物*

手术结束前停止输注丙泊酚*

*停止输注时间取决于药物半衰期

麻的各个要素如催眠、遗忘、镇痛和肌肉松弛都可以通过调整不同的输注速度、改变血药浓度来实现。麻醉深度可以像转蒸发器调节预期麻醉深度类似的方式调节。

除了氧气、压缩空气和氮气外，TIVA 不使用任何其他的气体。使用吸入麻醉药时，即使用了排除废气的系统，手术室空气污染也是无法避免的，但 TIVA 可以规避。因为没有易燃气体的使用，该技术也适合激光外科手术。用于上呼吸道手术时，TIVA 可以与喷气式通气技术完美搭配。此外，静脉麻醉药物不依赖正常肺功能将药物“洗入”或“洗出”。

麻醉医师可以通过计算机辅助系统的精确调节，获得不同麻醉药和镇静药治疗所需的血药浓度。发生浅麻醉时可以通过单次负荷给药或者增加给药速度来处理。其他的益处包括术后快速苏醒以及使用丙泊酚后减少术后恶心和呕吐。

因为很少有医疗机构监测麻醉药的血药浓度，术中知晓是 TIVA 的潜在风险。虽然其可靠性仍然有争议性，用通过处理的脑电图（electroencephalography，EEG）来监测 CNS 的麻醉深度是一种可用的方法。每种仪器都可以用其自带程序分析 EEG 数据，并进行 0～100 线性评分。0 代表 EEG 被完全抑制，100 代表清醒、非镇静状态。每种仪器都有与全麻相关的、独特的数字范围。这些监护仪的数据对麻醉医师做出决定有一定价值。

传统上，一旦患者出现血压升高或者心率增快，麻醉医师会增加麻醉深度。其实，这些生命体征的变化原因是多方面的。最常见的原因是浅麻醉、疼痛和高血压病史。血压升高和心率增快伴有高脑电信号评分，提示很可能麻醉过浅。合适的处理措施是给负荷剂量的丙泊酚加深麻醉。如果脑电信号评分保持在全身麻醉范围内，出现血压升高心率增快，应该给予阿片类药物。阿片类药物的选择可以是短效药（如瑞芬太尼）用于暂时性的疼痛刺激（如胃镜检查），也可以选择长效药（如芬太尼）用于持续性疼痛（如切口疼痛）。

使用这种监护是否划算一直是麻醉界争论的热点。

23. 何为“适度镇静”？何时应用？相对全身麻醉其有何优缺点？

适度镇静（以往被认为是保留意识的镇静）是指患者保留气道反射、对口头指令有适当反应能力，意识水平降低的技术。如果应用得当，适度镇静可以做到抗焦虑、遗忘、安全和舒适。适度镇静是局部麻醉和区域麻醉的良好辅助手段。由于有干扰短时记忆能力的可能，患者可能发生时间定向障碍。因此，麻醉医师可以通过鼓励、使患者感觉情况不错、很安全，来增加患者手术过程中对不适的耐受能力和适应能力。目标是在整个手术过程中，让患者、麻醉医师和外科医师进行交流。

通过间断负荷给药或持续输注给药等方法精确调节来达到适度镇静。因为适度镇静是镇静连续过程中的一段，因此就有可能发展成深度镇静，甚至全麻。丙泊酚、咪达唑仑和瑞芬太尼是适度镇静技术的理想用药。这些药物具有起效快，容易精确调节，作用时间短，容易恢复的特点。苯二氮䓬类和阿片类药物常常联合应用，这种联合用药容易发生呼吸抑制甚至窒息。这种联合用药发生低氧血或窒息的概率大于两种药物中任何一种单独使用。因此，需要给予鼻导管或者面罩供氧，并且需要严密监测呼吸功能。

目前的标准监护包括：心率、血压、呼吸（潮气末二氧化碳）、氧饱和度、温度和心电图。现在的鼻导管可以单独连接到监护仪上进行气体采样，监测潮气末二氧化碳。当麻醉医师远离气道时，这种监测非常有意义。

采用这项技术后，尽管手术结束时患者看起来清醒并且完全恢复，仍然不能对呼吸抑制的发生放松警惕。在 PACU，没有刺激的状态下患者常有高碳酸血症，甚至呼吸暂停的发生。

24. 是否能够避免琥珀胆碱引起的肌痛？

琥珀胆碱的缺点包括术后肌痛和潜在恶性高热可能。肌痛在门诊手术患者中发生率是住院患者的 5 倍，有时比手术本身产生的不适感的时间还长。肌痛的程度可以很轻微，也可以痛到不能忍受，通常发生在术后第一天。目前没有消除肌痛的方法。但是，预先给予 1 mg 非去极化肌松药如维库溴铵，可能减少肌颤搐和肌痛。

25. 相对过量的苯二氮䓬类药物能否用拮抗药安全处理？

氟吗西尼通过静脉给药，与中枢神经系统苯二氮䓬结合位点特异性结合，是苯二氮䓬受体的竞争性拮抗药。经唤醒试验证实，通过精确调节给药可以拮抗苯二氮䓬类达到预期水平。咪达唑仑的药理作用随剂量不同而不同，小剂量表现为抗焦虑作用，稍大剂量表现为镇静，大剂量表现为催眠（睡眠）

作用。仔细地滴定氟吗西尼可以部分拮抗苯二氮䓬类药物过度的作用。

对门诊患者使用任何一种拮抗药时，都需谨记氟吗西尼和纳洛酮（用于拮抗阿片类药物）都是短效药。所以，使用拮抗药的患者等待拮抗药作用消退后，还需要在 PACU 观察一段时间才能出院。

26. 新型吸入麻醉药相对于旧的吸入麻醉药有优势吗？

地氟烷和七氟烷这两种挥发性吸入麻醉药广泛应用于门诊。地氟烷是清澈透明的不容易溶解的液体，需要专门设计的加热装置来给药。这种药物蒸汽有气味，对气道有刺激性，能引起咳嗽、诱发屏气、喉痉挛，因此不适合麻醉诱导。其最大优点是血液和组织溶解度低，比任何现有的其他吸入麻醉药更容易恢复。而且低溶解度的特点使精确调节麻醉深度变得很容易。

七氟烷和地氟烷都具有肌肉松弛作用。地氟烷具有即使高浓度的吸入也不用担心苏醒延迟的优点。尽管术后早期镇静作用不如丙泊酚，地氟烷麻醉患者恢复行走和出院时间与丙泊酚相当。但是，其恶心和呕吐的发生率比丙泊酚高。

七氟烷没有气味，在快速麻醉诱导时不会诱发咳嗽和屏气。其在血液中溶解度与氧化亚氮相当。与干燥的碱石灰一起应用有发生火灾的报道。七氟烷和地氟烷都能够产生足够的肌肉松弛作用满足气管插管。两者都能诱发恶性高热。

27. 恶心和呕吐的原因有哪些，如何防治？

术后恶心和呕吐（PONV）不论对于全麻患者还是静脉镇静的患者来说都是一个大问题。PONV 是门诊手术最常见并发症，也是转为住院治疗的常见原因。持续而严重的恶心和呕吐会撕裂伤口、引起出血。PONV 会引起脱水和电解质紊乱。没有给予恶心呕吐预防性用药的患者可能发生 10%～40% 程度不同的恶心和呕吐。PONV 的发生率与手术类型和麻醉方法有关。报道腹腔镜手术 PONV 发生率为 35%，腹腔内脏刺激、腹腔残存二氧化碳以及电刀的应用是潜在危险因素。全麻和硬膜外麻醉都可能发生 PONV。关节镜手术 PONV 发生率明显低于腹腔镜和睾丸扭转复位手术。

PONV 的原因是多方面的（框 73-2）。肥胖、突然改变患者体位、晕动病病史、术后低血压、女性、月经第 4～5 天、疼痛、阿片类药物的应用、麻醉药以及手术部位均为危险因素。患者对 PONV 感到不安，甚至不能忍受。物理治疗和药物治疗均被用于降低 PONV 发生率。例如，围术期应用胃管吸引胃内容物，面罩通气时限制压力以减少胃扩张。

框 73-2　术后恶心和呕吐相关因素

相关情况
- 肥胖
- 妊娠
- 晕动症病史
- 术后恶心和呕吐病史
- 术前禁食时间不够
- 焦虑
- 女性
- 月经期第 4～5 天
- 糖尿病
- 年龄（<3 很少见）

手术因素
- 斜视纠治术
- 腹腔镜手术
- 刮宫术
- 睾丸固定术
- 曲张精索静脉切除术
- 耳科手术

麻醉相关因素
- 依托咪酯和氯胺酮>硫喷妥钠类>丙泊酚
- 阿片类药物/氧化亚氮/肌肉松弛药>吸入性麻醉药>丙泊酚
- 术中和术后应用阿片类药物
- 正压面罩通气致气体入胃
- 抗胆碱酯酶药

其他因素
- 血液进入胃肠道
- 未控制好的疼痛
- 快速改变体位或用担架迅速转移患者
- 过早行走过早进食
- 全身性低血压
- 血管迷走神经事件

关于氧化亚氮与 PONV 关系的研究很多，但结论却大相径庭。氧化亚氮不大可能对术后是否发生 PONV 起到决定性作用。而麻醉诱导药物的选择影响 PONV 的发生。选择依托咪酯和氯胺酮麻醉诱导比硫喷妥钠更容易引起 PONV。丙泊酚全身麻醉诱导则 PONV 发生率较低。

术中阶段以及 PACU 阶段适当输液十分必要。为预防 PONV，术中给予 10～20 ml/kg 的晶体液，术后避免突然大量进食进水。静脉补液可以减少经口进食。固体食物应该等到患者有饥饿感后才开始。此外，推迟下床活动可能减少恶心和呕吐的症状。

许多药物可以预防 PONV（表 73-2）。大多数人主张用多种模式处理 PONV。这就需要根据药理作用的不同，联合不同的药物。应用比较广泛的抗 PONV 的药物是 5-羟色胺受体拮抗药，如昂丹司琼和格雷司琼。它们不影响全麻患者的苏醒，也没有椎体外系反应和镇静作用。昂丹司琼作用更优，静脉给药 2～4 mg，作用可以持续 24 h。FDA 批准其静脉给药用于全麻相关 PONV 的术前预防和术后治疗。口服给药也有效。联合用药预防，尤其是联合丙泊酚麻醉，可能对预防 PONV 很有效。预防性联合地塞米松 4～10 mg 和昂丹司琼对预防 PONV 也很有效。

表 73-2 术后恶心和呕吐的预防与治疗

药物	剂量和给予途径
氟哌利多	0.0625～1.25 mg 静推
吩噻嗪类药物 丙氯拉嗪	5～10 mg/70 kg 静推/肌注
类固醇类药物 地塞米松	成人 410 mg 静推 150 mg/kg
5-HT_3 抑制药 昂丹司琼	成人 1～4 mg/40～80 kg 静推 儿童 0.1 mg/kg 静推
拟交感神经药 麻黄碱	10～25 mg/70 kg
抗胆碱药 东莨菪碱贴剂	缓释剂 1.5 mg，贴皮，3 天以上

氟哌利多是历史悠久的止吐剂，在 FDA 对其发出“黑匣子”警告后淡出视线。因为对于有 QT 间期延长的患者可能诱发心律失常。然而，这个药在持续监护 ECG 的情况下是可以使用的。

东莨菪碱透皮贴剂，早期被用来预防晕动病，现在也被研究用来预防 PONV。术前应用能够有效减轻患者症状，但是口干、镇静、烦躁、尿潴留等副作用明显。通常被推荐用于有严重晕动病病史的患者。对于儿童患者，该贴剂引起视觉障碍和幻觉。有些临床医师将这种贴剂用于离开 PACU 时恶心呕吐还没有得到良好控制的患者。但是，该贴剂应避免用于老年人、孕妇、哺乳期妇女以及青光眼患者。

麻黄碱也可以用于 PACU 阶段患者的恶心呕吐的治疗。术后低血压或诊断明确的体位性低血压应该充分补液，纠正容量不足。可以选择晶体液纠正血流动力学的不稳。已证实，麻黄碱对于恶心呕吐症状与直立体位有关的患者有效，肌内注射 0.5 mg/kg 的麻黄碱对部分腹腔镜手术患者有效。麻黄碱降低患者镇静评分，对平均动脉压影响不大，可能也适合于有晕动病患者或在术后试图行走时出现眩晕、恶心和呕吐的患者。

很多医学中心摒弃了给患者术前预防性应用止吐药的做法。然而，有些人认为对特殊手术（如斜视和腹腔镜手术）还是推荐预防性用药的，因为这些是 PONV 高风险手术。

有时减轻一点点术后疼痛就可以明显缓解恶心。有研究表明针灸技术也有效，但是应用不广泛。与用硫喷妥钠诱导、异氟烷维持的麻醉相比较，以丙泊酚为基础的麻醉可以让患者更少发生 PONV，更容易耐受早期经口进食，在 PACU 驻留时间更短。尽管应用丙泊酚麻醉，也预防性使用止吐药，PONV 仍然是个问题。

28. 解决门诊手术术后疼痛的最佳方案是什么？

麻醉医师一直很关注 PACU 以及出院后的患者术后疼痛的治疗。目标之一是在出院前充分缓解疼痛。预防术后疼痛似乎比治疗已经很严重的疼痛容易得多。难以处理的术后疼痛是患者计划外留院观察的原因之一。

对于术后可能有明显不适的患者，辅以阿片类药物或者非甾体抗炎药（nonsteroidal antiinflammatory drug，NSAIDs），抑或两者联合应用是很有帮助的。丙泊酚没有术后镇痛作用。术中在手术切口注射长效局麻药布比卡因、罗哌卡因会缓解术后疼痛几个小时。这种方法十分有效地应用于腹股沟疝和脐疝修补手术的术后镇痛。

在 PACU，仔细地静脉滴注小剂量的阿片类药物能够提供安全满意的镇痛效果。提供有效镇痛的阿片类药物的血药浓度低于引起明显呼吸抑制或过度镇静的血药浓度。芬太尼是用于术后镇痛的麻醉性镇痛药，其作用时间中等，每次给予 25～50 μg，每 5 min 可以重复给药，能够提供满意的镇痛。因为在 PACU 通过静脉所给药物作用时间较短，所以准备出院的患者口服阿片类镇痛药，可以使其在回家途中更舒适。

口服镇痛药效果不佳的患者，可以在家庭使用患者自控镇痛装置（patient-controlled analgesia，PCA）。研究表明家庭应用 PCA 安全有效。羟考酮和可待因可以治疗轻到中度的疼痛，但是不适合住院患者的严重疼痛治疗。

酮咯酸是一种非甾体抗炎药，可以口服、肌内注射以及静脉途径给药，用于预防、减轻疼痛，能够减少阿片类药物的用量。这类药物没有阿片相关的副作用，如镇静、呼吸抑制和恶心呕吐。一些临床医师对该药物的使用比较谨慎，主要是担心出血风险。口服给药对胃有刺激作用。环氧化酶-2（cyclooxygenase-2，COX-2）抑制剂因其出血风险较小以及对胃肠刺激较小而成为流行的非阿片类联合性镇痛药。

29. 门诊手术患者的出院标准是什么？

接受外周神经阻滞（如踝关节阻滞、臂丛阻滞）的患者可以在麻醉残余作用或感觉异常没有消退之前出院。患肢需要被保护避免受伤，上肢可以用吊带固定，下肢可以用较厚的敷料包扎。并且要告知患者，麻醉作用将逐渐消退，可能会出现疼痛不适。鉴于此，出院医嘱应该建议患者在感觉到疼痛不适时早点口服镇痛药，因为在疼痛变得很严重之前治疗起来相对容易些。

接受硬膜外麻醉和脊椎麻醉的患者，需要等到运动、感觉以及交感神经功能完全恢复后才能出院。还必须确认患者排尿能力恢复，因为这说明交感神经功能恢复。在尝试行走之前，必须确认所有的运动神经功能完全恢复。

接受全麻的患者在手术室苏醒或者在到达PACU不久后苏醒。除了要意识恢复和定向力恢复之外，患者还必须满足其他一些指标（框 73-3）才能考虑出院。通常要求患者生命体征恢复到术前基线水平的 80%～85%。患者必须恢复良好的咽反射和咳嗽反射，还要无喝水困难。做到出院前就能够进食是不必要的。逼迫患者没有饥饿感的情况下吃下不喜欢的食物容易诱发 PONV。通常要求患者达到能够耐受少量饮水。如果患者有轻微恶心，或者喝一点水就诱发恶心呕吐，就不用坚持让他再喝。如果患者一直不能耐受喝水，跟患者书面说明相关处理措施（如联系外科医师或者医院）后可以考虑让他出院。出院前需要确定患者充分补液，特别是口腔手术，以及那些因术后疼痛不能经口进水的患者。

除了患者术前就不能行走或者因本次手术影响而不能行走，否则患者应该恢复到至少在帮助下能够行走并且没有头晕的情况。如果需要拐杖，即使患者术前已经接受过指导，仍然应该额外对其进行指导。手术伤口应该没有出血，疼痛应该得到满意的控制。尽管可以残存轻度镇静，定向力应该恢复到术前水平。

除非是泌尿生殖系统、妇科或者其他在腹股沟或会阴区进行的手术，否则不必要求患者必须排尿。应该告诉患者或者陪护人员，如果患者在离开PACU 后 6 h 仍然没有排尿，需要和医疗机构或者外科医师联系。

麻醉后出院评分系统已被制定并且完备，其目的是评估术后何时能达到出院标准。这些标准以数字形式表示，包括精神状态、疼痛程度、行走能力和生命体征稳定性，总分大于某个数值表明可以出院。为了实用，评分系统必须易于理解、应用简单、结果客观。那些评估麻醉恢复情况的复杂的书面的神经心理测验只适用于科研。一旦生命体征稳定，是否能够行走和自行排尿可能是判断麻醉后恢复程度最好的衡量标准和能否出院的标志。这些能力反应运动能力、中枢神经系统功能和自主神经系统功能的恢复情况。

患者或者陪护人员应该拿到详细的出院指南，指导有关活动、用药、敷料管理和沐浴限制事项。这些指导事项要口头跟患者或陪护人员讲明。还要告诉他们一旦出现意外情况，如出血、头痛、严重疼痛、严重的恶心呕吐时要和医疗机构联系。大多术后并发症都发生在出院后，因此必须确保患者和陪护人员完全明白以上信息（框 73-4）。

框 73-3　门诊手术安全离院指南

稳定的生命体征，15 min 测一次，至少 4 次
时间、地点、人物定向能力恢复正常（或者达到术前水平）
借助最低限度的帮助能够行走（考虑到术前状态）
能够耐受的恶心，没有呕吐
疼痛已经充分控制
无出血
有能够陪伴患者的成年人
能够口服液体（可选择）
能够排气（妇科手术、泌尿生殖器手术、腹股沟、会阴手术之后、椎管内麻醉之后）

框 73-4　护送人员在门诊手术中的作用

当患者说外语时充当翻译
接收和理解术后医嘱
陪伴患者回家
术后 24 h 陪伴患者帮助完成日常生活
出现内科、外科或麻醉并发症时能够求助医疗帮助

大部分州强制规定，对于接受一种以上的局麻药的患者，要在有责任能力的成年人陪护下才能出院。“有责任能力的成年人”的定义现在已经改变并放宽，包括不受约束的未成年人或有责任能力的较大的儿童。理论上讲，陪护人员应该陪伴患者至少

到术后 24 h，这一点对于那些老年人和虚弱的患者尤为重要。让一位自顾不暇的人来陪伴一位情况不好的患者，当然很容易出问题。对于儿童，最好是有两位成年人陪护出院回家。儿童可能在出院后突然出现恶心、呕吐、疼痛、惊恐或定向障碍，一位陪护人员很难一边开车又能一边照顾儿童。

“可以回家”和“允许上街”是有明显区别的。“可以回家”只是意味着患者可以离开 PACU，“允许上街”通常要等到手术后 24 h，此时全麻对中枢神经系统细微的残存作用绝大部分已经消退。必须告诉患者，刚出院回家时不要立刻进行正常活动。

患者出院前必须达到标准，必须在离开 PACU 前即刻评估。所有波动包括生命体征和少见的症状必须得到处理。

必须采取各种措施避免患者过早离开 PACU。错误的判断可能让患者需要接受紧急护理或者再次入住其他医疗机构。当对患者病情的稳定性或者是否适合出院有疑问时，最好的办法是留院观察。

30. 门诊手术出现计划外住院的原因有哪些？

尽管门诊手术患者可以在术后按原计划回家，但是还会因为很多原因需要住院治疗。其中约 1/4 术后意外住院是与麻醉相关的，其他则与内科或手术因素有关（框 73-5）。大多数门诊手术中心计划外住院的发生率在 1%～4%之间。全麻后发生计划外住院比局部麻醉或区域麻醉的比例高。很容易理解，区域阻滞麻醉联合了静脉镇静的患者计划外住院发生率增加。恶心、呕吐、头晕、支气管痉挛和苏醒延迟是导致计划外住院麻醉相关的常见原因。

框 73-5 门诊手术后住院的原因

外科因素
- 错误地将住院手术当成门诊手术
- 手术比预期的范围广
- 外科并发症需要进一步手术或者观察
- 术中或者术后大出血
- 计划进行另外的手术或诊断

内科因素
- 为控制好的内科疾病
- 需要静脉抗生素治疗

麻醉相关因素
- 严重的恶心和呕吐
- 吸入性肺炎
- 嗜睡或疲倦
- 疼痛不能控制

其他因素
- 患者拒绝回家
- 外科医师需要观察或者进行另外试验
- 没有合适的人员护送患者回家和在家照看患者

31. 全身麻醉后患者何时能驾驶机动车？

目前建议接受全麻或静脉镇静的患者，术后 24～48 h 不能操作重型机械，包括开车。有些患者自己感觉或者在他人看来他已经完全恢复，但是轻微的精神运动性障碍和认知能力不足仍然存在，这些需要谨慎决策，精细协调的运动行为需要推迟到术后第二天。尽管已经明确告知，但调查发现，有一些患者在术后 24 h 内就已经开车，有的甚至自己开车出院回家。

由于中枢神经系统功能紊乱或者手术本身原因，出院后患者可能出现走路不稳，甚至跌倒。其中有些原因可能与意识混乱或精神状态的细微变化有关，其他原因包括头晕或疼痛。希望将来的麻醉药物不像现在的药物一样作用持久，并且有潜在的中枢神经系统功能障碍的危险。

32. 对于门诊手术患者术后治疗中心的作用是什么？

一些患者术后可能出现明显的疼痛，口服阿片类药物也不能控制。此外，在院外患者需要一些熟练的护理或专门的观察，这对于患者及其家人来说更便宜、更舒适。基于这种理念，恢复护理医疗机构的概念诞生了，产生一种新的术后护理监护单元。这种健康护理模式的服务对象包括需要过夜观察的门诊手术患者或需要在院外进行持久的保健服务的患者。适合的手术包括子宫切除术、腹腔镜胆囊切除术、肩部修复术和乳房切除术等。如果没有这种类型的医疗机构，可以选择适当的家庭护理服务（包括新型镇痛方式）也能避免需要住院护理。

33. 如何保证并不断改进门诊麻醉的质量？

为了确保患者对服务质量的满意，麻醉医师团队应该在术后第一天对患者进行电话随访。有些医疗机构还增加两次电话随访，一次是手术当晚，另一次是术后一周。可以寄给患者已付邮费的明信片，询问其完整经历的信息和特殊情况。要留空白让患者填写不良反应和不良事件。靠外科医师提供准确的并发症反馈信息是不可靠的。因此，必须建立随访机制，以便发现问题和明确改进措施。

推荐阅读

American Society of Anesthesiologists: Continuum of depth of sedation: definition of general anesthesia and levels of sedation analgesia. 2004. www.asahq.org/publicationsAndServices/standards/20.pdf

Gan TJ, Meyer TA, Apfel CC, et al.: Society for Ambulatory Anesthesia guidelines for the management of postoperative nausea and vomiting. Anesth Analg 105:1615, 2007.

Gan TJ, Sinha AC, Kovac AL, et al.: A randomized, double-blinded, multicenter trial comparing transdermal scopolamine plus ondansetron to ondansetron alone for the prevention of postoperative nausea and vomiting in the outpatient setting. Anesth Analg 108:1498, 2009.

Matthews DM, Gaba V, Zaku B, et al.: Can remifentanil replace nitrous oxide during anesthesia for ambulatory orthopedic surgery with desflurane and fentanyl? Anesth Analg 106:101, 2008.

Sebel PS, Bowdle TA, Ghoneim MM, et al.: The incidence of awareness during anesthesia: a multicenter United States study. Anesth Analg 99:833, 2004.

Tang J, White PF, Wender RH, et al.: Fast-track office-based anesthesia: a comparison of propofol versus desflurane with antiemetic prophylaxis in spontaneously breathing patients. Anesth Analg 92:95, 2001.

White PF, Rawal S, Nguyen J, et al.: PACU fast-tracking: an alternative to “bypassing” the PACU for facilitating the recovery process after ambulatory surgery. J Perianesth Nurs 18:247, 2003.

White PF, Song D: New criteria for fast-tracking after outpatient anesthesia: a comparison with the modified Aldrete’s scoring system. Anesth Analg 88:1069, 1999.

病例74

诊室麻醉

Isabelle deLeon，MD · Laurence M. Hausman，MD

（陈 齐 张 野 译 李爱民 校）

问题	
1. 什么是诊室麻醉？ 2. 诊室麻醉的优缺点是什么？ 3. 讨论施行一次安全的诊室麻醉需要注意哪些重要事项。	4. 病态肥胖如何成为诊室麻醉的一项挑战？ 5. 诊室麻醉使用哪种麻醉方法最合适？

患者，女性，25 岁，身高 62 英寸（167 cm），体重 176 磅（80 kg）。在外科门诊拟行腹部、大腿、臀部、身体侧面和背部吸脂手术。除睡觉打鼾外否认有其他病史。目前仅服用避孕药，既往未做过任何手术。麻醉前评估显示该患者是一名 Mallmpti 气道评级为三级的肥胖女性。

1. 什么是诊室麻醉？

诊室麻醉（office-based anesthesia，OBA）的定义为“在门诊或者一个治疗间里，由非门诊手术中心（ambulatory surgery center，ASC）的医生施行，这种操作可日常在医生的办公区内进行”（Koch et al. 2003）。从历史上看，关于 OBA 的开展可追溯到一个世纪之前，Long 第一次通过实施 OBA 成功切除了患者的颈部肿瘤。从那以后，OBA 的开展变得日新月异。最近随着外科和麻醉技术和仪器的快速发展，使得之前只能够在医院以及 ASC 中开展的大规模的手术得以在诊室中开展。估计每年有 1000 万台手术或检查在诊室内进行。尽管很多的手术都逐渐在诊室内开展，但整形手术数量增长极快。根据美国整形医师协会的统计，37%的整形手术和 28%重建手术都是在诊室内进行的。

2. 诊室麻醉的优缺点是什么？

诊室麻醉（OBA）的持续性增长有很多原因。外科和麻醉技术的进步以及药物选择的改进，能够安全、高效地被用于更复杂和低侵入性的操作中。

诊室手术对于医生和患者来说都具有独特的优势。从经济学角度看，这种麻醉的费用比在医院中低了很多，费用上的差异主要是由于医院设备的费用高，包括医院成本、仪器和人员支出等，这些都被包含在患者的收费中。而在诊室中，这些费用可以被更容易地预测且常常比医院或 ASC 低廉很多，这些节省的费用直接使得患者受益。且由于遏制费用所带来的利润，保险公司开始激励医生更多地使用他们的诊室，这也更大地满足医生和患者的需求，诊室手术也因此更容易预约。对于外科医生来说，诊室手术能够在周转、患者等待以及交通往返方面节省更多的时间。诊室当然也允许医生执行非手术的职责，这使得患者咨询和后续检查也变得更容易。

对于患者来说，诊室手术比医院常规手术更方便和吸引人。它提供了患者一个更为隐私和更小压力的环境。由于诊室内的人员配备相对固定，这样能够更好地保证治疗的连续性。院内感染的概率同时也在降低。

然而，OBA 也有一些潜在的缺点。在诊室手术中，医疗服务和患者安全有时会达不到要求。大部分 OBA 只能很少甚至得不到当地、州或者联邦政府在外科医生或麻醉医师资质认证和质量控制、同行评审、性能改进、档案建立、基本规章制度以及不良后果的汇报等方面的监管。目前，许多州已经出台关于诊室麻醉的相关规章制度，但是这些制度在每个州差别很大，其余的州正在制订相关指南和政策。由于麻醉医师对于患者的安全起到重要作用，在诊室中的的诊疗标准与医院或者 ASC 中应该是一样的。在诊室内工作的医务人员应该严格执行诊室手术患者安全指南和提议。美国麻醉医师协会（The American Society of Anesthesiologists，

ASA）编制了“诊室麻醉指南”，并于 2009 年 10 月最后定稿。

诊室医疗的另一个缺陷是可利用资源的限制。医疗资源是医院开展诊疗的保证，比如同事间的迅速协助、配备有经验的护士、实验室设备以及特殊仪器等，而这些在诊室中变得稀缺。但不论如何，最为重要的一点就是诊室内的医疗标准必须达到医院或 ASC 水平，这样才能确保提供给患者一个安全的医疗环境。

3. 讨论施行一次安全的诊室麻醉需要注意哪些重要事项。

这里有且只有一条诊疗的原则，就是安全。在诊室医疗中，手术或某些操作是择期进行的，有关患者的安全决不能妥协。大量的患者和医生迫于压力进入这种医疗环境，至关重要的一点是麻醉医生不能屈服于这种压力。我们必须确保诊室医疗的标准不能低于医院或者 ASC。并且我们在这个方面的警惕性应该更高，因为诊室内工作人员的环境是独立的，况且医疗资源还很有限。

在诊室医疗中有好几点是需要考虑的，这其中最重要的包括医生技术的评估，诊室的空间环境、患者并发症以及预后等等。ASA 制定了“非手术室麻醉地点指南”，“诊室麻醉指南”和“诊室麻醉中麻醉医生工作要点”供相关从业者借鉴指导。

医务工作者

外科医生或专科医生（比如胃肠道医生）有必要及时更新行医执照和获取相关资格认证信息，比如医疗执照、注册信息、药品使用机构的证明等。医生必须进行全面的培训，并取得美国医师协会的认证。这些医生应该有在医院工作的资格或者相关能力培训的记录。这些医生应该参与同行业的能力评估并进行继续教育。同时这些医生必须与邻近医院签署急诊转院同意书。最后，这些医疗机构和医生也必须拥有充足的责任保险。

诊室

不论在哪，都必须保证诊室拥有一个安全的环境。如前所述，诊室内的医疗环境必须不能低于医院或者 ASC。诊室内必须有足够的适合各个年龄段以及各种型号尺寸的医疗器械和设备。所有的设备必须根据操作指南定期进行维护校准。如果诊室使用吸入装置或者氧化亚氮，就必须配备一个可用的废气清理系统。同时诊室应保证如压缩氧和急诊支持设备供应充足。诊室应该采用 ASA 标准的麻醉基本监测，包括心电监护仪、无创血压、脉搏血氧仪、二氧化碳监测仪和体温监测仪等。这些监测设备必须定期维护而且有备用电池。诊室必须配备高级心肺生命支持应急药品，包括在恶性高热时使用的丹曲林。必备物品还包括一个随手可得的带有备用电池的心脏除颤仪，以及吸引装置、咽导管等。

同时还应该考虑管理方面的相关问题，例如设备和人员的资格审查、政策和流程手册的开发、性能改善、紧急情况和感染的控制，协议以及文件归档等。

患者

选择合适的患者是安全实施 OBA 的重要方面之一，选择患者在诊室医疗从业者中常常引起争议，因为现在只有很少的资料支持特定患者实施或者不予实施诊室麻醉。在 ASA 制定的“诊室麻醉指南中”提及，“一些患者可能会因并存疾病或状态处于过高风险中，这一类人群应该被转到合适的医疗机构去接受系统的检查和麻醉管理”（American Society of Anesthesiologists，www.asahq.org）。而对这一描述的理解存在很大差异，因此麻醉医生必须运用自己的业务能力评估 OBA 患者的风险。

决定患者是否能够施行 OBA 首先需要进行全面的术前病史询问和体格检查，确定并发症以及手术和麻醉的潜在风险。为患者提供术前检查的医生应该熟悉 ASA 制定的麻醉风险评估分级。美国整形外科手术协会（the American Society of Plastic Surgeons，ASPS）和美国麻醉医师协会制订了相似的提议，即被划分为 ASA Ⅰ级或Ⅱ级的患者为“诊室外科手术的适宜人群”。ASPS 建议 ASA Ⅲ级的患者“在复合或者不复合镇静的区域麻醉下，也可成为合适的人群”。然而 ASA 还建议麻醉医生应在手术前一天评估患者的情况是否适合进行诊室手术和麻醉。当觉得患者能够实施诊室手术及麻醉时，应考虑所有并发症的可能。不论如何，外科医生和麻醉医生都应保持清晰的沟通，麻醉医生不能屈服于医生和患者的要求。关于患者麻醉清醒程度必须由麻醉医生决定。ASA 也提供一个特定患者在实施 OBA 之前应该需要考虑的要素，包括：

- 已知或怀疑气道问题；
- 麻醉或手术相关问题病史；
- 围术期的药物过敏；
- 药物滥用史，包括酗酒；
- 缺少有能力的成人陪同。

框 74-1 不适宜进行诊室麻醉的患者列表

ASA 分级Ⅲ级和Ⅳ级并且合并控制不佳的下列疾病：
- 糖尿病
- 高血压
- 冠心病
- 慢性阻塞性肺疾病

肥胖患者-体重指数大于 35
阻塞性睡眠呼吸暂停
疑似为困难气道
怀疑为恶性高热
药物滥用史
既往有癫痫病史
无法定监护人
乳胶类物质过敏？

诊疗程序

越来越多的手术和检查在诊室内开展，随着新的外科技术和设备的进步，时间更长和侵入性更大的手术能够在诊室内成功地开展。从组织活检到小的腹腔镜检查都能够在诊室内开展（框 74-2）。麻醉医生应该有医疗工作的舒适感，而且对外科医生的治疗过程和诊室的配置感到满意。

关于患者的选择方面，现在还是只有很少的科学数据用来排除不应在诊室进行的操作。治疗的持续时间一直与是否需要住院相挂钩，手术和麻醉的时间越长，更易发生恶心、呕吐、疼痛和出血。这些因素决定了需住院治疗。综上多种原因，推荐诊室手术的时间应控制在 6 h 内，且在下午 3 点前完成以确保充足的恢复时间。许多外科手术为了解决这个问题，允许患者在诊室内的恢复室过夜并配有一名注册的恢复室护士。除此之外，手术还可能导致过量的失血、体液紊乱和低体温症等。总而言之，患者的总体病情和预后对于决定诊室手术是否合适至关重要。适合对某一个患者施行的诊室外科手术也可能并不适用于另一个患者。

4. 病态肥胖如何成为诊室麻醉的一项挑战？

病态肥胖的患者对于麻醉医生来说是一项特殊的挑战，尤其是在实施资源有限的诊室麻醉时，因为只有一名麻醉医生，在出现紧急气道时身边没有麻醉科的同事以及执业麻醉护士提供帮助，同时可能无法获得一些处理紧急气道的装备（例如纤维支气管镜，可视喉镜）。

存在并发症的病态肥胖患者在围术期尤其是在诊室麻醉期间的风险令人担忧，他们被认为存在较高的误吸风险，因此需要实施快速诱导麻醉，多项

框 74-2 常见的诊室医疗手段

整形术
身体
- 抽脂术
- 隆胸、乳房缩小、乳房悬吊术
- 腹部整形
- 手臂/腿部整形

面部
- 整容
- 眼睑成形术
- 鼻整形术
- 颊成形术
- 颊脂肪提取
- 抬眉
- 面部除皱术（包括激光）

消化道内镜检查
- 上/下消化道内镜检查术（结肠镜）

口腔颌面外科
- 拔牙术（智齿）
- 儿童牙科

骨科和足部外科
- 关节镜（膝、肩、肘）
- 腕部、手和足的外科手术

妇科
- 刮宫术
- 宫腔镜检查
- 小切口开腹手术
- 子宫内膜切除术
- 采卵

泌尿科
- 输精管结扎术
- 膀胱镜检查
- 前列腺穿刺活检
- 激光切除术
- 碎石术/体外冲击波碎石术

眼科
- 白内障摘除术
- 泪道探通术
- 眼成形术

耳鼻咽喉科
- 鼻内窥镜手术
- 鼻甲切除术
- 鼻中隔成形术
- 鼓膜切开术

血管手术
- 静脉剥脱术

疼痛
- 注射疗法
- 射频消融

生理参数表明这类患者可能存在面罩通气或者插管困难，并且这一危险的境况可发生在无法获得人员帮助以及器械支持的基础上的。

在麻醉监护下给予肥胖患者中度到深度镇静也是不可取的，因为试图镇静有可能会迅速转变为全身麻醉并导致气道保护性反射消失。这些患者或许存在阻塞性睡眠呼吸暂停，并有可能增加对麻醉和阿片类药物的敏感性，而药物敏感性的增加则有可能在术后诱发呼吸抑制或是呼吸暂停。综上这些原因，对于病态肥胖，尤其是合并阻塞性睡眠呼吸暂停的患者应尽量避免实施 OBA。

病态肥胖诱发患者出现围术期并发症的另一方面则是深静脉血栓形成（deep vein thrombosis，DVT）以及肺栓塞。DVT 与肺栓塞是腹部塑型和吸脂手术中一个重大的风险，而这两项手术对于病态肥胖患者来说是非常常见并有可能经历过的。其他一些增加 DVT 发生率的风险则主要包括老年恶性肿瘤患者、吸烟者、口服避孕药、卧床的患者、血液高凝以及既往有过 DVT 病史的患者。

5. 诊室麻醉使用哪种麻醉方法最合适?

大多数的麻醉药品和麻醉技术都可以用来安全地实施诊室麻醉。麻醉方式应该与患者的总体健康状况以及手术方式相适应。能够使得患者术后尽早出院，并且极大程度地降低术后疼痛以及恶心和呕吐的发生率。适用于诊室手术的麻醉主要包括局部浸润麻醉、监护镇静或无镇静复合的区域阻滞以及全身麻醉。

监护下的静脉镇静麻醉是最为常用的一项诊室麻醉技术。复合麻醉的实施能够达到提供快速起效和快速恢复的目的（例如，丙泊酚和瑞芬太尼），同时外科手术中实施的局部浸润麻醉可以提供良好的术中镇痛从而减少术后阿片类药物的使用。其他一些常用的药物还包括咪达唑仑和氯胺酮。然而，如果需要的话，麻醉医生还必须能够加深麻醉，并且让患者从深度镇静中恢复过来。无论在任何情况下，只有在所有麻醉药品及器械齐备时才能从监护下镇静麻醉转为全身麻醉。

由于在诊室开展手术的复杂程度日趋提升及手术时间日益延长，全身麻醉实施的比例也随之增加。全凭静脉麻醉（total intravenous anesthesia，TIVA）技术的开展使得麻醉过程不依赖于麻醉机以及废气清理系统，同时也避免了恶性高热的发生。TIVA 一般指丙泊酚和阿片类药物组合，同时无论是否置入喉罩或者气管导管，都可以进行自主呼吸或者辅助通气。另一个 TIVA 的药物组合则是丙泊酚和氯胺酮。

区域阻滞麻醉，如中枢神经阻断（例如，脊椎、硬膜外）和周围神经阻滞（例如，臂丛，股神经，踝关节神经），在矫形外科以及泌尿外科手术中非常有帮助。它可以提供良好的术中和术后镇痛，并且即使与监测麻醉合用也不会增加术后的镇静。实施单纯的神经阻滞麻醉而不加用阿片类药物能够降低术后恶心和呕吐的发生率。区域麻醉所带来的相关问题则主要包括运动限制、硬膜穿刺后出现的头痛、自主神经阻滞以及排尿困难等。

推荐阅读

American Society of Anesthesiologists: Guidelines for office-based anesthesia, last affirmed 2009. www.asahq.org

ASA Committee on Ambulatory Surgical Care and the ASA Task Force on Office-Based Anesthesia: Office-Based Anesthesia, Considerations for Anesthesiologists in Setting up and Maintaining a Safe Office Anesthesia Environment. American Society of Anesthesiologists, Park Ridge, IL, 2000.

Benumof JL: Obstructive sleep apnea in the adult obese patient: implications for airway management. Anesthesiol Clin North Am 20:789-811, 2002.

Grazer FM, deJong RH: Fatal outcome from liposuction: census survey of cosmetic surgeons. Plast Reconstr Surg 105:436-446, 2000.

Iverson R, ASPS Task Force on Patient Safety in Office-Based Surgery Facilities: Patient safety in office-based facilities: I. Procedure in the office-based surgery setting. Plast Reconstr Surg 110:1337, 2002.

Iverson R, ASPS Task Force on Patient Safety in Office-Based Surgery Facilities: Patient safety in office-based facilities: II. Patient selection. Plast Reconstr Surg 110:1785, 2002.

Koch ME, Dayan S, Barinholtz D: Office-based anesthesia: an overview. Anesthesiol Clin North Am 21:417-443, 2003.

Rosenquist RW: Regional anesthesia for office-based surgery. ASA Newsletter 65:12-14, 2001.

Twersky R: Anesthetic and management dilemmas in office-based surgery. Ambul Surg 6:79-83, 1998.

第 14 部分

创　伤

病例75

胸部创伤

Levon M. Capan，MD · Kenneth M. Sutin，MD，FCCM · Sanford Miller，MD
（陈 齐 张 野 译 李爱民 校）

问题

1. 胸部创伤的后果是什么？
2. 当患者因为脾破裂而实施剖腹探查术时，如何处理创伤性气胸和血胸？
3. 连枷胸发病和死亡的机制是什么？
4. 连枷胸和肺挫伤的处理措施？
5. 创伤性心包积血的围术期管理措施是什么？
6. 钝性心脏创伤有哪些临床征兆？
7. 在何种情况下应怀疑创伤性胸主动脉损伤？该如何确诊？
8. 对于钝性损伤和多发复合伤（包括胸主动脉的损伤）的患者，外科手术应该如何排列治疗顺序？
9. 目前主动脉钝性损伤的治疗策略是什么？
10. 在治疗胸主动脉损伤的患者时，可能遇到哪些围术期临床和麻醉风险？如何应对？
11. 简述纵隔穿透枪击伤的临床管理。

男性患者，46岁，遭受公交车撞击后约半小时内进入急诊创伤区。初步检查未发现上呼吸道梗阻。胸壁活动受限伴明显的呼吸窘迫，血压130/80 mmHg，心率为120次/分。Glasgow昏迷评分为15，四肢均能活动，无开放伤口。进一步检查显示左侧肱骨远端骨折，左侧（5、6、7、8和9）与右侧（6、7和8）肋骨骨折以及腹肌强直，计算机断层扫描术（computed tomography，CT）提示4级脾损伤，需实施紧急剖腹探查术。

1. 胸部创伤的后果是什么？

在每年112 000例由意外伤害造成死亡的病例中，几乎半数是由汽车等交通工具造成的损伤所导致，它们是造成胸部损伤的高危因素。与此相似，在55 000例故意伤害导致死亡病例中，也有高达20 000例伤及胸部。估计由创伤造成的死亡病例中，主要是由钝性或穿透性胸部损伤所造成的占12%～21%。也有估计认为致命性与非致命性的胸部损伤病例比为1∶100。胸廓内的组织受损概率并不相同，胸壁（50%～71%）和肺（21%～26%）是最常受累的组织。心脏（7%～9%）、主动脉和大血管（4%）、食管（7%）和膈肌（0.5%～7%）都较少受累。

不同的胸部组织损伤对生命直接威胁程度各不相同。直接危及生命的损伤包括伴有气道梗阻的主气管离断、张力性气胸、开放性气胸、心包填塞、大量血胸以及胸腔内大血管游离壁破裂。潜在的致命损伤包括气管部分离断、大血管破裂、心肌挫伤、瓣膜或房室间隔损伤、肺挫裂伤、食管离断及横隔膜撕裂。连枷胸直接危及或潜在威胁生命取决于缺氧程度的不同。钝性胸部损伤死亡率的危险因素包括：年龄大于65周岁，3根以上的肋骨骨折，合并疾病，严重影响心肺循环系统以及创伤后肺炎的加重。

虽然心胸部的创伤是外伤致死的主要原因，但有80%的病例合并其他损伤，通常需要较大的外科手术治疗。某些严重的胸部器官损伤，其临床表现可以很轻微，积极的临床观察和精细的特征性检查才可以发现它们。由胸部创伤造成的生理紊乱是错综复杂的，一些临床医师用“胸休克”来描述，肺衰竭、出血和心力衰竭可以由各种创伤造成，是组成“胸休克”的主要临床表现（图75-1）。这些症状可以单独出现，也可以联合出现，每种症状都可以影响氧的供应、消耗和摄取，而且潜在地改变了氧的利用：从非流量依赖性（flow-in-dependent）变为流量依性（flow-dependent）模式，而这些与缺氧组

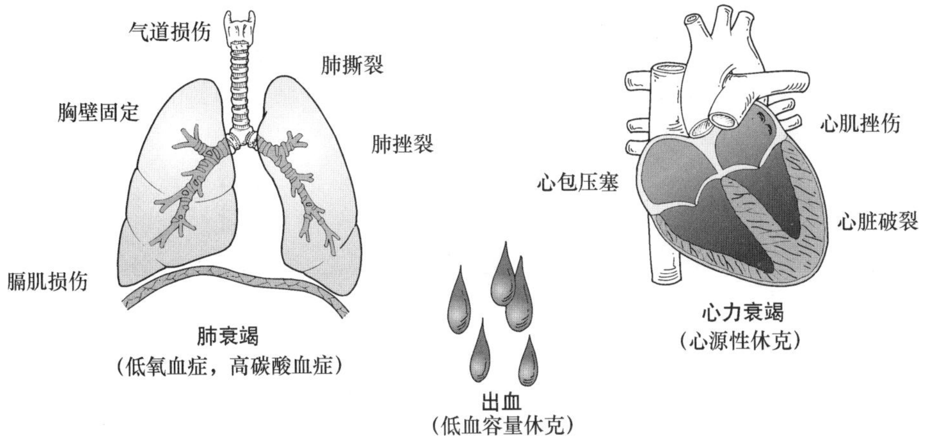

图 75-1　胸部创伤的病理生理示意图

织的新陈代谢和乳酸性酸中毒有关。

2. 当患者因为脾破裂而实施剖腹探查术时，如何处理创伤性气胸和血胸？

气胸和血胸是胸部创伤的最常见的表现，需要及时做出诊断和治疗。血胸和气胸的发生可由钝性或穿透性胸部损伤导致。两者均可继发于尖锐物体或折断的肋骨刺伤引起的脏层胸膜撕裂。而且无肋骨骨折的钝性胸部损伤同样可能继发气胸。这种损伤机制是突然升高的肺泡内压力导致肺泡破裂，气体进入组织间隙、纵隔和胸膜腔。

预先排除加重脊椎损伤和加剧血流动力学变化的可能性，通过拍坐位胸片可以诊断气胸和判断血胸的程度。因此，虽然严重创伤患者常规仰卧位摄胸片，如果怀疑有气胸或血胸时，其他的辅助方法也是有必要采用的。仰卧位时，CT 对于气胸和血胸的诊断具有高度敏感性，甚至胸腔内很少量的空气也可以诊断出来。

在有些病例中，如果术前气胸未被诊断，手术过程中，张力性气胸的加重可以导致严重的血流动力学和氧供异常，如果未及时发现可以导致患者死亡。我们的处理方法是对于所有诊断为气胸和因任何理由行机械通气的患者放置胸导管。并非所有医生都支持这一处理方式。但是这一方式可以帮助我们通过 CT 检查，将创伤性气胸的范围分成微小或局限于胸腔前侧以及胸腔外侧。对于大多数患者来说，通过适当的监测和仔细的观察，即使进行机械通气，也并非必须放置胸导管。然而在急诊手术中，这样的监测和观察并不容易做到。

有气胸患者麻醉时行正压通气，临床症状和体征表现为：气道压的峰值增加，肺顺应性降低，氧饱和度下降，损伤侧肺的呼吸音降低。严重时有低血压或心搏骤停。如果在胸膜腔内有大量的气体，那么即使是仰卧位也可以在胸片上观察到并做出诊断。但如果是急诊外科手术时，便很难甚至不被发现。

如果没有胸片来明确诊断，对于病情易变的患者可以在腋中线的第 4、5 肋间（即第 4 肋间隙）插入 14 G 的针头来诊断。即使是肥胖患者此部位也是胸壁最薄弱的位置。但是肺不张、支气管梗阻或者是腹腔的内容物通过破损的膈肌移位到胸腔也可以表现为类似气胸的临床症状，而这种情况下不必应用胸腔引流管。最近，超声波检查对于气胸的诊断得到了一定的认可。正常情况下，当使用 3.5～7.5 MHz 的超声探头扫描肺的影像时可以探测出，胸膜的影像会在吸气相移动到胸壁的下方，呼气相时在肺的表面和扫描断层会产生很多密集的回声点被称之为“彗星尾假象”（comet-tail artifact）。气胸时，胸壁和脏层胸膜之间的空气阻碍了“彗星尾假象”的出现。超声影像在气胸和血胸的诊断中可能比胸片更加敏感。

血胸也可以导致失血性休克、纵隔移位和气道管理困难。经胸腔引流管流出血液的多少和速度决定是否做开胸探查手术。治疗早期阶段留置大口径胸腔导管（28 F～38 F），尤其是胸部贯穿伤时，既可以观察出血速度，还可以阻止纤维蛋白凝块在肺表面的生成。纤维蛋白凝块可能会限制肺的扩张，以后需要做剥离手术。接下来的 24 h 内需使用抗生素治疗。

胸腔导管的排液量＞1200 ml 和（或）排出量连续 4 h＞200 ml/h 或年龄＞60 岁的患者排出量连续 4 h＞100 ml/h，都是做开胸手术的指征。急诊手术的指征包括严重的低血压和（或）心动过速、在正确放置胸腔引流管时胸片出现“白肺”影像、通气困难、心包压塞、大量气体从胸腔引流管排出、气管或支气管损伤，以及心脏或大血管的损伤。重要的创伤性气胸和血胸相关知识见框 75-1。

框 75-1 气胸和血胸

气胸

诊断

坐位胸部 X 线片

CT

针刺抽吸术：14 G 针在腋中线与第 4 肋间连线交叉处穿刺

超声：没有肺的运动和“彗星尾”假象

麻醉状态下的体征和症状

气道峰压增加

肺顺应性下降

氧饱和度下降

损伤一侧肺部呼吸音下降

严重低血压

如果确诊过晚可能出现心搏骤停

鉴别诊断

肺不张

支气管阻塞

因创伤导致的膈肌缺损而发生腹腔内器官移位

血胸

症状

失血性休克

纵隔移动

开胸术的指征

胸腔引流管

留置的胸腔引流管引流 1200 ml 以上

＞200 ml/h，持续 4 h

如果年龄＞60 岁，＞100 ml/h 持续 4 h

3. 连枷胸发病和死亡的机制是什么？

连枷胸的定义是两个或更多位置的几根肋骨骨折和肋骨从胸肋关节处脱落。呼吸系统损伤可以表现为动脉低氧血症和（或）二氧化碳蓄积。这涉及两个机制：反常呼吸和肺挫伤。反常的胸壁运动（表现为受损部位在吸气时“坍塌”，在呼气时“膨胀”）与正常的胸壁和膈肌的运动相反。就其本身而言，连枷胸受损的部分可以增加呼吸做功，但是它不是造成急性呼吸衰竭的首要原因，除非气体由损伤部位进入胸膜而形成气胸。“摆动效应”是由于两侧肺的压力不同而造成，气体在两侧肺之间移动类似“钟摆”，但这看起来也不是呼吸障碍的一个重要因素。现在的观点认为，胸部钝伤后所致病死率及病残率的主要原因是严重肺挫伤，这造成的肺弹性回缩力增加，使患者自主呼吸时肺在吸气相膨胀困难。这不仅增加了呼吸做功，而且也使功能残气量减少，并且肺的顺应性在几周内都不能恢复正常，所有这些改变，加重了反常的胸壁运动。

在创伤严重程度评分大于 25 的多发伤患者中，有 30％的患者可能出现肺挫伤。自由落体或严重车祸中出现的快速减速（ΔV）＞45 英里/小时（约 72.4 km/h）是常见创伤中导致肺挫伤的主要原因。军事环境出现的肺挫伤主要由高速炮弹和爆炸引发的冲击波导致。

肺挫伤的病理生理改变涉及多种机制。肺内包含气液界面，使肺泡易于破裂。同时，低密度肺泡可能被高密度的肺门组织撞击而撕裂。最后，压缩的肺泡在撞击后即刻扩张。肋骨骨折向内移位或胸壁压缩同样可以导致肺实质的直接裂伤。

肺挫伤的病理学涉及肺不张、组织间隙和肺泡内出血以及肺泡破裂。虽然这些改变在受伤后几分钟内就开始了，但要持续 4 h 才能完全形成。受伤后的最初数小时内，呼吸功能、胸片表现和动脉血气指标会逐渐恶化。气道分泌物增加、排痰能力下降、肺表面活性物质生成不足加重了由肺泡内出血、通气血流比（$\dot{V}/\dot{Q}$）失调、肺内分流和肺水肿引起的一系列呼吸系统症状。有自主呼吸的患者主要表现为低氧血症、喘息、咯血、高碳酸血症和呼吸浅快。缺氧性肺血管收缩在大多数时候作为一种自主防御机制，减轻了严重低氧血症的发生。而失去这一防御机制的患者可能发生严重的低氧血症。总体来说，年龄＞45 岁、有原发疾病、创伤严重程度评分较高以及预计需要大量补液的患者，低氧血症的发生率及死亡率均会增加。

如果不伴有肺部感染，肺挫伤会在几天内好转。然而一旦出现肺部感染，急性呼吸窘迫综合征（acute respiratory distress syndrome，ARDS）和肺炎的发生率将会增加，并导致严重的临床结果。不伴有肺挫伤的连枷胸引起的肺功能障碍的患者，其远期转归是非常乐观的，基本可以痊愈。如果伴有肺挫伤，尤其是伴有 ARDS 或肺炎时，至少持续 6 个月的长期肺功能障碍的发生率会增加。

4. 连枷胸和肺挫伤的处理措施？

诊断

胸部出现明显的连枷提示有肺挫伤的可能。但是如果患者呼吸浅快，此征象可能不一定明显。然而应该强调的是，无论是连枷的程度还是肋骨骨折的数目，都不能准确预测呼吸衰竭。即使胸部 X 线片表现正常，如果有胸壁塌陷、胸廓畸形、胸部触诊时有捻发音和（或）疼痛也提示可能存在肋骨骨折或脱位。胸部 X 线片可能检测不到软骨性的损伤和钙化程度低的肋骨骨折。因为肺水肿出现较晚，最初的 X 线片往往不显示迟发的肺损伤。X 线片显示多根肋骨骨折处出现渗出点可以明确肺挫伤的诊断。像呼吸困难、呼吸急促、肋间肌回缩，甚至呼吸辅助肌参与等临床征象提示存在肺部病理改变。最初阶段患者在呼吸空气时监测的脉搏氧饱和度才是可靠的。吸氧可能掩盖通气不足，延误诊断和治疗以使功能残气量和肺顺应性恢复到正常。同样，在呼吸空气的情况下检查患者的动脉血气可能有用。管理这种未吸氧的患者需要医师或有相关资质人员的直接观察。常见的表现是动脉血氧饱和度（PaO_2）进行性下降同时二氧化碳分压（$PaCO_2$）进行性升高，结果导致 pH 下降（呼吸性酸中毒）。当患者需要接受急诊手术，例如本病例的患者需要接受脾切除术，术中常有低氧血症和高碳酸血症的发生。因此术中频繁的动脉血气分析监测是必要的。

虽然动脉低氧血症可能早于影像学异常出现，但它并不能反应肺挫伤的严重程度，因为缺氧性肺血管收缩机制限制了血液流向受伤的肺组织。在复苏早期阶段以后，$PaO_2/FiO_2<300$ 被认为是发生急性呼吸衰竭的一个危险因素。用普通胸部 X 线片可能会低估肺挫伤的体积，胸部 CT 扫描能够对肺挫伤进行定量分析。肺挫伤体积超过全肺体积 28%的患者需要接受机械通气治疗的可能性非常大，肺挫伤体积超过全肺体积 20%的患者常常进展为 ARDS 和肺炎（图 75-2）。尽管 CT 是诊断的标准方法，对于病情不稳定无法运送至 CT 室的患者，超声评估可能是有益的。虽然无法判断出肺挫伤的体积，超声检查对于发现肋骨骨折、气胸和肺挫伤有一定的价值。在脏-壁层胸膜结合处出现多处“彗星尾假象”以及影像学上正常的横向的 A 线变为垂直的 B 线，提示有肺挫伤的存在（图 75-3）。通过任何影像学描述，我们都难以将肺挫伤与误吸、肺不张、血胸、体液潴留、输血相关急性肺损伤以及肺栓塞完全区分开。

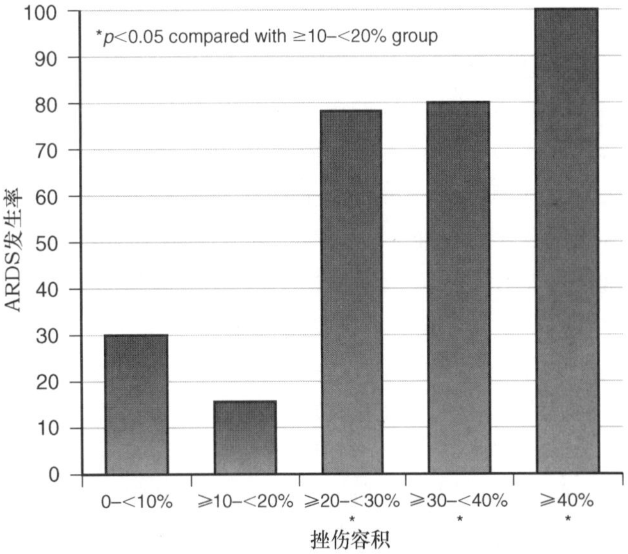

图 75-2　肺挫伤容积与继发 ARDS 的关系（From Miller PR，Croce MA，Bee TK，et al.：ARDS after pulmonary contusion：accurate measurement of contusion volume identifies high-risk patients. J Trauma 51：223，2001.）ARDS，Adult respiratory distress syndrome.

治疗

就如本病例，肺挫伤的患者常常合并其他需要（或不需要）急诊手术的外伤。在治疗上也需要同时考虑合并的其他外伤。例如，一个有活动性出血的

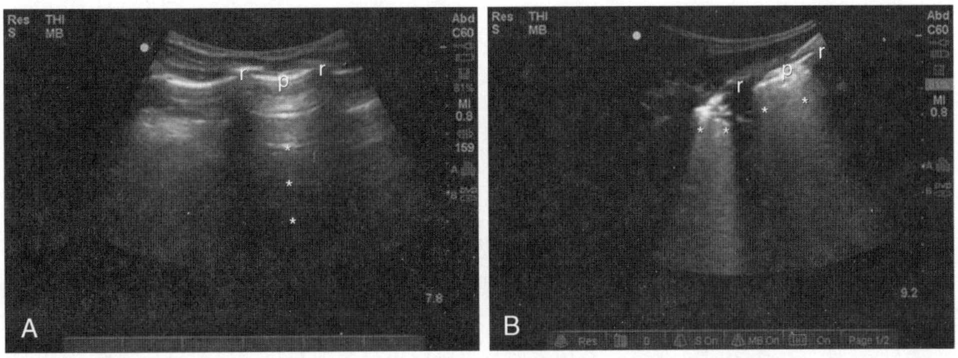

图 75-3　肺挫伤的超声学诊断。**A**，超声图像显示包括正常肺组织的肋骨（r）和胸膜线（p），包括在相同距离的混响组成的水平 A 线（* 标注）。**B**，超声图像包括肺挫伤的肋骨（r），以及胸膜线（p），但不包括 A 线，取而代之的是垂直强回声的混响，称为 B 线，由胸膜线发出，掩盖了正常的 A 线（From Stone MB，Secko MA：Bedside diagnosis of pulmonary contusion. Pediatr Emerg Care 25：854，2009.）

患者，为了避免加重肺挫伤而限制输液可能会造成严重的后果。多发肋骨骨折和肺挫伤的患者合并有脊柱骨折。因为有益于肺挫伤的治疗而进行连续硬膜外麻醉可能会造成患者的极度不适，常常会加重脊柱骨折或导致脊髓损伤。

在初始阶段，简单的处理，比如给予呼吸室内空气时缺氧的患者面罩给氧，以及将健侧肺维持在合理的体位可以改善氧供。气管内出血的患者可能需要置入双腔气管导管或支气管封堵器，以避免出血污染健侧肺，同时还可能填塞出血点。单侧完全肺挫伤的患者，通过健侧肺进行单肺通气也是可行的。双侧肺挫伤的患者伴有严重低氧血症时，通过双腔气管导管进行分侧肺通气也是可以考虑的。当出现危及生命的低氧血症时，高频喷射通气或振荡通气可能有效地改善氧供。这些通气模式同样可能加重心肌挫伤或缺血导致的心功能减退。

早期治疗最重要，仅几小时的延误也会导致损伤肺病理学进展，增加发病率和死亡率。治疗目标是减少肺的弹性回缩和呼吸做功，在没有对血流动力学产生不利影响的情况下改善动脉血气。无急性呼吸衰竭的患者或复合伤不需气管插管的患者，最好用面罩行 10～15 cmH_2O 的持续气道正压通气（continuous positive airway pressure，CPAP）。使用吸气相 10～12 cmH_2O 和呼气相 6 cmH_2O 的双水平正压无创通气模式，可以使超过一半的患者免于气管插管。

在 1975 年以前常规使用早期气管插管、机械通气和肺泡复张策略，但该方法易发生气管支气管感染和肺炎，这易导致脓毒症、多器官功能衰竭和死亡，这种方法已弃用。目前除一些必须行气管插管和机械通气的病例（呼吸空气 PaO_2＜60 mmHg 或吸氧 PaO_2＜80 mmHg，胸部损伤外还有其他疾病）外，大多数患者可用非侵入性的正压通气。患者呼吸衰竭需要气管插管时，气道压力释放通气（airway pressure release ventilation，APRV）可能是一个合理的选择。在应用这种通气模式的自主呼吸患者使用图 75-4 所示的装置可以在短期内间断地减少 CPAP 的使用。换句话说，自主呼吸被附加在机械通气上。除减少呼吸做功外，这种技术在改善 $\dot{V}/\dot{Q}$、提高全身血流、降低镇静要求、提高氧输送和缩短气管插管时间方面优于控制性机械通气，并且降低了肺炎的发生率。对于合并严重威胁生命的单肺挫伤、ARDS、对 APRV 反应迟钝的急性肺损伤或接受气管插管治疗的患者，肺保护策略如高频率通气、预

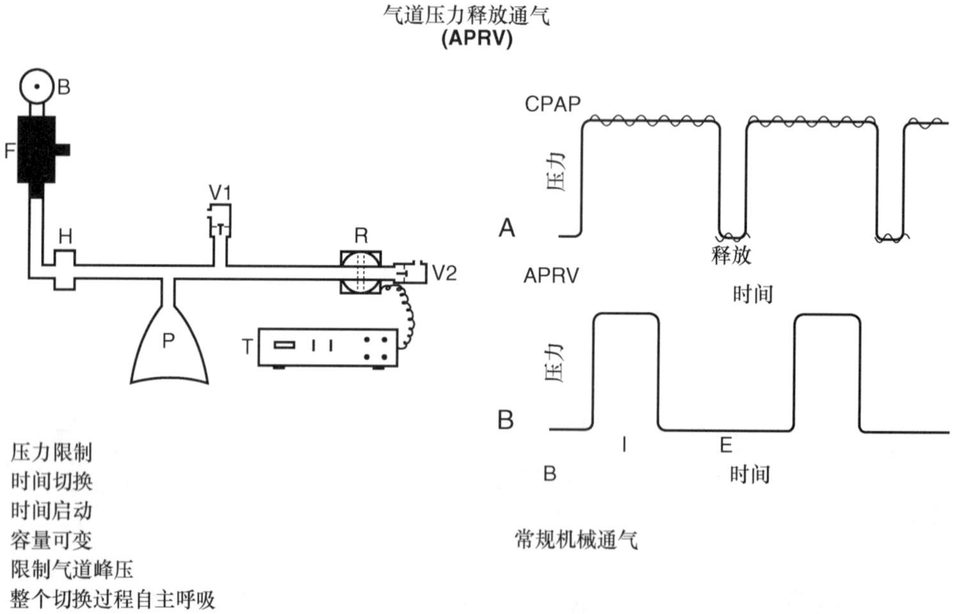

图 75-4 左图：气道压力释放通气（APRV）环路。右图：APRV（A）和常规机械通气（B）产生的气道压力模式的比较；此环路由流量发生器（F）组成，通过一个阻力阀门产生持续性气道正压（V1）；在环路的呼气支中通过定时器（T）控制减压阀产生 APRV；这个阀门使循环中的压力间歇性的下降，使其低于持续性气道正压通气；压力降低的水平由第二个阻力阀门（V2）决定；B，气源；H，加湿器；P，患者。右图表明自主呼吸可以叠加在持续气道正压通气（CPAP）通气模式中、APRV 时可行反比通气和常规机械通气。APRV 可以描述为时间-切换、时间-启动和容量-可变的设备，可限制气道峰压（Adapted from Räsänen J，Cane RD，Downs JB，et al.：Airway pressure release ventilation during acute lung injury：A prospective multicenter trial. Crit Care Med 19：1234，1991；and McCunn M，Habashi NM：Airway pressure release ventilation in the acute respiratory distress syndrome following trauma. Int Anesthesiol Clin 40：89，2002.）

定的呼气末正压通气（PEEP）、小潮气量（6 ml/kg）、双向气道正压通气、允许性高碳酸血症或高频震荡通气值得考虑。

去除气管支气管分泌物对预后有重要影响。脉搏氧饱和度、动脉导管监测、肺动脉导管是很重要的监测手段。肺动脉导管不但能够指导液体管理，把液体调节到能够维持充足的终末器官灌注的最小量，而且对通气管理也有帮助，这是由于可以通过对氧的输送和肺内分流部分进行计算，来帮助把 CPAP 调节到最佳水平。

给患者充分吸氧，可以从脉搏氧饱和度或动脉血气分析的初始含氧血红蛋白浓度获得最多的信息，但同时也会造成吸收性肺不张、肺部缺氧性肺血管收缩受损、黏膜纤毛清除率降低、自由基形成增多和肺表面活性物质生成减少等不利影响。

尽管在出现肺挫伤时液体对于肺功能的影响尚无定论，我们认为补液过多可能导致肺挫伤面积增加和 PaO_2 的下降。尽管应用利尿剂可去除多余的水，但同时会导致电解质紊乱、心脏节律异常、血容量不足。晶体液便宜，用得更多，因为至少在复苏早期，液体类型似乎对预后无影响。如果肺挫伤合并心脏钝性损伤，临床表现容易混淆。在这种情况下经食管超声心动图显像（trans-esophageal cardiography，TEE）或者肺动脉压和肺动脉楔压监测（假如无 TEE）对指导液体管理最佳。

连续硬膜外镇痛是胸部钝性外伤最好的疼痛治疗方法。它可以改善肺功能，降低总体死亡率。然而如前所述，合并脊髓或其他损伤无法配合完成操作的患者禁用此项技术。超声引导下的连续胸椎旁间隙阻滞可作为多模式镇痛的方法之一。其他方法，如肠外阿片类药物几乎没有什么效果。复合肋间神经阻滞，操作繁琐，维持时间短，1 天至少需要重复 2 次。连枷胸和肺挫伤的处理要点总结见框 75-2。

框 75-2 连枷胸和肺挫伤

定义

连枷胸：两个或多个部位肋骨骨折，有或没有关节脱落

肺挫伤：肺不张，肺间隙和肺泡内出血，肺泡破裂

诊断

临床症状

- 呼吸困难
- 呼吸急促
- 肋间肌收缩
- 使用辅助呼吸肌

体格检查

- 胸壁擦伤
- 畸形肋
- 触诊疼痛和捻发音

影像学检查

- 胸部 X 线片不是常规诊断方法
- 外伤部位渗出
- CT 扫描

实验室检查

- 进行性缺氧
- 进行性高碳酸血症
- 呼吸性酸中毒

治疗

- 通过面罩 10～15 cmH_2O 持续气道正压通气
- 气管插管
- 机械通气
  - 压力/容量控制通气
  - 气道压力释放通气
  - 单肺通气
  - 高频喷射通气
- 限制流速
- 硬膜外镇痛，无禁忌证的情况下
- 椎旁神经阻滞，肋间神经阻滞或肠外阿片类药物

监测

- 脉搏氧饱和度
- 有创动脉监测
- 经胸或经食管超声心动图探测三尖瓣反流
- 肺动脉导管
  - 根据氧的输送和肺内分流来调整理想 CPAP

CPAP，持续气道正压通气；CT，计算机断层扫描术

5. 创伤性心包积血的围术期管理措施是什么？

钝性和锐性的胸部损伤都能导致创伤性心包积血。创伤性心包积血与慢性心包渗出不同，慢性心包渗出到 600 ml 都可能不会引起血流动力学抑制，而急性损伤引起的少量积血甚至都会导致显著的低血压，甚至心搏骤停。心包积血的外部压力引起房室瓣的流入道梗阻，导致心室充盈减少，尤其是右心。与相对少量的急性液体积聚能引起血流动力学较大改变一样，从心包抽出很少量的血液常能恢复血压。因此，心包穿刺放液术可能对心脏压塞引起的低血压患者有帮助。经胸超声心动图（transthoracic echocardiography，TTE）或 TEE（无可疑食管损伤的气管插管患者）在帮助诊断的同时也能帮助抽出心包积血。舒张期塌陷是心脏压塞的一个症状，通常是舒张期右室壁的塌陷，体循环血压下降 ≥15%～20%。在抽心包积血时，针和心包的图像应同步以避免心脏穿孔。实际上慢性病例的特征性

临床标志在急性创伤性心脏压塞时很少出现。只有不到50%的创伤性心脏压塞出现Beck三联征（颈静脉怒张、低血压和心音遥远）。心脏压塞患者常出现激动、好动、血管收缩性肢体厥冷，但低血容量休克患者也有这些症状。反常的吸气时颈静脉扩张（Kussmaul征）是心脏压塞的特征，但此特征可能很少在急性外伤患者身上体现。

尽管奇脉不是心脏压塞的特异性特征，但它可能是这些临床表现中最可靠的。奇脉是指患者自然吸气时动脉收缩压下降超过10 mmHg，在正常情况下呼吸相血压的变异仅有3～6 mmHg。这个特征也出现在并不复杂的低循环血容量患者中。所以无特异性。而且无奇脉也不能排除心脏压塞。同时合并房室间隔缺损、严重左侧心力衰竭或主动脉反流的情况可以不出现奇脉。在吸气时胸膜腔内压下降形成奇脉的过程中有两个协同机制：

- 主动脉跨壁压和左室后负荷的增加
- 室间隔向左移，导致左室充盈不足

血容量正常患者吸气时静脉压增加使奇脉更明显，因为它增加右室充盈，使室间隔向左移动增加。然而，低血容量患者右室充盈和室间隔移动受限，奇脉表现不明显。

在代偿性心脏压塞时，心包内压升高到和右室充盈压相等是不可避免的现象。随着血液进一步积累，心包内压力接近左室舒张压。随着心脏舒张期充盈下降，心排血量变得依赖心率。一旦心率下降可能导致灾难性的低血压和心搏骤停。严重的心脏压塞也能导致冠状动脉血流减少，但不一定发生心肌缺血和心肌收缩力下降，可能是由全身血压和心排血量下降导致心脏做功成比例下降所致。

即便典型的临床标志明显存在的情况下，复合伤也常常掩盖心脏压塞的临床表现。熟悉它的辅助诊断结果是很重要的。X线片是没有帮助的，心脏肥大在创伤性心脏压塞时不一定出现，而且也是非特异性的。尽管在心包积血明显时可观察到心电图（electrocardiogram，ECG）ST段抬高和QRS电压降低，但心电图结果也无特异性。心电交替（electrical alternans）（R波幅相位的变化）可能更有特异性，张力性气胸患者也可能发生。尽管完全性心电交替（P和R波幅相位的变化）很罕见，但它被认为是一个特异性体征。之前提到的超声心动图显像是心脏压塞最可靠的诊断工具。在聚焦腹部超声检查（focused abdominal sonographic study，FAST）的4个检查位置中，第一个可以检查心包的位置是经剑突下视角。经胸和经食管视角检查也可以用。超声不仅可以显示心包积血及其容量，还可以看到右室舒张期塌陷。右室肥大或二尖瓣反流引起的高心室压患者可能不出现右室舒张期塌陷。

处理的优先顺序依赖于已有的心脏情况、合并伤的类型和范围、血容量、心包血量以及患者的配合程度。在患者合并伤的严重程度许可的情况下，在任何麻醉前应该先行超声心动引导下心包穿刺引流术、外科引流术和补充血容量。与胸膜积血相反，心包积血易形成血凝块。这些方法可能只引流心包积液的一小部分，然而即使这样小量的引流也会明显改善患者的血流动力学。

任何能降低心肌收缩力或使外周血管扩张的药物都有可能抑制血流动力学。经典的麻醉诱导剂是氯胺酮，然而即便使用此药仍能使血压恶化。正压通气时应注意维持低气道压，避免使用PEEP。在成年人创伤性心脏压塞的大部分病例中，除动脉置管外，其他有创监测很难放置到位。但是，如果操作成功，肺动脉导管对这样的病例是有帮助的。可以获得心腔的平均压力、心排血量，而且还可以观察对治疗的反应。在直接喉镜检查或外科手术操作期间应当绝对避免心动过缓。创伤性心包积血的处理要点总结见框75-3。

框 75-3 心包压塞

诊断

出现典型症状<50%

颈静脉怒张

低血压

低心音

奇脉（对急性创伤最可靠）

ECG

非特异性

ST段抬高

QRS低电压

电交替

超声心动图

心包积液

右室舒张期塌陷

治疗

麻醉诱导前

在超声引导下心包穿刺放液

手术引流

补液

麻醉诱导后

避免应用抑制心肌的药物和心动过缓

自主呼吸

如果需要正压通气，应该低气道压，不用呼气末正压通气（PEEP）

ECG，心电图

6. 钝性心脏创伤有哪些临床征兆？

钝性心脏创伤涉及多种病理学改变，包括不同程度的心肌损伤，冠状动脉损伤，心脏游离壁、房间隔、室间隔或瓣膜的断裂、并发胸骨或肋骨骨折引起穿透伤的钝性刺伤。术语“钝性心脏创伤（blunt cardiac injury，BCI)”，以前被称为心肌挫伤，指的是心肌损伤，包括心肌纤维的崩解、水肿、充血或坏死，根据其严重程度，临床上表现为 ECG 轻微改变、心肌酶异常、节律异常或心力衰竭。有些这类心肌损伤可能是由直接的心肌机械性损伤或间接由于冠状动脉阻塞或冠心病因外伤应激而加重所致。心脏损伤（通过心电图的异常和肌钙蛋白的升高可以诊断）在伴有较小或不伴有心脏直接创伤的严重中枢神经系统（central nervous system，CNS）损伤和出血性休克后，也可由儿茶酚胺活性增强所导致。

在严重外伤时，BCI 时常并发于多发性创伤中。围术期间的手术医生必须能够：

- 尽管患者在临床治疗过程中情况稳定，预计到心脏源性的血流动力学和节律异常的可能。
- 判断由于出血、低体温、酸碱平衡或水电解质紊乱或其他原因引起的全身循环异常对心脏创伤的影响
- 并根据这些情况进行最适当的处理。

BCI 在钝性胸廓创伤中的发生率大约 20%，而在严重创伤中可能高达 76%。虽然如此，大部分心脏并发症在尚未达到必须治疗的程度，然而，当达到这种程度时往往是致命的。

诊断

可能与 BCI 有关的原因包括：心前区的直接压迫、胸腔的挤压导致心脏在胸骨与脊柱之间的压榨、减速伤和冲击伤。提示性体征和症状有胸痛、对硝酸甘油有反应的心绞痛、呼吸困难、胸壁淤斑以及肋骨和（或）胸骨骨折。BCI 的诊断尚无金标准，但 ECG、血中肌钙蛋白Ⅰ浓度和超声心动图显像是重要的诊断方法。另外，冠脉造影或心室造影偶尔用于冠状血管损伤、心脏破裂和瓣膜损伤的诊断。

12 导联 ECG 是 BCI 最好的筛选检查方法。非特异性改变，例如心动过速，心动过缓或偶发房性或室性期前收缩发生于 50%～70%的患者中，通常无需处理。更严重的改变，例如 ST 或 T 波改变、传导阻滞以及复杂的房性和室性心律失常发生率较低（4%～30%），但通常需要处理。尽管 ECG 敏感，但不是特异性的，ECG 正常不能排除 BCI 的诊断。因为右心室位于前面，所以比左心室损伤的概率更大。标准导联主要用于检测左心的异常，会漏掉右心的异常。ECG 对预测心脏并发症总体的灵敏性、特异性和阴性预测值分别是 100%、47%和 90%。尽管延迟（>24 h）出现严重的 ECG 异常可能性很小，但只要患者在血流动力学上是平稳的，无心脏病史，小于 55 岁，无多发性损伤或和重要的胸壁损伤，正常的 ECG 就可以基本上排除钝性心脏创伤并发症的风险和进一步检查的可能。然而，假如上述情况存在，患者必须在遥感监护式病房或 ICU 中行心脏监测至少 24 h。当然，如果 ECG 不正常，则应给予连续心脏监测。另外，对于在损伤 6 h 和 12 h 后血流动力学稳定患者和超声心动图提示血流动力学不稳定的患者，应该测定具血清肌钙蛋白Ⅰ浓度。

血清肌酸激酶（creatine kinase，CK）和肌酸激酶 MB（CK-MB）测定曾一度频繁用于诊断心肌挫伤，由于其特异性低，现在已不再使用。骨骼肌、结肠、肺、肝和胰腺组织都含有 CK 和 CK-MB。因此，对于一个有复合外伤的患者来说，阳性指标可能不能说明其有心肌损伤。肌钙蛋白Ⅰ是心肌的特异性指标。然而，CK-MB 或肌钙蛋白Ⅰ阴性并不能排除临床相关的 BCI，因为许多心肌损伤的患者心肌分解不足以释放出能达到检出水平的酶。但是假如损伤位于关键部位，即使小面积的心肌损伤也能引起心律失常。

超声心动图显像对 BCI 的患者可能有多方面的作用。它提供关于心肌功能的信息（如，室壁运动异常、舒张末期室壁厚度增加），心脏结构异常（如，心室壁的高回声区、瓣膜功能障碍、心包积血、心内血栓），心脏前负荷（如，舒张末期容积），心肌收缩功能（如，心室面积变化分数）和空气栓塞（如，心腔内的气泡、卵圆孔未闭）。超声心动图显像不仅有助于诊断 BCI，还有助于血流动力学的调控。TEE 是比 TTE 更有价值的监测手段，TTE 的用途受限于机械通气、胸腔积液、气胸和左侧卧位患者。而且，TEE 比 TTE 更能监测到心肌挫伤、心包积血、瓣膜损伤、纵隔积血和主动脉破裂。不过，对于有胸部挫伤的患者，在尝试 TEE 之前排除食管损伤是非常重要的。对于心律失常、无法解释的低血压和（或）心力衰竭，均是明确需要 TTE 或 TEE 评估的指征。

围术期的处理

BCI 增加手术风险大小要视其类型和程度。尽

管心腔穿孔的大部分患者无法送到医院，但是一些心房损伤的患者可能被送到手术室，因此术前了解损伤的性质很重要。一些回顾性报道已证明，术前诊断心肌挫伤的患者在手术中心律失常和低血压的发生率增加。这些是由于心肌自身的损伤还是合并伤的并发症尚不完全清楚。然而，合并心房颤动、高龄、主动脉破裂的心肌挫伤患者术中的死亡率似乎增加了。麻醉医师关心的另一个问题是并发症的持续时间，许多外伤患者的并发症可能持续至伤后的数天到数月。绝大多数患者心律失常不会超过几天，反常室壁运动可能持续 1 年，但任何增加围术期并发症的风险都不会持续超过 1 个月。心内血栓是一种已知的心肌挫伤的并发症，在损伤后可能会存在超过 1 年的时间，所以术前超声心动对心肌挫伤有着重要意义。

临床表明各类 BCI 患者的表现均不同，有时在同一个患者身上会出现不止一种危重病情。Orliguet 等提出一个规范描述每一个这种病情的治疗原则（图 75-5）。心律失常要用抗心律失常药；低血压可能缘于血容量不足、泵衰竭，或两者都有；快速输液同时用超声心动图显像或右心导管监测心功能，能改善血容量不足。肺循环阻力增加会加重右心室功能障碍引起的泵衰竭，前者通常由于肺挫伤、胃内容物吸入或 ARDS 引起。最初右室游离壁扩张可能由于室间隔左移，改变了左心室的几何位置和顺应性，增加了左心室充盈压，降低了心排血量。这些不是减少输液的一个信号，正相反应该继续输液，并复合使用强心药物和肺血管扩张药。正压通气也可调整到使胸腔内压和右心室后负荷降到最低。高频喷射通气或震荡通气及其相对较低的平均气道压力可能对于这些情况有利。如在处理原则中所示，可通过引流处理心包积血、外科手术或在超声心动引导下安置一个大口径导管。以前用的抗凝剂不能再用。创伤后如果同时存在心肌梗死以及心瓣膜、间隔和冠状血管损伤，应以同样的方法处理。当然，严重的损伤可在血管成形术、冠状动脉分流或修复受损的心瓣膜或间隔缺损前直接手术。

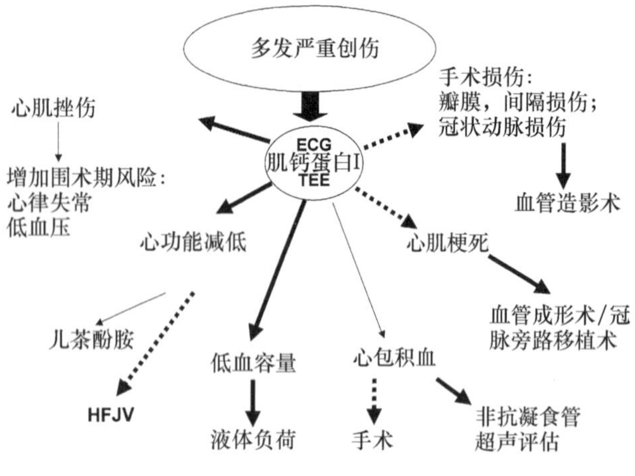

图 75-5 严重心脏钝性损伤（BCI）各种临床症状的处理原则。多发性严重复合伤导致 BCI 应用 ECG、肌钙蛋白 I 和 TEE 进行评估。箭头代表每种情况发生的频率和采取相应措施的频率。粗箭头表示发生频率高，细箭头表示发生频率低，带点的箭头表示发生频率很低。BCI，心脏钝性损伤；CABG，冠状动脉旁路移植术；ECG，心电图；HFJV，高频喷射通气；TEE，经食管超声心动图显像（Adapted from Orliaguet G，Ferjani M，Riou G：The heart in blunt trauma. Anesthesiology 95：544，2001.）

罕见的是，泵衰竭患者对药物治疗没反应，需要强心辅助设备。心室球囊泵已被用于这些罕见的 BCI 病例中，然而对于大多数患者来说，其功能障碍起源于右心室。因此，如果需要辅助设备，双心室辅助设备可能更合适。

7. 在何种情况下应怀疑创伤性胸主动脉损伤？该如何确诊？

创伤性心血管损伤是胸外伤中致命性后遗症，伤后第一小时内的死亡率几乎达 80%。对每个胸部钝器伤的患者都应怀疑存在心血管损伤的可能。大部分胸部血管损伤是因机动车事故或跌倒后身体突然减速造成的。其他机制例如脊柱和胸骨或肋骨之间胸腔血管的突然受压也能产生这些损伤。几乎 90%的病例主动脉损伤在峡部，它是动脉游离部分和固定部分的连接点，也是锁骨下动脉的起始部（框 75-4）。大多数峡部的损伤发生在主动脉的中部，通常认为，血管腔内压力的突然升高（>1000 mmHg）和血管的旋转是造成峡部损伤的主要原因。

主动脉升段和主动脉弓的损伤比峡部损伤少见得多。以下情况，如剧烈减速、失控的乘客从机动车被抛出、事故中有人员死亡（如机动车和行人或脚踏车相撞）、高位撞击导致膈肌破裂或肠系膜撕裂，主动脉降段损伤的概率增加。在所有的事故中，如果患者有骨盆骨折，主动脉钝性损伤发生概率将会从低于 0.5%上升至 1.4%。另外无法解释的低血压的胸外伤患者、胸部直接损伤的外部体征、左手和右手或上肢和下肢无脉搏、需要机械通气、出现胸骨后或肩胛间区的疼痛、声嘶、心前区收缩期血管杂音或下肢神经功能缺失都可能存在主动脉损伤（框 75-4）。

在过去的十年中，主动脉钝性损伤的影像学诊断标准已经变更。尽管所有有严重创伤的患者常规

框 75-4　创伤性胸主动脉损伤

损伤机制
- 身体突然减速
- 脊柱与肋骨/胸骨间胸部血管的压迫

损伤部位
- 主动脉峡部（90％）
- 升主动脉
- 主动脉弓

疑似损伤
- 难以解释的低血压
- 胸部直接损伤的证据
- 脉搏缺如
  - 左右上肢间
  - 上下肢间
  - 机械通气时
- 胸骨后或肩胛间的疼痛
- 声音嘶哑
- 收缩期心前区杂音
- 下肢神经功能缺失

进行仰卧位胸部 X 线的检查，但是仅仅依靠这些诊断形式不能完全诊断或者排除主动脉钝性损伤。所有患者都应该在胸外伤后进行胸部 X 线的检查，仅 20％～30％的胸主动脉损伤病例在胸部 X 线片上表现纵隔增宽（在主动脉球部，＞8 cm）。从颈部血管和脊柱的出血进入纵隔也会造成相似的影像学表现。排除纵隔增宽也不可靠，因为很多主动脉损伤的患者来到医院时仅仅有不显著的临床症状并没有显著的体征。其他胸部 X 线片提示主动脉损伤的征象包括主动脉轮廓模糊、脊柱旁界面增宽、肺动脉窗不透明、气管旁条纹影增粗、主支气管左侧移位、食管（或经鼻胃管）和气管右偏［left apical pleural hematoma（pleural cap)］和左侧血胸（框 75-5）。

增强螺旋 CT 和多维 TEE 的准确性非常高，是目前主动脉损伤检查的主要技术。通过 CT 检查到的创伤性胸主动脉损伤包括：腔内息肉状或线形低密度影提示血肿或中膜损伤、假性动脉瘤、主动脉壁或轮廓不齐、假性缩窄、壁内血肿和主动脉夹层。

CT 和 TEE 都能诊断出主动脉损伤，进而确定是通过手术治疗还是保守治疗。然而，TEE 具有一定的侵袭性，同时有一定的误差。TEE 操作方法特殊以至于在数小时内都不能完成。这些因素限制了将其作为常规的检测方法。但是 TEE 在很多方面仍然有它的价值。大部分无主动脉撕裂的患者，他们的血流动力学紊乱一般缘于其他部位损伤，例如脾损伤或肝损伤，他们需要立即做手术，而没有时间做进一步的胸部诊断。对于这些病例，术中 TEE 排

框 75-5　创伤性胸部损伤：影像学表现

胸部 X 线检查
- 纵隔增宽
- 主动脉轮廓模糊
- 脊柱旁界面增宽
- 肺门模糊
- 气管旁条纹影增粗
- 主支气管左侧移位
- 食管、气管右偏
- 左侧血胸

增强 CT 扫描
- 腔内息肉状或线形低密度影
- 假性动脉瘤
- 主动脉壁或轮廓不齐
- 假性缩窄
- 壁内血肿
- 主动脉夹层

TEE（经食管超声心动图显像）
- 主动脉峡部扩张并异常轮廓
- 急性假性动脉瘤形成
- 管腔内中层片状物
- 胸主动脉壁上附着一个活动的影像
- 主动脉壁的新月形或圆形增厚

三维重建 CT 造影
- 直接提示损伤的位置和类型（图 75-7）

CT，计算机断层扫描术

除了创伤性主动脉损伤存在的不确定性，并能在麻醉医师做出该诊断时可对其他问题进行适当的干预。

TEE 检查创伤性胸主动脉损伤可检查到（图 75-6）：

- 3 级：主动脉峡部扩张并异常轮廓或急性假性动脉瘤形成。
- 2 级：管腔内与外膜损伤相关的主动脉中间片状物
- 1 级：胸主动脉壁上附着一个活动的影像提示主动脉内膜撕裂或附壁血栓；主动脉壁呈新月形或圆形增厚提示壁内血肿存在。

另外，如果食管探头到主动脉峡部前内侧壁的距离大于 3 mm 或者在主动脉后外侧壁到左胸膜脏层之间有积血，应该考虑到创伤性纵隔积血。如果在左肺到胸壁之间能发现有积血，即可查出左侧血胸。然而主动脉分支的损伤很难用 TEE 检测，TEE 也禁忌用于可疑食管损伤的患者，这些患者会常出现胃管血性引流、严重的面部损伤、不稳定的颈椎损伤和气腹。

CT 血管成像技术是主动脉损伤定性诊断主流技术（框 75-5）。它可以为治疗决策提供损伤的详细信

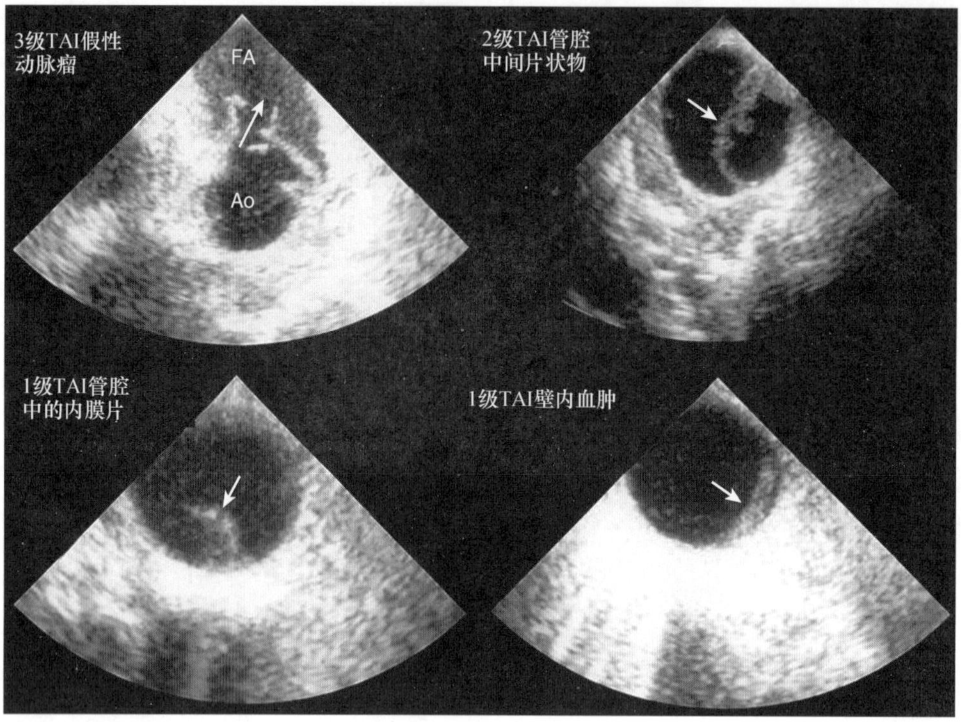

图 75-6 1、2、3级创伤性胸主动脉损伤（TAI）的 TEE 影像学表现。Ao，主动脉；FA，假性动脉瘤（From Goarin J-P，Cluzel P，Gosgnach M，et al.：Evaluation of transesophageal echocardiography for diagnosis of traumatic aortic injury. Anesthesiology 93：1373，2000.）

息。多维度扫描和三维成像技术已经替代10年前视为金标准的有创血管造影技术（图75-7）。

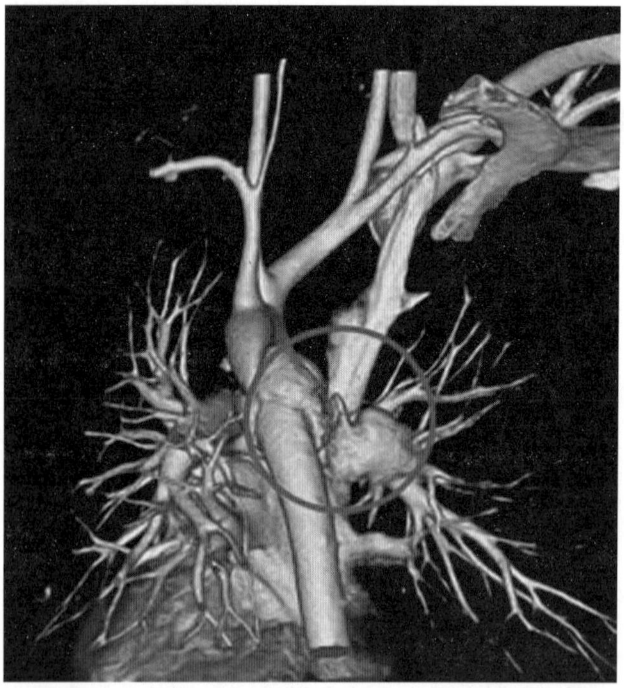

图 75-7 伴有血液外漏（圆圈处）的创伤性胸主动脉损伤的三维重建CT表现（From Demetriades D：Blunt thoracic aortic injuries：crossing the Rubicon. J Am Coll Surg 214：247，2012.）

8. 对于钝性损伤和多发复合伤（包括胸主动脉的损伤）的患者，外科手术应该如何排列治疗顺序？

一名伤及全部或接近全部胸主动脉壁横断面三层组织的患者是无法活着被送到手术室的。这些患者会在4～6 h内死于现场或者医院。通常能够进入手术室行外科手术的患者在病理上常表现为要么仅有小的穿刺伤，要么胸主动脉壁部分横断，横断面暂时地被血管周围血凝块所堵塞或者由于低血压以及邻近组织或血凝块覆盖在主动脉壁上导致的较大横断面的血流流速相对较慢。经验表明：患者主动脉截断性损伤达70%以上时坚持到手术室前仍有可能存活。绝大多数在手术室行外科手术的患者是相对小的胸主动脉外膜下后壁损伤，由于即将破裂需手术修复。此外，有相当一部分患者有胸主动脉内膜和（或）中膜损伤，如果必要的话，可以在CT跟踪检查下保守治疗2～4周。在此期间，某些主动脉损伤的患者自身可能无法痊愈，这时应当进行干预治疗。

胸主动脉损伤需要立即治疗的观念在过去十年中已经改变。伴有大量出血的胸主动脉损伤是威胁生命的急症并且需要立即进行手术治疗。血流动力学稳定的患者伴有主动脉周血肿，需要控制血压以防出现主动脉破裂。在极少数的情况下，这类主动脉损伤独立存在时，创伤后数小时内 CT 检查后需要紧急的治疗。

血流动力学不稳定的活动性出血的主动脉损伤手术应最有优先权。从 CT 上看，外伤性的颅内损伤和大出血，血液流进体腔要比稳定的主动脉损伤更紧急。在大多数病例中，患者的低血压是由复合伤而不是由主动脉损伤本身引起，这些患者有时候匆匆忙忙赶到手术室而没有做放射线检查。如前所述，当处理其他损伤的同时，术中 TEE 对决定主动脉损伤手术范围有着很大帮助。充分的证据支持延迟修复（数天）优于早期修复（大约 10 h）。美国创伤外科协会（American Association for the Surgery of Trauma，AAST）的一项研究表明，存在同等程度损伤、相同的合并伤、相似的主动脉损伤和相似的主动脉修复方式，早期修复组的死亡率达到 22%，而延迟修复的死亡率则只有 3%。延迟治疗是在患者本身条件和环境因素最佳的状态下进行的，具有良好的疗效。延迟治疗已成为稳定的胸主动脉损伤的标准化治疗。

血流动力学不稳定的活动性出血的主动脉损伤手术应最有优先权。如果伴有不稳定的腹部损伤或者头部损伤，这是相对较少发生的事件，也可以考虑同时处理。在排除有不稳定合并伤后，如果患者条件良好、设备齐全，应尽快处理主动脉损伤。

手术修补胸主动脉需要阻断血管，在伴有颅内病变时，这种方法可能会引起难以控制的颅内高压。因此，在主动脉修复手术中有明显颅内血肿的患者，必须行头颅钻孔引流将血肿清除到最低限度，对外伤性的颅内微小病变必须监测颅内压。

9. 目前主动脉钝性损伤的治疗策略是什么？

主动脉损伤的最初治疗中最重要的是降低血流对血管壁的剪切力和黏性阻力。我们可在保证组织的灌注和氧供的情况下，使用 β 受体阻滞药、钙通道阻断药以及硝酸甘油等药物降低心肌的收缩力和循环血压来降低剪切力和黏性阻力。

在过去的十年中，治疗主动脉损伤的两项新的治疗技术已经几乎全部取代了传统的手术治疗方法。第一种技术：经血管内修复的方法。与传统的手术治疗相比，经血管内修复可以减少失血量、降低死亡率以及增加高危患者的耐受能力，并且可以显著降低截瘫的发生率。镇静和局部麻醉就可以满足经血管内修复的手术需求，从而避免了全身麻醉和双腔气管内插管。镇静和局部麻醉在许多病例中有明显的优势（表 75-1）。例如目前一些报告表明，主动脉钝性损伤经开放式手术治疗的总体死亡率达到了 23%，而经血管内修复的总体死亡率为 7%。这些优势对于年龄、低血压、Glasgow 昏迷程度和胸外损伤的限制有很大的意义。同样地，截瘫的发生率也从开放手术的 6%～19% 下降到经血管内修复的<1%。正因为这些优点使有轻度合并损伤的患者在重症监护室中的时间和住院的时间缩短。但是，经血管内修复也有它的缺点和与支架相关的并发症，如内漏和移植物的塌陷，术中或术后髂动脉和股动脉的损伤导致的出血、脑卒中以及左颈总动脉的堵塞。术者的经验以及在特定的治疗中心治疗胸部创伤的例数可能会对并发症的发生率产生影响。尽管经血管内治疗的短期疗效明显优于传统的开放式治疗，但其长期的疗效尚不明确。

表 75-1　从 1997 年至 2007 年钝性胸主动脉损伤管理策略的变化

	$AAST_1$ (n=253)	$AAST_2$ (n=193)
诊断		
主动脉造影	220（87%）	16（8%）
CT 扫描	88（35%）	180（93%）
TEE	30（12%）	2（1%）
修复		
开放性的	207（100%）	68（35%）
血管内的	—	125（65%）
预后		
死亡率	53/241（22%）	25/193（13%）
截瘫		
所有患者	18（9%）	2（2%）
开放性修复	18（9%）	2（3%）
血管内修复	0	1/125（1%）
肾衰竭	18（9%）	17（9%）
修复部位的并发症	1/207（1%）	25/125（20%）

$AAST_1$，美国创伤外科学会 1997 年数据；$AAST_2$，美国创伤外科学会 2007 年数据。

CT，计算机断层扫描术；TEE，经食管超声心动图

From Demetriades D，Velmahos GC，Scalea TM，et al.：Diagnosis and treatment of blunt thoracic aortic injuries：changing perspectives. J Trauma 64：1415，2008.

第二种相对新的方法是针对一级和二级损伤的患者包括内壁血肿和内膜的撕裂非手术的保守治疗。利用 CT 观察和控制血压似乎可以满足这类患者的安全需要。尽管目前绝大多数的主动脉钝性损伤的患

者都是通过经血管内或者保守治疗，在某些中心开放手术修复技术仍然被使用。一些特殊的错误风险和处理方法将在下文中介绍。

10. 在治疗胸主动脉损伤的患者时，可能遇到哪些围术期临床和麻醉风险？如何应对？

诊断时易犯的错误

共存很多明显的损伤、缺乏适当的分析、对放射检查结果的错误理解都会导致诊断困难。例如，一开始漏诊主动脉损伤，在几天后可能由于心脏游离壁破裂造成大出血，必须行紧急胸骨切开术来减轻心脏压塞和止血才发现主动脉损伤。同样，主动脉损伤的漏诊可能是在受伤数天后通过螺旋CT检查或者为了排除肺栓塞做肺血管造影才被检查出来。

气道管理时容易出现的问题

由于某些原因，我们可能遇到气道管理困难，主动脉出血可能到达椎前间隙，这些区域的血肿可能移动到喉、气管旁，造成喉镜检查或气管插管困难。椎管前血肿很容易通过颈部侧位片检查出来。颈部有颈椎损伤或者可疑颈椎损伤时都要放置颈圈，因为颈的伸展受到了限制，在喉镜检查时造成暴露困难。这种情况在合并椎骨前血肿时会使常规喉镜检查无法进行。应该避免颈伸展，不仅仅是因为颈椎损伤，而且要预防主动脉损伤突然出血，颈椎的伸展能使封闭损伤的血管周围血肿破裂。

外膜下层、血管周围的血肿或者假性动脉瘤可能压迫左主支气管和造成管腔狭窄。双腔气管导管在分离主动脉时可以有效预防左肺的血流到右侧肺。然而，将支气管导管盲插到左主支气管可能会造成支气管周围出血。使用纤维支气管镜明视法将支气管导管插入左支气管导管可以预防这些并发症。

中心静脉置管时易犯的错误

较常见的胸主动脉破裂是出血流到左半胸，而很少流到右半胸。有时候大量出血会填满胸膜腔，不仅会引起肺萎缩和纵隔移位，还会给颈内静脉或锁骨下静脉穿刺置管造成假象。回吸血流顺畅不一定表明穿入血管，也可能是误穿刺了充满血液的胸膜腔。如果对这种情况认识不足，大量体液快速流到胸膜腔，会造成严重并发症。

与使用麻醉药物有关的问题

有血管损伤的患者麻醉处理时主要是预防血管周围血凝块脱落和避免出血。加深麻醉和充分的肌肉松弛可以做到这一点，这在血流动力学稳定的患者很容易实现。然而，在血流动力学不稳定的患者中，深麻醉是不可能的，他们只能耐受氧、肌肉松弛剂或最小剂量的静脉麻醉药。

另一个重要目标是降低黏滞力，它是血液流动时对血管壁的拉力。黏滞力有可能使损伤处的血凝块脱落。黏滞力与血流黏度和血流量成正比，与血管半径的四次方成反比。因此，降低心肌收缩力很重要。在年轻体健的患者中，可最大限度地增加心肌收缩力代偿血容量不足。麻醉药会使这种反应变迟钝，可能产生严重后果。这种矛盾可以通过精准地应用麻醉药的同时监测血压、使用TEE监测心肌收缩力解决。在手术前和手术当中阻断主动脉前控制血压，对预防主动脉破裂很关键。在手术前不使用硝普钠而使用α受体阻断药或是钙通道阻滞药来降压，通常能够使收缩压维持在80～90 mmHg。

创伤性主动脉损伤手术治疗的死亡率平均在20%（5%～35%）。这种病死率与患者年龄、术前低血压、诊断和外科治疗的延误以及对损伤部位的定位有关。主动脉近端损伤的死亡率比主动脉峡部损伤要高得多。同样，损伤部位在左锁骨下动脉起始部位不足1 cm处可能存在治疗技术上的困难，手术操作时破裂和死亡率要比其他部位的损伤高。

脊髓局部缺血相关的问题

脊髓局部缺血会导致截瘫或下肢轻瘫，是我们熟知的胸主动脉损伤和修复的并发症。术前应该对患者的神经系统作完备的评估记录，以避免与术后神经功能障碍相混淆。脊髓血供来自脊髓动脉的1个前支和2个后支，这3个分支都起源于自颅骨底发出并沿脊髓下降的椎动脉。脊髓前动脉供应脊髓前2/3部分，脊髓后动脉供应脊髓的后1/3部分，脊髓前后动脉的吻合支对脊髓的血供相当微弱，以致有些部位血供很少。脊髓前动脉还可接受一些来自胸肋间动脉分支的血供。这些分支中的最大一支就是Adamkiewicz根动脉（根大动脉）。

创伤性主动脉损伤导致脊髓局部缺血的两个最常见的机制之一是锁骨下动脉闭塞，这支动脉供应着脊髓和脊椎动脉，锁骨下动脉直接损伤或者在修复时夹闭是主要原因；另一个机制是在手术操作中干扰了肋间血管对Adamkiewicz根动脉的血供。在75%的患者中，Adamkiewicz根动脉的血供来自最下方的4个胸段，有15%来自L_1或L_2，10%来自第5到第8肋间动脉。在术前无神经缺陷或长期低血压患者中，外科手术技术是造成脊髓损伤最可能的原因。

有 3 项技术可用于主动脉修复：钳夹并缝合，在动脉远、近端之间被动分流和心肺转流术。后者又可有多种方法完成：不完全的股-股转流术，左心转流术（左心房-主动脉或左心房-股动脉），右心房-主动脉远端转流术。这种左、右心房与主动脉远端转流的技术优势在于可以在极小量的或几乎没有抗凝剂的情况下完成。

应用钳夹并缝合技术时，脊髓损伤的发生率极高。然而，如果钳夹时间不超过 30 min，截瘫的发生率还是较低的。主动脉远、近端之间的转流术并未明显降低神经损害发生率。不完全分流术（如股-股转流术）可以降低截瘫的发生率，但需要肝素化，这是其明显不利的方面。左心房-股动脉转流术要比左心房或右心房-主动脉转流术常用得多。如果再使用离心泵，这些技术对脊髓有着更好的保护。使用附有肝素的导管可以避免全身的肝素化。左心转流术在降低左心负荷方面有两个额外的优势，一个是减少心脏并发症，一个可能是降低心肌缺血再灌注损伤。其他特殊外科操作技术的使用取决于外科医师的偏好和是否合并其他的复合伤。

11. 简述纵隔穿透枪击伤的临床管理。

枪击伤引起的内部器官的损伤是不可预知的。依据子弹穿透的路径，任何一个器官，甚至胸腔外的器官都可能会受到损伤。在两侧锁骨中线、锁骨上缘和第十一肋骨下缘构成的四边形范围即所谓的心脏窗，该处的穿透伤有可能损伤心脏。对这种外伤的评估不仅要考虑到心脏的损伤，还要考虑到胸腔内器官的损伤。这种经纵隔的枪弹伤的诊断原则是：情况不稳定的患者直接转入手术室：对情况稳定的患者要通过胸部 X 线片、心包超声、螺旋 CT 的检查。做出评估超声显示异常的患者应直接转运到手术室：如果螺旋 CT 发现异常，应进一步行食管 X 线片、血管造影、支气管镜或食管镜检查。这些检查中任何一个有阳性发现的患者都需要进行手术。

穿透伤的患者和极少数钝性损伤患者需要行气管插管和机械通气，由此可能导致全身性的气体栓塞。这种并发症是由于高压的肺泡气进入损伤的低压的肺静脉血管中形成的。致命性并发症的临床体征和症状经常表现为：突发性发绀、低血压、心搏骤停、意识丧失，以及在桡动脉、视网膜或冠状动脉内出现气泡。临床上采取如下紧急措施：开胸术和损伤肺门的钳闭术以及用最低峰值的吸气压行机械通气，以进一步使气体的栓塞减小到最低程度。另外，在时间和设备许可的情况下，通过放置双腔管或支气管阻塞来分隔损伤的肺，这样可以避免对损伤肺行机械通气。

这种患者的麻醉管理具有一定的挑战性，需要通过大的静脉血管输注大量的液体和血液。凝血功能异常的患者需要输注凝血因子和血小板。由于气道的损伤或血肿引起纵隔的移位导致气道管理困难，经常需要纤维支气管镜引导气管插管以避免进入假性通道。应该维持电解质和酸碱平衡。心脏损伤必须立即修补，在进行大冠状动脉损伤修补时，为了安全起见可能需要体外循环。

推荐阅读

Battle CE, Hutchings H, Evans PA: Risk factors that predict mortality in patients with blunt chest trauma: systematic review and meta-analysis. Injury 43:8, 2012.

Boersma WG, Stigt JA, Smit HJM: Treatment of haemothorax. Respir Med 104:1583, 2010.

Bosman A, deJong MB, Debeij J, et al.: Systematic review and meta-analysis of antibiotic prophylaxis to prevent infections from chest drains in blunt and penetrating thoracic injuries. Br J Surg 99:506, 2012.

Buckley M, Edwards H, Buckenmaier III CC, et al.: Continuous thoracic paravertebral nerve block in a working anesthesia resident—when open opioids are not an option. Milit Med 176:578, 2011.

Cardarelli MG: The management of traumatic aortic rupture. Adv Surg 37:123, 2003.

Cardarelli MG, McLaughlin JS, Downing SW, et al.: Management of traumatic aortic rupture: a 30-year experience. Ann Surg 236:465, 2002.

Cohn SM, DuBose JJ: Pulmonary contusion: an update on recent advances in clinical management. World J Surg 34:1959, 2010.

Demetriades D: Blunt thoracic aortic injuries: crossing the Rubicon. J Am Coll Surg 214:247, 2012.

Demetriades D, Velmahos GC, Scalea TM, et al.: Diagnosis and treatment of blunt thoracic aortic injuries: changing perspectives. J Trauma 64:1415, 2008.

Goarin J-P, Cluzel P, Gosgnach M, et al.: Evaluation of transesophageal echocardiography for diagnosis of traumatic aortic injury. Anesthesiology 93:1373, 2000.

Haynes D, Baumann MH: Management of pneumothorax. Semin Respir Crit Care Med 31:769, 2010.

Hernandez G, Fernandez R, Reina-Lopez P, et al.: Noninvasive ventilation reduces intubation in chest trauma-related hypoxemia: a randomized clinical trial. Chest 137:74, 2010.

Ho AM-H, Karmakar MK, Critchley LAH: Acute pain management of patients with multiple fractured ribs: a focus on regional techniques. Curr Opin Crit Care 17:323, 2011.

Maloney JT, Fowler SJ, Chang W: Anesthetic management of thoracic trauma. Curr Opin Anesthesiol 21:41, 2008.

Orliaguet G, Ferjani M, Riou B: The heart in blunt trauma. Anesthesiology 95:544, 2001.

Pretre R, Chilcott M: Blunt trauma to the heart and great vessels. N Engl J Med 336:626, 1997.

Round JA, Mellor AJ: Anesthetic and critical care management of thoracic injuries. J R Army Med Corps 156:139, 2010.

Singh KE, Baum VC: The anesthetic management of cardiovascular trauma. Curr Opin Anesthesiol 24:98, 2011.

Stone MB, Secko MA: Bedside diagnosis of pulmonary contusion. Pediatr Emerg Care 25:854, 2009.

Walkey AJ, Nair S, Papadopoulos S, et al.: Use of airway pressure release ventilation is associated with a reduced incidence of ventilator-associated pneumonia in patients with pulmonary contusion. J Trauma 70:E42, 2011.

Yadav K, Jalili M, Zehtbachi S: Management of traumatic occult pneumothorax. Resuscitation 81:1063, 2010.

病例76

烧　伤

Jaroslav Usenko，MD
（李　傲　译　郭悦平　校）

问题

1. 烧伤的流行病学？
2. 烧伤如何分级？怎样估计烧伤面积占全身体表面积的百分比？烧伤如何分度？
3. 烧伤患者进入烧伤中心的标准？
4. 烧伤的病理生理学特点？对机体局部和全身的影响？对各个器官的影响？
5. 如何选择烧伤患者的复苏液体？液体复苏的并发症有哪些？
6. 烟雾吸入性损伤的定义？其潜在临床意义是什么？应该如何处理烟雾吸入伤？
7. 一氧化碳中毒的病理生理学特点？治疗原则？
8. 何为氰化物中毒？治疗原则是什么？
9. 解释上呼吸道灼伤的定义、病因及后果。
10. 烧伤患者气道管理中的安全技术措施有哪些？琥珀胆碱可否应用于快速顺序诱导插管？
11. 解释烧伤的外科处理原则，手术时机和麻醉注意事项。

患者，男性，52岁，因住宅火灾烧伤被送入急诊部，评估患者吸入性损伤情况，进行呼吸道管理。患者双侧上臂、大部分腹侧躯干以及右侧大腿Ⅱ度烧伤。患者生命体征：心率108次/分，呼吸频率25次/分，血压158/92 mmHg，鼻导管吸氧状态下血氧饱和度93%。患者自述疼痛时声音嘶哑，碳质痰。

1. 烧伤的流行病学？

烧伤（热损伤）会导致多种并发症甚至死亡。在美国，每年有超过120万人罹患烧伤。多数为轻度，但约有5万人为中、重度烧伤，并需要住院治疗。其中4000～5000患者死于相关并发症。

烧伤患者的死亡呈现为双峰分布，即损伤后即刻死亡或伤后数周出现多器官功能衰竭。在烧伤相关损伤和死亡患者中，儿童占到了约1/3。住宅火灾占烧伤相关死亡原因的75%。

烧伤的发病率和死亡率在逐年下降。过去的20年死亡及住院病例下降了50%，这是因为许多预防措施的实施、严重烧伤患者临床诊疗技术的发展使得致命性烧伤病例数下降。

2. 烧伤如何分级？怎样估计烧伤面积占全身体表面积的百分比？烧伤如何分度？

根据累及的总体表面积（total body surface area，TBSA）大小、烧伤深度以及是否存在吸入性损伤进行烧伤分级。此外，根据烧伤病因可分为五类：火焰伤、热液损伤（烫伤）、冷或热损伤、化学烧伤及电烧伤。

TBSA可根据九分法进行计算（图76-1）。成人单侧上肢、头颈部各占9%，单侧下肢、前、后躯干各占18%，会阴部占1%。儿童头颈部所占体表面积比例较成人大，肢体面积所占比例较成人小。可根据Lund-Browder法则（图76-2）计算儿童TBSA。

烧伤深度根据损伤累及表皮层、真皮层、皮下脂肪和基底结构程度进行划分（表76-1）。Ⅰ度烧伤为表皮层受损，表现为疼痛和红斑，无瘢痕形成。Ⅱ度烧伤分为深浅两型，浅Ⅱ度烧伤临床表现为红斑和疼痛，7～14天内愈合，可出现皮肤色素减退。深Ⅱ度烧伤出现皮肤苍白，针刺有疼痛感，需经过14～

35 天表皮细胞再生，留有明显瘢痕。Ⅲ度烧伤存在无痛焦痂，呈黑色、白色或粉红色，最后形成瘢痕，并伴有一定程度的功能受限。Ⅳ度烧伤损伤基底结构，如肌肉、骨骼，病灶需要彻底清除，存在严重功能受限。

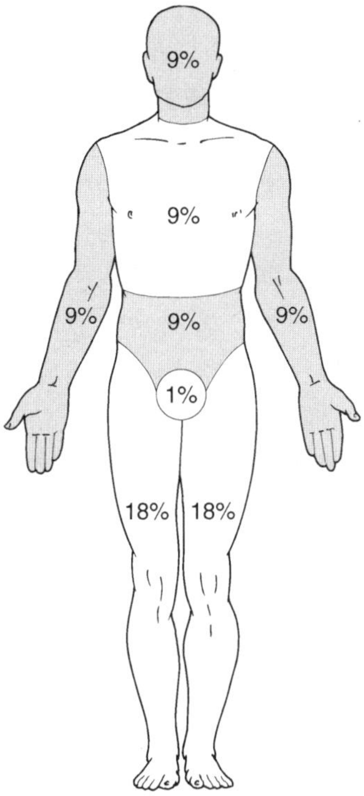

图 76-1 成人烧伤体表面积计算九分法（Adapted from MacLennan N，Heimbach DM，Cullen BF. Anesthesia for major thermal injury. Anesthesiology 1998；89（3）：749-70.）

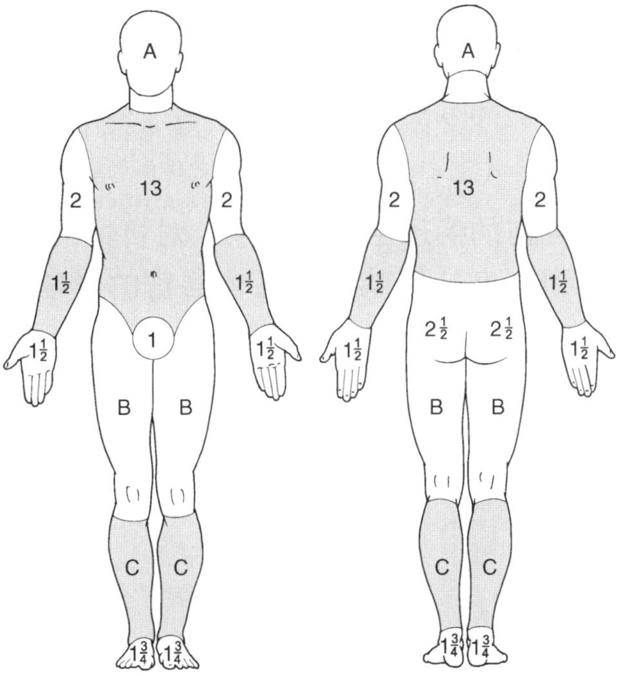

随着生长变化的面积百分比

面积	年龄（岁） 0	1	5	10	15	成人
A: 头部半侧	9-½	8-½	6-½	5-½	4-½	3-½
B: 大腿半侧	2-¾	3-¼	4	4-¼	4-½	4-¾
C: 小腿半侧	2-½	2-½	2-¾	3	3-¼	3-½

图 76-2 儿童烧伤体表面积计算 Lund-Browder 法则（Adapted from MacLennan N，Heimbach DM，Cullen BF：Anesthesia for major thermal injury. Anesthesiology 89（3）：749-770，1998.）

表 76-1 烧伤分级

分级	烧伤深度	皮肤颜色/感觉	预后
Ⅰ度烧伤	表皮层	红斑/疼痛	无瘢痕
Ⅱ度烧伤			
浅	表皮层和部分真皮层	红斑/疼痛	7～14 天内愈合伴皮肤色素减退
深	表皮层和全部真皮层	苍白，花斑/针刺有痛感	14～35 天内愈合，留有瘢痕
Ⅲ度烧伤	表皮层、真皮层和皮下组织	焦痂（黑、白或粉红色）/无痛感	需手术切除，存在一定的功能受限
Ⅳ度烧伤	累及表皮层、真皮层和皮下组织，肌肉、韧带和骨骼	棕色、焦黑/无痛	手术切除，存在严重功能受限

判断烧伤深度对治疗方案的确立至关重要，所以需要经验丰富的临床医生进行精确评估。

3. 烧伤患者进入烧伤中心的标准？

具有专业设备和专业医务人员的烧伤中心可明显改善烧伤患者的预后。美国烧伤协会发布了烧伤患者需要转入烧伤中心治疗的标准：

- 超过 10%TBSA 的Ⅱ度烧伤患者。
- Ⅲ度烧伤患者，不论烧伤面积大小。
- 累及特殊功能区域或整容部位（面部、手、足、外生殖器、会阴部或重要关节）。
- 烟雾吸入性损伤。
- 严重的化学烧伤。
- 电烧伤，包括雷击伤。

- 存在以烧伤为主的多发伤。
- 接受小儿患者的医院，但不具备专业儿童相关医疗设备。
- 尽管烧伤面积较小，但合并多发疾病的患者。

上述内容同样为判断是否为严重烧伤的标准。

4. 烧伤的病理生理学特点？对机体局部和全身的影响？对各个器官的影响？

烧伤会导致表皮层和皮下组织的凝固性坏死，温度和暴露时间决定了烧伤深度。当损伤源移除后，局部组织的应激反应会进一步导致深层组织损伤。损伤组织可以分为以下三个区域：

- 凝固区：不可逆的坏死组织
- 淤血区：位于坏死区周围，存在中度损伤，伴有组织灌注减少。可逐渐恢复正常或进展为凝固坏死组织。
- 充血区：为创面周围炎症介导的血管扩张区，包括愈合期的多种组织。

烧伤创面炎性介质释放，包括氧自由基、组胺、缓激肽、血管活性胺和白介素，最终导致局部炎症反应和组织水肿。严重烧伤时，创面炎性介质的释放入血造成免疫抑制、高代谢、蛋白分解代谢等一系列全身应激反应，严重时出现脓毒症及多器官功能衰竭。

严重烧伤引起液体再分布，改变心肌收缩力和外周血管阻力，从而对心血管系统造成明显影响。烧伤后上述炎性介质释放，烧伤组织和非烧伤组织的毛细血管通透性均发生改变，在伤后即刻出现低血容量休克，即烧伤休克。毛细血管通透性改变导致蛋白质丢失，进入血管外间隙。具有渗透活性的颗粒释放导致显著的一过性间质压力下降，由此形成的抽吸样压力使液体从血管移出。液体快速进入间质腔虽可抵消一部分抽吸压力，但仍不能防止水肿形成。最终，间质顺应性增加、渗透压和静水压的变化进一步加重组织水肿。

损伤之初，心排血量降低并非因血容量下降。由于循环中存在炎性介质、心肌对儿茶酚胺的敏感性降低及冠状动脉灌注减少使心肌收缩力降低。此时外周血管阻力是增加的。然而，经过成功的液体复苏，伤后24～48 h患者出现全身炎症反应综合征，特征性心血管系统表现为心排血量增加和外周血管阻力降低。

烧伤对肺产生直接和间接的影响。直接影响包括上呼吸道梗阻和烟雾吸入性损伤（详见下文）。间接影响则是由全身炎症介质、治疗相关并发症及感染引起，肺水肿和肺动脉高压也偶有发生。

肾主要受血容量和心排血量降低影响。儿茶酚胺、血管紧张素、醛固酮和抗利尿激素水平升高引起外周血管收缩，进而出现肾功能不全。肾血流减少以及肾小球滤过率下降引起少尿。如不及时治疗，最终进展为急性肾小管坏死和肾衰竭。尽早进行液体复苏能降低肾衰竭的发生率。

烧伤引起胃肠道黏膜萎缩，阻碍食物消化吸收，增加胃肠道通透性。烧伤面积大小决定肠黏膜萎缩程度。机体对葡萄糖和氨基酸的摄取能力降低，对脂肪酸吸收能力降低。若出现创面感染，肠道通透性将进一步增加。严重烧伤可引起应急性溃疡，肠内营养对此有明显益处。

严重烧伤和液体复苏后机体出现代谢亢进，主要特征为心动过速、心排血量增加、耗能增加、耗氧量增加、二氧化碳产生增多以及分解代谢。机体出现代谢变化主要是由于分解代谢激素的作用，包括儿茶酚胺、糖皮质激素和胰高血糖素。当环境温度低于28～32℃时，机体的代谢率将进一步增加，故应避免环境温度过低。

烧伤会抑制免疫球蛋白功能，引起感染相关并发症，如创面细菌感染、肺炎、脓毒症及多器官功能衰竭。免疫系统各个环节的细胞功能均受到抑制，活性降低。此外，中性粒细胞、巨噬细胞、T淋巴细胞和B淋巴细胞的激活，引起机体的免疫功能障碍。当烧伤面积超过20% TBSA时，免疫功能障碍的严重程度与创面大小呈正相关。

机体的出凝血系统变化取决于烧伤的分级和病程时长。损伤初期，液体转移至组织间隙，血液浓缩导致红细胞比容增加，即使进行了液体复苏，伤后的48 h红细胞比容仍会维持在较高水平。随后，由于创面出血、手术失血及红细胞半衰期缩短会出现贫血。凝血和纤溶系统也被激活。表76-2总结了烧伤对各个器官系统的病理生理学影响。

5. 如何选择烧伤患者的复苏液体？液体复苏的并发症有哪些？

烧伤治疗中，液体复苏至关重要，应尽快进行。液体复苏延迟会直接影响患者的预后。小于2岁的儿童应给予静脉输注乳酸盐林格溶液和5%葡萄糖。液体复苏中液体的选择种类将在下文讨论。

表 76-2 严重烧伤的病理生理学影响

心血管系统	早期 烧伤休克，低血容量，心肌收缩力下降 晚期 心排血量增加，高血压，心动过速
呼吸系统	直接影响 早期 上呼吸道梗阻，烟雾吸入性损伤，窒息 晚期 胸部烧伤引起胸壁活动受限 间接影响 早期 炎性介质作用液体复苏并发症（肺水肿） 晚期 机械通气并发症（氧中毒，气压伤）插管并发症（气管狭窄）
代谢系统	代谢率增加 耗氧增加，CO_2 产生增多 体温调节功能障碍
出凝血系统	早期 血液浓缩溶血、凝血及纤溶系统激活 晚期 贫血
肾	早期 肾血流量减少，肾功不全 肌红蛋白尿 晚期 肾血流量增加 药物清除率改变
感染和免疫	免疫系统功能障碍 内毒素血症 多器官功能衰竭
胃肠道	应急性溃疡（Curling 溃疡） 肠道屏障功能障碍 内毒素血症

CO_2，二氧化碳；O_2，氧

Adapted from MacLennan N, Heimbach DM, Cullen BF: Anesthesia for major thermal injury. Anesthesiology 89: 749, 1998.

多数液体复苏的计算公式是根据烧伤累及的 TBSA 百分比计算所需静脉输液量。计算公式仅作为输液参考，所需液体必须根据患者情况进行调整。Consensus 公式，又名 Parkland 公式，作为烧伤高级生命支持（Advanced Burn Life Support）推荐公式，现已被广泛应用。Consensus 公式如下：

4 ml/kg/% TBSA

所得液体量为第一个 24 h 乳酸盐林格溶液输入总量。在前 8 h 给予总量的一半，另一半则在剩下的 16 h 给予。例如，一个体重 70 kg、烧伤面积为 40% TBSA 的患者：

4 ml×70×40＝11 200 ml

在第一个 24 h 里，前 8 h 给予 5600 ml 液体（初始速度为 700 ml/h），随后的 16 h 再给予另外的 5600 ml。

与成人相比，小儿复苏所需要的每千克体重液体量更多。一些改良公式，如 Galveston 公式已将儿童体表面积与体重的比值变化考虑在内，此公式临床最常应用。Galveston 公式如下：

5000 ml/m^2 烧伤 TBSA＋2000 ml/m^2 TBSA

所得液体量为第一个 24 h 液体总量，既包括维持量，也包括儿童烧伤后额外增加的液体需要量。

如前所述，以乳酸盐林格溶液为代表的等渗晶体液普遍应用于液体复苏。许多专家并不推荐在损伤后 24 h 内使用胶体液，因为在血管通透性增加时，与晶体液相比，胶体液在扩充血容量方面并无优势。应特别注意白蛋白与高张盐溶液的作用。在一篇烧伤患者的重症治疗研究中，Latenser（2009）强调应用白蛋白并无优势，这与文献阐述的观点相反。关于高张盐溶液也得出了类似结论，与单纯给予乳酸盐林格溶液的患者相比，它会使肾衰竭发生率增加 4 倍，死亡率增加 2 倍。

烧伤的病理生理学特点为组织水肿。液体复苏虽可以纠正低血容量，同时也会加重组织水肿。增加肢体、腹部及眼周间隔压力，进展为间隔综合征，需要接受焦痂切开减压术进行治疗。如出现腹腔间隔综合征，临床上常应用 Foley 导管进行监测，当压力超过 30 mmHg 时进行临床干预，如焦痂切开减压术或腹腔减压术。

有部分患者在 Consensus 公式指导下的液体复苏后病情无明显好转。通常很难准确预测哪些患者会对液体复苏治疗反应不佳。如果患者为电烧伤且液体复苏延迟，或者患者酗酒、长期服用违禁药物，那么这类患者需要更多的液体。烟雾吸入性损伤患者复苏液体需要量增加，详见后文。

6. 烟雾吸入性损伤的定义？其潜在临床意义是什么？应该如何处理烟雾吸入伤？

烟雾吸入性损伤是毒物进入气道所产生的化学性损伤。燃烧的各种产物，如氨气、二氧化氮、二氧化硫、氯化物，与水结合后在呼吸道产生强酸和强碱。这些化学物质会诱发支气管痉挛、水肿及黏膜溃疡。吸入性损伤的另一特征是使纤毛上皮细胞从基底层分离，引起气道内分泌物增多，最终形成难以清除的纤维蛋白产物。

如患者处于发生火灾的密闭空间，如小房间或一辆车内，这是发生烟雾吸入伤的高危因素。支气管镜检查是诊断的“金标准”。若患者有面部烧伤、鼻毛烧焦、碳质痰、声音嘶哑及呼吸窘迫的表现，则应高度怀疑吸入性损伤。上述表现的敏感性和特异性均较差，但存在两个或以上的临床表现可预示出现支气管镜检查阳性结果的可能性大。

烟雾吸入性损伤是烧伤患者发病率、死亡率较高的主要原因，并且延长患者的机械通气时间。如吸入性损伤患者合并皮肤烧伤，无论烧伤面积大小，死亡率都将增加一倍。吸入性损伤住院患者中有20%～33%会发生急性上呼吸道梗阻，从轻度的咽部水肿可迅速发展为完全上呼吸道梗阻，病情危急，需要尽早进行气管插管。

吸入性损伤患者的液体复苏较复杂，复苏液体的需要量增加。对于此类患者，限制性补液并不能减轻肺水肿。尽管过量补液会加重肺水肿，但不适当的液体复苏也会加重肺损伤。如果患者心指数正常，尿量正常，充分的液体复苏仍然是必要的。

烟雾吸入性损伤治疗原则为保持气道通畅和增加气体交换，加强基础生命支持，气管插管的目的是保护气道和治疗呼吸衰竭，机械通气的主要目的是减少气压性创伤。成人型呼吸窘迫综合征（Adult Respiratory Distress Syndrome，ARDS）治疗方案被广泛应用，以减小机械通气时的气道正压。实施允许性高碳酸血症可减少机械通气的平台压。为了避免氧中毒，动脉血氧分压达到60 mmHg即可。应常规实施肺炎预防策略。对于吸入性损伤患者不建议预防性应用抗生素治疗。一旦患者肺损伤病情明显好转，应尽早拔除气管导管以减少呼吸机相关性肺炎，并且患者自主咳嗽排除气道分泌物比经过气管导管内负压吸引更有效。长期的气管插管还会增加喉部和气管损伤。

7. 一氧化碳中毒的病理生理学特点？治疗原则？

一氧化碳是燃烧产物的重要组成部分，引起组织缺氧和代谢性酸中毒，具体机制如下：

- 一氧化碳与血红蛋白亲和力是氧气的250倍，通过取代氧气，降低血红蛋白的携氧能力。
- 一氧化碳使氧合血红蛋白解离曲线左移，阻碍血红蛋白释放氧气进入组织。
- 一氧化碳与细胞色素氧化酶结合，降低细胞内多种酶的活性。

所有遭受封闭空间火灾的患者均应考虑存在一氧化碳中毒。已明确烟雾吸入性损伤的患者，发生一氧化碳中毒的风险较高。中毒的临床表现取决于机体碳氧血红蛋白的水平（表76-3）。不同的一氧化碳水平所表现出的延迟神经后遗症有所不同。

表76-3 一氧化碳中毒

碳氧血红蛋白含量	症状与体征
＜20%	头痛，耳鸣，恶心
20%～40%	无力，嗜睡
＞40%	严重神经系统功能障碍（可能为永久性），昏迷
55%～70%	心律失常（常致命），脑损伤

一氧化碳中毒的诊断是根据临床表现和测定碳氧血红蛋白水平。脉搏血氧仪所测得的氧合血红蛋白饱和度可无明显异常，因脉搏血氧仪将碳氧血红蛋白读取为氧合血红蛋白。建议应用联合血氧仪准确测定血氧饱和度，它能测定各种血红蛋白百分比，包括氧合血红蛋白、碳氧血红蛋白及高铁血红蛋白。

一氧化碳中毒治疗原则为充分供氧。尽可能增加患者的吸入氧浓度。当吸入纯氧时血液中碳氧血红蛋白的半衰期降低至60～90 min，而吸入空气时半衰期高达4 h。高压氧治疗可进一步缩短碳氧血红蛋白的半衰期，如果患者不存在其他威胁生命的损伤妨碍高压氧治疗，当碳氧血红蛋白水平＞30%时，建议考虑行高压氧治疗。

8. 何为氰化物中毒？治疗原则是什么？

氰化氢是塑料不完全燃烧或其他合成材料燃烧的产物。氰化物可通过气道吸入或通过黏膜吸收。氰化物通过抑制细胞色素氧化酶活性、干扰线粒体功能引起组织缺氧。此外，氰化物干扰三羧酸循环的正常进行，使细胞进行无氧代谢，生成腺苷三磷酸，引起乳酸性酸中毒。

与一氧化碳中毒相似，存在烟雾吸入性损伤或遭受封闭空间火灾的患者，也应高度怀疑存在氰化物中毒。事实上，一氧化碳中毒、烟雾吸入性损伤以及氰化物中毒可能同时出现。确诊方法为血清氰化物水平测定。中毒症状轻重不一，包括头晕、头痛、嗜睡、心动过速、癫痫发作以及心肺功能衰竭，严重程度取决于血清氰化物水平。

氰化物中毒的治疗原则是充分供氧和维持血流动力学稳定。氰化物的半衰期约为 1 h。特异性拮抗剂如硫代硫酸钠，能加速肝代谢氰化物；另一种拮抗剂亚硝酸盐，能使高铁血红蛋白水平升高，加速非肝代谢通路。但由于氰化物本身半衰期较短，特异性药物治疗的必要性和益处仍然存在争议。

9. 解释上呼吸道灼伤的定义、病因及后果。

上呼吸道灼伤是由吸入过热空气或水蒸气引起。热量主要传递至上呼吸道，所以下呼吸道和肺灼伤较为罕见。会厌或喉部瞬间暴露于 300℃的干燥空气或 100℃的水蒸气将引起气道水肿。

患者出现喘鸣、发声困难、声音嘶哑、吞咽困难、面部烧伤以及口鼻处烟尘，提示存在上呼吸道灼伤。确诊有赖于纤维喉镜检查，可提供直观的声门和舌周解剖结构改变。纤维支气管镜可评估下呼吸道结构变化。存在上呼吸道灼伤的烧伤患者，可并存以化学损伤为主的烟雾吸入性损伤。

上呼吸道灼伤引起声门和舌周水肿，可迅速发展为完全性气道梗阻。因儿童气道管径较小，即使轻度水肿也可导致梗阻，应引起特别重视，必要时可行预防性气管插管。

10. 烧伤患者气道管理中的安全技术措施有哪些？琥珀胆碱可否应用于快速顺序诱导插管？

烧伤患者的气道管理涉及根据病史和体格检查评估气道的安全性及维持气道通畅的困难性。应该掌握患者是否已存在气道异常、头颈部手术史以及困难气道病史等相关信息。需要评估烧伤患者气道损伤和气道梗阻的各种表现。

一旦获取了相关信息就应决定患者是否需行气管插管以便气道管理。患者存在气道异常、气道梗阻表现或呼吸衰竭迹象时，应积极进行气道管理。有时因为合并其他损伤，或因患者躁动不合作，为进一步检查与治疗也需要行气管插管。无明显气道损伤，但怀疑水肿可迅速加重至气道梗阻者，应行预防性气管插管。总之，对于烧伤患者，早期气管插管更好。

确定行气管插管后，可根据患者是否存在气道异常决定插管方式。如无异常，可选择在急诊部内充分给氧后快速顺序诱导插管。给予诱导药物（种类与剂量视临床具体情况而定）与起效迅速的肌松药（琥珀胆碱或罗库溴铵）后，可在普通喉镜下进行插管。

对于烧伤患者，是否选择琥珀胆碱应另行考虑。烧伤后，突触后膜乙酰胆碱受体增多，给药后引起血清钾离子水平急剧增高。有报道指出给药后血清钾离子迅速升高至＞9 mEq/L 并出现了心搏骤停。受体数目的增多需要数日，因而无法确定早期用药的安全时间窗。但一般认为在伤后 24 h 内应用琥珀胆碱是安全的，24 h 后则应该避免使用。

存在气道异常或上呼吸道梗阻的烧伤患者，如能够配合操作，常在纤维支气管镜引导下行清醒气管插管。充分的表面麻醉是成功的关键。静脉注射阿片类药物可减轻患者疼痛，小剂量的镇静药物可缓解焦虑，但应避免呼吸抑制。气道异常的患者转移至手术室的过程中应严密监护。手术室可以为气道外科手术提供良好的技术支持、麻醉机和多种人工气道设备。

若儿童患者出现气道异常则更为棘手，多数儿童不能配合清醒气管插管，吸入麻醉药物进行诱导可能最安全可靠，如吸入无刺激性的七氟烷。麻醉后，根据麻醉医师的经验选择插管方式，如儿科用支气管镜、喉镜或者现有的人工气道［GlideScope（Verathon Inc. Bothell，WA），可视喉镜（Airtraq，Fenton，MO），插管喉罩（LMA North America，Inc. San Diego，CA）］均可应用。尽量选择应用熟练的设备处理紧急气道。

11. 解释烧伤的外科处理原则，手术时机和麻醉注意事项。

深Ⅱ度烧伤和Ⅲ度烧伤如不进行外科手术，则难以恢复。外科手术包括焦痂清除和自体、异体植皮。手术包括切痂和筋膜切除两种术式，前者比较常见。焦痂创面皮片切除直至出现新鲜创面。经创面渗血量可能较大。术中常应用浸泡 1∶100 000 的肾上腺素纱布棉垫覆盖创面以减少出血。肾上腺素吸收入血可引起心动过速甚至心律失常。如为肢体切痂术，可应用止血带减少术中失血。

筋膜切除指切除焦痂、皮下脂肪直至肌肉筋膜或更深层次的解剖结构。因操作简便快速，所以较切痂手术失血量少。然而，筋膜切除会造成严重的外观畸形和功能受限。所以仅适用于Ⅳ度烧伤或是严重威胁生命安全的Ⅲ烧伤患者。

坏死组织切除止血后，需进行植皮。患者病情稳定，有可利用皮源时，首选自体植皮。创面大小在 20％～30％TBSA 时，可进行自体中厚皮片移植。使用浸润肾上腺素的纱布棉垫覆盖创面可减少获取皮源造成的失血。如缺乏自体皮源，则选用同种异体、异种或是生物制品覆盖创面。

尽早进行创面切除和植皮可改善预后，降低脓毒症发生率，减少住院时间。治疗目的为切除焦痂以消除引起炎症与感染的潜在因素，避免继发性脓毒症。切痂手术通常在完成液体复苏及烧伤后 2～5 天进行。如果患者情况允许，可每 2～3 天进行一次手术。

严重烧伤患者通常需要在全身麻醉气管插管下进行手术。因为手术可能涉及多个切口及供皮区，区域阻滞麻醉并不能满足需要。个别情况下，预计不会出现大量失血，麻醉医师可以在控制气道时也可选用喉罩。

若患者入手术室时已行气管插管，麻醉医师需要确认气管插管位置及其安全性，特别是当患者的体位需要改变时。未行气管插管的患者，应先评估气道。前文已讨论烧伤患者气道的特殊问题。这里再次强调，如果需要应用肌松药，应避免在伤后24 h以后给予琥珀胆碱。此外，大面积烧伤的患者对非去极化肌松药敏感性降低，气管插管剂量应增加为平时的 1.5 倍。

严重烧伤患者进行手术时，首要考虑的是失血情况。因烧伤手术失血迅速且量大，应在手术开始前即备血。因无法通过吸引器收集失血，故失血量很难估计。严密的监护，与外科手术团队的积极沟通则至关重要。

低体温则是烧伤患者的另一重要问题。由于皮肤缺损和大面积体表暴露，患者热量迅速散失。低体温会引起多种并发症，加重代谢亢进。因此需严密监测患者体温，非手术区域应注意保暖，手术室环境温度应维持在 28℃以减少热量损失。

手术完毕后，麻醉医师要决定是否拔除气管导管。入室已行气管插管者，常保留气管插管返回病房。术前未行气管插管者，如符合拔管指征可选择拔除气管导管。但需评估患者因大量失血和液体复苏后出现气道水肿的可能性，特别是俯卧位患者。

充分的术后镇痛和平稳苏醒也是关键问题。由于患者术前应用了大剂量的阿片类药物，故镇痛需求难以评估。如果进行了植皮，则需避免苏醒期患者躁动导致皮瓣移位。

推荐阅读

Capan LM, Miller SM: Anesthesia for trauma and burn patients. p. 889. In Barash PG, Cullen BF, Stoelting RK, et al. (eds.): Clinical Anesthesia, 6th edition. Lippincott Williams & Wilkins, Philadelphia, 2009.

Demling RH: The burn edema process: current concepts. J Burn Care Rehabil 26:207, 2005.

Gallagher JJ, Wolf SE, Herndon DN: Burns. pp. 559–585. In Townsend CM Jr, Beauchamp RD, Evers BM, et al. (eds.): Sabiston Textbook of Surgery: The Biologic Basis of Modern Surgical Practice, 18th edition. Saunders, Philadelphia, 2008.

Latenser BA: Critical care of the burn patient: the first 48 hours. Crit Care Med 37:2819, 2009.

Lee C, Luginbuehl I, Bissonnette B, et al.: Pediatric diseases. p. 581. In Hines RL, Marschall KE (eds.): Stoelting's Anesthesia and Co-existing Disease, 5th edition. Churchill Livingstone, Philadelphia, 2008.

MacLennan N, Heimbach DM, Cullen BF: Anesthesia for major thermal injury. Anesthesiology 89:749, 1998.

Yim KK, Berhow MT: Burn surgery. pp. 1143–1149. In Jaffe RA, Samuels SI, Schmiesing CA, et al. (eds.): Anesthesiologist's Manual of Surgical Procedures, 4th edition. Lippincott Williams & Wilkins, Philadelphia, 2009.

病例77

腹部创伤

J. David Roccaforte，MD

（李傲 译 郭悦平 校）

问题

1. 回顾病例，患者存在哪些创伤和异常？
2. 根据高级创伤生命支持，解释说明初级和二级评估。
3. 初级和二级评估后，如何选择准确的护理？患者被转移前应考虑哪些进一步的诊断检查或治疗干预措施？
4. 何谓气道管理选择？
5. 损伤控制性手术在围术期的目的是什么？
6. 最佳的复苏液体是什么？
7. 对该患者进行复苏应达到的标准是什么？
8. 请阐述大量输血策略的意义。
9. 术中麻醉医师关注的要点有哪些？
10. 麻醉恢复室护理的目标是什么？

患者，男性，26岁，在五层公寓楼的屋顶上铲雪时不慎滑倒坠落地面，20 min后被送至急诊科，意识清醒，能准确说出自己名字，但不能回忆起事件发生地点及发生经过。患者自述感到疼痛。体格检查发现，患者寒战，右股骨上端严重变形，触诊腹肌紧张。生命体征显示心率135次/分，血压88/69 mmHg，呼吸频率22次/分，面罩吸氧脉搏氧饱和度（SpO_2）达99%。

初诊显示：患者气道保护良好；吸氧可维持充足氧合；由于疼痛和固定装置引起通气受限；双肺呼吸音清；窦性心动过速；快速静脉输注100～200 ml的液体后低血压有改善；颅神经反射正常；瞳孔反射正常；感觉正常；四肢可运动。患者上肢有两路16号静脉通路。

气管内插管后，患者被送到放射科。患者存在持续性活动出血，血压低，开始静脉输注红细胞。头部计算机断层扫描术（CT）无显著异常，弥散性轴索损伤不能排除。盆腔CT扫描显示不稳定骨盆骨折。腹部CT扫描显示右肾Ⅴ级撕脱伤，腹膜后显著出血。患者直接进入手术室行剖腹探查术。计划行剖腹探查、右肾切除术，以及骨盆、右股骨探查术。创伤外科、泌尿外科、骨科手术团队将同时进行，预计术中出血严重。

1. 回顾病例，患者存在哪些创伤和异常？

通常情况下难以预测创伤严重性。最佳指标是记录到收缩压低于90 mmHg。各个协会也未提出有意义的预测方法，特别是有关损伤的机制。一般是医务人员先收到传闻报道，或患者与报道同时到达，如报道患者从几层楼上摔下，乘客从机动车甩出，或者患者受贯通枪伤。但是随后的评估证实并无人员伤亡。下述情况也常见：患者自述的病史模糊不清，比如站着时摔倒、骑车行人的事故或下肢刺伤，此时患者可能已经存在有严重危及生命的损伤。

由于种种偏差，所有考虑存在严重创伤的患者都应根据美国外科学会指定的高级创伤生命支持（advanced trauma life support，ATLS）处理方案进行管理。ATLS的目标是快速、准确地诊断并开始治疗所有危及生命的创伤。对所有创伤患者进行初级和二级评估。为了加快创伤患者的诊断、治疗以及减少遗漏隐匿重伤需付出些额外的费用，如某些"不必要"的检查、评估，甚至可能是一些非治疗性干预措施，如气管插管，胸腔插管或剖腹探查。

针对这名患者，从四层楼摔下的死亡率大约为50%。鉴于该患者被送至医院时还活着并可以说话，很可能是他在坠落过程中有所缓冲，并非直接坠落地面。初步急救措施由现场人员或紧急医疗服务（emergency medical services，EMS）实施，使用止血带或在出血区域加压止血后将患者转移至医院的创伤团队进行救治。可以根据以下几类伤害来预测创伤（表 77-1）。

神经系统损伤

颅脑损伤

格拉斯哥昏迷评分（the Glasgow Coma Scale GCS）是一项传统的方法，它可以快速评估创伤性脑损伤患者的神经系统功能。GCS 是一项粗略的筛查工具，评估包括睁眼反应、语言反应和肢体运动三个方面（表 77-2）。GCS 指数范围为 3～15 分，3 分代表患者完全无反应，预计死亡率 65%～90%；13 分则死亡率小于 10%。虽然入院时患者的 GCS 评分与生存率相关，但更重要的是，应该准确记录患者神经功能的具体检查细节。经常患者受伤时意识丧失，然而到达医院时他们是清醒的，并且 GCS 评分正常。这种情况并不能排除神经系统损伤，潜在致命的硬膜外血肿也存在着这样一个“中间清醒期”。存在癫痫发作的患者，有 80%头部 CT 扫描结果阳性；头疼、遗忘和呕吐分别与脑结构损伤相关，CT 扫描阳性率可达 40%～45%；短暂的意识消失 CT 检查阳性结果率仅为 29%。

表 77-1 创伤后可疑损伤

类型	损伤	评估
神经系统	颅脑损伤 脊髓损伤	格拉斯哥昏迷评分 颈椎固定 小心转头
穿透伤	出血	出血部位加压止血 近端肢体放置止血带
骨科	长骨骨折 骨盆骨折	夹板固定避免脂肪栓塞综合征和破坏血凝块 每处闭合性骨折预计失血 1～3 U 制动 预计失血量
胸外科	肋骨骨折 血胸或气胸 膈肌破裂	疼痛难以忍受 导致连枷胸，通气不足，乏氧 血胸或气胸 肺挫伤 无需等待胸部 X 线检查，立即行胸腔插管 腹腔内容物疝入胸腔
心脏损伤	心室功能受损 心律失常 心脏破裂 瓣膜性功能障碍冠状动脉闭塞	最常见表现 应持续监测心电图 24 h 在极少数病例中发生
主动脉损伤	动脉韧带撕脱 动脉破裂 动脉夹层	在快速坠落时发生 在送达医院前即死亡 一段时间后才发生低血压、卒中、主动脉瓣关闭不全，或心肌梗死
腹部损伤	肠道 肝和脾 肾和胰腺	血管损伤或缺血 最常见损伤部位 少见
全身系统	休克 低温 凝血障碍	乳酸性酸中毒 暴露于现场和急救室 输注室温液体 休克、低温和酸中毒 凝血因子消耗 凝血因子稀释

表 77-2 格拉斯哥昏迷评分

睁眼反应	1-无反应 2-刺痛睁眼 3-呼唤睁眼 4-正常睁眼
言语反应	1-无反应 2-只能发音 3-可说出单词 4-言语错乱 5-回答正确
运动反应	1-无反应 2-去大脑强直 3-去皮层肢体异常弯曲 4-肢体回缩 5-定位动作 6-可按指令动作

脊椎损伤

患者遭受钝器伤后，除非损害的范围已经明确，否则所有的脊椎损伤都应被视作脊柱不稳定来处理。因此必须一直保持颈部制动，在检查和转移患者时必须小心转头。如果患者血流动力学不稳定，在检查颈椎前，应先加强气道管理。对颈椎进行检查时，患者必须能够做到以下几点：

- 专心接受检查（无杂念）。
- 定位和区分轻度伤害性刺激。
- 移动和感觉四肢。

对于这个患者，全脊椎应一直保持固定直到影像学和临床检查确定正常。但如果影像学检查未提示有任何异常，临床排除性检查应延后进行。

贯通伤

患者在坠落和着地时，很可能受到利器（如碎片、树枝）刺伤。出血部位应一直加压止血，并在近端肢体放置止血带。

骨科

长骨骨折

应注意明显畸形，保持肢体固定以减少脂肪栓塞综合征的发生，避免破坏已形成的血凝块。每处闭合性骨折预计失血量为 1～3 U。

骨盆骨折

如果怀疑存在骨盆骨折，须第一时间将骨盆固定于硬板上。骨盆的前表面有丰富的静脉丛，骨盆骨折会破坏这些静脉，无法进行栓塞或缝合。此时可发生大量出血，最终填满整个后腹腔，造成静脉压塞。如果发生这种情况，预测失血量已达到数升。

胸部损伤

肋骨骨折

即使是小的肋骨骨折，也会使患者感到疼痛难忍，引起呼吸受限、通气不足和缺氧。大的、多根肋骨骨折（连枷胸）、粉碎性肋骨骨折常伴随血胸或气胸，是严重肺挫伤的标志。

血胸或气胸

如体格检查怀疑存在血胸或气胸（即，无呼吸音，气管移位，颈静脉扩张，低血压或缺氧），不用等待胸部 X 线检查结果，应立即行胸腔引流管置入。

肺挫伤

肺挫伤最初可能表现不明显。然而，数小时内可能出现缺氧、肺顺应性降低、肺部浸润影，需严密观察。

膈肌破裂

腹部压力急剧升高时可发生膈肌破裂，严重程度取决于患者受创时撞击物体与患者的位置，腹腔内容物可疝入胸腔。

钝性心脏损伤

大多数钝性心脏损伤表现为心室功能受损，通常因发生恶性心律失常致死。因此，当怀疑患者存在闭合性心脏损伤时，应连续监测心电图，直至24 h内未出现心律失常。在极少数情况下，钝性心脏损伤也可导致心脏破裂、瓣膜功能障碍或冠状动脉闭塞。

主动脉损伤

患者在快速坠落过程中，在与主动脉弓相连的动脉韧带处可发生主动脉撕脱。主动脉破裂是致命性的，患者常在到达医院前死亡。然而，主动脉夹层的撕脱初期比较隐匿，经过一段时间后才发生低血压、卒中、主动脉瓣关闭不全或心肌梗死。

腹部损伤

腹壁松弛、缺乏骨性保护，所以腹部受创时腹腔脏器极容易遭受损伤。患者身体腹侧受创时，腹腔内容物被挤压到脊柱或骨盆的骨性结构上，加上腹内压的急剧增高，可造成腹腔内实质、空腔脏器破裂。在坠落过程中形成的剪切力是另外一种损伤机制，可表现为即刻的实质脏器破裂，或数小时后的血管功能不全，从而导致肠坏死。

肠道损伤

在闭合性腹外伤中，肠道损伤较少见。出现肠道损伤通常与血管损伤和缺血有关。肠道、肾损伤的晚期机制是腹腔间隔综合征。

实质脏器损伤

肝和脾是腹部钝性损伤中最常见的受损脏器。如果患者血流动力学稳定，肝、脾损伤时可以选择非手术治疗。肾和胰腺都位于腹膜后间隙，偶尔也会发生肾损伤，胰腺损伤则较少见。

全身系统异常

休克

对于判定休克状态，目前尚缺乏可靠的指标。此例患者存在低血压、心动过速、精神状态改变和腹胀，可判定出现失血性休克。持续低灌注导致乳酸性酸中毒。患者入院时代谢性酸中毒的严重程度与死亡率相关。

低体温

虽然事发后仅过去 20 min，但患者寒战明显。低体温主要原因为休克状态下患者的机体代谢率下降。而该患者体温过低的原因还包括暴露于寒冷的气温环境，在现场和急救室急救时完全脱去衣服，以及输入室温液体治疗。

凝血障碍

凝血障碍与患者的休克、酸中毒、低体温密切相关。患者遭受巨大创伤后，到达医院时均应检测凝血状态。凝血因子的消耗、紧急医疗服务进行静脉输注晶体液使凝血因子稀释，进一步加剧了凝血异常。

2. 根据高级创伤生命支持，解释说明初级和二级评估。

创伤治疗开始于事发地点并遵循以下标准化流程：疏散、损伤分类、初级评估、复苏、二级评估以及专科治疗。

初级评估

初级评估指患者被送至医院后的首次评估，即快速评估危及患者生命安全的情况，具体流程顺序可简单记忆为 A、B、C、D、E。

颈椎保护下的气道管理

首先是保持气道通畅，嘱患者发声交谈可充分证实气道的通畅性，创伤患者进行气管插管的适应证与其他患者基本类似（如低氧血症、低通气、丧失气道保护性反射）。口咽部出血和喘鸣需引起重视。除此之外，创伤患者即使存在咳嗽、呕吐和吞咽反射，但患者处于醉酒状态、易激惹或活动性出血，也需进行气管插管。在确定排除之前，创伤患者均应被视为饱胃和颈椎不稳定者。

在事发现场应用硬而薄的塑料临时充当颈托保护颈椎，直至初级、二级评估确认颈椎稳定。如果需要进行气道保护操作，可暂时将颈椎损伤放在次要考虑位置。可在手法保护、限制颈部活动下，由经验丰富的人员进行喉镜气道操作。

有时，在佩戴临时颈托或固定板 1 h 内便可形成褥疮性溃疡。因此，应尽早将其更换为可长期使用、带软垫的颈托。

呼吸和通气

存在自主呼吸的患者，应进行双肺听诊，以确认双肺均可闻及呼吸音。曾有一例仅闻及右侧呼吸音（随后证实为右主支气管内插管所致）的患者因怀疑气胸而进行了紧急左侧胸腔插管，而这本是可以避免的。

创伤患者通常在吸氧状态下被送至急诊室，当通气监测指标仅有脉搏氧饱和度一项时，可能会掩盖明显的低通气情况，因为即使潮气量很低，吸入100%氧气仍可维持较高的氧饱和度。

控制出血维持循环稳定

血压是确定循环是否维持稳定的首要生命体征。然而在严重低血容量状态下，机体的代偿机制仍可以维持血压稳定，特别是年轻、既往健康的创伤患者，直至进入失代偿才发生急剧的循环衰竭。应用创口加压或放置止血带控制活动性出血。如果尚未完成上述操作，则积极开放大口径的外周静脉通路。液体管理中应注重加温输液。

残疾（神经系统评估）

初级评估中包括对中枢与外周神经系统的快速评估。GCS 评分（表 77-2）与创伤性脑损伤生存率相关，为快速评估精神状态的常用方法。GCS 评分低于 8 分的患者，通常丧失了气道保护能力，建议行气管插管。

除 GCS 评分外，常规神经系统检查中的异常结果也非常重要，包括颅神经功能、瞳孔大小、四肢运动、定向力指标、感觉（如患者能够合作）以及高级神经功能。一旦发现异常应立即进行进一步检查。

暴露与环境控制

应该将患者衣物完全脱去（暴露），维持颈椎稳定，保温毯保温（环境控制）。这也便于在二级评估中进行全身体格检查。

二级评估

完成初级评估，患者生命体征平稳（或于预后能够维持）后，开始二级评估。包括全身体格检查和系统回顾。阳性结果可指导进一步的辅助检查（如实验室检查、放射线检查、超声检查）。若患者病情恶化，则应重新进行初级检查。

3. 初级和二级评估后，如何选择准确的护理？患者被转移前应考虑哪些进一步的诊断检查或治疗干预措施？

二级评估后，为进一步地明确病情与治疗，可能需要进行监测和观察、诊断性评估，介入性血管造影术和外科手术。血流动力学稳定情况下，可根据患者确诊或疑似的损伤情况决定采用哪些措施。严重、难治性低血压提示血流动力学不稳定。然而，给予液体负荷治疗和血管活性药物或两者同时应用时，可能仅出现心动过速而血压趋于平稳。

没有明显损伤、血流动力学稳定的患者，也需要进一步监测观察。相反，若患者存在急性腹部开放性损伤，血流动力学不稳定，需直接进行剖腹探查术。其他情况下，应该权衡影像学检查的价值与延迟治疗的风险，谨慎做出选择。

床边体表超声，即腹部创伤超声快速评估（focused abdominal sonography for trauma，FAST），已成为评估腹腔、心包和胸腔内出血的常规手段。经验丰富的超声医师通过 FAST 可确定腹腔内游离液体；但对空腔脏器损伤的诊断可靠性较低。诊断性腹腔灌洗可作为补充手段评估腹腔内出血，诊断胃肠道穿孔（图 77-1）。

若患者血流动力学稳定，应尽可能地在处置前完善影像学检查（如 CT 扫描）评估损伤程度。动脉造影栓塞术可定位、处理特定部位的损伤出血。栓塞术的适应证有：骨盆骨折，脾、肝撕裂伤及肾损伤（图 77-2）。

该患者的二级评估提示右前臂和股骨骨折，多处擦伤和软组织挫伤；腹软，膨隆。X 线检查提示骨盆不稳定性骨折，胸部未见明显异常，右侧尺骨、股骨粉碎性骨折。

FAST 未见游离液体，诊断性腹腔灌洗阴性。在转运期间（20 min），患者收缩压持续下降并低于 80 mmHg，神志清楚。间歇推注 100～200 ml 晶体液可使收缩压升高至 90 mmHg。患者在事发地点已经输注了 2 L 生理盐水（normal saline，NS），随后又输注了 2 L NS。有 4 U 浓缩红细胞（packed red blood cells，PRBCs）和新鲜冰冻血浆（fresh frozen plasma，FFP）备用。

出血来源为骨盆骨折引起的腹膜后血肿，治疗方案为持续监测和复苏，行 CT 扫描评估头颅、腹部和骨盆损伤。在排除严重损伤前，创伤患者在转运过程中必须严密监测，配备能够识别病情恶化、完成相应处理的人员。该患者在转运前已进行了气管插管、镇静镇痛、影像学检查、接受针对性护理以及干预措施，如血管造影栓塞术或外科手术。

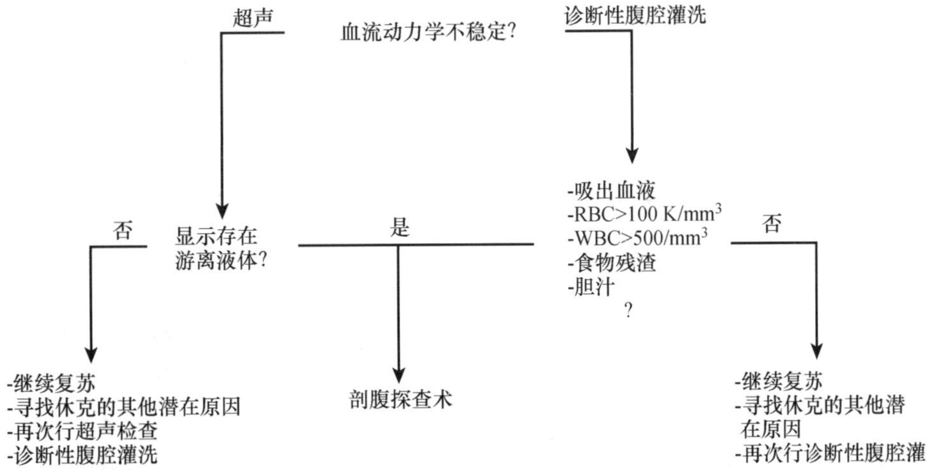

图 77-1　血流动力学不稳定的腹部钝器损伤患者评估（From Hoff WS，Holevar M，Nagy KK，et al.；Eastern Association for the Surgery of Trauma：Practice management guidelines for the evaluation of blunt abdominal trauma：the East Practice Management Guidelines Work Group. J Trauma 53：602，2002.）

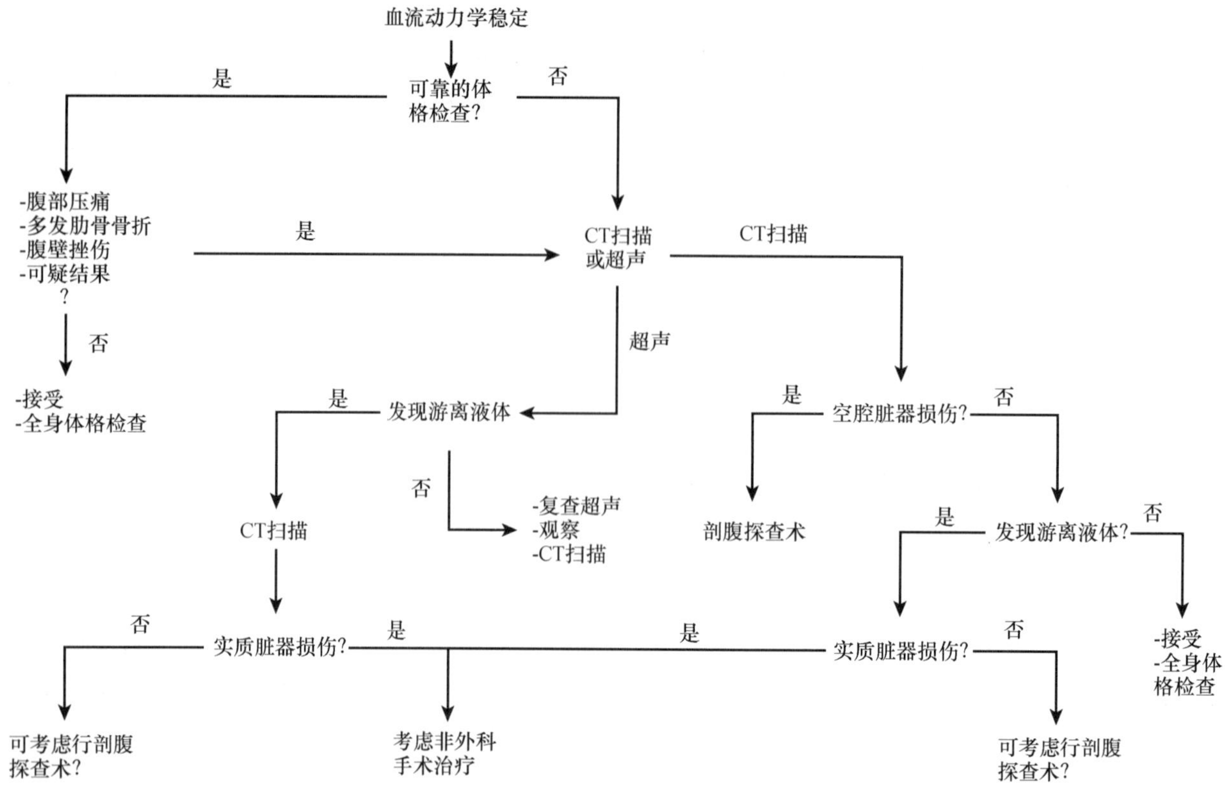

图 77-2 血流动力学稳定的腹部钝器损伤患者评估（From Hoff WS, Holevar M, Nagy KK, et al.; Eastern Association for the Surgery of Trauma: Practice management guidelines for the evaluation of blunt abdominal trauma: the East Practice Management Guidelines Work Group. J Trauma 53: 602, 2002.）

4. 何谓气道管理选择?

对于该患者，气道安全措施选择依靠的是主观判断。如果对患者所做诊疗操作要求很快给其进行气管插管，作者主张在安全环境下积极控制气道，而不是在转运或CT扫描过程中被动处理。镇静和气管插管的弊端是无法对患者的神经功能状态进行有效评估，而神经系统评估是清醒患者最好的脑功能监测。因此，对该患者进行CT扫描，评估颅内出血、脑组织挫伤或占位成为当务之急。

对于饱胃且需要颈椎固定的患者，目前没有循证医学证据表明诱导及气管插管之间哪种方式更优。总之，经鼻清醒盲探或纤维支气管镜下行气管插管并不优于患者意识消失、直接喉镜下的经口气管插管。相反，清醒气管插管技术可能引起患者躁动、屏气、咳嗽、出血、操作耗时长、延误治疗，需慎用。

气道管理时，首先要确保适当的人员与设备，如氧气源、血管通路、药物、气管导管、喉镜和吸引器。随后是进行人员任务分配，制订首次插管失败后紧急预案。若情况允许，一人负责用药管理，第二个人施行环状软骨压迫，第三个人维持颈椎线性稳定，第四个人管理气道。

理论上对于C_5椎体不稳定的患者，压迫环状软骨会使椎体后移压迫脊髓。在许多情况下，Sellick手法施加的压力并不足以压迫食管。因此，压迫环状软骨是必要的，但应注意力度适中。

对于用药管理则存在争议。诱导药物中，常选择依托咪酯，因其可以维持血容量正常患者的血流动力学稳定，尽管依托咪酯会抑制肾上腺皮质功能，但实际的临床意义仍值得探讨。低血容量、交感兴奋的患者应用了丙泊酚后常出现严重低血压，正压通气下静脉回流受阻、心脏前负荷降低时更加明显。复合小剂量的苯二氮䓬类可减小丙泊酚剂量，同时达到充分镇静（遗忘）状态，血流动力学也更稳定。此外，氯胺酮具有镇痛、保留自主呼吸、保留气道反射以及交感兴奋的特殊优势。

关于神经肌肉阻滞药的选择同样也存在争议。目前缺少比较快速顺序诱导中琥珀胆碱（1.5 mg/kg）和罗库溴铵（1.2 mg/kg）的前瞻性试验。最终选择取决于是怀疑存在困难插管（倾向于琥珀胆碱）还是要避免高钾血症（倾向于罗库溴铵）。总之，神经肌肉阻滞药不得省略或减量。无肌松状态下喉镜暴露操作会刺激患者呕吐和屏气，增加腹内压（存在反流、误吸风险)、静脉压力(破坏已经形成的血凝块)和颅内压(脑灌注压降低)。

高流量密闭性面罩吸氧是给氧去氮的成功保障。脉搏氧饱和度达到 100%并不能说明肺中氮气已被氧气替换。充分的预充氧要求自主呼吸 3 min 或是 60 s 内进行 8 次深大呼吸。尽管对于闭合性脑损伤患者不建议长期过度通气,但诱导前以 100%氧气过度通气可有效避免喉镜暴露过程中出现低氧血症、避免动脉血二氧化碳分压(arterial carbon dioxide tension,$PaCO_2$)和颅内压(intracranial pressure,ICP)升高。

没有必要等待患者意识消失后再给予神经肌肉阻滞药。应快速顺序给予诱导药物和神经肌肉阻滞药(硫喷妥除外,必须冲洗管路后再给予罗库溴铵以避免产生沉淀)。同样也不必等待肌松监测肌肉抽搐消失后再移除面罩和试图将嘴张开放置喉镜。但需警惕、避免呕吐或咳嗽反射,喉镜操作要轻柔。误吸常常发生在从患者气道保护反射消失到气管导管气囊充气前的一段时间。

5. 损伤控制性手术在围术期的目的是什么?

传统意义上的外科手术包含以下的干预措施:切开、暴露、止血、切除和重建。损伤控制性手术是指将致命性损伤最小化的一系列必要措施,随后进入麻醉恢复室(postanesthesia care unit,PACU)护理或加强医疗病房严密监护。之后阶段性地进行损伤修复与重建。损伤控制性手术的目的如下:

- 控制出血。动脉或大静脉出血应夹闭血管。小静脉出血可压迫止血。微血管损伤修复过于耗时,暂不处理。
- 处理肠管破裂。包括迅速缝合和建立吻合通道。复杂的耗时长的吻合、造瘘操作暂不执行。
- 固定长骨和不稳定性骨盆骨折。包括外固定装置或夹板固定。目的是避免骨折碎片活动引起的出血、脂肪栓塞综合征和全身炎症反应。内固定或关节置换术过于耗时,暂不执行。

暂时关腹后仍有二次开腹手术的可能,但能够减少进展性腹部间隔综合征的发生,该综合征与创伤、休克后炎性反应引起的内脏水肿相关。

理想状态下,首次损伤控制性手术耗时应短于 1 h,损伤控制性手术联合复苏在过去十年里成为严重创伤患者存活率提高的主要因素。

该患者存在多发损伤,对于骨盆骨折引起的静脉出血已施行了外固定及腹膜后填塞术。动脉出血施行了介入栓塞术。然而,严重肾损伤需要打开后腹膜行肾切除,在关闭腹腔前这可能导致患者大量失血。

6. 最佳的复苏液体是什么?

大量失血的复苏液体选择和复苏策略应该遵循三个原则。

预见并避免严重贫血

大量失血伴随非红细胞成分的液体复苏治疗,加上组织间液、细胞内液转移至血管内的机体自我调控,将迅速引起稀释性贫血。对贫血的耐受程度(严重贫血)取决于患者心血管和全身储备功能。血红蛋白减少后,机体为维持氧供会代偿性增加心排血量。若患者存在心肌病变或心脏瓣膜病变限制心排血量增加,则休克加重,生存率进一步减小。若出血严重且难以控制,即使患者心功能良好,也不应等待机体发挥代偿机制或出现贫血证据,需积极预测贫血程度并输注 PRBCs。

通常情况下,在输血前无法完成交叉配血,极少数患者需要立即行 O^- 型输血。对于继续输注 O^- 型血以避免溶血反应还是更换为同型血尚存在争议。最佳选择是将 O^- 型输血量控制在 $\leqslant 4$ U,并尽快更换为输入同型血液。

对于非严重出血或出血已经控制的患者,可根据传统的输血指标(如红细胞比容、血流动力学稳定性及终末器官功能)决定是否需要进一步输注 PRBC。过量输注 PRBC 与免疫抑制引起的感染风险增加具有相关性。

治疗凝血功能障碍

通常认为损伤相关的凝血功能障碍由凝血因子的消耗、稀释、酸中毒以及低体温引起。但最近研究表明,在创伤的复苏前期凝血功能就已经存在异常。一种推断为早期的凝血功能障碍可提示休克程度。休克、酸中毒以及低体温并称为死亡的三大因素。

处理血小板和凝血因子消耗应遵循三大原则。第一,尽快通过外科手术处理持续性出血。第二,过度复苏会影响血栓形成。动、静脉压力可允许降低至可耐受的最低值,尽可能避免液体治疗→影响血栓形成→出血→低血容量和低血压→进一步液体治疗这一不良循环。第三,凝血系统出现功能异常和耗竭时,需积极补充 FFP、血小板以及冷沉淀。一旦外科手术控制出血、血流动力学稳定后,继续补充血小板和凝血因子与否可参照传统指标。过量输注FFP与急性呼吸窘迫综合征、感染以及输血相关急性肺损伤具有一定相关性。

避免严重的低血容量

对于非出血性、仅为单纯低血容量的患者，治疗液体可选择等渗晶体液。对于出血患者，单纯输注晶体液引起稀释性贫血和凝血功能障碍。对于持续性出血患者，考虑输注PRBCs和凝血因子。输血纠正了贫血和凝血功能障碍后，若仍然存在血容量过低或者血库无法提供所需的血液制品时，则选择等渗晶体液，如生理盐水（sodium chloride，NS）或乳酸盐林格溶液（lactated Ringer solution LRS）。

晶体液的种类选择基于以下几点考虑：肾衰竭患者应避免输注含钾溶液，事发地点进行EMS常用NS。NS为轻度高渗溶液，对于创伤性脑损伤患者不会加重脑水肿。与白蛋白相比，使用NS脑损伤患者生存率增加。然而，NS使血清氯离子水平和血清钠离子水平不成比例地增加，可引起临床上罕见的非阴离子间隙高氯性代谢性酸中毒。判断液体复苏是否充分的常用指标是碱缺失。当碱缺失是由于乳酸性酸中毒引起时，它可以反应组织低灌注的程度。不能依赖碱缺失区分阴离子间隙（乳酸）酸中毒和非阴离子间隙酸中毒（高氯性）。若应用NS进行液体复苏，且仅依靠碱缺失这一指标指导进一步复苏策略，可能出现恶性循环最终导致液体治疗过度。

LRS中的乳酸被肝代谢为碳酸氢根，不会引起高氯性酸中毒，维持机体正常的pH。LRS为医院内损伤复苏中最常用的晶体溶液。然而，LRS存在以下弊端：

- LRS含有钾离子。创伤患者存在多种影响肾功能的因素，包括低血压、缺氧、使用血管造影剂以及横纹肌溶解。若选择LRS，需密切监测血清钾离子水平，避免高钾血症。
- LRS含有钙离子。这一点有时是有益的，例如输注若干单位PRBC后，其中的抗凝剂——枸橼酸钠会引起低钙血症。然而，在同一输液装置中输注LRS和PRBCs会引起凝血。故在输注LRS和PRBCs之间，应预防性应用NS冲洗管路。
- LRS为轻度低渗溶液。理论上LRS会加重脑水肿，增加创伤性脑损伤患者的颅内压。

某些胶体液（如FFP、冷沉淀或血小板）改善凝血功能的作用要远远大于扩充血容量的作用。无功能的胶体液（如白蛋白或羟乙基淀粉）则没有生存率方面的益处。其唯一的优势是可短期内迅速扩充血容量。然而，以白蛋白为主的液体复苏会对创伤性脑外伤患者的预后产生不良影响。大量的羟乙基淀粉输注会引起血小板功能障碍及出血。成人24 h内羟乙基淀粉的使用量限制在1000 ml。

以晶体液为主的液体复苏会引起水肿的理论并未得到生理学的支持。炎症反应引起毛细血管通透性改变（尤其是肠道），即使如白蛋白的大分子也会漏出血管外，此外还存在淋巴回流受阻。组织间质内液体增加水肿形成。虽然机体含水量增加，但血容量却是减少的。最终导致器官低灌注、功能障碍及低血容量性休克。在无炎症反应时，过量的晶体液会由肾排泄，不会引起水肿形成。

7. 对该患者进行复苏应达到的标准是什么？

目前尚缺乏关于充分复苏的通用标准。依靠某个单一指标可能会导致安全隐患或是错误的预警提示。此外，患者的并存疾病会使一些常用指标参数缺乏可靠性。例如，β-肾上腺素受体阻滞药会掩盖低血容量代偿性的心动过速，肝功能障碍会影响乳酸清除。创伤患者入院时常无法提供病史。处理创伤休克患者的最佳方法是尽量全面地收集复苏后各项指标，判断病情是否有所改善或恶化，是否仍存在出血，是否需要继续复苏。

复苏的最终标准可以分为全身（表77-3）和局部（表77-4）特定器官灌注。其目的在于缩小目标范围，即每组至少选取一个指标并加以综合，可优化评估效果，提供病情恶化的早期预警指标。

复苏标准中对生命体征应该达到的目标并不明确。认为没有必要将血压和心率调整至正常范围，尤其是在外科手术止血前。复苏目标取决于外科手术失血情况，以及患者耐受和代偿低血容量、低血压的能力。虽然回顾性研究显示，超量完成复苏目标与生存率的提高具有相关性，但在前瞻性试验中这一结果并未得到证实。这一现象可能仅仅体现了患者的基础生理储备能力。

在完成止血前实行允许性低血压可以有效减少失血，这与腹主动脉瘤破裂处理相类似。对于创伤性脑损伤或颅内压升高患者应慎用低平均动脉压（mean arterial pressure，MAP）策略，因为脑灌注压（low cerebral perfusion pressure，CPP）轻度降低也会影响神经系统预后。通常应维持正常血压，但在ICP正常且不存在心肌缺血证据时允许MAP≤55 mmHg。若出现如本病例中的持续性出血，在控制性降压的同时，仍需要大量的液体复苏。完成外科或内科止血后，复苏目标应恢复为维持正常生命体征。

表 77-3 复苏的最终目标——全身灌注指标

机体的灌注指标	注意事项/干扰因素
平均动脉压	除非是晚期，一般代偿良好 基础值未知
乳酸	肝功能障碍时清除受限
心率	无法确定是否应用 β-肾上腺素受体阻滞剂
碱缺失	可能反映出非阴离子间隙酸中毒
pH	可能反映呼吸性或非阴离子间隙酸中毒
阴离子间隙	升高可能由乳酸性酸中毒以外的原因引起
$ETCO_2$；$PaCO_2$-$ETCO_2$ 梯度	在慢性阻塞性肺疾病时升高
SvO_2	需要肺动脉导管 与低血容量相比，发生休克综合征时更易出现异常，
中心体温	休克晚期或进展性休克的标志 发热为输血反应的最主要表现
脉压	心动过缓时难以解释其意义
心排血量	需要肺动脉置管 休克综合征或低血容量时出现异常
PaO_2； PaO_2：FiO_2	下降原因： 分流（如肺挫伤，误吸） 低血容量相关的 $\dot{V}/\dot{Q}$ 比例失调 由分流导致的低氧血症通常吸氧不能改善 由 $\dot{V}/\dot{Q}$ 比例失调导致的低氧血症吸氧可改善
呼吸性收缩压变异	肥胖患者或存在腹腔间隔综合征时难以解释其临床意义

$ETCO_2$，呼气末二氧化碳；FiO_2，吸入氧浓度；$PaCO_2$，动脉血二氧化碳分压；PaO_2，动脉血氧分压；SvO_2，混合静脉血氧饱和度；$\dot{V}/\dot{Q}$，通气/血流灌注

表 77-4 复苏的最终目标——局部灌注指标

局部的灌注指标	注意事项/干扰因素
意识状态	全麻下无法观察 中毒时缺乏可靠性
尿量	急性或慢性肾衰竭时缺乏可靠性，SIADH 或神经源性 DI
心电图	无法与基础值对比
超声心动图	需要专业操作技能 缺乏关于食管、胃的病理学资料
毛细血管再充盈	无法与基础值对比
舌下测量	非常规检查
颈静脉窦饱和度	非常规检查
近红外光谱	非常规检查
CPK 水平	急性损伤变化缓慢
肌钙蛋白水平	急性损伤变化缓慢

CPK，肌酸磷酸激酶；DI，尿崩症；NIR，近红外光谱；SIADH，抗利尿激素分泌不足综合征

8. 请阐述大量输血策略的意义。

大量输血的传统定义为在 24 h 内的输血量达到全身血容量。创伤患者往往在 10～15 min 便能够达到这一出血量，并在最初的 24 h 内血容量被多次替换。实际上，大出血患者的生存机会往往集中在创伤后的最初几小时，必须通过外科手术止血。复苏的主要目标为补充失血量，故输血速度至关重要。若出现难以控制的持续出血，可暂时不依据生命体征及实验室检查指标限制输注血制品种类。出血得到控制后，再根据生命体征及实验室检查指标确定进一步复苏和输血方案。

大量输血方案使血液制品（特别是 FFP 和血小板）相对需求量增加。这一方案缩短了血库提供血制品的时间。对于面临出血死亡风险的患者，在救治的初始阶段这是有益的。选择输注各种血制品的比例方面存在争议。根据全血成分可按照 1 U PRBCs、1 U FFP 和 1 U 血小板的比例输注。虽然缺乏前瞻性随机试验证实前述 1∶1∶1 输注血液制品在生存率方面的优势，但它仍被视为严重失血初期的最佳方案。一旦出血得以控制，可终止大量输血策略，也没有必要继续坚持 1∶1∶1 输血。因输血存在弊端，第二阶段输注血液制品的目的为纠正已知的异常，改善凝血功能障碍。

9. 术中麻醉医师关注的要点有哪些?

除容量复苏外，麻醉医师还肩负着其他方面的重任。若出现了本病例中的复杂情况，单纯依靠一名麻醉医师化解危机是非常困难的，应及时向其他麻醉医师寻求帮助，共同完成以下要点：

- 提供满意的肌松与镇静。虽然全麻下发生术中知晓危害较大，但在血压难以维持的情况下，适当减浅麻醉仍是明智之举。首要任务是提供良好的肌松和遗忘状态。药物选择推荐使用小剂量的苯二氮䓬类、莨菪碱、氧化亚氮（氧合充足条件下）和氯胺酮（ICP 正常情况下）。在容量补充尚未完成时，可以给予短效血管活性药物处理低血压。如低血压难以纠正，应该考虑存在休克的其他潜在原因（如心源性、分布性、机械性）。待血压平稳后，应增加其他药物满足麻醉的镇静（吸入麻醉药物）与镇痛（阿片类药物）需求。
- 建立可靠静脉通路。在事发地点，医务人员常规应用短留置针开放两条肘窝处的静脉通路。但随着液体复苏的进行，皮下水肿逐渐形成，

使得静脉与皮肤之间的距离逐渐增加，静脉置管的头端会逐步脱出血管。此外，为了满足大量输血需求，必须开放大口径的静脉通路。如怀疑患者存在骨盆或腹部中心静脉损伤，选择股静脉或大隐静脉通路时需谨慎。

- 监测动脉血压。应该进行有创动脉置管动态监测血压，精确计算 CPP，方便多次获取动脉血气分析样本。若桡动脉置管存在困难，可选择股动脉、足背动脉或腋动脉。
- 管理 CPP。对于合并脑损伤的患者，在进入手术室后应尽快监测 ICP，且 CPP 应维持＞55 mmHg（CPP＝MAP－ICP）。可以通过应用 α-肾上腺素受体激动药提高血压、降低 ICP（如甘露醇、高张盐水）或二者联合来达到目的。
- 维持正常体温。休克引起机体代谢率降低从而导致低体温。对于大量失血患者，维持体温正常的挑战性极大。所有液体均需要加温输注，身体的非手术裸露区域加盖保温毯。如患者体温仍继续下降，应提高手术室环境温度。
- 诊断和治疗基础疾病，纠正电解质紊乱。车祸外伤和高处坠落伤偶尔发生在患者由于基础疾病发作（如卒中、脓毒症、心肌梗死、心律失常、低血糖及癫痫发作）所引起的意识消失之后。在处理创伤的过程中应积极发现和治疗基础疾病。大量液体复苏引起血液稀释时，可预防性应用抗生素。
- 坚持准确记录。准确记录用药、输液和输血情况。

10. 麻醉恢复室护理的目标是什么？

在达到外科止血和创伤控制目标后，应重点纠正患者的生理功能障碍。患者进入 PACU 后，应进行保温、纠正凝血功能障碍和贫血、有创监测、镇静和抗感染治疗。完善血细胞计数、凝血常规、电解质水平、动脉血气和肌酐磷酸激酶（横纹肌溶解指标）的检查。

如情况允许，可适当减少镇静，以便进行基本神经系统检查。若无法进行神经系统检查或存在明显的神经系统功能障碍，可考虑复查头颅 CT。进行胸部 X 线检查可确定骨折固定位置、定位隆突上气管插管位置及排除气胸可能。再次行全身体格检查，完善影像学检查，评估可能漏诊的损伤（通常为手掌、足或手指骨折）。拔除在事发地点放置的静脉置管或污染区域的静脉置管。接种破伤风疫苗。将临时颈椎固定装置更换为可长期使用的颈托（Miami-J 或 Philadelphia 型）。

若出现休克病情恶化，应快速评估是否存在新发的手术出血，可通过介入栓塞术或外科手术止血。无损伤的肢体应放置按摩装置预防深静脉血栓形成。排除急性出血的可能性后，立即给予皮下注射肝素。制订合理的营养计划。联系患者家属，告知病情和预后情况。当患者机体功能障碍得以纠正，24～48 h 内返回手术室进行骨折复位内固定、清除腹内填塞物、重建和闭合腹腔。

推荐阅读

Abdul Rahman YS, Al Den AS, Maull KI: Prospective study of validity of neurologic signs in predicting positive cranial computed tomography following minor head trauma. Prehosp Disaster Med 25:59, 2010.

American College of Surgeons: ATLS Student Course Manual: Advanced Trauma Life Support for Doctors. American College of Surgeons, Chicago, 2008.

Diez C, Varon AJ: Airway management and initial resuscitation of the trauma patient. Curr Opin Crit Care 15:542, 2009.

Healey MA, Samphire J, Hoyt DB, et al.: Irreversible shock is not irreversible: a new model of massive hemorrhage and resuscitation. J Trauma 50:826, 2001.

Herman NL, Carter B, Van Decar TK: Cricoid pressure: teaching the recommended level. Anesth Analg 83:859, 1996.

Ho AM, Dion PW, Yeung JH, et al.: Prevalence of survivor bias in observational studies on fresh frozen plasma: erythrocyte ratios in trauma requiring massive transfusion. Anesthesiology 116:716, 2012.

Hoff WS, Holevar M, Nagy KK, et al.; Eastern Association for the Surgery of Trauma: practice management guidelines for the evaluation of blunt abdominal trauma: the East Practice Management Guidelines Work Group. J Trauma 53:602, 2002.

Kohn MA, Hammel JM, Bretz SW, et al.: Trauma team activation criteria as predictors of patient disposition from the emergency department. Acad Emerg Med 11:1, 2004.

Kouraklis G, Spirakos S, Glinavou A: Damage control surgery: an alternative approach for the management of critically injured patients. Surg Today 32:195, 2002.

Lapostolle F, Gere C, Borron SW, et al.: Prognostic factors in victims of falls from height. Crit Care Med 33:1239, 2005.

Lieurance R, Benjamin JB, Rappaport WD: Blood loss and transfusion in patients with isolated femur fractures. J Orthop Trauma 6:175, 1992.

Mitra B, Mori A, Cameron PA, et al.: Fresh frozen plasma (FFP) use during massive blood transfusion in trauma resuscitation. Injury 41:35, 2010.

Riskin DJ, Tsai TC, Riskin L, et al.: Massive transfusion protocols: the role of aggressive resuscitation versus product ratio in mortality reduction. J Am Coll Surg 209:198, 2009.

Sasser SM, Hunt RC, Faul M, et al.; Centers for Disease Control and Prevention (CDC): guidelines for field triage of injured patients: recommendations of the National Expert Panel on Field Triage, 2011. MMWR Recomm Rep 61(RR-1):1, 2012.

Snyder CW, Weinberg JA, McGwin G Jr, et al.: The relationship of blood product ratio to mortality: survival benefit or survival bias? J Trauma 66:358; discussion 362, 2009.

Stahel PF, Smith WR, Moore EE: Current trends in resuscitation strategy for the multiply injured patient. Injury 40(Suppl 4):S27, 2009.

Tanoubi I, Drolet P, Donati F: Optimizing preoxygenation in adults. Can J Anaesth 56:449, 2009.

第 15 部分

麻醉后恢复室

病例78

哮　喘

Andrew B. Leibowitz，MD · Elvis Umanzor Velasquez，MD

（李　傲　译　郭悦平　校）

问题

1. 何谓哮喘？如何诊断？
2. 阻塞性与限制性肺病、哮喘与慢性阻塞性肺疾病各自的肺功能测定特点是什么？
3. 简要介绍哮喘治疗药物的药理学？哪些药物用于长期控制发作？哪些用于急性发作？概述根据哮喘发作严重程度的治疗计划？
4. 严重哮喘（哮喘持续状态）需行机械通气的指征是什么？注意点是什么？
5. 对该患者应制订哪些术前评估和术前准备方案？如果近日患者“重感冒”刚刚恢复，且肺部听诊闻及少量散在的哮鸣音，是否要取消预定的手术？
6. 对该患者是选择全身麻醉（采用气管插管或喉罩气道）还是椎管内阻滞？
7. 手术期间气管痉挛的征象和原因分别是什么？
8. 全身麻醉诱导插管过程不平稳，术中患者的气道峰压突然升高，听诊可闻及哮鸣音，你如何处置？

患者，女性，30岁，拟行择期子宫肌瘤切除术。该患者有长期的哮喘病史，间断使用药名不详的吸入剂治疗，术前胸部听诊呼吸音清。

1. 何谓哮喘？如何诊断？

哮喘是一种常见疾病，以气道可逆性阻塞并伴有高反应性和炎症为特征。哮喘发作特征是呼吸急促、喘鸣和经常性咳嗽。通常是接触已知触发因素（花粉、灰尘、动物皮屑、吸烟、天气变化、病毒性疾病）后发作。只根据病史和检查即可做出诊断。有时也需要测量最大呼气流速和用力呼气量以及二者对支气管扩张剂的反应进行评估。

2. 阻塞性与限制性肺病、哮喘与慢性阻塞性肺疾病各自的肺功能测定特点是什么？

肺功能检查（pulmonary function tests，PFTs）包括呼吸量测定法和流速-容量环（F-V环），动脉血气分析和一氧化碳弥散量检测也应包含在内。阻塞性和限制性肺疾病的测量值变化见表78-1。

表78-1　阻塞性和限制性肺疾病的肺功能测定结果

测定值	阻塞性	限制性
FVC	正常或降低	降低
FEV_1/FVC	降低	正常或升高
MMEFR ($FEF_{25\%\sim75\%}$)	降低	正常
MBC	降低	正常
TLC	正常或升高	降低
RV	升高	降低
DLCO	COPD降低 哮喘正常	降低

COPD，慢性阻塞性肺疾病；DLCO，肺CO弥散量；$FEF_{25\%\sim75\%}$，呼出25%～75%FVC时的平均呼气流速；FEV_1，第1秒用力呼气量；FVC，用力肺活量；MBC，最大呼吸容量；MMEFR，最大呼气中期流量；RV，残气量；TLC，肺总容量

哮喘患者在疾病发作和疾病加重期间PFTs往往显示正常。因狭窄只限于小气道，患者的第1秒用力呼气量（expired volume in the first second，FEV_1）占用力肺活量（forced vital capacity，FVC）的比例（FEV_1/FVC）可以正常，但呼出25%～75%FVC时的平均呼气流速（$FEF_{25\%\sim75\%}$）一般降低。同时，FEV_1/FVC的比值测量的准确性有赖于身体力量和患

者配合与否，而 $FEF_{25\%\sim75\%}$ 不受患者体力的影响。$FEF_{25\%\sim75\%}$ 值是指用力呼气时呼出 25%～75% 的 FVC 量与所需时间的比值，即呼气中段平均流速。在一些 PFTs 处于正常基线水平而怀疑有哮喘的患者，在应用醋甲胆碱或组胺评估气道反应性测定过程中有可能诱发支气管痉挛。

针对慢性阻塞性肺疾病（chronic obstructive pulmonary disease，COPD）患者，吸入支气管扩张剂后应重复测量肺功能的改变，以评估其可逆性。COPD 的根本原因是炎症和气道受损。

描记流速-容量曲线对病情评估也有帮助。正常和典型的阻塞性与限制性肺疾病的 F-V 曲线见图 78-1。按照常规，F-V 环的吸入部分曲线在基线下，而呼气部分曲线位于基线上。限制性肺疾病患者气道阻力正常，不影响气流速度，但肺容量降低；阻塞性肺疾病由于气道阻力增加，出现呼气流速曲线平直的特征性改变。

固定性气道阻塞以及可变性胸腔内和胸腔外气道阻塞的呼吸曲线见图 78-2。固定性气道阻塞，如气

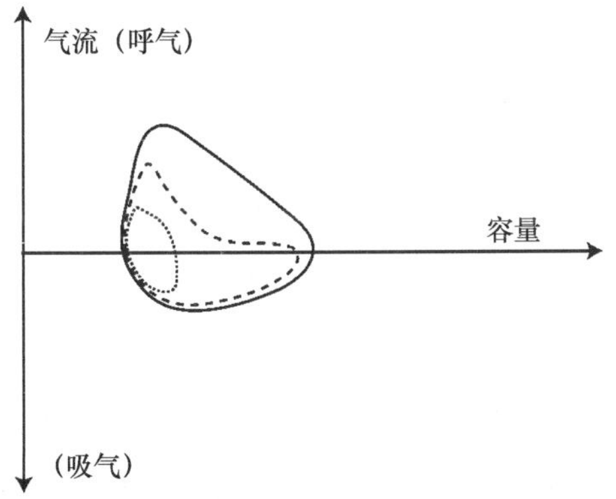

图 78-1 正常患者的流速-容量（F-V）曲线（连续曲线），阻塞性肺疾病的 F-V 曲线（虚线曲线），限制性肺疾病的 F-V 曲线（点状曲线）

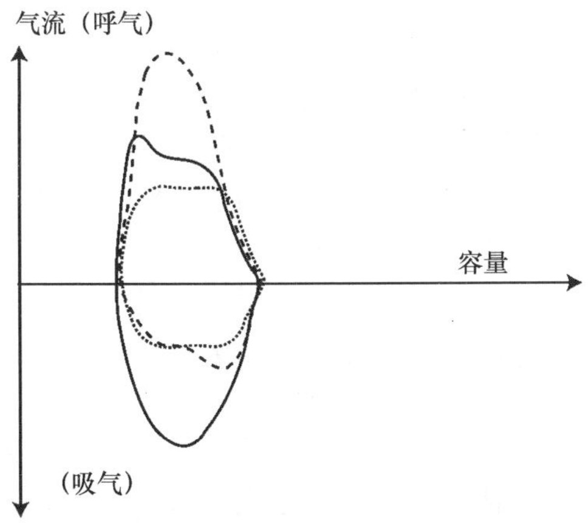

图 78-2 固定性气道阻塞患者的 F-V 曲线（点状曲线），可变性胸腔外气道阻塞患者的 F-V 曲线（虚线曲线）和可变性胸腔内阻塞患者的 F-V 曲线（连续曲线）

管狭窄、肿瘤或甲状腺肿压迫气管导致吸气和呼气流速都降低。可变性胸腔外气道阻塞，如声带麻痹或喉肌严重无力，由于吸气时跨气道壁压为负值，导致吸气时气道塌陷。可移动的周围组织进入气道，阻碍气流通过。可变性胸腔内气道阻塞（如气管或支气管内肿瘤），在用力呼气时气道狭窄更明显。

3. 简要介绍哮喘治疗药物的药理学？哪些药物用于长期控制发作？哪些用于急性发作？概述根据哮喘发作严重程度的治疗计划？

哮喘的治疗药物详见表 78-2。短效 β_2 受体激动药和全身性应用类固醇药物常用于治疗哮喘急性发作，其余药物一般用于哮喘的长期控制。尽管长效 β_2 受体激动药的疗效和安全性受到质疑，但是中度和严重持续性哮喘患者一般服用含有长效 β_2 受体激动药和类固醇（如氟替卡松和沙美特罗）混合成分的药物。严重哮喘患者有时需要长期口服类固醇治疗。有关哮喘长期治疗的具体方案不属于本章讨论范畴，而且各个作者的推荐方案也不尽相同，推荐措施如下：

- 间歇性哮喘：根据需要应用短效 β_2 受体激动药。
- 轻度持续性哮喘：除吸入短效 β_2 受体激动药外，长期联合吸入小剂量类固醇或白三烯拮抗药。
- 中度持续性哮喘：吸入中等剂量类固醇或联合长效 β_2 受体激动药。
- 重度持续性哮喘：吸入大剂量类固醇和长效 β_2 受体激动药。此外，需要长期口服类固醇。

对于采用定量吸入器自行给予 β_2 受体激动药无反应的急性发作患者，通常采用雾化器吸入 β_2 受体激动药和全身给予类固醇（如甲泼尼龙，静脉注射 40～60 mg），逐渐减量过程需经过几天时间。

4. 严重哮喘（哮喘持续状态）需行机械通气的指征是什么？注意点是什么？

严重哮喘需进行气管插管和机械通气的指征是患者存在高碳酸血症和最大程度治疗下体力耗竭。出现低氧血症和嗜睡表明气管插管延误时间过长。由于支气管反应性高，气管插管会使气道阻塞严重恶化，因此针对这种可能性，需要提前做好治疗计划。

表 78-2 哮喘治疗药物的药理学

药物类型	代表药物	起效	时效	副作用	其他建议
短效 β_2 受体激动药	沙丁胺醇 奥西那林	立即	3～4 h	心动过速，低血钾	
长效 β_2 受体激动药	沙美特罗 福莫特罗	数天	数天	心动过速，低血钾	增加死亡风险（?）；不作为严重哮喘的单一用药
吸入类固醇	氟替卡松 曲安西龙 倍氯米松	数天	数天	最小	
口服和静脉注射类固醇	泼尼松 氢化可的松 甲泼尼龙	6 h	数天	高血糖，感染，肌病，股骨头缺血性坏死	
吸入抗胆碱药	异丙托铵 噻托溴铵	数天	数天	咳嗽，口干，视力模糊	COPD 患者和服用 β 受体阻滞药患者的首选
白三烯拮抗药	孟鲁司特 齐留通 扎鲁司特	数天	数天	Churg-Strauss 综合征（小动脉和静脉的血管炎）	不用于即刻发作和严重哮喘；可用于季节性过敏
色酮	色甘酸 奈多罗米	数分钟	数小时	咽喉痛和咳嗽	接触已知触发因素前用药

COPD，慢性阻塞性肺疾病

哮喘患者行机械通气应关注的问题是气道阻力增加、高吸气峰压、呼气时间延长、自发性呼气末正压通气（positive end expiratory pressure，PEEP）以及呼气不充分。初始设置是吸入氧气分数（FiO_2）为 1.0，呼吸频率为 8～12 次/分，潮气量为 6～8 ml/kg（去脂体重）。延长呼气时间、提高吸气峰流速（如使用加强医疗病房型呼吸机可达 80～100 L/min）、降低吸气/呼气比例（如 1∶6～1∶4）是有益的。现代呼吸机大多通过触发呼气暂停可测定自发性 PEEP（假定患者已采取充分镇静防止自主呼吸）。有时，对支气管极度痉挛的患者使用神经肌肉阻滞药以及提高胸壁顺应性可在一定程度上减低机械通气困难。

5. 对该患者应制订哪些术前评估和术前准备方案？如果近日患者“重感冒”刚刚恢复，且肺部听诊闻及少量散在的哮鸣音，是否要取消预定的手术？

病史以及体格检查通常能够满足术前评估的需求。应获得的重要信息包括哮喘发作的频率和严重程度、对治疗的反应、到急诊室就诊次数、住院次数和机械通气情况、全身应用类固醇情况（剂量、持续时间，最后一次应用时间）以及长期用药情况。如果患者使用呼气峰流速（peak expiratory flow，PEF）装置，应设法获得其最佳 PEF 和气流数值。哮喘患者术前检测 PEF 可能无益。

是否存在喘鸣音是体格检查的重要结果。如果患者出现喘鸣、呼气相时间延长及辅助呼吸肌的参与，则应引起注意。对于严重支气管痉挛的患者，听诊可能无呼吸音或无喘鸣音。但许多哮喘患者，甚至是无临床症状者，在仔细检查的过程中常可发现喘鸣。

没有临床症状的轻度哮喘患者无需特别的术前检查和准备。建议继续服用常用药物，入手术室之前应该给予吸入性的 β_2 受体激动药。中度或重度哮喘患者术中备用类固醇。术前一日应用泼尼松每天 40 mg 或等效剂量的其他类固醇。预防术后恶心和呕吐，地塞米松剂量（8 mg）与约 50 mg 的泼尼松等效。若围术期未出现哮喘，该剂量的类固醇在 2～3 天后停药，或在 4～7 天内快速减量都是安全的。

对于正常患者，近期的呼吸道病毒感染病史也会增加其呼吸道反应性，也是哮喘患者病情恶化的主要触发因素之一。成年患者若胸部听诊呼吸音清，进行手术可能安全，但若出现感冒、咽喉红肿、咳痰症状，延期手术则更为安全。本例患者有明确哮喘病史和胸部检查异常，应当延期手术。

6. 对该患者是选择全身麻醉（采用气管插管或喉罩气道）还是椎管内阻滞？

区域麻醉因不影响气道，常作为优选，但是行区域麻醉的患者也不能完全避免术中支气管痉挛的发生。有两点需要注意：①高位硬膜外阻滞可能会影响肺功能；②交感神经阻滞后引起迷走神经相对亢进，从而导致支气管痉挛。由于区域麻醉可能失败，因而存在改为全身麻醉的风险。

全身麻醉的管理安全性较高。基本的原则包括，在行喉镜下气管插管操作前患者应达到深而平稳的麻醉状态，可将氯胺酮选作麻醉诱导药。与气管插管相比，喉罩插入后气道阻力的增高相对较小，可为优选。但喉罩并不能有效地防止胃内容物反流误吸。此外，为了避免腹部手术引起腹膜刺激，提供满意的神经肌肉阻滞，应首选气管插管。

7. 手术期间气管痉挛的征象和原因分别是什么？

根据呼气相的喘鸣音并伴有呼气时间延长，可诊断为支气管痉挛。清醒患者常出现呼吸急促和呼吸困难，然而对于全身麻醉下机械通气的患者，常因气道阻力逐渐增加而发现。除了哮喘，其他能够引起支气管痉挛的原因有气管导管阻塞（如导管扭曲、分泌物）、充血性心力衰竭、过敏反应（如药物、输血反应）、组胺释放增多（继发于使用吗啡）以及气胸和肺栓塞。

8. 全身麻醉诱导插管过程不平稳，术中患者的气道峰压突然升高，听诊可闻及哮鸣音，你如何处置？

即使患者无哮喘病史，能够条件反射性地、有序地处理喘鸣，是每一位麻醉医师应该具备的基本技能。应按照以下几点，并针对特殊患者、手术及严重事件制订合理的处理流程：

（1）立刻提高吸入氧气浓度，治疗或预防氧饱和度下降。短期内吸入纯氧（FiO_2 为 1.0）是安全的。

（2）排除引起喘鸣的机械性原因，如支气管内插管、气管导管触碰到隆突、气管导管扭曲或被分泌物堵塞（用一根负压吸引管穿过气管导管）。切勿遗漏气胸这一鉴别诊断。

（3）提高吸入麻醉药物浓度以加深麻醉，加强神经肌肉阻滞，改善膈肌和胸壁顺应性。

（4）应用定量雾化吸入器给予短效 β_2 受体激动药（如沙丁胺醇）。大剂量使用时可能会出现较小副作用。

（5）给予类固醇药物（如，氢化可的松 100～200 mg 或甲泼尼龙 40～60 mg 静脉注射）。药物起效需要 6 h，如果支气管痉挛持续存在，建议早期干预。

（6）如果出现致命性支气管痉挛，可给予硫酸镁（2 g 静脉注射）以及肾上腺素（5～10 μg）作为最后抢救措施。

（7）如果患者患有慢性阻塞性肺疾病或常规服用 β 受体阻滞药，可考虑给予吸入异丙托胺。

（8）牢记基本的机械通气原则：给予正常或偏低潮气量，适当延长呼气时间是有益的。患者通常可很好地耐受呼吸性酸中毒。

推荐阅读

Brenner B, Corbridge T, Kazzi A: Intubation and mechanical ventilation of the asthmatic patient in respiratory failure. Proc Am Thorac Soc 6:371, 2009.

Brown RH, Wagner EM: Mechanism of bronchoprotection by anesthetic induction agents: propofol vs. ketamine. Anesthesiology 90: 822, 1999.

Busse WW, Camargo CA, Boushey HA, et al.: Expert Panel Report 3: Guidelines for the diagnosis and management of asthma. National Heart, Blood, and Lung Institute. NIH Publication No. 08-4051, 2007.

Groeben H, Schwalen A, Irsfeld S, et al.: High thoracic epidural anesthesia does not alter airway resistance and attenuates the response to an inhalational provocation test in patients with bronchial hyperreactivity. Anesthesiology 81:868, 1994.

Kabalin CS, Yarnold PR, Grammer LC: Low complication rate of corticosteroid-treated asthmatics undergoing surgical procedures. Arch Intern Med 155:1379, 1995.

Kil HK, Rooke GA, Ryan-Dykes MA, et al.: Effect of prophylactic bronchodilator treatment on lung resistance after tracheal intubation. Anesthesiology 81:43, 1994.

Manthous CA, Chatila W, Schmidt GA, et al.: Treatment of bronchospasm by metered-dose inhaler albuterol in mechanically ventilated patients. Chest 107:210, 1995.

Tait AR, Malviya S, Voepel-Lewis T, et al.: Risk factors for perioperative adverse respiratory events in children with upper respiratory tract infections. Anesthesiology 95:299, 2001.

Warner DO, Warner MA, Barnes RD, et al.: Perioperative respiratory complications in patients with asthma. Anesthesiology 85:460, 1996.

Woods BD, Sladen RN: Perioperative considerations for the patient with asthma and bronchospasm. Br J Anaesth 103(Suppl 1):i57, 2009.

病例79

低体温

Andrew B. Leibowitz，MD · Gene Tulman，MD
（张 睿　译　张莉莉　校）

问题

1. 低体温如何定义和分级？	5. 术中轻度的低体温是否有益处？
2. 全身麻醉手术患者低体温的机制是什么？	6. 通常在哪些部位进行体温监测？
3. 简述低体温的生理反应。	7. 如何避免低体温？
4. 描述低体温的生理效应。	8. 椎管内阻滞的患者需要预防低体温吗？

患者，男性，71岁，行结肠次全切除术，发生低体温。患者送入麻醉后恢复室（postanesthesia care unit，PACU）时体温为31.9℃。

1. 低体温如何定义和分级？

低体温定义为机体核心体温＜35℃。进一步分为轻度（32～35℃）、中度（28～32℃）和重度（＜28℃）。

2. 全身麻醉手术患者低体温的机制是什么？

低体温的第一阶段与热量再分配有关。手术室入口处不安装加温设施的话，在全身麻醉（全麻）诱导后的第1个小时，核心体温会下降0.5～1.5℃。在这期间，热量从核心再分布到外周。第二阶段是与热量损失超过产热有关，持续时间为2～3 h。全麻诱导后热量产生下降近20%。核心体温在接下来的3～4 h内保持稳定，原因是核心体温在33～35℃时引起外周血管收缩。然而外周体温还会继续下降。

有4种体温丢失的机制，如下：

- 辐射是热量从热的物体向冷的物体运动或转移的一种方式，不需要直接接触，占热量丢失的60%。
- 蒸发是指体液从液体（水）状态变为气体状态，占热量丢失的15%～20%（如呼吸道开腹或开胸）。
- 对流是热量从患者向周围流动的冷空气运动或转移的方式，占热量丢失的15%～20%。
- 传导是热量从患者向相邻物体运动或转移的方式，≤5%的热量通过此方式丢失（例如手术台）。

其他方面，低体温可能是中枢调节功能丧失（如休克、头部创伤、脊髓损伤）、药物（如酒精或巴比妥类药物过量）或代谢紊乱（如低血糖、甲状腺功能低下、脓毒症、烧伤、肝衰竭）的结果。

3. 简述低体温的生理反应

低体温会产生3种生理反应。

血管收缩

交感神经兴奋导致血管收缩。挥发性药物使血管收缩的阈值降低了2～4℃。老年患者是低体温的高危人群，他们的血管收缩阈值降低约1℃。

寒战产热

寒战产热是一种无意识的肌肉颤动，可使基础代谢率增加2～4倍。寒战的阈值通常比血管收缩阈值低1℃。寒战是机体的“最终”反应，代谢效率远低于血管收缩。强效的吸入麻醉药降低寒战阈值的效果显著超过血管收缩阈值。下面描述了寒战的两种模式：

- 强直模式，类似于正常寒战，每分钟4～8个周期，周期内包括强爆发和衰减。
- 相位模式，类似于阵挛，5～7 Hz的频率爆发，常见于麻醉后。这种模式常继发于挥发药物麻醉，可能是由于麻醉引起对脊髓反射的正常下行控制的抑制解除。

术后寒战能增加 300%～500%的氧耗量，能增加潜在的氧供需失衡，可能导致敏感患者心肌缺血，也能增加血钾水平。

非寒战产热

非寒战产热是婴儿的产热机制，与肌肉活动无关。这种机制使婴儿的代谢产热加倍，但对于成人没有明显效果（详见病例 64）。

4. 描述低体温的生理效应。

表 79-1 总结了低体温对机体生理效应的影响。心电图改变包括窦性心动过缓、P-R 间期增宽、QRS 间期增宽和 Q-T 间期延长。Osborn 波形是低体温的典型表现（图 79-1）。这种波型 J 点（QRS 复合波与 ST 段之间的交界）偏移，偏移的方向与 QRS 波相同且高度与低体温程度成正比。常被误解为 ST 段抬高。

表 79-1 低体温的生理效应

参数	效应	意义
氧和 CO_2 溶解度	增加	体温每降低 1℃，pH 增加 0.015
挥发性麻醉药溶解度	增加	延长强效吸入麻醉药全身麻醉的苏醒时间
MAC	降低	苏醒延迟 术后意识障碍
心排血量	降低	以下部位血流减少：肌肉、肾和肠道，脑和心脏
诱导速度	不变	没有变化，因为 MAC 和心排血量减少
氧耗量和二氧化碳产出量	降低	每降低 1℃减少 7%～9%
$PaCO_2$	降低	每降低 1℃减少 1.5%（$PaCO_2$ 等于体温［℃］）
血浆儿茶酚胺	增加	高血压 心动过速 高血糖
血浆胰岛素	降低	由于糖原分解和糖异生作用血糖升高
氧的血红蛋白亲和力	增加	每降低 1℃增加 6%（氧解离曲线左移）
低氧通气驱动	降低	高碳酸血症驱动通气
支气管舒缩节律	降低	增加解剖死腔
低氧肺血管收缩	降低	加重通气血流比失调
心室颤动的阈值	降低	体温＜32℃时心室颤动风险显著增加
全身血管阻力	增加	可能导致左心室衰竭
肺血管阻力	增加	可能导致右心室衰竭
肝血流	降低	随心排血量成比例下降
肾血流	降低	随心排血量成比例下降，幅度更大
容量稀释和浓缩；肾小管对钠、钾、氯化物和水的运输	降低	“冷稀释”会导致低血容量和血液浓缩
血液黏度	增加	每降低 1℃增加 2%～3%
凝血功能	受损	循环因素降低 血小板淤滞于门脉循环
血小板功能	受损	术后出血使得输血需求增加
尿素氮排出	增加	术后几天持续增高
药物代谢	降低	许多需要终末器官代谢的静脉药物代谢时间延长（维库溴铵、丙泊酚）。
免疫功能	受损	单核细胞 HLA-DR 表达降低 TNF-α 延迟清除 IL-10 释放增加

CO_2，二氧化碳；HLA-DR，人类白细胞抗原 DR 亚区；IL-10，白细胞介素-10；MAC，最低肺泡有效浓度；$PaCO_2$，动脉血二氧化碳分压；TNF-α，肿瘤坏死因子-α

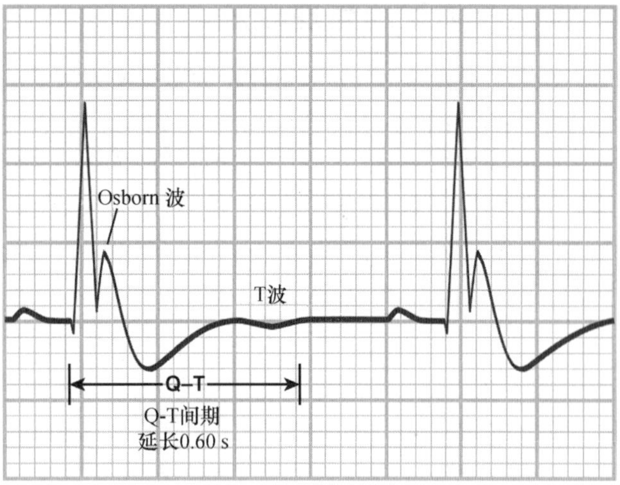

图 79-1 低体温患者心电图所示 Osborn 波和 Q-T 间期延长

下面列出了已报道的几种有害的临床效应：

- 在全髋关节置换术患者中，凝血功能障碍导致输血增多。
- 免疫功能直接受损和组织边缘供养减少使得创口感染概率增加。
- 术后心肌梗死和室性心律失常的发生率增加。
- 住院天数增加。

最新的建议是维持体温≥36℃，可避免低体温相关的不良事件。这一目标被许多权威机构发布为体温控制标准。如没能维持体温的稳定可能会被处以经济惩罚。低体温患者，尤其是患有冠心病的患者，术后继续维持麻醉状态直到复温到适宜温度可能对患者有益，能避免潜在的寒战相关的氧耗量增加及其导致的心肌缺血。

5. 术中轻度的低体温是否有益处？

多年来，低体温被认为能对脑乏氧产生保护作用。然而，动脉瘤术中低体温试验计划（the Intraoperative Hypothermia for Aneurysm Surgery Trial, IHAST）并没有证实对脑动脉瘤临时夹闭术的患者轻度的低体温能产生任何的神经保护作用。相比之下，低体温用于救治心搏骤停且昏迷的患者近年被广泛接受。最新的建议要求将体温降低至32～34℃，维持12～24 h。

6. 通常在哪些部位进行体温监测？

可以通过口腔、直肠、食管、鼻腔和鼓膜进行体温监测，也可以通过肺动脉导管或尿管监测体温。对于大多数手术患者，除了经口监测，其他方法提供的核心体温数据一般都是准确和可重复测量的。

皮肤体温一般通过含有液晶的条带或含有热敏电阻的探针完成，但外周体温和核心体温有很大的差异，因此皮肤体温监测在术中应用不够精确，多用于 PACU 中。

在低体温体外循环期间，核心体温、血液体温和外周体温会出现明显的梯度。肺动脉导管测量体外循环泵中血液的温度。核心体温（食管、鼻咽和鼓膜）的测量延迟。腔内（直肠）温度在降温和复温的过程中需要更长时间平衡。

7. 如何避免低体温？

应牢记热量散失的四个机制。热量再分配和丢失主要取决于辐射，这是在早期通过皮肤保温来最大程度避免的机制。尽管没有运动产热，单纯的提升环境温度（室温）也十分有用，因为辐射的热量丢失与物体表面的绝对温度差值的4次方成正比。辐射的热量损失可以很容易通过提高环境温度（室温）控制。辐射加热器仅对婴儿使用，且仅在患者暴露时有效。辐射加热器的使用能排除提升室温的需要。然而，通过帘幕加热不能产生效果，增加患者和加热器之间的距离会减小加热器的作用。

对吸入气体和静脉输液的加热作用有限。仅有不到10%的热量通过呼吸道丢失。输液加热在短时间输注大量液体时更加重要。每输入1 L室温晶体液或1 U（250 ml）冷藏血液，体温会下降约0.25℃。

一层编织物（床单或毯子）只能隔绝30%的热量散失。增加覆盖物的层数能略微增强效果。强力空气加温（如 Bair Hugger 毯；Arizant Healthcare Inc.，Eden prairie，MN）是目前最有效的加热和复温方法。在患者血管扩张时效果最佳。最好在进入手术间开始就保持常温，而不是在术后进行复温。对血管收缩的患者进行复温能导致继发于血管扩张的低血压，特别是容量不足，是 PACU 的常见并发症。在手术台上铺设循环冷却水床垫有一点效果。患者身体极小部分接触到床垫，从根本上限制了它的效果。

强力空气加热装置有效果，但必须小心使用。对皮肤直接使用可能会导致烧伤。在没有适当的阻隔措施时，应避免使用热水瓶和强力热空气进行加温。根据美国麻醉医师协会未公开索赔项目数据库所示，这是围术期热损伤的常见原因。

皮肤表面加温和药物都能治疗寒战，通常使用哌替啶12.5～50 mg静脉给药。哌替啶的具体作用机制尚不明确，但可能与它影响包括 α_{2b}-肾上腺素能受体和 k 受体在内的多种受体的活性有关。右美托咪定，一种 α_2 受体激动药，也被报道有效，但它价格昂贵，还伴有血压下降和诱发心动过缓。右美托咪定的作用机制包括减少血管收缩，降低寒战阈值。另一种在 PACU 内很少用到的辅助用药是丁螺酮（5-HT_{1A}受体部分激动药），现在常用于处理心搏骤停之后的低体温寒战。

8. 椎管内阻滞的患者需要预防低体温吗？

椎管内阻滞影响患者麻醉区域交感神经功能，引起自主调节丧失和血管舒张。此外，由于运动阻滞，因此也不会发生寒战。皮肤血管扩张引起皮温升高继发损害了中枢控制。尽管这种情况下寒战阈值降低，显著的低体温能诱发不适和寒战。神经椎管内阻滞时需采取措施防止低体温。

推荐阅读

Bremmelgaard A, Raahave D, Beier-Holgersen R, et al.: Computer-aided surveillance of surgical infections and identification of risk factors. J Hosp Infect 13:1, 1989.

Clifton GL, Valadka A, Zygun D, et al.: Very early hypothermia induction in patients with severe brain injury (the National Acute Brain Injury Study: hypothermia II): a randomised trial. Lancet Neurol 10:131, 2011.

Hindman BJ, Bayman EO, Pfisterer WK, et al.: No association between intraoperative hypothermia or supplemental protective drug and neurologic outcomes in patients undergoing temporary clipping during cerebral aneurysm surgery: findings from the intraoperative hypothermia for aneurysm surgery trial. Anesthesiology 112:86, 2010.

Michelson AD, MacGregor H, Barnard MR, et al.: Reversible inhibition of human platelet activation by hypothermia in vivo and in vitro. Thromb Haemost 71:633, 1994.

Morrison LJ, Deakin CD, Morley PT, et al.: Part 8: Advanced Life Support: 2010 International Consensus on Cardiopulmonary Resuscitation and Emergency Cardiovascular Care Science with Treatment Recommendations. Circulation 122(16 Suppl 2):S345, 2010.

Pitoni S, Sinclair HL, Andrews PJD: Aspects of thermoregulation physiology. Curr Opin Crit Care 17:115, 2011.

Qadan M, Gardner SA, Vitale DS, et al.: Hypothermia and surgery: immunologic mechanisms for current practice. Ann Surg 250:134, 2009.

Schmied H, Kurz A, Sessler DI, et al.: Mild hypothermia increases blood loss and transfusion requirements during total hip arthroplasty. Lancet 347:289, 1996.

Sessler DI: Perioperative heat balance. Anesthesiology 92:578–596, 2000.

Sessler DI: Thermoregulatory defense mechanisms. Crit Care Med 37(Suppl):S203, 2009.

病例80

麻醉后恢复室送返患者的标准

Andrew B. Leibowitz，MD · Gene Tulman，MD

（张 睿 译 张莉莉 校）

问题

1. 恶心呕吐的原因是什么？
2. 术后恶心呕吐的风险因素有哪些？
3. 术后恶心呕吐有什么意义？发病率如何？
4. 采用何种策略降低术后恶心呕吐的发病率和严重程度？
5. 治疗术后恶心呕吐的注意事项？
6. 在麻醉后恢复室能发生哪些并发症？
7. 常用的麻醉后恢复室送返患者的标准是什么？
8. 描述用于麻醉恢复室送返患者的评估系统？

患者，女性，36岁，全身麻醉（全麻）下行腹腔镜下输卵管卵巢切除术，术中平稳。在麻醉后恢复室（postanesthesia care unit，PACU），患者出现严重恶心并发生呕吐。患者要求出院回家。

1. 恶心呕吐的原因是什么？

呕吐中枢位于延髓，接受来自化学感受器和胃肠道的刺激。呕吐中心能被多重刺激激活，包括药物、身体运动、刺激咽后壁、气味和视觉图像。

2. 术后恶心呕吐的风险因素有哪些？

术后恶心呕吐（postoperative nausea and vomiting，PONV）的风险与患者自身因素、手术类型和麻醉药有关。能增加PONV风险的患者自身因素为：女性（尤其是孕期或经期女生），有PONV病史，晕动症病史以及不吸烟者。

增加PONV发生风险的手术操作是腔镜、乳腺、斜视、耳鼻喉外科手术。手术时间＞30 min也增加PONV的风险。

全麻需要使用的强挥发性药物，氧化亚氮和静脉阿片类药物能增加PONV的风险，而基于丙泊酚的全麻能减少PONV的发病率和严重程度。丙泊酚用于麻醉诱导时略有益处，持续输注用于麻醉维持时优势显著。依托咪酯增加PONV的风险，除非首先考虑维持血流动力学稳定时优先选用。

无论给予哪种阿片类药物，术后恶心呕吐的发生率都相似；通过技术手段减少阿片类药物的用量有助于降低PONV的风险。一项Meta分析显示，临床上围术期单次静脉给予60 mg酮咯酸能减少阿片类药物的影响并从统计学上显著降低PONV的发生。最近静脉注射对乙酰氨基酚在美国很常用，也能产生类似的效果改善预后。不采用静脉阿片类药物辅助的区域麻醉技术（周围神经阻滞）也能有效降低PONV的风险。

3. 术后恶心呕吐有什么意义？发病率如何？

PONV是最常见的术后并发症，是从PACU延迟送返病房的首要原因。估计有25%～30%的外科患者在术后24 h内经历PONV。高风险手术的患者PONV发病率可达70%～80%。围术期的患儿发生呕吐的概率是成人的两倍。一项研究回顾了8995名儿科门诊病历，26名患者因持续恶心呕吐需入院，占所有非预期住院的36%。PONV导致患者的严重不适感，延迟PACU送返患者，增加护理的需要及潜在入院可能。所有的因素都增加了围术期可不必要的花费，也是患者不满的主要原因。

4. 采用何种策略降低术后恶心呕吐的发病率和严重程度？

2007年门诊麻醉协会推出的术后恶心呕吐管理指南建议以下方法可减轻PONV：

- 不使用或使用最小剂量阿片类药物辅助区域麻醉。

- 使用丙泊酚进行全麻诱导和维持。
- 避免使用氧化亚氮。
- 避免使用挥发性麻醉剂。
- 避免或尽量减少在术中和术后使用阿片类药物。
- 避免或尽量减少使用新斯的明拮抗肌松剂。
- 适当的补液。
- 预防性应用 5-HT_3 受体拮抗药。
- 在高危患者中预防性额外应用止吐药。

5. 治疗术后恶心呕吐的注意事项?

尽管对所有外科手术患者都预防性给予止吐药尚未达成共识，临床上依然常规应用一些价格低、风险小的常见止吐药。预防性应用药物镇吐或治疗已发生的 PONV 时，应针对前文所述不同的风险因素个体化考虑。患者同时存在几个风险因素时需要不止一种药物。下列药物常被用来预防或治疗 PONV。按照临床效果和收益风险比排列：5-HT_3 受体拮抗药、地塞米松、氟哌利多、东莨菪碱和甲氧氯普胺。

- 昂丹司琼、多拉司琼、格雷司琼和帕洛诺司琼是现用的 5-HT_3 受体拮抗药，用于避免 PONV；昂丹司琼的研究最广泛。在使用等效剂量情况下这些药物效果之间没有显著差异。昂丹司琼成人推荐剂量为 4 mg 静脉用药。昂丹司琼在麻醉诱导后或手术结束前约 30 min 给药最为有效。5-HT_3 受体拮抗药是小儿预防性用药的首选。如果在之前的 4 h 内曾预防性给予过该药物，即使频繁给予来治疗已发生 PONV，也不会增加效用。这些药物存在一些最小的临床副作用；但有报道可能出现类似氟哌利多的 Q-T 间期延长。
- 地塞米松是一种强效的合成糖皮质激素（0.75 mg 地塞米松等效于 20 mg 氢化可的松）。通常在全麻诱导后预防性静脉给予单次剂量 4～10 mg。在清醒状态下给药，可能出现女性的阴道灼烧感或男性的阴囊灼烧感，令患者不安。通常都在全麻诱导后给药。一些研究认为小剂量（4 mg）与大剂量效果相同。镇吐机制还不明了。单次给药剂量还未发现明显的临床不良事件，但易发生高血糖的糖尿病患者需小心应用。地塞米松用于治疗 PONV 能否达到预防用药同样好的效果尚不清晰。
- 氟哌利多与广泛用于抗精神病的药物氟哌啶醇在药理学上关系密切，是强效的 α 肾上腺素拮抗药。小剂量（0.625～1.25 mg 静脉给药）就能显著减少 PONV 的发生。在大剂量给药时，可引起过度镇静和 PACU 送返病房延迟。2001 年，美国食品药品管理局（the US Food and Drug Administration，FDA）将其纳入“黑框警告”，注意氟哌利多能引起与致死性心律失常（如尖端扭转型室性心动过速）相关的 Q-T 间期延长，在存在已知 Q-T 间期延长的情况下不应使用。如不存在 Q-T 间期延长，要求患者在应用氟哌利多后 2～3 h 内持续接受心电图（electrocardiogram，ECG）监护。因为这些警告，FDA 受到了广泛的批评，这些结论大多基于病例报道，其中包括一些远超过美国临床用药剂量的报道，小剂量并没有证实与心律失常或心搏骤停有关。尽管如此，“黑框警告”使得氟哌利多在预防和治疗 PONV 时的使用显著减少。然而在高风险患者中，在心电监测允许的前提下，早期应用氟哌利多能显著降低 PONV 的风险。
- 东莨菪碱是一种抗胆碱药，通常以透皮贴剂形式，有效用于预防晕动症。他能在最小化副作用的前提下减少 PONV，但应该在全麻诱导前给药。肌内或静脉给药更有可能引起中枢性胆碱能综合征，包括镇静、遗忘和欣快感。因此，肌内和静脉给药途径并不理想。经皮给药途径与患者主诉口干和视觉障碍有关。
- 甲氧氯普胺是普鲁卡因胺的甲氧氯化衍生物，是多巴胺拮抗药。它是所有讨论的药物中效果最弱的，预防和治疗 PONV 的效果还有争议。其镇吐效果主要来自于促进胃排空和降低食管括约肌压力。尽管它能够通过口服或肌内注射给药，10 mg 静脉给药是临床的标准剂量。锥体外系效应是常见并且频繁出现的引起患者不适的症状。疗效差、副作用明显使得很多临床医生放弃使用甲氧氯普胺。在 2007 年 SAMBA 的 PONV 管理指南中甚至没有提及此药。
- 阿瑞匹坦是一种新型的 NK_1 受体拮抗药，价格昂贵，尚未被麻醉医生广泛应用。

控制术中吸入氧气分数（fraction of inspired oxygen，FiO_2）在 0.8，术后继续吸氧（$FiO_2 > 0.3$）与全麻后 PONV 的降低有关；可能是由于与高的吸入氧浓度相比氧化亚氮的排出效果更佳。其他有效的非药物疗法如下：

- 针灸
- 通过腕带刺激穴位

- 按压法

综合应用现有的方法在管理PONV方面有很大成效，呕吐的发生率接近于0%，与之相比，单纯应用昂丹司琼为7%，安慰剂组为22%。尽管理论上术前通过胃引流来排空能减少PONV的发生，但实际效果还未被证明。

6. 在麻醉后恢复室能发生哪些并发症？

在PACU，并发症的发生率很高。高校医院回顾超过18 000例PACU收治患者总体并发症发病率为26%，最常见的并发症是PONV（9.8%）。其他并发症为气道危险（6.9%）、低血压（2.7%）、心律失常（1.4%）、高血压（1.1%）、精神状态改变（0.6%）、可疑心肌梗死（0.3%）和其他主要心脏事件（0.3%）。另一项回顾120例PACU事件显示，2/3的并发症发生与呼吸系统相关。并发症的发生和每一种并发症的特定发生率受患者数量和手术方式影响显著。健康青年患者接受门诊手术时最常出现PONV，ASA Ⅳ级的老年患者接受大的腹部、胸部或血管手术时常出现呼吸和心脏并发症。

7. 常用的麻醉后恢复室送返患者的标准是什么？

当事先制定的送返病房的标准严格地应用于所有患者时，手术和麻醉后离院回家才是最安全的。尽管不同机构标准不一，下面将典型的送返病房标准加以总结：

检查

（1）患者有稳定的生命体征至少30 min，与他/她相应年龄相符，与麻醉前检查相符。

（2）患者能够吞咽和咳嗽。

（3）患者能行走或恢复至术前状态。

（4）患者可有极小的恶心呕吐感，但能够吞咽和保留液体。

（5）患者移动时不存在或存在轻微的眩晕感。

（6）患者没有呼吸抑制。

（7）患者需要适当的警示和引导。

（8）患者没有离开PACU的手术禁忌证（如严重的疼痛，出血）。

对患者的指导

（1）“你可能会感到困倦或疲劳，明天之前不应驾车、机械操作或做复杂的决定。”

（2）“你可能会感觉咽喉痛，可以用淡盐水漱口或服用对乙酰氨基酚。”

（3）“你可能会感觉肌肉酸痛，也可以服用对乙酰氨基酚。”（应用琥珀胆碱时常见）

（4）“出现任何不可预知的紧急情况请打电话……”（告诉患者一个紧急联络电话）

（5）“需要一个成年人陪同你回家。”（当地法律规定，尽管患者能完全恢复并自我担保，仍需手术前确定陪同人员）

随访

麻醉护理小组成员应在术后当天致电患者，确认是否有不适主诉以及患者是否如期恢复。

8. 描述用于麻醉恢复室送返患者的评估系统？

Aldrete评分表（表80-1）和麻醉后出院评分系统（Postanesthesia Discharge Scoring System，PADSS）（表80-2）是两种常用的评估方法。不同方法间的变化、排列和组合也被应用。Aldrete评分主要用于住院患者是否适合离开PACU回病房，大多数PACU要求患者评分至少为9分。PADSS主要用于评价患者是否适合回家；大多数PACU要求患者评分至少为9分。

表80-1 Aldrete评分表

观察指标	评分
呼吸系统 保持自主呼吸和咳嗽	2
呼吸困难或呼吸过浅	1
呼吸暂停	0
氧饱和度 吸入室内空气时大于92%	2
需要吸氧以维持氧饱和度>90%	1
吸氧条件下<90%	0
意识状态 完全清醒	2
呼唤有反应	1
无反应	0
循环系统 BP较术前波动±20 mmHg	2
BP较术前波动±20～50 mmHg	1
BP较术前波动±50 mmHg	0
活动 能移动四肢	2
能移动两个肢体	1
不能移动肢体	0

BP，血压

表 80-2 麻醉后出院评分系统

观察指标	评分
生命体征 BP 和脉搏波动在术前水平 20%以内	2
BP 和脉搏波动在术前水平 20%~40%	1
BP 和脉搏波动超过术前水平 40%	0
活动 步态稳健，无眩晕	2
需要扶助	1
不能走动	0
恶心呕吐 轻度，口服药物治疗	2
中度，静脉或直肠给药治疗	1
重度，难以治疗	0
疼痛 可控，患者接受——是	2
可控，患者接受——否	1
手术出血 轻度——不需更换敷料	2
中度——更换至多 2 次敷料	1
重度——更换超过 3 次敷料	0

BP，血压

推荐阅读

Broemling N, Campbell F: Anesthetic management of congenital tracheoesophageal fistula. Pediatr Anesth 21:1092, 2011.

De Oliveira GS, Agarwal D, Benzon HT: Perioperative single dose ketorolac to prevent postoperative pain: a meta-analysis of randomized trials. Anesth Analg 114:424, 2012.

Gan TJ: Postoperative nausea and vomiting: can it be eliminated? JAMA 287:1233, 2002.

Gan TJ, Meyer T, Apfel CC, et al.: Consensus guidelines for managing postoperative nausea and vomiting. Anesth Analg 97:62, 2003.

Gan TJ, Meyer TA, Apfel CC, et al.: Society for ambulatory anesthesia guidelines for the management of postoperative nausea and vomiting. Anesth Analg 105:1615, 2007.

Goll V, Akca O, Greif R, et al.: Ondansetron is no more effective than supplemental intraoperative oxygen for prevention of postoperative nausea and vomiting. Anesth Analg 92:112, 2001.

Greif R, Laciny S, Rapf B, et al.: Supplemental oxygen reduces the incidence of postoperative nausea and vomiting. Anesthesiology 91: 1246, 1999.

Hines R, Barash PG, Watrous G, et al.: Complications occurring in the postanesthesia care unit: a survey. Anesth Analg 74:503, 1992.

Scuderi PE, James RL, Harris L, et al.: Antiemetic prophylaxis does not improve outcome after outpatient surgery when compared to symptomatic treatment. Anesthesiology 90:360, 1999.

Scuderi PE, James RL, Harris L, et al.: Multimodal antiemetic management prevents early postoperative vomiting after outpatient laparoscopy. Anesth Analg 91:1408, 2000.

Van der Walt JH, Webb RK, Osborne GA, et al.: The Australian incident monitoring study: recovery room incidents in the first 2000 incident reports. Anaesth Intensive Care 21:653, 1993.

Yogendran S, Asokumar B, Cheng DC, et al.: A prospective randomized double-blinded study of the effect of intravenous fluid therapy on adverse outcomes on outpatient surgery. Anesth Analg 80:682, 1995.

病例81

苏醒延迟、昏迷和脑死亡

Andrew B. Leibowitz, MD · Elvis Ulmanzor Velasquez, MD
（张 睿 译 张莉莉 校）

问题

1. 全身麻醉后苏醒延迟可能的病因是什么？如何进行病情检查和治疗？
2. CT扫描显示左侧丘脑脑室有大量出血，中线移位，患者依然昏迷，在重症监护室内你该如何处置该患者？
3. 第二天，患者可对伤害性刺激产生反应，瞳孔4 mm、固定、对光反射消失，患者是否已经脑死亡？脑死亡的诊断标准是什么？
4. 什么是呼吸暂停试验？如何进行？

患者，男性，66岁，行开颅右侧大脑中动脉动脉瘤夹闭术。患者术前头痛，检查发现动脉瘤且并未出血。术后患者未苏醒。

1. 全身麻醉后苏醒延迟可能的病因是什么？如何进行病情检查和治疗？

麻醉药物的影响

静脉麻醉药和吸入麻醉药应用于特别是老年患者或肝肾功能障碍患者时持续时间会延长。用药量应该酌情考虑，尤其应考虑何时最后一次追加药物。丙泊酚、咪达唑仑和挥发性药剂在没有“超量应用”时持续时间几乎很少超过30～60 min。对呼出气体进行分析能排除挥发性药物残留的可能。静脉应用氟马西尼0.2 mg（最高可应用至1 mg）能拮抗苯二氮䓬类药物，毒扁豆碱能拮抗某些镇静药物，特别是抗胆碱药（如东莨菪碱）的中枢作用。

阿片类药物更常发生延迟作用。患者典型表现是针尖样瞳孔，呼吸频率减慢，潮气量正常或偏大。应通过静脉注射纳洛酮40 μg（最高可应用至400 μg）诊断和治疗，怀疑阿片类药物应用剂量大时可应用更高剂量的纳洛酮。由于可能产生严重的疼痛、戒断症状、心动过速、心律失常、高血压、颅内压（intracranial pressure，ICP）增高、心肌缺血和肺水肿，完全拮抗阿片类药物并不可取。有时需要持续输注纳洛酮来预防“再麻醉”。

必须考虑到神经肌肉阻滞的残留。四个连续刺激（比值≥0.9）很容易判断残余的神经肌肉阻滞。需要注意的是存在上运动神经元疾病（如偏瘫）时，神经正常支配的肌肉也可出现神经肌肉阻滞，所以不要刺激该区域内的神经。患者存在神经肌肉阻滞残留的典型表现是浅快呼吸，拍打四肢，像“离开水的鱼”。如果存在疑问，可以应用胆碱酯酶抑制药（通常，成人新斯的明的最大剂量是5 mg，无论体重多少）进行拮抗，或等待残余肌松随着时间消失。如果选择了后者，应给予患者适当的镇静，防止患者出现苏醒却无力的情况。神经肌肉阻滞拮抗不充分（尽管给予充分剂量的新斯的明和依酚氯铵进行拮抗）可能由于以下情况：①原有的阻滞过深不能逆转，②严重的酸中毒，③低体温，④明显的低钙血症，⑤应用能增强神经肌肉阻滞的抗生素（如氨基糖苷类）或其他药物（如镁剂）。

代谢紊乱

需要监测血糖以排除低血糖、显著的高血糖或高渗性昏迷的可能。低血糖需静脉应用50%的葡萄糖至少50 ml（25 g）进行治疗。如果高度怀疑，在实验室检查结果回报之前即可开始治疗。应对患者进行血电解质分析和动脉血气（arterial blood gas，ABG）分析，任何的明显异常（特别是低氧血症、高碳酸血症、低钠血症或高钠血症）都应被纠正。术前神经系统状态未知或可疑的患者，应考虑其他病因，如甲状腺功能减退或肾上腺功能不全。

神经外科疾病

局灶性神经功能缺损应进行神经病学检查。如果苏醒延迟的原因仍不明，特别是在开颅术后，需要进行脑计算机断层扫描术（computed tomography，CT）检查是否存在颅内病变，如颅内出血。缺血性脑血管意外通常不能即刻在 CT 中显示。CT 能显示由氧化亚氮或全脑缺氧损伤引起的张力性颅内积气，比较少见。任何原因引起的脑缺氧都能导致患者意识水平降低，首先表现为苏醒延迟。

其他原因

需要考虑到术前摄入酒精或其他毒品，特别是创伤患者。应尽快将血液和尿液样本送检，进行毒理学检查。

表 81-1 概括了苏醒延迟的鉴别诊断和检查。

表 81-1　苏醒延迟的鉴别诊断和检查

代谢因素	低氧血症 高碳酸血症 低血糖 电解质紊乱 甲状腺功能减退 肾上腺功能不全	ABG 实验室检查
神经病学因素	脑血管意外 颅内积气 全脑缺氧	CT 扫描
其他因素	酒精中毒 吸毒	血液和尿液的毒理学检查

ABG，动脉血气分析；CT，计算机断层扫描术

2. CT 扫描显示左侧丘脑脑室有大量出血，中线移位，患者依然昏迷，在重症监护室内你该如何处置该患者？

应监测以下指标并依此进行处置：

- 维持正常的血流动力学。
  - 根据需要进行液体管理。
  - 应用升压药或正性肌力药。
- 应维持脑灌注压（cerebral perfusion pressure，CPP）>70 mmHg，计算如下：CPP＝MAP－CVP 或 ICP（取高值）（MAP＝平均动脉压，CVP＝中心静脉压）
- 机械通气。
  - 气道保护。
  - 维持正常的氧合。
  - 轻微过度通气（见下文）。
- 降低 ICP
  - 头抬高 30°（最简单有效的方法）。
  - 避免过高（比如>5 cmH_2O）的呼气末正压通气。
  - 避免躁动和呛咳。
  - 考虑应用甘露醇（静脉用药 0.5～1 g/kg）或高渗盐水（3% 或 25%）增加血清渗透压。
  - 过度通气至动脉二氧化碳分压（$PaCO_2$）30～35 mmHg。
  - 考虑有创 ICP 监测（如脑室切开），这也能让脑脊液流出处理急性颅内压增高。
  - 紧急情况下，可开颅去除部分颅骨来控制 ICP。
- 避免再出血
  - 控制血压。
  - 纠正凝血功能障碍。
  - 避免应用抗凝药物（例如，为预防深静脉血栓在皮下注射预防剂量的肝素存在争议，但常需避免）。
- 预防癫痫发作
  - 磷苯妥英 1500 mg（或 15～20 mg/kg）30 min 以上静注（相当于 1000 mg 苯妥英，但大剂量应用时较少引起低血压），继续每 8 h 静脉应用苯妥英 100 mg 维持血药浓度。与总苯妥英水平相比，游离苯妥英的水平需要被检测。
- 避免高温
  - 尽管低体温的脑保护的效果仍然存在争议，但高温对于受损大脑确实有害。
  - 可以应用退热药和积极的降温措施。
- 控制血糖
  - 高血糖能导致脑出血患者死亡率增加和预后不良。然而，近期研究显示在进行严格血糖控制的患者中，低血糖事件的风险与死亡率相关。目前最理想的血糖控制目标并不明确，但 180 g/dl 依据是合理的目标。应避免低血糖，如发生低血糖应尽快处理。
- 预防胃肠出血
  - 应用抗组胺药（例如法莫替丁）或质子泵抑制药（例如奥美拉唑）

- 预防深静脉血栓
  - 序贯使用弹力袜

3. 第二天，患者可对伤害性刺激产生反应，瞳孔4 mm、固定、对光反射消失，患者是否已经脑死亡？脑死亡的诊断标准是什么？

患者没有脑死亡，但如果患者存活，长时间处于植物状态的可能性非常高。如果患者没有生前遗嘱表明他的意愿，需要提供相关信息并与他的家庭成员讨论患者目前的状态和预后，谈话方式应该被非医学专业的人理解。谈话应以确认患者的意愿为中心。如果患者没有明确的意愿，应考虑患者的价值观来确认继续或结束治疗。

脑死亡的诊断标准是包括脑皮质和脑干的不可逆的脑功能损害，需排除低体温、中毒（如药物尤其是镇静催眠药和肌松药）和代谢异常（如严重的钠离子紊乱，甲状腺功能低下）。脑死亡的确切诊断方案在各机构之间有所不同。

脑死亡的诊断需要两部分脑功能评估，间隔至少6 h。呼吸暂停试验通常是在对脑干反射进行二次评估后执行。脑死亡的3个主要标准是昏迷或无反应、脑干反射消失和窒息。脑死亡的诊断参考如下的临床指标：

- 昏迷或无反应
  - 大脑对口头命令、四肢疼痛刺激（按压甲床）和压眶无运动反应
- 脑干反射消失
  - 瞳孔
    - 对光反射消失
    - 大小：中等（4 mm）或散大（9 mm）
  - 眼球运动
    - 眼脑反射消失（测试时需除外明显的颈椎或颅底骨折或不稳定）；需要将患者头迅速从一侧转向另一侧，观察缺乏眼球向头转动的相反方向运动。
    - 在每个耳内用50 ml冷水冲洗（鼓膜完整；冲洗持续1 min，两侧间隔至少5 min），眼球无偏斜。
  - 面部感觉和运动反应
    - 角膜反射消失
    - 下颌反射消失（可选）
    - 深度按压甲床、眶上或颞下颌关节时无痛苦表情
  - 咽和气管反射
    - 咽后刺激无反应
    - 气管支气管吸痰无咳嗽反应
- 与脑死亡诊断匹配的临床观察

如下是偶尔可见但不能作为脑干功能证据的临床表现：

- 与病理反应不同的肢体无意识的运动。
- 类似呼吸运动（与潮气量无关的肩部抬高内收，背部弓起，肋间扩张）。
- 出汗，潮红，心动过速。
- 在无药物支持时血压正常，或血压突然升高。
- 无尿崩症。
- 深部腱反射，腹壁浅反射，三种屈曲反射。
- 巴宾斯基反射。

确认性测试，如脑血管造影或放射性核素扫描显示缺少脑血流，可以肯定脑死亡。当部分神经学检查结果不确定或呼吸暂停试验不能进行时，可采用辅助测试。经颅多普勒显示无舒张期血流的小的收缩期峰值也具有类似诊断价值。脑电图和脑干诱发电位的信号缺失也足以确诊。在某些机构中，政策要求进行其中的一些测试；然而，脑死亡通常仅由临床标准诊断。

所有的证据都应完整记录在案，应有两名医生同时确认脑死亡。法律上来说，在大多数国家所有的医生都允许做出脑死亡的诊断。神经学家、神经外科医生和重症监护专科医生具有专业的知识。脑死亡确诊十分复杂，要求所有医生熟悉脑死亡的诊断标准并做出判断是合理的。患者的家人可以进行实体器官和组织的捐献。对儿童患者，诊断标准有所不同，不在本章讨论范围之内。

4. 什么是呼吸暂停试验？如何进行？

呼吸暂停试验显示了患者对高碳酸血症的反应，帮助确诊脑死亡（脑死亡患者对此无反应）。呼吸暂停试验按如下进行：

- 进行基础ABG检测。
- 建立可靠的脉搏血氧监测信号，断开呼吸机。
- 通过插入到气管套管内的鼻导管输入氧气，确保不要阻塞管腔和阻碍气体流出。
- 仔细观察是否存在呼吸运动。
- 约8 min后测量动脉氧分压，$PaCO_2$和pH，重新连接呼吸机。

如果不存在呼吸运动，$PaCO_2 \geqslant 60$ mmHg或$PaCO_2$较基础正常水平升高20 mmHg，则呼吸暂停试验阳性（支持脑死亡诊断）。如果呼吸运动

存在，呼吸暂停试验阴性（不支持脑死亡的临床诊断）。

如果低血压、血氧饱和度下降或心律失常加重，需采集动脉血并重新连接呼吸机。如前文所述，仍旧可以进行 ABG 分析，如果 $PaCO_2$＜60 mmHg 或 $PaCO_2$ 较基线增加少于 20 mmHg，试验的结果不能确定。

推荐阅读

Wijdicks EF, Varelas PN, Gronseth GS, et al.; American Academy of Neurology: Evidence-based guideline update: Determining brain death in adults: Report of the Quality Standards Subcommittee of the American Academy of Neurology. Neurology 74:1911, 2010.

Morgenstern LB, Hemphill JC 3rd, Anderson C, et al.; American Heart Association Stroke Council and Council on Cardiovascular Nursing: Guidelines for the management of spontaneous intracerebral hemorrhage: a guideline for healthcare professionals from the American Heart Association/American Stroke Association. Stroke 41:2108, 2010.

Wijdicks EF: The diagnosis of brain death. N Engl J Med 344:1215, 2001.

第 16 部分

重症监护

病例82

新生儿复苏

Francine S. Yudkowitz, MD, FAAP
（隋海静　译　薄玉龙　校）

问题	
1. 描述胎儿循环的特点。	4. 新生儿复苏过程中如何合理使用氧气？
2. 胎儿出生时有哪些生理改变？	5. 新生儿吸入胎粪如何处理？
3. 在分娩室内如何进行新生儿复苏？	6. 何谓 Apgar 评分？

产妇，42岁，临产。胎心（fetal heart rate，FHR）监护显示胎儿心率出现间歇性变异型心率减慢，而后完全恢复。产科医生破膜后发现羊水被胎粪污染。因为胎心监护显示胎儿心率变异性良好，所以产妇继续经阴道分娩。2 h后胎儿经阴道娩出，被胎粪污染。

1. 描述胎儿循环的特点。

胎儿循环是并联循环，而成人循环则是串联环路式循环（图82-1）。胎儿的气体交换发生在胎盘而不是肺。血液离开胎盘经由脐静脉进入胎儿，此富含氧的血液（PO_2 30～35 mmHg）进入胎儿体内，大部分由静脉导管旁路绕过肝。进入右心房的大部分血液优先从未闭的卵圆孔进入左心，经升主动脉进入脑和冠状动脉循环。因此，绝大部分富含氧的血液进入脑和心。经过脑循环返回的血液含氧很低（PO_2 12～14 mmHg），经上腔静脉返回右心，这些血直接进入右心室，再经肺动脉流出。因为胎儿在子宫内的肺血管阻力（pulmonary vascular resistance，PVR）较高，所以只有10%的血液进入肺循环，来滋养肺的生长发育。由于动脉导管和胎盘相对较粗大，因此胎儿的全身血管阻力（systemic vascular resistance，SVR）较低，剩余的血液通过动脉导管进行分流。血液进入降主动脉，供应下半身血液，并经髂静脉到脐动脉，最后返回到胎盘。

2. 胎儿出生时有哪些生理改变？

分娩后的新生儿第一次呼吸能够扩张肺，使肺充满空气，肺泡内 PO_2 上升，虽然没有达到正常成人的值，但上述改变使PVR显著下降。同时脐带夹闭，从循环中剥除低阻力的胎盘，可使SVR迅速上升。这些变化将导致：

- 因左心压力（SVR）远远大于右心压力（PVR），故卵圆孔功能性关闭。
- 因动脉血 PO_2 高升，故动脉导管功能性关闭，动脉导管变成动脉韧带。
- 因去除了胎盘，故静脉导管功能性关闭。

新生儿的循环特征与成人相似。但是，这是一种过渡型循环，在不利条件下，如缺氧和酸中毒，可以逆转为如前所述的胎儿循环。任何导致新生儿PVR升高的病理因素，如缺氧、高碳酸血症、酸中毒、体温过低及交感神经刺激等，都可以引起功能性关闭的胎儿分流重新开放。因此，在产房处理新生儿时，一定要密切注意，确保新生儿得到充分氧合、通气和维持体温正常。逆转为胎儿循环通常被称作新生儿持续性肺动脉高压（persistent pulmonary hypertension of the newborn，PPHN）。

3. 在分娩室内如何进行新生儿复苏？

新生儿出生即刻应进行快速评估，以确定是否需要复苏（图82-2）。快速评估包括以下3个问题：

- 新生儿是否足月？
- 新生儿是否哭闹和呼吸？
- 肌肉张力是否良好？

如果以上3个问题的回答都是肯定的，那么就不需要进行新生儿复苏，并且新生儿可以与母亲待在一起。如果以上3个问题任意其一答案为否定，那么复苏则应按照以下步骤进行：

- 初始步骤
  - 使用辐射热源进行保暖。
  - 如需要，清理气道。

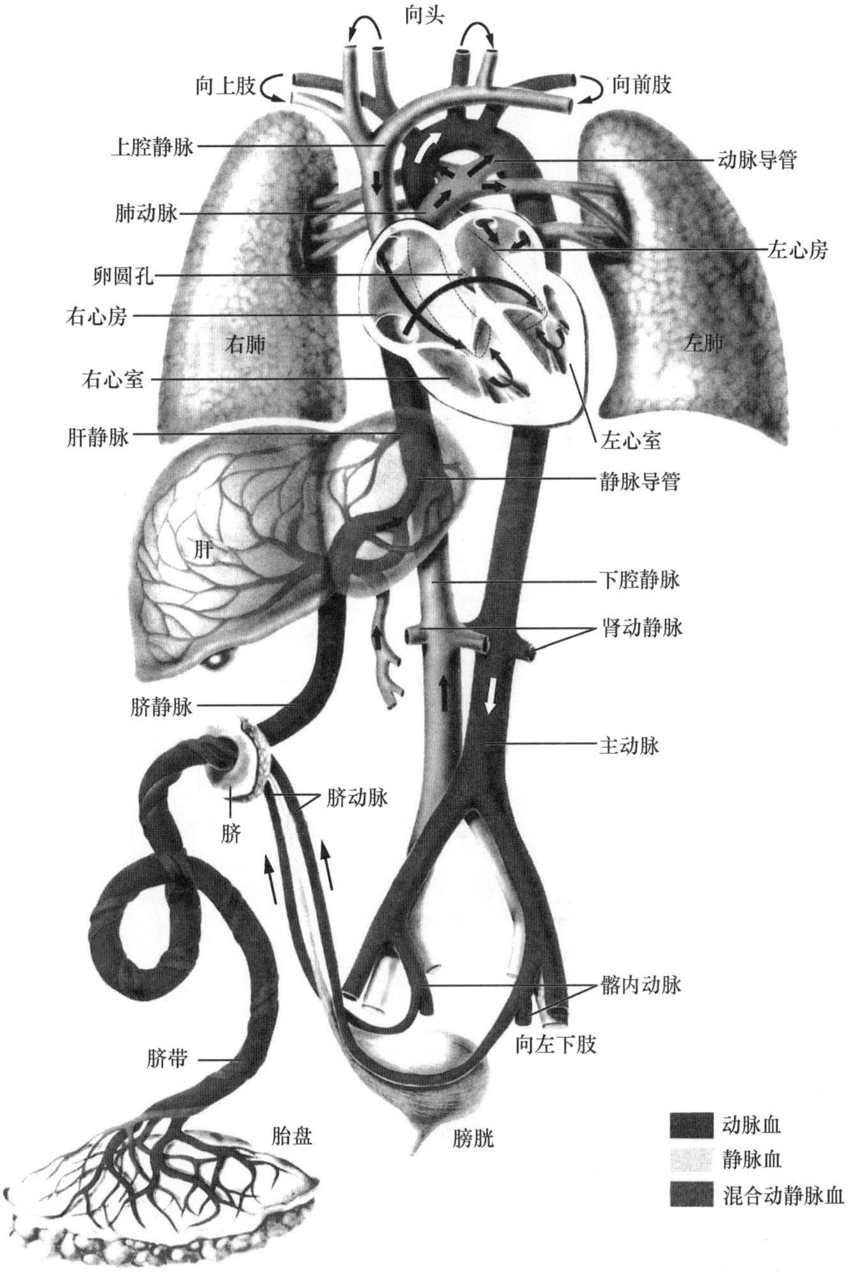

图 82-1 胎儿血液循环（From Miller RD，Cucchiare RF，Miller ED，editors.：Anesthesia，5th ed. Philadelphia：Churchill Livingstone；2000. p. 1807.）

- 擦干新生儿。
- 刺激呼吸动作。

- 通气
- 胸部按压
- 给予肾上腺素和（或）扩容

新生儿娩出后的最初 60 s 被称为“黄金一分钟”，这段时间内应完成以下步骤：初始步骤；呼吸状况和心率的重新评估（框 82-1）；如果需要，则给予吸氧和正压通气（positive pressure ventilation，PPV）。PPV 呼吸频率为 40～60 次/min，并以最小吸气峰压使心率＞100 次/min。通过听诊心前区或触诊脐动脉搏动来评估心率。当吸氧和（或）PPV 开始后，这时评估呼吸、心率和氧合状况（框 82-1）。氧合状况由脉搏氧饱和度测得，但是其反应时间延迟 1～2 min，并且，如果处于低流量状态，则其反应不灵敏。每次处理成功的标志就是新

框 82-1 呼吸和心率的评价参数

- 呼吸
  - 窒息
  - 喘息
  - 有无呼吸困难
- 心率
  - 高于或低于 100 次/min
- 氧合
  - 与胎龄对应的导管前氧饱和度

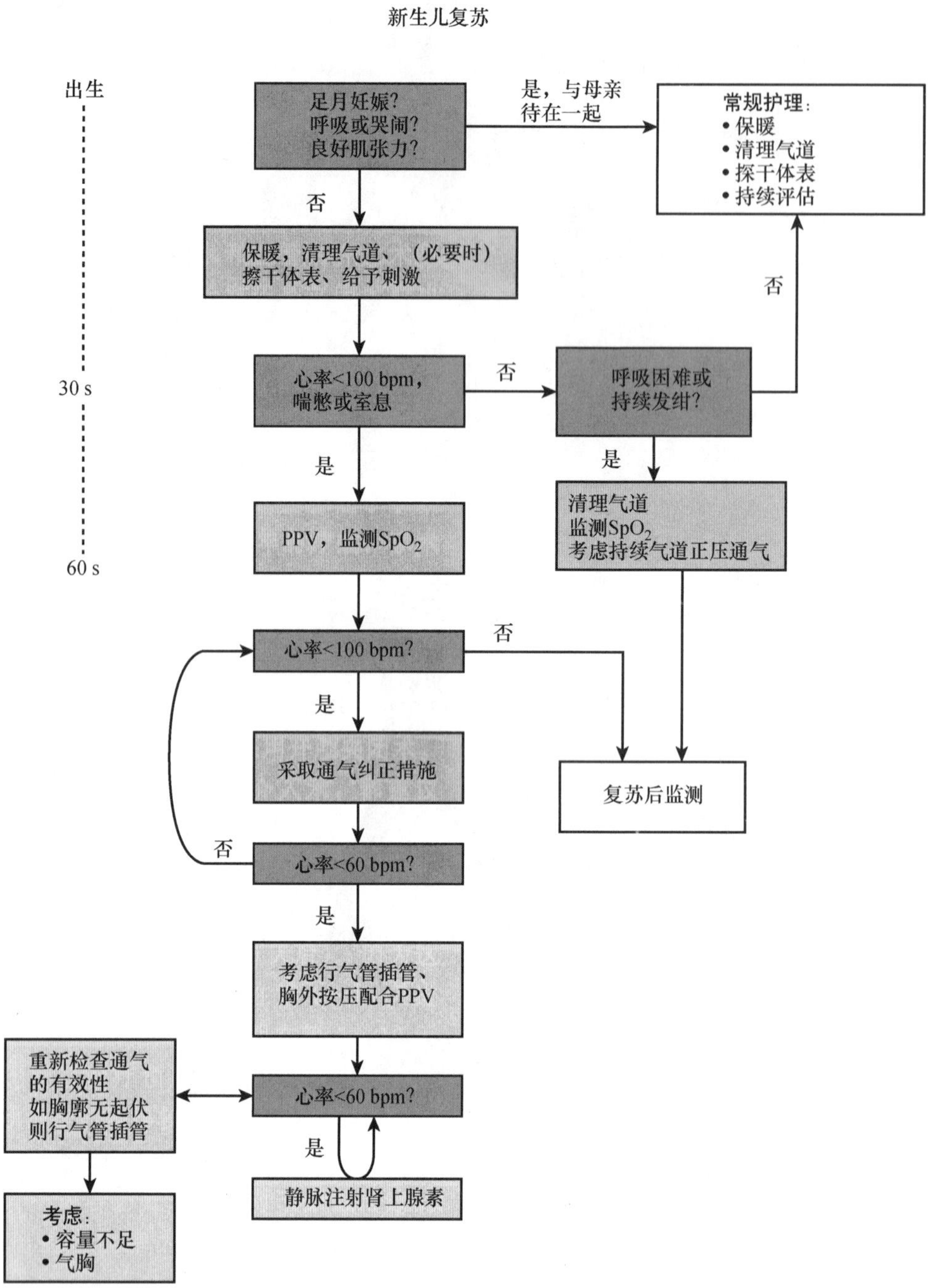

图 82-2 分娩室内的新生儿复苏（Adapted from Kattwinkel J，Perlman JM，Aziz K，et al.：Part 15. Neonatal resuscitation：2010 American Heart Association guidelines for cardiopulmonary resuscitation and emergency cardiovascular care. Circulation 122（Suppl 3）：S909，2010.）

生儿心率的增加。

出现下列情形之一，则应考虑气管插管：

- 被胎粪污染的、不活跃的新生儿。
- 需长期面罩和气囊通气，或面罩和气囊通气无效。
- 已行心外按压患儿。
- 特殊情况，如先天性膈疝、超低体重早产儿。

气管导管的确切置入应使心率加快，推荐应用呼出二氧化碳检测器来确认气管导管准确插入。但是，如果没有或仅存少量的肺血流，则气管插管可能会得到一个假阴性结果。对于月龄≥34 周、体重>2000 g 的新生儿，当面罩通气和气管插管均不成功时，使用喉罩通气是一种有效的方法。

使用氧气 PPV 30 s 后，如果心率<60 次/min，则行胸外按压。新生儿复苏最重要的方面是通气，在行胸外按压之前，必须确保通气是有效的。可以采用下列两种方式进行胸外按压：

- 将两手拇指按压胸骨下端三分之一，其余手指环绕新生儿以支撑背部。

- 将一只手的两个手指按压胸骨下端三分之一，另一只手支撑新生儿的背部。

第一种方法为首选。按压深度应达到新生儿胸腔的 1/3，按压与通气次数的比例为 3∶1。

即 1 min 内应进行 90 次胸外按压和 30 次通气，两者交替进行。每个周期都应再次评估呼吸、心率和氧合情况，持续复苏，直至心率>60 次/min。

如果经充分的机械通气和胸外按压之后，心率仍<60 次/min，应经静脉给予 1∶10 000 的肾上腺素 0.01～0.03 mg/kg。动物研究表明，气管内给予静脉剂量的肾上腺素是无效的，因此不推荐气管内给予肾上腺素。并且，为了达到有效治疗所应用的相对高剂量的肾上腺素的安全性和有效性尚不明确。如果尚未建立静脉通路，需要气管内给药时，给予 1∶10 000 的肾上腺素 0.5～0.1 mg/kg（译者注：原文如此，应为 0.05～0.1 mg/kg）。

其他的复苏手段包括对血容量不足的新生儿给予等渗的晶体液或胶体液进行扩容。对正常复苏手段反应不佳或体格检查符合休克表现的新生儿，应高度怀疑血容量不足。首次液体入量为 10 ml/kg，以后根据临床评估给予补充。但对早产儿来说，应避免快速输注大量液体，因为早产儿易发生脑室内出血。在分娩室进行新生儿初步复苏时，不推荐使用纳洛酮、碳酸氢钠和血管升压药。

用于复苏的所有设备和药物必须备全，器械型号要合适（框 82-2）。

框 82-2 新生儿复苏的急救设备

- 气道
  - 氧气源（附有混合器、流量计和输氧管）
  - 新生儿简易呼吸囊（附有减压阀）
  - 面罩（早产儿与新生儿）
  - 口咽通气道
  - 喉镜柄及备用电池
  - 喉镜片（Miller 0 号和 1 号，备用灯泡）
  - 气管导管 [内径（ID）2.5～4.0 mm]
  - 管芯
  - 冲洗球
  - 吸引器和吸痰管（6 F～10 F）
  - 胎粪吸除装置
  - CO_2 检测仪
  - 喉罩（各种型号）
- 药物
  - 肾上腺素 1∶10 000
- 静脉通道和液体
  - 等渗晶体液
  - 24 G 和 22 G 穿刺针
  - 脐带插管（3.5 F、5 F）
  - 酒精棉签
  - 注射器和针头
- 其他
  - 手套
  - 辐射加温器
  - 听诊器
  - 心动图
  - 脉搏氧饱和度仪

4. 新生儿复苏过程中如何合理使用氧气?

通过新生儿皮肤颜色判断其是否乏氧并不可靠，不发绀并不代表氧合良好。研究表明，氧合不足和氧合过度都可能对新生儿产生不利影响。一项针对比较新生儿复苏期间应用 100%氧气和空气的 Meta 分析指出：复苏初期使用空气的新生儿，其存活率明显高于使用 100%氧气的新生儿。没有必要吸入高浓度的氧来实现充分的氧合，当必须吸氧或机械通气时，监测脉搏氧饱和度还是十分必要。不同出生时间的氧饱和度不同，关于动脉导管前目标氧饱和度的列表，可用于新生儿复苏时进行评估（表 82-1）。目前建议在复苏的初期阶段使用空气或空气和氧气的混合气，逐渐增加氧浓度直至达到与出生时间相当的目标氧饱和度。但是，如果充分通气 60 s 后心率仍< 60 次/min，则应提高吸入氧浓度至 100%。

表 82-1 由脉搏血氧测定法测定的新生儿动脉导管前目标氧饱和度

出生后（min）	脉搏血氧测定法测定的氧饱和度（%）
1	60～65
2	65～70
3	70～75
4	75～80
5	80～85
10	85～95

From Kattwinkel J, Perlman JM, Aziz K, et al.: Part 15. Neonatal resuscitation: 2010 American Heart Association guidelines for cardiopulmonary resuscitation and emergency cardiovascular care. Circulation 122 (Suppl 3): S909, 2010.

5. 新生儿吸入胎粪如何处理?

在宫腔内、分娩过程中以及复苏过程中均可发生胎粪吸入综合征（meconium aspiration syndrome, MAS）。以往认为应在胎儿肩部娩出后尽快吸净胎儿口咽部，但后续研究表明，这种做法意义不大。尽管已被胎粪污染，但若胎儿娩出后评分良好，则不必行气管插管及气管内吸引，因为这对预后并无好处，而且会产生喉头损伤等并发症。虽然被胎粪污染、娩出后不活跃的新生儿容易发生MAS，但是气管插管和气管内吸引并不能减少MAS的发生率。然而，针对被胎粪污染、娩出后不活跃的新生儿，目前推荐的方法是仍气管内吸引，尚无足够的随机对照试验能改变这一措施。但是，在吸引期间，必须有一个助手持续监测新生儿心率，一旦发生持续性心动过缓，应立即停止吸引，马上开始复苏。

6. 何谓Apgar评分？

一名叫Apgar的麻醉医师发明了一套评分系统，用于评估新生儿的一般状况以及决定是否需要治疗。Apgar评分（表82-2）包括5个参数，分别在胎儿娩出后1 min和5 min进行评价，这5个参数分别是心率、呼吸力量、肌张力、反射和皮肤颜色。每个参数分别被评为0、1、2分，总分8～10分为正常，无需特殊处理；5～7分为中度损害，需要给氧和触觉刺激；0～4分表明胎儿需要立即复苏。1 min评分与新生儿死亡率呈负相关，而5 min评分与远期神经系统功能损伤密切相关。

尽管Apgar评分在临床应用广泛，但却不能在分娩室内用于指导新生儿复苏，因为医师不可能等到胎儿娩出1 min后再开始进行新生儿复苏。

表82-2 Apgar评分

	0	1	2
心率	无	＜60	＞60
呼吸	无	无力	有力
肌张力	四肢无力	轻微屈曲	自主运动
反射	无	表情痛苦	哭闹
皮肤颜色	四肢发绀	粉色	发绀

（译者注：原文中皮肤颜色1分与2分如此。应为评分1分时颜色为发绀，评分2分时颜色为粉色）

推荐阅读

Wijdicks EF, Varelas PN, Gronseth GS, et al.; American Academy of Neurology: Evidence-based guideline update: Determining brain death in adults: Report of the Quality Standards Subcommittee of the American Academy of Neurology. Neurology 74:1911, 2010.

Morgenstern LB, Hemphill JC 3rd, Anderson C, et al.; American Heart Association Stroke Council and Council on Cardiovascular Nursing: Guidelines for the management of spontaneous intracerebral hemorrhage: a guideline for healthcare professionals from the American Heart Association/American Stroke Association. Stroke 41:2108, 2010.

Wijdicks EF: The diagnosis of brain death. N Engl J Med 344:1215, 2001.

病例83

小儿心肺复苏

Cheryl K. Gooden, MD, FAAP
(王威威 译 丁文刚 校)

问题

1. 儿童心搏骤停的病因是什么?
2. 比较院内和院外不同环境下发生心搏骤停的生存率有何差别?
3. 2010 年美国心脏协会指南中小儿胸外心脏按压深度和按压/呼吸比值有什么变化?
4. 存在和不存在高级气道的情况下，推荐给予呼吸的方式分别是什么?
5. 婴幼儿自动体外除颤器及人工除颤器的最新推荐使用方法是什么?
6. 在小儿高级生命支持过程中骨内注射是可接受的血管通路么?
7. 小儿心肺复苏过程中钙和血管加压素是常规推荐药物么?
8. 推荐应用于患有先天性心脏病的婴幼儿或儿童的心肺复苏是什么?
9. 如何治疗有症状的心动过缓?
10. 如何治疗无脉性电活动?
11. 如何治疗心室颤动或无脉性室性心动过速?
12. 如何治疗室上性心动过速?
13. 自主循环恢复后推荐如何给氧?

6 岁男孩，肥胖伴有膝外翻，在正常麻醉下行双下肢支具去除术。在麻醉后恢复室，静脉给予芬太尼后马上出现呼之不应，随后呼吸停止。最终发展为无脉性室性心动过速 (ventricular tachycardia, VT)，并迅速恶化为心室颤动 (ventricular fibrillation, VF)。

1. 儿童心搏骤停的病因是什么?

大多数婴幼儿和儿童心搏骤停事件是由呼吸衰竭或休克导致的。突发心搏骤停并不常见。典型的突发心搏骤停是由心律失常导致的，例如无脉性 VT 或 VF。由遗传突变导致的离子通道病与突发心搏骤停有关，例如突发婴儿猝死综合征以及儿童突然死亡。离子通道病是一组疾病的统称，它的特点是异常的肌细胞离子通道或调控离子通道的蛋白导致致命性心律失常。

导致小儿心搏骤停的主要因素是呼吸衰竭、休克和突发心律失常 (无脉性 VT 或 VF)。框 83-1 中列出了可能与心搏骤停有关的次要因素以及在管理心搏骤停受害者时应该考虑到的因素。

框 83-1 造成心搏骤停的因素

首要因素
呼吸衰竭
休克
突发心律失常 (无脉性 VT 或 VF)
次要因素
低氧血症
低血容量
氢离子 (酸中毒)
低血糖
低钾血症/高钾血症
低体温
血栓形成-冠状动脉或肺动脉
心包填塞-心源性
张力性气胸
中毒
创伤

VT，室性心动过速; VF，心室颤动

2. 比较院内和院外不同环境下发生心搏骤停的生存率有何差别?

与院外相比，在院内发生心搏骤停的婴幼儿和儿童更容易存活。然而，大体上来说这一领域还存在提高的空间。大多数情况下，在院内（33%）或院外（4%～13%）发生心搏骤停能存活至出院的婴幼儿及儿童的数值是偏低的。美国心脏协会对呼吸衰竭和休克的早期识别和快速干预保持持续关注以预防其发展为心搏骤停。发生心搏骤停时，早期识别和高质量的心肺复苏对于提高生存率来说非常重要。

3. 2010 年美国心脏协会指南中小儿胸外心脏按压深度和按压/呼吸比值有什么变化?

2010 年美国心脏协会指南的主要变化在于心肺复苏应起始于胸外心脏按压而不是人工呼吸。基于这一观点，最初的“看、听和感知呼吸”被删除。很多人熟知这样的措施“开放气道，人工通气，循环支持”（A-B-C），现在这一措施更改为“循环支持，开放气道，人工通气”（C-A-B）。发生变化的原因是为了预防胸外心脏按压延迟，即使小儿心搏骤停的最常见原因是呼吸衰竭。多种因素促进了这一变化的发生，相关因素如下：

- 高质量的胸外心脏按压是有效心肺复苏的基础，因此开始胸外心脏按压的时间对于生存来说是非常重要的。先给予两次人工呼吸的时间，尤其是不熟练的操作者，会显著延长施行胸外心脏按压的时间（>18 s），如果最初先施行胸外心脏按压，那么给予第一次人工呼吸的时间会缩短（≤18 s）。即使在小儿群体中，心搏骤停多是由于呼吸的原因导致的，第一次人工呼吸的时间也不会显著延迟。
- 非熟练的医疗服务人员进行心肺复苏时可能更倾向于以胸外心脏按压而不是人工呼吸作为起始。因此，美国心脏协会倡导多年，对于不愿施行人工呼吸的非专业人员推行“仅用手”（仅行胸外心脏按压）的心肺复苏。非专业人员仅行胸外心脏按压效果也要好于不实行心肺复苏。
- 为了更容易学习心肺复苏，尤其对于不熟练的非专业人员，尽管 C-A-B 的顺序更适合于成人，其仍被教导适用于成人及小儿复苏。

2010 年推荐胸部按压深度（“用力按压”）大约是前后胸壁直径的 1/3，婴幼儿大概为 1.5 英寸（4 cm），儿童大概 2 英寸（5 cm）（表 83-1）。胸外心脏按压期间，胸廓应充分回弹。

心搏骤停期间，早期有效地施行无频繁和长时间间断的胸外心脏按压对于产生良好的心排血量非常重要。在一定程度上，心排血量能够为重要器官提供大量的必须血流以尽可能地恢复基础循环。在检查脉搏和节律之前，心肺复苏循环应无间断地持续 2 min，检查后应在 10 s 内恢复。每分钟按压次数从 100 次/分变化为至少 100 次/分（“尽快按压”）。有 2 个以上医疗服务人员进行复苏时，每 2 min 的循环后应更换胸外心脏按压的人员，因为疲劳与低质量的胸外心脏按压相关。

4. 存在和不存在高级气道的情况下，推荐给予呼吸的方式分别是什么?

没有高级气道（例如，气管插管，喉罩）时，呼吸应与胸外心脏按压同步。一人施救时每 30 次按压后给予 2 次呼吸（30∶2），两人施救时每 15 次按压后给予 2 次呼吸（15∶2）。每次呼吸不能超过 1 s，观察到胸廓抬起应停止（见表 83-1）。过度通气会影响心排血量及冠状动脉灌注。过度通气还能导致胃扩张，增加误吸的风险。

存在高级气道时，呼吸和胸外心脏按压应该是非同步的。每 6～8 s 给予一次呼吸（即，8～10 次/分）。胸廓抬起时停止充气以避免过度通气。

表 83-1 小儿按压/通气参数

胸外心脏按压/通气比值 无高级气道 有高级气道	1 个施救者或 2 个不熟练的施救者，30∶2； 2 个熟练的施救者，15∶2 非同步胸外心脏按压和通气
胸外心脏按压次数 （“快速按压”）	至少按压 100 次/min
按压深 （“用力按压”）	婴幼儿-1.5 英寸（4 cm） 儿童-2 英寸（5 cm）
通气 无高级气道 有高级气道	 每次呼吸超过 1 s，直到看到胸廓抬起 每 6～8 s 一次呼吸，直到看到胸廓抬起

复苏时置入气管导管后，应使用二氧化碳描记术以确定导管位置。如果可能，在心肺复苏期间应持续监测呼气末二氧化碳作为监测胸外心脏按压质量的间接指标。至少 10～15 mmHg 的呼气末二氧化碳（end-tidal carbon dioxide，$ETCO_2$）与有效的胸外心脏按压相关。恢复自主循环（return of spontaneous circulation，ROSC）与 $ETCO_2$ 升高相关，通常＞40 mmHg。

5. 婴幼儿自动体外除颤器及人工除颤器的最新推荐使用方法是什么？

应用自动体外除颤器（automated external defibrillator，AED）或人工除颤器进行除颤被保留下来应用于电击节律（即 VF，无脉性 VT）。理论上，复苏期间应尽早进行除颤。然而，在等待 AED 或人工除颤器时不能延迟 CPR。

大多数公共场所都设有自动体外除颤器。2010 年 AHA 指南包含了推荐 AED 用于婴幼儿的方法。在这一指南之前，AED 未被推荐用于婴幼儿。

如同名字隐含的意义，将 AED 的电极板放置于患者胸部能确定是否存在电击节律，人工设定剂量进行充电，并且建议使用者何时给予电击。很多 AED 能够提供适合婴幼儿或 8 岁以下儿童的能量剂量。即使 AED 不具备这种功能，依然能够应用于婴幼儿和儿童。

很多人工除颤器配有婴幼儿电极板。如果没有，可以应用成人电极板。如果有婴幼儿电极板，人工除颤器比 AED 更适用于婴幼儿。然而，相比根本不除颤应用 AED 进行除颤是一个更好的选择（表 83-2）。推荐初始计量 2～4 J/kg。如果需要进行二次除颤，紧随一次 CPR 循环后（2 min），推荐使用 4 J/kg。如果需要再次除颤，最小剂量 4 J/kg，可以增加至10 J/kg。

6. 在小儿高级生命支持过程中骨内注射是可接受的血管通路么？

骨内置管被认为是一个非常不错的替代血管通路的方法。它能够快速获取，尤其在复苏环境下，并且任何年龄的患者都可接受。与静脉通路相似，药物、晶体、胶体和血液制品都可以通过骨内通路给予。此外，骨内途径比气管插管更适合给予药物，因为通过气管插管途径摄取药物不可预测。

儿童开放骨内通路有几个位置。最常用的位置是接近胫骨正中。其余的位置包括髂前上棘、股骨远端和胫骨远端。开放骨内通路的并发症见框 83-2。

开放骨内通路有几种方法。骨内或骨髓针最常用于开放骨内通路。最近骨内钻孔包已经面世，其应用也日益普遍。如果没有这些设备，脊髓针、皮下注射针，甚至蝶形针都可以应用。

7. 小儿心肺复苏过程中钙和血管加压素是常规推荐药物么？

与 2005 年 AHA 指南相比，2010 年指南不再强调复苏过程中给予钙，因为钙没有任何已知的益处。给予钙的指征是已证实的低钙血症或高钾血症。治疗高镁血症或钙通道阻滞药过量时也可考虑应用钙。

可以给予氯化钙（20 mg/kg）或葡萄糖酸钙（60 mg/kg）。心搏骤停的情况下，按照负荷剂量给予钙。非心搏骤停的情况下，钙的输注应超过 30～60 min。

关于在小儿心搏骤停期间应用血管加压素还存在很多争论。目前关于支持或拒绝在小儿心搏骤停治疗方案中包括血管加压素尚未达成一致。在小儿心搏骤停期间其他药物应用失败（例如，对肾上腺素没有反应）的某些情况下，或许血管加压素能起作用。然而，一些报道显示应用血管加压素会导致更糟糕的结果。

表 83-2 人工除颤与自动体外除颤（AED）

	＜10 kg；＜1 岁	＜25 kg；＜8 岁	≥25 kg；≥8 岁
人工除颤	优于 AED 应用婴幼儿电极板 如果没有婴幼儿电极板，可以应用成人电极板	应用成人电极板	应用成人电极板
AED	只有不能提供人工除颤器时才可应用 应用降低的剂量 不能使用低剂量时，可以应用成人剂量	应用降低的剂量 不能使用低剂量时可以应用成人剂量	成人剂量

框 83-2 开放骨内通路禁忌证

骨折或附近其他损伤
骨发育不良
感染
同一位置二次穿刺

8. 推荐应用于患有先天性心脏病的婴幼儿或儿童的心肺复苏是什么？

2010 年 AHA 指南首次把患有单一心室，Fontan 或半-Fontan/双向 Glenn 分流，或肺动脉高压的婴幼儿和儿童心搏骤停的治疗考虑包含其中。大家一致公认这一患者群体可能需要与无先天性心脏病的小儿患者不同的治疗方案。尤其应考虑在这一患者群体中应用体外膜肺氧合进行早期干预。

9. 如何治疗有症状的心动过缓？

在小儿患者中，心动过缓是与年龄相关的（表 83-3）。睡眠时在小儿患者中观察到缓慢的心率很正常。然而，心动过缓可能预兆心搏骤停。通常，存在心肺损伤时（即，低血压，急性精神状态改变，休克）心率<60 次/分被定义为有症状的心动过缓。

有症状的心动过缓的初始治疗是确保满意的氧合和通气。即使有充足的氧合和通气，如果有症状的心动过缓持续存在，也应开始 CPR。如果有症状的心动过缓没有改善，应给予肾上腺素（0.1 mg/kg 1∶10 000）。应预备阿托品（20 μg/kg）以预防导致迷走神经张力增高的活动（例如，吸痰，喉镜检查）、胆碱能过量、莫氏Ⅰ型和Ⅱ型传导阻滞，以及三度房室传导阻滞。如果心动过缓，对肾上腺素或阿托品无反应，或心脏移植的患者出现心动过缓，应放置心脏起搏器。应该考虑能治疗的次要因素（见框 83-1）。

10. 如何治疗无脉性电活动？

无脉性电活动（Pulseless electrical activity，PEA）是一种非电击性节律，在儿童心搏骤停期间可以观察到，尤其从婴幼儿期到青春期前。就像 PEA 的名字预示的一样，尽管心电图（electrocardiogram，ECG）有电活动，但在物理检查时无明显的脉搏。PEA 观察到的节律和速率可能多种多样。例如，PEA 时，一些异常的节律会影响 QRS 丛、T 波、房室分离、P-R 间期或 Q-T 间期。PEA 时，可观察到快速心率或缓慢心率。

发生 PEA 后应该立即进行 CPR。气管插管在 PEA 的初始治疗中不是必要的。开放 IV/IO 通路后，每 3～5 min 给予肾上腺素（0.1 mg/kg 1∶10 000）直到自主循环恢复（ROSC）。每 2 min 的 CPR 循环后，应检查节律和脉搏以确定节律是否转化为电击节律、节律是否仍然是 PEA 或 ROSC。复苏期间，应寻找和治疗导致心搏骤停的致病因素（见框 83-1）。

11. 如何治疗心室颤动或无脉性室性心动过速？

治疗 VF 或无脉性 VT 时，应毫不迟疑地进行 CPR。VF 和无脉性 VT 是电击节律。控制这种节律最重要的措施是除颤，应用人工除颤器或 AED（见问题 5）。

表 83-3 各年龄段正常生命体征

年龄	心率（次/分）	血压（mmHg）	呼吸频率（bpm）
早产儿	120～170	55～75/35～45	40～70
0～3 个月	100～150	65～85/45～55	35～55
3～6 个月	90～120	70～90/55～65	30～45
6～12 个月	80～120	80～100/55～65	25～40
1～3 岁	70～110	90～105/55～70	20～30
3～6 岁	65～110	95～110/60～75	20～25
6～12 岁	60～95	100～120/60～75	14～22
>12 岁	55～85	110～135/65～85	12～18

From Hartman M，Cheifetz I：Pediatric emergencies and resuscitation. In Kliegman R，Stanton B，Gemell，et al. (eds.)：Nelson Textbook of Pediatrics，19th edition. Saunders，Philadelphia，2011.

经 IV/IO 给予肾上腺素是药物治疗 VF 或无脉性 VT 的主要手段。第二次电击后，应给予初始剂量的肾上腺素（0.1 mg/kg 1∶10 000），同时进行下一轮的 CPR。因为单纯除颤可能就会产生能够延续生命的节律，所以直到此时才延迟给予肾上腺素。

复苏期间，当 IV/IO 通路不能被成功建立时，气管内途径可用于给予一定的药物（例如，肾上腺素，阿托品，利多卡因，纳洛酮）。然而，由于以下原因，这一路径并不强烈推荐：

- 与 IV/IO 途径相比，通过气管内途径给予药物的血药浓度低。
- 有证据表明通过气管内途径给予肾上腺素主要表达 β-肾上腺素能作用。
- 必须停止胸部按压。

胺碘酮（5 mg/kg）是治疗 VF 或无脉性 VT 的二线治疗药物。没有胺碘酮时，也可以考虑使用利多卡因（1 mg/kg）治疗 VF 或无脉性 VT。可治疗的二线因素也应进行研究（见框 83-1）。

12. 如何治疗室上性心动过速？

室上性心动过速（supraventricular tachycardia，SVT）的治疗取决于 QRS 丛的宽度和表现，以及是否存在血流动力学不稳定。第一步区分窄 QRS 丛（QRS 宽度＜0.09 s）与宽 QRS 丛（QRS 宽度＞0.09 s）心动过速。窄 QRS 丛心动过速的治疗选择应区分窦性心动过速或 SVT（表 83-4）。窦性心动过速的治疗需要识别潜在的原因（例如，脱水，发热）。在开放 IV/IO 通路期间可以应用刺激迷走神经控制 SVT（框 83-3）。IV/IO 通路建立后，快速给予负荷剂量的腺苷并用盐水冲洗。SVT 对刺激迷走神经没有反应，应用腺苷和同步心脏复律同时进行治疗（表 83-5）。如果临床情况允许，同步心脏复律之前可以给予镇静。

表 83-4 窦性心动过速与窄丛性室上性心动过速

	窦性心动过速	窄丛性室上性心动过速
病史	伴随以下病因（例如，脱水，发热）	不明确，非特异，突然发作
P 波	存在，正常	缺失，异常
R-R 间期	可变	固定不变
心率 婴幼儿 儿童	 ＜220 次/分 ＜180 次/分	 ≥220 次/分 ≥180 次/分

框 83-3 迷走神经刺激方法

婴幼儿/年幼儿童
在面部放置小冰袋
年长儿童
按摩颈动脉窦
Valsalva 策略（例如，通过吸管用力呼吸）

对于宽 QRS 丛 SVT 的治疗取决于是否存在心肺受累（例如，低血压，急性精神状态改变，休克）。如果存在心肺受累，应立即进行同步心脏复律。如果没有心肺受累，应该进行心脏病学专家会诊。如果心率正常且 QRS 丛形态单一，可以应用腺苷进行治疗。进一步的治疗措施包括给予胺碘酮（5 mg/kg）或普鲁卡因胺（15 mg/kg）。在年长的儿童中，维拉帕米可以作为 SVT 的一种治疗选择。在婴幼儿和年幼的儿童中维拉帕米不是药物治疗 SVT 的选择。如果在这些患者中必须应用维拉帕米，建议请心脏病学专家会诊（表 83-5）。

13. 自主循环恢复后推荐如何给氧？

心搏骤停复苏后应重点关注与缺血及随后的再灌注状态相关的氧化损伤程度。文献报道高氧血症时氧化损伤更严重。在心搏骤停后期阶段，应采用滴定式给氧使得动脉血氧合血红蛋白饱和度保持在 94%～99%。

表 83-5 室上性心动过速治疗策略

药理学 腺苷	初始剂量：0.1 mg/kg 后续剂量：0.2 mg/kg	快速负荷剂量伴冲洗；最大量 6 mg 快速负荷剂量伴冲洗：最大量 12 mg
胺碘酮	5 mg/kg	超过 20～60 min 输注；不给予普鲁卡因胺
普鲁卡因胺	15 mg/kg	超过 30～60 min 输注；不给予胺碘酮
维拉帕米	0.1～0.3 mg/kg	仅用于年长儿童；请心脏医生会诊
电学 同步心脏复律	初始电击：0.5～1 J/kg	
	后续电击：2 J/kg	如果初始电击无效

推荐阅读

Berens R, Cassidy L, Matchey J, et al.: Probability of survival based on etiology of cardiopulmonary arrest in pediatric patients. Pediatr Anesth 21:834, 2011.

Berg M, Schexnayder S, Chameides L, et al.: Part 13: pediatric basic life support: 2010 AHA Guidelines for CPR and ECC. Circulation 122(Suppl 3):S862, 2010.

Kleinman M, Chameides L, Schexnayder S, et al.: Part 14: Pediatric advanced life support: 2010 AHA Guidelines for CPR and ECC. Circulation 122(Suppl 3):S876, 2010.

Thiagarajan R, Laussen P, Rycus P, et al.: Extracorporeal membrane oxygenation to aid cardiopulmonary resuscitation in infants and children. Circulation 116:1693, 2007.

Topjian A, Berg R, Nadkarni V: Pediatric cardiopulmonary resuscitation: advances in science, techniques, and outcomes. Pediatrics 122:1086, 2008.

病例84

心肺复苏

Amanda J. Rhee，MD · David L. Reich，MD · Yaakov Beilin，MD

（李金宝　译　邓小明　校）

问题

1. 发现心脏骤停的第一反应是什么？
2. 胸外按压如何产生心排血量？
3. 心肺复苏时最佳的气道管理是什么？
4. 心肺复苏术的并发症是什么？
5. 肾上腺素的最佳剂量是多少？
6. 心肺复苏使用血管加压素的适应证是什么？
7. 使用碳酸氢钠的指征是什么？
8. 心肺复苏期间应用钙离子的适应证是什么？
9. 如何管理心室纤颤和无脉性室性心动过速？
10. 如何管理心搏停止与无脉性电活动？
11. 如何处理有症状的心动过缓？
12. 室上性快速心律失常如何管理？
13. 镁治疗的适应证是什么？
14. 安置起搏器的适应证是什么？
15. 为什么监测血糖如此重要？
16. 开胸心脏按压的适应证是什么？
17. 低温治疗的作用是什么？
18. 在给孕妇心肺复苏时有什么需要特殊考虑？

患者，女性，86 岁，患有充血性心力衰竭、冠状动脉疾病，因晕厥发作拟植入永久起搏器。最近的 24 h 动态心电图（ECG）显示多发性严重窦性心动过缓伴有晕厥前驱症状。由于患者高龄和现有疾病，需要实施监测下的麻醉管理。局部浸润麻醉下在左侧三角肌胸肌间沟顺利分离出头静脉。但是在植入心室起搏导线的过程中出现室性期前收缩。接着重新置入导线，出现室性心动过速并迅速恶化为心室颤动。

1. 发现心脏骤停的第一反应是什么？

2010 年，美国心脏协会（American Heart Association，AHA）更新了心跳呼吸骤停和心血管急救指南。该指南向普通施救者和专业医务人员推荐了不同的标准。本文只关注对专业医务人员的推荐标准。以下是主要变化：

- 废除“望、听和感觉”。
- 弱化脉搏检查。
- 复苏的顺序由气道、呼吸、胸外按压（A-B-C）改为胸外按压、气道、呼吸（C-A-B）。
- 确保高质量的胸外按压。

基础生命支持（basic life support，BLS）方案（图 84-1）是心脏骤停的最初阶段。虽然在分序描述这些步骤，但是在医院内可能同时进行。发现心脏骤停的最初反应是确认患者无反应，呼吸暂停或有

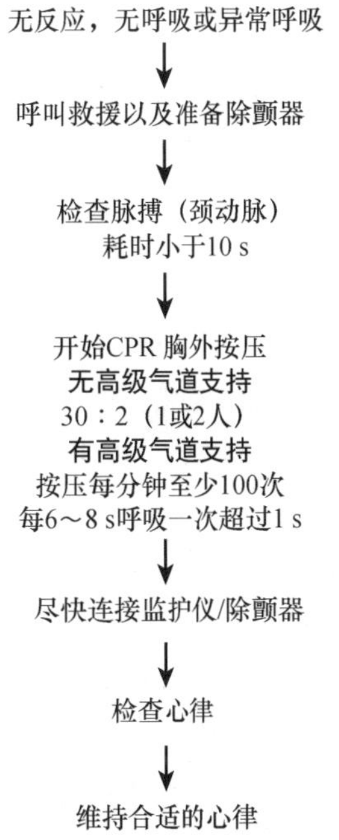

图 84-1　基础生命支持的内容

异常呼吸（如窒息等）。医务人员应该立即呼救和准备除颤器。建议尽可能在呼救之前就开始胸外按压以减少心脏骤停与第一次除颤的时间间隔。这一点非常重要，因为发生心脏骤停，存在心室颤动（ventricular fibrillation，VF）或无脉性室性心动过速（ventricular tachycardia，VT）存活率最高的是接受早期胸外按压和除颤的患者。

下一步是在开始心肺复苏术（cardiopulmonary resuscitation，CPR）之前检查脉搏（颈动脉）（不超过 10 s）。然后开始高质量的胸外按压。高质量的胸外按压可及时向心脏和脑提供氧合的血液，是救治心脏骤停的关键内容。高质量的胸外按压应一直持续到高级心肺生命支持（advanced cardiopulmonary life support，ACLS）开始。高质量的胸外按压的要求如下：

- “按压够强，够快”。
  - 足够的速度（至少每分钟按压 100 次）。
  - 足够的深度［2 英寸（5.08 cm）］。
- 胸外按压之间胸廓完全回复。
- 尽量减少胸外按压实施者轮换次数（每人持续 2 min）和间断时间（10 s）。
- 避免过度通气。

为避免施救者的疲劳影响胸外按压的质量，完成 5 次胸外按压和通气周期后，应每 2 min 更换按压者。此外，除颤结束后立即进行胸外按压，不需要检查脉搏或心律。

如果有动脉血压监测，舒张压大于 20 mmHg 提示足够的胸外按压（足够的心排血量）。然而，舒张期血压小于 20 mmHg 提示心排血量不足，此时应提高胸外按压的质量。

当没有高级气道支持时，每完成 30 次胸外按压做 2 次人工呼吸。人工呼吸时观察胸壁有足够的上抬幅度（约相当于潮气量 6～7 ml/kg），时间超过 1 s 即可提供足够的氧合和通气。当单人或双人施救时，按压-通气比为 30：2，重复 5 个周期（超过 2 min）之后再检查脉搏或心律。优先使用除颤器的情况例外，因为早期除颤（和早期胸外按压）都与更高的生存率相关。

如果有高级气道支持，胸外按压不再同步通气。连续进行胸外按压同时每 6～8 s 给予通气（每分钟 8～10 次呼吸）。不管有无高级气道支持，都应该避免过度通气，因为它会导致如下结果：

- 胸膜腔内压增加，胸外按压时妨碍静脉回流并最终减少心排血量
- 增加胃膨胀可能导致反流和误吸

置入高级气道时应该把对胸外按压的干扰降到最低，因为胸外按压对改善预后至关重要。

当可以监测二氧化碳时，呼气末二氧化碳（$ETCO_2$）至少 10～20 mmHg 表明有足够的胸外按压深度。$ETCO_2$ 为小于 10 mmHg 时应该提高胸外按压的质量。

当使用除颤器时，应该检查心律。进一步处理依赖于鉴别心律。

患者出现不稳定或无脉性 VT 恶化为心脏骤停时，如果不能立即使用除颤器可考虑胸前捶击。但是胸前捶击不应该延迟除颤和 CPR。

在心脏骤停 4 min 内接受基本生命支持以及 8 min 内接受 ACLS 的患者预后最好（大约 40％的生存率）。当 9 min 以后开始 BLS 和 ACLS，存活率会降到 6％。复苏的患者包括院外继发于 VF 心脏骤停患者，继发于缺血性心脏病住院 VF 患者，与共存疾病不相关的心脏骤停患者，体温过低或中毒患者。严重的多系统疾病、转移性癌症或少尿患者复苏成功的可能性不大。

2. 胸外按压如何产生心排血量？

过去认为胸外按压产生心排血量是直接通过脊柱对心室的压缩。认为压缩可产生心脏收缩，血液通过主动脉和肺动脉向前流动而房室（atrioventricular，AV）瓣关闭阻止血液逆流。然而，该解释有不足之处。心脏骤停时超声心动图显示，胸外按压时 AV 瓣并未关闭。

有报道称，VF 发作的患者可通过咳嗽产生收缩压以维持意识。胸外按压本身对保证心排血量并非是必要的。除非胸廓稳定，连枷胸患者 CPR 通常是无效的。如果直接压缩是 CPR 产生血液循环的原因，连枷胸可以通过增加“直接”压缩的效率具备优势。这些观察结果引出 CPR 的“胸泵”理论。

“胸泵”理论认为，胸外按压使胸膜腔内压产生时相变化，引起血液流动。在胸外按压的下压相，正的胸膜腔内压驱动血液由胸部流向压力较低的胸腔外血管。静脉系统中的瓣膜可阻止血液逆流。在胸外按压的上抬相，负的胸膜腔内压使外周的血液流向胸腔。较好的心脏按压可实现收缩压 60～80 mmHg，但舒张压要低得多。平均动脉压通常低于 40 mmHg。与心脏骤停前相比，这些压力只能提供约 30％的血流量给脑，提供约 10％的血流量给心肌。

3. 心肺复苏时最佳的气道管理是什么？

在行 CPR 时的最佳气道管理取决于施救者的经

验。当不熟练的施救者试图气管插管（endotracheal tubes，ETT）时可能会发生以下并发症：

- 口咽部损伤。
- （无法接受的）胸外按压和通气的长时间中断。
- 低氧血症。
- 不能识别误置或脱管。

对于不熟练的施救者，气管插管不是最佳的气道管理方式。此时，球囊和面罩通气或者使用其他通气道也许是更好的选择。

对于未插管的患者，应当立即予以球囊和面罩通气，但会有胃胀气、反流和误吸的风险。尽管存在这些风险，CPR 过程中不推荐常规应用环状软骨压迫。只有当特别担心反流的情况下可压迫环状软骨。然而，如果阻碍有效的通气，应该放弃压迫。

其实并没有具体的气管插管的时机。决定行气管插管，应注意以下的内容：

- CPR 中断不应该大于 10 s。
- 一旦 ETT 通过声带，按压者应该恢复胸外按压。
- 确认 ETT 位置应该包括：
  - 双侧胸部起伏
  - 上腹部和双肺听诊
  - 监测 $ETCO_2$
    - 连续的二氧化碳波形图
    - 比色法或非波形法

未出现 $ETCO_2$ 并不意味着气管导管位置不对（框 84-1）。无 $ETCO_2$ 的情况下，第二种确认的方法包括直接观察气管导管通过声带或食管探测器检查。

声门上设备，如喉罩，可替代球囊和面罩通气和气管插管。然而，喉罩和其他声门上设备并不能防止胃内容物的误吸。

框 84-1 气管内导管位置合适而未有 $ETCO_2$ 的情况

胸外按压不充分
肺栓塞
探测装置被胃内容物或酸性药物（如，气管内的肾上腺素）所堵塞
严重的气道梗阻（如哮喘持续状态）
肺水肿

4. 心肺复苏术的并发症是什么？

CPR 的并发症包括骨折（特别是肋骨骨折）、内脏、呼吸道、皮肤和软组织（皮肤、牙齿、嘴唇）损伤。有些并发症可能需要治疗，延长住院时间。例如肋骨和胸骨骨折、心肌和肺挫伤、气胸、心包血肿、气管和喉损伤、肝脾破裂、胃穿孔和扩张。其中致命的并发症发生率低于 0.5%。CPR 相关的严重并发症非常罕见，因此没必要放弃 CPR。

5. 肾上腺素的最佳剂量是多少？

肾上腺素是 VF、无脉性 VT、心搏停止、无脉性电活动（pulseless electral activity，PEA）的首选治疗药物。CPR 期间，肾上腺素的 α-肾上腺能作用引起血管收缩，增加动脉压力和改善心肌和脑灌注压。这很有可能存在剂量依赖相关性。

许多冠状动脉疾病的患者，即使存在较高的主动脉舒张期压力，也限制了冠状动脉的血流量，肾上腺素的 β-肾上腺能作用通过增加心肌的需氧量可能使病情恶化。

从实验动物模型显示，心脏骤停时使用 0.1～0.2 mg/kg 肾上腺素较目前的推荐剂量 0.01 mg/kg 有更好的预后。然而，最近两个大型的多中心调查并没有证实使用更大剂量的肾上腺素存在生存率的差异。临床疗效的减弱可能与临床上初始剂量的肾上腺素清除时间较动物实验的时间更长有关。进一步的研究证实之前，目前的建议是每隔 3～5 min 静脉注射 1 mg 肾上腺素或骨髓内注射 1∶10 000 肾上腺素溶液。不推荐大剂量（最大到 0.2 mg/kg）使用，可能是有害的。

6. 心肺复苏使用血管加压素的适应证是什么？

血管加压素，也被称为抗利尿激素，是一个强有力的血管收缩剂。在 CPR 时，血管加压素的血管收缩效应使流向脑和心脏的血液增加。血管收缩效应通过 V1 受体介导，是一种不依赖于肾上腺素能受体介导的肾上腺素样效应。血管加压素没有肾上腺素的 β-肾上腺能副作用，如增加心肌需氧量和心动过速。

比较心脏骤停预后的研究显示应用血管加压素或肾上腺素没有区别。在复苏过程中，与重复应用肾上腺素相比，重复应用血管加压素并没有提高生存率。基于这些研究，目前的建议是静脉或骨髓内注射 40 U 加压素可能替代首次或第二次剂量的肾上腺素。因为与肾上腺素的半衰期（3～5 min）相比，血管加压素的半衰期（10～20 min）更长，并且由于缺乏人体试验的支持，不推荐重复使用。

7. 使用碳酸氢钠的指征是什么?

即使对酸碱状态不清楚，但过去在CPR期间经常使用碳酸氢钠（$NaHCO_3$）。虽然酸中毒抑制心肌的收缩力和儿茶酚胺的效能，但在复苏期间应用$NaHCO_3$对pH范围的调整和儿茶酚胺应用剂量方面并没有显著的临床效应。

复苏期间应用$NaHCO_3$有如下不利影响：

- 血钠过多可导致高渗血症。高渗血症可能导致主动脉压力下降，进而引起冠状动脉灌注压降低。
- 加重细胞内酸中毒。从平衡方程中可以明显地看出，每50 mEq的碳酸氢盐会产生大量的二氧化碳（CO_2）气体在细胞膜之间自由扩散和加重细胞内酸中毒。细胞内的二氧化碳分压可以大于300 mmHg且pH可以小于6.1。

$$[HCO_3^-]+[H^+] \longrightarrow [H_2CO_3] \rightleftharpoons [CO_2]+[H_2O]$$

- 细胞外碱中毒使氧合解离曲线左移，不利于氧气的释放。

不推荐常规使用$NaHCO_3$。需要使用$NaHCO_3$的特殊情况包括业已存在的代谢性酸中毒，高钾血症或三环抗抑郁药应用过量。另外，实验室检查碳酸氢盐浓度低或计算碱缺失方可应用$NaHCO_3$。计算碱缺失的公式如下：

体重（kg）×碱剩余×0.3

为了把医源性碱中毒的风险降到最低，不应该使用全部计算的结果作为校正剂量。大多数临床医生使用一半的计算剂量然后复查碱缺失，再决定是否需要进一步使用$NaHCO_3$。

8. 心肺复苏期间应用钙离子的适应证是什么?

在CPR期间不推荐常规使用钙离子。复苏期间钙治疗的适应证包括：血钾过高、低钙血症和钙通道阻滞药应用过量。

9. 如何管理心室纤颤和无脉性室性心动过速?

CPR开始后发现VF和无脉性VT应立即除颤。根据除颤器是单相或两相，电流设置为360 J或120～200 J。2010年指南推荐经5个周期（2 min）的CPR后不需要检查是否有脉搏或脉搏的节律而立即除颤。再经过2 min的CPR后检查心律。如果是可电击复律的心律，可重复除颤。此时应注射肾上腺素或血管加压素。如果在接下来的心律检查（CPR 2 min后）发现仍然存在无脉性VT和VF，应继续进行除颤。如果与先前剂量间隔3 min，应当再次注射肾上腺素或血管加压素（取决于第一个药物使用量）。如果重复除颤，使用肾上腺素、血管加压素和CPR无效（即难治性VF或VT），第三次电击除颤后应该静脉注射300 mg胺碘酮（表84-1）。也可继续追加静脉注射150 mg胺碘酮。如果怀疑低镁血症或多源性VT伴长QT间期综合征（如尖端扭转型室速）存在，应静脉注射1～2 g硫酸镁。

表84-1 心室纤颤和无脉性室性心动过速的治疗

除颤	
单向	360 J
双向	120～200 J（如果使用能量最高级别，应按照制造商推荐）
肾上腺素	每3～5 min 1 mg 1∶10 000 IV
血管加压素	40 U IV（代替第一次或第二次剂量的肾上腺素）
胺碘酮	300 mg IV，可以重复150 mg
硫酸镁	1～2 g IV（多源性VT伴长QT间期综合征、尖端扭转型VT）

IV，静脉注射；VT，室性心动过速

10. 如何管理心搏停止与无脉性电活动?

心脏停搏：心脏无电活动；PEA：无法触及脉搏但心脏有电活动，两者以同样的方式管理。一旦发现心脏停搏，应该寻求救助，立即开始CPR，直到监测设备或除颤器到达。检查心律，如果确定是心脏停搏或PEA，CPR持续2 min，同时建立静脉通路（如果未建立），静脉注射肾上腺素1 mg（复苏期间每隔3～5 min重复注射），放置高级气道支持同监测呼气末二氧化碳。可以一次静脉注射40 U血管加压素代替第一或第二剂量的肾上腺素。如果经过2 min的CPR心律未发生变化，应该寻找原因（框84-2）。针对可疑的原因制订进一步治疗措施。以后每经过2 min的CPR，检查一次心律，然后依据当前的心律，制订进一步的管理方案。例如，如果检查心律诊断VF，应遵循VF的管理方案（即除颤）。

11. 如何处理有症状的心动过缓?

心率低于60次/分定义为心动过缓。有临床意

框 84-2　心脏骤停和无脉性电活动可治疗的病因

低血容量	张力性气胸
低氧	心包填塞
氢离子增多（酸中毒）	毒素
低钾血症或高钾血症	血栓形成（冠脉）
低体温	血栓形成（肺）

义的心动过缓定义为不适合临床情况的心动过缓。大多数患者在心率不低于 50 次/分时没有症状。因为缺氧是心动过缓最常见的原因，所以最初对有症状的心动过缓的管理是依据对呼吸系统的评价。应评估患者气道开放程度、用力呼吸的症状以及血氧饱和度。如果患者出现缺氧应给氧，并监测心电图（ECG）和建立静脉通路。如果进一步评估存在下列情况应当立即采取治疗措施：

- 低血压
- 精神状态改变
- 心力衰竭
- 休克
- 心绞痛

一线治疗措施是静脉注射 0.5 mg 阿托品，每隔 3～5 min 可追加一次，最大使用剂量是 3 mg。如果存在低灌注，不应因使用阿托品而耽误起搏器的使用。患有急性冠脉综合征或心肌梗死时，使用阿托品应当谨慎，因为它可能会加重缺血或扩大梗死面积。对于心脏移植患者阿托品可能是无效的。如果心动过缓是由于二度Ⅱ型或三度传导阻滞，阿托品亦可能无效。有必要行经皮植入起搏器或 β-肾上腺能受体治疗直到可以经静脉植入起搏器。如果阿托品和经皮起搏器无效，可输注多巴胺［2～10 μg/(kg · min)］或肾上腺素（2～10 μg/min）（表 84-2）。

12. 室上性快速心律失常如何管理？

心动过速的定义是心率大于 100 次/分。然而，心率大于 150 次/分往往才具有临床意义。管理快速性心律失常最重要的步骤是评估患者是否稳定。如果是不稳定的（即出现低血压、有休克的迹象）、明显的精神状态改变、急性心力衰竭或缺血性胸部不适），应立即进行同步电复律（表 84-3）。广泛不规则复合波与无脉性 VT 和 VF 一样进行非同步电除颤（即单相 360 J；两相 120～200 J）。

表 84-2　症状性心动过缓的治疗

阿托品	0.5 mg IV，每 3～5 min，最大剂量 3 mg 患有 ACS 或 MI 时须谨慎 心脏移植或二度二型和三度传导阻滞可能无效
经皮植入起搏器	
多巴胺	2～10 μg/(kg · min)
肾上腺素	2～10 μg/min

ACS，急性冠脉综合征；IV，静脉注射；MI，心肌梗死

表 84-3　不稳定性室上性心动过速的治疗

同步电复律	
窄复合波	50～100 J
窄不规则	200 J 单向 100～200 J 双向
宽规则	100 J
非同步电除颤	
宽不规则	360 J 单向 120～200 J 双向

如果患者稳定，根据 QRS 波群的宽度再决定接下来的治疗措施（表 84-4）。如果 QRS 波群的宽度小于 0.12 s（窄复合波），首选兴奋迷走神经和腺苷治疗（如果节律正常）。作为快速作用药物腺苷可静脉注射 6 mg，如果节律未转换，2 min 可重复 12 mg 静脉注射。有时迷走神经张力或腺苷作用使心率下降，可能会显示出真正潜在的心律失常（如心房颤动、心房扑动）。如果这些治疗未能转复节律，心律失常反复出现或者出现另外一种快速性心律失常，此时应该使用 β 受体阻滞药或钙通道阻滞药。

如果 QRS 波宽度大于 0.12 s（宽复合波），只有节律规则和单型复合波才可使用腺苷。若节律不规则或多型复合波，腺苷可能诱发 VF。其他抗心律失常的治疗包括普鲁卡因胺、胺碘酮或索他洛尔。

如果怀疑存在心房颤动/扑动，必须评估患者情况再决定进一步治疗措施。如果可能，应该评估患者的心脏功能，排除 Wolff-Parkinson-White 综合征，以及确定心房颤动（房颤）发作时间（即小于 48 h 或者大于 48 h）。控制不稳定型患者心率，转复节律，并采取抗凝治疗。患者出现症状大于 48 h 应该经食管超声评估心房血栓之后再行电复律。

表 84-4 稳定性室上性心动过速的治疗

窄复合波（QRS 小于 0.12 s） 兴奋迷走神经	Valsalva 动作，颈动脉窦按压
腺苷 6 mg IV，2 min 内可重复给予 12 mg IV；仅限于节律规则	
β受体阻滞药 阿替洛尔 美托洛尔 普萘洛尔	5 mg IV，5 min、10 min 内重复使用 0.5 mg/kg 负荷剂量随静脉滴入 50 μg/(kg·min)；如果无效，重复负荷剂量和增加输液 100 μg/(kg·min)，最大剂量 300 μg/(kg·min) 每 5 min IV 5 mg，最大剂量 15 mg 0.5～1 mg IV 重复至最大剂量 0.1 mg/kg
钙通道阻滞药 地尔硫卓 维拉帕米	15～20 mg（0.25 mg/kg）IV 持续 2 min，15 min 内 20～25 mg（0.35 mg/kg）IV 维持 5～15 mg/h 2.5～5 mg IV 持续 2 min，每 15～30 min 重复 5～10 mg，最大剂量 20～30 mg；禁忌证包括：CHF，心功能受损，宽 QRS 波心动过速
宽 QRS 复合波（QRS 大于 0.12 s） 腺苷	6 mg IV，2 min 内可重复给予 12 mg IV；仅限于节律规则，WPW 禁忌
普鲁卡因胺	20～50 mg/min 或每 5 min100 mg 直到控制心律失常，血压下降，QRS 期降低 50%；最大剂量 17 mg/kg；维持剂量 1～4 mg/min；若 QT 间期延长或者充血性心力衰竭，应避免使用
胺碘酮	150 mg IV 持续 10 min，如复发可重复给予；维持剂量最初 6 h 内 1 mg/min 后 18 h 0.5 mg/min
索他洛尔	100 mg IV，（1.5 mg/kg）持续 5 min；若 QT 间期延长避免使用

CHF，充血性心力衰竭；IV，静脉注射；WPW，Wolff-Parkinson-White 综合征

Wolff-Parkinson-White 综合征最好接受电复律或胺碘酮治疗。腺苷、β肾上腺素受体阻滞药、钙通道阻滞药和地高辛是禁忌，因为它们会增加心室反应或增加存在共存通道传导通路条件下通过选择性阻断房室结诱发 VF 的概率。

房颤、心房扑动（房扑）的治疗通常包括电复律、β肾上腺素受体阻滞药，钙通道阻滞药（例如地尔硫卓）或地高辛。不稳定型或心室功能受损患者首选胺碘酮。

13. 镁治疗的适应证是什么？

缺镁与心室异位性搏动、心源性猝死和充血性心力衰竭相关。缺镁也可以诱发难治性 VF 和阻碍低钾血症的治疗。对于难治性的 VT 和 VF，应当纠正低镁血症。硫酸镁也可治疗先天性或获得的 QT 间期延长综合征（如尖端扭转型室速）相关的多形宽复合波心动过速。镁的补充也可降低心肌梗死后室性心律失常的发生率。

14. 安置起搏器的适应证是什么？

电子起搏通常是无效的，目前尚无研究证实心脏停搏植入起搏器存在生存获益。ACLS 使用经皮的或经静脉起搏器的适应证是有症状的心动过缓（即心肌缺血、低血压、精神状态改变、肺水肿）、静脉通路不可用的高度房室传导阻滞、难治性快速性心律失常的超速起搏患者。对阿托品无反应的患者，应当经皮或经静脉植入起搏器。

15. 为什么监测血糖如此重要？

心脏停搏后血糖水平可能影响神经功能。研究表明高血糖动物常温脑缺血后脑功能恢复更差。机制可能与乳酸的产生增加有关。目前还不清楚需要治疗的葡萄糖水平，但治疗大于 180 mg/dl 的高血糖症是合理的。应该避免高血糖症的过度治疗引起严重的低血糖导致的神经损伤。

16. 开胸心脏按压的适应证是什么？

目前尚无足够的数据支持或反驳开胸 CPR。然而，对于心脏手术术后（如果发生心包填塞），在手术室可以直接按压心脏，严重胸廓畸形、贯穿胸部创伤的患者，开胸心脏按压可能有利。在胸廓正常患者中，开胸心脏按压还没有发现有价值。主动脉瓣狭窄患者对胸外按压无反应，应进行开胸心脏按压。

17. 低温治疗的作用是什么？

院外 VF 或院内心脏停搏患者恢复机体自身循环后体温降低可能会有益处。最近的报告显示尽管会有神经或神经生理损害的风险，心脏停搏后低温治疗患者预后更好。通常情况下，患者降温到 32～34℃持续 12～24 h。通过静脉快速注入 30 ml/kg 的冷液体迅速降低体温，然后使用降温毯或冰袋保持低温。治疗性低体温治疗期间经皮冠状动脉介入治疗可能有好的结果。

18. 在给孕妇心肺复苏时有什么需要特殊考虑？

孕妇心脏停搏的发生率大约是 1∶30 000。治疗应遵循怀孕期间的生理。怀孕期间心跳呼吸骤停的原因包括静脉血栓、子痫前期、败血症、羊水栓塞、出血、创伤、心肌病、先天性或获得心脏疾病。方案包括药物选择、剂量、适应证、除颤和能量的选择，妊娠的孕妇患者同未怀孕患者一样也要考虑一些特殊情况。

由于膈肌上抬和妊娠子宫使腹腔内容物增加，执行胸外按压于胸骨的位置应该略高。子宫血流占心排血量的 10%～15%，这部分血液分流限制 CPR 的有效性。同时，在仰卧位时子宫压迫主动脉和下腔静脉影响回心血量。可以使患者身体向左倾斜 30℃，让子宫向左位移。然而，倾斜的患者进行胸外按压效果差，因为非仰卧患者胸外按压仅能提供 80%的外力。仰卧位开始 CPR。如果 CPR 无效，可手动使子宫向左位移和左侧面倾斜。由于子宫对心排血量的分流和对主动脉、腔静脉的压迫，美国心脏协会建议如果 CPR 未成功应在 4 min 内行剖宫产术。母体心脏骤停后 5 min 内娩出胎儿为母亲和胎儿的生存提供了很好的机会。

推荐阅读

Donnino MW, Rittenberger JC, Gaieski D, et al.: The development and implementation of cardiac arrest centers. Resuscitation 82:974, 2011.

Field JM, Hazinski MF, Sayre MR, et al.: Part 1: Executive Summary: 2010 American Heart Association Guidelines for Cardiopulmonary Resuscitation and Emergency Cardiovascular Care. Circulation 122: S640, 2010.

Neumar RW, Otto CW, Link MS, et al.: Part 8: Adult Advanced Cardiovascular Life Support: 2010 American Heart Association Guidelines for Cardiopulmonary Resuscitation and Emergency Cardiovascular Care. Circulation 122:S729, 2010.

Wenzel V, Krismer AC, Arntz HR, et al.; European Resuscitation Council Vasopressor during Cardiopulmonary Resuscitation Study Group: A comparison of vasopressin and epinephrine for out-of-hospital cardiopulmonary resuscitation. N Engl J Med 350:105, 2004.

Yasunaga H, Horiguchi H, Tanabe S, et al.: Collaborative effects of bystander-initiated cardiopulmonary resuscitation and prehospital advanced cardiac life support by physicians on survival of out-of-hospital cardiac arrest: a nationwide population-based observational study. Crit Care 2010; 14:R199, 2010.

病例85

不复苏医嘱

Leila Hosseinian，MD

（刘 毅 译 邓小明 校）

问题

1. 美国麻醉医师协会是否制定了手术室内执行不复苏医嘱的指南或是否对限制性治疗提出了其他指导意见？
2. 麻醉实施前麻醉医师与患者或其委托人可以就复苏做哪些选择？
3. 如果麻醉医师和患者或手术医师就复苏未达成一致意见时可以采取什么措施？
4. 不复苏医嘱应该多久再重新确立一次？
5. 手术前你如何就不复苏或不插管医嘱劝说患者？

患者，女性，64岁，拟行右侧髋关节置换。既往患有重症肌无力，且治疗无效。健康时她的活动耐受可达到METS 4级；但是一点小病就能加重病情使其卧床不起。该患者选择了不复苏（“do not resuscitate”，DNR）和不气管插管（“do not intubate”，DNI）。当你就DNR/DNI医嘱再与其讨论时，她表示不理解，因为她认为手术只是在腰麻下进行。

1. 美国麻醉医师协会是否制定了手术室内执行不复苏医嘱的指南或是否对限制性治疗提出了其他指导意见？

2008年美国麻醉医师协会（P458，ASA）颁布了适用于DNR医嘱患者麻醉监护的伦理指南，也包括一些限制性治疗的指导意见。ASA的指南适用于有行为能力的患者或者在做选择时有行为能力但之后丧失行为能力的患者。但在20世纪90年代以前，最早指南制定之初，患者的DNR医嘱在手术室被理所当然地认为自动失效，因为麻醉和手术被认为只是患者状态的暂时改变。而手术室中常规使用的药物或进行的一些操作本就带有复苏性质。但这种DNR医嘱自动失效的指南在责任和道德上违背了患者的自主权。现在，医患之间通过交流以确定监护治疗目标应成为术前准备中必不可少的一部分。

2. 麻醉实施前麻醉医师与患者或其委托人可以就复苏做哪些选择？

麻醉和手术中的一些操作带有复苏性质，麻醉医师可以向患者提供以下的选择方案，而不是仅仅完全取消DNR医嘱。

- 全面复苏：因为麻醉期间以及术后早期都是暂时的，患者或委托人可能要求在这期间取消之前的不复苏医嘱。他们接受所有的复苏措施。
- 基于特定方法的有限复苏：患者或委托人可能选择拒绝特殊的复苏方法。麻醉医师需与患者或委托人讨论哪些复苏方法是必需的，是麻醉和手术成功的保证，而其他一些复苏方法是不需要的，患者可以选择拒绝接受。需要讨论的复苏方法常包括胸外按压、电除颤、气管插管、给予复苏药物、吸氧、中心静脉置管、有创监测、呼吸囊面罩通气。这种基于特定方法的DNR需要医师事先判断最可能需要的复苏措施，但是在突发情况下某些复苏方法的应用受到限制。然而，这种办法确实使得DNR医嘱执行变得灵活，特别是在患者接受多名医疗人员监护时。有一种担心是麻醉医师在只能给予有限复苏措施情况下，可能会采用“浅”麻醉以降低使用任何形式的复苏措施的可能，从而导致麻醉不充分。
- 基于患者目标和利益的有限复苏：不是基于需要的复苏操作，患者和委托人可能会从自己的目标和利益出发同意麻醉医师实施有限的复苏措施。如果临床问题是暂时的或可逆转的，一些患者可能接受某些特定治疗措施，一旦他们认为临床问题是或变得不可逆转，或已造成永久性损害，他们将拒绝治疗。患者很少关心复苏措施的技术细节，而更关心复苏措施是否造成痛苦及其长期效果。这种方法允许对未遇见的心脏或呼吸事件实施复苏，只要符合患者的治疗目标。然而，一些麻醉医师可能不愿意实施基于患者目标的 DNR。他们可能对危机时自己的最佳判断是否符合法律和道德规范而担忧。只有当监护患者的医疗团队在整个事件过程中保持不变时这一方法才实用。当一个麻醉医师把患者的目标告诉另一麻醉医师时，后者可能会误判患者的目标。理想的情况是，治疗监护患者的医师应该熟悉患者的一手资料，且参与患者目标讨论。大多数医师都喜欢这一方法的适应性和灵活性，但这确实需要医患之间的高度信任，而实际上总是不太可能。病历中应有医患之间就目标导向 DNR 的讨论记录。

3. 如果麻醉医师和患者或手术医师就复苏未达成一致意见时可以采取什么措施?

当麻醉医师认为患者或手术医师对复苏措施的限制有悖于他的道德观，在有替代人选的情况下他可选择退出。假如对复苏的限制有悖于常规治疗监护，麻醉医师应该向医院的相关委员会（例如伦理委员会）提出意见。麻醉医师可能对患者拒绝行腹腔镜探查时气管插管感到困惑（在美国，喉上通气道替代气管插管用于腹腔镜手术并不常见）。如果是危急或急诊手术，在这一时间段又没有合适的替代人选，那麻醉医师必须按照患者合理的要求实施麻醉。

4. 不复苏医嘱应该多久再重新确立一次?

术前访视时麻醉医师需跟患者再次确认之前的 DNR/DNI 医嘱。一些患者可能选择在到达麻醉后监护区就继续执行完全的 DNR/DNI 医嘱，而部分患者可能选择在围术期执行有限的 DNR/DNI 医嘱。

5. 手术前你如何就不复苏或不插管医嘱劝说患者?

这例患者是在区域麻醉下实施髋关节置换，但非常重要的一点是麻醉医师应向患者解释清楚高平面脊椎麻醉（腰麻）的风险。即使可能性很小，但在某些情况下复苏也需要插管或面罩通气。同样，低血压出现时需要使用血管收缩药。可以通过以下讨论解决：

- 全面复苏：在术中和麻醉恢复室全面终止 DNR/DNI 医嘱。
- 操作相关：讨论麻醉与复苏共同需要的操作。对这些操作及其持续时间的解释将有助于获得患者的理解。同样，也应建立确切的终止点。例如，患者可能只同意高位腰麻时接受气管插管，但仅限于腰麻持续阶段。
- 目标相关：了解患者对监护的目标。尽管患者拒绝使用机械或药物来维持心脏功能，但是暂时性或仅因手术需要的治疗往往能获得患者的同意。其中，双方要明确哪些情况是暂时性的。

假如患者拒绝对 DNR/DNI 医嘱的任何改变，麻醉医师可在向患者解释限制复苏的风险后继续工作，或者选择让他人替换自己实施麻醉监护。

推荐阅读

American Society of Anesthesiologists: Ethical guidelines for the anesthesia care of patients with do-not-resuscitate orders or other directives that limit treatment. 2008. Available from: http://www.asahq.org/for-members/standards-guidelines-and-statements.aspx.

Bastron RD: Ethical concerns in anesthetic care for patients with do-not-resuscitate orders. Anesthesiology 85:1190, 1996.

Truog RD, Waisel DB, Burns JP: NR in the OR: a goal-directed approach. Anesthesiology 90:289, 1999.

Waisel DB, Truog RD: The end-of-life sequence. Anesthesiology 87:676, 1997.

病例86

急性呼吸窘迫综合征

Leila Hosseinian，MD

（王威威　译　丁文刚　校）

问题

1. 急性呼吸窘迫综合征的定义。
2. 急性呼吸窘迫综合征的常见病因有哪些？
3. 解释急性呼吸窘迫综合征的病理生理学。
4. 描述急性呼吸窘迫综合征的通气策略。
5. 允许性高碳酸血症在近期肺保护策略中的作用是什么？
6. 俯卧位通气是否有利于急性呼吸窘迫综合征患者改善氧合？
7. 肺复张策略是否有利于急性呼吸窘迫综合征患者改善氧合？
8. 体外膜肺氧合是急性呼吸窘迫综合征的循证治疗措施吗？
9. 高频通气呼吸模式对急性呼吸窘迫综合征患者有效吗？
10. 吸入一氧化氮或者其他血管扩张药是否能改善通气与血流灌注比值失调？
11. 类固醇的抗炎作用是否能抑制急性呼吸窘迫综合征引起的炎症反应？
12. 限制液体能否有利于改善肺功能？

患者，男性，52岁，体重80 kg，身高175 cm。拟行剖腹探查术。主诉发热、严重腹痛及呕吐3天。既往病史主要包括Crohn病和高血压，曾行多次肠切除术，最近的一次肠切除手术是一星期前。主要生命体征为心率123次/分，血压90/65 mmHg，呼吸频率29次/分。实验室检查结果为Hct 46%，白细胞计数 2.3×10^9/L，血钠和肌酐轻度升高。在手术过程中，血流动力学不稳定。术后，患者在重症监护病房（ICU）带气管插管行机械通气。夜间，患者机械通气困难加重，气道峰压升高，需要提高吸入氧比例（fraction of inspired oxygen，FiO_2）

1. 急性呼吸窘迫综合征的定义。

急性呼吸窘迫综合征（acute respiratory distress syndrome，ARDS）的特征是肺组织炎症反应，导致气体交换障碍、低氧血症和非重力性肺水肿。重症监护病房（ICU）内ARDS的发生率是4%～9%，死亡率约为40%～45%。1967年，由Ashbaugh等人第一次描述ARDS，12例患者发生发绀，吸氧治疗难以缓解，肺顺应性下降，胸片显示肺弥散性浸润影。1994年，欧美共识会议委员会（American-European Consensus Conference Committee，AECC）确定ARDS全新的定义，如下：

- 急性发作。
- 胸部X线检查显示弥散性浸润影。
- 肺毛细血管楔压（Pulmonary capillary wedge pressure，PCWP）≤18 mmHg或者缺乏左心房高压的临床证据。
- 当 $PaO_2/FiO_2\leq300$ 时，确定为急性肺损伤。
- 当 $PaO_2/FiO_2\leq200$ 时，确定为急性呼吸窘迫。

但是AECC的这个氧和标准是备受争议的。不同水平的呼吸末正压通气（positive end expiratory pressure，PEEP）会影响 PaO_2/FiO_2 比值，但这个标准并没有对此进行区分。根据目前的定义，认为设置PEEP值为12 cmH_2O、PaO_2/FiO_2 比值低于200的患者与设置PEEP值为5 cmH_2O、PaO_2/FiO_2 比值与之相似的另一名患者相比，两者是一样的。有研究者认为，$PEEP/FiO_2$ 比值标准化将更有利于精确地区分ARDS的严重性。流行病学研究发现，通过 PaO_2/FiO_2 比值预测ARDS患者的预后始终是失败的，原因可能是在研究中忽略了PEEP的影响。

来自西班牙的Cortes等人研究发现（2012年），临床确诊ARDS的患者中有1/3的死亡者在行尸检时并未发现弥散性肺损伤的组织学证据。这个发现对现行的 ARDS 诊断标准提出了质疑。关于 AECC 对 ARDS 患者胸部 X 线检查的定义也是有争议的，难以确定浸润的程度和分布范围。而且，从胸部 X 线片和胸部 CT 看到的浸润分布结果常常是不一致的，通过胸部 X 线片而不是通过 CT 诊断 ARDS，这点受到了质疑。最后，诊断标准要求 PCWP＜18 mmHg，这是很难通过无创检测获得的，而且不同的观察者评估此监测也是有差异的。还有一些学者对超声心动图也有质疑，然而，这取决于其有效性和怎样解释结果。

2. 急性呼吸窘迫综合征的常见病因有哪些？

ARDS 常常是全身性炎症反应的一个组成部分。脓毒症是发展成 ARDS 的高危风险因素。各种突发因素可直接或间接地导致肺损伤，并最终发展成 ARDS（表 86-1）。

表 86-1 急性呼吸窘迫综合征的病因

	直接肺损伤	间接肺损伤
常见的	肺炎 误吸	脓毒症 严重创伤 多次输血
不常见的	吸入性损伤 气体栓塞 脂肪栓塞 近乎淹溺	急性胰腺炎 药物过量 心肺转流术后

刺激因素可用来预测 ARDS 的进展和预后。例如，与非创伤相关的损伤相比较，创伤相关的 ARDS 预后更好。在疾病进展过程中，与非肺感染相比，肺感染是 ARDS 进展的高危风险因素。

3. 解释急性呼吸窘迫综合征的病理生理学。

炎症因子损伤肺上皮细胞和内皮细胞后，发生 ARDS。在早期阶段，肺泡巨噬细胞释放促炎症因子，例如肿瘤坏死因子（tumor necrosis factor，TNF）和白介素（IL-1、IL-6、IL-8）。这些因子促使白细胞向肺内浸润，并释放大量物质（例如，活性氧和蛋白酶）。这些物质损伤肺泡上皮细胞和内皮细胞，增加毛细血管通透性，这是 ARDS 的标志性改变。导致肺泡和肺泡间质内的水肿液富含大量蛋白质。高蛋白水肿液灭活肺泡表面活性物质，加重肺泡弥散性损伤。在急性期后，有些 ARDS 患者能够痊愈，另一些患者的疾病继续进展，肺泡无效腔增大，间质纤维化，肺顺应性下降。大部分幸存患者的肺功能需要 6～12 个月才能恢复。绝大多数的死因是脓毒症或者器官衰竭，而不是低氧血症。

4. 描述急性呼吸窘迫综合征的通气策略。

ARDS 患者行机械通气能缓解低氧血症和高碳酸血症（框 86-1）。目的是维持有效的气体交换，减轻机械通气导致的肺损伤，治疗根本病因。尽管机械通气是维持患者生命的措施，但是也会因为肺泡反复地过度膨胀而加重炎症。机械通气相关性肺损伤（ventilator-induced lung injury，VILI）的决定性因素是高跨肺压引起周期性的肺泡张力过大。Dreyfuss 等人（1988 年）通过研究大鼠肺判断 VILI 究竟是由压力导致的损伤，还是由于肺容量（张力）导致的损伤。研究人员增加大鼠的吸气峰压，其中一组通过固定大鼠胸腹部来限制胸壁起伏，从而限制潮气量。在大潮气量机械通气组中，排除气道压力因素，造成严重的肺损伤，即容积伤。研究者还发现 PEEP 具有保护作用，能预防肺毛细血管损伤和肺泡水肿。ARDS 临床工作组（ARDSnet）在 2000 年完成了一项具有里程碑意义的研究，共涵盖 861 名 ARDS 患者（Acute Respiratory Distress Syndrome Network，2000）。按照预测体重（predicted body weight，PBW）设置潮气量（tidal volume，V_T）6 ml/kg，与传统观念的潮气量 12 ml/kg 相比较，死亡率降低。VT 6 ml/kg 组限制气道平台压≤30 cmH_2O，VT 12 ml/kg 组限制平台压≤50 cmH_2O（表 86-2）。发现小潮气量组炎症介质水平下降，严重肺损伤减少。

没有特定的机械通气模式能改善 ARDS 的死亡率。ARDSnet 的研究采用容量控制模式，并通过 PEEP 改善氧合。ARDS 时，有下列 3 种肺泡形态：

- 正常的——总是膨胀的，参与气体交换。
- 被液体浸润的——无法参与气体交换。
- 膨胀不全或者部分被液体浸润的——适当的 PEEP 可以使其复张，并参与气体交换。

机械通气“肺保护”（例如减少潮气量）的目的是避免过度的肺泡压力和张力；较高的 PEEP 能预防局部压力和张力过高，避免机械通气过程中肺泡塌陷和再次复张。但是，最佳 PEEP 值仍未确定。一些随机试验比较了 ARDS 患者应用不同水平的 PEEP，发现较高的 PEEP 能改善氧合作用，但在死亡率方面没有显著差异。

框 86-1 美国国立心脏、肺和血液研究所 ARDS 临床工作组关于机械通气方案的摘要

1. 计算 PBW
   A. 男性＝50＋2.3×（身高－60）
   B. 女性＝45.5＋2.3×（身高－60）
2. 设定任意通气模式
3. 设定呼吸机 V_T＝8 ml/kg（PBW）
4. 按照 1 ml/kg 减少 V_T，直至 V_T＝6 ml/kg（PBW）
5. 调整 V_T 和 RR 达到如下目标
   A. pH 7.3～7.45
   B. P_{plat}≤30 cmH_2O
6. 维持 PaO_2 55～80 mmHg 或者氧饱和度 88%～95%
   A. PEEP 最小值 5 cmH_2O
   B. FiO_2 最小值
   C. 逐步增加 PEEP 和 FiO_2，直到达目标值
7. P_{plat} 目标值≤30 cmH_2O
   A. 如果 P_{plat}＞30 cmH_2O
      i. 在单位时间内减少 V_T 1 ml/kg［最低至 4 ml/kg（PBW）］
   B. 如果 P_{plat}＜25 cmH_2O，V_T＜6 ml/kg（PBW）
      i. 增加 V_T 1 ml/kg（PBW）直至
         a. P_{plat}＞25 cmH_2O 或者
         b. V_T＝6 ml/kg（PBW）
8. pH 目标值 7.3～7.45
9. 酸中毒的处理（pH＜7.3）
   A. pH 7.15～7.3
      i. 增加 RR，直至 pH＞7.3 或者 $PaCO_2$＜25（最大 RR＝35）
   B. pH＜7.15
      i. 增加 V_T 1 ml/kg（PBW），直至 pH＞7.15V
         a. 可能 P_{plat} 超过 30 cmH_2O
   C. 可以给予碳酸氢钠
10. 碱中毒的处理（pH＞7.45）
   A. 如果可以，减小 RR

FiO_2，吸入氧比例；PBW，预期体重；PEEP，呼气末正压通气；P_{plat}，平台压；RR，呼吸频率；V_T，潮气量

5. 允许性高碳酸血症在近期肺保护策略中的作用是什么？

减少潮气量能避免压力导致的肺损伤，提供肺保护性机械通气；但是，这也会导致 $PaCO_2$ 升高。这种方法也被叫做“允许性高碳酸血症”。有证据表明保护性肺机械通气过程中高碳酸血症是有益处的。但是，对于颅内压增高或者肺血管阻力增加的患者，高碳酸血症是有害的。

6. 俯卧位通气是否有利于急性呼吸窘迫综合征患者改善氧合？

ARDS 患者肺内浸润的分布是不一致的。所以，患者俯卧位时能减少肺不张，改善氧合作用，改善通气/血流比值，增加呼气末肺容积，肺内压力和张力的分布更加一致。尽管俯卧位能改善 ARDS 患者的氧合，但是没有证据表明能够降低死亡率。一项关于大部分严重 ARDS 患者的 meta 分析建议，对于难治性低氧血症患者，可以考虑将俯卧位作为一种治疗措施。俯卧位的潜在风险主要包括身体损伤和变换体位时气管导管脱出移位。

7. 肺复张策略是否有利于急性呼吸窘迫综合征患者改善氧合？

肺复张策略是指短暂地升高肺内压力，促进塌陷的肺泡再次膨胀复张。方法是持续增加气道正压达 35～50 cmH_2O，维持 30 s。近期的研究发现肺复张后能改善气体交换和纠正乏氧；但是，没有随机对照试验证实肺复张策略能改善 ARDS 患者的死亡率。而且，实施肺复张策略会降低心脏前负荷，引起低血压。

8. 体外膜肺氧合是急性呼吸窘迫综合征的循证治疗措施吗？

体外膜肺氧合（extracorporeal membrane oxygenation，ECMO）在 1972 年第一次用于 ARDS 患者。ECMO 是血液氧合的最佳方法，同时能维持全肺的保护作用。但是，ECMO 存在的风险（抗凝药引起的出血和血管内导管引起的感染）会减弱其潜在的优点。从这方面来看，ECMO 只能在有经验的机构使用，并且是用于那些难以进行安全的机械通气的患者。

9. 高频通气呼吸模式对急性呼吸窘迫综合征患者有效吗？

高频机械通气（high-frequency jet ventilation，HFJV）是一种设置快速呼吸频率（100～200 次/分）和小潮气量（2～5 ml/kg）的机械通气模式。尽管其潮气量常常小于传统意义的解剖无效腔和生理无效腔，但是仍能提供充分的氧合作用和通气。HFJV 通过一个小孔向气管导管内喷射高压力的氧气。通过阀门控制气体间歇性喷射。较小的潮气量能避免吸气末容积过高引起的损伤。缺点包括高碳酸血症合并呼吸性酸中毒和相关的循环抑制、内源性 PEEP、脑血流增加和颅内压升高，还有镇静药和神经肌肉阻滞药用量增大。并未发现 HFJV 能降低死亡率；但在应用 HFJV 的第一个 24 h 内能改善氧合作用。

10. 吸入一氧化氮或者其他血管扩张药是否能改善通气与血流灌注比值失调?

NO 是强效的血管扩张药，通过呼吸进入肺血管，不引起全身血管舒张。证实能避免 2 型肺泡细胞发生张力性损伤，减少血小板和白细胞在内皮黏附，保护内皮组织。吸入 NO 还能舒张微循环，增加肺组织血管床灌注，改善通气/血流灌注比值，最终改善氧合。最近的试验表明，ARDS 患者吸入 NO 对死亡率和机械通气时间都没有影响。对于难治性低氧血症患者，吸入 NO 可能是一种有效的急救措施，但改善氧合作用只是暂时的。应用少量选择性血管扩张药（硝普钠、前列腺素和前列地尔）也未被证实有益处。

11. 类固醇的抗炎作用是否能抑制急性呼吸窘迫综合征引起的炎症反应?

ARDS 患者血浆中炎症细胞因子（TNF-α、IL-1β 和 IL-6）水平持续升高。理论上，抑制炎症细胞因子升高能减轻 ARDS 的炎症反应。近期有更多的试验表明，尽管应用甲泼尼龙能减少机械通气时间、休克时间和 ICU 住院时间，但并没有改变 ARDS 的死亡率。

12. 限制液体能否有利于改善肺功能?

ARDS 会导致肺毛细血管渗透性升高，引起肺水肿。2006 年，液体与导管治疗试验（The Fluid and Catheter Therapy Trial，FACTT）在 *New England Journal of Medicine* 上发表，讨论是否限制液体输入能改善急性肺损伤患者的预后。与不限制液体治疗组（最开始的 7 天内平均液体平衡量7 L）相比较，液体保守治疗策略组（7 天平均丢失量 136 ml）肺损伤评分更好，氧合指数更好，机械通气天数和 ICU 住院天数降低，气道平台压和 PEEP 较低。在休克发展和是否需要肾替代治疗方面，两组间没有差异。而且，两组间的死亡率也没有显著差异。

推荐阅读

Acute Respiratory Distress Syndrome Network: Ventilation with lower tidal volumes as compared with traditional tidal volumes for acute lung injury and the acute respiratory distress syndrome. N Engl J Med 342:1301, 2000.

Artigas A, Bernard GR, Carlet J, et al.: The American- European consensus conference on ARDS, Part 2. Am J Respir Crit Care Med 157:1332, 1998.

Bernard GR, Artigas A, Brigham KL, et al.: The American- European consensus conference on ARDS. Definitions, mechanisms, relevant outcomes, and clinical trial coordination. Am J Respir Crit Care Med 149:818, 1994.

Brower RG, Lanken PN, MacIntyre N, et al.: Higher vs lower positive end-expiratory pressures in patients with the acute respiratory distress syndrome. N Engl J Med 351:327, 2004.

Cortes I, Penuelas O, Esteban A: Acute respiratory distress syndrome: evaluation and management. Minerva Anestesiol 78:343, 2012.

Donahoe M: Acute respiratory distress syndrome: a clinical review. Pulm Circ 1:192, 2011.

Dreyfuss D, Soler P, Basset G, et al.: High inflation pressure pulmonary edema: respective effects of high airway pressure, high tidal volume, and positive end-expiratory pressure. Am Rev Respir Dis 137:1159, 1988.

Gurka DP, Balk RA: Acute respiratory failure. p. 773. In Parrillo JE, Dellinger RP (eds.): Critical care medicine: Principles of diagnosis and management in the adult, 3rd edition. Mosby, Philadelphia, 2008.

Krishnan JA, Brower RG: High-frequency ventilation for acute lung injury and ARDS. Chest 118:795, 2000.

Laffey JG, O'Croinin D, McLoughlin P, et al.: Permissive hypercapnia—role in protective lung ventilatory strategies. Intensive Care Med 30:347, 2004.

National Heart, Lung, and Blood Institute Acute Respiratory Distress Syndrome (ARDS) Clinical Trials Network: Pulmonary-artery versus central venous catheter to guide treatment of acute lung injury. N Engl J Med 354:2213, 2006.

Pierrakos C, Karanikolas M, Scolletta S, et al.: Acute respiratory distress syndrome: pathophysiology and therapeutic options. J Clin Med Res 4:7, 2012.

Tsushima K, King L, Aggarwal NR, et al.: Acute lung injury review. Intern Med 48:621, 2009.

Ware LB, Matthay M: The acute respiratory distress syndrome. N Engl J Med 342:1334, 2000.

Wiedermann HP, Wheeler AP, Bernard GR, et al.: Comparison of two fluid-management strategies in acute lung injury. N Engl J Med 354:2564, 2006.

病例87

呼吸衰竭

Andrew B. Leibowitz，MD
（刘 晶 译 张莉莉 校）

问题

1. 什么是术后呼吸衰竭？
2. 简述急性呼吸衰竭的两种主要类型？
3. 呼吸困难的患者气管插管的指征？
4. 什么时候考虑应用无创通气，如何准备？
5. 导致低氧血症的四个主要原因是什么？如何区分？此患者最可能的原因是什么？
6. 如何治疗这位患者？
7. 简述最常用的通气模式？
8. 简述肺栓塞的临床表现、诊断和治疗。
9. 简述拔管的指征？

患者，女性，59岁，拟行左半结肠切除术。既往有长期吸烟史、慢性阻塞性肺疾病（chronic obstructive pulmonary disease，COPD）和2型糖尿病。手术结束拔管时患者发生误吸，给以再次气管内插管。在机械控制通气（controlled mechanical ventilation，CMV）模式下［呼吸频率12次/分、潮气量650 ml、吸入氧比例（fraction of inspired oxygen，FiO_2）0.5、呼气末正压通气（positive end expiratory pressure，PEEP）5 cmH_2O］，动脉血气（arterial blood gas，ABG）结果显示：pH 7.35、$PaCO_2$ 37 mmHg、PaO_2 54 mmHg。吸气峰压（peak inspiratory pressures，PIP）为26 cmH_2O。在重症监护病房（intensive care unit，ICU）治疗几天后，患者的呼吸状态得到改善。

1. 什么是术后呼吸衰竭？

术后呼吸衰竭是指在术后早期（如24～48 h）需要持续机械通气，或者是拔除气管导管后需要重新气管插管和机械通气。

2. 简述急性呼吸衰竭的两种主要类型？

急性呼吸衰竭有两种主要类型：

- Ⅰ型——低氧血症型
- Ⅱ型——高碳酸血症型

有时这两种类型可能共存。

低氧血症型急性呼吸衰竭将在问题5讨论。当患者发生急性呼吸性酸中毒时，通常 $PaCO_2$ 大于50 mmHg，这时患者易发生高碳酸血症型急性呼吸衰竭。这与无效的每分通气量或者较少见的 CO_2 产生过多（例如：恶性高热、甲状腺功能亢进危象）有关。无效的每分通气量可能有以下3个主要的临床原因：

- 呼吸频率减少（例如：阿片类药物效应、脑干病变）
- 潮气量减少（例如：残余的神经肌肉阻滞、重症肌无力、夹板疗法）
- 生理无效腔增加［例如：COPD、急性呼吸窘迫综合征晚期（acute respiratory distress syndrome，ARDS）休克］

高碳酸血症也可能会引起低氧血症（这部分将在问题5中讨论）。

3. 呼吸困难的患者气管插管的指征？

临床指征包括患者疲劳、辅助呼吸肌参与、反常呼吸模式和丧失气道保护能力。单独的动脉血气分析结果异常，显示 PaO_2 低于60 mmHg（例如：氧饱和度＜90％）、FiO2≥0.5及 $PaCO_2$ 升高（例如：超过基线10 mmHg或者≥50 mmHg），或者动脉血气分析联合任何一项临床指征，提示需要气管插管和机械通气。

4. 什么时候考虑应用无创通气，如何准备？

当患者呼吸窘迫状态预期时间较短（如理论上

<24 h)、能够配合面罩通气及具有保护气道的能力时，无创通气能够有效地代替气管插管。临床治疗引起的轻中度肺水肿、COPD 恶化及夹板疗法可以考虑术后无创通气支持。通常情况下，无创通气设置为吸气压力支持（pressure support，PS）和持续气道正压通气（continuous positive airway pressure，CPAP），两者合在一起被称为双水平气道正压通气（bilevel positive airway pressure，BPAP）。通常的初始设置为 10 cmH_2O/5 cmH_2O（PS/CPAP），根据临床表现、呼吸频率、脉搏氧饱和度（oxygen saturation by pulse oximetry，SpO_2）和测量的 $PaCO_2$ 来调整。避免最终气管插管，成功完成无创通气很大程度上依赖于呼吸支持团队的努力和患者的选择。要时刻注意观察是否需要气管插管。

5. 导致低氧血症的四个主要原因是什么？如何区分？此患者最可能的原因是什么？

导致低氧血症的四个主要原因包括通气不足（例如高碳酸血症）、分流、通气/血流灌注（$\dot{V}/\dot{Q}$）比例失衡和弥散功能障碍。虽然低 FiO_2 和低大气压也可引起低氧血症，但这不是本章节考虑的范畴。

通气不足是指在肺泡内进行气体交换的新鲜气流量减少，这经常发生在无效的每分通气量的情况下（见问题 2）。标志性的特征就是 $PaCO_2$ 增加。两个基本的方程式与这种情况有关。

第一个方程式表示 $PaCO_2$ 和肺泡通气量的关系：

$$PaCO_2=\frac{\dot{V}CO_2}{V_A}\times K$$

$\dot{V}CO_2$：CO_2 产量；V_A：肺泡通气量；常数 K=0.863。这个公式表示：如果将肺泡通气量减半，$PaCO_2$ 会加倍，反之亦然。

第二个方程式是肺泡气体公式：

$$P_AO_2=FiO_2\ (P_{atm}-P_{H_2O})-\frac{PaCO_2}{RQ}$$

P_AO_2：肺泡氧分压；P_{atm}：大气压（海平面上为 760 mmHg）；P_{H_2O}：37℃时水的饱和压（47 mmHg）；RQ：呼吸商（约为 0.8）。这个公式显示：尽管严重的通气不足会引起 P_AO_2 下降，但是可以通过提高吸入氧分数来克服。术后呼吸抑制的患者吸氧可能会延误通气不足的诊断（例如：$SpO_2>90\%$，$PaCO_2>60$ mmHg）。对于这个患者，P_AO_2 计算为 310 mmHg。

汇入动脉系统的静脉血如果事先未达到肺的通气区域，就会发生分流。室间隔缺损和肺外分流会使大量静脉血未经氧合流向动脉系统。这种情况会导致大量的右向左分流。这是较明显的分流情况，但是不明显的肺内分流，包括肺的血管系统，在呼吸系统疾病中却是常见的。显著分流的基本特征是随着 FiO_2 的升高 PaO_2 升高不明显。分流的程度可通过分流公式来计算：

$$\frac{\dot{Q}_S}{\dot{Q}_T}=\frac{(CcO_2-CaO_2)}{CcO_2-C\bar{v}O_2}$$

$\dot{Q}_S$ 和 $\dot{Q}_T$ 分别代表分流血流量和总的肺血流量；CcO_2、CaO_2 和 $C\bar{v}O_2$ 分别代表肺内毛细血管氧含量、动脉血氧含量以及混合静脉血氧含量。

动脉血氧含量计算公式如下：

$$CaO_2=(Hgb\times1.34\times SaO_2)+0.003\times PaO_2$$

Hgb：血红蛋白浓度，单位为 g/dl；SaO_2：动脉血血红蛋白氧饱和度；PaO_2：动脉氧分压。血红蛋白浓度和 SaO_2 是血氧含量的主要决定因素，而 PaO_2 所起的作用相对较小，除非在某些特殊情况下，如严重贫血或者高压氧治疗时。

通气/血流灌注比值（$\dot{V}/\dot{Q}$）失调是导致低氧血症的最常见原因，也是最难理解的。$\dot{V}/\dot{Q}$ 失调可使从肺泡到毛细血管的气体交换无效和交换不足。不同的肺区域，在任何时候通气血流比值都不同。分流和肺通气不足可能同时存在。如果通气血流比值失调不严重，不会表现出显著的高碳酸血症。实际上，排除增加肺泡动脉氧梯度的原发病因中肺通气不足、分流和弥散障碍（将在下面讨论）后，通气血流比值失调是主要的原因。

弥散功能障碍提示肺泡与毛细血管之间气体交换不平衡，这主要是由于本来很薄的肺泡壁和易于透过的肺泡-毛细血管屏障出现异常所致。这可能发生在各种慢性肺部疾患中，如肺间质纤维化、石棉肺和结节病，这在急性呼吸衰竭中不常见。虽然弥散功能可以利用一氧化碳进行实验室肺功能检查测定，但是对于弥散功能受限导致的低氧血症，很难做到利用标准实验室检查进行床旁定量分析。

此患者肺泡-动脉（alveolar to arterial，A-a）梯度是 256，PaO_2/FiO_2 比值是 108（ARDS 的诊断标准）。$\dot{V}/\dot{Q}$ 失调和肺内分流是最可能的病理生理原因，常见于 ARDS。而本患者的 $PaCO_2$ 正常，可基本上排除通气不足，弥散异常在急性呼吸系统疾病中不常见。增大 FiO_2，PaO_2 随之增大，可排除肺内分流。

6. 如何治疗这位患者？

首先应该改善 A-a 梯度。手控进行肺复张可以最大限度地减少肺不张和复张一些肺区域。这需要给予一些超过正常潮气量的处理（例如：＞20 ml/kg）。增加PEEP可以增加功能残气量，在每次呼吸过程中使已经开放的肺泡获得更大比例的通气。可能需要将PEEP逐渐增加到15 cmH_2O。

由于低氧血症有害，而FiO_2＞0.6可能引起氧中毒导致ARDS，因此维持FiO_2≤0.6和PaO_2＞60 mmHg是短期的目标。在24～48 h内，FiO_2为1.0是有害的，因此降低FiO_2为0.6是一个较好的短期目标（例如：＜12～24 h）。当患者发生明显的肺内分流时，降低高的FiO_2会引起微小的PaO_2变化，因此需要密切监测SpO_2和ABG的变化来随时调节机械通气的参数。

ARDS网络调查提示，患者经过充足的氧合后，应立即给予小潮气量通气策略（例如：按标准体重潮气量6 ml/kg，气道峰压＜30 cmH_2O）。另一个ARDS特殊治疗是相对于自由液体治疗而言，要维持相对“干”的状态。重症监护病房（intensive care unit，ICU）的一般措施包括预防胃肠道出血、深静脉血栓、早期胃肠道营养和每日间断镇静。

7. 简述最常用的通气模式？

详细的机械通气概述超出了这章节的内容。最常使用的呼吸模式详见表87-1。

机械通气一般应用指征：

- 没有任何呼吸力量的患者［例如：CMV、辅助控制通气（AC）和压力控制通气（PC）模式］。
- 有轻度呼吸力量的患者［例如：同步间歇指令通气（SIMV）和SIMV/PS模式］。
- 有明显呼吸力量的患者（例如：PS模式）。

“触发”是指引起一次呼吸开始的因素，可以是：

- 时间-通过设定频率来决定需要多久给予一次呼吸。这是术中最常用的方法。如果呼吸频率设定为12次/分，那么呼吸机每5秒给予一次呼吸。
- 患者-呼吸机通过负压的产生（AC模式）或者吸气流量（PS模式）来检测患者的吸气力量。

“呼吸目标”是指设定预期的呼吸参数，可以是呼吸机提供的潮气量或者是压力。在SIMV模式下，患者触发的呼吸完全由患者的呼吸力量来决定。提供的呼吸模式可以是源于呼吸机的设定（CMV、AC和PC模式），也可以是依靠患者触发的设定（在SIMV模式下间断的自主呼吸），或者是辅助患者的设定（PS模式）。

CMV模式仅应用于手术室内。呼吸频率和潮气量是设定的，而患者无自主呼吸。这种模式只适用于全身麻醉。

AC模式允许患者每分钟接受数次预先设定的机械通气，呼吸机检测患者额外的吸气力量，从而给予一定潮气量的辅助机械通气。PC通气模式是根据设定的压力而不是容量来机械通气。它还是重症护理人员治疗ARDS时独有的通气模式，也可以用于肺顺应性明显异常的任何时候（例如：行腹腔镜手术的肥胖患者）。因为每次呼吸的压力-时间曲线特点与较好的肺泡通气相关，这种模式可以改善氧合和通气。潮气量完全由设定的压力和肺顺应性决定，需要特别注意呼吸机给予的潮气量、SpO_2，以及呼气末二氧化碳或$PaCO_2$。

SIMV联合呼吸机设定的呼吸频率同步呼吸，不干预患者的自主呼吸。

表87-1 常用呼吸模式

患者呼吸	模式	触发	呼吸目标	呼吸来源
无	CMV	时间	设定潮气量	呼吸机
无或最小	AC	时间和患者	设定潮气量	呼吸机
无或最小	PC	时间	设定压力	呼吸机和可变潮气量
最小到显著	SIMV	时间和患者	设定潮气量和患者触发潮气量	呼吸机和患者
中度到接近完全	PS	患者	设定压力	患者辅助和可变潮气量

AC，辅助-控制通气；CMV，机械控制通气；PC，压力控制；PS，压力支持；SIMV，同步间歇指令通气

PS通气模式用于辅助自主呼吸。呼吸机检测到患者的吸气用力，并维持预设的压力，直到吸气流速降至峰值的25%。5～10 cmH_2O的压力支持相当于不用气管插管的自主呼吸，它可以弥补呼吸机管道和呼吸阀的阻力。更高的PS能提供额外的通气支持。

这些通气模式通常联合应用，特别是SIMV和PS模式，患者触发的通气伴有呼吸机触发的通气并得到PS通气模式的支持。这种联合的通气模式较单独应用SIMV模式，患者可以更舒适的从完全支持模式（AC或者PC模式）转换到最低的支持模式（仅PS模式）。新型呼吸机可以在整个呼吸过程中提供能够调节压力的AC模式（例如：压力调节的容量控制），这不需要深度镇静或者停顿，还可以提供和PC通气模式一样的益处。

8. 简述肺栓塞的临床表现、诊断和治疗。

肺栓塞的临床表现一般为PaO_2急剧下降伴胸部X线片无浸润表现。PaO_2急剧下降还见于胸部X线片也无浸润表现的哮喘（即使未闻及哮鸣音），以及胸部X线片有新出现浸润的肺炎。肺栓塞的患者常伴有心动过速。既有心动过速又有呼吸困难的肺栓塞患者，有可能发展为室上性心律失常。机械通气的危重患者的临床表现变化多样，尽管可以进行下肢多普勒、通气/血流扫描和肺血管造影检查，但是通常依靠CT下血管造影术来诊断肺栓塞。治疗包括抗凝。在监测部分凝血活酶时间的情况下静脉注射肝素，或者皮下注射低分子肝素。因应用抗凝会有高度出血风险的患者，可以考虑放置下腔静脉滤器。

9. 简述拔管的指征？

拔管时满足的指征大致分为两类，全身指征和呼吸系统指征。

全身指征包括：

（1）患者清醒、合作及具有保护气道的能力；

（2）患者血流动力学稳定，未应用或者应用最小量的血管加压药物；

（3）患者没有高热或者脓毒症的临床表现（例如：寒战）；

（4）患者不需要检查（例如：CT或者MRI）或者外科手术，特别是计划拔管后不久转出ICU的患者。

呼吸系统特异的标准包括：

（1）在$FiO_2 \leqslant 0.4$时，患者能够维持$SpO_2 > 90\%$，机械通气时每分通气量<10 L/min。

（2）使用5～10 cmH_2O的压力支持或者T型管，患者能够维持自主呼吸30～60 min，不出现心动过速、心动过缓、低血压、高血压、痛苦（例如：呼吸、焦虑）、出汗、辅助呼吸肌参与、反常呼吸及$SpO_2 \leqslant 90\%$。更特异的是“浅快呼吸指数（rapid shallow breathing index，RSBI）”，计算公式如下：

$$RSBI = 每分钟呼吸频率/潮气量（L）$$

指数小于100时，提示可以成功拔除气管导管。

在自主呼吸试验结束时不需要做ABG，但是ABG也是有益的，特别是对于临床表现和RSBI的值不完全确定的边缘患者。尽管按照这些指征去评估，但是在ICU内大约10%的患者在拔管后24 h内需要再次插管。

推荐阅读

Acute Respiratory Distress Syndrome Network: Ventilation with lower tidal volumes as compared with traditional tidal volumes for acute lung injury and the acute respiratory distress syndrome. N Engl J Med 342:1301, 2000.

Artigas A, Bernard GR, Carlet J, et al.: The American- European consensus conference on ARDS, Part 2. Am J Respir Crit Care Med 157:1332, 1998.

Bernard GR, Artigas A, Brigham KL, et al.: The American- European consensus conference on ARDS. Definitions, mechanisms, relevant outcomes, and clinical trial coordination. Am J Respir Crit Care Med 149:818, 1994.

Brower RG, Lanken PN, MacIntyre N, et al.: Higher vs lower positive end-expiratory pressures in patients with the acute respiratory distress syndrome. N Engl J Med 351:327, 2004.

Cortes I, Penuelas O, Esteban A: Acute respiratory distress syndrome: evaluation and management. Minerva Anestesiol 78:343, 2012.

Donahoe M: Acute respiratory distress syndrome: a clinical review. Pulm Circ 1:192, 2011.

Dreyfuss D, Soler P, Basset G, et al.: High inflation pressure pulmonary edema: respective effects of high airway pressure, high tidal volume, and positive end-expiratory pressure. Am Rev Respir Dis 137:1159, 1988.

Gurka DP, Balk RA: Acute respiratory failure. p. 773. In Parrillo JE, Dellinger RP (eds.): Critical care medicine: Principles of diagnosis and management in the adult, 3rd edition. Mosby, Philadelphia, 2008.

Krishnan JA, Brower RG: High-frequency ventilation for acute lung injury and ARDS. Chest 118:795, 2000.

Laffey JG, O'Croinin D, McLoughlin P, et al.: Permissive hypercapnia—role in protective lung ventilatory strategies. Intensive Care Med 30:347, 2004.

National Heart, Lung, and Blood Institute Acute Respiratory Distress Syndrome (ARDS) Clinical Trials Network: Pulmonary-artery versus central venous catheter to guide treatment of acute lung injury. N Engl J Med 354:2213, 2006.

Pierrakos C, Karanikolas M, Scolletta S, et al.: Acute respiratory distress syndrome: pathophysiology and therapeutic options. J Clin Med Res 4:7, 2012.

Tsushima K, King L, Aggarwal NR, et al.: Acute lung injury review. Intern Med 48:621, 2009.

Ware LB, Matthay M: The acute respiratory distress syndrome. N Engl J Med 342:1334, 2000.

Wiedermann HP, Wheeler AP, Bernard GR, et al.: Comparison of two fluid-management strategies in acute lung injury. N Engl J Med 354:2564, 2006.

病例88

心血管系统

Paula Trigo，MD · Gregory W. Fischer，MD

（王威威 译 丁文刚 校）

问题

1. 右心室衰竭的病因和病理生理是什么？
2. 慢性肺动脉高压对右心室功能有何影响？
3. 怎样诊断右心室衰竭？
4. 叙述右心室衰竭的治疗策略。
5. 对右心室衰竭的患者推荐使用何种术中监测？
6. 右心室衰竭患者的预后如何？

患者，女性，74岁，入院行择期二尖瓣修复术。明确的既往病史为高血压、糖尿病和高脂血症。患者在平稳的全身麻醉诱导后经右颈内静脉置入肺动脉导管（pulmonary artery catheter，PAC）。该患者基础肺动脉压较高（45/20 mmHg）。其余临床和实验室指标均在正常范围内。体外循环开始前经食管超声心动图（transesophageal echocardiogram，TEE）显示二尖瓣后叶脱垂（P2段）合并重度二尖瓣反流，左心室扩大，射血分数正常。右心室轻度扩大和右心室功能轻度受损，三尖瓣轻度反流。

手术成功修复二尖瓣后，患者在中等剂量的正性肌力药［肾上腺素0.1 μg/(kg · min)］支持下脱离体外循环。左心室射血分数为40%。中度右心室功能不全伴中度三尖瓣反流（图88-1）。肺动脉压持续增高（50/22 mmHg），中心静脉压在正常范围内（10～12 mmHg）。心排血指数为2.0 L/(min · m^2)，混合静脉血氧饱和度为72%。随后患者转入心胸重症监护病房（cardiothoracic intensive care unit，CTICU）进行进一步的术后治疗。

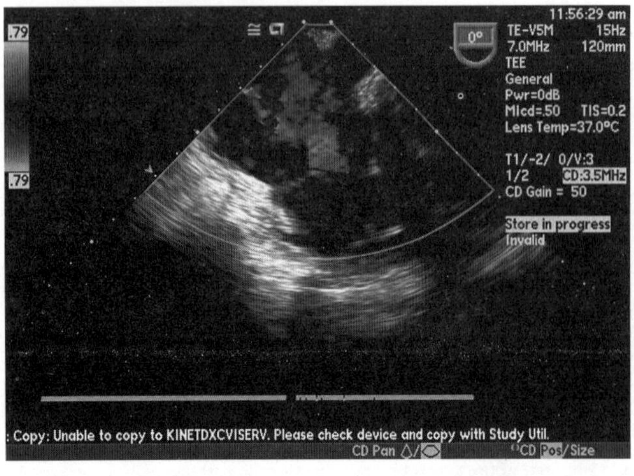

图88-1 中度三尖瓣反流

起初在CTICU患者状态稳定，血流动力功能良好。肾上腺素的输注逐渐减量。然而在术后当晚，患者经静脉输注大量液体以改善基础血压。结果患者中心静脉压从10 mmHg增至20 mmHg并且血压无改善（85/45 mmHg）。尽管增加了血管活性药物的支持用量，患者的临床状态仍每况愈下，出现进行性低心排血量的表现并开始出现多器官功能衰竭。患者的心排血指数和混合静脉血氧饱和度分别下降至1.5 L（min · m^2）和45%。乳酸值逐渐增高至8 mmol/L。术后第一天清晨进行的TEE显示严重的右心室抑制和三尖瓣反流。左心室射血分数为50%。

医生决定返回手术室紧急植入右心室辅助装置（right ventricular assist device，RVAD）（Thoratec Centrimag；Thoratec，Pleasanton，CA）。手术过程顺利，患者返回CTICU接受进一步治疗。患者的血流动力学状态在之后的12 h显著改善。早期多器官功能衰竭征象出现逆转（例如，低尿量，转氨酶增高）。RVAD在之后几天逐渐被撤去，患者在术后第七天返回手术室行RVAD移除并且过程顺利。气管插管在RAVD移除后3天拔出，随后脱离全部血管活性药物的支持。患者在术后第37天出院回家。

1. 右心室衰竭的病因和病理生理是什么？

使右心室无法向肺循环射血的任何结构或功能性失常均导致右心室衰竭。右心室衰竭的最常见原因见表 88-1。右心室衰竭也是各种类型的先天性心脏病的最主要特征，如法洛四联症、大动脉转位、Ebstein 畸形、艾森门格综合征。急性右心室衰竭也可见于处于急性胸综合征的镰状细胞病患者。

右心室衰竭的病理生理复杂，从潜在的游离壁和室间隔功能受损发展而来。心肌纤维的排列方向是右心室功能的关键因素。室间隔由纵行和横行纤维构成。心肌纤维的这种排列方式是右心室功能的必要因素并决定射血分数。室间隔被定义为两侧心室的“马达”将有助于理解两心室间的相互作用。室间隔对右心室功能的主要作用是为心脏手术术后右心室梗死和功能不全提供治疗基础。

在此病例中，右心室衰竭的病因是多因素的。一方面患者术前存在肺动脉高压（pulmonary artery hypertension，PAH）。这种后负荷的慢性增加导致室壁张力增加，从而引起代谢需求的增加。继而引发右心室对术中的血流完全阻断缺乏耐受。另一方面左心室功能在二尖瓣修复后也迅速受到抑制。心肌缺血和左心室后负荷增加是此类患者射血分数降低的重要原因。

表 88-1 右心室衰竭病因
左心室衰竭
右心室缺血
内源性心肌病
压力过负荷 肺动脉瓣狭窄 任何原因引起的慢性肺动脉高压
急性肺动脉高压 重度左心功能不全 鱼精蛋白反应 低氧 酸中毒 张力性气胸 急性肺动脉栓塞 输血相关性急性肺损伤
脓毒血症
心脏压塞
心胸手术术后状态 心肌保护不足 心肌抑顿 冠脉空气栓塞

在 CTICU，肾上腺素减量联合大量静脉液体输入造成急性容量过负荷，三尖瓣环扩张和重度三尖瓣反流引发右心室衰竭。只有快速植入机械辅助装置才能缓解。

2. 慢性肺动脉高压对右心室功能有何影响？

在慢性 PAH 中，右心室通过向心性肥厚和使室间隔扁平与增加的后负荷相适应；上述改变降低了左心室顺应性导致舒张功能不全。因此，舒张功能不全常见于慢性 PAH 患者。脑钠肽和肌钙蛋白 T 的血清含量与肺血管阻力（pulmonary vascular resistance，PVR）具有良好的相关性，以上指标的增加与特发性 PAH 患者死亡率增加有关。

如果对 PAH 不给予治疗，右心室持续射血进入高肺动脉压系统，肥厚的右心室扩张并最终衰竭，引起心排血量和终末器官灌注的减少。减少的灌注和增加的心肌氧需量导致右心室甚至在没有明显的冠状动脉粥样硬化疾病的情况下发生缺血。

3. 怎样诊断右心室衰竭？

右心室衰竭的临床表现为液体潴留（例如，周围水肿，腹水，全身性水肿），低心排血量可导致运动耐量降低或疲劳，以及心律失常。心脏磁共振显像（magnetic resonance imaging，MRI）是评估右心室结构和功能的有用工具。一些研究显示 MRI 是测量右心室射血分数（right ventricular ejection fraction，RVEF）最精确的方法。放射核素技术对右心室功能提供独立的评价。心导管置入能够测量血流动力学数据和精确评估 PVR。另一个可提供解剖和功能特征的检查是肺血管成像。

评估右心室结构和功能的最可靠、最多样、最便捷的方法是超声心动图显像。在二维心脏超声中，RVEF 可通过 Simpson 法和面积-长度法测量。右心室面积的改变可在四腔心界面测量。在肺疾病的终末阶段，RVEF 和右心室面积改变有良好的相关性。三尖瓣环平面收缩期移位是另一种定量评估右心室功能的方法，通常在 M 型超声显像的四腔心界面测量。组织多普勒成像可定量评估右心室收缩功能和测量心肌速率。右心室心肌功能指数是评价先天性心脏病和肺动脉高压患者的有效指标，并通常在右心室功能不全时升高。

PAC 是在手术室内评价血流动力学状态、血管内容量和静脉血氧饱和度的有效方法（图 88-2）。TEE 是手术室内评价心功能的另一选择。

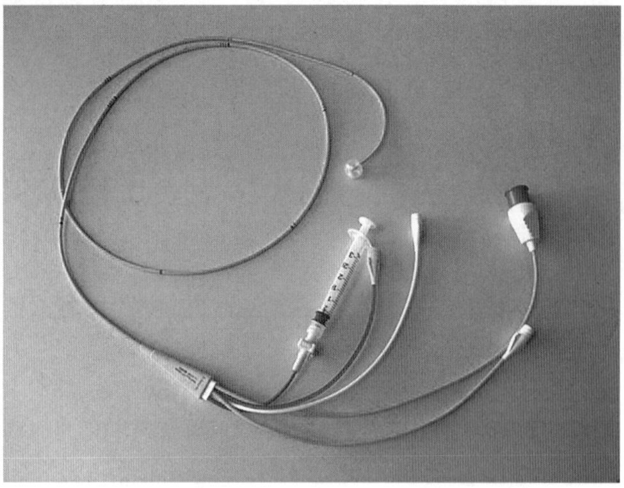

图 88-2　肺动脉导管（PAC）

4. 叙述右心室衰竭的治疗策略。

治疗右心室衰竭的目标是优化前负荷，减少右心室后负荷，确保房室传导和支持左右心室的收缩力。因为右心室室间隔向左心室弯曲进一步损害左心室功能，因此需找到平衡最佳前负荷和最小后负荷的方法，避免右心室的过度扩张。应用药物治疗（例如儿茶酚胺类正性肌力）是一线治疗手段，先于主动脉内球囊反搏和 RVAD 等机械支持。右心室前负荷须谨慎处理做到既能提供容量又可避免右心室过度扩张。正常的房室传导是必要的。

调节呼吸支持保证足够氧合，避免高碳酸血症和酸中毒，并使吸气峰压最小化。另外，低温与增加 PVR 有关应避免发生。

表 88-2　正常心内压力

解剖位置	均值（mmHg）	范围（mmHg）
右房压	6	1～12
右心室	25/5	15～30/2～8
PA 收缩压	20	15～30
PA 舒张压	10	5～15
平均 PA 压	15	10～20
PCWP	10	5～15
左房压	10	4～15
LVEDP	10	4～15
左心室收缩压	120	90～140

LVEDP，左心室舒张末压；PA，肺动脉；PCWP，肺毛细血管楔压

应用肺血管舒张药物治疗进一步降低 PVR。降低肺动脉压的药物如磷酸二酯酶抑制药（如米力农，氨力农），肺血管扩张药如奈西立肽和前列腺素 E_1 及其类似物（如前列环素，伊洛前列素）以及一氧化氮都是很好的选择。如果尽管进行了最大限度的药物治疗右心室功能不全仍持续存在，应考虑植入机械辅助装置如主动脉内球囊反搏或 RVAD。

5. 对右心室衰竭的患者推荐使用何种术中监测？

放置肺动脉导管（PAC）有益于通过热稀释法获得心排血量和监测右侧（中心静脉压）和左侧（肺动脉舒张压或肺毛细血管楔压）充盈压力（图 88-2）。获得血流动力压力和心排血量后，临床医生可应用整合软件快速计算出血管阻力和心室搏出量（表 88-3）。这些指标可用于指导对患者的药物辅助治疗（如正性肌力药和血管收缩药）。混合静脉血氧饱和度的测量可从肺动脉侧孔获得。

PAC 的应用不可避免并发症的发生，这些并发症包括心律失常，既往双束支传导阻滞的患者出现心脏传导阻滞、气胸、空气栓塞，以及心内膜和瓣膜损伤。严重的并发症如肺梗死、肺动脉穿孔和出血均有报道。由 Schwann 等（2011）进行的一项研究显示应用 PAC 的患者在冠状动脉旁路移植术中死亡率和病死率更高。在常规手术和重症监护病房的患者的大量研究均没有显示出应用 PAC 比单独应用中心静脉置管更有优势。随着 TEE 在常规手术中更广泛的应用，PAC 最终退出围术期医疗并让位于 TEE 指导的液体输注、正性肌力药和血管活性药的治疗不足为奇。

6. 右心室衰竭患者的预后如何？

右心室衰竭与死亡率和病死率增高相关。右心室衰竭的选择性标志物与预后有关，如血流动力学标志物（右房压，心脏指数）、收缩功能指数（如，RVEF，RV 面积改变，三尖瓣环平面收缩期移位）和舒张充盈指标。然而，大多数存在初始血流动力学损害而又随后存活的患者具有自发的早期血流动力学恢复和晚期右心室功能正常化。更多旨在应用长期心室辅助装置作为主要治疗或过渡恢复的近期措施已显著改善生存率。

表 88-3 肺动脉导管导出的血流动力学指标

心排血量（CO）	4～6 L/min
心排血指数（CI）＝CO/BSA	2.8～4.2 L/(min·m^2)
每搏量（SV）	50～100 mL
搏出量指数（SI＝SV/BSA）	30～65 mL/m^2
左心室气搏作功指数（LVSWI） LVSWI＝1.36×（MAP－PCWP）×SI/100	45～60 g-m/m^2
右心室气搏作功指数（RVSWI） RVSWI＝1.36×（MPAP－CVP）×SI/100	5～10 g-m/m^2
外周血管阻力（SVR） SVR＝(MAP－CVP)×80/CO	900～1400 dyne·s·cm^{-5}
外周血管阻力指数（SVRI） SVRI＝(MAP－CVP)×80/CI	1500～2400 dyne·s·cm^{-5}/m^2
肺血管阻力阻力（PVR） PVR＝(MPAP－PCWP)×80/CO	150～250 dyne·s·cm^{-5}
肺血管阻力指数（PVRI） PVRI＝(MPAP－PCWP)×80/CI	250～400 dyne·s·cm^{-5}/cm^2

BSA，体表面积；CI，心排血指数；CO，心排血量；CVP，中心静脉压；LVSWI，左心室气搏作功指数；MAP，平均动脉压；MPAP，平均肺动脉压；PCWP，肺毛细血管楔压；PVR，肺血管阻力；PVRI，肺血管阻力指数；RSWI，右心室气搏作功指数；SI，搏出指数；SV，每搏量；SVR，外周血管阻力；SVRI，外周血管阻力指数

推荐阅读

Bojar R: Manual of perioperative care in adult cardiac surgery, 4th edition. Blackwell Publishing, Malden, MA, 2005.

Buckberg G, Athanasuleas C, Saleh S: Septal myocardial protection during cardiac surgery for prevention of right ventricular dysfunction. Anadolu Kardiyol Derg 8(Suppl 2):108, 2008. [Erratum in: Anadolu Kardiyol Derg 8(6):471, 2008.]

Chin KM, Kim NH, Rubin LJ: The right ventricle in pulmonary hypertension. Coron Artery Dis 16:13, 2005.

Haddad F, Doyle R, Murphy DJ, et al.: Right ventricular function in cardiovascular disease, part II: pathophysiology, clinical importance, and management of right ventricular failure. Circulation 117: 1717, 2008.

Haddad F, Hunt SA, Rosenthal DN, et al.: Right ventricular function in cardiovascular disease, part I: anatomy, physiology, aging, and functional assessment of the right ventricle. Circulation 117:1436, 2008.

Harvey S, Harrison DA, Singer M, et al.: PAC-Man study collaboration: Assessment of the clinical effectiveness of pulmonary artery catheters in management of patients in intensive care (PAC-Man): a randomised controlled trial. Lancet 366:472, 2005.

Kaplan JA, Reich DL, Savino JS: Kaplan's cardiac anesthesia: The echo era, 6th edition. Elsevier, St Louis, 2011.

Lahm T, McCaslin CA, Wozniak TC, et al.: Medical and surgical treatment of acute right ventricular failure. J Am Coll Cardiol 56:1435, 2010.

Markel TA, Wairiuko GM, Lahm T, et al.: The right heart and its distinct mechanisms of development, function, and failure. J Surg Res 146:304, 2008.

Sandham JD, Hull RD, Brant RF, et al.: Canadian Critical Care Clinical Trials Group: A randomized, controlled trial of the use of pulmonary-artery catheters in high-risk surgical patients. N Engl J Med 348: 5, 2003.

Saleh S, Liakopoulos OJ, Buckberg GD: The septal motor of biventricular function. Eur J Cardiothorac Surg 29(Suppl 1):S126, 2006.

Schwann NM, Hillel Z, Hoeft A, et al.: Lack of effectiveness of the pulmonary artery catheter in cardiac surgery. Anesth Analg 113:994, 2011.

Voelkel NF, Quaife RA, Leinwand LA, et al.: Right ventricular function and failure: report of a National Heart, Lung, and Blood Institute working group on cellular and molecular mechanisms of right heart failure. Circulation 114:1883, 2006.

病例89

脓毒症和多器官功能障碍综合征

Jordan Brand，MD

（刘 苏 译 刘 晶 校）

问题

1. 怎样区别全身炎症反应综合征、脓毒症、严重的脓毒症、脓毒性休克和多器官功能障碍综合征？
2. 脓毒症相关的器官功能障碍的病理生理机制和表现是怎样的？
3. 脓毒症和多器官功能障碍综合征怎么治疗？
4. 怎样评估、治疗和预防导管相关的脓毒症？
5. 不同亚组的患者可能需要的治疗方法？

患者，男，57岁，既往患有糖尿病和幽门螺旋杆菌感染，因十二指肠溃疡穿孔行剖腹探查术，术后送入加强医疗病房。生命体征：心率113次/分，血压83/40 mmHg，呼吸频率为18次/分，体温38.9℃，脉搏血氧饱和度（oxygen saturation by pulse oximetry，SpO_2）98%。进行液体复苏后，患者依旧持续性低血压，并出现少尿和凝血病。

1. 怎样区别全身炎症反应综合征、脓毒症、严重的脓毒症、脓毒性休克和多器官功能障碍综合征？

多年来，脓毒症已被公认为是一个临床症状。全身炎症反应综合征（systemic inflammatory response syndrome，SIRS）是近年来的一个发展，由美国胸内科医师学会在1992年定义的。这两种情况被视为涉及具有相同病理生理机制疾病的连续发展的一部分。SIRS由4个主要的炎症指标来定义（表89-1）。

尽管SIRS通常和感染有关，但它也可以由许多非感染性因素诱发，例如胰腺炎、外伤、外科手术、心肺转流术、烧伤、过敏反应、药物或者主动脉夹层。如果SIRS与血液培养阳性有关或者与其他明确的感染指标相关，那么它就被认为是脓毒症。严重的脓毒症是指那些继发于败血症且已发展为器官功能障碍的情况。在脓毒性休克中，一个密切相关的本质是脓毒症导致了低灌注或动脉的低血压或二者兼有。多器官功能障碍综合征（Multisystem organ dysfunction syndrome，MODS）指两个或两个以上系统功能障碍，需要干预来维持内环境稳态。MODS可以由脓毒症引发，也可以由其他情况引起，例如非感染性SIRS或心源性休克。尽管这些情况表现出不同的特征，但是近年来学者尽力使它们的命名标准化。

表89-1 全身炎症反应综合征的诊断标准

心率	通气指标	体温	WBC
>90次/分	RR>20次/分 或者 pCO_2<30 mmHg	>38℃ 或者 <36℃	>12 000 或者 <4000 或者 >10%细胞总数

pCO_2，二氧化碳分压；RR，呼吸频率；WBC，白细胞计数

2. 脓毒症相关的器官功能障碍的病理生理机制和表现是怎样的?

大量的理论被用来解释导致脓毒症的原因。其中大部分理论普遍赞同这样的概念，即：脓毒症是由最初的感染性损伤引起的结果。感染导致了免疫系统的激活，随之而来的是免疫系统的过度活跃造成的损害。最初的损害是常见的局部或者血液为基础的细菌感染。革兰氏阴性细菌的细胞膜包含着可以触发强免疫反应的多个元素，如脂多糖，被认为是革兰氏阴性脓毒症的主要因素。革兰氏阳性细菌不包含脂多糖，大部分致病性被认为是由外毒素引起的，这是一种由细菌分泌的具有免疫源性的毒素。

在这种毒素刺激下，细胞释放大量促炎性细胞因子，例如白介素（interleukin，IL）-1、IL-2、IL-6、IL-10，干扰素-γ和肿瘤坏死因子（tumor necrosis factor，TNF）-α。TNF-α 形成一个正反馈环路，在这个环路中它不仅可以增加自身的分泌，而且还可以促进其他炎症介质的产生。这个过程作为对细菌入侵的应答，最初是有益的，但是也会变成有害的。细胞因子的产生导致免疫细胞和补体的激活，这可导致细胞凋亡和内皮细胞功能障碍。激活的内皮细胞表达相应的分子，例如组织因子，它易引起血栓前状态形成，导致微血管血栓和局部缺血，这是器官功能障碍发展的基础。另外，内皮细胞不断产生一氧化氮（nitric oxide，NO)，它可以使血管舒张，导致低血压。

几乎任何感染都能导致脓毒症的状态。在一些情况中，人们认为因为低灌注或其他创伤损害患者的胃肠道黏膜，内生的肠道菌群就可以通过黏膜屏障，导致菌血症和脓毒症。这就是众所周知的脓毒症的肠道菌群转移理论。对那些免疫功能不全的患者来说，这可能是一个特殊的问题，在那些因休克所致的低血压患者和那些因肠梗阻或者癌症所致的胃肠道病理状态的患者身上也一样。尽管这个转移过程发生在许多非危重疾病情况下并且可能是正常免疫监视的一部分，大量研究提出这种菌群转移会增加脓毒症的死亡率。因为初始的感染或者其他导致内脏灌注减少的损害，来自肠道的细菌会引起二次侵害，导致更坏的结果。肠内营养虽然被提倡作为一个保护肠道黏膜和阻止细菌易位的方法，但是还没有被最后证实。

器官功能障碍可呈现多种形式。其中常见的是心肌功能障碍，尤其是在最初的细胞因子风暴后。它可能是由循环中的心肌抑制因子而不是局部心肌缺血引起。在脓毒症的初期，全身血管阻力降低和静脉扩张，产生了高动力性、高心排的状态。在脓毒症的最初几天，这种高动力状态会引起心脏收缩和舒张功能障碍。继发于肺损伤的肺动脉高压可加重右心衰竭。

大多数脓毒症的特点为血管舒张和对缩血管药物不敏感，原因很多，包括平滑肌内对腺苷三磷酸敏感的钾通道激活、NO 产生增加和精氨酸升压素（arginine vasopressin，AVP）缺乏。这提示在脓毒性休克时可以给予外源性 AVP。酸中毒可减弱脉管系统对血管收缩药物的反应，使情况恶化。

肺是脓毒症中最容易受损的器官之一。在细胞因子的影响下，肺内的上皮细胞上调黏附分子和趋化因子，通过激活中性粒细胞，引起肺组织和肺泡渗出。这些中性粒细胞释放不同的炎症介质，可损伤肺泡壁，导致液体渗出和蛋白质进入肺泡腔。这一系列事件使残余的肺表面活性物质失活，引起气体弥散障碍、肺不张和通气血流比例失调。这个过程称为急性肺损伤（acute lung injury，ALI）或当更严重的时候称为急性呼吸窘迫综合征（acute respiratory distress syndrome，ARDS)（表 89-2)。较高吸氧浓度和通气压力对维持氧合作用很重要，但这可能会使炎症状态持续。这种损伤会影响肺血管，引起肺动脉高压，在缺氧问题解决后这种情况可能会持续存在。

继发于脓毒症的肾损伤也很常见。全身血管舒张和低血压可能导致间接肾缺血。在因血管扩张造成的血容量不足的情况下，肾试图通过释放递质刺激肾内血管收缩，特别是收缩出球微动脉来维持肾小球滤过率（glomerular filtration rate，GFR)。最终，这些代偿机制会失效，从而导致 GFR 降低。内皮损伤也可能导致肾内微血管功能障碍和血栓形成。脓毒症患者的肾功能障碍可以表现为正常的尿量、少尿甚至无尿，并可能有不同程度的溶质过滤障碍。量化脓毒症引起急性肾损伤的标准包括 RIFLE 标准（表 89-3)。

表 89-2　急性肺损伤和急性呼吸窘迫综合征的临床标准

症状	ALI	ARDS
肺部浸润	双侧且呈多形性	双侧且呈多形性
PAOP	<18 mmHg	<18 mmHg
PaO_2：FiO_2 比例	<300	<200

ALI，急性肺损伤；ARDS，急性呼吸窘迫综合征；PaO_2：FiO_2，动脉血氧分压：吸入氧比例；PAOP，肺动脉楔压

表 89-3 急性肾损伤的 RIFLE 分类

分类	肾小球滤过率	尿量
危险（Risk）	下降≥25% 或 基础 SCr 增加×1.5	<0.5 ml/(kg·h) ≥6 h
损伤（Injury）	下降≥50% 或 基础 SCr 增加×2	<0.5 ml/(kg·h) ≥12 h
衰竭（Failure）	下降≥75% 或 基础 SCr 增加×3 或 SCr>4 mg/dl 并以 0.5 mg/dl 急剧增长	<0.3 ml/(kg·h) ≥24 h 或无尿≥12 h
丧失（Loss）	肾功能完全丧失>4 周	
ESRD	肾功能彻底丧失>3 个月	

ESRD，终末期肾病；SCr，血清肌酐

肝在脓毒症中也会有异常表现。肝巨噬细胞，称为 Kupffer 细胞，它可以参与炎症刺激后细胞因子的反应。肝内皮细胞也容易受到整体生理状态的影响。肝细胞的一些蛋白质生成减少，如前白蛋白和白蛋白，并且可以促进生成促炎症蛋白质如 C-反应蛋白。低血压可能会导致“休克肝”，以转氨酶的升高和合成功能下降为特征，最终导致低蛋白血症和凝血病。随着最初损伤的修复，碱性磷酸酶和胆红素通常会升高。即使没有这种休克状态，脓毒症也可导致胆汁淤滞，这可能使胆道淤泥和非结石性胆囊炎随之而来。

脓毒症引起血液系统紊乱包括直接的骨髓抑制，以及微血管血栓形成和消耗性凝血功能障碍。消耗性凝血病的最严重的形式是弥散性血管内凝血（disseminated intravascular coagulation，DIC）。DIC 经常导致弥散性血栓形成、低纤维蛋白原血症、凝血功能障碍及纤维蛋白降解产物增加，并发异常的血栓形成和出血。铁代谢的改变可引起造血不足和慢性贫血。微血管血栓可引起红细胞溶血，导致微血管病性溶血性贫血。白细胞计数或高或低，这取决于骨髓的功能状态。白细胞减少被认为是不良预后的标志。血小板减少与异常的血小板活化和黏附一样，可能由骨髓抑制引起的。

脓毒症也可引起中枢神经系统（central nervous system，CNS）和外周神经系统功能失调。CNS 的异常包括脑病，其通常由意识水平和神经系统检查来诊断。与其他代谢脑病相比，可不伴有扑翼样震颤、颤抖和肌阵挛。脓毒性脑病可表现为谵妄，这是很常见的，是预后不良的独立预测因子。由于低灌注、细胞因子和去适应影响，外周神经系统会出现局部去神经支配和肌神经病变，这会导致长时间无力、呼吸机依赖和脓毒症幸存者的发病率。

3. 脓毒症和多器官功能障碍综合征怎么治疗？

治疗脓毒症和 MODS 有 4 个主要部分。

控制最初的感染

感染控制包括源头控制和抗菌治疗。如果传染源不明，一套标准的诊断检查包括血、尿和痰培养；胸部 X 线检查及 CT 扫描。源头控制包括脓肿引流、感染组织清创，或者清除感染的植入物或金属件。最好是尽可能早地进行手术，但是在一些情况下，由于患者急性期病情不稳定，需要延迟决定性的治疗。最初可以选择经皮穿刺引流或其他非手术疗法，以减少对免疫力低下患者的影响。必要时，外科处理可以推迟至患者的病情改善。

除了源头控制，适当的抗菌疗法是控制发病率和死亡率的关键。尽管血培养物（以及其他适当的培养物）应该在使用抗生素之前去采集，但是抗生素的使用不应该为实现这一目标而被延迟。感染的早期治疗可使免疫反应在变得失控之前终止。那些延迟应用抗生素的患者有较高的死亡率，在危重患者中，延迟应用抗生素是预示死亡的最重要的指标之一。合适的抗生素应覆盖大部分革兰氏阳性和革兰氏阴性细菌，并针对性地覆盖任何已知或可疑的感染。

适当的复苏和维持器官灌注

早期有创的复苏以减少器官功能障碍是脓毒症最能被接受的疗法之一。特定目标的早期复苏，包括中央静脉氧饱和度、输血、强心、镇静和机械通气，与仅维持重要生命体征和尿量的方法相比，可显著降低脓毒症早期的死亡率。虽然这个方法没有被普遍接受，但是许多有影响力的组织，如拯救脓毒症患者运动就推荐使用它。大部分重症监护临床医生认为早期采用靶向复苏来维持器官灌注是一个有用的方法。大多数争论集中在该使用哪一种监测和靶向。动脉压的分析、超声心动图和食管多普勒可能比旧式的血流动力学指标（如中心静脉压）更准确。

不管选择何种方法，关键的问题是患者的心排血量和灌注是否充足，如果不充足，患者是否会受益于容量负荷、正性肌力药或两者结合。如果患者被诊断为容量不足（或容量响应，这取决于所使用的测量方法），第一步通常是进行液体复苏。应给予胶体液或者晶体液，胶体液一般比较贵，并且很少有确凿的证据表明它比晶体液更好。如果患者灌注仍不足，但不再是容量不足，此时可以应用强心药物。尽管肾上腺素和米力农在某些情况下是合乎需要的，但是传统上使用多巴胺和多巴酚丁胺。

在循环容量和心排血量恢复后，感染性休克患者可能会持续低血压。某些组织床，如大脑和肾，往往跟压力相关，并且在这种情况下可以出现缺血。此时需要应用血管升压剂，以保持动脉压。可以使用去氧肾上腺素，特别是患者不具有中心静脉通路，因为如果它外溢则不太容易造成组织缺血。如果已开放中心静脉通路，首选去甲肾上腺素，因为它是一种更有效的血管收缩剂，还可以部分激动 β-肾上腺素受体，这使其成为更符合生理的选择。

最近，加压素的使用已成为流行，因为很多脓毒症患者体内 AVP 迅速枯竭，有望从“激素替代治疗”中获益。AVP 也可能因去甲肾上腺素的应用受益，因为它可以增加尿量，并可能改善少数脓毒症患者预后。尽管在脓毒症和其他休克状态时，多巴胺一直是传统上一线升压和强心药物，但是它可能会导致心动过速。尽管多巴胺被许多人认为在休克患者中有保护肾功能的作用，但大量的文献却反对这一观点。

预防并发症的措施

许多脓毒症患者死于并发症，这些并发症在适当的预防措施下是可以避免的。由于低血压和胃肠道灌注不足，内源性抑酸屏障被破坏，导致消化道溃疡及上消化道出血。可以应用 H_2 受体阻滞药和质子泵抑制药来预防。脓毒症患者血液呈高凝状态，即使伴有血小板轻度减少及凝血功能障碍的患者，也容易形成血栓，主要是形成静脉血栓。皮下注射普通或低分子量肝素和连续加压装置可以预防血栓形成，并降低其发病率和死亡率。尽管机械通气有生命支持作用，但容易导致呼吸机相关性肺炎（ventilator-associated pneumonia，VAP），血流动力学恶化，并且可能需要镇静。患者半卧位能够减少误吸和 VAP 的发生率，常规的试验性的自主呼吸和间断性镇静可以减少机械通气时间，从而减少发生呼吸机相关肺炎的风险。很多证据提示，需要注射胰岛素的严重高血糖患者需要预防感染和神经肌肉的并发症。然而，目前还不清楚血糖需要控制到何种程度才能够使患者获益，还需要进行大量研究。

器官功能的支持和置换

尽管采取了措施，许多脓毒症患者仍发展为器官功能障碍。除了上述提到的维持器官灌注和减少并发症的方法，器官功能的支持或置换有时也是必要的。通常，这种支持表现为机械通气或肾替代治疗（renal replacement therapy，RRT）的形式。如果需要机械通气，采取上述的预防措施可以降低 VAP 的发生，减少呼吸机的使用时间。在发展为 ALI/ARDS 的患者中，采用小潮气量（6 ml/kg 理想体重）通气策略可以降低死亡率。采用高水平的呼气末正压通气和肺复张策略对预防肺不张是有益的。已经证明早期使用神经肌肉阻滞药能够减少 ARDS 死亡率，但是因为这些药物有显著不良反应（如肌病、神经病及神经肌肉接头的改变），广泛地采用这种治疗还为时尚早。

在难治性高钾血症或其他电解质紊乱的情况下，RRT 常常能挽救生命。它还可用于治疗严重的酸中毒、容量超负荷、尿毒症或药物中毒。尽管有人热衷于采用 RRT 来调节细胞因子反应和改变脓毒症的过程，但是该试验结果令人失望。RRT 可以持续使用或间断进行。两种方法相比较，连续的治疗可能维持危重患者血流动力学稳定。但是，间断疗法在导管维护和资源利用方面具有优势。连续治疗可以依据当地标准采用血液滤过或者血液透析。

其他生命脏器功能的替代是不容易实现的。血液制品和生长因子可用于促进红细胞、血小板和白细胞生成。但是，也存在输血的不良反应，如免疫抑制、输血反应和输血相关性肺损伤。对于急性肝功能衰竭，尽管肝替代治疗已经取得了一些成功，但是对于脓毒症相关的肝功能衰竭，治疗经验还不足。危重患者一般肾上腺功能相对不全。在这种情况下，许多专家认可皮质激素治疗，但是这能否改善危重患者的发病率和死亡率，还是未知。

4. 怎样评估、治疗和预防导管相关的脓毒症？

特别提及的一个感染是中心静脉导管相关的血流感染（central line-associated blood stream infection，CLABSI）。CLABSI 是 ICU 发病率和死亡率的一个重要原因，在每年额外医疗费用中占 2.3 亿美元。

当留置导尿管时，细菌可以通过腔内或腔外途经到达导管尖端。在放置导尿管初期，尿道上皮再生之前，腔外途径似乎是更重要的感染途径。相反地，在导尿管留置时间较长时，腔内路径感染更为重要。在任何菌血症或脓毒症患者中，都应考虑导管相关感染。如果留置导管的部位出现硬结或化脓，更应该考虑导管相关感染，虽然这些现象不能明确表明存在感染。

当怀疑有导管相关血行感染时，其他部位（最好是外周）的血培养结果能够确诊菌血症。如果血培养结果阳性，应该拔除引起感染的导管，如果需要，应在其他部位重新留置。尽管进行适当的抗菌治疗，出现菌血症，还是怀疑导管相关感染。如果这种可能性大，即使没有明确的培养证据，也应拔除存在潜在的感染风险的导管。此时，应该选择广谱抗菌药，能覆盖常见病原体，例如葡萄球菌、肠球菌和革兰氏阴性杆菌。

CLABSI 渐渐地被认为是一个标志性事件。许多研究都致力于寻找防止导管细菌定植和感染的最佳方法。有几种方法都取得了成功（框 89-1）。因此，这些做法在整个医疗系统中广泛实施。虽然拔除导管是防止感染的有效方法，但是常规更换导管的方法并不能降低感染率。这种方法还可能增加并发症的发生率，如血栓和气胸。

框 89-1 减少导管相关感染的循证实践

遵守核查表和使用标准
教育和培训工作人员
使用可减少细菌黏附和生长的导管材料和涂层材料
优选锁骨下静脉置管
良好的手部卫生
使用氯己定醇制剂溶液
在不需要的情况下及时拔除导管

5. 不同亚组的患者可能需要的治疗方法？

对任何不必要进行预防措施的患者群体，需要慎重考虑预防性应用治疗措施。例如对于脓毒症患者的早期目标导向液体复苏治疗给出 CVP 的具体目标，以指导初始液体负荷。然而，对于心力衰竭患者，尤其是右心衰竭伴或不伴肺动脉高压，这可能是不利的。对于右心衰竭的患者，这种方法会导致右心室的过度膨胀，室间隔左移，降低左心室前负荷和顺应性，造成心肌损伤。这类患者需要更加平衡的方法，包括早期使用强心药和肺血管扩张药，例如吸入 NO。在心力衰竭合并感染性休克这种极端情况下，应用短期的心脏支持，如主动脉球囊反搏，可能是非常有帮助的。肾衰竭患者需要更谨慎的容量管理，并且可能需要及早进行透析。但是，这并不意味着不需要液体复苏。

同样，免疫系统受损的患者也需要慎重处理。他们临床感染指标表现不明显，特别是如果他们正在接受皮质激素治疗，通常需要广谱的抗菌药物。与免疫功能正常患者相比，引发免疫功能低下患者发生严重全身反应的病原体种类大得多。真菌、分枝杆菌和病毒都考虑作为抗菌治疗的目标。此外，因为免疫抑制患者抵抗环境微生物侵袭的能力下降，所以应尽可能减少留置导管和其他装置，甚至超出治疗标准。

最后，对于预后差的患者，例如高龄或转移癌患者，进行创伤性的治疗是不恰当的。在这种情况下，需要特别注意要尊重患者生病前意愿。根据患者的愿望和恢复的可能性，采取姑息治疗作为最好的过渡，而不是采取些不太可能改善患者生存时间或生活质量的干预措施。这种决定应该由患者家属制定，在一些特殊情况下还要联合医院伦理委员会来决定。

推荐阅读

Ventilation with lower tidal volumes as compared with traditional tidal volumes for acute lung injury and the acute respiratory distress syndrome. The Acute Respiratory Distress Syndrome Network (ARDSNet). N Engl J Med 342:1301, 2000.
Bone RC, Balk RA, Cerra FB: Definitions for sepsis and organ failure and guidelines for the use of innovative therapies in sepsis. Chest 101:1644, 1992.
Briel M, Meade M, Mercat A, et al.: Higher vs. lower positive end-expiratory pressure in patients with acute lung injury and acute respiratory distress syndrome: systematic review and meta-analysis. JAMA 303:865, 2010.
De Backer D, Biston P, Devriendt J, et al.: Comparison of dopamine and norepinephrine in the treatment of shock. N Engl J Med 362:779, 2010.
Dellinger RP, Carlet JM, Masur H, et al.: Surviving Sepsis Campaign guidelines for management of severe sepsis and septic shock. Crit Care Med 32:858, 2004.
Ely EW, Goyette RE: Sepsis with acute organ dysfunction. In Hall JB, Schmidt GA, Wood LD (eds): Principles of Critical Care, 3rd edition. McGraw-Hill, New York, 2005.
Frasca D, Dahyot-Fizelier C, Mimoz O: Prevention of central venous catheter-related infection in the intensive care unit. Crit Care 14:212, 2010.
Hack CE, Zeerleder S: The endothelium in sepsis: source of and a target for inflammation. Crit Care Med 29(Suppl):S21, 2001.
Hooper MH, Girard TD: Sedation and weaning from mechanical ventilation: linking spontaneous awakening trials and spontaneous breathing trials to improve patient outcomes. Crit Care Clin 25:515, 2009.
Khan RZ, Badr KF: Endotoxin and renal function: perspectives to the understanding of septic acute renal failure and toxic shock. Nephrol Dial Transplant 14:814, 1999.

Kollef MH, Sherman G, Ward S, Fraser VJ: Inadequate antimicrobial treatment of infections: a risk factor for hospital mortality among critically ill patients. Chest 115:462, 1999.

Landry DW, Oliver JA: The pathogenesis of vasodilatory shock. N Engl J Med 345:588, 2001.

MacFie J: Current status of bacterial translocation as a cause of surgical sepsis. Br Med Bull 71:1, 2004.

Marik PE, Baram M, Vahid B: Does central venous pressure predict fluid responsiveness? A systematic review of the literature and the tale of seven mares. Chest 134:172, 2008.

Marinelli WA, Leatherman JW: Neuromuscular disorders in the intensive care unit. Crit Care Clin 18:915, 2002.

Papadopoulos MC, Davies DC, Moss RF, et al.: Pathophysiology of septic encephalopathy: a review. Crit Care Med 28:3019, 2000.

Papazian L, Forel J-M, Gacouin A, et al.: Neuromuscular blockers in early acute respiratory distress syndrome. N Engl J Med 363:1107, 2010.

Rabindranath KS, Adams J, MacLeod AM, Muirhead N: Intermittent versus continuous renal replacement therapy for acute renal failure in adults. Cochrane Database Syst Rev (3):1, 2007.

Rivers E, Nguyen B, Havstad S, et al.: Early goal-directed therapy in the treatment of severe sepsis and septic shock. N Engl J Med 345:1368, 2001.

Ruiz BM: Reversible myocardial dysfunction in critically ill, noncardiac patients: a review. Crit Care Med 30:1280, 2002.

Russell JA, Walley KR, Singer J, et al.: Vasopressin versus norepinephrine infusion in patients with septic shock. N Engl J Med 358:877, 2008.

Santoro A, Mancini E, Ferramosca E, Faenza S: Liver support systems. Contrib Nephrol 156: 396, 2007.

病例90

肾系统

Leila Hosseinian，MD · Insung Chung，MD · Adam Evans，MD
（刘 苏 译 刘 晶 校）

问题

1. 急性肾损伤是如何定义的？
2. 在重症监护病房中急性肾损伤的发病率及预后是怎样的？
3. 解释急性肾损伤的病理生理改变？
4. 在重症监护病房中急性肾损伤的病因如何？
5. 讨论酸碱平衡的调节，识别急性肾损伤导致的酸碱平衡紊乱。
6. 什么是造影剂诱发的肾病？
7. 描述造影剂肾病的发病机制。
8. 明确造影剂肾病的危险因素以及恶化的可能性？
9. 如何预防造影剂肾病？
10. 重症监护病房透析的适应证是什么？
11. 肾替代治疗的方法有哪些？
12. 讨论肾替代治疗的相关问题。
13. 如何选择最恰当的肾替代治疗方法？

患者，男性，62岁，行升主动脉瘤急诊修复手术，合并有高血压、糖尿病和高脂血症。在急诊室，患者感到胸口剧烈疼痛，行CT造影扫描。术后第一天在心胸外科加强医疗病房，患者肌酐水平增加了两倍，尿量减少，并伴有代谢性酸中毒。

1. 急性肾损伤是如何定义的？

急性肾衰竭（acute renal failure，ARF）是指突发的肾功能不全，导致尿素和其他含氮产物的潴留，并有细胞外液容量和电解质失衡，又称为急性肾损伤（acute kidney injury，AKI）。急性肾损伤包括各种程度的肾功能不全，从轻度到需要肾替代治疗。通过测量血肌酐的值估算肾小球滤过率，评估肾功能损害的程度。急性透析质量倡议（the Acute Dialysis Quality Initiative）提出了不同程度肾损伤的标准。RIFLE标准根据血肌酐的浓度和尿量分为3个等级：危险、损伤和衰竭（表90-1）。另外还有两个指标为肾功能减退和终末期肾病。

RIFLE标准存在一定的缺陷，该标准的肌酐水平没有考虑时间因素，这样就不能对肾功能有一个动态的评估过程。例如，24 h内肌酐成倍增加要比在3天内成倍增加更有意义，这在RIFLE标准中没有反应出来。因为尿量的变化可以帮助快速地辨别风险，被认为是ICU评估患者肾功能的重要指标。

表90-1 RIFLE分类体系

分级	GFR	UO
危险（Risk）	减少≥25%或SCr升高1.5倍	<0.5 ml/(kg·h)持续时间≥6 h
损伤（Injury）	减少≥50%或SCr升高2倍	<0.5 ml/(kg·h)持续时间≥12 h
衰竭（Failure）	减少≥75%或SCr升高3倍或SCr >4 mg/dl，伴有0.5 mg/dl的急性增高	<0.3 ml/(kg·h)持续时间≥24 h或无尿≥12 h
丧失（Loss）	肾功能完全丧失>4周	
ESRD	肾功能完全丧失>3个月	

ESRD，终末期肾病；GFR，肾小球滤过率；SCr，血清肌酐；UO，尿量。
肾功能减退包括突然的（1～7天）和持续的（24 h）

急性肾损伤工作组（Acute Kidney Injury Network，AKIN）认识到了时间因素在肾损伤过程中的重要性，修改了RIFLE标准（表90-2）。急性肾损伤的诊断标准是突发的肾功能减低（≤48 h），包含以下标准之一：

表 90-2　急性肾损伤的 AKIN 分类分期体系

分级	sCr	UO
1	增加≥0.3 mg/dl 或增加基线的 150%～200%（1.5～2 倍）	<0.5 ml/(kg·h) 持续时间≥6 h
2	增加基线的 200%～300%（>2～3 倍）	<0.5 ml/(kg·h) 持续时间≥12 h
3	增加基线的 300%（>3 倍）或≥4 mg/dl 伴随至少 0.5 mg/dl 的急性增加或需要肾替代治疗	<0.3 ml/(kg·h) 持续时间≥24 h 或无尿≥12 h

SCr，血清肌酐；UO，尿量。
肾功能减退的恶化必须发生在 48 h 内

- 血清肌酐绝对值增加≥0.3 mg/dl；
- 血清肌酐增加≥50%（基础值的 1.5 倍）
- 尿量减少（<0.5 ml/(kg·h) 持续时间超过 6 h）

RIFLE 标准中的危险等级对应 AKIN 分类标准中的第一级，损伤对应第二级，衰竭对应第三级。AKIN 分类标准排除了肾功能减退和终末期肾病。这两个分类标准都以肌酐这项常规的血生化检查作为肾损伤的标志。因为许多因素可以影响血肌酐值，例如体格大小、分解代谢状态、横纹肌溶解综合征、稀释性因素和药物，所以把其作为标志的有效性受到了限制。血尿素氮（blood urea nitrogen，BUN）也可作为肾功能评价的指标，但它易受多种因素的影响，包括摄入过多的蛋白质、蛋白质分解代谢、肠外营养、急性心肌梗死、胃肠道失血、服用激素和脱水。

目前正在研究新的急性肾损伤的标志。所有细胞均能产生的胱蛋白酶抑制剂 C（cystatin C）是一种内源性半胱氨酸蛋白酶抑制剂。与血肌酐相比，胱蛋白酶抑制剂 C 被滤过后，肾小球不再产生。对于急性肾损伤的患者，胱蛋白酶抑制剂 C 增加比血肌酐快。另一个标志，尿中性粒细胞明胶酶，在肾缺血性损伤或肾毒性物质损伤后产生，是肾较早产生的一种蛋白质。还需进一步研究证实这些标志物的敏感性。

2. 在重症监护病房中急性肾损伤的发病率及预后是怎样的？

在医院，尤其是在 ICU 经常发生急性肾损伤。危重患者急性肾损伤的发生率为 1%～36%。急性肾损伤的危险因素包括：年龄、脓毒症、心脏手术、静脉注射造影剂、糖尿病、横纹肌溶解综合征、之前患有肾病、低血容量和休克。有一些因素与 ICU 获得性肾衰竭密切相关（表 90-3）。基于 RIFLE 标准，ICU 患者的死亡率如下：

- 5%～10%，不伴有肾功能障碍。
- 9%～27%，伴有风险的患者。
- 11%～30%，伴有肾损伤的患者。
- 26%～40%，伴有肾衰竭的患者。

表 90-3　重症监护病房内与获得性肾衰竭相关的病因

病因	发生率（%）
多器官衰竭	30～75
脓毒症	30～50
药物	20～40
术后状态	15～30
低心排血量/低血容量	15～30

3. 解释急性肾损伤的病理生理改变？

血液通过肾和肾小球进行滤过，肾小管进行重吸收和分泌，形成尿液，经输尿管、膀胱、尿道排出体外。诊断肾衰竭的第一步是判断肾前性（肾灌注减少）、肾性（肾血管、肾小球、肾间质或者肾小管疾病）还是肾后性（尿路梗阻）。在 ICU，肾前性肾衰竭占 17%～36%，肾性占 63%～81%，肾后性占 1%～4%。许多肾衰竭患者，尤其是危重患者，可能有多种病因。

肾前性急性肾损伤由细胞外液丢失、细胞外液进入第三间隙或心排血量显著减少引起。早期诊断和治疗可以逆转肾前性肾损伤。肾通过增加水和钠的重吸收增加血管容量，以弥补 GFR 减少。由于低血压肾灌注不足造成的肾损伤可以用液体复苏治疗。至于晶体液或者胶体液哪一种更适合液体复苏，还存在争议性。基本的原则是血管扩容可以提供充足的前负荷和肾灌注。低心排血量和低血压引起的肾前性急性肾损伤可以用血管加压素和增加心肌收缩力的药物来提高平均动脉压和心排血量，以提供最佳的肾灌注压。引起肾前性急性肾损伤的药物包括去甲肾上腺素、血管紧张素Ⅱ、内皮素和前列腺素，这些药物引起入球小动脉收缩，降低肾小球毛细血管静水压和肾小球滤过压。利尿剂能够减少细胞外液容量。非甾体抗炎药（nonsteroidal anti-inflammatory drugs，NSAIDs），是环氧化酶抑制剂，能够影响肾血管舒张，导致肾血管张力增高。如果及时诊断和治疗，这种急性肾损伤是可以被逆转的。如果治疗不及时，NSAIDs引起肾灌注减少，导致肾小管上皮细胞急性肾小管坏死（acute tubular necrosis，ATN）。血管紧张素转化酶（angiotensin-converting enzyme，ACE）抑制剂和血管紧张素Ⅱ受体拮抗剂（angiotensin Ⅱ receptor blockers，ARBs）能够降低肾灌注压和舒张出球小动脉。这种联合效应导致肾小球毛细血管滤过压降低，引起急性肾损伤。

肾后性氮质血症并不常见，尤其是在ICU，很容易被肾超声诊断出来。男性最常见的原因是前列腺疾病引起的膀胱流出道梗阻。当远端小管被结晶状物质（如尿酸）阻塞的时候，尿道梗阻可以发生在肾内。双侧输尿管梗阻是非常罕见的，可以由广泛性的腹腔内肿瘤和腹膜后纤维化引起。闭塞的Foley导管可引起肾后性急性肾损伤。尿道阻塞增加肾小管内压，导致肾小球滤过压降低，进而引起肾小球滤过率严重减少或者停止。

排除肾前性和肾后性肾衰竭，就可能诊断为肾性肾衰竭。急性肾损伤最常见的肾性病因是ATN。ATN是由肾灌注不足导致的肾缺血所引起。能够引起ATN的缺血程度是多变的，缺血性ATN导致腺苷三磷酸（adenosine triphosphate，ATP）耗尽，从而导致肾小管细胞坏死。其他引起ATN的原因主要是肾毒素和溶血（血红蛋白尿和肌红蛋白尿）。最常见的两种肾毒素是氨基糖苷类抗生素和造影剂。溶血导致的急性肾损伤主要是由于肾小管阻塞、近端管状细胞损伤和血管收缩。与溶血有关的急性肾损伤的保护措施包括维持充足的细胞外容量、肾灌注和尿液碱化（增加血红蛋白和肌红蛋白的溶解性减少管形生成）。

其他引起急性肾损伤的病因在ICU中并不常见，如肾大小血管疾病和急性肾小球肾炎。血管疾病包括血栓阻塞、血栓性血小板减少性紫癜、溶血性尿毒症综合征和脉管炎。这些疾病可以减少肾血流和滤过。

4. 在重症监护病房中急性肾损伤的病因如何？

急性肾损伤和少尿的评估需要留置尿管评估每小时的尿量。评估心脏血流动力学和容量状态保证前负荷和肾灌注。超声心动图可以用来评估心室功能。需要排除肾毒性药物（ACE抑制剂、ARBs，NSAIDs和一些抗生素）。通常导致急性肾损伤的抗生素包括氨基糖苷类、两性霉素B、β-内酰胺、青霉素类、利福平和万古霉素。实验室检查包括BUN、血肌酐、电解质和渗透压（表90-4）。如果没有使用利尿剂，需要检测尿钠排泄分数。尿沉渣检测可能有一定的帮助。管状上皮或颗粒管型提示肾小管损伤，透明管型见于低灌注状态。

表90-4 少尿的病因评估

实验室检查	肾前性	肾性
BUN/Cr	>20∶1	<10∶1
尿渗透压	>500	<400
尿/血浆渗透压比值	>1.3	<1.1
尿比重	>1.016	<1.010
尿钠浓度	<20	>40
FENa	<1%	>2%
尿沉淀	透明管型	管型上皮细胞颗粒管型

BUN：血尿素氮；Cr：肌酐；FENa：钠排泄分数

5. 讨论酸碱平衡的调节，识别急性肾损伤导致的酸碱平衡紊乱。

二氧化碳（carbon dioxide，CO_2）是体内储存最多的酸性物质，受颈动脉体、主动脉弓和延髓的化学感受器所调控。当颈动脉体和主动脉弓感受到高浓度的CO_2或延髓感受到脑脊液pH下降的时候，肺泡通气相应增加。CO_2由血红蛋白进行缓冲，与水（H_2O）进行结合。该反应由碳酸酐酶催化，生成碳酸（carbonic acid，H_2CO_3）。H_2CO_3解离成氢（H^+）和碳酸氢盐（HCO_3^-）。

$$HCO_3^- + H^+ \longrightarrow H_2CO_3 \longrightarrow CO_2 + H_2O$$

$$CO_2 + H_2O \xleftarrow{\text{碳酸酐酶}} H_2CO_2$$

当缓冲能力受损或肺泡通气不足以代偿时（如呼吸衰竭），肾为了维持电解质平衡就会分泌氯离子（Cl^-）重吸收氨离子（ammonium，NH_4^+）。肾的主要作用是排泄氮质废弃物，重吸收碳酸氢盐。

在急性肾损伤过程中，肾功能受损导致含氮废弃物潴留及碳酸氢盐重吸收障碍。急性肾损伤引起的酸中毒是尿素、铵、磷酸盐、硫酸盐、甲酸盐和离子（如Cl^-）积聚的结果，同时碳酸氢盐重吸收减少。通过改善GFR（通过肌酐水平反映）、肾功能恢复、排泄氮质废弃物和Cl^-，改善代谢性酸中毒。

6. 什么是造影剂诱发的肾病？

由造影剂引起的急性肾损伤又称为造影剂肾病

(contrastinduced nephropathy，CIN)，这与发病率及死亡率相关。CIN 诊断标准为血肌酐以 0.5 mg/dl 显著增长或增长超过 25%。CIN 通常在使用造影剂后第一个 24 h 内出现症状，又称为非少尿性急性肾损伤。对大多数患者来说，CIN 是轻微的且为自限性，然而在一些高风险患者中，仍有需要透析的风险。

7. 描述造影剂肾病的发病机制。

CIN 的主要病理改变是肾血管收缩及直接肾小管损伤。CIN 病因主要是由于造影剂引起的血管收缩因子的释放（如内皮素、腺苷等）以及细胞毒素的影响，这主要与造影剂渗透压有关。

8. 明确造影剂肾病的危险因素以及恶化的可能性？

最新一代的碘造影剂是非离子物质，属于低渗透压或等渗的物质。与第一代造影剂高渗的离子化单体相比，最新的造影剂显著降低了造影剂肾病的发生率。Mehran 等人发表了一篇关于预测经皮冠状动脉介入治疗相关的造影剂肾病的简单风险评分（表 90-5 和表 90-6）。

表 90-5 造影剂肾病风险评分

评分	标准
1	每使用 100 ml 造影剂
3	血细胞比容 男性<39% 女性<35% 糖尿病
4	年龄>75 岁 血肌酐>1.5 g/dl
5	收缩压<80 mmHg 主动脉内球囊反搏 充血性心力衰竭

Adapted from Mehran et al.

表 90-6 与经皮冠状动脉介入治疗相关的造影剂肾病的简单风险评分

累积评分	CIN 风险（%）	透析风险（%）
≤5	7.5	0.04
6~10	14	0.12
11~16	26.1	1.09
>16	57.3	12.8

CIN，造影剂肾病
Adapted from Mehran et al.

9. 如何预防造影剂肾病？

治疗 CIN 的唯一方法是支持治疗，主要问题集中于预防措施。CIN 被认为是由肾血管收缩及氧自由基生成引起的直接细胞毒素损伤引起的，大多临床研究集中于扩容、利尿及舒张血管。

一些小的研究主要集中于在接受碘造影剂前即刻使用甘露醇及呋塞米预处理的效果。这些研究表明甘露醇的使用并无益处，虽然容量不足与利尿剂治疗无关，但是呋塞米会增加急性肾损伤的风险。

同样，舒张血管的药物抑制肾血管收缩也是无益的。对 315 例患有慢性肾病的患者进行对照研究，随机分为两组，一组接受非诺多泮，一组接受生理盐水。非诺多泮组没有降低 CIN 的发生率。另外一些药物如茶碱和伊洛前列素，对低风险患者有轻微的益处，而非选择性的内皮素受体拮抗药则会增加 CIN 的风险。

乙酰半胱氨酸在预防 CIN 中进行了广泛的研究。其保护性机制主要是抗氧化及舒张血管。一些大样本研究则得出了不一致的结果。一日两次 1200 mg 的剂量能轻度预防 CIN。

预防 CIN 最有效的方法是扩容。有一项涉及 1620 例患者的前瞻性随机试验表明，以 1 ml/(kg·h) 的速度液体复苏 24 h，0.9%氯化钠溶液优于 0.5% 的氯化钠溶液。为测试碱化尿液是否能预防自由基损伤肾，将碳酸氢钠作为复苏液。等渗生理盐水的复苏效果与等渗碳酸氢钠的复苏效果不同。随机试验及 meta 分析发现，等渗生理盐水预防 CIN 的效果相似或低于等渗碳酸氢钠溶液。

预防性血液滤过和血液透析并不优于那些无创的方法。心房钠尿肽、他汀类药物、维生素 C 和曲美他嗪并不能带来额外益处，也没有深入的研究推荐这些药物作为 CIN 的常规预防治疗措施。

降低 CIN 的发病风险需要多因素处理。主要的方法是使用非离子化的、低渗透压至等渗透压的造影剂以及限制的容量。所有常见的肾毒性药物，如 NASIDs 和二甲双胍，在接受造影剂前应该停用。操作前 1 h 应按照 3 ml/kg 使用等渗碳酸氢钠溶液（将 3 瓶 50 ml 的浓度为 1 mEq/ml 的碳酸氢钠溶液溶于 850 ml 的无菌水），操作结束后按照 1 ml/kg 继续使用 6 h。在注射造影剂前一天和当天也可以使用乙酰半胱氨酸（1200 mg，每日口服两次）。

10. 重症监护病房透析的适应证是什么？

急性肾衰竭表现为肾功能迅速下降导致氮质血

症及少尿。危重症患者的最佳透析时机并没有统一意见。框90-1列出了ICU患者透析的常见原因。

框 90-1 重症监护病房常见透析指征

肾性
- 高钾血症
- 尿毒症
- 酸中毒
- 肾衰竭引起的血容量过多

非肾性
- 毒素
- 充血性心力衰竭
- 肝衰竭

肾性指征

肾排泄功能降低引起的高钾血症可能会威胁急性肾衰竭患者的生命。外部因素如静脉输液、钾置换以及药物（如ACE抑制剂）都需要小心调节。非肾性原因，如肿瘤溶解综合征、横纹肌溶解或者血肿重吸收，使钾由细胞内向细胞外快速转移，可引起威胁生命的高钾血症。

当肾功能严重受损时，酸性物质积聚可导致高阴离子间隙性酸中毒。当发生严重酸中毒时（pH＜7.20），通常给予碳酸氢钠进行治疗。而这一疗法对于可能发生容量超负荷、高钠血症及伴有呼吸型酸中毒的患者是有害的。对于这些患者或难以耐受药物治疗的患者来说，透析提供了另一种清除酸性代谢产物的方法。

当GFR＜10 ml/min及BUN＞100 mg/dl时可发生尿毒症。常见病因包括摄入过量蛋白质（肠外的或者肠内的）、消化道出血及使用皮质类固醇。当患者出现脑病、心包炎或出血时，提示应立即进行透析治疗。

危重患者由于液体复苏及钠滤过减少通常会引起严重的容量超负荷。当积极使用利尿剂治疗不能获得满意的容量状态时推荐进行透析治疗。

非肾性指征

血液透析主要用于治疗摄入威胁生命的毒物以及由于摄入有害物质引起严重的代谢性酸中毒。充血性心力衰竭引起的容量超负荷是进行肾替代疗法的另一常见指征。这些患者通常低心排血量从而导致肾血流灌注不足。循环中儿茶酚胺及神经激素水平增高引起水钠潴留。当患者对利尿剂及正性肌力药物治疗不敏感时，超滤透析疗法通常是很有效的。此外，肝衰竭的患者易发展为氮质血症及肝肾综合征。肾替代疗法通常被用于协助清除溶质及液体。

11. 肾替代治疗的方法有哪些？

肾替代疗法包括血液透析及连续肾替代疗法。间歇血液透析是ICU急性肾衰竭患者最常见的疗法。一个透析疗程通常持续4 h，需要一台血液透析机及一个专业的操作人员。血液透析机主要依赖于相对于血流量（300 ml/min）更高的渗透率（500 ml/min）而进行扩散的。血流方向与透析液运行方向相反，从而使血浆溶质浓度快速下降。

连续肾替代疗法（continuous renal replacement therapy，CRRT）包括各种不同形式，通常是持续运行的。血流动力学不稳定的患者血流率较低，因此能更好地耐受此疗法。最常用的是连续动静脉血液滤过（continuous arteriovenous hemofiltration，CAVH）、连续动静脉血液透析（continuous arteriovenous hemodialysis，CAVHD）、连续静脉血液滤过（continuous venovenous hemofiltration，CVVH）、连续静脉血液透析（continuous venovenous hemodialysis，CVVHD）及缓慢连续超滤（slow continuous ultrafiltration，SCUF）。CAVH及CAVHD利用患者的平均动脉压作为血液流经滤过膜的驱动力。应用动静脉循环可避免使用血液泵及采用对流清除溶质。CAVHD可使弥散溶质清除。血液流速范围为50～100 ml/min。CVVH及CVVHD与CAVH和CAVHD相似，但CVVH及CVVHD需要中心静脉通路和体外血液泵来形成跨膜压力梯度。SCUF与CAVH及CVVH相似，但SCUF通常用于清除液体而非溶质。SCUF主要用于心力衰竭患者。

12. 讨论肾替代治疗的相关问题。

间歇血液透析最常见的并发症是低血压，特别是低血液渗透压的患者（如脓毒症、心力衰竭）快速清除大量液体时易发生低血压。此外，快速液体清除还可引起钾及钙等电解质耗竭而发生心律失常。另一个间歇血液透析的并发症是平衡失调综合征。通常这一综合征表现为透析后癫痫、头痛或嗜睡。平衡失调综合征是指与细胞内渗透压相比，血液渗透压快速降低引起的脑水肿，因为溶质移出后，水进入颅内。

CRRT需要大口径的中心静脉通路，患者可能会发生穿刺相关感染、气胸等并发症的风险。此外，若进行锁骨下静脉穿刺有可能发生锁骨下静脉狭窄，用于永久透析的同侧手臂还可能受伤。由于频繁更换大量未加温的超滤液，CRRT可能使患者发生低体温。接受 CRRT 的患者需用抗凝剂，因为血液及血浆长时间以较慢速度暴露于过滤器会导致凝血因子激活及过滤失败。肝素抗凝可以增加滤器的使用时间，但是容易导致患者出血。

患者对透析膜可能有反应。所有的膜都有不同程度的生物相容性，当血液与膜接触时，血液可释放细胞因子及激活的补体。患者容易发生系统性炎症反应综合征或过敏反应。在与患者连接前，如果环路断开或者泵未准备充分，有可能发生空气栓塞。

13. 如何选择最恰当的肾替代治疗方法?

肾替代治疗方法的选择依赖于透析指征、可选择的血管路径、并存的其他器官功能障碍程度、估计治疗持续时间、可利用的技术设备以及专业操作人员。关于 CRRT 优于间歇透析的研究数据还是很有限。因为大多数 ICU 的患者血流动力学不稳定，可以在较长的时间内以较慢的速率清除溶质和水，通常更易耐受 CRRT 治疗。然而，CRRT 也需要抗凝治疗，这对于易出血的患者是一个问题。对于难治性高钾血症或摄入有毒物质的患者间歇血液透析可能更有效。

推荐阅读

Asif A, Epstein M: Prevention of radiocontrast-induced nephropathy. Am J Kidney Dis 44:12, 2004.

Barrett BJ, Parfrey PS: Clinical practice: preventing nephropathy induced by contrast medium. N Engl J Med 354:379, 2006.

Brochard L, Abroug F, Brenner M, et al.: An official ATS/ERS/ESICM/SCCM/SRLF statement: prevention and management of acute renal failure in the ICU patient. Am J Respir Crit Care Med 181:1128, 2010.

Caravaca F, Arrobas M, Pizarro JL, et al.: Metabolic acidosis in advanced renal failure: differences between diabetic and nondiabetic patients. Am J Kidney Dis 33:892, 1999.

Cigarroa RG, Lange RA, Williams RH, et al.: Dosing of contrast material to prevent contrast nephropathy in patients with renal disease. Am J Med 86:649, 1989.

Hoste EA, De Waele JJ, Gevaert SA, et al.: Sodium bicarbonate for prevention of contrast-induced acute kidney injury: a systematic review and meta-analysis. Nephrol Dial Transplant 25:747, 2010.

Kellum JA: Acute kidney injury. Crit Care Med 36:S141, 2008.

Kellum JA, Mehta RL, Angus DC, et al.: The first international consensus conference on continuous renal replacement therapy. Kidney Int 62:1855, 2002.

Mehran R, Aymong ED, Nikolsky E, et al.: A simple risk score for prediction of contrast-induced nephropathy after percutaneous coronary intervention: development and initial validation. J Am Coll Cardiol 44:1393, 2004.

Mehta RL, Kellum JA, Shah SV, et al.: Acute Kidney Injury Network: report of an initiative to improve outcomes in acute kidney injury. Crit Care 11:R31, 2007.

Meyer MM: Renal replacement therapies. Crit Care Clin 16:29, 2000.

Mitra A, Zolty E, Wang W, et al.: Clinical acute renal failure: diagnosis and management. Comp Ther 31:262, 2005.

Morgera S, Schneider M, Neumayer HH: Long-term outcomes after acute kidney injury. Crit Care Med 36:S193, 2008.

Neligan P, Deutschman C: Acid base balance in critical care medicine. Critical Care Medicine Tutorials, 2005.

Ostermann M, Chang RW: Acute kidney injury in the intensive care unit according to RIFLE. Crit Care Med 35:1837, 2007.

Pannu N, Nadim MK: An overview of drug-induced acute kidney injury. Crit Care Med 26:S216, 2008.

Pannu N, Wiebe N, Tonelli M: Prophylaxis strategies for contrast-induced nephropathy. JAMA 295:2765, 2006.

Ronco C, Kellum JA, Mehta R: Acute dialysis quality initiative (ADQI). Nephrol Dial Transplant 16:1555, 2001.

Rudnick MR, Berns JS, Cohen RM, et al.: Nephrotoxic risks of renal angiography: contrast media-associated nephrotoxicity and atheroembolism—a critical review. Am J Kidney Dis 24:713, 1994.

Schweiger M, Chambers C, Davidson C, et al.: Prevention of contrast induced nephropathy: recommendations for the high risk patient undergoing cardiovascular procedures. Cathet Cardiovasc Interv 69:135, 2007.

Solomon R: The role of osmolality in the incidence of contrast-induced nephropathy: a systematic review of angiographic contrast media in high risk patients. Kidney Int 68:2256, 2005.

Solomon R, Werner C, Mann D, et al.: Effects of saline, mannitol, and furosemide to prevent acute decreases in renal function induced by radiocontrast agents. N Engl J Med 331:1416, 1994.

Tepel M, Aspelin P, Lameire N: Contrast-induced nephropathy: a clinical and evidence-based approach. Circulation 113:1799, 2006.

Venkataraman R: Can we prevent acute kidney injury? Crit Care Med 36:S166, 2008.

Wallia R, Greenberg A, Piraino B, et al.: Serum electrolyte patterns in end-stage renal disease. Am J Kidney Dis 8:98, 1986.

病例91

中枢神经系统

Leila Hosseinian, MD · Margit Kaufman, MD · Michael Lazar, MD
(刘 苏 译 刘 晶 校)

问题

1. 什么是蛛网膜下腔出血?
2. 如何诊断蛛网膜下腔出血?
3. 如何管理蛛网膜下腔出血的患者?
4. 如何诊断和治疗颅内高压?
5. 什么是外伤性脑损伤?
6. 急性缺血性脑卒中的风险因素是什么?如何诊断和治疗?
7. 颅脑外伤后癫痫发作是否常见?它们是如何治疗的?
8. 什么是脑病?如何进行治疗?
9. 什么是脑死亡?如何进行诊断?

成年男性，35岁，在车祸中受伤并被送往最近的急诊科。他的生命体征、X线和实验室检查结果都正常。医生缝合伤口时，该患者主诉严重的头痛，精神状态急剧恶化。同时被诊断为蛛网膜下腔出血(subarachnoid hemorrhage，SAH)和颅内压(intracranial pressure，ICP)增高，医生对此进行治疗。在重症监护病房(intensive care unit，ICU)治疗病情平稳被转到普通病房后，患者发生癫痫发作。癫痫发作后，患者仍然意识模糊和躁动。随后患者出现未察觉的心搏骤停，经过30 min的抢救后患者恢复自主循环，但一直未恢复意识。

1. 什么是蛛网膜下腔出血?

SAH是血液外渗至软脑膜与蛛网膜之间的腔隙即蛛网膜下腔。SAH最常见的病因是颅脑外伤。老年人经常在摔伤及颅脑损伤后发生SAH，而年轻人发生SAH最常见的原因是车祸。

非外伤性SAH最常见的原因是颅内动脉瘤破裂(约占80%～90%)。大约5%的人有动脉瘤，20%～30%的动脉瘤患者有多个动脉瘤，但动脉瘤很少会自发性破裂。虽然SAH约占脑卒中的5%左右，但在美国，自发性SAH的发病率仅有25/10 000。动脉瘤破裂导致SAH的发病高峰在50～60岁，且女性及美国黑人发病率更高。其他的非外伤性病因包括血管畸形、肿瘤及感染。

动脉瘤性SAH有多种危险因素，包括环境与遗传因素。在美国，吸烟、酗酒、高血压、可卡因滥用(特别是年轻人)都是SAH的独立危险因素。多囊肾及结缔组织病(包括Marfan综合征和Ehlers-Danlos综合征)等遗传性疾病增加动脉瘤发生的风险。在日本人及芬兰人等特定的人种中，家族性疾病与颅脑动脉瘤有关。SAH高危因素是既往SAH史。冬春季节和大气压的改变导致SAH发病率高，但原因未明。

2. 如何诊断蛛网膜下腔出血?

动脉瘤性SAH的典型表现被描述为“一生中经历的最严重的头痛”，约80%的清醒患者有上述症状。许多患者通常在发病前2～8周有轻微头痛症状。其他症状包括恶心、呕吐、腿部放射痛(血液聚积在腰大池)、颈强直、脑膜刺激征、颅神经麻痹、局灶性神经症状、意识丧失及癫痫发作。约12%的患者在接受治疗前死亡。

及时治疗是影响SAH预后的重要因素，所以早期诊断尤为重要。约12%SAH患者被误诊，导致延迟治疗以及高4倍风险的死亡率或丧失活动力1年。SAH头痛患者仅有1%被送往急诊室，但20%的SAH患者在发病前有前驱性头痛。当伴有头痛症状的患者被送往急诊室时，医生应该留心可能忽略的症状(前驱性头痛)，防止再出血从而挽救生命。

头颅CT平扫是急性SAH的诊断性检查。通过CT平扫发现SAH的可能性与SAH的发病时间及出血的严重程度相关。CT平扫对出血后12 h内的SAH诊断敏感性将近100%；24 h敏感性降到90%，第 5～6 天敏感性降到 60%～80%。改良的 Fisher 评分是在 CT 扫描的基础上用于预测血管痉挛的可能性（表 91-1）。对于 CT 平扫结果阴性或不确定的患者，若腰穿脑脊液（cerebrospinal fluid，CSF）检查发现红细胞或黄变则支持 SAH 的诊断。如果患者剧烈头痛，但 CT 及腰穿结果阴性，则不太可能是 SAH。液体衰减反转恢复（fluid attenuated inversion recovery，FLAIR）或直子密度加权磁共振成像（magnetic resonance angiography，MRA）可以用于诊断 SAH。然而考虑到成本和可用性，MRA 还未被广泛用于诊断急性 SAH。

表 91-1 改良的 Fisher 评分

等级	CT 扫描发现	血管痉挛发生率（%）
0	无 SAH 或 IVH	无
1	少量的 SAH，无 IVH	24
2	少量的 SAH，伴有 IVH	33
3	大量的 SAH，无 IVH	33
4	大量的 SAH，伴有 IVH	40

CT，计算机断层扫描术；IVH，脑室内出血；SAH，蛛网膜下腔出血。
For references，see Capes et al.（2001）and Champion et al.（2009）.

颅脑动脉瘤诊断的“金标准”是颅脑血管造影，而颅脑动脉瘤是引起 SAH 的一个病因。血管造影对小动脉瘤（<5 mm）有较高敏感性而且同时可以进行治疗（线圈）。脑血管造影的缺点是属于侵入性检查，需要专门的设备、有经验的临床医生和大剂量造影剂。CT 血管成像（CT angiography，CTA）对于>5 mm 的动脉瘤敏感性接近于血管造影。而对于<5 mm 的动脉瘤，诊断敏感性大约为 60%～80%。尽管磁共振血管造影术（Magnetic resonance angiography，MRA）已逐步用于 SAH 的病因诊断，但存在实用性、成本、运动伪像和持续时间长不适于情绪不稳定患者在内的较多限制。CTA 和 MRA 都要求有经验的放射科医生操作和诊断。

3. 如何管理蛛网膜下腔出血的患者？

对于怀疑 SAH 的患者先启动 ABC（气道通畅、呼吸、循环）评估患者情况，再进行精神状态的评估。虽然许多 SAH 患者无气道受损，但是持续的出血很可能导致神经系统的进一步恶化。精神状态的改变可能预示意识丧失，气道自我保护能力的丧失，甚至需要紧急插管的呼吸衰竭，因此对精神状态的持续监测很重要。

外部伤口的检查可以用于鉴别外伤性 SAH 和非外伤性 SAH。对于外伤性 SAH 的患者，要排除需要紧急治疗或复杂的伤口（例如颈椎创伤、气胸、心包填塞、腹腔内脏器的破裂）。一套完整的神经系统检查也是必不可少的。

一些临床量表也被用来评估 SAH 的严重程度和预后，而其中使用最广泛的是依据 SAH 的临床病情分级的 Hunt 和 Hess 分级，它根据病情严重程度以及 SAH 发生后的死亡率进行分级（表 91-2）。

表 91-2　蛛网膜下腔出血的 Hunt 和 Hess 分级

分级	临床测试	死亡率（%）
1	轻度头痛 轻微的颈部僵硬	1
2	中至重度的头痛 重度的颈部僵硬 颅脑神经麻痹	5
3	轻微的局灶性缺失 昏睡 意识模糊	19
4	昏迷 中至重度的偏瘫 轻度去大脑强直	40
5	昏迷 去大脑强直 濒死状态	77

如果 SAH 诊断成立，需要进一步的检查来明确病因。外伤性 SAH 通常有明确的外伤史或有由于头皮损伤或颅骨骨折引起的皮肤淤斑。非外伤性 SAH 大部分是因为颅脑动脉瘤引起（占 80%～90%）。约 90%的动脉瘤位于脑底动脉环前部（框 91-1），10%的动脉瘤位于脑底动脉环后部。其他病因包括动静脉畸形、颅内假性动脉瘤破裂、真菌性心内膜炎引起的动脉瘤破裂、脑膜炎、脑炎、海绵状血管畸形以及血管病变。

框 91-1　动脉瘤在大脑动脉环的位置

前交通动脉	30%
后交通动脉	25%
大脑中动脉分叉处	20%
颈内动脉分叉处	8%
其他动脉	7%
后循环	10%

SAH治疗原则是夹闭动脉瘤控制出血并防止再出血。在20世纪80年代，开颅夹闭动脉瘤是唯一的治疗手段。到20世纪90年代，开始应用铂线圈进行血管内介入治疗。血管内介入治疗采用铂线圈填充动脉瘤形成血凝块以阻断动脉瘤的循环，降低再出血的可能性。

目前对于开颅动脉瘤夹闭术和血管内介入术哪个更具有优势仍有争议。采用栓塞还是夹闭术取决于每个患者的情况，如动脉瘤的大小、形状、位置，患者的病情，以及医生的临床经验。国际蛛网膜下腔动脉瘤研究（International Subarachnoid Aneurysm Trial，ISAT）表明在治疗后1年随访，血管内栓塞组的致残及病死率在统计学上显著低于手术夹闭组（24% *vs.* 31%）。治疗后7年的疗效，手术组有更高的死亡率和癫痫发作率。然而，血管内栓塞术组再出血的发生率更高。虽然血管内栓塞术已经被广泛应用，在许多地方选择哪种方法还与文化、精通程度和设备的舒适度有关。对于＞10 mm的动脉瘤或基底部宽大的动脉瘤，建议采用开颅夹闭术。

不管是选择手术夹闭还是血管介入术，都建议及早治疗。ISAT的随访研究表明，无论是手术夹闭术还是血管内介入术，早期干预治疗都能改善预后。过去推荐在发病3天内进行早期治疗，或者在患者病情允许的情况下，可延迟治疗（10天后）。因为这增加血管痉挛的风险，过去不推荐在第4～10天进行治疗。但是，很多近期的研究表明在第5～10天进行干预治疗比延迟治疗预后好。目前延迟治疗被质疑。早期干预治疗能获得较好的预后。

SAH的治疗管理关键在于治疗并发症。再出血是不良预后因素中最容易处理的。对于未经治疗的患者，24 h再出血发生率为3%～4%，2天内为2%，2周内增至20%，6个月内高达50%。未经治疗动脉瘤的患者癫痫发作会增加再出血的风险。开颅动脉瘤夹闭术或介入血管栓塞术是预防再出血唯一有效的治疗方法。抗纤维蛋白溶解药物被用于预防早期再出血，如氨基己酸（负荷剂量2～4 g，继以1 g/h静脉输注）或氨甲环酸（负荷剂量1 g，继以每6～8 h 1 g）。因为抗纤维蛋白溶解药物会与血管痉挛有关，目前建议在发病后3天内限制其使用。对于有心肌梗死、凝血功能异常、深静脉血栓或肺栓塞病史的患者，应谨慎使用这两种抗纤维蛋白溶解药物。已经证实采用拉贝洛尔、尼卡地平或氯维地平等降低血压可以减少再出血的风险。

脑动脉血管痉挛可增加SAH患者的死亡率和致残率。血管痉挛通常发生在SAH发病后第3～14天。症状性血管痉挛，被定义为继发于血管痉挛的临床恶化，见于20%～40%的患者。发生血管痉挛的危险因素包括身体状况差、CT平扫见血液黏稠（厚度＞1 mm）、高血压、容量不足、低心排血量、吸烟、发热以及与最初血管造影相关的血管痉挛（继发性血管痉挛风险更高）。

诊断脑血管痉挛的“金标准”是脑血管造影。经颅多普勒超声（Transcranial Doppler，TCD）可用于床旁诊断血管痉挛。虽然大脑中动脉平均流速的变化＞200 cm/s，高度提示脑血管痉挛，但是其他血管分布是不可靠的。TCD可以每天测量，TCD扫描流速升高可先于症状2天发现。如果TCD提示血管痉挛，则需进一步检查（例如，CTA、MRA、脑血管造影）以明确诊断。

大多数SAH患者应预防性治疗防止血管痉挛。目前，尼莫地平是应用于临床试验改善预后的唯一药物。尼莫地平疗程通常为2～3周，根据血压调节剂量。对于收缩压（systolic blood pressure，SBP）＞140 mmHg的患者，建议的治疗剂量是每4 h 60 mg；而对于SBP在120～140 mmHg的患者，建议剂量是每4 h30 mg；对于SBP＜120 mmHg的患者，不推荐使用。对于SAH患者，要维持正常的血容量。

对于症状性血管痉挛的患者的治疗包括“三联”疗法和通过脑血管造影直接动脉内注射钙通道阻断药。“三联”疗法治疗包括高血压、高血容量和血液稀释。目标是使SBP高于基础水平20～30 mmHg，但不高于220 mmHg。这可以通过升压药、输液或两者合用来达到目标。血液稀释一般是通过给予晶体液降低血细胞比容，同时也可达到高血容量。如果可能，应重复血管造影有利于通过动脉内注射钙通道阻滞药扩张脑动脉。

SAH患者可能发生脑积水和颅内压增高。脑积水可以通过脑室外引流术治疗，这也能治疗颅内高压。其他治疗颅内高压的方法是使用高渗盐水和甘露醇来缓解脑水肿。

癫痫是SAH患者的一个可能发生的并发症，大多数患者在发病后7天内预防性使用抗惊厥药。如果患者有癫痫发作或未经治疗的动脉瘤，则需要较长时间的抗惊厥治疗。

低钠血症通常继发于脑耗盐综合征而不是抗利尿激素分泌异常综合征（syndrome of inappropriate antidiuretic hormone，SIADH）。脑耗盐综合征的特点是低钠血症和多尿造成的脱水。需要使用食盐或高渗盐水改善低钠血症并维持液体出入量平衡。排除 SIADH 极为重要，因为 SIADH 的治疗（需要限制水摄入）应尽量避免增加患者的容量负荷和脱水引起血管痉挛的风险。

4. 如何诊断和治疗颅内高压？

颅内容物包括大脑（占 80%）、血液（占 10%）、脑脊液（占 10%）。因为颅腔体积是固定的（无顺应性），颅内容物很小的变化可导致 ICP 剧烈改变。部分脑脊液和静脉血可以向颅外转移来维持 ICP 在正常范围（5～13 mmHg）。然而，这种代偿机制的能力是有限的（图 91-1）。颅内高压是手术和治疗的紧急指征。如果不立即采取措施，会导致不可逆性的脑损伤或者死亡。

ICP 增高可继发于颅内占位性病变、脑脊液增加（如脑积水）、脑血流量增加和脑水肿（框 91-2）。脑血管有完善的自我调节机制，脑血流的增加通常不会增加脑血容量。当血管畸形破坏脑血管的自我调节机制时，脑血流量会增加。颅内静脉窦血栓的形成导致静脉回流受阻，进而引起 ICP 增高。脑水肿通过四种机制导致颅内压增高：血管性（大量血管损伤、感染或挫伤）、细胞毒性（缺血、细胞膜破坏）、流体力学（继发于脑积水的跨壁压增加）和低渗透压。

ICP 增高可降低脑灌注压（cerebral perfusion pressure，CPP）。CPP 等于平均动脉压（mean arterial pressure，MAP）减去 ICP。如果中心静脉压（central venous pressure，CVP）大于 ICP，CPP 为 MAP 减去 CVP 的值。CPP 的降低可导致脑血流量减少引起缺血（图 91-2）。ICP 增加时，引起的脑组织受压和脑疝可导致神经损伤。

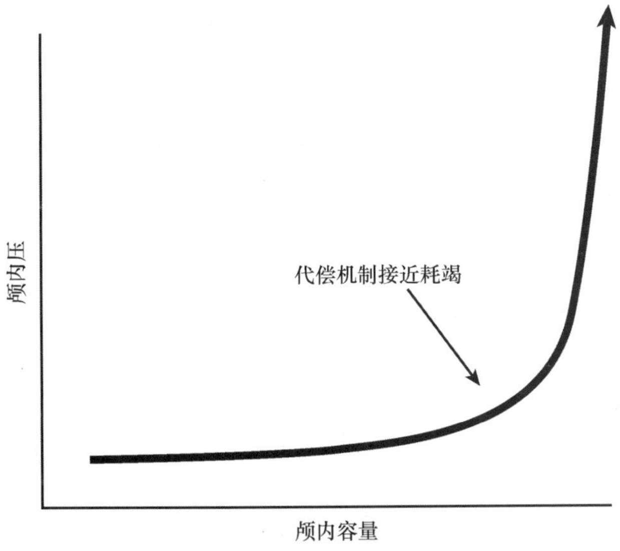

图 91-1　颅内压随颅内容量的改变而变化

框 91-2　颅内压增高的病因

占位性病变
- 肿瘤
- 血肿
- 空气
- 阻塞
- 异物

脑积液积聚

梗阻性的
- 脑通路狭窄
- 肿瘤
- 先天性畸形（例如：Chiari，Dandy-Walker）

非梗阻性的
- 脑脊液再吸收减少
  - 出血（例如：SAH，IVH）
  - 感染（例如：脑膜炎，脑室炎）
  - 瘢痕形成或纤维化（因为感染或炎症而形成）

分泌增加
- 脉络丛乳头状瘤

脑血流量增加
- 脑自动调节功能丧失
- 静脉窦血栓

脑水肿
- 血管性的
- 细胞性的
- 流体力学的
- 低渗透压性的

IVH，脑室内出血；SAH，蛛网膜下腔出血

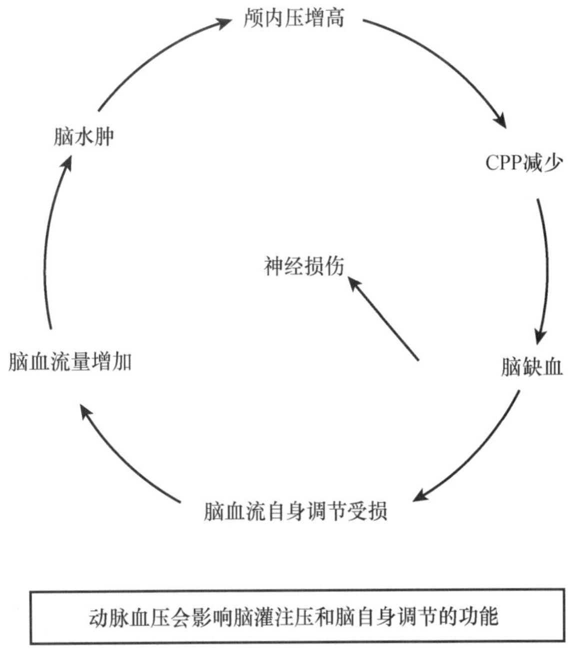

图 91-2　CPP 和神经损伤

ICP 一般可接受的阈值是＜20～25 mmHg。如果 ICP＞20～25 mmHg，需要采取紧急措施。当患者间歇性地出现颅内压＞60～80 mmHg 的高原波

时，除非持续的时间>30 min，一般不会引起严重的后果。

神经系统检查可以观察颅内压升高的症状。精神状态变化会从轻微的意识模糊到昏迷。视乳头水肿可以提示 ICP 升高；但在 ICP 正常的患者中也可出现。颞叶沟回疝产生同侧眼球固定和瞳孔散大[第Ⅲ脑神经（cranial nerve，CN）麻痹]。CN Ⅵ麻痹时，可能出现眼球不能外展。去皮质状态（屈肌）或去大脑状态（伸肌），是 ICP 升高的非特异性标志。病变位于皮质和红核之间时，会发生去皮质状态。病变位于红核以下时，会发生去大脑状态。这只能提供大概的定位而不是绝对的解剖诊断。颅内压增高的患者也可出现异常呼吸模式，如潮式呼吸、中枢神经性过度换气、持续用力吸气、成串呼吸和共济失调性呼吸。最可靠的诊断 ICP 增高的方法是直接测量颅内压。

CPP 导向治疗颅内高压的概念在 30 年前就被提出。统计表明其预后稍有改善，死亡率在 20%～30%。当诊断为颅内压增高时，必须紧急处理。立即外科会诊，试图清除血块或过量液体，或者脑脊液脑室引流。治疗的目标是降低颅内压并控制 CPP 在 60～100 mmHg。CPP 通过增加 MAP 和降低 ICP 来维持（框 91-3）。如果 ICP 持续升高，应考虑采用甘露醇或高渗盐水进行渗透疗法。甘露醇或高渗盐水是紧急治疗脑水肿或颅内高压患者神经症状的主要措施。没有数据表明甘露醇和高渗盐水谁更有优势性。低射血分数或肾衰竭的患者应慎用甘露醇。

最近，少量的高渗透压溶液（23.4%的生理盐水）已被用于治疗颅内高血压危象。其原理是高渗溶液促使水从脑间质和细胞内进入血管内。脑内水量减少可使紧急情况下的颅内压下降 50%，这样为进行其他诊断或治疗方法提供了时间。高渗盐水的优点包括成本低、适合重复使用、总容量低、没有致敏性，而甘露醇无此优点。高渗盐水治疗有一定风险，但并发症是罕见的。出现过的并发症包括高渗透压、中央脑桥脱髓鞘、硬膜下血肿、充血性心力衰竭、酸碱紊乱和凝血障碍。高渗溶液治疗还需要进一步研究以确定最佳剂量以及最安全、最有效的应用模式。

虽然一些研究表明，监测 ICP 的患者与只监测影像和临床检查的患者之间，二者的死亡率没有区别，但颅内压监测是大多数临床中心治疗的常规。有几种技术可用于 ICP 监测（表 91-3）。所有这些监测设备的目标是提供脑缺氧或缺血的早期预警，以及改善脑血流动力学和氧合。医疗团队可以通过一些无创的方法寻找引起 ICP 增高的其他症状。

框 91-3 颅内压增高的治疗方法

立即外科会诊
增加平均动脉压
血管升压药
等渗液体
降低颅内压
抬高头部 30°～45°
避免单纯水的输注
轻度提高血浆钠离子水平（150～155 mEq/L）
避免增加脑代谢率
避免高温
避免寒战
预防癫痫发作
控制疼痛
维持正常的碳酸水平（pCO_2 维持在 37～40 mmHg）
可建立短期过度通气（pCO_2 维持在 30～32 mmg）
如果颅内压仍然很高
渗透疗法
20%的甘露醇
0.5～1 g/kg 输注，然后每 4～6 h 增加 0.5 g/kg
目标：血清渗透压 300～320 mOsm/l
低射血分数或肾衰竭患者慎用
高张生理盐水（3%的 NS）
1 mg/(kg · h)
目标：钠离子在 150～155 mEq/l

NS，生理盐水；pCO_2，二氧化碳分压

手术干预方式的选择取决于引起颅内压升高的原因、患者状态、影像学检查和总体预后。硬膜外血肿和急性硬膜下血肿是需要手术干预的最常见原因。最新的治疗建议是基于 2007 年发表的脑外伤基金会指南。不管患者的格拉斯哥昏迷量表评分如何，硬膜外血肿>30 ml 的患者应进行血肿清除术。没有最佳的手术治疗方法，但是开颅术可以显著清除血肿。如果硬膜外血肿<30 ml 伴中线移位<5 mm，可通过观察 CT 扫描结果和密切监测神经功能行非手术治疗。若 CT 扫描提示急性硬膜下血肿厚度<10 mm 或中线移位>5 mm 的患者应行手术治疗。如果硬膜下血肿厚度<10 mm 伴中线移位<5 mm 和有下列条件之一的患者，应进行紧急手术治疗：

- 受伤后格拉斯哥昏迷量表评分>2 分。
- 脑干受累的迹象（如双侧瞳孔不对称或瞳孔固定伴散大）。
- ICP>20 mmHg。

其他的治疗措施包括镇静、脑脊液脑室外分流、低温及去骨瓣减压。丙泊酚可用于镇静；但应避免低血压对 CPP 的负面影响。控制低温在 32～34℃可通过降低代谢率而减低脑血流量。但并没有资料支持

表 91-3　颅内压监测技术

监测技术	优点	缺点
脑室导管	“金标准” 允许脑脊液排出	有创 感染风险 出血风险 必须校准
脑实质导管	脑实质或硬膜下置管 比脑室内置管容易 低感染发生率	需要时间漂浮测量 测量传感器放置位置的局部压力
NIRS	测量大脑血氧饱和度 监测脑缺血 无创	商业的 NIRS 脑血氧计缺乏标准化 测量颅外血氧水平的风险
视神经鞘直径	无创 视神经鞘是完整的硬脑膜 视觉鞘膜的直径增加与 ICP 增加有关	新技术 能诊断出毫米的变化
经颅多普勒	无创	需要训练 评估局部血流 难于获得多普勒窗口时存在较高失败率

CSF，脑脊液；ICP，颅内压；NIRS，近红外分光光谱仪

低温的使用。进行复温应大于 24 h。去骨瓣减压用于早期神经保护具有争议，但是它能挽救重度难治性颅内高压患者的生命。

5. 什么是外伤性脑损伤？

外伤性脑损伤（traumatic brain injury，TBI）已成为美国和世界各地的一个重大的社会、经济和公共健康问题。根据美国疾病控制和预防中心的数据显示，美国每年将近 170 万的患者被诊断为 TBI。TBI 是因脑创伤或穿透造成脑损伤，从而导致脑功能损害。脑功能损害可能是暂时的或永久的。在美国外伤性死亡原因中 TBI 位于第三位，大约每年死亡人数是 52 000。在美国将近 530 万患者因 TBI 导致残疾。TBI 的危害可持续较长时间，导致认知功能障碍、心理及躯体障碍。这些残疾会进一步地影响患者的社会、个人、职业及家庭生活。TBI 造成的直接和间接损失（包括生产力的丧失），每年大概有 750 亿美金。

TBI 的发生率随年龄和性别变化。在每个年龄层，男性更容易发生 TBI，但在 0～15 岁，女性较男性更易死于 TBI。幼儿（0～4 岁）、青少年（15～19 岁）及老年人（≥65 岁）更容易发生 TBI。每年大约 50 万被送往急诊室的 TBI 患者是 0～14 岁的儿童。大于 75 岁发生 TBI 的老年人有更高的住院率和死亡率。

有许多原因导致 TBI（表 91-4）。在美国导致 TBI 的主要原因是摔伤（35.2%），在 0～14 岁儿童中占一半，在≥65 岁的老年人中占 61%。在美国，机动车事故是导致 TBI 的第二位原因，其 TBI 相关死亡率最高。现役军人中，炸药爆炸是引起 TBI 的主要原因。

表 91-4　外伤性脑损伤的原因

原因	发生率（%）
摔伤	35.2
机动车事故	17.3
被静止或移动的物体撞击	16.5
袭击	10
未知/其他	21

损伤的受力类型对 TBI 损伤程度和死亡率至关重要。角、旋转、剪切力、平移力、强度、方向和作用时间对评估 TBI 的发展和严重程度有重要作用。最常见的 TBI 的机制是复合伤和加速损伤。直接撞击颅骨，称为“冲击负荷”，最常见的结果是局灶性损伤，而颅内脑的移动，称为“惯性负荷”，最常见的结果是弥散性损伤。撞击伤或穿透伤的冲击波也会造成组织损伤。

术语“冲击伤”和“对冲性损伤”指的是脑损伤的部位与袭击点的关系。当一个移动的物体撞击静止的头部时，冲击伤通常出现在撞击点的下方，而当移动的头部撞击到静止的物体时，对冲性损伤通常出现在撞击点的相对方向。

周围发生外伤性损伤的既往史对解释可能发生

TBI是很重要的。寻找可能会干扰或混淆神经系统检查的原因，如酒精或滥用药物等，也同样重要。在现场还是在途中癫痫发作、其他医疗环境、痴呆状态或精神状态的改变、在现场给予药物和低温都可以影响神经系统检查和脑外伤严重程度的评估。

详细的病史和体格检查对判断TBI病情的严重程度（轻度、中度或重度）非常重要。TBI的症状和体征依据损伤类型、严重程度以及大脑受影响的区域。格拉斯哥昏迷评分常用于TBI评分（表91-5）和严重程度分级（表91-6）。TBI的症状和体征可以是身体的、情感的或认知的。轻度TBI的症状包括头痛、恶心、呕吐、头晕、耳鸣、视物模糊、动作不协调、平衡功能受损、疲劳和睡眠障碍。轻度TBI情绪或认知的相关症状包括行为或情绪的变化、意识模糊、记忆困难、注意力差、注意力不集中和思维混乱。

表91-5 格拉斯哥昏迷评分

言语 灵敏，定向正常和熟知的	5
混乱，定向障碍但是熟知的	4
言语清楚，但不熟知	3
令人难以理解的语言	2
不能言语	1
睁眼 能自主	4
言语刺激	3
疼痛刺激	2
无睁眼	1
运动 能跟随指令	6
局部运动	5
能避开疼痛刺激	4
屈肌姿势	3
伸肌姿势	2
对疼痛刺激没有反应	1

表91-6 外伤性脑损伤的分类

严重程度	格拉斯哥昏迷评分	意识丧失	创伤后遗忘
轻度	13～15	0～30 min	0～1天
中度	9～12	30 min～24 h	1～7天
重度	3～8	>24 h	>7天

轻度或重度TBI的症状可能是长期的、反复的和严重的。这些患者可能出现失语、构音障碍、局灶性神经症状、四肢无力或感觉丧失。身体除了有外伤的标志，还有头皮裂伤、颅骨骨折、脑脊液鼻漏或耳漏、熊猫眼（眶周淤斑），或者Battle征（耳后淤血斑）。但身体的体征通常会缺失。一个完整的神经系统检查是必要的。GCS评分<8分被认为昏迷，这与重度TBI相关。同时增高的ICP也需要紧急治疗（见问题4）。

大部分有症状的轻度TBI以及所有的中至重度TBI需要进行颅脑CT平扫。根据国家卫生与临床优化（National Institute for Health and Clinical Excellence，NICE）指南，GCS评分<13或者摔倒2 h内GCS评分为15的患者都需要紧急颅脑CT平扫。颅脑CT结果表现为阴性的重度TBI通常预后良好，而基底池闭塞通常预后差。重度TBI最常见的表现为挫伤和硬膜下出血。在严重的损伤中，SAH也很常见，可导致继发于血管痉挛的缺血性损伤。为了持续监测病理学改变和发现迟发的外伤性脑血肿，TBI患者至少每6 h进行一次颅脑CT扫描，直到病变稳定。脑损伤的马歇尔分类（表91-7）是根据颅脑CT扫描结果对TBI的程度进行分类。

颅脑CT并不能显示所有的TBI。由于脑轴突断裂，弥散性轴索损伤的患者出现的症状和残疾比头部CT预期的结果更严重。MRI可用于阐明在头颅CT中遗漏的脑弥漫性轴索损伤、脑水肿和脑梗死。

患者的基本管理应集中在ABCs（气道、呼吸、循环）。昏迷患者需要立即气管插管维持正常的氧合和通气［动脉血二氧化碳分压（$PaCO_2$）维持在

表91-7 脑损伤的马歇尔分类

分类	标准
Ⅰ度弥散性损伤	颅脑CT扫描未见病理学异常
Ⅱ度弥散性损伤	有脑池；中线移位<5 mm，没有>2.5 cm病变
Ⅲ度弥散性损伤	脑池受压或缺失，没有>2.5 cm病变
Ⅳ度弥散性损伤	中线移位>5 mm，没有>2.5 cm病变
清除血块	外科清除了所有病变
未清除血块	手术没有清除>2.5 cm病变

CT，计算机断层扫描术

From Czosnyka M：Increased intracranial pressure：what to do about it and when? Crit Care Med 41：688，2013.

35～40 mmHg]。根据颅内压增高的体征和症状监测ICP。血流动力学稳定的患者可以转移到神经外科。中到重度TBI患者在神经创伤或神经外科重症监护中心会获得更好的预后。

根据IMPACT的研究结果得出复苏和支持性治疗的建议。建议包括避免低血压、缺氧、葡萄糖液和低渗液，良好的血糖控制（无低血糖），正常略高的钠水平，用新鲜冷冻血浆校正的升高的国际标准化比值，以及校正后的血小板计数>100 000/mm^3。

在疾病的急性期和急性后期阶段，需要处理TBI的并发症。增高的ICP需要紧急处理以免导致较差的预后（框91-3）。颅内出血（大血块、硬膜下或硬膜外血肿）和其他病变可能会导致中线移位，需要外科治疗。急性期阶段的癫痫发作需要短期应用抗惊厥药，而TBI发生后的癫痫可能需要无限期的抗惊厥药治疗。在重度TBI患者，癫痫的发生率为15%，可能在损伤后的数年内发生。TBI对患者的认知和情绪的影响可能是毁灭性的，甚至可能永远无法完全恢复。

6. 急性缺血性脑卒中的风险因素是什么？如何诊断和治疗？

在世界范围内，脑卒中是导致死亡的主要原因，其中85%起源于缺血。缺血性脑卒中的主要原因是心源性栓子或大血管闭塞。ICU中发生急性缺血性脑卒中的患者都有脑水肿和脑肿胀，简称细胞毒性水肿。在大约10%的缺血性脑卒中患者中，这种水肿可以导致ICP增高、脑疝甚至死亡。细胞毒性水肿通常在24 h内发生，尤其多见于女性。

2008年，脑卒中从美国的第三大主要致死病因降到了第四大主要致死病因，这种改变的原因可能是多因素的，但积极的初步评估、治疗和管理在患者生存中起重要作用。手术、放射介入和重症监护的改进有利于降低急性缺血性脑卒中患者的死亡率和功能预后。

使患者病情平稳的关键是识别威胁生命的诊断，如脑疝、癫痫持续状态、因水肿引起的梗阻性脑积水、出血性转化和持续的脑缺血。初步评估包括气道通畅、充分呼吸、血流动力学状态和癫痫活动状态。体格检查应着重于排除可能发生的脑疝。引起脑疝的ICP增高的指征包括：生命体征的变化（库欣三联征——高血压、心动过缓和呼吸不规则）、恶心呕吐、呼吸异常（过度通气或通气不足、潮式呼吸、呼吸暂停）以及心律失常。其他脑疝的指征包括：进行性嗜睡、瞳孔不对称，对侧或双侧运动体态以及下肢僵硬。

一旦出现危及生命的情况，应立即进行完整的神经系统检查。大脑前循环的脑卒中通常表现为抑郁、凝视、失语、视野缺损及偶尔轻偏瘫。大脑后循环的脑卒中不仅表现为抑郁的心理状态，而且容易影响脑神经、瞳孔大小和反射及脑干反射。

国立卫生研究院卒中量表（the National Institutes of Health Stroke Scale，NIHSS）评分是一种患者在入院时进行的、和患者预后有很大相关性的评估工具。重复评分可以用来追踪患者的临床状态，并评估其治疗效果。NIHSS包括11个独立评分的项目。根据该项目，每个项目的分数可以是0～4分，总分在0～42分之间。分数<6分的患者预后良好，而>16分的患者，死亡的概率大。

在首次神经系统检查后应立即进行头颅CT平扫。虽然在第一个24 h内对脑缺血的敏感性低，但它的主要目的是排除脑出血以及其他使用溶栓禁忌的情况。之后，可用CTA或MRA来评估侧支循环的情况。这有利于诊断进行性的脑缺血。实验室检查包括全血计数、电解质、凝血。

怀疑有癫痫发作的患者应进行脑电图（electroencephalography，EEG）监测以及ICP监测（见表91-3）。

急性缺血性脑卒中患者的首要治疗目标是血运重建，在卒中患者初步评估期间获得症状开始的时间点很重要。美国心脏协会（American Heart Association，AHA）和美国卒中协会制订了静脉溶栓治疗指南（如组织型纤溶酶原激活物）。静脉溶栓的适应证是症状出现的3 h内、出现神经功能障碍及年龄>18岁。禁忌证主要和出血风险相关（框91-4）。相对禁忌证包括在过去的14天里有过重大手术史、消化道出血、3个月内心肌梗死以及妊娠。神经科医生权衡治疗的风险与益处是相当重要的。如果使用静脉溶栓，应仔细监测患者出血的迹象，包括缺血性脑卒中转变为出血。反复头颅CT平扫可以提示精神状态的变化、重度头痛、急性恶性的高血压、恶心或者呕吐。

近期文献表明，不在3 h的时间窗内或有其他静脉溶栓治疗禁忌证的患者可以行介入动脉溶栓治疗。动脉溶栓治疗的时间窗：前循环血栓形成6 h内或后循环血栓形成24 h内。在能进行血栓切除术的医疗中心，应在8 h内完成手术。

接受静脉溶栓或其他介入再灌注治疗的患者之后需要密切监测血流动力学。第一个24 h之内由于血压降低，减少急性期脑灌注，会加重临床表现。

框 91-4 急性缺血性脑卒中静脉溶栓疗法的禁忌证

诊断
- 脑 CT 平扫显示为出血或多发脑梗死，面积>33%大脑半球

病史
- 3 个月内脑卒中或脑部创伤史
- 先前有颅内出血、颅内血块、动脉瘤或动静脉畸形
- 近期有颅内或椎管内手术
- 7 天内在不能按压的地方进行动脉穿刺

临床症状
- 提示 SAH
- 持续的高血压
  - 收缩压>185 mmHg
  - 舒张压>110 mmHg
- 急性出血体质

实验室检查
- 血小板计数<100 000/mm^3
- 应用当前的抗凝剂，INR>1.7 或 PT>15 s
- 48 h 内使用肝素，aPTT 延长
- 使用凝血酶抑制药或 Xa 因子抑制药来研究抗凝效果
- 低血糖（葡萄糖<50 mg/dl）

aPTT，活化部分凝血活酶时间；INR，国际标准化比值；PT，凝血酶原时间；SAH，蛛网膜下腔出血

静脉溶栓治疗或介入治疗处理后需要限制血压水平在可以耐受的范围内（如收缩压 180～220 mmHg 或舒张压 105～120 mmHg）。拉贝洛尔或尼卡地平可用于治疗高血压（如血压>180/105 mmHg）。没有进行静脉溶栓治疗的患者，可允许有高血压。然而，如果血压>220/120 mmHg，应该进行降压治疗。

持续的评估对于确定需要进一步治疗的脑卒中进展的症状和体征是非常重要的。脑干功能障碍的患者出现精神症状时需要气管插管和机械通气。重新评估神经系统是非常有必要的，它可以发现 ICP 升高或者脑水肿的迹象。有限的依据提示对脑水肿进行积极治疗能改善预后。然而，还需要为外科手术（如去骨瓣减压术）提供一些过渡治疗。过度通气仅能短期使用。因为研究显示类固醇是无效的，继发于缺血性脑卒中的脑水肿患者不推荐使用类固醇。

对急性缺血性卒中患者不推荐进行预防性抗惊厥治疗；但癫痫发作会加重脑水肿。怀疑有癫痫发作的患者应该进行 EEG 监测和治疗。

发热会加重缺血性脑卒中患者的发病率和死亡率，应该进行治疗。尽管发热会加重脑损伤，但是没有证据表明诱发低温能改善预后。应该研究发热的其他原因。

高血糖会使缺血性卒中患者的预后恶化。避免输注含糖的溶液，并且应用胰岛素来治疗高血糖。对于改善血糖水平，胰岛素输注是有必要的。AHA 指南和美国麻醉医师协会推荐积极治疗高血糖，维持血糖在 140～180 mg/dl 的水平。

大面积小脑或半球卒中的患者需要进行外科治疗。小脑卒中可导致脑积水和脑干受损。脑半球脑卒中需要手术治疗，使水肿的脑组织向颅外扩张，改善 CPP。早期进行外科干预（<24～48 h）和年轻的患者（年龄<50～60 岁）会降低死亡率。

7. 颅脑外伤后癫痫发作是否常见？它们是如何治疗的？

在 ICU 中，大约 3%的成年患者出现癫痫发作。癫痫为超同步的皮质放电，伴有运动、感觉或认知功能障碍。许多神经系统紊乱（例如体态、肌阵挛）与癫痫发作表现类似。但这些代表运动反应的动作是由下运动神经元发出的，并没有皮质兴奋。

ICU 中癫痫发作病因多样（框 91-5）。确定癫痫发作的病因对于指导治疗和预防再发作至关重要。

框 91-5 癫痫发作的病因

- 药物毒性
  - 抗生素
  - 抗抑郁药
  - 局部麻醉药
  - 可卡因
  - 苯丙胺
  - 免疫抑制药
  - 抗精神病药
- 药物戒断
  - 巴比妥类
  - 苯二氮䓬类
  - 阿片类
  - 酒精
  - 抗惊厥药
- 感染
  - 发热性惊厥
  - 脓毒症
  - 脑膜炎
  - 脑炎
  - 脑脓肿
- 中枢神经系统
  - 脑创伤
  - 脑肿瘤
  - 脑卒中
- 代谢
  - 低钠血症
  - 低钙血症
  - 高镁血症
  - 低磷血症
  - 低血糖
- 缺氧
- 缺血
- 器官衰竭
  - 肾性
  - 肝性

癫痫持续状态（Status epilepticus，SE）是根据临床标准分类的。在 ICU 中，最常见的类型是全身抽搐性 SE。全身抽搐性 SE 发作时表现为意识丧失、全身抽搐、强直性和阵发性。非抽搐性 SE（如无全身抽搐性的意识丧失）通常是全身抽搐性 SE 部分治疗的结果。在身体的某些部位（最常见的是面部或手部）有时可以观察到非常细微的低幅度间接性的活动。即使抽搐性活动已经停止，非抽搐性癫痫仍可能持续。非抽搐性癫痫诊断很难。全身性抽搐 SE 在治疗 15～20 min 后仍然没有清醒则应该考虑为非抽搐性 SE。这些患者应接受 EEG 监测治疗。ICU 中的其他癫痫类型包括简单部分 SE 或复杂部分 SE。复杂部分癫痫发作有先兆，可发生在全身强直阵挛性癫痫之后。

重症监护欧洲协会建议对危重患者进行 EEG 监测。全身抽搐性癫痫患者不需要 EEG 监测，因为可以临床诊断这类癫痫。对于抗惊厥药物治疗后60 min 内仍没有苏醒的患者建议进行 EEG 监测，因为可能会存在非抽搐性癫痫。难治性癫痫，通常是非抽搐性的，应该进行紧急 EEG 评估。心脏停搏后进行低温治疗复温后持续昏迷的患者应在 24 h 内进行 EEG 监测以排除非抽搐性癫痫。

癫痫治疗必须尽快开始，因为癫痫反复发作或 SE 会通过循环中增加的儿茶酚胺引起交感神经亢进。这会导致高热、酸中毒、横纹肌溶解、创伤和心律失常。气道反射缺失会增加误吸风险。癫痫长期发作可导致脑损伤。ICU 中癫痫治疗包括停止当前癫痫的发作和预防再发作。终止当前发作的一线治疗药物是苯二氮䓬类、γ-氨基丁酸 A 受体激动药，它可以迅速抑制大脑中的信号转导。咪达唑仑、劳拉西泮和地西泮都是有效的。对于顽固性癫痫，可以使用丙泊酚或巴比妥类药物进行强力控制。当癫痫发作控制后，癫痫再发作的预防措施包括抗惊厥治疗和已知病因治疗。如果可以的话，推荐单一治疗，以减少药物的相互作用。预防癫痫再发作的常用药物包括苯妥英或磷苯妥英、卡马西平、左乙拉西坦和丙戊酸。苯妥英必须缓慢输注，因为它对静脉具有刺激性，可导致低血压和心律失常。磷苯妥英水溶性好，允许快速输注，但是它也可引起低血压和心律失常。丙戊酸不会引起镇静或低血压。如果癫痫复发，初始治疗包括苯二氮䓬类药物，随后增加维持抗惊厥药物的血清浓度或加入第二种药物。对于药物引起的癫痫，苯二氮䓬类和巴比妥类药物（如苯巴比妥、硫喷妥钠）可以更好地控制癫痫发作，因为苯妥英通常无效。

抗惊厥药物的最常见副作用是镇静。需要监测药物浓度，避免潜在的毒性。因为危重患者血清白蛋白水平的改变会增加苯妥英的潜在毒性，所以它需要无药物水平的检测。

出血性卒中或颅内肿瘤的患者应考虑进行预防性癫痫治疗。急性缺血性卒中指南不推荐预防性抗惊厥治疗，因为癫痫发作的风险较低。对于中度至重度颅脑损伤的患者进行预防性抗癫痫治疗的证据不足。然而，有证据表明对于进行硬膜下血肿清除术的患者可以进行预防性抗惊厥治疗。

8. 什么是脑病？如何进行治疗？

脑病是一个广义的概念，它包括导致精神状态和大脑功能暂时性或永久性改变的许多器官和非器官的病因。国立卫生研究院将脑病定义为“改变大脑功能或结构的任何弥散性病变”。昏迷被定义为 GCS 评分＜8，且为脑病患者精神状态持续恶化的终末期。虽然脑病的可能原因很多且超出了这一章的范围，对于危重症患者，尤其是神经监护病房内的患者，需要考虑几个会影响他们评估和治疗的病因。

TBI 或其他颅内病变的患者通常以脑病作为主诉进入急诊室。精神状态改变是脑病的标志性症状，且往往是许多 TBI 亚急性原因的显著症状，例如 ICP 升高、慢性硬膜下血肿和脑膜炎。其他症状包括焦虑、人格改变、认知功能下降、注意力难以集中、昏睡、多梦、意识丧失、癫痫发作和昏迷。脑病的症状是细微的，容易漏诊，导致 TBI 或其他内科和外科疾病的诊断延迟；尤其是儿童和老年患者，其中情绪激动、烦躁不安或在睡眠-觉醒周期紊乱的患者可能是唯一的症状。

脑病可以出现在危重疾病的任何时间。在 TBI，新发脑病是疾病的进展、改变或新发疾病的征兆。例如，在 SAH 患者中，发病 5 天或以上出现脑病症状提示出现有症状的血管痉挛，需要立即重视并治疗。TBI 相关性脑病可以在刺激事件后数年发生。慢性创伤性脑病的延迟进展与接触的运动有关，如美式足球和拳击。随着时间的积累，大脑的累积性损伤是叠加的，会造成终身残疾。慢性缺氧可以导致延迟性和迟发性脑病。

在神经危重患者中，脑病往往并不与潜在的神经疾病相关，在评估神经系统疾病的严重程度时会出现问题，尤其是脑病表现为昏迷或继发 TBI 的无应答状态。最初的神经系统检查往往是无揭露性的或被镇静、麻醉、镇痛、酒精、滥用药物或与危重疾病相关的其他代谢紊乱掩盖。直到治疗或排除所有可能的病因后才能做出神经系统疾病严重程度的判断。

危重患者可以是或者进展为可引起脑病的并发因素的宿主。框 91-6 列出了会导致脑病的重要并发症。TBI 可能会出现低体温、中毒、血容量减少和缺氧。如果损伤严重到需要手术时，麻醉和肌肉松弛药的应用会使表现复杂化。在评估脑外伤影响前纠正并发症是尤其重要的。

框 91-6 脑病病因

低温
缺氧
低血容量
中毒（酒精、药物滥用及其他）
脓毒症
肝衰竭
肾衰竭

脑病诊断需要详尽的病史和体格检查。神经损伤周围的情况能提供可能导致脑病的重要信息。例如，在浴室地板上发现有硬膜下血肿的老年患者，可能会有横纹肌溶解、脱水、血容量不足或肾衰竭。没 TBI 情况下，这些并发症单独情况下都可引起脑病。完整的神经系统检查对于确定基本病情非常重要。重要的诊断性检查包括全血细胞计数、代谢功能、肝功能检查、凝血功能、动脉血气、乳酸水平、血清中酒精含量、毒理学参数、肌酸激酶、氨基酸水平和头部 CT。

脓毒症和感染性休克是 ICU 中引起脑病的最常见原因。确切的病因不明，涉及许多因素。脓毒性脑病患者尸检时发现了转移性感染微栓子和微出血。怀疑脓毒症多种炎症介质（如肿瘤坏死因子、白细胞介素-6 或白细胞介素-8、血小板活化因子）参与了发病过程。低血压、缺氧、脏器功能障碍导致有毒的代谢物水平增加和酸中毒，这些可能引起脓毒症的脑病。

根据最初的检查来治疗并且确保患者状态稳定。开始就要完成 ABCs 的评估。迟钝患者考虑进行气管插管，尤其是昏迷患者，或者患者的病情逐渐恶化。感染性休克的患者需要液体复苏和血管活性药物。一旦病情稳定，应该立即进行脑病的病因学治疗。

治疗主要是针对脑病的病因。应积极纠正 ICP 升高。脓毒性脑病治疗基于“拯救脓毒症患者运动”的指南。通过容量复苏、血管活性药物和抗生素处理症状，脓毒症治疗的标志是治疗潜在的感染或感染源。治愈脓毒症后，脓毒性脑病通常可以逆转。与肾衰竭、肝衰竭、癫痫、缺氧、药物中毒或药物过量相关的脑病通过纠正根本病因进行治疗。

ICU 中脑病的医源性原因也是重要的。机械通气的气管插管患者使用镇静和镇痛药物是引起脑病的重要原因之一。长时间的镇静中断后会引起定向障碍和精神错乱，以及停止应用诱发脑病的药物，尤其是阿片类、苯二氮䓬类或两者突然停药。对疑为酒精戒断综合征的患者采用苯二氮䓬类药物治疗，突然停药是引起迟发性脑病的常见原因。移植患者的药物（他克莫司）与脑病发生相关。

9. 什么是脑死亡？如何进行诊断？

20 世纪 50 年代引进机械正压通气后，脑死亡概念逐渐出现。呼吸机出现之前，通过呼吸或循环功能丧失来确定死亡。然而，随着呼吸机出现，尽管存在能够使心肺功能终止的不可逆性脑损伤，但是医生仍能够使患者“活着”。诊断脑死亡的第一个被广泛接受的标准，哈佛标准，由美国医学协会杂志于 1968 年出版。

在美国每年所有死亡中只有 1%～2%是脑死亡。脑死亡患者的大脑是不可逆无功能性的；但脑死亡的诊断依据州法律和医院政策变化。1981 年，美国根据总统委员会提供的脑死亡指南出版了死亡法。该法规定如果患者有循环或呼吸功能不可逆的停止，或者整个大脑的所有功能（包括脑干）不可逆的停止，那么这位患者确定为死亡。尽管州法律和医院政策可能会略有不同，但他们都必须遵循死亡法的规定。

1995 年，美国神经病学学会（American Academy of Neurology，AAN）发表了成年患者确定脑死亡的参数。该准则强调需要确定全脑死亡和功能不可逆转的丧失。根据 2010 年 AAN 循证指南的更新，没有出现依据 1995 年 AAN 实践参数已经确定脑死亡后神经功能恢复的报道。

脑死亡需要医师进行诊断。有些医院需要由神经内科专家或神经外科医生进行脑死亡测试。有些州需要两位医生做出诊断。脑死亡常继发于神经创伤，其中外伤是最常见的原因。其他病因包括高血压脑出血、动脉瘤出血、脑肿瘤和缺氧性脑损伤。

没有关于宣布脑死亡之前需要进行的检查或者需要观察的时间段的依据。基于死亡法确诊脑死亡的 4 个基础要素：①不可逆性，②神经功能丧失，③呼吸暂停，④附加验证实验。

不可逆性

证明损伤不可逆性需要确定脑损伤的机制和证实损伤的解剖学检查。CT 或 MRI 可用于诊断脑损伤。所有引起脑功能改变的可逆性因素包括低温（温度＜32.2℃）、药物过量或中毒、镇静药、神经肌肉阻滞药、严重电解质紊乱、重度酸碱平衡失调、休克和内分泌紊乱，需要进行纠正。此外，神经系统检查必须显示随着时间的推移没有改善。宣布脑死亡前对患者的观察时间没有最低限度。

神经功能丧失

全脑功能的整体丧失是脑死亡的基本特征。所有脑干功能丧失，瞳孔固定且对光无反射，眼球运动对眼头和眼前庭反射丧失，角膜反射、吞咽反射（呕吐反射）和气管反射消失。患者对疼痛刺激无反应（无反应昏迷）。继发于脊髓反射的四肢自发运动的存在不能否定脑死亡的诊断。然而，去皮质或去大脑状态可以否定全脑死亡的诊断。

呼吸暂停

在进行呼吸暂停测试前，患者应该具有正常血压、体温、血容量、血碳酸水平及不乏氧。必须充分提高 $PaCO_2$（通常至少 60 mmHg）以刺激自主呼吸。伴有肺部疾病的患者可能无法耐受此段时间内的呼吸暂停试验，因为在达到足够高的能够刺激自主呼吸的 $PaCO_2$ 前氧饱和度下降。慢性阻塞性肺疾病的患者需要一个更高的激发自主呼吸的 $PaCO_2$。一般来说，将 $PaCO_2$ 提高的目标是大于患者基础水平 20 mmHg。呼吸暂停测试过程中应避免缺氧，这可能会加重没有脑死亡患者的神经系统损伤。

附加验证试验

脑死亡的诊断不需要进行验证试验，因为脑死亡是一种临床诊断。然而在一些欧洲国家，验证试验是强制性的。下面情况下推荐使用验证试验：当临床检查（包括呼吸暂停测试）不能完全或可靠地进行时，如果尚未确定脑死亡病因，或者如果存在可疑脑死亡的混杂因素。这些测试可以评估脑功能或脑血流。但是也有局限性，应同脑死亡的其他确定标准联合使用。

脑死亡最敏感的验证试验是脑血管造影。在颈动脉分叉或 Willis 动脉环处缺乏脑灌注则支持脑死亡的诊断。因为它难以进行，需要使用造影剂及价格昂贵，这项试验很少使用。

脑电图也是非常有帮助的一种较方便的测试。EEG 显示脑活动可以否定脑死亡的诊断，因为它表明一些脑组织是有功能的。没有 EEG 活动被定义为脑电静止，并与脑死亡一致。在 20% 的病例中，EEG 容易被错误解释或是无法解释的。ICU 中大量机器产生的“噪音”形成假象，产生假阴性的结果。如果患者处于镇静或者低体温状态，则会发生假阳性的结果。

TCD 可以用来评估脑血流。脑死亡患者没有脑血流或在舒张期后急性收缩时有可逆的血流，或者在收缩期开始时在基线水平有小的上下尖峰波血流。

^{99m}锝六甲基丙二基胺肟颅脑扫描可作为一个验证试验。脑死亡患者的脑组织不会吸收同位素。此试验与脑血管造影有很强的相关性。

大多数脑损伤患者的诊断是持续性植物状态，而不是脑死亡。持续性植物状态的诊断是在事故发生后患者植物状态超过 1 个月。缺氧或 TBI 后，患者有部分脑干功能保留，而前脑功能完全丧失。在医学或法律上不认为该患者死亡。

推荐阅读

Adams HP Jr, del Zoppo G, Alberts MJ, et al.: Guidelines for the early management of adults with ischemic stroke: a guideline from the AHA/ASA Stroke Council, Clinical Cardiology Council, Cardiovascular Radiology and Intervention Council, and the Atherosclerotic Peripheral Vascular Disease and Quality Care Outcomes in Research Interdisciplinary Working Groups. Stroke 38:1655, 2007.

Al Tahan AR, Zaidan R, Jones S, et al.: Event-related evoked potentials in chronic respiratory encephalopathy. Int J Chron Obstruct Pulmon Dis 5:21, 2010.

Alshafai N, Cusimano MD, Falenchuk O: Global differences in the present and future management of cerebral aneurysms. World Neurosurg 2013 Jan 28 [Epub ahead of print].

Bleck TP: Seizures in the critically ill. p. 1367. In Parrillo JE, Dellinger RP (eds.): Critical Care Medicine: Principles of Diagnosis and Management in the Adult, 3rd edition. Mosby, Philadelphia, 2008.

Bratton SL, Chestnut RM, Ghajar J, et al.; Brain Trauma Foundation, American Association of Neurological Surgeons, Congress of Neurological Surgeons, AANS/CNS Joint Section on Neurotrauma and Critical Care: Guidelines for the management of severe traumatic brain injury. VI. Indications for intracranial pressure monitoring. J Neurotrauma 24(Suppl 1):S37, 2007.

Capes SE, Hunt D, Malmberg K, et al.: Stress hyperglycemia and prognosis of stroke in nondiabetic and diabetic patients: a systematic overview. Stroke 32:2426, 2001.

Champion HR, Holcomb JB, Young LA: Injuries from explosions. J Trauma 66:1468, 2009.

Chesnut RM, Temkin N, Carney N, et al.: A trial of intracranial-pressure monitoring in traumatic brain injury. N Engl J Med 367:2471, 2012.

Claasen J, Bernadini GL, Kreiter K, et al.: Effects of cisternal and ventricular blood on risk of delayed cerebral ischemia after subarachnoid hemorrhage: The Fisher scale revisited. Stroke 32:2010, 2001.

Claassen J, Taccone FS, Horn P, et al.: Recommendations on the use of EEG monitoring in critically ill patients: consensus statement from the neurointensive care section of the ESICM. Intensive Care Med 39:1337, 2013.

Connolly ES, Rabinstein AA, Carhuapoma JR, et al.; American Heart Association Stroke Council; Council on Cardiovascular Radiology and Intervention; Council on Cardiovascular Nursing; Council on Cardiovascular Surgery and Anesthesia; Council on Clinical Cardiology. Guidelines for the management of aneurysmal subarachnoid hemorrhage: a guideline for healthcare professionals from the American Heart Association/American Stroke Association. Stroke 43:1711, 2012.

Czosnyka M. Increased intracranial pressure: what to do about it and when? Crit Care Med 41:688, 2013.
Dellinger RP, Levy MM, Rhodes A, et al.: Surviving Sepsis Campaign: international guidelines for management of severe sepsis and septic shock: 2012. Crit Care Med 41:580, 2013.
Department of Defense and Department of Veterans Affairs. Traumatic Brain Injury Task Force. 2008. http://www.cdc.gov/nchs/data/icd9/Sep08TBI.pdf. Accessed May 3, 2013.
Dorhout Mees SM, Molyneux AJ, Kerr RS, et al.: Timing of aneurysm treatment after subarachnoid hemorrhage: relationship with delayed cerebral ischemia and poor outcome. Stroke 43:2126, 2012.
Faul M, Xu L, Wald MM, et al.: Traumatic brain injury in the U.S. 2010. http://www.cdc.gov/features/dsTBI_braininjury/. Accessed May 3, 2013.
Finkelstein E, Corso P, Miller T, et al.: The Incidence and Economic Burden of Injuries in the United States. Oxford University Press, New York, 2006.
Fisher CM, Kistler JP, Davis JM: Relation of cerebral vasospasm to subarachnoid hemorrhage visualized by computerized tomographic scanning. Neurosurgery 6:1, 1980.
Frontera JA: Decision Making in Neurocritical Care. Thieme, New York, 2010.
Hardman JM, Manoukian A: Pathology of head trauma. Neuroimaging Clin N Am 12:175, 2002.
Hightower S, Chin EJ, Heiner JD: Detection of increased intracranial pressure by ultrasound. J Spec Oper Med 12:19, 2012.
Hu J, Ugiliweneza B, Meyer K, et al.: Trend and geographical analysis for traumatic brain injury mortality and cost based on MarketScan database. J Neurotrauma 2013 May 5 [Epub ahead of print].
Hunt WE, Hess RM: Surgical risks as related to time of intervention in the repair of intracranial aneurysms. J Neurosurg 28:14, 1968.
Jauch EC, Saver JL, Adams HP Jr, et al.: Guidelines for the early management of patients with acute ischemic stroke: a guideline for healthcare professionals from the American Heart Association/American Stroke Association. Stroke 44:870, 2013.
Jordan BD: The clinical spectrum of sport-related traumatic brain injury. Nat Rev Neurol 9:222, 2013.
Karam JA, Luce JM: Neurologic criteria for death in adults. p 1329. In Parrillo JE Dellinger RP (eds): Critical Care Medicine: Principles of Diagnosis and Management in the Adult, 3rd edition. Mosby, Philadelphia, 2008.
Kirkman MA, Smith M: Multimodal intracranial monitoring: implications for clinical practice. Anesthesiol Clin 30:269, 2012.
Kolias AG, Guilfoyle MR, Helmy A, et al.: Traumatic brain injury in adults. Pract Neurol 13:228, 2013.
Kurz MW, Kurz KD, Farbu E: Acute ischemic stroke—from symptom recognition to thrombolysis. Acta Neurol Scand 127(Suppl 196):57, 2013.
Lazaridis C, Neyens R, Bodle J, et al.: High-osmolarity saline in neurocritical care: systematic review and meta-analysis. Crit Care Med 41 1353, 2013.
Levy BS, Sidel VW: Adverse health consequences of the Iraq War. Lancet 381:949, 2013.
Lyden P: Generalized efficacy of t-PA for acute stroke. Subgroup analysis of the NINDS t-PA Stroke Trial. Stroke 28:2119, 1997.
Marshall LF, Marshall SB, Klauber MR, et al.: The diagnosis of head injury requires a classification based on computed axial tomography. J Neurotrauma 9(Suppl 1):S287, 1992.
Mass AI, Stocchetti N, Bullock R: Moderate and severe traumatic brain injury in adults. Lancet Neurol 7:728, 2008.
Molyneux AJ, Kerr RS, Yu LM, et al.: International Subarachnoid Aneurysm Trial (ISAT) of neurosurgical clipping versus endovascular coiling in 2143 patients with ruptured intracranial aneurysms: a randomised comparison of effects on survival, dependency, seizures, rebleeding, subgroups, and aneurysm occlusion. Lancet 366:809, 2005.
Murray GD, Butcher I, McHugh GS, et al.: Multivariable prognostic analysis in traumatic brain injury: results from the IMPACT study. J Neurotrauma 24:329, 2007.
Myburgh J, Cooper, DJ, Finfer S, et al.: Saline or albumin for fluid resuscitation in patients with traumatic brain injury. N Engl J Med 357:874, 2007.
Naidech AM, Janjau N, Kreiter KT, et al.: Predictors and impact of aneurysm re-bleeding after subarachnoid hemorrhage. Arch Neurol 62:410, 2005.
National Institute of Neurological Disorders and Stroke of the National Institutes of Health. NINDS Encephalopathy Information Page. 2010. http://www.ninds.nih.gov/disorders/encephalopathy/encephalopathy.htm. Accessed May 5, 2013.
Phipps MS, Desai RA, Wira C, et al.: Epidemiology and outcomes of fever burden among patients with acute ischemic stroke. Stroke 42:3357, 2011.
Ropper AH, Gress DR, Diringer MN, et al.: Neurological and Neurosurgical Intensive Care, 4th edition. Philadelphia, Lippincott Williams & Wilkins, 2004.
Schell RM, Applegate RL II, Cole DJ: Salt, starch, and water on the brain. J Neurosurg Anesth 8:178, 1996.
Scripko PD, Greer DM: An update on brain death criteria, a simple algorithm with complex questions. Neurologist 17:237, 2011.
Shiverly S, Scher AI, Perl DP, et al.: Dementia resulting from traumatic brain injury: what is the pathology? Arch Neurol 69:1245, 2012.
Suarez JI, Qureshi AI, Bhardwaj A, et al.: Treatment of refractory intracranial hypertension with 23.4% saline. Crit Care Med 26:1118, 1998.
Thurman DJ, Alverson C, Dunn KA, et al.: Traumatic brain injury in the United States: a public health perspective. J Head Trauma Rehabil 14:602, 1999.
Vahedi K, Vicaut E, Mateo J, et al.: Sequential design, multicenter, randomized controlled trial of early decompressive craniectomy in malignant middle cerebral artery infarction (DECIMAL Trial). Stroke 38:2506, 2007.
Varelas PN, Mirski MA: Seizures in the adult intensive care unit. J Neurosurg Anesthesiol 13:163, 2001.
Wijdicks EFM, Varelas PN, Gronseth GS, et al.: Evidence-based guideline update: determining brain death in adults. Report of the Quality Standards Subcommittee of the American Academy of Neurology. Neurology 74:1911, 2010.
Yates D, Aktar R, Hill J: Assessment, investigation, and early management of head injury: summary of the NICE guidance. BJM 335:719, 2007.